205

Anaesthesiologie und Intensivmedizin
Anaesthesiology and Intensive Care Medicine

vormals „Anaesthesiologie und Wiederbelebung"
begründet von R. Frey, F. Kern und O. Mayrhofer

Herausgeber:

H. Bergmann · Linz (Schriftleiter)
J. B. Brückner · Berlin   M. Gemperle · Genève
W. F. Henschel · Bremen   O. Mayrhofer · Wien
K. Meßmer · Heidelberg   K. Peter · München

ZAK München 1987
Band III – Hauptthemen

K. Peter J. Groh (Hrsg.)

Schock · Notfallmedizin · Der polytraumatisierte
und neurochirurgische Patient · Schmerztherapie
und postoperative Analgesie · Regionalanästhesie
· Anästhesie in Gynäkologie und Geburtshilfe,
Thorax-, Herz- und Gefäßchirurgie · Kinder-
anästhesie · Der medikamentös vorbehandelte
Patient · Anästhesie bei diagnostischen Eingriffen
· Der ambulante Patient

Mit 181 Abbildungen und 227 Tabellen

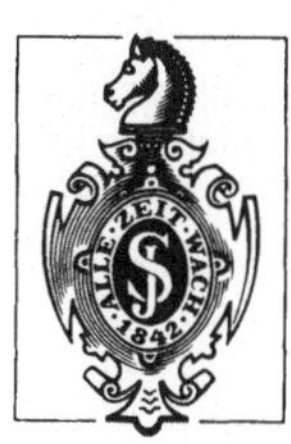

Springer-Verlag
Berlin Heidelberg New York
London Paris Tokyo

Prof. Dr. med. Klaus Peter   Dr. med. J. Groh
Ludwig-Maximilians-Universität München,
Institut für Anaesthesiologie, Klinikum Großhadern,
Marchioninistraße 15, D-8000 München 70

ISBN-13:978-3-540-19385-2   e-ISBN-13:978-3-642-73785-5
DOI: 10.1007/978-3-642-73785-5

CIP-Kurztitelaufnahme der Deutschen Bibliothek
ZAK München 1987/Band III – Hauptthemen. K. Peter; J. Groh (Hrsg.)
Berlin; Heidelberg; New York; London; Paris; Tokyo: Springer, 1988
Band III (1988) (Anaesthesiologie und Intensivmedizin; Bd. 205)
ISBN-13:978-3-540-19385-2 (Berlin ...)

NE: Peter, Klaus (Hrsg.)

2119/3140-543210 – Gedruckt auf säurefreiem Papier

Vorwort

Im September 1987 fand in München die 20. Gemeinsame Tagung der Österreichischen Gesellschaft für Anästhesiologie, Reanimation und Intensivtherapie, der Schweizerischen Gesellschaft für Anästhesiologie und Reanimation und der Deutschen Gesellschaft für Anästhesiologie und Intensivmedizin statt. Dieser Zentraleuropäische Anästhesiekongreß (ZAK 1987) stand unter dem Leitthema „Anästhesiologie und ihre interdisziplinäre Aufgabe". Die Hauptvorträge der wissenschaftlichen Sitzungen sind nun als Symposiums-Bände III und IV zusammengefaßt.

Das vorliegende Buch befaßt sich mit folgenden Themen: Schock; Notfallmedizin; der polytraumatisierte und neurochirurgische Patient; Schmerztherapie und postoperative Analgesie; Regionalanästhesie; Anästhesie in Gynäkologie und Geburtshilfe; Thorax-, Herz- und Gefäßchirurgie; Kinderanästhesie; der medikamentös vorbehandelte Patient; Anästhesie bei diagnostischen Eingriffen; der ambulante Patient.

Anästhesiologen und kompetente Vertreter anderer, mit der Anästhesiologie zusammenarbeitender Fachgebiete, sind die Autoren der Buchbeiträge. In der Publikation der wissenschaftlichen Sicht gemeinsamer medizinischer Probleme liegt der besondere Reiz des Buches. Es bleibt deshalb zu hoffen, daß dieser Publikation eine weite Verbreitung beschieden sein wird. Im besonderen wünschen sich die Herausgeber ein zahlreiches Leserpublikum bei den jungen, interessierten Kolleginnen und Kollegen in der Anästhesiologie in Österreich, der Schweiz und Deutschland.

Die Herausgeber sind dem Springer-Verlag, vor allem Herrn Priv.-Doz. Dr. Graf-Baumann, für die hervorragende Zusammenarbeit zu Dank verpflichtet.

München, im September 1988 *K. Peter und J. Groh*

Inhaltsverzeichnis

Schock

*Die Wirkung hyperosmolarer und hyperonkotischer Lösungen
auf die Organdurchblutung bei Hypotension und Schock*
(U. Kreimeier, U. Brückner und K. Meßmer)   3

*Verhalten des extravaskulären Lungenwassers unter initialer
Volumentherapie mit Elektrolytlösungen im frühen septischen
Schock*
(E. Zadrobilek, W. Hackl, V. Evstatieva, W. Mauritz, P. Sporn
und K. Steinbereithner) 11

*7.5% NaCl/Dextran 70 Solution in the Prehospital Care
of the Trauma Patient*
(M. J. Vassar, C. A. Perry, and J. W. Holcroft) 15

Notfallmedizin

*Neue experimentelle und klinische Befunde zur
kardiopulmonalen Reanimation*
(K. H. Lindner und F. W. Ahnefeld) 23

*Präklinische Reanimation – Ergebnisse aus dem
internationalen Bereich* (W. Dick und B. Eberle) 38

*Neue Ergebnisse der präklinischen Reanimation in der
Bundesrepublik Deutschland* (P. Sefrin und H. Heinrich) . . 47

Klinische Reanimation – Möglichkeiten und Grenzen
(H. P. Schuster) 60

Die Basismaßnahmen der kardiopulmonalen Reanimation
(W. Mauritz) 69

VIII   Inhaltsverzeichnis

Der polytraumatisierte und neurochirurgische Patient

*Prioritäten in der chirurgischen Versorgung
des polytraumatisierten Patienten*
(L. Schweiberer, D. Nast-Kolb und K.-H. Duswald) 79

*Die Aussagekraft von Trauma-Scores zur Beurteilung
des Schweregrades*
(D. Nast-Kolb, C. Waydhas, I. Baumgartner, K. Müller,
K.-H. Duswald, H. Fritz und L. Schweiberer) 89

*Der traumatische Schock: Antwort auf Hypovolämie
und Gewebstrauma* (G. Schlag und H. Redl) 96

*Schmerz als zentrales Problem in der Behandlung
des Polytraumatisierten* (H.-D. Kamp) 106

*Der Einsatz spezieller Methoden in der Diagnostik und zur
Verlaufskontrolle bei polytraumatisierten Patienten*
(N. Roewer, E. Kochs, B. Steinberg und J. Schulte am Esch) . 115

*Stabilisierung und Substitution der Nierenfunktion
beim Polytraumatisierten* (H. G. Sieberth) 148

*Radiologische Diagnostik beim Schädel-Hirn-Trauma
und bei zerebralen Notfällen (CT, MRT, ECT)* (W. Huk) . . 159

*Aktuelle Anästhetika und Anästhesieverfahren beim zerebral
gefährdeten neurochirurgischen Patienten*
(D. Heuser und B. Kottler) 162

Spezielle Anästhesieverfahren in der Neurochirurgie
(G. Cunitz) 171

*EEG und evozierte Potentiale in der zerebralen Überwachung
bei neurochirurgischen Eingriffen und in der Intensivtherapie
des Schädel-Hirn-Traumas* (G. Pfurtscheller) 182

*Elektrophysiologische Befunde bei inkompletter
experimenteller zerebraler Ischämie*
(E. Kochs, A. Peter, H. Nollen, V. Paege und
J. Schulte am Esch) 187

*Intensivtherapie nach neurochirurgischen Eingriffen
und bei Schädel-Hirn-Trauma*
(M. Zimpfer, A. Aloy und B. Richling) 193

*Zusammenfassung und Schlußwort – „Der neurochirurgische
Patient"* (J. Schulte am Esch) 201

Schmerztherapie und postoperative Analgesie

*Schmerzverständnis und Schmerzbekämpfung in Antike,
Mittelalter und in den letzten Jahrhunderten*
(M. Adt, I. Müller und N. Franke) 207

*Schmerztherapie auf einer Palliativstation –
Ein Modellversuch* (D. Zech) 216

Gegenirritationsverfahren zur Schmerztherapie
(M. V. Fischer) 229

Schmerzbehandlung im Rettungswesen (D. Blumenberg) . . 235

*Wechselwirkungen zwischen peripher und zentral wirksamen
Analgetika* (V. Hempel) 250

Postoperative Regionalanästhesie (J. Biscoping) 254

Regionalanästhesie

*Wie sinnvoll ist die Kombination von Lokalanästhetika –
Pharmakokinetische und pharmakodynamische Aspekte*
(C. Schnorr und G. Hempelmann) 267

*Der postoperative Kopfschmerz: Ursachen, Häufigkeit,
Therapie und Prävention* (M. Dittmann) 277

*Wahl und Dosierung von Lokalanästhetika bei der
geburtshilflichen Leitungsanästhesie* (J. Biscoping) 285

Welche obere Plexusanästhesie? (R. Klose und J. Büttner) . . 296

**Anästhesie in Gynäkologie und Geburtshilfe; Thorax-, Herz-
und Gefäßchirurgie**

*Die „Bupivacain-Story" in der Geburtshilfe: Müssen
Konsequenzen gezogen werden?* (H. Nolte) 307

*Häufigkeit und klinische Bedeutung der mangelhaften
Bewußtseinsausschaltung während der Sectio-Narkose*
(C. Madler, D. Schwender und E. Pöppel) 312

Monitoring bei Präeklampsie und Eklampsie (J. Neumark) . 322

*Derzeitiger Stand der Prävention der Aspirationspneumonie
bei geburtshilflichen Allgemeinnarkosen* (M. Tryba) 328

*Die präoperative Befundung bei thoraxchirurgischen
Patienten* (W. F. List) 340

X   Inhaltsverzeichnis

Oxygenation During One-Lung Anaesthesia
(G. Hedenstierna and C. Klingstedt) 344

Kinderanästhesie

Das Kind mit banalem Infekt resp. mit rezidivierendem
Pseudokrupp – Eine Übersicht (S. Fanconi) 351

Das Kind mit banalem Infekt resp. mit rezidivierendem
Pseudokrupp – Anästhesieprobleme
(P. Dangel und G. Rintelen) 354

Das Kind mit angeborenem (operiertem oder nicht
operiertem) Herzvitium – Eine Übersicht (H. Singer) 362

Das Kind mit angeborenem (operiertem oder nicht
operiertem) Herzvitium – Narkoseprobleme (G. B. Kraus) . . 374

Das retardierte Kind – Eine Übersicht (U. A. Hunziker) . . . 386

Das retardierte Kind – Narkoseprobleme
(T. Fösel, U. Schirmer und C. Wick) 391

Das Kind mit neuromuskulärer Krankheit – Übersicht
(E. Boltshauser, W. Lang, T. Gallmann und U. Arbenz) . . . 396

Das Kind mit neuromuskulärer Krankheit –
Narkoseprobleme (E. Breucking) 401

Narkose für Laryngo-, Tracheo-, Bronchoskopie und
Bronchographie bei Kindern – Narkoseprobleme
(H. D. Hagemann, S. Piepenbrock und W. Müller) 406

Der medikamentös vorbehandelte Patient

Was wissen wir wirklich über unsere Arzneimittel?
(H. Lüllmann) 417

Spezielle Anästhesieprobleme bei neurologisch Kranken
(P. Marx und H. P. Vogel) 423

Anästhesie bei Hypertonikern: Welche Gesichtspunkte
verdienen besondere Beachtung? (K. H. Rahn) 435

Anästhetika und Begleitmedikation – Gibt es klinisch
relevante Interaktionen? (K. Taeger) 439

Anästhesie bei diagnostischen Eingriffen

Anästhesie bei der angiologischen Diagnostik
(W. Abbushi, R. Brosch und B. Allgayer) 451

Anästhesie bei der gynäkologischen Diagnostik
(E.Traub und J.Kilian) 462

*Anästhesie für Bronchoskopie, Bronchographie
und Mediastinoskopie* (K.Wiedemann) 473

Anästhesie bei diagnostischen Eingriffen in der Pädiatrie
(G.B.Kraus) 488

Physikalisch-technische Prinzipien der Kernspintomographie
(P.Bösiger) 499

EKG-Veränderungen bei der Kernspintomographie
(A.Weikl, D.Hentschel und R.Schittenhelm) 506

Anästhesiologische Aspekte bei der Kernspintomographie
(R.Hipp, H.Nusser und K.Eisler) 515

Intravenöse Narkose zur Kernspintomographie (KST)
(J.N.Meierhofer und L.Herb) 521

Der ambulante Patient

Besonderheiten der ambulanten Anästhesie (F.Frei) 533

Voruntersuchungen des ambulanten Patienten (J.Kilian) . . 542

Zur Prämedikation des ambulanten Patienten
(J.Hausdörfer) 548

Anästhesieverfahren beim ambulanten Patienten (W.Dick) . 558

Narkose in der ärztlichen Praxis
(J.Povysil und H.Bergmann) 567

*Probleme der Verkehrssicherheit nach ambulanter
Anästhesie* (A.Doenicke) 578

Rechtliche Aspekte bei ambulanter Anästhesie (W.Weißauer) 584

Adressenverzeichnis
der erstgenannten Beitragsautoren

Priv.-Doz. Dr. med. W. Abbushi
Institut für Anaesthesiologie der TU München, Klinikum rechts
der Isar, Ismaninger Straße 22, D-8000 München 80

Dr. med. Monika Adt
Deutsches Herzzentrum Berlin, Augustiner Platz 1,
D-1000 Berlin 65

Prof. Dr. med. J. Biscoping
Abteilung für Anaesthesiologie und operative Intensivmedizin
der Justus-Liebig-Universität, Klinikstraße 29, D-6300 Gießen

Dr. med. D. Blumenberg
Institut für Anaesthesiologie der Universität Würzburg,
Josef-Schneider-Straße 2, D-8700 Würzburg

Priv.-Doz. Dr. med. E. Boltshauser
Universitätskinderklinik, Steinwiesstraße 75, CH-8032 Zürich

Priv.-Doz. Dr. med. P. Bösiger
Institut für Biomedizinische Technik, Universität Zürich
und Eidgenössische Technische Hochschule,
Moussonstraße 18, CH-8044 Zürich

Dr. med. Elisabeth Breucking
Institut für Anästhesie, Klinikum Barmen,
Heusnerstraße 40, D-5600 Wuppertal 2

Prof. Dr. med. G. Cunitz
Knappschaftskrankenhaus der Universitätsklinik,
In der Schornau 23–25, D-4630 Bochum 7

Dr. med. P. Dangel
Anästhesieabteilung, Universitätskinderklinik,
Steinwiesstraße 75, CH-8032 Zürich

Prof. Dr. med. W. Dick
Institut für Anästhesiologie der Johannes-Gutenberg-Universität,
Langenbeckstraße 1, D-6500 Mainz

Priv.-Doz. Dr. med. M. Dittmann
Kreiskrankenhaus Bad Säckingen, D-7880 Bad Säckingen

Prof. Dr. med. A. Doenicke
Institut für Anästhesiologie der Universität München,
Bereich Poliklinik, Pettenkoferstraße 8a, D-8000 München 2

Dr. med. S. Fanconi
Universitätskinderklinik, Steinwiesstraße 75, CH-8032 Zürich

Priv.-Doz. Dr. med. M. V. Fischer
Klinik für Anaesthesiologie, Universität Heidelberg,
Im Neuenheimer Feld 110, D-6900 Heidelberg 1

Dr. med. T. Fösel
Universitätsklinik für Anästhesiologie, Klinikum der Universität
Ulm, Steinhövelstraße 9, D-7900 Ulm

Dr. med. F. Frei
Department für Anästhesie, Kantonsspital Basel, Spitalstraße 21,
CH-4031 Basel

Dr. med. H. D. Hagemann
Abteilung Anästhesie III der Medizinischen Hochschule
Hannover, Konstanty-Gutschow-Straße 8, D-3000 Hannover 61

Prof. Dr. med. J. Hausdörfer
Abteilung Anästhesie III der Medizinischen Hochschule
Hannover, Konstanty-Gutschow-Straße 8, D-3000 Hannover 61

G. Hedenstierna, M.D.
Department of Clinical Physiology, Huddinge University
Hospital, S-141 86 Huddinge

Prof. Dr. med. V. Hempel
Klinik für Anästhesiologie und Wiederbelebung der
Krankenanstalten Konstanz, Luisenstraße 7, D-7750 Konstanz

Prof. Dr. med. D. Heuser
Institut für Anästhesie, Eberhard-Karls-Universität,
Calwer Straße 7, D-7400 Tübingen

Dr. med. R. Hipp
Institut für Anaesthesiologie der TU München, Klinikum rechts
der Isar, Ismaninger Straße 22, D-8000 München 80

Dr. med. W. Huk
Neurochirurgische Klinik der Universität Erlangen–Nürnberg,
D-8520 Erlangen

Dr. med. U. A. Hunziker
Universitätskinderklinik, Steinwiesstraße 75, CH-8032 Zürich

Priv.-Doz. Dr. med. H.-D.Kamp
Institut für Anaesthesiologie der Universität
Erlangen–Nürnberg, Maximiliansplatz 1, D-8520 Erlangen

Prof. Dr. med. J.Kilian
Universitätsklinik für Anästhesiologie, Klinikum der Universität
Ulm, Prittwitzstraße 43, D-7900 Ulm

Prof. Dr. med. R.Klose
Abteilung für Anästhesie und Intensivmedizin, BG-Unfallklinik,
Ludwig-Guttmann-Straße 13, D-6700 Ludwigshafen 25

Dr. med. E.Kochs
Abteilung für Anästhesiologie, Universitätskrankenhaus
Eppendorf, Martinistraße 52, D-2000 Hamburg 20

Dr. med. G.B.Kraus
Institut für Anaesthesiologie der Universität
Erlangen–Nürnberg, Maximiliansplatz 1, D-8520 Erlangen

Dr. med. U.Kreimeier
Abt. für Experimentelle Chirurgie, Chirurgisches Zentrum,
Universität Heidelberg, Im Neuenheimer Feld 347,
D-6900 Heidelberg 1

Dr. med. K.H.Lindner
Universitätsklinik für Anästhesiologie, Klinikum der Universität
Ulm, Prittwitzstraße 43, D-7900 Ulm

Prof. Dr. med.W.F.List
Institut für Anästhesiologie der Universität Graz,
Landeskrankenhaus, Auenbruggerplatz, A-8036 Graz

Dr. med. H.Lüllmann
Abteilung für Pharmakologie, Universität Kiel, Hospitalstraße 4,
D-2300 Kiel

Dr. med. C.Madler
Institut für Anästhesiologie der Universität München, Klinikum
Großhadern, Marchioninistraße 15, D-8000 München 70

Prof. Dr. med. P.Marx
Neurologische Abteilung im Klinikum Steglitz der FU Berlin,
Hindenburgdamm 30, D-1000 Berlin 45

Dr. med. W.Mauritz
Klinik für Anästhesiologie und Allgemeine Intensivmedizin,
Universität Wien, Spitalgasse 23, A-1090 Wien

Dr. med. J.N.Meierhofer
Abteilung für Anästhesiologie und operative Intensivmedizin,
Städtisches Krankenhaus München-Bogenhausen,
D-8000 München

Dr. med. D. Nast-Kolb
Chirurgische Klinik Innenstadt und Chirurgische Poliklinik der
Universität München, Nußbaumstraße 20, D-8000 München 2

Prof. Dr. med. J. Neumark
Klinik für Anästhesiologie und Allgemeine Intensivmedizin,
Universität Wien, Spitalgasse 23, A-1090 Wien

Prof. Dr. med. H. Nolte
Institut für Anaesthesiologie, Klinikum Minden,
Friedrichstraße 17, D-4950 Minden

Prof. Dr. med. G. Pfurtscheller
Ludwig-Boltzmann-Institut für Medizinische Informatik,
Technische Universität Graz, Inffeldgasse 18, A-8010 Graz

Dr. med. J. Povysil
Tagesklinik Linz, Starhembergstraße 12, A-4020 Linz

Prof. Dr. med. K. H. Rahn
Dept. Innere Medizin, Abt. Nephrologie, Hypertonie, Klinische
Pharmakologie, Universität Limburg, Postfach 19 18,
NL-6201 BX Maastricht

Dr. med. N. Roewer
Abteilung für Anästhesiologie, Universitätskrankenhaus
Eppendorf, Martinistraße 52, D-2000 Hamburg 20

Dr. med. G. Schlag
Ludwig-Boltzmann-Institut für experimentelle Traumatologie,
Donaueschingenstraße 13, A-1020 Wien

Dr. med. C. Schnorr
Abteilung für Anaesthesiologie und operative Intensivmedizin
der Justus-Liebig-Universität, Klinikstraße 29, D-6300 Gießen

Prof. Dr. med. J. Schulte am Esch
Abteilung für Anästhesiologie, Universitätskrankenhaus
Eppendorf, Martinistraße 52, D-2000 Hamburg 20

Dr. med. H. P. Schuster
Medizinische Klinik I, Städtisches Krankenhaus, Weinberg 1,
D-3200 Hildesheim

Dr. med. L. Schweiberer
Chirurgische Klinik Innenstadt und Chirurgische Poliklinik der
Universität München, Nußbaumstraße 20, D-8000 München 2

Prof. Dr. med. P. Sefrin
Institut für Anaesthesiologie der Universität Würzburg,
Josef-Schneider-Straße 2, D-8700 Würzburg

Prof. Dr. med. H. G. Sieberth
Abteilung Innere Medizin II der RWTH Aachen,
Pauwelsstraße, D-5100 Aachen

Prof. Dr. med. H. Singer
Universitätskinderklinik, Loschgestraße 15, D-8520 Erlangen

Prof. Dr. med. K. Taeger
Institut für Anästhesiologie der Universität München, Klinikum
Großhadern, Marchioninistraße 15, D-8000 München 70

Dr. med. Edeltrude Traub
Universitätsklinik für Anästhesiologie, Klinikum der Universität
Ulm, Prittwitzstraße 43, D-7900 Ulm

Priv.-Doz. Dr. med. M. Tryba
Universitätsklinik für Anaesthesiologie, Berufsgenossenschaftl.
Krankenanstalten Bergmannsheil, Gilsingstraße 14,
D-4630 Bochum 1

Mary J. Vassar, B.S.
Department of Surgery, University of California, Davis Medical
Center, 4301 X Street, Sacramento, CA 95817, USA

Dr. med. A. Weikl
Medizinische Klinik II – Kardiologie der Universität
Erlangen–Nürnberg, Östliche Stadtmauerstraße 29,
D-8520 Erlangen

Prof. Dr. med. h. c. W. Weißauer
Obere Schmiedgasse 11, 8500 Nürnberg 1

Prof. Dr. med. K. Wiedemann
Abteilung für Anästhesiologie und Intensivmedizin,
Thoraxklinik der LVA Baden, Amalienstraße 5,
D-6900 Heidelberg-Rohrbach

Dr. med. E. Zadrobilek
Klinik für Anästhesiologie und Allgemeine Intensivmedizin,
Universität Wien, Spitalgasse 23, A-1090 Wien

Dr. med. D. Zech
Institut für Anaesthesiologie der Universität zu Köln,
Joseph-Stelzmann-Straße 9, D-5000 Köln 41

Dr. med. M. Zimpfer
Klinik für Anästhesiologie und Allgemeine Intensivmedizin,
Universität Wien, Spitalgasse 23, A-1090 Wien

Schock

Die Wirkung hyperosmolarer und hyperonkotischer Lösungen auf die Organdurchblutung bei Hypotension und Schock

U. Kreimeier, U. Brückner und K. Meßmer

Aufgrund der Fortschritte insbesondere der präklinischen Versorgung sterben heute weniger schwerverletzte Patienten direkt am Unfallort oder in den ersten Stunden nach dem Unfallereignis. Die dennoch hohe Gesamtletalität von Traumapatienten ist auf eine im weiteren Verlauf auftretende Sepsis und/oder Funktionsstörung einer bzw. mehrerer vitaler Organe zurückzuführen [2, 6, 9]. Hiervon sind nacheinander Lunge, Leber, kardiovaskuläres System, Niere und Gastrointestinaltrakt betroffen [10].

Abbildung 1 zeigt die typische 3-gipflige Verteilung in der Überlebenszeit schwerverletzter Patienten [6, 23]. In der ersten Stunde nach dem Trauma sind schwere Verletzungen von Gehirn und Hirnstamm, Rückenmark oder Herz-/Gefäßsystem die häufigste Todesursache. Intrakranielle Blutungen, schwere Brustkorb- oder Bauchverletzungen und ausgedehnte Frakturen, die zu einem unkontrollierten Blutverlust führen, sind Gründe für den zweiten Häufigkeitsgipfel. Oftmals jedoch, wenn die Primärtherapie längst als erfolgreich abge-

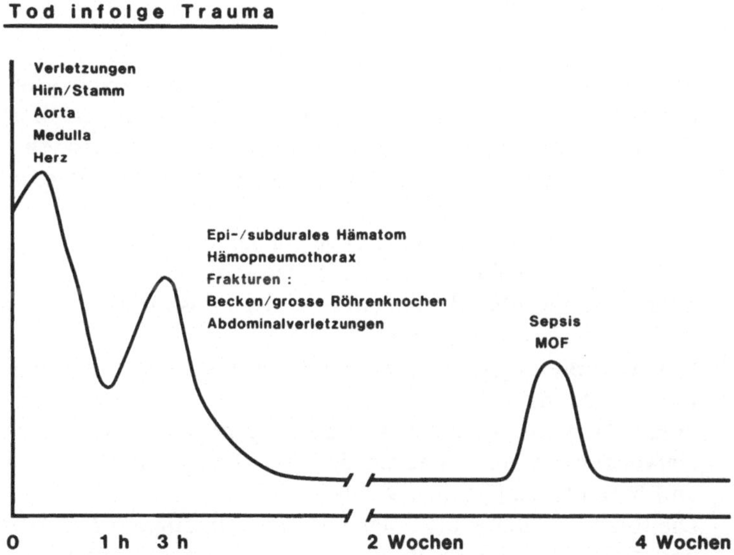

Abb. 1. Charakteristische 3-gipflige Verteilung in der Überlebenszeit schwerverletzter Patienten. (Aus [6])

schlossen gilt und der Patient sich über Tage oder Wochen stabilisiert hat, treten Sepsis und multiple Organversagen auf, womit respiratorische und hämodynamische Probleme plötzlich wieder im Vordergrund stehen.

Pathogenese des multiplen Organversagens

Alter, Schwere der Verletzung sowie Dauer und Ausmaß der Hypotension bestimmen die Prognose der Patienten nach Trauma [1]. Generell müssen die im Schock reduzierte Gewebsdurchblutung und beeinträchtigte Zellfunktion als bedeutende pathogenetische Kausalfaktoren für die Entwicklung eines Organversagens angesehen werden [2, 6]. Charakteristisch für den Schock ist neben der Reduktion der Gesamtdurchblutung eine Störung der Verteilung der nutritiven Perfusion innerhalb der einzelnen Organe. Das bedeutet, daß neben Kapillaren mit geringer Fließgeschwindigkeit bzw. Blutstase Kapillaren zu beobachten sind, die sehr rasch, jedoch vorwiegend von zellfreiem Plasma durchströmt werden. Hierdurch wird das Gleichgewicht zwischen nutritiver Perfusion und transkapillärer Austauschfläche empfindlich gestört. Als Folge des Gewebetraumas werden Leukozyten aktiviert, die am Endothel von Kapillaren und kapillären Venolen anhaften und die Kapillarperfusion beeinträchtigen. Die Interaktion von Leukozyten mit dem Endothel bewirkt Veränderungen der Integrität der Endotheloberfläche und Freisetzung von Mediatoren, welche die Permeabilität der Membran für Makromolekühle erhöhen. Dies führt zur Entwicklung eines interstitiellen Ödems.

Derzeit werden 4 pathogenetische Mechanismen des multiplen Organversagens diskutiert:

1. Bei Patienten mit schweren Verletzungen oder nach großen chirurgischen Eingriffen sind die Darmdurchblutung und damit die Barrierefunktion der Darmwand reduziert, wodurch vermehrt Mikroorganismen in die systemische Zirkulation gelangen und dort zu Bakteriämie, Endotoxinämie und Sepsis führen [3].
2. Bakterien wandern in die Lunge, Leber und Nieren, wo sie Makrophagen und Monozyten aktivieren. Dies hat u. a. die Freisetzung von Interleukin I zur Folge, welches über die Aktivierung der Phospholipase A_2 die Arachidonsäure-Kaskade in Gang setzt [4, 8].
3. Das multiple Organversagen resultiert aus einer generellen Aktivierung des Immunsystems [6, 10].
4. Fokale Ischämie und Reperfusion triggern das Anhaften von Leukozyten am Gefäßendothel und dadurch die Freisetzung von freien Sauerstoffradikalen und Mediatoren [14, 16, 19, 29].
   Die fokale Ischämie als Folge der schockbedingten Mikrozirkulationsstörung und die zellulär-humorale Reaktion – Freisetzung von Interleukin-I und anderen Lymphokinen – ist von entscheidender Bedeutung für die Entwicklung des Multiorganversagens.

Ziele der Primärtherapie bei hämorrhagisch-traumatischem Schock

Der Ausgleich intravasaler Volumenverluste sowie die Stabilisierung der Kreislauffunktion stehen im Mittelpunkt der Primärtherapie bei traumatisierten Patienten. Die Schockdauer und damit die Zeit der fokalen Ischämie müssen so kurz wie möglich gehalten werden, da jede Verzögerung der Restitution von Durchblutung und Zellfunktion die Prognose des Patienten verschlechtert. Die zentrale Bedeutung des Volumenersatzes zur Behandlung des hämorrhagisch-traumatischen Schocks ist unumstritten. Die Effizienz des Volumenersatzes ist ausschlaggebend für eine Normalisierung sowohl der Makro-, vor allem aber der Mikrozirkulation [16]. Sie stellt damit einen Hauptfaktor für eine wirksame Prävention des multiplen Organversagens dar. Die Praktikabilität der Volumensubstitution hängt in der Akutphase jedoch nicht zuletzt davon ab, wieviel Volumen pro Zeiteinheit infundiert werden muß und kann. Sowohl Volumenüberladung als auch Hypovolämie müssen vermieden werden.

Obwohl Vorteile und Nachteile von Kolloiden gegenüber Kristalloiden bei der primären Volumentherapie seit Jahrzehnten heftig diskutiert werden, legte erst Modig 1986 eine prospektive, kontrollierte Vergleichsstudie vor, in der er den Zeitraum untersuchte, der zum Erreichen vorgegebener hämodynamischer Richtwerte bei schwer traumatisierten Patienten erforderlich war [17]. Modig verglich die Effektivität der Primärtherapie mit 6% Dextran 70/Ringer Azetat mit der Effektivität von Ringer Azetat allein. Bei Patienten, die Dextran 70 erhielten, verbesserte sich die Hämodynamik signifikant schneller. Der geforderte systolische Blutdruck von 100 mm Hg wurde nach 110 ± 18 min erreicht; dagegen benötigten die mit Ringer Azetat behandelten Patienten 3- bis 4mal soviel Flüssigkeit und erreichten erst nach 170 ± 40 min eine stabile Hämodynamik. Im Verlauf der 7- bis 8tägigen Beobachtungsperiode entwickelten zudem 5 von 17 Patienten, die Ringer Azetat alleine erhalten hatten, ein ARDS – definiert als Oxygenierungsindex < 1.85 sowie an Hand von Verlaufskontrollen der Röntgen-Thoraxaufnahmen –, jedoch keiner der mit Dextran behandelten.

Unabhängig von dieser Überlegenheit der Therapie mit dem Kolloid Dextran 70 erscheint eine Zeit von nahezu 2 h zur Stabilisierung der Hämodynamik als unbefriedigend. Es stellt sich somit die Frage, ob die Initialphase besser genutzt, d. h. die Primärtherapie verbessert werden kann.

Hyperton-hyperonkotische Lösungen in der Primärtherapie

Von besonderem Interesse war daher die Mitteilung von De Felippe et al., in welcher eine erfolgreiche Behandlung von Patienten im terminalen, therapierefraktären hypovolämischen Schock mit 7,5% Kochsalzlösung beschrieben worden war [7]. Bei 9 von 12 Patienten verbesserten sich unmittelbar nach Infusion systemischer Druck, Urinproduktion und Bewußtseinszustand, so daß sie schließlich das Krankenhaus verlassen konnten. Die klinische Anwendung stark hypertoner Kochsalzlösung bei Patienten im refraktären Schock erfolgte aufgrund der erfolgreichen tierexperimentellen Ergebnisse derselben Autoren bei anästhesierten Hunden im hämorrhagischen Schock [24]: die Infusion von nur 4 ml/kg KG hypertonem NaCl (2400 mosmol/l), d.h. eines Volumens, das 10% der entzogenen Blutmenge entsprach, bewirkte eine sofortige Normalisierung von systemischem Blutdruck und Herzzeitvolumen. Alle untersuchten Tiere überlebten.

Als Wirkungsmechanismen für den schnellen und ausgeprägten Kreislaufeffekt hypertoner Infusionslösungen werden Erhöhung der myokardialen Kontraktilität, direkte und reflexvermittelte präkapilläre Dilatation und intravasale Flüssigkeitsverschiebungen diskutiert. Im Tiermodell wurde beschrieben, daß 10 min nach Injektion von hypertoner Kochsalzlösung – 2400 mosmol/l – das Plasmavolumen um mehr als das Doppelte der Infusionsmenge zunimmt [18]. Das wirksame Prinzip hypertoner Lösungen liegt primär in ihrer Tonizität und nicht in der Anwesenheit von Na^+-Ionen, wie zuerst Brooks et al. angenommen hatten [5]: In Versuchen an Ratten, an denen durch Hämorrhagie von 240 min bei 30 mmHg mittlerem arteriellen Druck ein irreversibler Schock erzeugt wurde, hatte Meßmer 1968 demonstriert, daß Lösungen gleicher Osmolarität – 1200 mosmol/l – unabhängig von ihrem Natriumgehalt die Überlebensrate der Tiere erhöhten [15]. Besonders effektiv erwies sich die hyperton-hyperonkotische Lösung aus 20% Sorbit/10% Rheomacrodex.

Smith et al. beschrieben an wachen Schafen, bei denen im Durchschnitt 65% des Blutvolumens entnommen war (MAP = 40–55 mmHg für eine Dauer von 2 h), daß der initiale Volumeneffekt hypertoner Lösungen mit einer Osmolarität von 2400 mosmol/1 nur dann aufrecht erhalten werden kann, wenn ein hyperonkotisches Kolloid – 6% Dextran 70 – gleichzeitig gegeben wird [22]. Dies wurde von Kramer et al. bestätigt [11]. Für 3 h senkten diese Autoren durch fortlaufenden Blutentzug bei Schafen den mittleren systemischen Druck auf 50 mmHg. Selbst nach Kurzinfusion – 1–2 min von nur 4 ml/kg KG hyperton-hyperonkotischer Lösung (2400 mosmol NaCl/6% Dextran 70) normalisierten sich Blutdruck und Herzeitvolumen innerhalb von 2 min. In der anschließenden 2stündigen Beobachtungsphase benötigten diese Tiere zur Aufrechterhaltung des Herzzeitvolumens nur ⅙ des Volumens, welches Tieren nach Primärgabe von 0,9% Kochsalzlösung infundiert werden mußte. Die von Maningas et al. publizierten Ergebnissen an Schweinen im hämorrhagischen Schock unterstrichen die Bedeutung der gleichzeitigen Anwendungen hyperton/hyperonkotischer Lösungen [13]: 96 h nach Infusion von 6% Dextran 70 in 7,5% NaCl überlebten 100% der Tiere, im Vergleich zu 69% nach Infusion von 6% Dextran 70, 53% nach 7,5% NaCl und 13% nach 0,9% NaCl.

Die Wirkung hyperton-hyperonkotischer Lösungen auf die Organdurchblutung bei Hypotension

Rocha-e-Silva et al. gingen der Frage der Verteilung des unmittelbar erhöhten Herzzeitvolumens auf die einzelnen Organe nach [21]. Aus ihren mittels eines elektromagnetischen Flowmeters erhobenen Werten der Gesamtdurchblutung in Niere, Mesenterial-, Splanchnikus- und Koronarkreislauf nach Infusion von 7,5% Kochsalz bzw. 50% Glukose bei hypovolämischen Hunden folgerten die Autoren, daß es infolge präkapillärer Gefäßkonstriktion in Muskulatur und

Haut zu einer Umverteilung der Durchblutung zugunsten der Vitalorgane kommen müsse.

Die bisherigen Untersuchungen haben somit übereinstimmend ergeben, daß es bei wachen und narkotisierten Tieren nach Infusion von hyperton-hyperonkotischer Lösung zu einer Normalisierung der Makrohämodynamik innerhalb weniger Minuten kommt. Hierzu ist nur ein äußerst geringes Infusionsvolumen – 10% des aktuellen Blutverlustes – erforderlich. Die Verteilung des gesteigerten Herzzeitvolumens auf die einzelnen Organe sowie die Durchblutungsverteilung innerhalb der Organe wurde 1987 von unserer Arbeitsgruppe bei Hunden nach schwerem Blutverlust quantifiziert [12]. Hierzu wurden splenektomierte Beagle-Hunden in Anästhesie und unter kontrollierter Beatmung ($FiO_2 = 0{,}21$) untersucht. Der mittlere arterielle Druck wurde durch kontrollierten Blutentzug innerhalb von 10 min auf 40 mm Hg gesenkt und mittels Reservoirtechnik über 45 min auf diesem Wert konstant gehalten. Die Primärtherapie bestand in i.v. Kurzinfusion – 2 min – von 10% des bis Ende der Hypotensionsperiode entzogenen Blutvolumens in Form von *HHL* (10% Dextran 60 in 7,2% NaCl; n = 6), *HDL* (10% Dextran 60 in 0,9% NaCl; n = 6), bzw. *HSL* (7,2% NaCl; n = 6). 35 und 45 min nach Primärtherapie erhielten alle Tiere zusätzlich jeweils dieselbe Menge 6% Dextran 60 (Macrodex 6%, Schiwa GmbH, D-Glandorf).

Neben den zentralhämodynamischen Parametern wurden der extravaskuläre Lungenwassergehalt (EVLW; thermo-dye Methode) und die regionale Durchblutung in 11 Organen mittels redioaktiv markierter Microspheres (Injektion von je 3 Mio. Ø 15 µm Tracer Microspheres, 3M Company, St. Paul/USA in den linken Vorhof) bestimmt. Die Messungen erfolgten vor und am Ende der Hypotensionsphase, sowie 5 und 30 min nach Primärtherapie. Am Versuchsende wurde mittels intrakardialer Injektion von 20 ml KCl ein Herzstillstand erzeugt und die Durchblutung in 271 Gewebeproben quantifiziert.

Ergebnisse

Während der 45minütigen Hypotensionsphase wurden den Tieren im Durchschnitt 3,8 ml/kg Blut entzogen. Nach Infusion der beiden *hypertonen* Lösungen (D = 3,8 ml/kg KG ≙ 10% des abgegebenen Blutvolumens) stieg das HZV innerhalb von 5 min auf bzw. über Normalwerte an; dieser Effekt war auf eine Steigerung des Schlagvolumens *(HHL > HSL > HDL)* bei gleichbleibender Herzfrequenz zurückzuführen. Der mittlere arterielle Blutdruck erreichte dagegen zu diesem Zeitpunkt etwa 60% Kontrollwertes und stieg erst nach Infusion von weiteren 7,6 ml/kg KG 6% Dextran 60 auf 90–110 mm Hg an (Abb. 2).

In allen 3 Gruppen blieb der pulmonal-kapilläre Verschlußdruck (PCWP) niedrig (≤ 6 mm Hg), der extravaskuläre Lungenwassergehalt lag im Normbereich von 6–8 ml/kg. Daraus läßt sich ableiten, daß unter rascher Infusion von *hyperton-hyperonkotischer* Lösung weder meßbare Mengen Flüssigkeit aus der Lunge mobilisiert noch in die Lunge eingelagert wurden.

5 min nach Primärtherapie lag das periphere Sauerstoffangebot in Gruppe *HHL* signifikant höher als in den Gruppen *HSL* und *HDL* (240 gegenüber jeweils 140 ml/min/10 kg). Allein nach Infusion von hyperton-hyperonkotischer

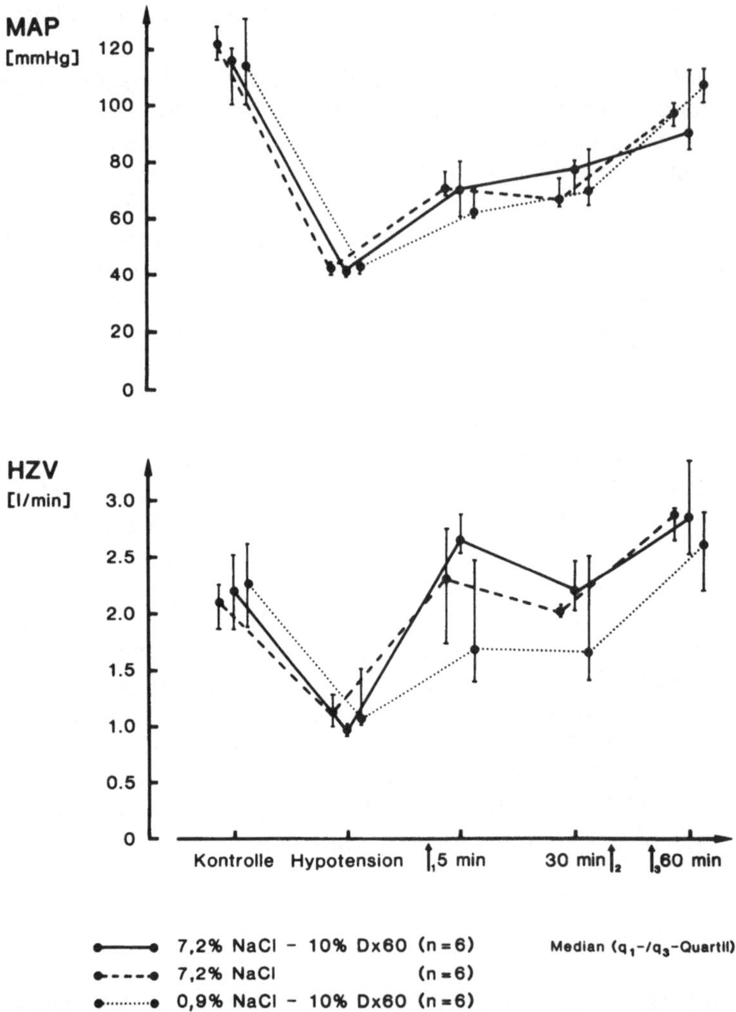

Abb. 2. Veränderung von mittlerem arteriellen Druck (MAP) und Herzzeitvolumen (HZV) vor und am Ende einer 45minütigen Hypotension sowie 5, 30 und 60 min nach Primärtherapie mit hyperton-hyperonkotischen Lösungen (Pfeil 1). Nach 35 und 45 min wurden zusätzlich jeweils 3,8 ml/kg 6% Dextran 60 gegeben (Pfeil 2 und 3). (Aus [12])

Lösung stieg der Sauerstoffverbrauch signifikant über den Wert am Hypotensionsende an.

Die regionale Durchblutung war am Ende der Hypotensionsphase in allen Organen mit Ausnahme von Herz, Gehirn und Nebennieren abgefallen. Bereits 5 min nach der Infusion der *hyperton/hyperonkotischer* Lösung hatte die Durchblutung in Gehirn, Nebenieren und Dickdarm die Ausgangswerte überschritten, in Nieren, Dünndarm, Leber und Thyroidea wieder erreicht. Die ausgeprägteste Zunahme der Durchblutung wurde im Herz beobachtet, wo sie das 2- bis 3fache des Ausgangswertes erlangt hatte. Die höchsten Werte wurden bei den mit *hyper-*

toner Kochsalzlösung behandelten Tieren gemessen. Als Folge der Hypotension hatte sich die Durchblutung innerhalb des Herzens zuungunsten des Endokards umverteilt. Nach Primärtherapie waren jedoch Endo- und Epikarddurchblutung gegenüber den Ausgangswerten deutlich erhöht. Dagegen blieben die Durchblutung in Magenmukosa und Pankreas eine halbe Stunde nach Primärinfusion reduziert (30–60% des Kontrollwertes). Die Durchblutung der Skelettmuskulatur übertraf in allen 3 Gruppen signifikant den Ausgangswert. Dieser Anstieg war am ausgeprägtesten bei den mit *HHS* behandelten Tieren.

Die relative Verteilung des Herzzeitvolumens zeigte eine Zunahme der Koronardurchblutung um das 2,5fache am Ende der Hypotension. Nach Primärtherapie blieb sie in allen Gruppen gegenüber den Ausgangswerten erhöht. Während auch die anteilige Durchblutung des Gehirns über den Ausgangswerten lag, kehrte sie in Nieren, Leber, Dünndarm und Dickdarm in den Normalbereich zurück. Allein in Magenmukosa und Pankreas blieb auch die relative Durchblutung trotz Volumenzufuhr reduziert. Der mittels Microspheres bestimmte totale arteriovenöse Shunt nahm in der Hypotensionsphase ab und blieb in allen Gruppen nach Primärinfusion niedrig (14–21% HZV). Hypertone Lösungen bewirkten demnach unmittelbar eine Verbesserung der nutritiven Organdurchblutung.

Zusammenfassung und Schlußfolgerungen

Die therapeutischen Langzeiterfolge nach traumatisch-hämorrhagischem Schock hängen von Zeitpunkt und Effektivität der Primärtherapie ab. Nicht allein die Makrohämodynamik, sondern insbesondere die Mikrohämodynamik muß schnellstmöglich normalisiert werden. Bei der Volumentherapie sind neben Effizienz die Praktikabilität und die Sicherheit der Infusionslösung entscheidend für die Prognose des Patienten.

Die Ergebnisse unserer Studie, in der erstmals die regionale Durchblutung auch innerhalb einzelner Organe quantifiziert wurde, belegen, daß durch die Infusion hyperton-hyperonkotischer Lösungen bei hämorrhagischer Hypotension ein Soforteffekt auf die Makro- als auch auf die Mikrozirkulation erzielt wird. Die Durchblutung in den vitalen Organen wird unmittelbar wiederhergestellt. Dabei kann nur durch rasche Infusion der für die Volumenverschiebung erforderliche osmotische Gradient erzielt werden. Gleichzeitig bewirken hypertone Lösungen eine Vasodilatation und positive Inotropie am Herz. Die Effekte auf zentrale Hämodynamik und nutritive Durchblutung werden schon bei einem Volumenersatz von nur 10% des tatsächlichen Blutverlustes erzielt. Untersuchungen unserer Arbeitsgruppe nach traumatisch-hämorrhagischem Schock bis zu 180 min Dauer haben gezeigt, daß auch hier die nutritive Durchblutung der vitalen Organe innerhalb weniger Minuten vollständig wiederhergstellt wird. Die Vorteile der hyperton-hyperonkotischen Lösung – 7,2% NaCl/10% Dextran 60 – liegen in der höheren peripheren Sauerstoffverfügbarkeit und der Aufrechterhaltung des initial erzielten Kreislaufeffektes.

Als Primärtherapie des hämorrhagisch-traumatischen Schocks sollte die Infusion bereits kleiner Volumina dieser hyperton-hyperonkotischen Lösung durch eine unmittelbare Kreislaufnormalisierung die Einschränkung der Organfunktion und Entwicklung eines Organversagens verhindern können.

Literatur

1. Baker CC, Oppenheimer L, Stephens B, FR Lewis, Trunkey DD (1980) Epidemiology of trauma deaths. Am J Surg 140:144–150
2. Baue AE (1975) Multiple, progressive or sequential systems failure – a syndrome of the "70"s. Arch Surg 110:779–781
3. Baue AE, Guthrie D (1986) Moderne Aspekte des Multiorganversagens. In: Eigler FW, Peiper HJ, Schildberg FW, Witte J, Zumtobel V (Hrsg) Stand und Gegenstand chirurgischer Forschung. Springer, Berlin Heidelberg New York Tokyo, S 66–72
4. Beisel WR (1986) Sepsis and metabolism. In: Little RA, Frayn KN (eds) The scientific basis for the care of the critically ill. Manchester University Press, pp 103–122
5. Brooks, DK, Williams WG, Manley RW, Whiteman O (1963) Osmolar and electrolyte changes in hemorrhagic shock. Lancet ii:521–527
6. Carmona R, Catalano R, Trunkey DD (1984) Septic shock. In: Shires GT (ed) Shock and related problems. Churchill Livingstone, Edingburgh, pp 156–177
7. De Felippe J, Timoner J, Velaso IT, Lopes OU, Rocha-e-Silva M (1980) Treatment of refractory hypovolemic shock by 7.5% sodium chloride injections. Lancet ii:1002–1004
8. Dinarello CA (1984) Interleukin I. Rev Infect Dis 6:51–95
9. Fry De, Pearlstein L, Fulton RL (1980) Multiple system organ failure. The role of uncontrolled infection. Arch Surg 115:136–140
10. Goris RJA, te Boekhorst TPA, Nuytinck JKS, Gimbrere JSF (1985) Multiple-organ failure. Generalized autodestructive inflammation? Arch Surg 120:1109–1115
11. Kramer GC, Perron PR, Lindsey DC, Ho HS, Gunther RA, Boyle WA, Holcroft JW (1986) Small-volume resuscitation with hypertonic saline dextran solution. Surgery 100:239–247
12. Kreimeier U, Schmidt J, Brückner UB, Schoenberg M, Yang Zh, Messmer K (1987) Primäre Volumentherapie mit hypertoner Elektrolyt-/Kolloidlösung. Langenb Arch Chir (Suppl):329–332
13. Maningas PA, DeGuzman LR, Tillman FJ, Hinson CS, Priegnitz KJ, Volk KA, Bellamy RF (1986) Small-volume infusion of 7.5% NaCl in 6% dextran 70 for the treatment of severy hemorrhagic shock in swine. Ann Emerg Med 15:1131–1137
14. McCord JM, Fridovich I (1978) The biology and pathology of oxygen radicals. Ann Int Med 89:122–127
15. Messmer K (1968) Die Wirkung hypertoner Lösungen bei Ratten im irreversiblen Schock. Anaesthesist 17:295–299
16. Messmer K (1983) Traumatic shock in polytrauma: circulatory parameters, biochemistry, and resuscitation. World J Surg 7:26–30
17. Modig J (1986) Effectiveness of Dextran 70 versus Ringer's acetate in traumatic shock and adult respiratory distress syndrome. Crit Care Med 14:454–457
18. Nakayama S, Sibley L, Gunther RA, Holcroft JW, Kramer GC (1984) Small-volume resuscitation with hypertonic saline (2.400 mosm/liter) during hemorrhagic shock. Circ Shock 13:149–159
19. Nuytinck JKS, Goris RJA, Redl H, Schlag G, van Munster PJJ (1986) Posttraumatic complications and inflammatory mediators. Arch Surg 121:886–890
20. Parks DA, Bulkley GB, Granger DN (1983) Role of oxygen free radicals in shock, ischemia and organ preservation. Surgery 94:428–432
21. Rocha-e-Silva M, Negraes GA, Soares AM, Pontieri V, Loppnow L (1986) Hypertonic resuscitation from severe hemorrhagic shock: patterns of regional circulation. Circ Shock 19:165–175
22. Smith GJ, Kramer GC, Perron P, Nakayama SI, Gunther RA, Holcroft JW (1985) A comparison of several hypertonic solutions for resuscitation of bled sheep. J Surg Res 39:517–528
23. Trunkey DD (1983) Trauma. Sci Amer 249:20–27
24. Velasco IT, Pontieri V, Rocha-e-Silva M, Lopes OU (1980) Hyperosmotic NaCl and severe hemorrhagic shock. Am J Physiol 239:H664–H673J

Verhalten des extravaskulären Lungenwassers unter initialer Volumentherapie mit Elektrolytlösungen im frühen septischen Schock*

E. Zadrobilek, W. Hackl, V. Evstatieva, W. Mauritz, P. Sporn
und K. Steinbereithner

Das Behandlungskonzept der Volumenoptimierung zur Aufrechterhaltung hyperdynamer Kreislaufverhältnisse im septischen Schock ist unbestritten. Kontroverse Ansichten bestehen jedoch über den Einsatz kolloidaler bzw. kristalloider Infusionslösungen zur Volumenkorrektur und deren Auswirkungen auf das extravaskuläre Lungenwasser (EVLW) [6, 8]. In der vorliegenden Studie wurde das Verhalten des EVLW unter initialer Volumentherapie mit Elektrolytlösungen im frühen septischen Schock untersucht.

Methodik

Die Untersuchung umfaßt 11 erwachsene Patienten mit einem Durchschnittsalter von 52 (Bereich 27–76) Jahren. Eingangskriterien waren operative Erstintervention wegen akut nekrotisierender Pankreatitis, intraabdominalem Abszeß und/oder Peritonitis. Eine weitere Voraussetzung für die Aufnahme in die Untersuchung war das Vorliegen klinischer Zeichen eines septischen Schocksyndroms mit Abfall des mittleren arteriellen Druckes unter 65 mm Hg über mehr als 30 min.

Das vorgegebene Behandlungsziel war die Maximierung des Cardiac Index (CI, >4,5 l/min) durch gezielte Steuerung der Volumentherapie nach dem Verhalten des pulmonal-arteriellen Verschlußdruckes (PCWP, >15 mm Hg). Die initiale Volumentherapie erfolgte mit Elektrolytlösungen; die untere Interventionsgrenze für die Zufuhr kolloidaler Lösungen (Humanalbumin) lag bei einem kolloidosmotischen Druck (COP) von 10 mm Hg. Zur definitiven Erreichung des Behandlungszieles wurden nach Volumenkorrektur gegebenenfalls inotrope Wirkstoffe (Dopamin, Dobutamin) eingesetzt.

Der Meßbeginn lag innerhalb 6–24 h nach Manifestation des septischen Schocks. Sequentielle Messungen wurden in Intervallen von 6–12 h durchgeführt. Für die Untersuchung wurden EVLW (Doppelindikatormethode mit Indozyaningrün und Kälte; femoralarterieller Thermodilutionskatheter; Waters Densitometer, Edwards Meßsystem), COP (Onkometer Thomae BTM 921), PCWP (endexspiratorische Meßwertabnahme), mikrovaskulärer hydrostatischer

* Mit Unterstützung des Bundeskanzleramtes, Sektion Gesundheitswesen.

Druck (Pmv, berechnet nach [2]) und CI (pulmonal-arterielles Temperatursignal) berücksichtigt. Die statistische Auswertung (83 Meßwerterhebungen im Beobachtungszeitraum von 48 h) erfolgte mit dem Wilcoxon-Text bzw. Korrelationstest nach Spearman.

Ergebnisse

Die Ausgangswerte und Meßwerte nach 48 h sind in der Tabelle 1 angegeben. Bei Meßbeginn lagen die EVLW-Werte mit 3,3 bis 6,6 ml/kg durchwegs im Normbereich. Zu diesem Zeitpunkt waren COP und die Gradienten COP-PCWP bzw. COP-Pmv bereits deutlich erniedrigt. Über den nachfolgenden Beobachtungszeitraum von 48 h wurde eine kumulative positive Flüssigkeitsbilanz von durchschnittlich 11 625 (5140–21 090) ml/1,73 m^2 erreicht; die Substitutionsmenge von 5%igem Humanalbumin lag bei 915 (0–2265) ml/1,73 m^2.

Nach 48 h kam es zu einer nichtsignifikanten Zunahme des EVLW. Bei 2 Patienten wurden erhöhte EVLW-Werte von 7,1 bzw. 7,3 ml/kg beobachtet, die einer röntgenmorphologisch erfaßbaren interstitiellen Flüssigkeitsakkumulation entsprachen. COP, PCWP, Pmv und die davon abgeleiteten Druckgradienten bleiben weitgehend unverändert, während der CI um 23% nichtsignifikant zunahm. Der Korrelationstest zeigte keine signifikanten Zusammenhänge zwischen EVLW und den ausgewählten Variablen (Zusammenstellung in der Tabelle 2).

Tabelle 1. Ausgangswerte und Meßwerte der ausgewählten Variablen nach 48 h (keine signifikanten Unterschiede)

Meßwerterhebung		0 h	48 h
EVLW	(ml/kg)	4,9 ± 1,0	5,6 ± 1,3
COP	(mm Hg)	12,7 ± 2,2	12,2 ± 2,5
PCWP	(mm Hg)	9,9 ± 3,3	11,3 ± 3,5
Pmv	(mm Hg)	14,4 ± 3,3	15,8 ± 3,2
COP-PCWP	(mm Hg)	2,8 ± 2,9	0,9 ± 3,3
COP-Pmv	(mm Hg)	−1,7 ± 3,1	−3,5 ± 3,3
CI	(l/min)	3,9 ± 1,1	4,8 ± 1,1

Tabelle 2. Spearmansche Rangkorrelation

	Korrelations-koeffizient	Signifikanz
EVLW vs. COP	−0,1299	NS
EVLW vs. PCWP	0,0220	NS
EVLW vs. Pmv	−0,0145	NS
EVLW vs. COP-PCWP	−0,1147	NS
EVLW vs. COP-Pmv	−0,1087	NS

Diskussion

Das septische Schocksyndrom ist durch lokale und generalisierte Störungen in der Kapillarintegrität gekennzeichnet. Durch den kontinuierlichen Abstrom von Flüssigkeit in das Interstitium kann bei inadäquater Volumenzufuhr ein extremes intravasales Volumendefizit entstehen. Vordringliche Behandlungsziele sind deshalb rasche Volumenauffüllung, weitere Korrektur von Volumenverlusten und Aufrechterhaltung hyperdynamer Kreislaufverhältnisse, um eine kritische Verminderung der Organperfusion mit dem Risiko des sequentiellen Mehrfachorganversagen zu vermeiden.

Durch kolloidale Lösungen kann zunächst der erwünschte Kreislaufeffekt aufgrund der längeren intravasalen Verweildauer mit vergleichbar niedrigen Infusionsmengen erreicht werden [3]. Nach Extravasation in das Interstitium können Kolloide auch in diesem Kompartiment onkotisch wirksam werden und wegen der besonderen Struktur des Lungeninterstitiums die Zunahme des EVLW verstärken [7]. Diese potentiell negativen Auswirkungen kolloidaler Volumenzufuhr auf das EVLW wurden auch in einer eigenen klinischen Untersuchung bei septischen Intensivpatienten gefunden [12].

Ausgehend von einem geänderten Konzept in der Volumentherapie (vorwiegend Elektrolytlösungen, restriktive Humanalbumin-Zufuhr) untersuchten wir erneut den Einfluß der intravasalen kolloidosmotischen und hydrostatischen Druckkomponenten auf das EVLW. Die Verlaufsbeobachtungen des EVLW zeigten, daß im frühen septischen Schock die initiale Volumentherapie mit Elektrolytlösungen und die damit verbundene Abnahme von COP bzw. der Gradienten COP-PCWP und COP-Pmv nicht zwangsläufig zu einer signifikanten Zunahme des EVLW führen müssen. Die beobachteten Änderungen des EVLW waren vergleichsweise gering gegenüber dem erreichten Behandlungsziel. Die nichtsignifikante Zunahme des EVLW war vorwiegend auf Störungen der Kapillarintegrität zurückzuführen und entsprach durchaus der Dynamik der persistierenden Grunderkrankung. Vergleichbare Ergebnisse wurden auch bei anderen Problemgruppen mit ausgedehnten Verbrennungen, Mehrfachverletzungen oder nach abdominaler Aortenrekonstruktion gefunden [5, 9, 10].

Die vorliegenden Ergebnisse widerlegen das Postulat von Rackow et al. [4] und Weil et al. [11], daß COP und der Gradient COP-PCWP als die Hauptdeterminanten transvaskulärer Flüssigkeitsbewegungen anzusehen sind. Auch unter Berücksichtigung des Pmv konnte kein signifikanter Zusammenhang zwischen EVLW und COP-Pmv gefunden werden. COP-PCWP bzw. COP-Pmv können schon deshalb nicht als Einflußgrößen des EVLW herangezogen werden, weil diese Gradienten von einer nicht zulässigen Vereinfachung der Starlingschen Gleichung abgeleitet werden [1]. Das unterschiedliche Permeabilitätsverhalten des Kapillarendothels und klinisch nicht meßbare, aber sehr effektive interstitielle Kräfte bleiben dabei unberücksichtigt. Unberücksichtigt bleiben bei dieser Interpretation auch hochwirksame lymphatische Kompensationsmechanismen.

Literatur

1. Civetta JM (1979) A new look at the Starling equation. Crit Care Med 7:84
2. Gaar KA jr, Taylor AE, Owens LJ, Guyton AC (1967) Pulmonary capillary pressure and filtration coefficient in the isolated perfused lung. Am J Physiol 213:910
3. Hauser CJ, Shoemaker WC, Turpin I, Goldberg SJ (1980) Oxygen transport responses to colloids and crystalloids in critically ill surgical patients. Surg Gyn Obstet 150:811
4. Rackow EC, Fein IA, Siegel J (1982) The relationship of the colloid osmotic-pulmonary artery wedge pressure gradient to pulmonary edema and mortality in critically ill patients. Chest 82:433
5. Shires GT III, Peitzman AB, Albert SA, Illner H, Silane MF, Perry MO, Shires GT (1983) Response of extravascular lung water to intraoperative fluids. Ann Surg 197:515
6. Shoemaker WC, Hauser CJ (1979) Critique of crystalloid versus colloid therapy in shock and shock lung. Crit Care Med 7:117
7. Sturm JA, Carpenter MA, Lewis FR, Graziano C, Trunkey DD (1979) Water and protein movement in the sheep lung after septic shock: effect of colloid versus crystalloid resuscitation. J Surg Res 26:233
8. Sturm JA, Wisner DH (1985) Fluid resuscitation of hypovolemia. Intensive Care Med 11:27
9. Tranbaugh RF, Lewis FR, Cristensen JM, Elings VB (1980) Lung water changes after thermal injury. The effects of crystalloid resuscitation and sepsis. Ann Surg 192:479
10. Tranbaugh RF, Elings VB, Christensen J, Lewis FR (1982) Determinants of pulmonary interstitial fluid accumulation after trauma. J Trauma 22:820
11. Weil MH, Henning RJ, Puri VK (1979) Colloid oncotic pressure: clinical significance. Crit Care Med 7:113
12. Zadrobilek E, Schindler I, Redl G, Mauritz W, Gilly H, Sporn P, Steinbereithner K (1987) Intravascular Starling forces and extravascular lung water in advanced septic shock states. In: Schlag G, Redl H (eds) First Vienna Shock Forum, Part B: Monitoring and Treatment of Shock. Progress in Clinical and Biological Research 2368:139

7.5% NaCl/Dextran 70 Solution in the Prehospital Care of the Trauma Patient

M. J. Vassar, C. A. Perry, and J. W. Holcroft

Introduction

Trauma ist the leading cause of mortality in young adults. Death occurs most often as a result of either brain injury or hemorrhage [1]. Hemorrhage remains a problem because it is impossible for medical personnel to infuse adequate volumes of fluid through the peripheral venous catheters that are mandated by the intensely vasoconstricted veins of the patient in traumatic shock [2, 3]. An intravenous fluid that could achieve resuscitation with small volumes would solve this problem.

Animal experiments suggest that a hypertonic NaCl/hyperoncotic Dextran solution may be such a fluid. 7.5% NaCl/6% Dextran 70 in experimental animals that have been subjected to hemorrhagic shock, rapidly restores cardiac output, blood pressure, oxygen consumption, urine output, and replenishes plasma volume back to baseline levels, even when the solution is given in very small volumes, volumes as small as 4 ml/kg for hemorrhage of 25 ml/kg [4, 5]. The solution has many attractive features. It is inexpensive, easy to store, does not freeze at ambient temperatures, and does not support bacterial growth. This solution is effective no matter how it is administered; whether into a peripheral artery, peripheral vein, or large central vein [6]. It works well even when given as a bolus, at least in arrested hemorrhage models. And, as indicated above, the solution achieves resuscitation with remarkable small volumes.

Methods

We have recently reported on our initial clinical experience with a 7.5% NaCl/4.2% Dextran 70 solution in the resuscitation of severely injured patients in the field [7]. Trauma victims, treated by our Life Flight nurses, were transported by helicopter to our hospital and were included in the study, if they had been injured within the previous 6 h, and if they had a sinus complex and systolic blood pressure of 100 mm Hg or less at the scene of the accident or at any time during transport to our hospital. The sutdy was carried out as a prospective, randomized, controlled, double-blinded trial. The predetermined hypothesis was that the 7.5% NaCl/Dextran 70 solution would increase blood pressure more effectively than lactated Ringer's solution during transport to the hospital. Bags with an identical appearance containing either 250 ml of 7.5% NaCl/4.2% Dextran 70 or

250 ml of lactated Ringer's were carried on the helicopter. The bags were coded in an order determined by a table of random numbers. Patients entered into the protocol received a 20 ml bolus injection of Dextran 1 or lactated Ringer's solution, followed by 250 cc of the study solution. All solutions were administered through a peripheral vein over 5 min or less. Additional isotonic fluids were administered as necessary to restore hemodynamic stability. Upon arrival to the emergency room all patients received standard therapy under the direction of the trauma team, as warranted by the clinical condition of the patient.

Results

10 patients were entered into the 7.5% NaCl/Dextran 70 group; 10 patients were entered into the lactated Ringer's group. Patient characteristics at the time of entry into the study are listed in Table 1. Blood pressure and pulse in the field were comparable between the groups and the injury severity scores were also comparable. The incidence of severe head injuries was greater in the lactated Ringer's group, resulting in lower Glasgow coma scores, lower revised trauma scores and higher injury severity scores.

The total amount of fluid administered to the 2 groups of patients is indicated in Fig. 1. 1 patient in the 7.5% NaCl/Dextran 70 group with accidental disrup-

Table 1. Patient characteristics at time of entry into the field trial. (Reprinted with the permission from Ann Surg (1986) 206:279–288)

	7.5% NaCl/Dextran 70 (n = 10)	Lactated Ringers (n = 10)
Age (years)	25 ± 7 (19–37)	39 ± 17 (17–67)
Sex (male/female)	6/4	5/5
Time from injury (hours)	1.0 ± 0.5 (0.2–1.9)	1.3 ± 1.0 (0.3–3.3)
Systolic Blood Pressure (mm Hg)	72 ± 29 (0–98)	69 ± 27 (0–96)
Heart Rate (beats/min)	94 ± 30 (52–150)	103 ± 27 (60–150)
Ventilatory Rate (breaths/min)	25 ± 6 (18–36)	27 ± 6 (24–36)
Glasgow Coma Score	10 ± 5 (3–15)	7 ± 5 (3–15)
Revised Trauma Score	9 ± 3 (4–12)*	5 ± 4 (0–10)
Injury Severity Score	26 ± 15 (9–50)	37 ± 22 (13–75)
Mechanism of injury:		
– Penetrating	2	1
– Blunt	8	9
Site of injury:		
– Head	4	7
– Heart/lung	5	8
– Liver/spleen	4	3
– Gastrointestinal tract	1	1
– Pelvic fractures	3	0
– Long bone fractures	3	2

* $p < 0.05$

tion of his intravenous catheter received only 125 ml of the test solution. The 7.5% NaCl/Dextran 70 solution was the only fluid administered to 4 of the 10 patients. All patients in the lactated Ringer's group received the full 250 ml of the test solution. In 2 patients this was the only resuscitative fluid.

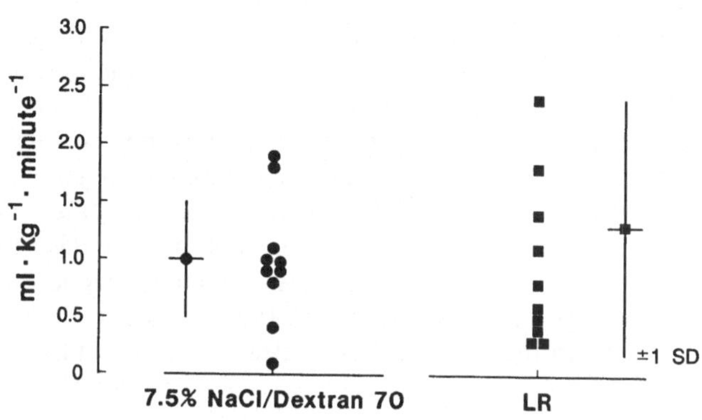

Fig. 1. Fluid administered during helicopter flight in field trial, as $ml \cdot kg^{-1} \cdot min^{-1}$ to compensate for flight time. Individual patients with means ± 1 SD. (Reprinted with the permission from Ann Surg (1986) 206:279–288)

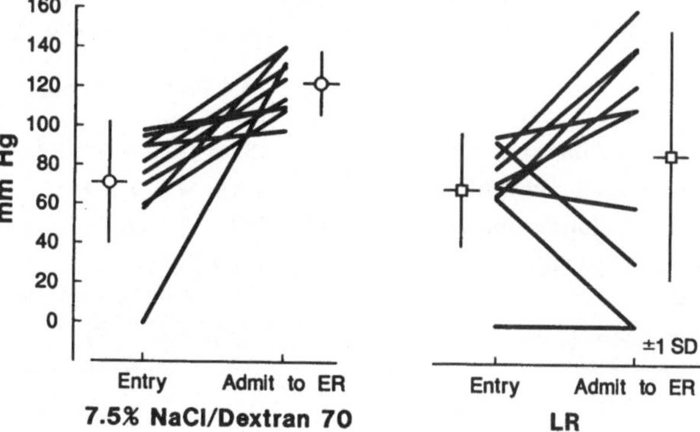

Fig. 2. Systolic blood pressures in field trial. Significant increase ($p < 0.005$) in patients given 7.5% NaCl/Dextran 70. (Reprinted with the permission from Ann Surg (1986) 206:279–288)

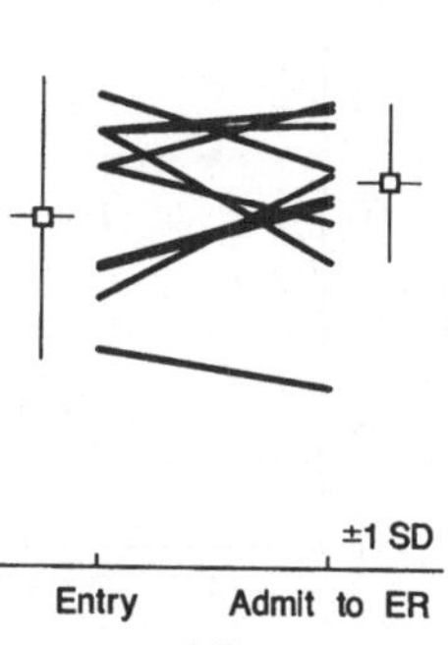

Fig. 3. Pulse rates in field trial. Significant increase ($p < 0.01$) in patients given 7.5% NaCl/Dextran 70. (Reprinted with the permission from Ann Surg (1986) 206:279–288)

Blood pressure and heart rates, measured upon admission to the emergency room were significantly increased in the 7.5% NaCl/Dextran 70 group (Figs. 2, 3).

Laboratory data are shown in Table 2. Significant elevations in serum sodium concentrations, chloride concentrations, and osmolalities occurred in the 7.5% NaCl/Dextran 70 group. Measurements were repeated and all levels had returned to normal limits within several hours.

2 alert patients in the 7.5% NaCl/Dextran 70 group noted a sensation of warmth in their extremities during the infusion, and the nurses reported marked flushing in 4 patients who received the hypertonic solution. These symptoms were transient. No phlebitis developed in the veins used for the infusions. There were no blood-typing or cross-matching problems.

Survival at 24 h was 80% in the 7.5% NaCl/Dextran treatment group versus 30% in the lactated Ringer's group. 1 patient died as a result of severe head injury in the 7.5% NaCl/Dextran 70 group versus the patients in the lactated Ringer's group. Censoring for the neurological status still favored survival ($p < 0.05$) in the 7.5% NaCl/Dextran 70 treatment group (Fig. 4).

Table 2. Laboratory data for patients in field trial at time of arrival in the emergency room. (Reprinted with the permission from Ann Surg (1986) 206:279–277)

	7.5% NaCl/Dextran 70	Lactated Ringer's
Serum Sodium (mEq/L)	153 ± 4 (144–159)**	142 ± 5 (132–150)
Serum Potassium (mEq/L)	3.6 ± 4 (2.9–4.4)	3.9 ± 0.3 (3.5–4.3)
Serum Chloride (mEq/L)	119 ± 5 (106–127)	109 ± 6 (98–117)
Osmolality (mOsm/kg)	337 ± 23 (313–358)	315 ± 28 (279–345)
pH	7.27 ± 0.09 (7.10–7.40)	7.34 ± 0.3 (7.06–8.04)
Hematocrit (vol%)	28 ± 7 (16–38)	31 ± 8 (20–41)

** $p < 0.01$

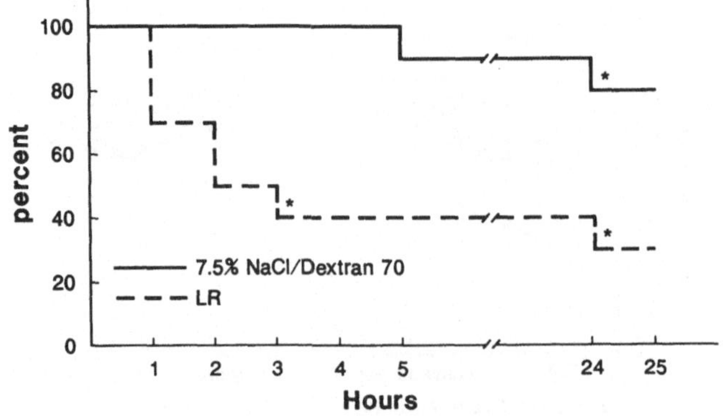

Fig. 4. Survival in field trial. Asterisks represent patients with severe head injuries who were allowed to die at the times indicated. All patients who survived the first 24 h are still alive. (Reprinted with the permission from Ann Surg (1986) 206:279–288)

Discussion

Hypertonic NaCl/Dextran, in experimental animals, exerts its beneficial effects by many mechanisms. It rapidly expands the plasma volume – the expansion begins within seconds of the beginning of the infusion – by mobilizing water from the intracellular space and probably from the gut [4, 5, 8–10]. The solution also has a direct effect on the heart [11–15]. Heart rates in animals resuscitated from hemorrhagic shock with the hypertonic solution are higher than heart rates of animals resuscitated with isotonic solutions, even though the blood pressure response and cardiac output response in the hypertonic group is better. That is, the heart rate is higher even though the animals are better resuscitated. We found this in our patient study as indicated in Figure 3. We have not identified the mechanism of tachycardia yet, however preliminary evidence suggests a role for stimulation of beta adrenergic receptors.

The solution dilates the vasculature to the skin and to the gut [16, 17]. Dilating the vasculature tho the skin may not offer any particular advantage to the patient, except insofar as it allows the left ventricle to empty more efficiently. Dilating the vasculature to the gastrointestinal tract could have definite advantages. The gut water would become more readily available for volume expansion with increased blood flow. Rapid re-perfusion of the pancreas and other visceral organs could also improve long-term survival by decreasing post resuscaitation organ failure.

Velasco's group in Sao Paulo, Brazil, has hypothesized that the solution stimulates a beneficial and complex cardiovascular reflex that aids in the resuscitative effort [18, 19]. We have found so far that we can explain most of the beneficial effects of this solution without recourse to such a hypothesis. We are continuing to investigate the experimental work of the Brazilian group, however, and the question is not yet settled by any means.

We suspect that the solution is most likely to be effective in those settings in which transport times are prolonged. Persistent shock in the ambulance can only lead to late organ failure. Any solution that can restore perfusion to critical organs during a prolonged transport will have to be beneficial.

We also suspect that the solution will most likely benefit patients who are in shock caused by blunt injuries. But in penetrating injuries the increase in cardiac output and sudden increase in blood pressure induced by the solution could conceivably potentiate bleeding from severed vessels. In blunt trauma, in which the bleeding may well be into soft tissues and in which the bleeding may well be tamponaded, these theoretical ill effects should not be a problem.

The solution may also work particularly well in conjuntion with application of the pneumatic antishock garment. The garment has not gained wide-use acceptance in part, because it compromises blood flow to the abdominal organs. The combination of the suit, which should tamponade bleeding, and a solution that might selectively vasodilate the abdominal viscera, however, might be particularly effective.

In summary, 7.5% NaCl/Dextran 70 appears to be both safe and effective in the resuscitation of severely injured patients in the field. Multicenter field trials are forthcoming and should provide definitive data for implementing the use of hypertonic salt solutions as part of the standard field resuscitation for victims of severe traumatic shock.

References

1. Trunkey DD (1983) Trauma. Sci Am 249:28–33
2. Trunkey DD (1984) Is ALS necessary for pre-hospital trauma care? J Trauma 24:86–87
3. Smith JP, Bodai BI, Hill AS, Frey CF (1985) Pre-hospital stabilization of critically injured patients: a failed concept. J Trauma 25:65–70
4. Smith GJ, Kramer GC, Perron P, Nakayama S, Gunther RA, Holcroft JW (1986) A comparison of several hypertonic solutions for resuscitation of bled sheep. J Surg Res
5. Kramer GC, Perron PR, Lindsey DC, et al (1986) Small-volume resuscitation with hypertonic saline dextran solution. Surgery 100:239–246
6. Hands RD, Gunther RA, Perron PR, Mertens SS, Holcroft JW, Kramer GC (1986) Peripheral injection of hypertonic saline-dextran to resuscitate from hemorrhagic shock. Circ Shock 18:377–378
7. Holcroft JW, Vassar MJ, Turner JE, Derlet RW, Kramer GC (1987) 3% Nacl and 7.5% dextran 70 in the resuscitation of severely injured patients. Ann Surg 206:279–288
8. Danowski TS, Winkler AW, Elkinton JR (1946) The treatment of shock due to salt depletion: comparison of the hemodynamic effects of isotonic saline, of hypertonic saline, and of isotonic glucose solutions. J Clin Invest 25:130–138
9. Nakayama S, Sibley L, Gunther RA, Holcroft JW, Kramer GC (1984) Small volume resuscitation with hypertonic saline (2,400 mOsm/liter) during hemorrhagic shock. Circ Shock 13:149–159
10. Nakayama S, Kramer GC, Carlsen RC, et al (1985) Infusion of very hypertonic saline to bled rats: membrane potentials and fluid shifts. J Surg Res 38:180–186
11. Rowe GG, McKenna DH, Corliss RJ, Sialer S (1972) Hemodynamic effects of hypertonic sodium chloride. J Appl Physiol 32:182–184
12. Kock-Weser J (1963) Influence of osmolarity of perfusate on contractility of mammalian myocardium. Am J Physiol 204:957–962
13. Wildenthal K, Mierzwiak DS, Mitchell JH (1969) Acute effects of increased serum osmolality on left ventricular performance. Am J Physiol 216:898–904
14. Wildenthal K, Skelton CL, Coleman HN (1969) Cardiac muscle mechanics in hyperosmotic solutions. Am J Physiol 217:302–306
15. Templeton GH, Mitchel JH, Wildenthal K (1972) Influence of hyperosmolality on left ventricular stiffness. Am J Physiol 222:1406–1411
16. Silbert S (1926) The treatment of thromboangiitis obliterans by intravenous injection of hypertonic salt solution: preliminary report. JAMA 86:1759–1761
17. Maningas PA, Volk K, DeGuzman L (In Press) Resuscitation during hemorrhagic shock in swine: effect on organ blood flow. Crit Care Med
18. Lopes OU, Pontieri V, Rocha e Silva M, Velasco IT (1981) Hyperosmotic NaCl and severe hemorrhagic shock: role of innervated lung. Am J Physiol 241:H883–90
19. Velasco IT, Pontieri V, Rocha e Silva M, Lopes O (1980) Hyperosmotic NaCl and severe hemorrhagic shock. Am J Physiol 239:H664–73

Notfallmedizin

Neue experimentelle und klinische Befunde zur kardiopulmonalen Reanimation

K. H. Lindner und F. W. Ahnefeld

In der nachfolgenden Zusammenstellung wird über aktuelle Untersuchungen berichtet, die spezielle Aspekte der mechanischen Reanimation und der heute empfohlenen oder möglichen medikamentösen Therapie im Rahmen der kardiopulmonalen Reanimation betreffen.

Mechanische Reanimation

Direkte Herzkompression versus Thoraxpumpmechanismus

Es bleibt weiterhin ein kontroverses Thema, ob der Blutfluß während der kardiopulmonalen Reanimation durch intrathorakale Druckschwankungen oder eine direkte Herzkompression bedingt ist, obwohl eine Reihe von Befunden, die am Patienten erhoben wurden, vermuten lassen, daß beide Mechanismen zum Blutfluß unter Einsatz der externen Herzdruckmassage beitragen [8, 9, 15, 29]. Wenn der Blutfluß durch eine globale intrathorakale Druckerhöhung (Thoraxpumpe) bestimmt wird, dürfte er in einem weiten Bereich nicht durch die Kompressionsfrequenz, sondern nur durch die angewandte Kompressionskraft und die Kompressionsdauer eines künstlichen Herzzyklus beeinflußt werden. Wenn dagegen die direkte Kompression des Herzens die bestimmende Rolle spielt, müßte der Fluß von der Kompressionsfrequenz und -kraft, aber oberhalb einer bestimmten Schwelle unabhängig von der Kompressionsdauer sein. Diese Fragestellung wurde von einer Arbeitsgruppe aus dem Johns-Hopkins-Hospital in Baltimore am Tiermodell geprüft, die hier beispielhaft angeführt wird, obwohl inzwischen unzählige Daten tierexperimenteller Befunde vorliegen, die jedoch alle wegen unterschiedlicher Versuchsansätze und wegen Verwendung unterschiedlicher Tierspezies nur schwer vergleichbar sind [10].

Es wurden 3 verschiedene Versuchsmodalitäten gewählt. Hunde wurden entweder mit einer Kompressionsfrequenz von 60 und einer Kompressionsdauer von ca. 15% (short duration) bzw. einer Kompressionsfrequenz von 60 und einer Kompressionsdauer von ca. 45% (long duration), bzw. einer Frequenz von 150 und einer Kompressionsdauer von wiederum ca. 45% (long duration) reanimiert (Tabelle 1). In dieser Tabelle ist der systolische und diastolische Aortendruck sowie der myokardiale und zerebrale Perfusionsdruck vor Auslösen des Kreislaufstillstandes und unter den verschiedenen Reanimationsformen dargestellt. Der diastolische Aortendruck sowie der myokardiale und der zerebrale Perfu-

Tabelle 1. Systolischer und diastolischer Aortendruck, myokardialer und zerebraler Perfusionsdruck vor Auslösen des Kreislaufstillstandes und während der externen Herzdruckmassage mit einer Frequenz von 60/min und kurzer Kompressionsdauer (60 S) bzw. mit einer Frequenz von 60/min und einer langen Kompressionsdauer (60 L) bzw. mit einer Frequenz von 150/min und einer langen Kompressionsdauer (150 L) bei Hunden. (Nach [10])

	Vor Auslösen des Kreislaufstillstandes	Externe Herzdruckmassage		
		60 S	60 L	150 L
Systolischer Aortendruck (mm Hg)	162 ± 9	89 ± 6	95 ± 6	89 ± 5
Diastolischer Aortendruck (mm Hg)	123 ± 6	28 ± 3	37 ± 4	37 ± 2
Myokardialer Perfusionsdruck (mm Hg)	123 ± 7	15 ± 3	26 ± 4	25 ± 3
Zerebraler Perfusionsdruck (mm Hg)	109 ± 5	14 ± 3	24 ± 2	24 ± 3

sionsdruck wurden durch die längere Kompressionsdauer bei einer Frequenz von 60/min signifikant angehoben. Durch eine Steigerung der Kompressionsfrequenz auf 150/min konnte keine weitere Verbesserung erzielt werden (Tabelle 2). Im Gegensatz dazu nahm der myokardiale und der zerebrale Perfusionsdruck bei Einsatz der offenen, direkten Herzdruckmassage nur durch die Frequenzsteigerung und nicht durch die längere Kompressionsdauer signifikant zu.

Ergebnis dieser Studie ist also, daß der Blutfluß zum Gehirn und zum Herzen unter der externen Herzdruckmassage wesentlich von einer ausreichend langen Kompressionsdauer und nicht so sehr von der Kompressionsfrequenz bestimmt wird.

Beträgt die Frequenz nur 60/min, ist eine Kompressionsdauer von 50% des Herzzyklus länger als bei einer Frequenz von 80–100/min. Eine Kompressionsfrequenz von 80–100/min wird den Blutfluß auch bei den Patienten erhöhen, bei denen die direkte Herzkompression der für den Fluß bestimmende Mechanismus ist. Auf diesen Überlegungen basieren die Empfehlungen der American Heart Association, bei der Ein- und Zweihelfer-Methode eine Kompressionsfrequenz von 80–100/min einzusetzen [27]. Dieser offensichtliche Kompromiß resultiert aus der Tatsache, daß individuell, z. B. aufgrund anatomischer Gegeben-

Tabelle 2. Myokardialer und zerebraler Perfusionsdruck unter Einsatz der offenen, direkten Herzmassage mit einer Frequenz von 60/min und kurzer Kompressionsdauer (60 S) bzw. mit einer Frequenz von 60/min und einer langen Kompressionsdauer (60 L) bzw. einer Frequenz von 150/min und einer langen Kompressionsdauer (150 L) bei Hunden. (Nach [10])

	Direkte Herzmassage		
	60 S	60 L	150 L
Myokardialer Perfusionsdruck (mm Hg)	28 ± 2	27 ± 1	28 ± 3
Zerebraler Perfusionsdruck (mm Hg)	24 ± 2	25 ± 3	38 ± 4

heiten der Elastizität des Thorax etc., abhängig beide Mechanismen in unterschiedlichem Ausmaß wirksam werden. Die Kompressionsdauer sollte jedoch auch nicht länger als 50% des Herzzyklus sein, da dann wiederum mit einer Einschränkung der koronaren Durchblutung zu rechnen ist [16].

Modifikationen der mechanischen Maßnahmen und ihre praktische Bedeutung

Durch eine Reihe von Modifikationen der mechanischen Maßnahmen wurde zunächst meist im Tierexperiment versucht, die myokardiale und die zerebrale Perfusion und damit den primären Reanimationserfolg und die Langzeitüberlebensrate zu verbessern (Abb. 1), [18]. Hierzu gehören die sogenannte „neue kardiopulmonale Reanimation", d. h. die simultane Beatmung und Thoraxkompression, die Reanimation mit einer Kompressionsphase über 50% des Herzzyklus, eine gesteigerte Kompressionskraft und -tiefe und die kontinuierliche bzw. interponierte abdominale Kompression. Von allen diesen Techniken konnte bis jetzt nur mit der in der Entlastungsphase ausgeübten abdominalen Kompression eine Erhöhung der Überlebensrate nachgewiesen werden [13]. Durch die interponierte abdominale Kompression kommt es ähnlich wie nach der Adrenalininjektion zu einer stärkeren Kreislaufzentralisation mit einer verbesserten Perfusion von Zerebrum und Myokard [2].

Die Forschungsergebnisse der letzten Jahre zu den mechanischen Maßnahmen lassen sich wie folgt zusammenfassen:

Trotz vielfältiger Untersuchungen mit der Zielsetzung, durch die dargestellten Variationen und Kombinationen eine Verbesserung der Effizienz der mechanischen Maßnahmen zu finden, sind praktisch alle Bemühungen bis jetzt gescheitert. Geblieben ist, wie dargestellt, die interponierte abdominale Kompression, die aber letztlich nicht mehr bewirkt als eine frühzeitige Adrenalininjektion zur Verbesserung der zerebralen und myokardialen Perfusion [2, 13].

Die möglichen mechanischen Maßnahmen und ihre Variationen dürfen jedoch nicht isoliert betrachtet werden, auch wenn sie in der Anfangsphase (z. B. Laien) ausschließlich zur Anwendung kommen. Einzubeziehen sind auch die Medikamente und Maßnahmen, die für eine Anwendung in der Primärphase geeignet erscheinen, die noch frühzeitiger als bisher oder auch mit eingeschränkter Indikation gegeben werden können.

	Zerebrale Durchblutung	Myokardiale Durchblutung
„Neue kardiopulmonale Reanimation"	↑↑	↑
Flüssigkeitsinfusion	↓↓	↓↓
Kompressionsphase > 50 % des Herzzyklus	↑↑	−,↓
gesteigerte Kompressionskraft und -tiefe	↑↑	↑↑
kontinuierliche abdominale Kompression	↑↑	−,↓
interponierte abdominale Kompression	↑↑	↑
Adrenalin − konventionelle bzw. neue CPR	↑↑	↑↑

Abb. 1. Modifikation der kardiopulmonalen Reanimation und ihr Einfluß auf die zerebrale bzw. myokardiale Durchblutung. (Nach [18])

Adjuvierende medikamentöse Therapie

Die nachfolgenden Medikamente werden unter der Herzdruckmassage eingesetzt [1, 27]:

- Sauerstoff,
- Adrenalin,
- Lidocain,
- (Natriumbikarbonat),
- (Kalzium).

Einfluß von Katecholaminen auf die Sauerstoffversorgung von Zerebrum und Myokard

Adrenalin wird häufig als Medikament der ersten Wahl zur Wiederherstellung der spontanen Zirkulation postuliert. Der therapeutische Erfolg dieses Medikamentes wurde zunächst auf eine α-Stimulation zurückgeführt [17, 19, 21, 22, 24]. Es herrscht Einigkeit darüber, daß die erzielte Vasokonstriktion zur Verbesserung der myokardialen und zerebralen Perfusion notwendig ist [4, 5, 11]. Zu fragen bleibt aber, ob gleichzeitig durch Adrenalin der Sauerstoffverbrauch von Myokard und Gehirn ansteigt, ob also die metabolische Situation dieser Organe verbessert oder verschlechtert wird [14].

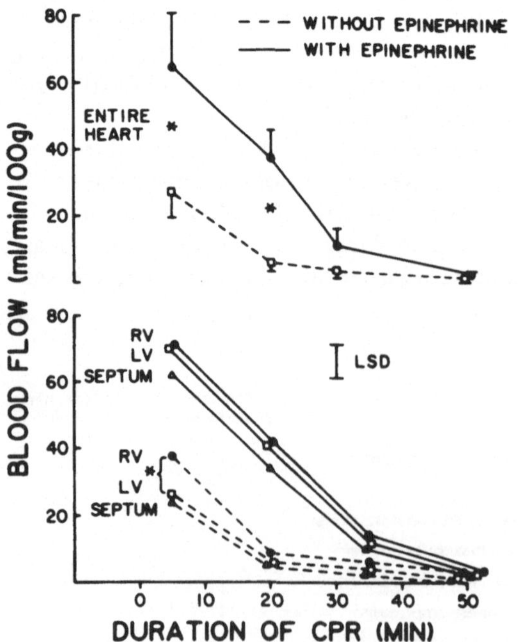

Abb. 2. Durchblutung im gesamten Herzen, im rechten und linken Ventrikel sowie im Septum mit und ohne Adrenalin während der kardiopulmonalen Reanimation bei Jungschweinen. (Nach [25])

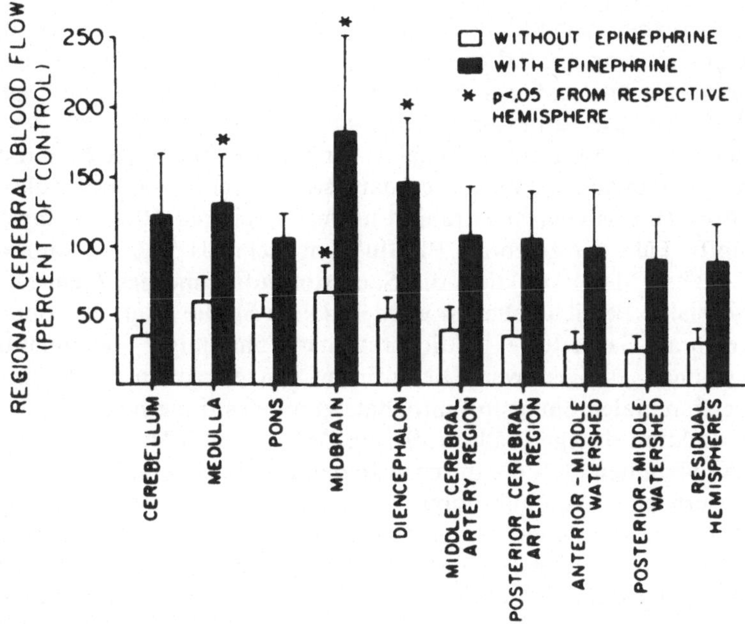

Abb. 3. Regionaler Blutfluß in verschiedenen Gehirnbezirken mit und ohne Adrenalin während der kardiopulmonalen Reanimation unter Einsatz der externen Herzdruckmassage bei Jungschweinen. (Nach [25])

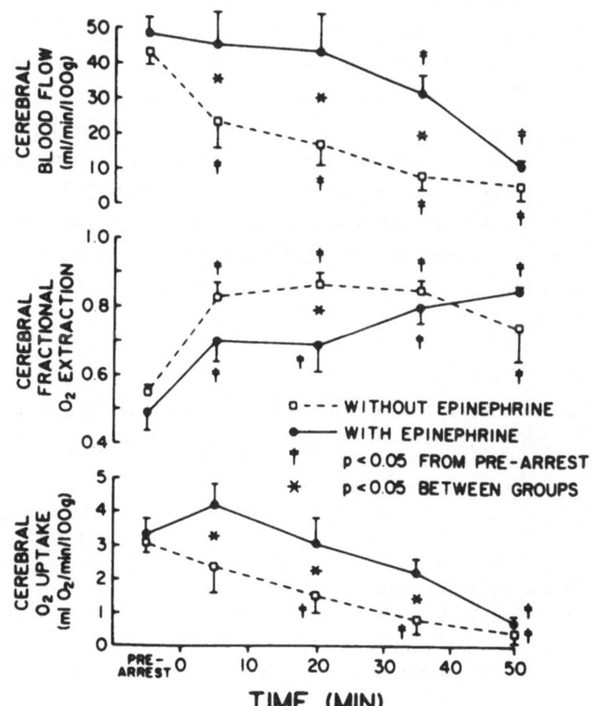

Abb. 4. Zerebraler Blutfluß, zerebrale Sauerstoffextraktion und zerebrale Sauerstoffaufnahme mit und ohne Adrenalin während der kardiopulmonalen Reanimation bei Jungschweinen. (Nach [23])

Tierexperimentell läßt sich der Beweis führen, daß unter der Reanimation die Durchblutung mit Adrenalin sowohl im gesamten Herzen aber auch gesondert gemessen im rechten und linken Ventrikel sowie im Septum zumindest in der Anfangsphase verbessert werden kann (Abb. 2), [25]. Auch der regionale zerebrale Blutfluß war mit Adrenalin – hier ist der Zeitpunkt 20 min nach Aufnahme der Reanimationsmaßnahmen dargestellt – signifikant höher als ohne Adrenalin (Abb. 3). Das Gehirn extrahiert normalerweise 40–50% des angelieferten Sauerstoffs. Fällt der zerebrale Blutfluß um mehr als 50% ab, kann auch durch die Zunahme der Extraktion die Sauerstoffaufnahme des Gehirns nicht mehr im normalen Bereich gehalten werden. Diese Studie zeigt, daß ohne Adrenalin die zerebrale Sauerstoffextraktionsrate nach 5minütiger Reanimation mit ca. 85% maximal gesteigert war. Die Infusion von Adrenalin führte zu einer Zunahme der zerebralen Sauerstoffaufnahme zumindest innerhalb der ersten 20 min, die Extraktion dagegen fällt in diesem Zeitraum ab (Abb. 4). Diese Ergebnisse ließen vermuten, daß die durch Adrenalin bewirkte erhöhte Sauerstoffzufuhr zum Gehirn eine ebenfalls durch Adrenalin mögliche Stoffwechselstimulation mit Zunahme des Sauerstoffverbrauchs überwiegt, also offensichtlich keine Nachteile entstehen. Diese Schlußfolgerung basiert jedoch auf Messungen im venösen Blut des gesamten Gehirns, ein unterschiedliches Verhalten in einzelnen Bezirken kann nicht ausgeschlossen werden. Dieser experimentelle Ansatz zeigt, daß eine endgültige Abklärung dieser wichtigen Frage alleine durch die Messung von Durchblutungsgrößen, der Sauerstoffzufuhr und des -verbrauches nicht beantwortet werden kann. In zukünftigen experimentellen Ansätzen werden wir uns mit geeigneten Methoden dem Geschehen in regionalen Zellverbänden nähern müssen, um verläßliche Auskünfte über die Zellfunktion, die Reversibilität entstandener Schäden etc. zu erhalten. Aus den bisher vorliegenden Befunden sind verbindliche Schlußfolgerungen nicht zu ziehen, da sie weder die Gefahr einer Zellschädigung noch einen entstandenen Zellschaden erkennen lassen.

Allgemein anerkannt ist, daß mit Adrenalin bei der Asystolie und der elektromechanischen Dissoziation die besten Reanimationsergebnisse zu erreichen sind, auch wenn insgesamt gesehen gerade bei diesen beiden Formen des Kreislaufstillstandes die Gesamtergebnisse als schlecht bezeichnet werden müssen. Klar abgegrenzt werden muß jedoch davon die Pharmakotherapie des Kammerflimmern zur Erleichterung der Defibrillation.

Tabelle 3. Myokardialer Blutfluß unter Einsatz der externen Herzdruckmassage mit adjuvierender Adrenalin- bzw. Methoxamininjektion und deren Auswirkung auf die Wiederherstellbarkeit der spontanen Zirkulation. (Nach [7])

	Adrenalin 0,2 mg/kg	Methoxamin 0,1 mg/kg	1,0 mg/kg	10 mg/kg
Myokardialer Blutfluß (ml/min/100 g)	118	15	9	21
Wiederherstellbarkeit der spontanen Zirkulation	3/5	1/5	0/5	0/5

Es wurde lange Zeit angenommen, daß Adrenalin die elektrische Defibrillation von Kammerflimmern erleichtert. Im Tierexperiment wurde gezeigt, daß der Defibrillationserfolg, aber auch die zur Defibrillation notwendige Energie durch Adrenalin nicht beeinflußt werden, daß aber dennoch durch Adrenalin häufiger eine erfolgreiche Reanimation gelang [12, 20, 28]. Nach kurzen Ischämiezeiten konnte mit Substanzen wie Phenylephrin und Methoxamin, die vorwiegend α-Rezeptoren stimulieren, ein ähnlicher Reanimationserfolg erzielt werden wie mit Adrenalin [3, 22]. Es wurde sogar vermutet, daß reine α-Agonisten die Perfusion des Myokards verbessern, ohne gleichzeitig das Flimmern zu intensivieren und damit den myokardialen Sauerstoffverbrauch zu steigern. Diese Vermutung einer verbesserten Perfusion unter Anwendung reiner α-Agonisten konnte jedoch durch eine direkte Messung der myokardialen Durchblutung mit radioaktiv markierten Mikropartikeln unter der externen Herzdruckmassage nicht bestätigt werden [7]. Nach 10minütigem Kammerflimmern wurde bei Hunden Adrenalin in einer Dosierung von 0,2 mg/kg bzw. Methoxamin – ein α-Agonist – in einer Dosierung von 0,1, 1,0 und 10,0 mg/kg eingesetzt (Tabelle 3). Die myokardiale Durchblutung war mit Adrenalin signifikant größer als mit den 3 verschiedenen Dosen von Methoxamin. Aber nicht nur die myokardiale Durchblutung stieg an, sondern auch das Wiederherstellen einer spontanen Zirkulation gelang mit Adrenalin bei 3 von 5 Tieren, während mit 0,1 mg/kg KG Methoxamin nur eines von 5 Tieren erfolgreich reanimiert werden konnte. Mit den beiden höheren Dosen Methoxamin gelang die Reanimation in keinem Fall. Auch der myokardiale Sauerstoffverbrauch wurde bei Hunden mit Kammerflimmern während der Herzdruckmassage, vor und nach der Injektion von 0,02 mg/kg KG Adrenalin gemessen (Tabelle 4).

Mit Adrenalin stieg der myokardiale Blutfluß, die myokardiale Sauerstoffverfügbarkeit, aber gleichzeitig auch der myokardiale Sauerstoffverbrauch an. Infolge der großen Streuung der Meßwerte ist die Interpretation dieser Untersuchung nur bedingt möglich. Schlußfolgerung der Autoren ist jedoch, daß mit Adrenalin in dieser Dosierung der myokardiale Blutfluß und die myokardiale Sauerstoffaufnahme anstiegen, daß aber gleichzeitig der Sauerstoffverbrauch des flimmernden Herzens ebenfalls ansteigt und die Sauerstoffextraktionsrate nicht verändert wurde.

Tabelle 4. Myokardialer Blutfluß, myokardiales Sauerstoffangebot, myokardialer Sauerstoffverbrauch und Sauerstoffextraktion während der kardiopulmonalen Reanimation unter Einsatz der externen Herzdruckmassage ohne und mit Adrenalin. (Nach [7])

	CPR	CPR + Adrenalin (0,02 mg/kg)
Myokardialer Blutfluß (ml/min/100 g)	1,78 ± 1,68	8,44 ± 9,53
Myokardiales Sauerstoffangebot (ml O_2/min/100 g)	0,22 ± 0,26	1,07 ± 1,42
Myokardialer Sauerstoffverbrauch (ml O_2/min/100 g)	0,21 ± 0,25	1,00 ± 1,33
Sauerstoffextraktion	94 ± 3	94 ± 1

Derzeit kann aus den vorliegenden Untersuchungen nur folgende Schlußfolgerung gezogen werden:

Zur Steigerung der myokardialen und auch der zerebralen Perfusion während der kardiopulmonalen Reanimation ist eine kombinierte α- und β-Rezeptorenstimulation notwendig. Beim Kammerflimmern kann durch Adrenalin der myokardiale Sauerstoffverbrauch zunehmen, und die Stoffwechselsituation für das Myokard bleibt gleich oder verschlechtert sich sogar.

Noradrenalin ist ein Sympathomimetikum mit starker α- und β-1-sympathomimetischer Aktivität, während im Gegensatz zum Adrenalin die β-2-sympathomimetische Komponente nur gering ausgeprägt ist. Bereits in den Jahren 1960 bis 1965 wurden einige Fallbeispiele publiziert, in denen Noradrenalin zur kardiopulmonalen Reanimation eingesetzt wurde.

Die erste systematische tierexperimentelle Untersuchung, die Adrenalin (1 mg) mit Noradrenalin (0,5 mg) verglich, wurde im Jahre 1961 von Smetana publiziert [26]. Das Fazit der Arbeit ist in den nachfolgenden 2 Sätzen zusammengefaßt:

- the authors consider it better to increase the general peripheral resistance by the administration of noradrenaline,
- if the heart fibrillates, the fibrillation becomes markedly tonic with norepinephrine and it is possible to check it in the majority of cases by the first defibrillation discharge.

Da trotz dieser vielversprechenden Ansätze weitere Untersuchungen über Noradrenalin gerade auch in der neueren Literatur fehlen, haben wir die Wirksamkeit von Adrenalin und Noradrenalin nach asphyktisch bzw. elektrisch ausgelöstem Kreislaufstillstand und die hämodynamischen Veränderungen in der Postreanimationsphase über 2 h bei Jungschweinen untersucht [12].

Der asphyktisch ausgelöste Kreislaufstillstand wurde bei 21 Jungschweinen durch Abklemmen des Endotrachealtubus am Ende einer normalen Exspiration erzeugt. Nach 3minütigem Kreislaufstillstand wurde mit der externen maschinellen Thoraxkompression und der Beatmung begonnen. Je sieben Tiere erhielten 1 mg Adrenalin bzw. 1 mg Noradrenalin (Nachinjektionen jeweils nach 3 min) oder keine Pharmakotherapie. Die äquipotente Dosis von Adrenalin und Noradrenalin wurde in Vorversuchen durch die Bestimmung des koronaren Perfusions-

Tabelle 5. Reanimationsergebnisse nach asphyktisch ausgelöstem Kreislaufstillstand bei Jungschweinen unter Einsatz der externen Herzdruckmassage ohne adjuvierende medikamentöse Therapie sowie mit Adrenalin (45 µg/kg KG) bzw. mit Noradrenalin (45 µg/kg KG). (Nach [12])

	Asphyktischer Kreislaufstillstand		
	Keine Pharmakotherapie	Adrenalin	Noradrenalin
Anzahl der Versuchstiere	7	7	7
Zeit bis zum Kreislaufstillstand (min)	9,4 ± 1,3	9,2 ± 0,8	9,3 ± 1,2
Erfolgreiche Reanimation	0/7	7/7	6/7
Reanimationsdauer (s)	–	174 ± 53	473 ± 116

druckes, also der Differenz zwischen dem diastolischen Aortendruck und dem diastolischen rechtsatrialen Druck ermittelt. In der Tabelle 5 sind die Reanimationsergebnisse nach dem asphyktisch ausgelösten Kreislaufstillstand dargestellt. Die Dauer der Asphyxie bis zum Eintritt des Kreislaufstillstandes war in den 3 Gruppen mit ca. 9 min gleich lang. Ohne Pharmakotherapie überlebte kein Tier, trotz 30minütiger mechanischer Maßnahmen. Die Reanimation gelang mit Adrenalin bei allen 7 Tieren in 174 ± 53 s. Mit Noradrenalin konnte eine spontane Zirkulation nur bei 6 der 7 Tiere in 473 ± 116 s hergestellt werden.

In einer 2. Versuchsreihe wurden 7 Tiere nach 4minütigem, durch Strom ausgelösten Kammerflimmern sofort ohne mechanische und medikamentöse Unterstützung defibrilliert. Je 7 Tieren injizierten wir nach Aufnahme der mechanischen Maßnahmen vor der Defibrillation 1 mg Adrenalin, 1 mg Noradrenalin oder 10 ml 0,9%ige Na-Cl-Lösung. Die Reanimation wurde unter wiederholter Defibrillation und Medikamentenapplikation im 3-Minuten-Abstand bis zur Wiederherstellung der spontanen Zirkulation, aber nicht über 30 min fortgeführt. Beim Kammerflimmern variierte die Inzidenz zwischen einer erfolgreichen Defibrillation und der Wiederherstellbarkeit der spontanen Zirkulation stark (Tabelle 6). Auch wenn die erste Defibrillation erfolgreich war, konnte bei keinem Tier ohne medikamentöse Unterstützung eine spontane Zirkulation erreicht werden. Wegen wiederholt auftretendem Kammerflimmern gelang die Reanimation mit Adrenalin bei 6 von 7 Tieren erst nach 667 ± 216 s, während mit Noradrenalin alle Tiere in der signifikant kürzeren Zeit von 86 ± 18 s erfolgreich reanimiert wurden.

In diesem Tiermodell ist bei asphyktischem Kreislaufstillstand Adrenalin dem Noradrenalin deutlich überlegen. Umgekehrt erweist sich Noradrenalin beim Kammerflimmern als wirksamer.

Das Verhältnis von myokardialem Sauerstoffangebot und -verbrauch unter der Herzdruckmassage wird beim Kammerflimmern durch Noradrenalin wohl günstiger beeinflußt als durch Adrenalin.

Tabelle 6. Reanimationsergebnisse nach elektrisch ausgelöstem Kreislaufstillstand (Kammerflimmern) bei Jungschweinen nach alleiniger Defibrillation, nach Einsatz der mechanischen Maßnahmen (externe Herzdruckmassage) ohne Pharmakotherapie, nach zusätzlicher Injektion von Adrenalin (45 µg/kg KG) bzw. Noradrenalin (45 µg/kg KG). (Nach [12])

		Kammerflimmern		
	Nur Defibrillation	Mech. Maßnahmen Keine Pharmakotherapie	Mech. Maßnahmen u. Adrenalin	Mech. Maßnahmen u. Noradrenalin
Anzahl der Versuchstiere	7	7	7	7
1. Defibrillation erfolgreich	7/7	7/7	6/7	7/7
Erfolgreiche Reanimation	0/7	0/7	6/7	7/7
Reanimationsdauer (s)	–	–	667 ± 216	86 ± 18

Diese Untersuchungen können zunächst nur einen Ansatz für weitere Studien mit Noradrenalin zur Erleichterung der Defibrillation und zur Wiederherstellung der spontanen Zirkulation liefern.

Optimale Katecholamindosis zum Wiederherstellen der spontanen Zirkulation

Die empfohlene Adrenalindosis für den Patienten beträgt 0,5–1,0 mg, das sind 7–15 µg/kg KG Adrenalin intravenös alle 5 min während des Kreislaufstillstandes. Im Tierexperiment wird von den meisten Untersuchern 1 mg Adrenalin als Bolusinjektion eingesetzt. Das Körpergewicht der Tiere variiert in den einzelnen Untersuchungen zwischen 5 und 40 kg, d. h. es werden zwischen 25 und 200 µg/kg KG verabreicht. Die optimale Adrenalindosis zur Steigerung der myokardialen und zerebralen Durchblutung ist bislang nicht bekannt.

Mit Hilfe von radioaktiv markierten Mikropartikeln wurde bei ca. 20 kg schweren Schweinen mit 3 unterschiedlichen Adrenalindosen der myokardiale Blutfluß unter Einsatz der externen Herzdruckmassage nach 10minütigem Kammerflimmern gemessen (Tabelle 7), [6]. Mit 20 µg/kg KG Adrenalin wurde keine entscheidende Verbesserung der myokardialen Durchblutung erzielt. Erst mit der 10fach höheren Dosierung ergab sich eine signifikante Steigerung, während mit der Dosis von 2000 µg/kg KG keine zusätzliche Zunahme des Flusses erreicht wurde.

In einer eigenen Studie haben wir nach 1minütigem Kammerflimmern je 7 Tieren 15, 30, 45 und 90 µg/kg Adrenalin zentralvenös injiziert und den Blutdruck in der Aorta und im rechten Vorhof gemessen. Während der Kompressionsphase war der Blutdruck in der Aorta und im rechten Vorhof nahezu gleich hoch. Erst in der Entlastungsphase wurde eine koronare Perfusion erzielt.

Der in Tabelle 8 angegebene koronare Perfusionsdruck wurde als Differenz zwischen dem enddiastolischen Aortendruck und dem enddiastolischen rechtsatrialen Druck errechnet. Der Druck im rechten Vorhof wurde durch Adrenalin nicht signifikant verändert. Schlußfolgerung dieser Untersuchung ist, daß der koronare Perfusionsdruck mit Adrenalin bis zu einer Dosis von 45 µg/kg ansteigt, daß aber mit einer weiteren Dosissteigerung auf 90 µg/kg keine zusätzliche Perfusionsverbesserung erzielt wird.

In der von Ralstron 1985 publizierten Studie wurde Hunden mit einer elektromechanischen Dissoziation Adrenalin in einer Dosierung von 1, 3, 10, 30 und

Tabelle 7. Myokardialer Blutfluß unter Einsatz der externen Herzdruckmassage bei Jungschweinen mit adjuvierender Adrenalingabe. (Nach [6])

	Adrenalin		
	20 µg/kg	200 µg/kg	2000 µg/kg
Myokardialer Blutfluß (ml/min/100 g)	1,8 ± 2,8	112,7 ± 62,2	93,5 ± 51,8

Tabelle 8. Koronarer Perfusionsdruck (CPP) unter Einsatz der externen Herzdruckmassage nach 1minütigem Kammerflimmern vor der Injektion von Adrenalin bzw. nach der Injektion von 15, 30, 45 und 90 µg/kg KG Adrenalin

	CPP (mm Hg)
Vor Adrenalin	10±4
Nach Adrenalin 15 µg/kg	16±6
Nach Adrenalin 30 µg/kg	26±6
Nach Adrenalin 45 µg/kg	33±8
Nach Adrenalin 90 µg/kg	30±6

100 µg/kg KG intravenös oder 30, 100, 300 µg/kg KG verdünnt auf 10 ml Kochsalzlösung tief endobronchial verabreicht. Die Gesamthypoxiezeit bis zur Aufnahme der mechanischen Maßnahmen betrug 2,5 min [23].

Die kumulative Dosis-Wirkungs-Beziehung zur Wiederherstellung der spontanen Zirkulation ist in Abbildung 5 nach intravenöser und endobronchialer Applikation dargestellt. Die mittlere effektive Dosis war bei der intravenösen Gabe 14 µg/kg, aber bei der endobronchialen Applikation 130 µg/kg. Endobronchial mußte also für den gleichen Reanimationserfolg die ca. 10fache Dosis appliziert werden.

In welcher Zeit das Wiederherstellen der spontanen Zirkulation möglich war und wie lange in Abhängigkeit von den einzelnen Adrenalindosen und in Abhängigkeit von der gewählten Applikationsart eine Hypertension nachweisbar war, geht aus Tabelle 9 hervor. Die Schlußfolgerungen der Autoren ist, daß die

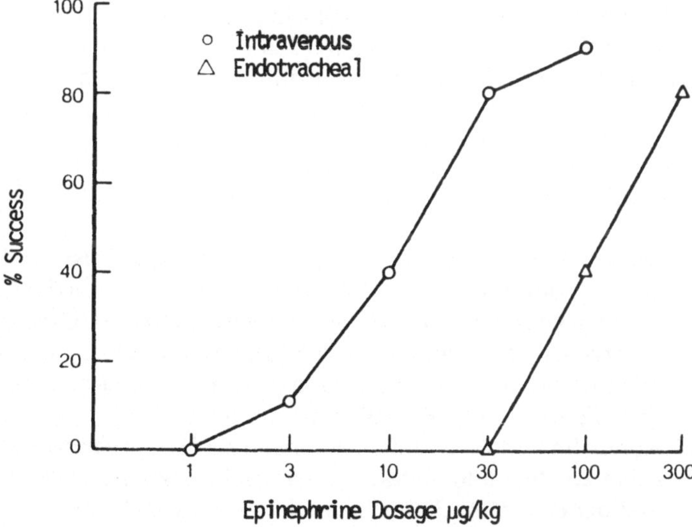

Abb. 5. Kumulative Dosis-Wirkungs-Beziehung zur Wiederherstellung der spontanen Zirkulation nach intravenöser und endobronchialer Adrenalinapplikation bei Jungschweinen. (Nach [23])

Tabelle 9. Mittlere Zeitspanne zwischen der Applikation von Adrenalin (intravenös bzw. endobronchial) und der Wiederherstellung der spontanen Zirkulation unter Einsatz der externen Herzdruckmassage bei Jungschweinen. Angegeben ist auch die Dauer einer arteriellen Hypertension (> 140/80 mm Hg) und der höchste systolische bzw. diastolische Aortendruck in der unmittelbaren Postreanimationsphase. (Nach [23])

	Dosis (µg/kg)	Wiederherstellung der spontanen Zirkulation (s)	Dauer der Hypertension (s)	Höchster systolischer bzw. diastolischer Aortendruck (mm Hg)
Intravenös	10	98 ± 11	80 ± 30	164 ± 119
Intravenös	30	96 ± 20	119 ± 26	220 ± 144
Endobronchial	100	103 ± 6	393 ± 97	240 ± 166
Endobronchial	300	114 ± 12	500 ± 28	278 ± 195

endobronchial verabreichte Dosis ca. 10mal so hoch sein muß wie die intravenöse Dosis, daß dann in der gleichen Zeit eine spontane Zirkulation hergestellt werden kann, daß aber die arterielle Hypertension in der unmittelbaren Postreanimationsphase nach der endobronchialen Applikation wesentlich länger anhält.

Es kann der vorsichtige Schluß gezogen werden, daß die während der Reanimation notwendige Katecholamindosis zur Anhebung der zerebralen und myokardialen Durchblutung entscheidend von der Hypoxiedauer und damit von der im Gewebe herrschenden metabolischen und respiratorischen Azidose abhängt. Die im Tierexperiment nach klinisch noch relevanten Hypoxiezeiten eingesetzte Adrenalindosis zur Steigerung der myokardialen Durchblutung und damit zur Wiederherstellung der spontanen Zirkulation ist um 5–10 mal höher als die Dosis, die heute für den Patienten empfohlen wird. Erste Berichte weisen jedoch darauf hin, daß auch beim Patienten durch eine höhere Dosis eine stärkere Vasokonstriktion erzeugt werden kann. Bis heute gibt es jedoch keine Dosis-Wirkungsbeziehung von Adrenalin beim Patienten mit Kreislaufstillstand.

Schlußfolgerungen

1. Da der Blutfluß sowohl durch die direkte Kompression des linken Ventrikels als auch durch den Thoraxpumpmechanismus bei jedem Patienten mit unterschiedlichem Anteil hervorgerufen wird, sollte die Druckphase 50% des Massagezyklus betragen, d.h. weder zu kurz, aber auch nicht zu lang sein, da dann wieder mit einer Einschränkung der koronaren Perfusion zu rechnen ist. Eine Frequenz von 80–100/min ist anzustreben.
2. Adrenalin verbessert unter der externen Herzdruckmassage das Sauerstoffangebot an Herz und Gehirn. Es ist das Medikament der Wahl bei der Asystolie und der elektromechanischen Dissoziation und sollte in diesen Fällen so früh wie möglich eingesetzt werden. Beim Kammerflimmern scheint zunächst eher eine Zurückhaltung angezeigt zu sein, da mit hoher Wahrscheinlichkeit das Verhältnis von Sauerstoffangebot und -verbrauch verschlechtert werden kann.

Weitere Untersuchungen sind erforderlich, um abzuklären, ob Noradrenalin beim Kammerflimmern die im Tierexperiment nachgewiesenen Vorteile auch beim Menschen besitzt.

3. Im Tierexperiment werden zur Verbesserung der myokardialen und zerebralen Perfusion wesentlich höhere Adrenalindosen eingesetzt als beim Patienten. Es bleibt daher abzuklären, ob auch beim Patienten durch höhere Dosen eine weitere Verbesserung erzielt werden kann. Allerdings ist dabei zu beachten, daß nicht nur hämodynamische, sondern insbesondere metabolische Auswirkungen von entscheidender Bedeutung sind und durch die eventuelle Steigerung des myokardialen Sauerstoffverbrauchs maligne Tachyarrhythmien ausgelöst werden können. Diese Aussage betrifft intravenös verabreichtes Adrenalin, das relativ schnell abgebaut wird.

4. Die Indikation für Sauerstoff bleibt unverändert. Die frühestmögliche Beatmung, ob über Maske oder nach Intubation, kann bei dem vorhandenen Minimalkreislauf das Ausmaß der Hypoxie vermindern, da es während der Reanimation häufig trotz effektiver mechanischer Maßnahmen zu einem interstiellen, aber auch intraalveolären Lungenödem mit Abfall des arteriellen Sauerstoff- und Anstieg des arteriellen Kohlendioxidpartialdruckes kommt.

5. Eine Indikation für Lidocain besteht dann, wenn trotz wiederholter Defibrillation und einer Adrenalininjektion weiter Kammerflimmern besteht. Bei Natriumbikarbonat ist ein positiver Einfluß auf die kardiale Wiederbelebung und die Überlebensrate nicht sicher nachgewiesen. Es wird nur dann in einer Dosierung von 1 mmol/kg KG innerhalb von 10 Reanimationsminuten infundiert, wenn andere Maßnahmen wie die Defibrillation, die Adrenalininjektion und die endotracheale Intubation bereits durchgeführt wurden und keinen Erfolg brachten. Kalzium wird nur dann injiziert, wenn eine elektromechanische Dissoziation vorliegt, und wenn gleichzeitig eine Hyperkaliämie, Hypokalzämie oder eine Überdosierung von Kalziumantagonisten nachgewiesen wurde oder zumindest wahrscheinlich ist.

Nach wie vor sind zahlreiche Fragen ungeklärt, auch der Versuch einer Bestandsaufnahme vermittelt neben einigen Antworten weiterhin ungelöste Fragen und Probleme. Der gesamte Bereich der medikamentösen Zusatztherapie bedarf in weiteren Untersuchungen einer neuen Zielsetzung. Der Einfluß von Medikamenten auf die Hämodynamik kann nur als eine Seite der Medaille betrachtet werden, der gestörte und vielleicht bis zu einem gewissen Grad regenierbare Zellmetabolismus ist die andere Seite, die wir noch nicht einmal in groben Umrissen übersehen können.

Literatur

1. Ahnefeld FW, Lindner KH, Lotz P, Rossi R (1987) Kardiopulmonale Reanimation (CPR). Wissenschaftliche Verlagsgesellschaft mbH, Stuttgart
2. Babbs CF, Tacker WA (1986) Cardiopulmonary resuscitation with interposed abdominal compression. Circulation 74 (suppl IV):37–41

3. Brillman JC, Sander AB, Otto CW, Fahmy H, Bragg S, Ewy GA (1985) Outcome of resuscitation from fibrillatory arrest using epinephrine and phenylephrine in dogs. Crit Care Med 13:912–913
4. Brown CG, Birinyi F, Werman HA, Davis EA, Hamlin RL (1986) The comparative effects of epinephrine versus phenylephrine on regional cerebral blood flow during cardiopulmonary resuscitation. Resuscitation 14:171–183
5. Brown CG, Werman HA, Hamlin RL, Davis EA, Hobson J, Ashton J (1986) The comparative effects of graded doses of epinephrine on regional brain blood flow during cardiopulmonary resuscitation in a swine model. Ann Emerg Med 15:1138–1144
6. Brown CG, Werman WA, Davis EA, Hobson J, Hamlin RL (1987) The effects of graded doses of epinephrine on regional myocardial blood flow during cardiopulmonary resuscitation in swine. Circulation 75:491–497
7. Brown CG, Taylor RB, Werman HA, Luu T, Spittler G, Hamlin RL (1987) Effect of epinephrine on myocardial oxygen delivery/utilization during CPR. Crit Care Med 15:419 (abstract)
8. Criley JM, Blaufuss AH, Kissel GL (1976) Cough-induced cardiac compression. JAMA 236:1246–1250
9. Forney J, Ornato JP (1980) Blood flow with ventilation alone in a child with cardiac arrest. Ann Emerg Med 9:624–626
10. Halperin HR, Tsitlik JE, Guerci AD, Mellits ED, Levin HR, Shi A-Y, Chandra N, Weisfeld ML (1986) Determinants of blood flow to vital organs during cardiopulmonary resuscitation in dogs. Circulation 73:539–550
11. Holmes HR, Babbs CF, Voorhees WD, Tacker WA, De Garavilla B (1980) Influence of adrenergic durgs upon vital organ perfusion during CPR. Crit Care Med 8:137–140
12. Lindner KH, Ahnefeld FW (1986) Vergleichende tierexperimentelle Untersuchungen zur Wiederherstellung der spontanen Zirkulation mit Adrenalin und Noradrenalin nach asphyktisch bzw. elektrisch ausgelöstem Kreislaufstillstand. Anaesthesist 35:126 (abstract)
13. Lindner KH, Ahnefeld FW, Pfenninger E (1987) Tierexperimentelle Untersuchungen zur Wiederherstellung der spontanen Zirkulation mit der interponierten abdominalen Kompression nach asphyktisch bzw. elektrisch ausgelöstem Kreislaufstillstand. Anaesthesist
14. Livesay JJ, Follette DM, Fey KH, Nelson RL, De Land EC, Barnard RJ, Buckberg GDC (1978) Optimizing myocardial supply/demand balance with alpha-adrenergic drugs during cardiopulmonary resuscitation. J Thorac Cardiovasc Surg 76:244–251
15. Mac Kenzie GJ, Taylor SH, Mac Donald AH, Donald KW (1964) Haemodynamic effects of external cardiac compression. Lancet 1:1342–1345
16. Maier GW, Tyson JS, Olsen CO, Kernstein KH, Davis JW, Conn EH, Sabiston DC, Rankin JS (1984) The physiology of external cardiac massage: high-impulse cardiopulmonary resuscitation. Circulation 70:86–101
17. Meuret GH (1984) Pharmakotherapie in der Reanimation nach Herz-Kreislauf-Stillstand. Anaesthesiologie und Intensivmedizin, Bd 162. Springer, Berlin Heidelberg New York Tokyo
18. Niemann JT (1984) Differences in cerebral and myocardial perfusion during closed-chest resuscitation. Ann Emerg Med 13:849–853
19. Otto CW, Yakaitis RW, Redding JS, Blitt CD (1981) Comparison of dopamine, dobutamine and epinephrine in CPR. Crit Care Med 9:640–643
20. Otto CW, Yakaitis RW, Ewy GA (1985) Effect of epinephrine on defibrillation in ischemic ventricular fibrillation. Amer J Emerg Med 3:285–291
21. Otto CW (1986) Cardiovascular pharmacology II: the use of catecholamines, pressor agents, digitalis, and corticosteroids in CPR and emergency cardiac care. Circulation 74 (suppl IV):80–85
22. Pearson JW, Redding JS (1965) Influence of peripheral vascular tone on cardiac resuscitation. Anesth Analg 44:746–750
23. Ralston SH, Voorhees WD, Babbs CF (1984) Intrapulmonary epinephrine during prolonged cardiopulmonary resuscitation: Improved regional blood flow and resuscitation in dogs. Ann Emerg Med 13:79–86
24. Sanders AB, Ewy GA, Taft TV (1984) Prognostic and therapeutic importance of the aortic diastolic pressure in resuscitation from cardiac arrest. Crit Care Med 12:781–873

25. Schleien CL, Dean JM, Koehler RC, Michael JR, Chantarojanasiri T, Traystman R, Rogers MC (1986) Effect of epinephrine on cerebral and myocardial perfusion in an infant animal prepartion of cardiopulmonary resuscitation. Circulation 73:809–817
26. Smetana J, Racenberg E, Juna S, Markalous P (1961) Resuscitation on the heart experimental study and clinical experience. Rev Czech Med 7:65–86
27. Standards and guidelines for cardiopulmonary resuscitation (CPR) and emergency cardiac care (ECC). JAMA (1986) 255:2905–2989
28. Yakaitis RW, Ewy GA, Otto CW, Taren DL, Moon TE (1980) Influence of time and therapy on ventricular defibrillation in dogs. Crit Care Med 8:157–163
29. Werner JA, Greene JL, Janko CK, Coob LA (1981) Two-dimensional echocardiography during CPR in man: Implications regarding the mechanism of blood flow. Crit Care Med 9:375–376

Präklinische Reanimation –
Ergebnisse aus dem internationalen Bereich

W. Dick und B. Eberle

Die eigentliche Entwicklung der kardiopulmonalen Reanimation hat erst nach dem 2. Weltkrieg und mit Schwerpunkt in den letzten 25 Jahren eingesetzt, in denen eine unübersehbare Zahl von Studien publiziert worden ist.

Eine wesentliche Besonderheit der präklinischen Reanimation ist die Inhomogenität des Patientengutes mit internistischen Erkrankungen, posttraumatischen Herzkreislaufstillständen, Ertrinken etc. Darüber hinaus werden die Indikationen unterschiedlich gestellt; über das, was als Reanimationserfolg zu werten ist, gehen die Vorstellungen weit auseinander. In den meisten Fällen wird wohl derzeit die Entlastung aus dem Akutkrankenhaus als Kriterium einer erfolgreichen Reanimation gewertet.

Tabelle 1. Prognosewirksame Faktoren bei Herzkreislaufstillstand

Patientenbedingt („fate factors")
  Grunderkrankung
  Nebenerkrankungen
  Alter
  Komplikationen
  Ort des Kollapses
  Kollaps vor Augenzeugen
  Herzrhythmus bei Reanimationsbeginn
  Rezidivprophylaxe

Tabelle 2. Prognostische Bedeutung der Grunderkrankung

Grunderkrankung	Entlassungsrate [%]	Studie
Herzinfarkt		
Ohne vorbestehende Herzinsuffizienz	60	
Mit vorbestehender Herzinsuffizienz	0	Thimme 1977
KHK	14	
Intoxikation	28	
Polytrauma	3	Tweed 1980
Stumpfes Trauma	11	
Penetrierendes Trauma	75	Copass 1984
Ertrinken	40–60	Lund 1973, Klöss 1985

Abgesehen von diesen interpretatorischen Differenzen beeinflussen eine Reihe anderer, zum Teil kalkulierbarer Faktoren, die Reanimationsergebnisse entscheidend (Tabellen 1 und 2).

Erfolg oder Mißerfolg der Reanimation hängen in besonderem Maße davon ab, ob der Herzkreislaufstillstand unter Zeugen stattfand und ob diese Zeugen mit der sofortigen Reanimation begonnen haben (Abb. 1 und 2, Tabelle 3).

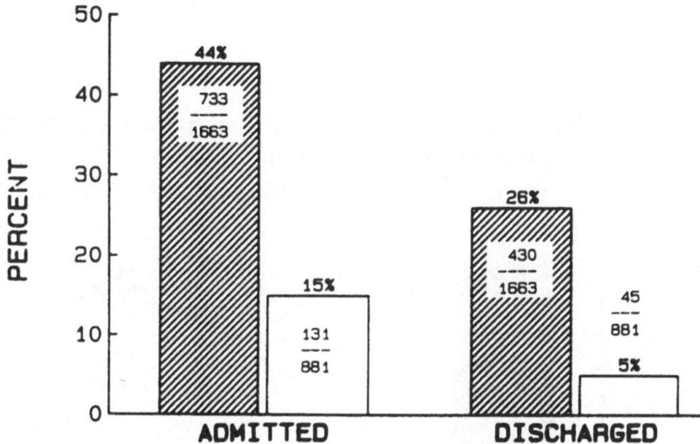

Abb. 1. Bedeutung der Umstände des Herzkreislaufstillstandes (Augenzeugen). Dargestellt ist der %-Satz solcher Patienten, die als Opfer eines Herzkreislaufstillstandes unter Augenzeugen reanimiert und ins Krankenhaus aufgenommen wurden im Verhältnis zu ihrer Entlassungsrate (schraffierte Säulen). Daneben ist der %-Satz der Patienten wiedergegeben, bei denen der Herzkreislaufstillstand ohne Zeugen erfolgte; p < 0,01

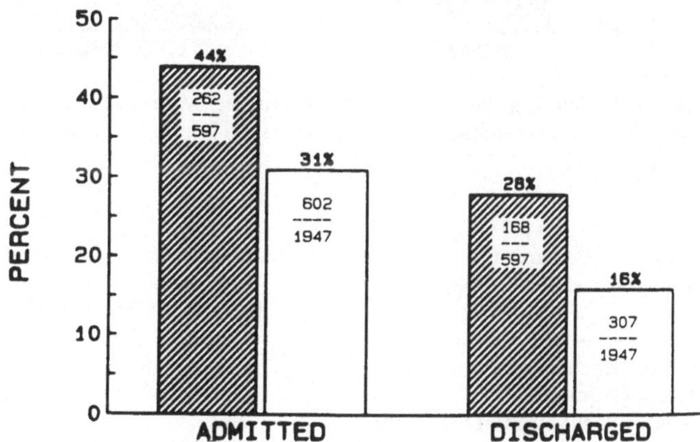

Abb. 2. Bedeutung der Sofortreanimation durch Anwesende. In den schraffierten Säulen sind die Patienten aufgetragen, die als Opfer eines Herzkreislaufstillstandes sofort reanimiert wurden (%-Satz Krankenhausaufnahme und %-Satz Entlassung) im Verhältnis zu solchen, die nicht sofort reanimiert worden sind (leere Säulen); p < 0,01

Tabelle 3. Prognostische Bedeutung der Reanimation durch Anwesende

| Anwesenden-Reanimation: | | | [n] | | Entlassungsrate (% von n) | |
Studie	Ort	Jahr	Ja	Nein	Ja	Nein
Tweed	Winnipeg	1980	65	161	25	5
Gudjonsson	Reykjavik	1982	38	84	42	6
Vertesi	Vancouver	1983	43	272	21	6
Guzy	Los Angeles	1983	93	150	22	5
Eisenberg	Seattle	1984	597	1947	28	16
Ritter	Detroit	1985	472	1365	12	5
Stueven	Milwaukee	1985	1248	252	15	15

Der 2. determinierende Faktor ist die Art des Herzkreislaufstillstandes (Asystolie oder Kammerflimmern) sowie die Latenz zwischen initialem Rhythmus und Beginn der Reanimationsmaßnahmen. (Abb. 3, Tabellen 4 und 5).

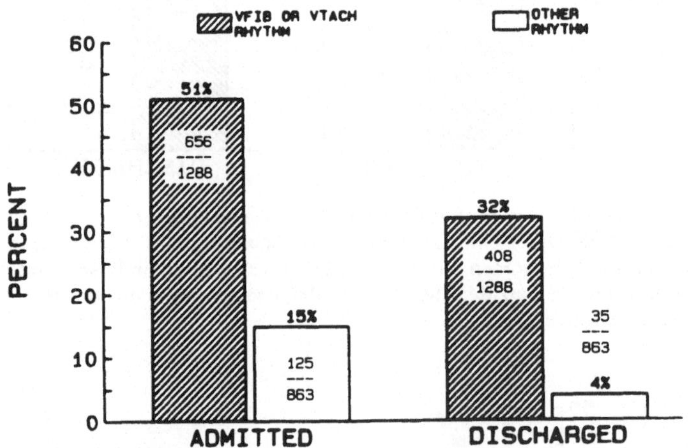

Abb. 3. Bedeutung des initialen Herzrhythmus. Man erkennt, daß mit zunehmender Zeitdauer nach dem Herzkreislaufstillstand mit initialem Kammerflimmern die Fälle von Asystolie zunehmen; p<0,01

Tabelle 4. Bedeutung des initialen Rhythmus bei Herzkreislaufstillstand

	[n]	% Entlassene	[n]	% Entlassene
Kammertachykardie	50	46	12	33
Kammerflimmern	1238	31	779	23
Elektromechanische Dissoziation	162	3	247	4
Asystolie	576	2	462	5
Präklinische CPR-Studie:	Eisenberg, Seattle, 1984		Stueven, Milwaukee, 1985	

Tabelle 5. Bedeutung des initialen Herzrhythmus bei Herzkreislaufstillstand

Studie		Kammerflimmern		Asystolie	
		[n]	% Entlassene	[n]	% Entlassene
Tweed	1980	226	11	495	0
Myerburg	1982	220	23	108	0
Gudjonsson	1982	90	20	114	2
Roth	1984	98	15	89	3
Eisenberg	1984	1238	31	576	2
Ritter	1985	1166	9	595	2
Kloess	1985	167	10	160	3
Stueven	1986	779	23	462	5
Schüttler	1986	64	36	77	12

Weitere prognostische Faktoren betreffen insbesondere das Rettungssystem und seine Randbedingungen (Tabelle 6).

Das Überleben hängt entscheidend von kritischen Alarmierungs- bzw. Einsatzzeiten ab (Laienreanimation bis 4 min und erweiterte lebensrettende Sofortmaßnahmen bis zu 8 min nach dem Herzkreislaufstillstand) (Tabelle 7).

Mit zunehmender Reanimationsdauer werden die Langzeitüberlebensergebnisse schlechter (Abb. 4). Eine schlechte Prognose haben auch solche Patienten, bei denen das Kammerflimmern während des Transportes in eine Asystolie übergeht (Tabellen 8 und 9).

Tabelle 6. Prognosewirksame Faktoren

Systembedingt („program factors")
    Alarmierungszeit
    Anoxiezeit
        Zeit bis zum Beginn einfacher Sofortmaßnahmen (BCLS)
        Zeit bis zum Beginn erweiterter Sofortmaßnahmen (ACLS)
        Zeit bis zum Eintreten der Spontanzirkulation
    Reanimationskomplikationen?
    Intensivtherapeutische Versorgung?
    Rehabilitationseinrichtungen?
    Rezidivprophylaxe?

Tabelle 7. Bedeutung des Zeitintervalls zwischen Herzkreislaufstillstand und einfachen bzw. erweiterten lebensrettenden Sofortmaßnahmen

Verzögerung in Minuten bis zum Beginn		der erweiterten Maßnahmen:	
		<8	≥ 8
der einfachen	<4	39%	26%
Maßnahmen	≥ 4	30%	13%

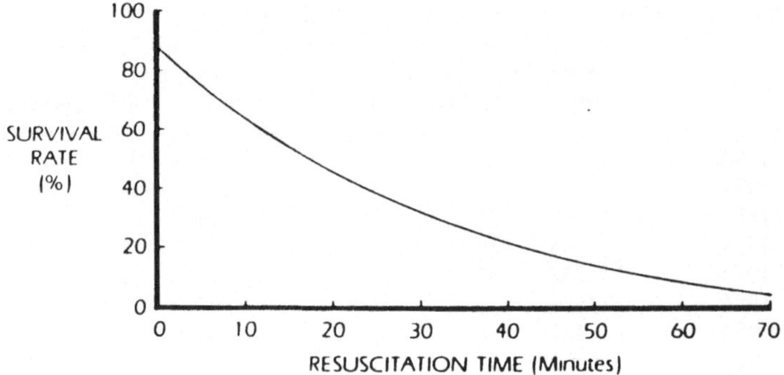

Abb. 4. Zusammenhang zwischen Überlebensrate und Reanimationsdauer

Tabelle 8. Reanimationsdauer und Reanimationserfolg

Studie		Reanimationsdauer [min]*	Entlassene (% von n)
Szczygiel	1981	<30: n=82 >30: n=10	63 10
Pionkowski	1983	<20: n=374 >20: n=191	59 23

* Reanimationsdauer = Zeit vom Beginn erweiterter Sofortmaßnahmen (Advanced Cardiac Life Support = ACLS) bis zum Auftreten eines stabilen Herzrhythmus mit tastbarem Puls.

Tabelle 9. Rhythmusveränderungen während des Transportes

Rhythmen (n=21)	Häufigkeit [%] Am Notfallort	Bei Klinikaufnahme
Kammerflimmern Kammerflattern Supraventrikuläre Tachykardie	48	24
Bradykardie Hyposystolie	42	5
Asystolie	10	71

Tabelle 10. Langzeitüberleben nach Herzkreislaufstillstand

Studie	Jahr	[n]	Überlebende in [%] nach			
			1 Jahr	2 Jahren	3 Jahren	4 Jahren
Cobb	1980	406	74	64	55	49
Goldstein	1981	142	ca. 82	66	55	48*
Eisenberg	1982	276	76	66	55	49
Ritter	1985	123	ca. 75	65	55	45*

* Aus den in der Arbeit vorliegenden Daten ableitbar.

Die Langzeitergebnisse sind von den verschiedensten Faktoren abhängig, von solchen Patienten, die aus dem Akutkrankenhaus entlassen werden konnten, leben im 1. Jahr noch zwischen 74 und 82%, die Zahlen nehmen mit den Jahren nach dem Herzkreislaufstillstand pro Jahr um ca. 10% ab (Tabelle 10 und Abb. 5).

Schwere neurologische Ausfälle bei definitiv Überlebenden halten sich prozentual in Grenzen (Tabelle 11).

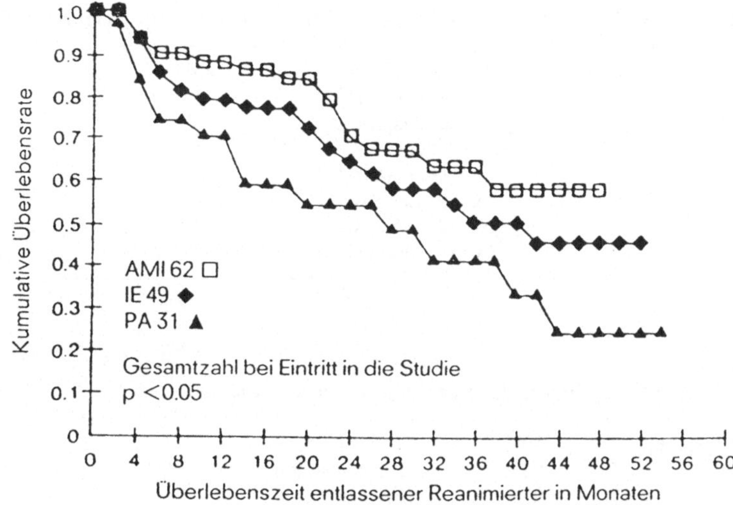

Abb. 5. Sterberate nach erfolgreicher kardiopulmonaler Reanimation in Abhängigkeit von der Zeitdauer nach erfolgreicher Reanimation

Tabelle 11. Ausmaß des neurologischen Defizits bei Überlebenden

	[n]	Ohne Defizit [%]	Leichtes Defizit [%]	Schweres Defizit [%]
Hospitalphase	75	53	28	19
Verstorben nach 3 Jahren	36	64	14	22
Überlebend nach 3 Jahren	29	90	7	3

Tabelle 12. Eingliederung von Patienten nach Herzkreislaufstillstand in das Erwerbsleben

Studie			Nach Entlassung wieder erwerbstätig [%]
Peatfield,	GB	1977	76
Eisenberg,	USA	1984	62
Roewer,	BRD	1985	56

Zwischen 56 und 76% der definitiv Überlebenden sind nach der Entlassung wieder erwerbstätig (Tabelle 12).

Im Kindesalter konzentrieren sich Herzkreislaufstillstände auf das 1. Lebensjahr und verteilen sich auf die anschließenden Lebensjahre bis zum 14. Jahr annährend gleichmäßig (Tabelle 13).

Die Mortalität ist nicht zuletzt deshalb hoch, weil kardiale Ursachen im Kindesalter praktisch ätiologisch ausscheiden (Tabellen 14 und 15).

Tabelle 13. Reanimation im Kindesalter: Altersverteilung von Herzkreislaufstillständen

Altersverteilung:	1. Lebensjahr	45%
	2. Lebensjahr	11%
	3. Lebensjahr	8%
	4. Lebensjahr	5%
	5. Lebensjahr	3%
	6.– 9. Lebensjahr	1–2%
	10.–12. Lebensjahr	3%
	13.–17. Lebensjahr	3–5%

Tabelle 14. Ergebnisse der Reanimation im Kindesalter

Mortalität:	90%	(Torphy 84)
	93%	(Eisenberg 83)
	97%	(Friesen 82)
	82%	(Nichols 84)
	72%	(O'Rourke 84)
	83%	(Gillis 86)
	79%	(Horimoto 85)
	69%	(v. Seggern 86)
	87%	(Zaritzki 86)
	65%	(Wright 86)
	95%	(Minter 83)

Tabelle 15. Hauptursachen des Herzkreislaufstillstandes beim Kind

Plötzlicher Kindstod	30%	–
Infektionen	11%	–
Atemwegsverlegung	8%	3%
Beinaheertrinken	15%	12%
Mißhandlungen	9%	3%
Verkehrsunfälle	6%	–
Verbrennungen	6%	–
Andere Ursachen	15%	3%
	20%	

Aus diesen Daten lassen sich u. a. folgende Schlußfolgerungen ziehen:

1. Es müssen international einheitliche Kriterien festgelegt werden, nach denen ein Reanimationserfolg auch zeitlich beurteilt werden kann.
2. Es müssen standardisierte Reanimationstechniken eingehalten werden, weil sonst in Anbetracht der raschen Entwicklung die Ergebnisse in absehbarer Zeit nicht mehr vergleichbar sind.
3. Angesichts der kurzen Zeit, während derer Kammerflimmern existiert, muß dieses Kammerflimmern konserviert werden, da die Patienten, die bei Beginn der Reanimation Kammerflimmern aufweisen, wesentlich bessere Überlebenschancen haben als solche mit einer Asystolie.

Die Langzeitprognose ist hauptsächlich durch die Grunderkrankung geprägt. Eine längerfristige Verlaufskontrolle sowie die Nutzung der Möglichkeiten einer Rezidivprophylaxe sind unabdingbar. Ihre Unterlassung kann alle vorangehenden menschlichen und medizinischen Anstrengungen zunichte machen.

Wesentlich schlechtere Ergebnisse als beim Erwachsenen zeigt die Reanimation im Kindesalter. Eine Verbesserung der Reanimationsergebnisse dürfte besonders deshalb schwierig sein, weil kardiale Erkrankungen zu den extremen Seltenheiten gehören, die Ursachen vielmehr in Beinahe-Ertrinken, Traumen, Infektionen etc. zu suchen sind. Bei frühzeitiger Erkennung und Therapie sollten aber gerade derartige Situationen mit an sich bei rechtzeitiger Hilfe guter Prognose Anreiz zu einer verbesserten Erfolgsrate sein.

Literatur

1. American Heart Association (1986) Standards and guidelines for cardiopulmonary resuscition and emergency cardiac care. JAMA 255:2905
2. Cobb LA, Werner JA, et al (1980) Sudden cardiac death: I. A. decade's experience with out-of-hospital resuscitation. Mod Conc Cardiovasc Dis 49:31
3. Copass MK, Oreskovich MR, et al (1984) Prehospital cardiopulmonary resuscitation of the critically injured patient. Am J Surg 148:20
4. Davis L (1985) Cardiac arrest: A follow-up study. Med J Aust 142:671
5. Eisenberg MS, Hallstrom A, et al (1982) Longterm survival after out-of-hospital cardiac arrest. N Engl J Med 306:1340
6. Eisenberg M, Bergner L, Hallstrom A (1983) Epidemiology of cardiac arrest and resuscitation in children. Ann Emerg Med 12:672
7. Eisenberg MS, Bergner L, et al (1984) Sudden cardiac death in the community. Praeger, New York Philadelphia
8. Enns J, Tweed WA, et al (1983) Prehospital cardiac rhythm deterioration in a system providing only basic life support. Ann Emerg Med 12:478
9. Riesen RM, Duncan P, Tweed WA, Bristow G (1982) Appraisal of pediatric cardiopulmonary resuscitation. Can Med Assoc J 126:1055
10. Gillis J, Dickson D, Rieder M, Steward D, Edmonds J (1986) Results of inpatient pediatric resuscitation. Critical Care Medicine 14:469
11. Goldstein S, Landis JR, et al (1981) Characteristics of the resuscitated out-of-hospital cardiac arrest victim with coronary heart disease. Circulation 64:977
12. Gudjonssen H, Baldvinsson E, et al (1982) Results of attempted cardiopulmonary resuscitation of patients dying suddenly outside the hospital in Reykjavik and the surrounding area, 1976–79. Acta Med Scand 212:247

13. Guzy PM, Pearce ML, et al (1983) The survival benefit of bystander cardiopulmonary resuscitation in a paramedic served metropolitan area. Am J Public Health 73:766
14. Hallstrom AP, Eisenberg MS, et al (1983) The persistence of ventricular fibrillation and its implication for evaluating EMS. Emergency Health Services Quarterly 1:41
15. Horimoto Y, Yoshizawa M, Okazaki A, Hasumi K (1985) Five years experience of cardiopulmonary resuscitation in a children's hospital. Resuscitation 13:47
16. Kloess T, Roewer N, et al (1985) Prognose der praeklinischen kardiopulmonalen Reanimation. Anaesth Intensivther Notfallm 20:237
17. Lund I, Skulberg A (1976) Cardiopulmonary resuscitation by lay people. Lancet 2:702
18. Minter MG, Torphy DE (1983) Pulseless nonbreathing children – Results of attempted resuscitation. Am J Dis Child 137:544
19. Myerburg RJ, Kessler KM, et al (1982) Survivors of prehospital cardiac arrest. JAMA 247:1485
20. Peatfield RC, Sillet RW, et al (1977) Survival after cardiac arrest in hospital. Lancet 1:1223
21. Pionkowski RS, Thompson BM, et al (1983) Resuscitation time in ventricular fibrillation – a prognostic indicator. Ann Emerg Med 12:733
22. O'Rourke PP (1986) Outcome of children who are apneic and pulseless in the emergency room. Crit Care Med 14:466
23. Ritter G, Wolfe RA, et al (1985) The effect of bystander CPR on survival on out-of-hospital cardiac arrest victims. Am Heart J 110:932
24. Roewer N, Kloess T (1985) Langzeitergebnisse nach kardio-pulmonaler Reanimation im Rettungsdienst. In: Schuster HP, Nachtwey W (Hrsg) Die kardio-pulmonale Reanimation und der reanimierte Patient. Zuckschwerdt, München Bern Wien
25. Roth R, Stewart RD, et al (1984) Out-of-hospital cardiac arrest: Factors associated with survival. Ann Emerg Med 13:237
26. Schüttler J et al (1986) Vortrag auf dem VII. Europäischen Kongreß für Anästhesiologie, Wien
27. Stueven HA, Troiano P, et al (1986) Bystander first responder CPR: Ten-year experience in a paramedic system. Ann Emerg Med 15:707
28. Szczygiel M, Wright R, et al (1981) Prognostic indicators of ultimate long-term survival following advanced life support. Ann Emerg Med 10:566
29. Thimme W, Schäfer JH, et al (1977) Ergebnisse der „Reanimation". Intensivmed 14:398
30. Torphy DE, Minter MG, Thompson BM (1984) Cardiorespiratory arrest and resuscitation of children. AJDC 138:1099
31. Tweed WA, Bristow G, et al (1980) Evaluation of hospital-based resuscitation, 1973–77. CMA Journal 122:301
32. Vertesi L, Wilson L, et al (1983) Cardiac arrest: comparison of paramedic and conventional ambulance services. Can Med Assoc J 128:809
33. Von Seegern K, Egar M, Fuhrman BP (1986) Cardiopulmonary resuscitation in a pediatric ICU. Crit Care Med 14:275
34. Wright JA, Ahmann PA, Carrigan TA, Davies C, Goncalves A (1986) Pediatric cardiac arrest: Survival, neurologic assessment and neurologic outcome. Crit Care Med 14:364
35. Zaritzky A, Nadkarni V, Getson P, Kuehl K (1985) CPR in children. Ann Emerg Med 14

Neue Ergebnisse der präklinischen Reanimation in der Bundesrepublik Deutschland

P. Sefrin und H. Heinrich

Während im klinischen Bereich schon früh durch gezielte therapeutische Maßnahmen bei Ausfall der Vitalfunktionen ein vorübergehender Ersatz zur partiellen oder totalen Organperfusion erreicht werden kann, sind die Erfolge im präklinischen Bereich eher bescheiden. Die Quoten im stationären Bereich liegen bei maximal 27% endgültige Reanimationen, während in den 70er Jahren die Erfolgsquoten im Notarztdienst nur bei ca. 6–7% lagen [3, 20]. Der Erfolg der therapeutischen Intervention wird üblicherweise am Grad der Wiederherstellung gemessen. Bei der kardiopulmonalen Reanimation (CPR) ergibt sich jedoch die Schwierigkeit der differenten endgültigen Wiederherstellungsgrade. Die Beurteilung reicht dabei vom Überleben der ersten 24 h [17] über Krankenhausentlassung [25] bis zu Überlebenszeiten von 1, 2 und 3 Jahren [14]. Daraus resultiert die Schwierigkeit eines Vergleiches der verschiedenen Studien, die sich teilweise auf sehr inhomogene Patientenkollektive beziehen. Im folgenden sollen deshalb nur Berichte berücksichtigt werden, die sich mit Reanimationen im Rahmen des Rettungsdienstes befassen.

Frühere Berichte über präklinische Reanimationen in der Bundesrepublik Deutschland konzentrierten sich entweder lediglich auf Kasuistiken bei erfolgreicher CPR als Beweis für die Effektivität des Notarztdienstes oder auf Patientenkollektive einiger weniger Notarztwagenstandorte. Zu diesem Zeitpunkt war die präklinische notärztliche Erstversorgung am Anfang ihrer Entwicklung und nur auf einige wenige Standorte beschränkt. Inzwischen kann von einer fast flächendeckenden notfallmedizinischen Erstversorgung in der Bundesrepublik aus-

Tabelle 1. Eingesetzte Rettungsmittel (%). (Aus [27])

	1973/74	1977	1979	1981
KTW (Krankentransportwagen)	72,7	61,9	54,9	50,5
RTW (Rettungswagen)	12,6	26,0	26,7	32,2
NAW (Notarztwagen)	0,9	2,5	4,0	4,7
Hubschrauber	0,1	0,2	0,2	0,3
PKW	13,1	9,2	14,0	11,8
Berge- und Löschfahrzeuge	0,3	0,0	0,0	0,0
Sonstige	0,3	0,1	0,2	0,5
	100,0	100,0	100,0	100,0

Tabelle 2. Struktur der Notfalleinsätze nach Einsatzanlaß und Umfang der Notarztversorgung. (Aus [27])

Einsatzanlaß	Notfälle insgesamt in 1000	Davon versorgt vom Notarzt		Notarztquote [%]
		in 1000	[%]	
Verkehrsunfall	272	92	16,4	33,8
Arbeitsunfall	48	18	3,2	37,5
Sonstiger Unfall				
(Haus-, Sport-, Freizeitunfall)	265	38	6,8	14,3
Akute Erkrankung	820	357	63,8	43,5
Sonstiger Anlaß	325	55	9,8	16,9
	1730	560	100,0	32,4

gegangen werden. Betrug 1973/74 das Verhältnis zwischen Krankenwagen (KTW) und Rettungs- und Notarztwagen (RTW/NAW) noch 84% zu 16%, veränderte sich dieses 1979 auf 64 zu 36%. Damit waren die materiellen Voraussetzungen für eine präklinische Therapie geschaffen, so daß 1979 nur 26% der Notfälle mit einem KTW, dagegen aber 74% mit einem RTW oder NAW transportiert werden konnten [27], (Tabelle 1). In den vergangenen Jahren ist der Ausbau von Notarztsystemen im bodengebundenen wie auch im Luftrettungsdienst deutlich vorangetrieben worden. Ein Drittel bis ein Viertel aller Notfälle werden heute von Notärzten versorgt, wobei der Anteil mit 43,5% bei den akuten Erkrankungen – soweit sie als Notfall durch die Leitstelle eingestuft werden – besonders hoch ist (Tabelle 2). Unverkennbar wird damit der hohe Stellenwert der CPR im Rahmen des präklinischen Therapiekonzeptes.

Nachdem der anfängliche, überschwengliche Optimismus aufgrund der deprimierenden niedrigen Erfolgsraten gewichen ist, soll erneut der Versuch einer Analyse der präklinischen Reanimation nach Konsolidierung des Rettungsdienstes gemacht werden. An Hand einer prospektiv angelegten Auswertung eines Untersuchungskollektives von 166 Reanimationen im Rettungsdienst Würzburg/ Regensburg soll zu einzelnen Faktoren und Komplikationen Stellung genommen werden und die Ergebnisse mit anderen neueren Publikationen der BRD verglichen werden. Um in einem zeitlichen Vergleich die Entwicklungstendenzen eruieren zu können, wird ein Patientenkollektiv aus dem gleichen Rettungsdienstbereich (Würzburg) von vor 10 Jahren mit herangezogen (n = 59), (Abb. 1).

Patientenkollektiv

Im Gegensatz insbesondere zu ausländischen Reanimationsstudien handelt es sich bei dieser Übersicht nicht um ein ausgewähltes Kollektiv von Patienten, sondern um alle Verletzten und Erkrankten, bei denen der Notarzt im Rahmen des Rettungsdienstes mit einer CPR begonnen hatte oder die von Laien begonnene CPR übernahm, auch wenn primär die Erfolgsaussichten gering waren

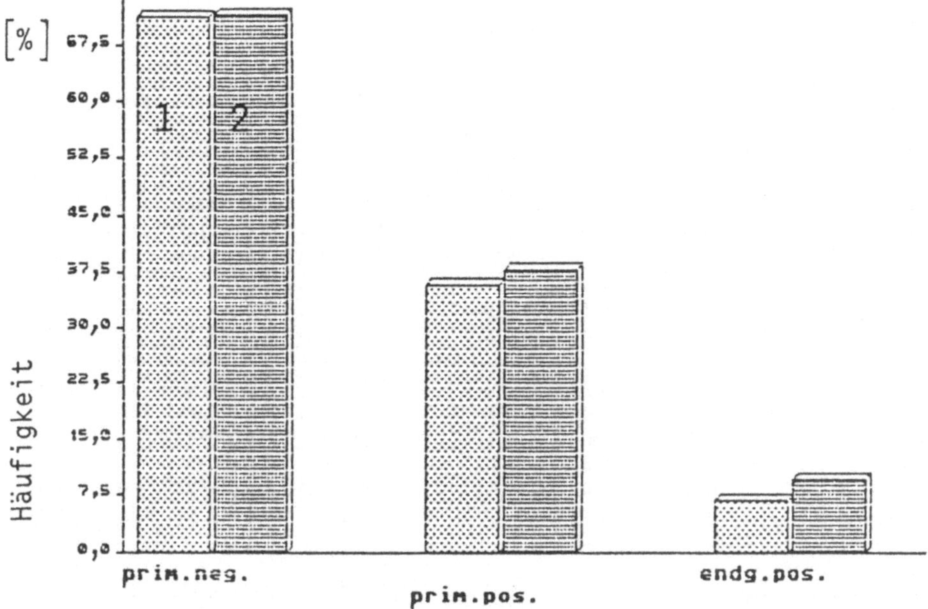

Abb. 1. Reanimation im Rettungsdienst. Auswertung zweier Untersuchungen. (Reanimationserfolg: *1* = 1972–76; *2* = 1985–87)

oder ganz fehlten (negative Auslese). Entsprechend dem Gesamtkollektiv des Notarztdienstes mit einem Anteil von 25% traumatischen und 65% nicht traumatischen Notfallpatienten beliefen sich die Reanimationsversuche auf 5% durch Trauma und 76% durch Herz-Kreislauferkrankungen bedingte Notfallsituationen.

Das Einsatzspektrum des Rettungsdienstes hat sich im Laufe der Jahrzehnte deutlich verschoben. Während früher die medizinische Versorgung traumatischer Schädigungen im Vordergrund standen, sind es heute Störungen der vitalen Funktionen, insbesondere des Herzkreislaufsystems, der zerebralen Funktion und der Atmung [22]. Während der Einsatzanteil der nicht traumatischen Notfälle 40–60% im Rettungsdienst ausmacht, belaufen sich die rein traumatischen Notfälle auf 25–35% [20]. Diese Verteilung hat deutliche Auswirkungen auf die Reanimationsergebnisse: während bei Engelhardt und Zapf [7] bei 1214 Reanimationen kein einziger Unfallpatient überlebte, belief sich die endgültige Reanimationsquote bei isolierten Myokardinfarkten auf 26,6% [26], (Tabelle 3). Bei den eigenen Reanimationen wurden 80 (48,2%) noch vor Ort erfolglos abgebrochen. Von 86 Patienten, die in die Klinik transportiert wurden, mußte bei 16,3% (27 Patienten) die Reanimation dort abgebrochen werden. Von den 47 primär erfolgreich reanimierten Patienten konnten 16 (9,6%) aus der Klinik entlassen werden. Davon hatten 13 Patienten (7,8%) keinerlei zerebrale Schädigung zurückbehalten, während 3 Patienten (1,8%) einen irreversiblen Hirnschaden erlitten hatten. Bei den Überlebenden handelte es sich um 34% der primär erfolgreich Reanimierten (Abb. 2).

Tabelle 3. Reanimationen im präklinischen Bereich

Ort		Jahr	Gesamt-zahl	Anteil der Gesamt-einsätze [%]	Primär erfolgreich[1]	Primär erfolglos[2]	Endgültige Reanimation[3]
Würzburg	(2)	1972–76	59	–	20 (50,9%)	12 (20,3%)	4 (6,7%)
Linz	(1)	1974–78	270	6,0	87 (32,0%)	183 (68,0%)	18 (6,7%)
Aachen	(5)	1977–79	274	5,7	91 (33,2%)	183 (63,9%)	18 (7,9%)
Hamburg	(11)	1979–80	480	–	168 (35,1%)	307 (63,9%)	38 (7,9%)
Köln	(16)	1976–80	1214	6,0	436 (35,9%)	778 (64,1%)	36 (3,0%)
Leonberg	(10)	1978–81	130	4,2	36 (23,1%)	100 (76,9%)	5 (3,8%)
Göppingen	(23)	1981–83	162	–	55 (33,9%)	92 (56,8%)	15 (9,3%)
Hamburg	(9)	1984–85	149	9,9	39 (26,5%)	110 (73,8%)	
Linz	(4)	1979–86	580	4,9	298 (51,4%)	282 (48,6%)	37 (13,8%)
Ulm	(8)	1984–86	314	–	112 (35,7%)	159 (50,6%)	– –
Mannheim	(13)	1986	79	7,5	42 (53,2%)	37 (46,8%)	6 (7,6%)
Würzburg		1985–87	166	–	86 (51,8%)	80 (48,2%)	16 (9,6%)
Stuttgart (nur RTH)	(14)	1973–78	334	–	107 (32,0%)	196 (58,7%)	18 (5,6%)
Hamburg (nur Myokard-infarkt)	(15)	1980	391	21,43	103 (33,5%)	– –	104 (26,6%)

[1] Abtransport ins Krankenhaus mit in Gang gekommenen Vitalfunktionen.
[2] Abbruch der Reanimationsmaßnahmen vor Ort.
[3] Entlassung aus dem Krankenhaus (ohne Differenzierung des neurol. out-come).

Die Auswertung der Angaben der Publikationen aus den Jahren 1970 bis 1987 mit insgesamt 4211 Reanimationen in der Bundesrepublik ergibt eine durchschnittliche Reanimationsquote von 7,5% und entspricht einer älteren Zusammenstellung [15] von 6146 Reanimationen und einer Gesamtquote von 6,6% (Tabelle 4).

Beim Vergleich mit anderen Berichten präklinischer Reanimationen fällt auf, daß in den beiden letzten Jahrzehnten insgesamt eine Verschiebung der Häufigkeit der Reanimation im Gesamtpatientenkollektiv und der dabei erzielten Ergebnisse feststellbar ist (Tabelle 3). Durch die schnellere Erreichbarkeit und den vereinzelten Reanimationsbeginn durch Notfallzeugen steigt nicht nur die Quote der primär erfolgreichen Reanimation am Notfallort, sondern auch der endgültig Reanimierten (Tabelle 5). Diese Tendenz läßt sich auch in unseren beiden Kollektiven erkennen, weshalb im folgenden die Aussagen mit diesen Patientengruppen verglichen werden sollen.

Alter (Tabelle 5)

Bei der Analyse des Alters in bezug auf eine erfolgreiche Reanimation ergibt sich keine altersabhänige Aussage. Während das Durchschnittsalter der primär

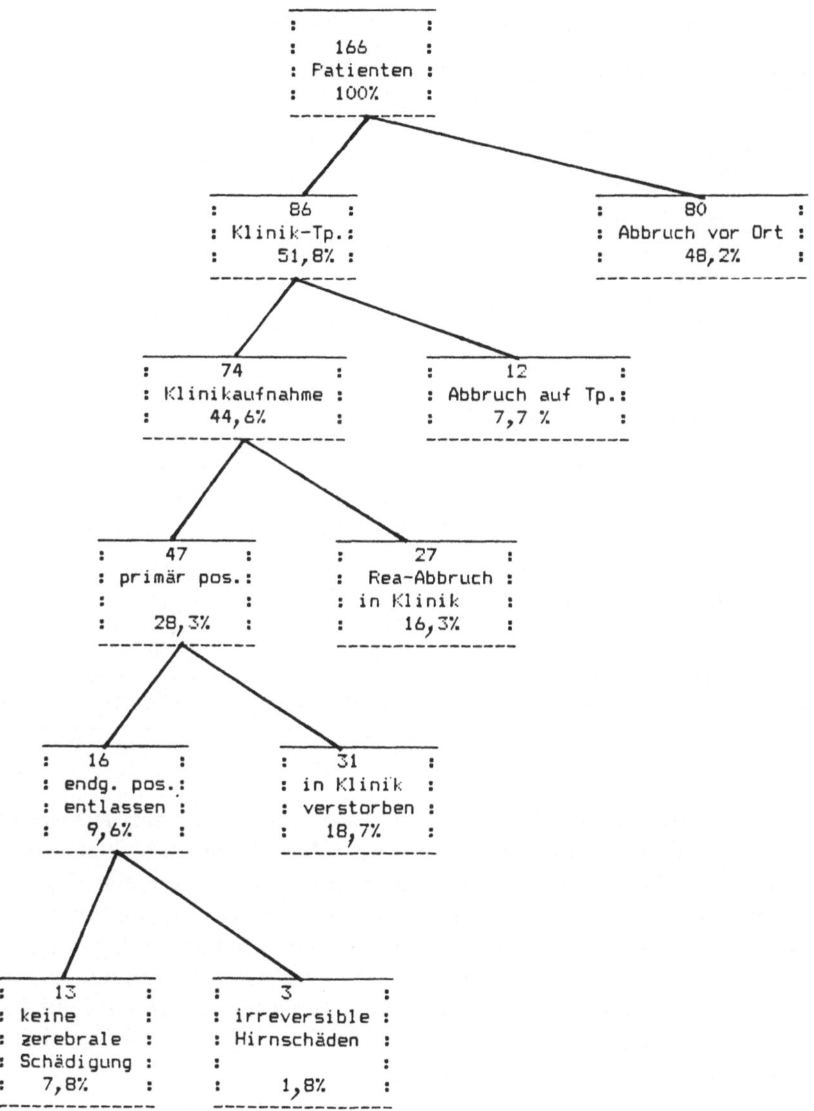

Abb. 2. Reanimationen im Rettungsdienst

negativen Reanimation bei 61 Jahren ($\pm$ 19,5) lag, war bei den primär positiven ein Altersdurchschnitt von 64,5 Jahren ($\pm$ 16,9) und bei den endgültig erfolgreichen Reanimierten das gleiche Alter von 61 Jahren ($\pm$ 14,8) festzustellen. Es scheint sich erneut zu bestätigen, daß nicht das chronologische Alter als vielmehr die Intensität der zugrundeliegenden Schädigung für den Erfolg ausschlaggebend sein dürften. Gleiche Ergebnisse konnten auch Engelhardt und Zapf [7] in Köln feststellen, wobei trotz des Durchschnittalters von 38 Jahren bei unfallverletzten Reanimationspatienten kein einziger überlebte, während 53% der end-

52   P.Sefrin und H.Heinrich

Tabelle 4. Vergleich der präklinischen Reanimationen

Zeitraum	Gesamt-zahl	Anteile der Gesamteinsätze	Primär erfolgreich[1]	Primär erfolglos[2]	Endgültige Reanimation[3]
1970–1980*	2761	5,5%	34,6%	59,8%	5,7%
1979–1987**	1450	7,4%	42,1%	54,1%	10,1%
1970–1987	4211	6,3%	38,5%	57,1%	7,5%

 * Insgesamt 7 Studien
** Insgesamt 6 Studien
[1-3] s. Tabelle 3

Tabelle 5. Alter der reanimierten Patienten

Alter	Primär erfolglos	Primär erfolgreich	Endgültig erfolgreich	Gesamt
→10 Jahre	3 (75,0%)	1 (25,0%)	–	4 (3,1%)
11–30 Jahre	6 (75,0%)	–	2 (25,0%)	8 (6,2%)
31–50 Jahre	11 (84,6%)	1 (7,7%)	1 (7,7%)	13 (10,0%)
51–70 Jahre	35 (62,5%)	14 (25,0%)	7 (12,5%)	56 (43,1%)
über 70 Jahre	34 (69,4%)	10 (20,4%)	5 (10,2%)	49 (37,7%)
Summe	89 (68,5%)	26 (20,0%)	15 (11,5%)	130 (100,0%)

gültig Überlebenden älter als 60 Jahre waren. Im Gegensatz zur weitverbreiteten Meinung, daß Reanimationen bei alten Menschen aussichtslos seien, fanden Plötz et al. [13], daß die Überlebensrate im 8. Lebensjahrzehnt 7,2% bei 125 Reanimationen in dieser Altersgruppe beträgt und sich statistisch nicht von der Gesamterfolgsrate unterscheidet. Auch bei unseren Patienten lag der Anteil der erfolgreich Reanimierten mit einem Alter von über 70 Jahren nur knapp unter der Gesamtquote von 11,5%. Füsgen und Summa [8] stellten treffend fest, daß für den Reanimationserfolg die Multimorbidität älterer Menschen eher entscheidend sein kann als ihr definitives Alter.

Laienhilfe

Während insbesondere in den USA und den skandinavischen Ländern auf die Auswirkungen der Erstmaßnahmen durch Notfallzeugen (Laien) ein besonderes Augenmerk gelegt wird [6, 9, 24], gibt es in der Bundesrepublik nur wenig verläßliche Daten. Nach Angaben von Tweed läßt sich der Erfolg der präklinischen Reanimation von 5 auf 25% endgültige Reanimationsquote unter Einbindung des Laien am Notfallort steigern [24], (Tabelle 6). In Skandinavien war die Erfolgsrate von 6% auf 42% angestiegen [9]. In unseren Untersuchungen wurde bei 61% aller Kreislaufstillstände keinerlei Hilfe geleistet, bevor der Rettungsdienst

Tabelle 6. Prognostische Bedeutung der Laienhilfe: Studien zum Erfolg der präklinischen Reanimation. (Aus [2])

Studie	Entlassungsrate [%]	
	Mit Laienhilfe	Ohne Laienhilfe
Tweed 1980	25	5
Gudjonsson 1982	42	6
Vertesi 1983	21	6
Guzy 1983	22	5
Eisenberg 1984	28	16
Ritter 1985	12	5
Stueven 1985	15	15

am Notfallort eintraf. Bei 21% der Fälle wurde sofort mit einer CR begonnen, während bei 9% diese durch Umstehende erst im Verlauf der ersten 10 min nach Eintritt des Stillstandes einsetzte. Eine Aussage bezüglich eines evtl. besseren Reanimationsergebnisses läßt sich aufgrund der kleinen Fallzahl nicht machen. Von den Ersthelfern vor Ort waren 33% Laien, 14% Sanitäter oder medizinisches Assistenzpersonal und in mehr als der Hälfte der Fälle Ärzte (53%). Insgesamt in 36% der Fälle war die Erste-Hilfe-Leistung adäquat, während sie bei 21% als falsch oder insuffzient eingestuft werden mußte. In keinem Fall wurde durch nichtmedizinisches Personal eine adäquate CPR durchgeführt. In einer Analyse aus Göppingen [12] wurde wenig Erfolg und keinerlei Unterschiede bei der Ersten Hilfe durch Laien, Sanitäter oder durch den Hausarzt festgestellt. Eine effektive Erstversorgung konnte nur durch den Notarzt geleistet werden, wobei ein Drittel der sofort reanimierten Patienten endgültig überlebten.

EKG bei Reanimationsbeginn (Tabelle 7)

Als ein entscheidendes prognostisches Kriterium für den Erfolg einer Reanimation wird in Relation zum Zeitablauf der elektrische Zustand des Herzens anzusehen sein. Die häufigste Ursache für einen Kreislaufstillstand war mit 46,2% Kammerflimmern, gefolgt mit 33% von der Asystolie. Einschränkend muß gesagt

Tabelle 7. EKG-Befund und Reanimation

EKG-Form	Primär erfolglos	Primär erfolgreich	Endgültig erfolgreich	Gesamt
Asystolie	35 (81,4%)	6 (14,0%)	2 (4,7%) 1,5%	43 (33,1)
Kammerflimmern- und -flattern	38 (63,3%)	15 (25,0%)	8 (13,3%) 6,1%	60 (46,2%)
Hyposystolie	10 (66,7%)	4 (26,7%)	1 (6,7%) 0,8%	15 (11,5%)

werden, daß diese Primärdiagnostik nur mittels einmalig plazierter Paddels erfolgte und somit im Bezug auf Verifizierung der Asystolie mit einer Fehlerquote behaftet ist. Thompson [23] spricht unter diesen Voraussetzungen von einer möglichen Rate von Fehldiagnosen von 8,4%.

Die von uns gefundenen Reanimationsquoten stehen im Widerspruch zu anderen Arbeitsgruppen in der Bundesrepublik: so finden Ahnefeld et al. in 51% [2], (Tabelle 8), Hofgärtner und Milewski [12] in 53,1% die Asystolie als die häufigste EKG-Erstdiagnose. In Hamburg war mit 72% Kammerflimmern der häufigste Erstbefund [13], was sich auch in amerikanischen Sammelstatistiken der 80er Jahre wiederfindet [5]. Wenn von einer relativ guten Prognose eines Stillstandes gesprochen wird, dann bezieht sich dies auf die günstige Reversibilität des primären Kammerflimmerns und -flatterns, was sich auch durch unser Kollektiv nachweisen läßt, wo 13% aller Patienten mit dieser Diagnose überlebten. Die hohen Reanimationsquoten bei Kammerflimmern in USA, die zwischen 9 und 36%, im Durchschnitt jedoch bei 19,8% liegen [5], gehen auf die kurze Alarmierungszeit und den frühzeitigen Beginn einer elektrischen Therapie zurück. Die Asystolien haben im allgemeinen im Gegensatz dazu nach präklinischer Reanimation eine Entlassungsprognose von 0–5%, im Durchschnitt von 3% [5], was sich auch meist in bundesdeutschen Analysen bestätigt. Nur Ahnefeld et al. [2] fanden einen Anteil von 23% primär erfolgreichen Reanimationen (Tabelle 9).

Tabelle 8. Präklinische kardiopulmonale Reanimation im Notarztdienst Ulm (1. 1. 1984–30. 8. 1986); 1. EKG-Befund. (Aus [2])

[n]	Kammerflimmern [%]	Asystolie [%]	Elektromechanische Dissoziation [%]
314	29	51	20

Tabelle 9. Präklinische kardiopulmonale Reanimation im Norarztdienst Ulm (1. 1. 1984–31. 8. 1986); Verlauf. (Aus [2])

Erstbefund	Kammerflimmern [%]	Asystolie [%]	Elektromechanische Dissoziation [%]
Primär erfolgreich	55	23	40
Primär erfolglos	43	53	56
Retrospektiv: nicht indiziert	2	24	4

Reanimationszeiten (Tabelle 10)

Die Überlebenswahrscheinlichkeit ist direkt abhängig von der Zeitdauer bis zur entsprechenden Reperfusion. In diese Zeit gehen eine Vielzahl von Einzelkomponenten ein, die mit der Alarmierungszeit ihren Anfang nehmen. Der Zeitraum kann vielfach nur geschätzt werden. Harte Daten gibt es dagegen für die Zeit zwischen Notfallmeldung und CPR-Beginn durch das Personal des Rettungsdienstes, wobei sich eine deutliche Abhängigkeit nachweisen läßt; so ist der Zeitraum des Beginns der CPR durch das Rettungsdienstpersonal um 2–3 min kürzer als der Therapiebeginn durch den Notarzt. Der längere Zeitraum des Therapiebeginns durch den Notarzt ist nicht als Nachteil des Rendez-vous-Systems zu werten, sondern durch die Tatsache bedingt, daß teilweise der Notarzt nachgefordert wurde. Insgesamt kann jedoch im Verlaufe eines 10-Jahresabschnittes eine deutliche Verkürzung des therapiefreien Intervalles festgestellt werden (Tabelle 11). So waren innerhalb der ersten 5 min bereits 16,2% der Patienten in den Jahren 80–87 versorgt, während 1972–76 derart kurze Einsatzzeiten nicht erreicht werden konnten. Diese Ergebnisse sind signifikant (p = 0,1). Auch wenn wir noch weit von den in Ballungszentren des in USA realisierten 3-Minutenabstandes entfernt sind, ist doch eine deutliche Verbesserung erkennbar, obwohl auch in der Bundesrepublik, je nach Gesamtstruktur des Rettungsdienstbereiches, regionale Abstriche gemacht werden müssen. So konnten beispielsweise in Ulm erst 24% der Patienten innerhalb von 5 min erreicht werden. In 82% der Fälle dauerte es maximal 10 min von der Alarmierung bis zur qualifizierten Versorgung. Bis zum Beginn der Reanimation vergingen in 16% weniger als 2 min, trotzdem konnten nur 19% der Patienten endgültig wiederhergestellt werden. Unter Zugrundelegung der 5-Minutengrenze waren es 18% der Patienten, die

Tabelle 10. Rettungszeit[1] bei Reanimation

	Eintreffen RD [min]	Eintreffen NA [min]
Primär erfolglos	7,3 ± 4,2	8,8 ± 4,3
Primär erfolgreich	7,5 ± 6,2	10,7 ± 11,5
Endgültig erfolgreich	5,0 ± 2,8	6,4 ± 3,1

[1] Rettungszeit = Zeitraum von der Alarmierung bis zum Eintreffen am Notfallort.

Tabelle 11. Rettungszeit bei Reanimation

Zeitspanne [min]	Würzburg 1972–76		Würzburg 1984–87		Ulm 1984–86	
RD am Ort	–		21 (16,2%)		–	
Bis 5	20 (33,9%)	33,9%	39 (30,0%)	46,2%	75 (24,0%)	24,0%
6–10	17 (28,8%)	62,7%	46 (35,4%)	81,6%	94 (30,0%)	54,0%
11–15	7 (11,9%)	74,6%	10 (7,7%)	89,2%	85 (27,0%)	81,0%
15	15 (25,5%)	100,0%	14 (10,8%)	100,0%	60 (19,0%)	100,0%

definitiv überlebten. Auch mit unseren Daten ließ sich nachweisen, daß der endgültige Erfolg signifikant (p = 0,001) von der Kürze des therapiefreien Intervalls abhängig ist.

Die Gesamtdauer der Reanimation (Tabelle 12) betrug in 31% der Fälle 15–30 min und in weiteren 22% bis 45 min. Bei einer Reanimationszeit bis zu 10 min war in 50% eine definitive Wiederherstellung wieder möglich, bei 15 min nur noch eine solche in 14,3% und bei 30 Minutendauer nur noch von 10,8% (Abb. 3). Allerdings belief sich der Anteil bei 45minütiger Reanimationsdauer immerhin noch auf 15,4%. In 18% der Fälle dauerte die Reanimation bis zu 60 min mit in 13,6% positivem Ausgang. Bei länger als 2 h dauernder Reanimationen (5%) war keine endgültig positive Wiederherstellung zu verzeichnen.

Tabelle 12. Reanimationsdauer und -erfolg

Dauer [min]	Primär erfolglos	Primär erfolgreich	Endgültig erfolgreich	Gesamt
Bis 10	1	0	1 (50,0%)	2 (1,7%)
11– 15	6	0	1 (14,3%)	7 (5,8%)
16– 30	22	11	4 (10,8%)	37 (30,8%)
31– 45	18	4	4 (15,4%)	26 (21,7%)
46– 60	14	5	3 (13,6%)	22 (18,3%)
61–120	15	4	1 (5,0%)	20 (16,7%)
Über 120	6	0	0	6 (5,0%)

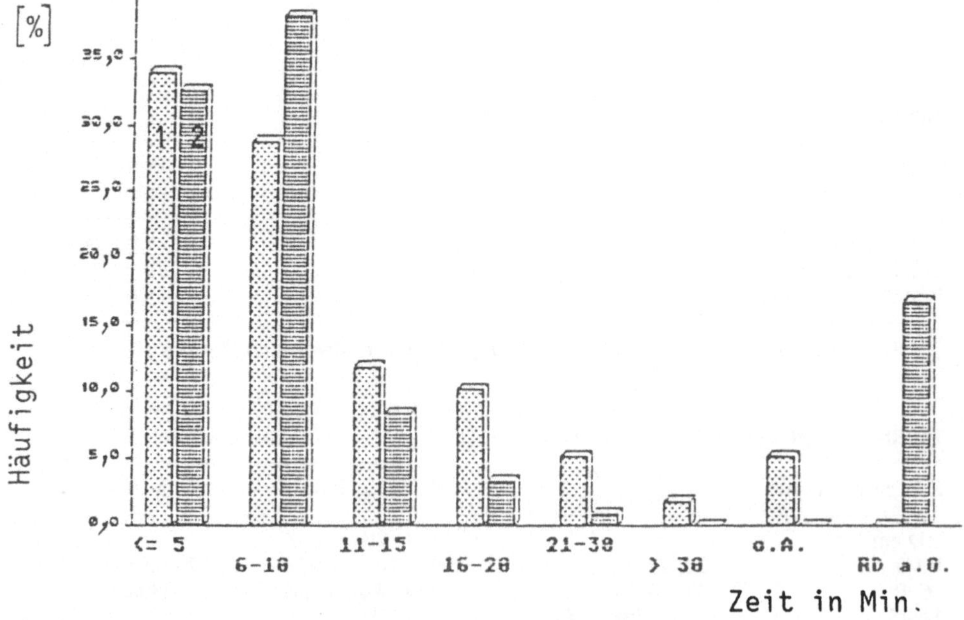

Abb. 3. Reanimation im Rettungsdienst. Vergleich Anfahrzeiten RD (*1* = 1972–76; *2* = 1985–87)

Medikamentöse Reanimation

Beim Einsatz differenzierter Medikamente im Rahmen der Reanimation hat sich in den vergangenen Jahren eine deutliche Verschiebung des Schwerpunktes ergeben. Die insgesamt besseren Reanimationsergebnisse in USA führten auch zu einer kritischen Wertung der Notfallmedikamente in der Bundesrepublik. Meuret führte dies auf die lange Zeit als Medikament der Wahl eingeführte Gabe von β-Mimetika mit nachfolgenden Erhöhungen des diastolischen Aortendrukkes und Minderung der Koronarperfusion zurück [15]. Während vor 10 Jahren Orciprenalin (nicht nur in unserem Untersuchungskollektiv) mit 56% der Applikationen im Rahmen der Reanimation das häufigst verwandte Medikament war, wurde es nun mit einem Anteil von 80% von Adrenalin abgelöst. Allerdings wurde in 12,5% auch jetzt noch Orciprenalin verwandt, wobei nicht nachvollziehbar ist, ob dies primär für AV-Blockierungen als Notfalldiagnose verwandt wurde. Die schlechteren Ergebnisse beim Einsatz von Orciprenalin zeigen sich bei der Hamburger Analyse [16], wo ein deutliches Überwiegen dieser Medikation bei den erfolglosen Reanimationen festgestellt wurde. In der Zusammenstellung von Hofgärtner und Milewski wird angenommen, daß Adrenalin zwar einen gesicherten Einfluß auf die Zahl der endgültig Überlebenden hat, doch auch die Zahl der primär erfolgreichen Reanimation hat unter dieser Therapie um das Doppelte zugenommen [12]. Klöss et al. stellten fest, daß die Anwendungshäufigkeit von Katecholaminen bei den Überlebenden wesentlich geringer sei und bei einem Drittel überhaupt nicht benötigt wurde [13].

1976 wurde in 19% der Fälle $NaHCO_3$ verabreicht, während 1985/87 die Pufferung in 64% der Fälle zur Anwendung kam. Lidocain war 1976 noch eine Ausnahme (3,4%) oder aber im 2. Untersuchungsabschnitt in 37% eingesetzt. Gegenteilig verhielt sich der Einsatz von Kalzium. 1976 bei 27% aller Reanimationen verwandt, ging der Anteil in den Jahren 1985/87 auf 3,3% zurück.

Eine Analyse über die präklinische Versorgung von Patienten mit Kreislaufstillstand darf keineswegs nur ein Spiel mit Zahlen und Prozenten sein, die die Wichtigkeit einer bestimmten Organisationsstruktur unter Beweis stellt, die – zugegeben – zur Überzeugung von z. B. politischen Mandatsträgern notwendig ist. Ein typisches Beispiel dafür ist die Kostennutzenanalyse der Rettungshubschrauber, wo man in Ermangelung von festen Daten bei den versorgten Patienten sich einzig auf die Reanimierten beschränkte, d.h. Patienten, die nach einer vitalen Funktionsstörung lebend das Krankenhaus erreichten: bei 599 Reanimierten im Jahr 1986 ergibt sich ein Durchschnitt von 21 erfolgreichen Reanimationen pro Rettungshubschrauber. Da es keinen repräsentativen Prozentsatz der dauerhaft Wiederhergestellten gibt, wird ein Mittelwert von 20% zugrunde gelegt. Daraus errechnet sich dann ein Kostennutzenüberschuß pro Hubschrauber von 1,6 Mill. DM als Basis der gesamtwirtschaftlichen Rentabilität [28].

Während der Primärerfolg an hämodynamischen Parametern sofort meßbar beurteilt werden kann, entzieht sich die Wiederherstellung der zentralnervösen Funktion des sofortigen Zugriffs. Der Erfolg wird sich letzten Endes an der definitiven Wiederherstellung der Patienten mit ihrer Eingliederung in die Gemeinschaft orientieren müssen. Der Wert der erfolgreichen Wiederbelebung nach Kreislaufstillstand ist erst durch Langzeitbeurteilungen und -beobachtungen nachweisbar, weshalb viele Analysen nur vordergründige Daten liefern. In einer Untersuchung von Roewer et al. [19] lebten 7,9% der Reanimierten endgültig, 15,8% davon mit bleibender Zerebralschädigung. Dem stehen unsere eigenen Ergebnisse mit 18,8% Zerebralschädigungen bei Langzeitpflegebedürftigkeit gegenüber.

Die Ursache für die niedrige Erfolgsrate liegt in der relativ langen Zeit bis zum Beginn der CPR und dem individuell differenten Aktivitätsgrad und Ausbildungsstand des Ersthelfers. Realistisch muß man andererseits auch feststellen, daß mit zunehmendem Bekanntheitsgrad des Notarztdienstes die negative Auslese des Patientenkollektives zunimmt. Aus der Praxis heraus sind Reanimationen bei Patienten, bei denen sich die Aussichtslosigkeit einer Reanimation in Folge des Grundleidens oder einer länger bestehenden Anoxie erst später herausstellt, keine Raritäten. Trotzdem erscheint es auch zukünftig wünschenswert, den Reanimationserfolg weiter zu verbessern.

Dazu sind folgende Maßnahmen geeignet:

1. Aufklärung der Bevölkerung über die Symptomatik und die Notfalldiagnose, um eine unverzügliche Alarmierung des Notarztes zu gewährleisten (Verkürzung der Meldezeit).
2. Unterweisung der Bevölkerung speziell gefährdeter Gruppen in den Erstmaßnahmen der CPR (Verkürzung des therapiefreien Intervalles)
3. Verbindliche und wiederholte Ausbildung des Rettungspersonals und der Ärzteschaft in der gesamten Reanimation (Verkürzung des Zeitraums bis zur gezielten Therapie unter Einbeziehung der materiellen Vorraussetzung des Rettungsdienstes).
4. Festlegung definierter Kriterien für den Bereich der präklinischen Reanimation und Beurteilung des Reanimationserfolges nach längerfristigen Zeitabständen als Basis für eine Vergleichbarkeit differenter Studien (Darlegung von Schwierigkeiten und Lücken im Organisations- und Ausbildungskonzept).

Literatur

1. Ahnefeld FW, Gorgass B (1974) Aufgaben und Möglichkeiten des Notwagens. Wien Med Wschr 127:752
2. Ahnefeld FW, Rossi R, Seefelder C, Eberle B, Kynast M, Dick W (1987) Reanimation am Notfallort. In: Mauritz W, Steinbereithner K (Hrsg) Cardiolpulmonale und cerebrale Reanimation (CPR). Maudrich, Wien München Bern (Beiträge zur Anaesth. u. Intensivmed, Bd 22, S 147–158)
3. Blauhut B, Gilhofer Ch, Necek St (1981) Langzeiterfolge der cardiopulmonalen Wiederbelebung im Notarztwagen. In: Haid B, Mitterschiffthaler G (Hrsg) ZAK Bd 5, Intensivmedizin, Notfallmedizin. Springer, Berlin Heidelberg New York (Anaesthesiologie und Intensivmedizin, Bd 143, S 27)
4. Blauhut B, Necck S, Bergmann H, Seipelt H, Pastl E, Pastl K (1987) Langzeitergebnisse nach präklinischer Reanimation. In: Mauritz W, Steinbereithner K (Hrsg) Cardiopulmonale und cerebrale Reanimation (CPR). (Beiträge zur Anaesth. und Intensivmed, Bd 22, S 159–68) Maudrich, Wien München Bern

5. Eberle B, Kynast M, Dick W (1986) Reanimation in der Prähospitalphase. Notfallmed 12:928
6. Eisenberg MS, Bergner L, Hallstrom AP (1984) Sudden cardial death in the community. Praeger Publ, New York
7. Engelhardt GH, Zapf C: Ergebnisse von 1214 kardiopulmonalen Reanimationen am Notfallort. In: Engelhardt GH (Hrsg) Praktische Notfallmedizin I. De Gruyter, Berlin, S 114
8. Füsgen J, Summa J-D (1976) Reanimation im Alter. Inn Med 3:95
9. Gudjonsson H, Baldvinsson E, et al (1982) Results of attempted cardiopulmonary resuscitation of patients and surrounding area 1976–79. Aet Med Sand 212:247
10. Harloff M, Gillmann H (1982) 10 Jahre interdisziplinärer Notarztwagen Ludwigshafen. Notfallmed 8, (Suppl) Notarzt 3,2
11. Hirsch W-D (1983) Die Problematik der außenklinischen Reanimation durch den Notarzt. Notfallmed 9, (Suppl) Notarzt 4,2
12. Hofgärtner F, Milewski P (1985) Außerklinische Reanimation durch den Notarzt. Notarzt 1:62
13. Klöss Th, Roewer N, Wischhusen F (1985) Prognose der präklinischen kardiopulmonalen Reanimation. Anästh Intensivth Notfallmed 20:237
14. Lemire FG, Johnson AL (1972) Is cardiac resuscitation worthwhile. N Engl J Med 286:970
15. Meuret GH, Mussler M, Lendres HG (1983) Ist Orciprenalin (Alupent) in der Reanimation kontraindiziert? Intensivmed 20:263
16. Müller-Esch G, Voeltz P, Friedrich H-J, Jaacks H, Meyer B, Weidringer G (1987) EDV-gestützte Datenauswertung in der präklinischen Notfallmedizin Teil II. Erfahrungen mit neuen Notarzt-Protokoll bei 1500 Einsätzen. Notfallmed 13:372
17. Nachtwey W, Dreier A (1984) Der reanimierte Patient in der Intensivstation. In: Schuster HP, Nachtwey W (Hrsg) Die Kardiopulmonale Reanimation und der reanimierte Patient. Zuckschwerdt, München, S 64
18. Rath H, Bauer H (1985) Reanimationsergebnisse – Begleitverletzungen und Überlebensquoten. In: Wenzel JK, Proschka GW, Theisinger W (Hrsg) Erstversorgung im Notarztdienst. Urban & Scharzenberg, München, S 185
19. Roewer N, Klöss Th, Püschel K (1985) Langzeiterfolg und Lebensqualität nach präklinischer kardiopulmonaler Reanimation. Anästh Intensivth Notfallmed 20:244
20. Sefrin P, Rupp J (1979) Reanimation im Notarztwagen. Münch Med Wschr 121:1575
21. Stegen H (1986) Reanimationsergebnisse der Deutschen Rettungsflugwacht. Schriftreihe DRF
22. Striebel JP, Pautle W (1987) Notfallmeldung – Notarzteinsatz. Anaesth 36:267
23. Thompson RG (1979) Bystanders-iniated cardiopulmonary resuscitation in the mangement of ventricular fibrillation. Ann Int Med 90:737
24. Tweed WA, Bristow G, et al (1980) Resuscitation from cardiac arrest: assesment of a system providing only basic life support outside of hospital. CNMA Journal 122:297
25. Vollmar A, Daub D, Kalff G, Weiß B (1981) Reanimationsversuche außerhalb des Krankenhauses. In: Haid B, Mitterschiffthaler G (Hrsg) ZAK Bd 5, Intensivmedizin, Notfallmedizin. Springer, Berlin Heidelberg New York (Anaesthesiologie und Intensivmedizin, Bd 5, S 326)
26. Donat K, Ivens K, Schucharf J, Ziegler WJ (1984) Komplikationen und Reanimationserfolge bei akutem Herzinfarkt. Epidemiologische Untersuchung in einer Großstadt. Intensivmed 21:339
27. Unfallverhütungsbericht Straßenverkehr 1979/1985 – Übersicht Rettungswesen. Bericht des Bundesministers für Verkehr Bundesdrucksache 8/3548 und 10/5030
28. Probleme der Kosten-/Nutzenentwicklung in der Luftrettung RTH intern 2/87, ADAC, S 8

Klinische Reanimation – Möglichkeiten und Grenzen

H. P. Schuster

Die nachfolgenden Erörterungen über Möglichkeiten und Grenzen der klinischen Reanimation sollen 3 Problemkreise ansprechen:

1. Die Frage der kardiopulmonalen Reanimation (CPR) in der Klinik außerhalb der Intensivstationen, also im Bereich normaler Akut- oder Pflegestationen;
2. Die kardiopulmonale Reanimation innerhalb der Intensivstation;
3. Den klinischen Verlauf von Patienten, die nach CPR zur Weiterbetreuung in die Intensivstation aufgenommen wurden.

CPR auf Normalstationen

Die Ausgangssituation einer kardiopulmonalen Reanimation auf Normalstationen in der Klinik entspricht der einer CPR im präklinischen Bereich. Betroffen sind Patienten mit plötzlichem und unerwartetem Kreislaufstillstand bei unterschiedlichen Grundleiden und Komplikationen.

Die endgültigen Ergebnisse der CPR in diesem Bereich sind vergleichbar der CPR außerhalb der Klinik. Nur etwa 5% aller reanimierten Patienten können endgültig aus der Klinik entlassen werden [6].

Dies ist erstaunlich, da die Reanimation in der Klinik an sich unter günstigeren Gesamtbedingungen stattfindet als die präklinische CPR. In der Regel ist in den Kliniken die Alarmgebung organisiert. Es stehen trainierte Ärzte oder Reanimationsgruppen bereit. Die Wege sind kurz, sowohl für die hinzugerufenen Ärzte als auch für den Transport der betroffenen Patienten auf die Intensivstation oder zur Durchführung spezieller diagnostischer Verfahren. Diese an sich günstigen Gesamtbedingungen werden offenbar aufgewogen durch die schweren Krankheitszustände bei klinisch stationär eingewiesenen Patienten.

Kardiopulmonale Reanimation in der Intensivstation

Bei Patienten der Intensivstation ist die Ausgangssituation grundsätzlich anders als bei Patienten auf Normalstation oder außerhalb des Krankenhauses. Der akute Kreislaufstillstand tritt unter intensiver Überwachung während oder trotz Intensivtherapie auf.

Die Ergebnisse der CPR bei kritisch Kranken auf Intensivstationen sind ausgesprochen divergent. Besonders günstig sind die Resultate bei Patienten mit akutem Myokardinfarkt, wo Langzeitüberlebensraten von 20–30% berichtet wurden. Den durchschnittlichen Angaben vergleichbar sind die Ergebnisse bei Intensivpatienten, die durch akute, definierbare und korrigierbare Komplikationen einen Kreislaufstillstand erleiden. Solche Komplikationen sind beispielsweise Kaliumentgleisungen, akute Hypoxien sowie Medikamentennebenwirkungen. Die Langzeitüberlebensraten betragen hier 10–20% und liegen damit im Bereich der Ergebnisse, wie sie in großen Kollektiven insgesamt berichtet werden.

Eine weitere Gruppe von Intensivpatienten hat jedoch eine ausgesprochen ungünstige Prognose. Camarata et al. [4] haben erstmals auf diese Patientengruppen hingewiesen (Tabelle 1). Sie untersuchten insgesamt 132 Patienten, bei denen eine CPR auf der Intensivstation versucht wurde. Die Langzeitüberlebensrate war insgesamt 4,5%. Hatten die Patienten innerhalb von 4 h vor dem Kreislaufstillstand eine ausgeprägte respiratorische Azidose, so betrug die Langzeitüberlebensrate nur 1,5%. Bei einer ausgeprägten metabolischen Azidose, die dem Kreislaufstillstand vorausging, überlebte kein Patient. Dagegen war die Überle-

Tabelle 1. CPR bei Patienten der IThST

Total CPR attempts	Pat.	Survivors	
	132	6	4,5%
Respiratory acidosis 4 hrs preceding cardia arrest pH 7.16, PCO_2 67	65	1	1,5%
Metabolic acidosis 4 hrs preceding cardial arrest pH 7.21, PCO_2 26	34	0	0%
Catastrophic event pH 7.45, PCO_2 37	33	5	15%

Tabelle 2. Häufigkeit und Ergebnisse der kardiopulmonalen Reanimation (CPR) auf Intensivstationen

Jahr		1974	1979
Verstorben auf IST		69	63
CPR versucht		50/69 (72%)	5/63 (8%)
Erfolgreich		1/50	1/5
		1969/70	1979/80
Pat. d. IThSt	[n]	343	339
CPR	[n]	62	23
	[%]	18	6
Langzeiterfolg	[n]	8	6
	[%]	13	26

bensrate 15% bei Patienten, bei denen eine akute Komplikation zu dem Kreislaufstillstand geführt hatte.

Steinbereithner et al. [13] machten eine ähnliche Beobachtung (Tabelle 2). Während in einem ersten Untersuchungszeitraum von 69 auf der Intensivstation verstorbenen Patienten in 50 Fällen eine CPR versucht wurde, die nur einmal definitiv erfolgreich war, wurde in einem späteren Zeitraum eine CPR nur noch bei 5 von 63 verstorbenen Patienten untersucht, die ebenfalls einmal erfolgreich war. Die Autoren schlossen aus diesen Beobachtungen, daß die CPR eigentlich keine Methode der Intensivtherapie ist. Je besser die Intensivüberwachung und je konsequenter die Intensivtherapie, desto seltener darf ein Kreislaufstillstand im Sinne des akuten, unerwarteten Kreislaufstillstandes auftreten. Vielmehr ist der Kreislaufstillstand bei diesen Patienten eher ein trotz konsequenter Intensivtherapie nicht vermeidbares und damit terminales Ereignis mit entsprechend minimalen Möglichkeiten einer definitiv erfolgreichen Wiederbelebung.

Eine ähnliche Beobachtung machten Sefrin und Kaufmann [12], wenn auch mit insgesamt besseren Erfolgsraten. Während in einem früheren Zeitraum von 343 Patienten 62 reanimiert wurden, war dies in einem späteren Untersuchungszeitraum nur noch in 23 von 339 Patienten der Fall. Mit dieser restriktiveren Indikationsstellung zur CPR stieg gleichzeitig die Rate der Langzeiterfolge von 13% auf 26% an.

Aus diesen Beobachtungen ist zu folgern, daß die Indikation zur kardiopulmonalen Reanimation bei kritisch Kranken auf Intensivstationen sehr eng gestellt werden muß. Der Verzicht auf kardiopulmonale Reanimation bei Kreislaufstillstand in der Intensivstation darf jedoch nicht zufällig und willkürlich erfolgen, sondern muß durch eine vorherige Anordnung, nicht zu reanimieren, gestützt werden. Im angelsächsischen Schrifttum gibt es zu dem Problem dieser „Do-not-resuscitate" (DNR)-Anordnung bereits eine Reihe von Publikationen [2, 4, 8, 14–16].

Zimmermann et al. [16] untersuchten die in 19 Intensivtherapiestationen an insgesamt 7265 Intensivpatienten gesammelten Erfahrungen. Bei diesen Patienten lag in 393 Fällen (5,4%) eine schriftliche Anordnung, nicht zu reanimieren, vor. In 81% der Fälle war die Familie in diese Entscheidung involviert, in 14% auch der Patient. Die Patienten mit der Anordnung, nicht zu reanimieren, unterschieden sich in einigen Merkmalen signifikant von den übrigen Intensivpatienten. Sie waren älter, sie hatten schwerere chronische Grundleiden, sie hatten öfter ein multiples Organversagen, sie hatten einen schwereren Krankheitsgrad, sie wiesen häufiger intrakranielle Blutungen, Sepsis und vorangegangene kardiopulmonale Reanimation auf. Von den Patienten, bei denen die Anordnung, nicht zu reanimieren, ergangen war, verstarben 94% im Mittel 1,7 Tage nach dieser Anordnung. 39% aller auf den Intensivstationen verstorbenen Patienten verstarben unter der Anweisung, nicht zu reanimieren. In 68% der Patienten war mit der Anordnung, nicht zu reanimieren, auch eine Therapiereduktion verbunden.

Nach dem heutigen Wissens- und Erfahrungsstand sollten bei der Anordnung, nicht zu reanimieren, folgende Punkte berücksichtigt werden (Tabelle 3):

1. die Anordnung sollte mit Schwestern, Ärzten, Angehörigen diskutiert und dann von dem verantwortlichen Arzt entschieden werden;

Tabelle 3. Anordnung, nicht zu reanimieren

---

1. Soll mit Schwestern, Ärzten, Angehörigen diskutiert, von dem verantwortlichen Arzt entschieden werden
2. Beruht auf der *genauen Kenntnis* von *Grundleiden* und *Verlauf*
3. Ist nach heutigem Wissensstand gerechtfertigt bei – *trotz intensiver Therapie* von Grundleiden und Komplikationen –
    - Progressiver Hypoxie und/oder Azidose
    - Progredientem Schock mit Hypotension und Minderperfusion
    - Progredientem kardinalen Pumpversagen mit Lungenödem
    - Progressivem Koma
    - Progressivem MOV

---

2. die Anordnung beruht auf der genauen Kenntnis von Grundleiden *und* Verlauf;
3. die Anordnung, nicht zu reanimieren, ist nach heutigem Wissensstand gerechtfertigt, wenn trotz intensiver Therapie von Grundleiden und Komplikationen der Kreislaufstillstand sich aus einer der folgenden Situationen heraus entwickelt:
    - progressive Hypoxie und/oder Azidose,
    - progredienter Schock mit Hypotension und Minderperfusion,
    - progredientes kardiales Pumpversagen mit Lungenödem,
    - progressives Koma,
    - progressives Multiorganversagen.

Klinischer Verlauf kardiopulmonal reanimierter Patienten

Im Jahre 1969 haben wir eine Untersuchung über den Verlauf an 90 reanimierten Patienten einer Universitätsklinik publiziert [11]. Definitiv erfolgreich, gemessen an der Klinikentlassung, verliefen nur 10% der Reanimationen. Erstaunlicherweise findet sich in einer kürzlich erschienenen Arbeit aus Ann Arbor [7] bei 272 reanimierten Patienten die gleiche niedrige Erfolgsrate von 11%.

Überblickt man die Literatur, so verlaufen insgesamt nach wie vor nur 10–20% aller Reanimationsversuche definitiv erfolgreich, so daß die Patienten aus der Klinik entlassen werden können. Dies bedeutet, daß etwa 70% der primär erfolgreich reanimierten Patienten in der Klinik sterben [10]. Fragt man nach den Todesursachen, nach primär erfolgreicher Reanimation, so stehen zerebrale und

Tabelle 4. Todesursachen nach primär erfolgreicher CPR. (Nach [9])

Zerebrales Koma	38%
Kardiales Pumpversagen	31%
Nicht kontrollierbare Arrhythmien	10% ⟩ 41%
Infektion und Sepsis	21%

kardiale Schädigungen eindeutig im Vordergrund (Tabelle 4). Der Verlauf nach primär erfolgreicher Reanimation wird eindeutig bestimmt durch die Erholung oder Schädigung der zentralen Organe, insbesondere von Gehirn und Herz.

Die Intensivtherapie nach kardiopulmonaler Reanimation hat sich damit auf die Überwachung der Hirnfunktion und die Prophylaxe und Behandlung eines zerebralen Komas sowie auf die Überwachung der Herzfunktion und die Prophylaxe und Behandlung eines kardialen Pumpversagens zu konzentrieren. Damit ist die neue Erkenntnis, daß Organschäden nicht nur während Ischämie-Anoxie, sondern auch während Reperfusion entstehen, von großer Bedeutung. Solche Reperfusionsschäden sind für das Gehirn gut belegt. Wahrscheinlich gelten sie auch für das Herz. Hierfür gibt es zunehmend Erkenntnisse im Zusammenhang mit der Behandlung des akuten Myokardinfarktes. Nach erfolgreicher Reperfusion des verschlossenen Infarktgefäßes lassen sich unterschiedliche Herzmuskelabschnitte unterscheiden: die nekrotische Muskelzone, die ischämisch und durch Reperfusion gestörte Randmuskelzone des Infarktes („stunned myocardium") sowie das nicht oder nicht wesentlich betroffene Restmyokard. Möglichkeiten einer therapeutischen Beeinflußbarkeit bestehen vor allem im Bereich des ischämisch geschädigten, aber nicht nekrotischen Myokards [3]. Nach kardiopulmonaler Reanimation und erfolgter Reperfusion kann im Grunde das gesamte Myokard als „stunned myocardium" betrachtet werden. Insofern lassen sich Erkenntnisse in der Behandlung des akuten Myokardinfarktes zumindest bedingt auf die Behandlung nach kardiopulmonaler Reanimation übertragen.

Intensivmedizin bei ischämisch anoxischem Koma (Tabelle 5)

Das konventionelle und bisher einzig realisierbare Prinzip der Behandlung von Hirnschäden mit Koma nach CPR besteht im Versuch, den intrakraniellen Druck zu senken und gleichzeitig den zerebralen Perfusionsdruck sicherzustellen. Es ist wesentlich, beide Gesichtspunkte zu berücksichtigen, da ein Teil der Maßnahmen zwar den intrakraniellen Druck senkt, zugleich aber auch den zerebralen Perfusionsdruck negativ beeinflussen kann. Damit ist die absolute Senkung des intrakraniellen Drucks nicht das alleinige Ziel, sondern der intrakranielle Druck sollte unter Aufrechterhaltung des zerebralen Perfusionsdrucks gesenkt werden.

Tabelle 5. Intensivmedizin bei ischämisch-anoxischem Koma

Prinzip:	Senkung des intrakraniellen Druckes bei Sicherstellung des zerebralen Perfusionsdruckes
Verfahren:	Oberkörperhochlagerung (bis 30°) Mäßige Hyperventilation ($PaCO_2$ 30 mm Hg) Osmotherapie TRIS Stabilisierung von Atmung und Kreislauf

Die folgenden therapeutischen Verfahren können heute als allgemein akzeptiert angesehen werden. Eine Oberkörperhochlagerung sollte bis etwa 30° erfolgen. Wird der Oberkörper weiter aufgerichtet, so kann der Karotisdruck und damit der zerebrale Perfusionsdruck absinken. Eine Hyperventilation mit arteriellen Kohlensäurepartialdruckwerten um 30 mm Hg ist vor allem in der Lage, akute Drucksteigerungen aufzuheben. In der letzten Zeit wurden mögliche Nebenwirkungen einer zu ausgeprägten chronischen Hyperventilation mit CO_2-Drücken deutlich unter 30 mm Hg diskutiert. Die mäßige Hyperventilation kann jedoch nach wie vor als anerkanntes Verfahren gelten. Die Osmotherapie mit Mannit und Sorbit kann akut zu intrakraniellen Drucksenkungen führen. Vor allem von seiten der Neurochirurgen und Neurologen wird stets darauf hingewiesen, daß eine solche Therapie durch invasive Messung des intrakraniellen Drucks kontrolliert werden. Auch wenn dies bisher in den meisten nicht neurologischen oder neurochirurgischen Intensivstationen nur ausnahmsweise durchgeführt wird, entbehrt die Forderung, den Hirndruck ähnlich zu überwachen wie die kardialen Druckwerte, nicht der inneren Logik. Gelingt es auch durch Osmotherapie nicht, den Hirndruck in die erwünschten Bereiche zu senken, so kann TRIS kurzfristig eingesetzt werden. Generell zu fordern ist eine intensivmedizinische Stabilisierung von Atmung und Kreislauf zur Sicherstellung von zerebralem Perfusionsdruck und Oxygenation.

Als neues Prinzip kann die Forderung nach einer pharmakologischen Hirnprotektion, d.h. nach einer pharmakologischen Beeinflussung von ischämischen und reperfusionsbedingten Schäden des Hirngewebes gelten. Hierauf soll im Anschluß an die Therapie des Pumpversagens noch kurz eingegangen werden.

Intensivtherapie bei kardialem Pumpversagen nach CPR (Tabelle 6)

Das konventionelle Therapieprinzip besteht in einer Verbesserung der kardialen Pumpfunktion mit Beseitigung der Lungenstauung.

Unter den Therapieverfahren stellen Nitrate und Diuretika zur Senkung der Füllungsdrücke und Elimination des überschüssigen Lungenwassers nach wie vor die Grundmaßnahmen dar. Vasodilatatoren zur Senkung der Nachlast wer-

Tabelle 6. Intensivtherapie bei Pumpversagen

Prinzip:	Verbesserung der kardialen Pumpfunktion, Beseitigung der Lungenstauung
Verfahren:	Nitrate und Diuretika zur Senkung der Füllungsdrücke und Elimination von Lungenwasser
	Katecholamine zur Steigerung des Herzzeitvolumens und arteriellen Blutdruckes
	Vasodilatatoren zur Senkung der Nachlast
	Diagnose eines akuten Myokardinfarktes
	Pharmakologische Thrombolyse nach „unkomplizierter" CPR
	Myokardprotektion
	? Kalziumantagonisten
	? Eisenchelatbildner
	? „Radikalfänger"

den eingesetzt, wann immer der arterielle Blutdruck dies zuläßt. Katecholamine dienen der Steigerung des Herzzeitvolumens und arteriellen Blutdrucks. Ein arterieller Mindestdruck ist zur Aufrechterhaltung der koronaren Perfusion unabdingbar.

Bei der hämodynamischen Überwachung der kardialen Therapie ist darauf hinzuweisen, daß diese Patienten wahrscheinlich einen erhöhten Füllungsdruck zur Aufrechterhaltung einer ausreichenden Vorlast brauchen. Dies ist aus Beobachtungen bei Patienten mit akutem Myokardinfarkt zu schließen [5].

Hier hat sich gezeigt, daß die optimalen Füllungsdrücke bei etwa 16–18 mm Hg anzunehmen sind. Der Grund dafür besteht in der Beobachtung, daß das ischämische Myokard eine verminderte Compliance aufweist und daher zu einer adäquaten Vorfüllung etwas höhere Füllungsdrücke benötigt als das gesunde Herz. Da wie bereits ausgeführt nach kardiopulmonaler Reanimation der gesamte Herzmuskel als ischämisch geschädigt anzusehen ist, können möglicherweise hier noch höhere Füllungsdrücke als optimal angesehen werden. Da spezielle Untersuchungen nicht vorliegen, bleibt für die Praxis derzeit nur die Konsequenz, bei anhaltendem low output einen Versuch mit Steigerung der Füllungsdrücke zu unternehmen.

Wesentlich ist in der Situation nach kardiopulmonaler Reanimation die Diagnose eines eventuell akuten Myokardinfarktes. War ein akuter Myokardinfarkt Ursache des Kreislaufstillstandes, so ist nach unkomplizierten Reanimationen durchaus eine pharmakologische Thrombolyse wie bei anderen Fällen von akutem Myokardinfarkt angezeigt.

Ebenso wie für das Hirngewebe, so kann auch für das Myokard der Versuch einer Organprotektion als neues Therapieziel angesehen werden. Nach heutigem Wissen spielen für die ischämisch-anoxische und anschließende reperfusionsbedingte Schädigung unter anderem 2 Faktoren eine wesentliche Rolle: ein vermehrter Kalziumeinstrom in die Zelle sowie eine Zellschädigung durch Bildung freier Sauerstoffradikale. Es erscheint logisch, hier den pharmakologischen Versuch einer Organprotektion anzusetzen. Über die Gabe von Kalziumantagonisten in dieser Situation besteht eine relativ reichhaltige Literatur, die hier im einzelnen nicht analysiert werden kann. Offenbar wurde bisher zu wenig beachtet, daß die große Gruppe der Kalziumantagonisten recht verschiedene Medikamentengruppen beinhaltet. Die bisherigen Untersuchungen scheinen darauf hinzuweisen, daß sich Kalziumantagonisten vom Nifedipintyp ganz anders verhalten als beispielsweise Diltiazem oder Verapamil. Die experimentellen Daten stehen an der Schwelle zur Umsetzung in der Klinik. Entscheidet man sich für den Einsatz eines Kalziumantagonisten, so ist dieser in jedem Fall so früh wie möglich, also möglichst im Zusammenhang mit der Reperfusion, zu verabreichen. Für die kardiopulmonale Reanimation würde dies bedeuten, daß das entsprechende Medikament unmittelbar mit Reanimationsbeginn zugeführt wird.

Auch im Hinblick auf eine Beeinflussung des 2. Mechanismus, die Bildung zytotoxischer freier Sauerstoffradikale, wurden experimentelle Ansätze erprobt. Neben der Gabe von Radikalenfängern erscheint insbesondere der Versuch mit dem Eisenchelatbildner Desferoxamin klinisch bedeutungsvoll, da ein solches Präparat in Form des Desferal im Grunde in der Klinik eingeführt ist. Der pathophysiologische Ansatz für die Gabe von Eisenchelatbildnern ist damit begründet, daß freies Eisen für die Bildung von Sauerstoffradikalen erforderlich ist und die Bindung dieses freien Eisens unter Umständen die Bildung freier Radikale stoppen kann [1].

Schlußfolgerungen

Nach primär erfolgreicher CPR sterben nach wie vor 70% der Patienten.

Haupttodesursachen sind progressives Hirnversagen und Herzversagen.

Die Intensivtherapie des progressiven Hirnversagen besteht im Versuch der Hirndrucksenkung. Die Therapie des progressiven kardialen Pumpversagens besteht in Gabe von Vasodilatatoren, Diuretika, Katecholaminen. Die pharmakologischen Ansätze zur Protektion von Hirn- und Myokardgewebe bezüglich ischämischer und reperfusionsbedingter Schädigung sind noch experimentell.

Die Anordnung, nicht erneut zu reanimieren, ist gerechtfertigt bei progressivem Koma, progredientem Pumpversagen und Schock, progressivem Multiorganversagen trotz Intensivtherapie und Ausschluß korrigierbarer, akuter Komplikationen.

Literatur

1. Babbs CF (1985) Role of iron ions in the genesis of reperfusion injury following successful cardiopulmonary resuscitation: preliminary data and a biochemical hypothesis. Ann Emerg Med 14:777–783
2. Bedell SE, Pelle D, Maher PL, Clearly PD (1986) Do-not-resuscitate orders of critically ill patients in the hospital. JAMA 11:233–237
3. Buda AJ, Zotz RJ, Gallagher KP (1987) The effect of inotropic stimulation on normal and ischemic myocardium after coronary occlusion. Circulation 76:163–172
4. Camarata SJ, Weil MH, Hanashiro PK, Shubin H (1971) Cardiac arrest in the critically ill. Circulation XLIV:688–695
5. Crexells C, Chatterjee K, Forrester JS, Dikshit K, Swan HJC (1973) Optimal level of filling pressure in the left side of the heart in acute myocardial infarction. N Engl J Med 289:1263–1266
6. Hershey CO, Fisher L (1982) Why outcome of cardiopulmonary resuscitation in general wards is poor. Lancet 2:31–34
7. Kyff J, Puri VK, Raheja R, Ireland T (1987) Cardiopulmonary resuscitation in hospitalized patients: Continuing problems of decision-making. Crit Care Med 15:41–43
8. Lipton HL (1986) Do-not-resuscitate decisions in an community hospital. JAMA 256:1164–1169
9. Myerburg RJ, Conde CA, Sung RJ, Mayorga-Cortes A, Mallon SM, Sheps DS, Appel RA, Castellanos A (1980) Clinical, electrophysiologic and hemodynamic profile of patients resuscitated from prehospital cardiac arrest. Am J Med 68:568–576
10. Schnyder D, Ritz R (1982) Früh- und Spätverlauf bei Patienten nach hämodynamisch erfolgreicher Reanimation. Schweiz Med Wschr 112:797–800
11. Schuster HP, Baum P, Schölmerich P (1969) Intensivtherapie und Prognose des akuten Kreislaufstillstandes. Klin Wschr 47:4–16
12. Sefrin P, Kaufmann D (1987) Reanimation im Rahmen der Intensivmedizin. Anaesthesist 36:362–372
13. Steinbereithner K, Spiss C, Sporn P (1980) Wiederbelebung auf der Intensivstation. Symposium über Lebensrettung, 6.-8. März 1980, Mainz (Abstractum)

13b. Schindler I, Mauritz W, Sporn P, Steinbereithner K (1987) Krankengut und Ergebnisse der cardiopulmonalen Reanimation an der operativen Intensivbehandlungsstation. In: Mauritz W, Steinbereithner K (Hrsg) Cardiopulmonale und cerebrale Reanimation (CPCR). Maudrich, Wien München Bern, S 185–192

14. Stephens RL (1986) Do not resuscitate orders. JAMA 255:240–241

15. Younger SJ, Lewandowski W, McClish DK, Juknialis BW, Coulton C, Bartlett ET (1985) Do not resuscitate orders. JAMA 253:54–57

16. Zimmermann JE, Knaus WA, Sharpe SM, Anderson AS, Draper EA, Wagner DP (1986) The use and implications of do not resuscitate orders in intensive care units. JAMA 255:351–356

Die Basismaßnahmen der kardiopulmonalen Reanimation

W. Mauritz

Die folgende Darstellung der Basismaßnahmen der CPR basiert auf den „Standards and Guidelines for Cardiopulmonary Resuscitation and Emergency Cardiac Care", die 1985 auf einer Konferenz in Dallas beschlossen und im Juni 1986 im Journal of the American Medical Association veröffentlicht wurden. Aus didaktischen Gründen wurden die einzelnen Schritte fortlaufend numeriert.

Im folgenden geht es um jene Phase, in der durch rasche Diagnose und sofortige Therapie von Störungen der Atmung ein Kreislaufstillstand nach Möglichkeit verhindert werden soll; besteht ein Herzkreislaufstillstand, so soll durch Atemspende und äußere Herzmassage der Zeitraum bis zur definitiven Therapie und/oder Wiederherstellung normaler Herzaktionen überbrückt werden. In dieser Phase ist rasches Handeln der Schlüssel zum Erfolg, weshalb die Basismaßnahmen der CPR nicht nur von medizinischem Personal, sondern auch von Laien gelehrt werden sollten. Im weiteren soll jedoch auf Trainings- und Ausbildungsfragen nicht näher eingegangen werden. Zunächst sollen nun die Basismaßnahmen beim Erwachsenen – die CPR-Schritte A, B und C – besprochen werden.

Einleitend muß betont werden, daß an keinem Notfallpatienten irgendwelche Maßnahmen wie Lagerung, Beatmung oder gar externe Herzmassage durchgeführt werden dürfen, wenn nicht zuvor festgestellt wurde, daß diese auch wirklich indiziert sind. Vor jedem Schritt der Basismaßnahmen muß daher eine entsprechende Beurteilung erfolgen, ebenso in regelmäßigen Abständen während der Reanimationsbemühungen.

Schritt A: Atemwege

1. Beurteilung der Bewußtseinslage: Zunächst erfolgt die Beurteilung der Bewußtseinslage durch Anruf und Berührung des Opfers. Bei Verdacht auf ein Schädel- oder Wirbelsäulentrauma soll selbstverständlich jede unnötige Bewegung des Opfers unterlassen werden.

2. Hilfe holen: Wenn das Opfer bewußtlos ist, soll der Helfer um Hilfe rufen; wenn jemand antwortet, soll dieser veranlaßt werden, Notarzt oder Rettungssystem zu aktivieren. Dabei sollten folgende Informationen so ruhig wie möglich gegeben werden:

- Wer spricht (Telefonnummer des Anrufers)
- Wo ist etwas passiert
- Was ist passiert
- Wie viele Personen sind betroffen
- Wie schwerwiegend ist der Zustand des (der) Opfer(s)
- Welche Hilfe ist verfügbar
- Anderes. Niemals als erster auflegen!

Wenn sich auf den Hilferuf niemand meldet, sollte nach etwa 1 min ein weiterer Versuch unternommen werden. Die Entscheidung, den Patienten zu verlassen und selbst um Hilfe zu telefonieren, sollte nur dann getroffen werden, wenn entweder der Zustand des Patienten sich deutlich verbessert hat oder aber das Eintreffen eines weiteren Helfers sehr unwahrscheinlich ist.

3. Lagerung: Die richtige Lagerung des Opfers ist entscheidend für die Effektivität der Reanimationsmaßnahmen. Der Patient muß in Rückenlage flach auf einer harten Unterlage liegen; die zerebrale Perfusion ist auch bei optimaler Thoraxkompression nicht ausreichend, wenn der Kopf des Patienten höher liegt als der Thorax. Wenn das Opfer auf dem Bauch liegt, muß der Retter es als Ganzes so auf den Rücken rollen, daß Kopf, Schultern und Rumpf gleichzeitig bewegt werden. Liegt der Patient dann auf dem Rücken, sollen seine Arme am Körper angelegt werden.

4. Position einnehmen: Der Helfer soll in Höhe der Schultern des Patienten neben diesem knieen, um Beatmung und Herzmassage ohne Stellungsveränderung durchführen zu können.

5. Kopf überstrecken: In Rückenlage behindert die zurückgesunkene Zunge partiell oder komplett die Passage der Luft; daher soll nun zum Freimachen der Atemwege mit den Fingern einer Hand das Kinn des Patienten umfaßt werden, während die andere Hand flach an der Stirn-Haargrenze liegt. Der Unterkiefer wird nach vorne gezogen, gleichzeitig wird der Kopf mit der anderen Hand überstreckt.

In vielen Fällen ist es nicht nur die Zunge, sondern Fremdkörper, die die Atemwege blockieren. Da sich dann auch mit der angegebenen „head tilt – chin lift"-Methode keine Beatmung durchführen läßt, muß eine Reinigung der Luftwege erfolgen. Zur Öffnung des Mundes dient der Esmarch'sche Handgriff: Dabei kniet der Helfer beim Kopf des Patienten, die Finger umgreifen den Kieferwinkel, der Daumen liegt am Kinn. Die Finger schieben nun den Unterkiefer nach vorne und der Daumen öffnet den Mund. Mit dem Zeige- und Ringfinger der anderen Hand können Mund- und Rachenhöhle ausgetastet und Fremdkörper entfernt werden.

Ein Sonderfall ist die Entfernung eines aspirierten Fremdkörpers (Bolus). Hier handelt es sich um ein plötzliches, meist beim Essen auftretendes Geschehen mit primärer Asphyxie, die rasch von Bewußtlosigkeit und Kreislaufstillstand gefolgt wird. Der Betroffene faßt sich panikartig an den Hals, kann nicht atmen und nicht sprechen. Wenn der Patient noch bei Bewußtsein ist und eventuell nur eine partielle Obstruktion vorliegt, so wird er aufgefordert, kräftig zu husten und den Fremdkörper auszuspucken. Gelingt dies nicht rasch, so wird der Heimlich-Handgriff empfohlen.

Dabei umfaßt der Helfer den stehenden Patienten von hinten, macht mit einer Hand eine Faust, legt die Daumenseite zwischen Xiphoid und Nabel an, faßt die Faust mit der anderen Hand und preßt das Abdomen mit einer ruckartigen Bewegung nach hinten und oben. Dieser Handgriff wird wiederholt durchgeführt, bis es zur Elimination des Bolus oder aber bis zum Bewußtseinsverlust des Patienten kommt.

Beim bewußtlosen Patienten wird in horizontaler Rückenlage versucht, den Fremdkörper manuell zu entfernen. Mit langsamen kräftigen Insufflationen gelingt es häufig doch, neben dem Fremdkörper Luft in die Lunge zu bringen. Ist eine echte Beatmung unmöglich, so kann man auch im Liegen den Heimlich-Handgriff durchführen und 6- bis 10mal wiederholen. Hierbei kniet der Helfer über dem Patienten und drückt kräftig auf das Abdomen. Der Heimlich-Handgriff kann zur Regurgitation sowie zu Leber-, Magen und Aortenrupturen führen; er soll keineswegs bei fortgeschrittener Schwangerschaft, extremer Adipositas oder bei Säuglingen angewendet werden. Hier soll der Thorax komprimiert werden oder aber Schläge zwischen die Schulterblätter des Patienten durchgeführt werden.

Schritt B: Beatmung

6. Beurteilung der Spontanatmung: Sind die Atemwege frei, so soll der Helfer sein Ohr über Nase und Mund des Patienten halten und sehen, ob der Thorax sich hebt und senkt und gleichzeitig hören und fühlen, ob Atemluft entweicht. Ist dies der Fall, so genügt es, die Atemwege weiterhin freizuhalten, wenn nicht, so soll unverzüglich mit der Beatmung begonnen werden. Die Beurteilung und Entscheidung über das weitere Procedere sollte nicht mehr als 5 s in Anspruch nehmen.

7. Beatmung: Die Beatmung Mund-zu-Nase wird derzeit vorgezogen, da bei geschlossenem Mund die Atemwege optimal geöffnet sind, der Beatmende seinen Mund sicherer über der Nase aufsetzen und abdichten kann und da bei gleichem Beatmungsvolumen der entstehende Druck geringer ist und somit eine Magenüberblähung mit Regurgitation weniger wahrscheinlich wird. Die Hände des Beatmenden liegen flach auf Stirn-Haargrenze und unter dem Kinn, der Kopf ist überstreckt, der Mund geschlossen und der Unterkiefer vorgezogen. Der Daumen verschließt den Mund des Bewußtlosen. Der Helfer kniet seitlich vom Patienten, atmet ein, öffnet seinen Mund weit, setzt ihn so über den Nasenöffnungen des Patienten auf, daß seine Lippen an der Nase des Patienten anliegen und abdichten und bläst dann seine Ausatemluft in den Patienten. Danach hebt er den Mund ab und überprüft den Beatmungseffekt durch Sehen (Senken des Thorax), Hören und Fühlen (Entweichen der Exspirationsluft).

Die Mund-zu-Mund Beatmung kommt zur Anwendung bei Verlegung der Nasenwege. Dabei liegt der Daumen direkt über der Kinnspitze, der Mund wird etwa querfingerbreit geöffnet, Daumen und Zeigefinger der an der Stirn-Haargrenze liegenden Hand verschließen durch Druck die Nasenöffnungen. Die Beatmung erfolgt wie oben beschrieben.

Beatmung Mund-zu-Stoma: Sonderform bei laryngektomierten Patienten.

Die Atemspende wird mit 2 Insufflationen begonnen, wobei die 2. Inspiration erst dann beginnt, wenn der Patient vollständig ausgeatmet hat. Dies ist einer der wesentlichen Unterschiede gegenüber des bisherigen Empfehlungen, wo 4 rasch aufeinanderfolgende Beatmungen vorgeschrieben wurden. Die weiterhin notwendige Beatmungsfrequenz liegt bei etwa 12/min, d. h. alle 5 s sollte eine Insufflation durchgeführt werden. Durch Ausübung eines Drucks auf den Ringknorpel (Sellick'scher Handgriff) kann der Oesophagus komprimiert und dadurch eine Aufblähung des Magens verhindert werden; dieser Handgriff soll aber nur von medizinischem Personal angewandt werden.

Komplikationen: Wenn der Kopf nicht gut genug überstreckt wird, muß ein hoher Beatmungsdruck erzeugt werden, der zur Magenüberblähung mit Regurgitation führen kann. Wird ein zu großes Atemzugvolumen ($>$1200 ml) eingeblasen, so kann es ebenfalls zur Magenüberblähung kommen. Ist das Zugvolumen zu klein ($<$600 ml) und/oder die Atemfrequenz zu niedrig, so ist die ausreichende Sauerstoffaufnahme und Kohlendioxydabgabe nicht gewährleistet. Ist die Beatmungsfrequenz zu hoch, kann der Helfer rasch ermüden und eventuell sogar in den Zustand einer Hyperventilationstetanie geraten.

Schritt C: Zirkulation

8. Überprüfen des Karotispulses: Kardinalsymptom des Kreislaufstillstands ist der fehlende Puls in der A. Carotis. Zur Überprüfung des Karotispulses sollte man sich etwa 5 s Zeit lassen, da er schwach, unregelmäßig und/oder langsam sein kann. Der Karotispuls wird deshalb vorgeschlagen, da er auch noch tastbar ist, wenn periphere Pulse bereits fehlen; dies gilt zwar auch für den Puls in der Femoralis, der jedoch bei bekleideten Patienten schwieriger zu finden ist. Ist der Karotispuls auch nur schwach tastbar, so darf keinesfalls mit Herzmassage begonnen werden, da sonst die Auswurfleistung des spontan schlagenden Herzens verschlechtert statt verbessert wird. Ist kein Karotispuls zu tasten, muß die externe Herzmassage erfolgen.

9. Externe Herzmassage: Vorausgesetzt wird, daß der Patient flach auf einer harten Unterlage liegt und der Helfer bereits seitlich neben ihm steht oder kniet:

- das Xiphoid wird getastet,
- der Druckpunkt für die Massage ist 2 QF oberhalb davon,
- eine Hand wird mit dem Daumenballen aufgelegt, die andere Hand darübergelegt und die Fingerspitzen angehoben,
- mit durchgestreckten Ellbogengelenken wird senkrecht von oben soviel Druck auf das Sternum ausgeübt, daß das Sternum etwa 4 cm der Wirbelsäule angenähert wird,
- Druck- und Entlastungsphase sollen gleich lang sein,

- die Handballen bleiben auch in der Entlastungsphase am Druckpunkt liegen,
- eine Frequenz von 80–100 Kompressionen/min ist anzustreben.

Dieser letzte Punkt ist ebenfalls eine Änderung der bisherigen Empfehlungen. Sie wird damit begründet, daß dadurch leichter die gewünschte 50%ige Kompressionsdauer erzielbar ist. Diese Punkte müssen so genau wie möglich beachtet werden, da selbst bei optimaler Technik maximal 40% des normalen Herzminutenvolumens erzielt werden können. Alternative Technik (simultane Ventilation und Kompression, abdominelle Kompression etc.) sollen derzeit nicht angewendet werden und werden daher hier ebensowenig besprochen wie die Theorien zur Funktion der Herzmassage.

Als Komplikationen der Thoraxkompression wären zu nennen:

- kein Karotispuls während Kompression tastbar; hier sollte der Druckpunkt überprüft und dann evtl. mehr Kraft angewendet werden; bleibt dies erfolglos, dann kann durch Anheben der Beine versucht werden, das Herz besser zu füllen.
- Rippen- und Sternumfrakturen: sind bei etwa 1 Drittel aller Reanimationen nachweisbar, können manchmal kaum vermieden werden.
- Leber-, Milz- und Lungenrupturen: sind in der Regel durch falsche Wahl des Druckpunktes oder unnötig hohe Kraftanwendung bedingt.

Bei der Koordination der Massage und Beatmung ist die Zahl der Helfer entscheidend:

Bei der „Ein-Helfer-Methode" wird mit 2 initialen Beatmungen begonnen, danach erfolgen 15 Thoraxkompressionen mit einer Frequenz von etwa 80 bis 100/min, danach wird wieder 2mal beatmet. Vor Verabreichung des 2. Atemzuges wird immer die vollständige Exspiration abgewartet.

Bei der „Zwei-Helfer-Methode" beginnt ein Helfer mit den 2 initialen Beatmungen, der andere führt anschließend bei fehlendem Karotispuls 5 Thoraxkompressionen mit einer Frequenz von etwa 80 bis 100/min durch, am Ende der 5. Kompression wird in einer Pause von maximal 1,5 s ein Atemzug verabreicht. Am Ende der Inspiration wird wieder mit der Thoraxkompression begonnen, die Exspiration soll hier nicht abgewartet werden. Wenn der Patient intubiert ist, können Ventilation und Kompression auch asynchron erfolgen, da hier eine Überblähung des Magens nicht zu befürchten ist.

Zusammenfassende Darstellung der Basismaßnahmen (ABC)

A. Atemwege
- Bewußtseinslage überprüfen;
- Hilfe rufen;
- Opfer lagern;
- Richtige Position einnehmen;
- Kopf überstrecken.

B: Beatmung
- Spontanatmung überprüfen;
- wenn vorhanden: Atemwege freihalten, Atmung überwachen;
- wenn fehlend: 2 initiale Beatmungen;
- wenn diese nicht möglich sind: neuer Versuch mit überstrecktem Kopf, wenn wieder nicht möglich: Heimlich-Handgriff;
- wenn 2 initiale Beatmungen möglich sind.

C: Zirkulation
- Karotispuls prüfen;
- wenn vorhanden: weiter 12 Beatmungen/min.
- wenn fehlend: externe Herzmassage;
- Nach 4 Zyklen (ein Helfer) bzw. 10 Zyklen (2 Helfer) neuerliche Kontrolle des Karotispulses.

Die Effektivität der Reanimation kann beurteilt werden durch:
- bessere Farbe der Haut und der Schleimhäute;
- Engerwerden (oder Nicht-Weiterwerden) der Pupillen;
- tastbarer Karotispuls bei jeder Thoraxkompression.

Basismaßnahmen bei Kindern

Das ABC-Schema gilt prinzipiell auch für pädiatrische Notfälle; es sind lediglich folgende Abweichungen vom Erwachsenen zu beachten:

- Statt des Karotispulses soll der Puls in der A. brachialis getastet werden.
- Der Kopf soll bei Säuglingen NICHT maximal überstreckt werden.
- Die Beatmung erfolgt primär Mund-zu-Mund + Nase.
- Das Atemzugvolumen errechnet sich nach $AZV = KG \cdot 10$.
- Die Beatmungsfrequenz beträgt 40/min für Neugeborene, 20/min für Säuglinge und 15/min für Kleinkinder.
- Bei Neugeborenen und Säuglingen wird die Massage mit 2 Fingern durchgeführt; der Druckpunkt liegt einen QF unterhalb der Intermamillarlinie, die Kompressionstiefe liegt altersabhängig zwischen 1,5 und 2,5 cm, die Kompressionsfrequenz beträgt mindestens 100/min, das Verhältnis Ventilation/Kompression ist 1:5 (auch bei der Ein-Helfer-Methode).
- Bei Kleinkindern wird mit dem Handballen einer Hand komprimiert und die Kompressionstiefe liegt zwischen 2,5 und 4 cm, auch hier ist das Verhältnis Ventilation:Kompression mit 1:5 festgelegt.

Ein Viertel aller Todesfälle ist durch koronare Herzkrankheiten (mit)verursacht; die Mehrzahl dieser Todesfälle ereignet sich außerhalb eines Krankenhauses – dies unterstreicht deutlich die Notwendigkeit, alle Bevölkerungsschichten in der Technik der Wiederbelebung zu unterweisen. Die Basismaßnahmen der CPR sind in der vorliegenden Form leicht zu lernen und ebenso leicht zu lehren; die konsequente Schulung von Ersthelfern sollte auch in Europa ein vorrangiges

Ziel werden, um die erschreckend hohe Mortalität der koronaren Herzkrankheit zu senken.

Literatur

American Heart Association (1986) Standards and guidelines for cardiopulmonary resuscitation and emergency cardiac care. JAMA 255:2841

Der polytraumatisierte und neurochirurgische Patient

Prioritäten in der chirurgischen Versorgung des polytraumatisierten Patienten

L. Schweiberer, D. Nast-Kolb und K.-H. Duswald

Aufbauend auf der Analyse der Verletzungsmuster und des Verlaufs von über 1000 seit 1965 in Homburg und München behandelten polytraumatisierten Patienten [4, 6], haben sich die Prioritäten des Behandlungsregimes im Laufe der Zeit in manchen Punkten verändert.

Unter Berücksichtigung so mancher negativer Erfahrungen sowie auf den Boden neuer Forschungsergebnisse wird unsere Meinung über Prioritäten der chirurgischen Versorgung dargelegt, wobei schwerpunktmäßig folgende 4 Fragen zu erörtern sind:

1. Hat die sogenannte Sofortrundumversorgung noch Gültigkeit oder ist die abgestufte Versorgung einer radikalen Sofortversorgung vorzuziehen?
2. Wie ist der Gewebeschaden in unserer Wertigkeitsskala einzuordnen?
3. Was müssen Notärzte vom Schädel-Hirn-Trauma wissen, um die richtigen therapeutischen Prioritäten setzen zu können?
4. Welches ist der richtige Operationszeitpunkt zur Versorgung von Frakturen?

Zur Frage 1: Rundumversorgung

In den 70er Jahren wurde vielfach propagiert, durch eine sofortige Rundumversorgung sämtlicher Verletzungen ein bestmögliches Behandlungsergebnis zu erzielen, wobei im Vordergrund der Argumentation neben der Pflegeerleichterung die Verbesserung der Atemmechanik stand. Obwohl die Patienten durch forcierte intensivmedizinische Maßnahmen dabei primär ausreichend stabilisiert erschienen, verstarb ein hoher Prozentsatz sekundär am isolierten Organversagen Lunge bzw. am Multiorganversagen. Neue Erkenntnisse der Pathophysiologie des Traumageschehens haben heute in vielen Traumazentren zu einem abgestuften Behandlungsvorgehen geführt, wenngleich nicht verschwiegen werden kann, daß vielerorts noch die sofortige Total- und Rundumversorgung favorisiert wird.

Wir wissen aus den grundlegenden Arbeiten von Mittermeier und Riede [5], Schlag und Redel [7], aber auch Bachofen und Weibel [2] Anfang der 70er Jahre, daß die Schädigungsmechanismen, die für das späte Organversagen verantwortlich sind, bereits in der Frühphase des Schockgeschehens entstehen und bereits innerhalb weniger Stunden nachweisbar sind. Dieses Schockgeschehen setzt sich aus 2 Komponenten zusammen: die hypovolämische Komponente, welche frühzeitig zur peripheren Hypoxie führt, ist hinlänglich bekannt. Die Wertigkeit der traumatischen Komponente ist in den letzten Jahren immer mehr in den Mittelpunkt der klinischen und experimentellen Traumaforschung gerückt. Die Gewebsschädigung führt zur Freisetzung von Mediatoren wie lysosomale Enzyme, Arachidonsäurederivate und Sauerstoffradikale. Beide Komponenten führen zusammen mit der sekundären Freisetzung von Endotoxin bereits frühzeitig zu nachweisbaren Veränderungen wie Endothelläsionen, Leukozytensticking und frühzeitig meßbaren Veränderungen des Gasaustausches. Diese Pathomechanismen gelten nicht nur für das Unfalltrauma! Jede Operation, das gilt ganz besonders für schwierige Rekonstruktionen im Wirbelsäulen-, Becken und Extremitätenbereich, stellt in diesem Sinne ein erneutes Trauma mit Freisetzung toxischer Mediatoren dar. Die kaskadenartige Aktivierung von Faktoren und Inhibitoren verschiedener humoraler Systeme wie dem Komplementsystem, dem Kallikrein-Kinin-System, dem Gerinnungs- und Fibrinolysesystem mit der Freisetzung lysosomaler Enzyme wie z. B. der Elastase beobachtet man, dem Trauma vergleichbar, auch nach größeren Operationen am Halte- und Bewegungsapparat, d. h. immer dann, wenn Muskeln durchtrennt, über längere Zeit exponiert und durch Hakendruck komprimiert werden müssen, wenn schwierige ossäre Rekonstruktionen die Operationszeit ungebührlich verlängern.

Das Gewebstrauma läßt sich gut mit dem PFI-Index nach Aasen [1], der die Summe des Verbrauchs von Faktoren und ihren Inhibitoren aus der Gerinnungs-, Fibrinolyse und Kallikrein-Kinin-System sowie der Freisetzung der granulozytären Elastase darstellen.

Die Abbildungen 1 und 2 zeigen die Wertigkeit des Unfall- und Operationstraumas. Abbildung 1 zeigt den Verlauf des PFI-Index sowie der Elastase-Ausschüttung eines Patienten mit multiplen Gesichtsschädelfrakturen, Femurschaftfraktur, multiplen Schürfwunden, Patellasehnenruptur sowie einer drittgradig offenen Unterarmfraktur. Durch die primäre Operation, die als Rekonstruktion

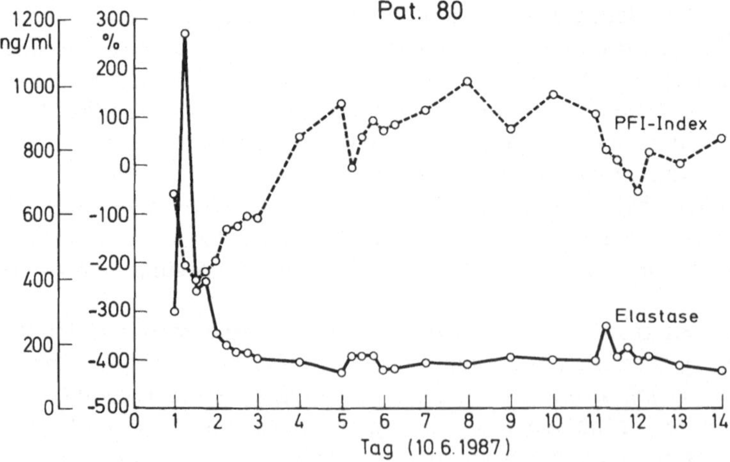

Abb. 1. PFI- und Elastase-Verlauf bei Frühversorgung

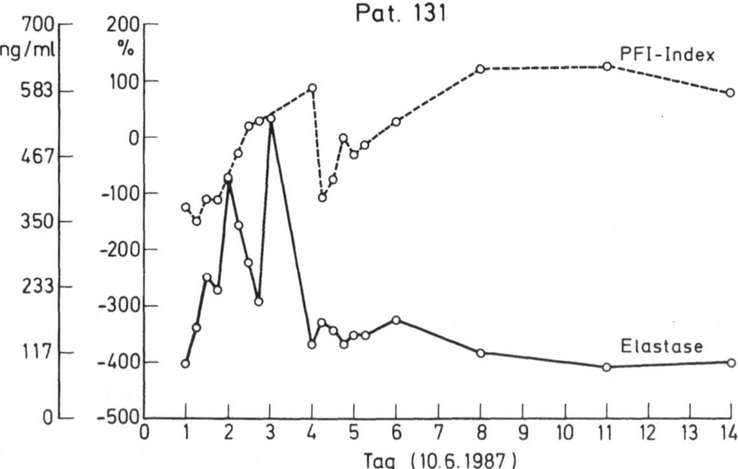

Abb. 2. PFI- und Elastase-Verlauf bei Spätversorgung

der drittgradigen offenen Unterarmfraktur unumgänglich war, kam es zu einem verstärkten Abfall des PFI-Index bzw. Anstieg der Elastase. Bei komplikationslosem Krankheitsverlauf kommt es zur Normalisierung der Kurvenverläufe. Abbildung 2 zeigt den Verlauf des PFI-Index und der Elastase bei einem polytraumatisierten Patienten mit Frontobasisverletzung, instabiler LWK-III-Fraktur und Oberarmschaft- und Oberarmkopffraktur. Nach intensivmedizinischer Stabilisierung und entsprechender Normalisierung des PFI-Index erfolgt am 4. Tag nach dem Trauma die operative Versorgung der Wirbelsäulen- und Oberarmfraktur, was sich in einem erneuten starken Abfall des PFI-Index wiederspiegelt. Diese Einzelbeispiele aus einer prospektiven Studie, die sich praktisch für sämtliche Patienten mehr oder weniger ausgeprägt darstellen lassen, bestätigen die Wertigkeit des Operationstraumas und bestätigen unsere Auffassung über das abgestufte Vorgehen bei der Versorgung polytraumatisierter Patienten.

Grundlage unseres Behandlungsvorgehens ist deshalb unser diagnostischer und therapeutischer Stufenplan (Tabelle 1), der charakterisiert ist durch den ständigen Wechsel zwischen intensivmedizinischen und operativen Phasen [8]. Die lebensrettenden Sofortmaßnahmen beginnen bereits am Unfallort und finden bei Klinikaufnahme ihre Fortsetzung. Während der stabsplanmäßig organi-

Tabelle 1. Diagnostischer und therapeutischer Stufenplan

Stufe I	Lebensrettende Sofortmaßnahmen
Stufe I a	Lebensrettende Sofortoperationen
Stufe II	Stabilisierungsphase; Diagnostikphase I
Stufe III	Lebens- und organerhaltende Frühoperationen
Stufe IV	Intensivmedizin; Diagnostikphase II
Stufe V	Funktionserhaltende und wiederherstellende verzögerte Operationen

siert ablaufenden Stabilisierungsphase gilt es zum einen, die Operationsfähigkeit für evtl. notwendige Operationen der Stufe III zu erreichen bzw. die Verlegung auf die Intensivstation vorzubereiten und zum zweiten, durch ein standardisiertes Diagnostikregime sämtliche bedrohlichen Verletzungen zu erfassen und damit die Indikation zu den lebens- und organerhaltenden Frühoperationen der Stufe III zu stellen.

Schlagwortartig läßt sich der Beginn der 3 operativen Stufen folgendermaßen charakterisieren: die lebensrettenden Sofortoperationen der Stufe Ia beginnen innerhalb Minuten, die lebens- und organerhaltenden Frühoperationen der Stufe III innerhalb Stunden und die funktionserhaltenden und wiederherstellenden verzögerten Operationen der Stufe V innerhalb von Tagen.

Ganz bestimmte Verletzungen des Halte- und Bewegungsapparates müssen zwecks Blutstillung, Vermeidung von Infektionen, Rekonstruktion der arteriellen Versorgung in der Frühphase als organerhaltende Maßnahmen durchgeführt werden. Auch gibt es Gelenkregionen, wo bei verzögerter Versorgung die Knochennekrose – zum Beispiel bei Schenkelhalsbruch oder beim Hüftpfannenluxationsbruch – droht. Viele andere zeitraubende Rekonstruktionen lassen sich allerdings ohne Verlust an späterer Integrität in eine spätere Operationsphase etwa nach dem 3. Tage verlegen.

Ein weiterer Gesichtspunkt, der gegen die sofortige Rekonstruktion aller Verletzungen in der frühen Operationsphase, d. h. in der II. Versorgungsstufe wenige Stunden nach der Verletzung spricht, ist das Problem der Lagerung. Nach soeben überwundenem hypovolämischen Schock bedeuten Operationen mit einer längerzeitigen Bauchlage, wie dies bei Wirbelsäulenverletzungen oder Bekkenrekonstruktionen erforderlich ist, eine erhebliche zusätzliche Beeinträchtigung der Atemfunktion und der Beatmung.

So waren bei 273 Patienten der letzten Jahre 528 Operationen erforderlich (Tabelle 2). 4 Operationen erfolgten unmittelbar nach der Aufnahme ohne weitere Diagnostik als sogenannte lebenserhaltende blutstillende Sofortoperation des Abdomens. 182 Operationen erfolgten in der frühen Operationsphase der Stufe III, also innerhalb weniger Stunden nach der Verletzung. 342 Operationen, das sind 64%, erfolgten in der späten Operationsphase der Stufe V, also wenige

Tabelle 2. Zeitpunkt der operativen Versorgung des eigenen Krankengutes

	Stufe I A Sofort-OP	Stufe III Früh-OP	Stufe V Spät-OP	Gesamt
Hirn-Schädel	0	10	6	16
Gesichtsschädel	0	10	55	65
Auge	0	4	0	4
Tracheotomie	0	5	14	19
Thorax	1	5	0	6
Abdomen	3	63	21	87
Bewegungsapparat	0	85	246	331
Gesamt	4	182	342	528

bis mehrere Tage nach der Verletzung. Für die Entscheidung der späteren Rekonstruktion im Bereich des Halte- und Bewegungsapparates sprechen nach unserer Auffassung neben der Tatsache des zusätzlichen Gewebetraumas und der langen Operationszeiten auch andere chirurgische Gesichtspunkte wie die Wahl des richtigen Implantates.

Zur Frage 2: Wertigkeit des Gewebeschadens

Betrachtet man das Verletzungsmuster polytraumatisierter Patienten, so stellt der Bewegungsapparat mit 72 bis 100% die am häufigsten betroffene Region dar. In unserer Klinik waren 93% Frakturen des Bewegungsapparates registriert worden. Jeder betroffene Patient hatte durchschnittlich 2,6 Frakturen. Unter den Kollektiven an polytraumatisierten Patienten wird sich die Letalität niemals um 0% bewegen können. Trotzdem konnte im eigenen Krankengut eine Gesamtletalität von 22% im Jahre 1978 auf 14,0% im Jahre 1986 gesenkt werden (Tabelle 3). Die Reduktion der Letalität schlägt jedoch nicht signifikant in den schwersten Verletzungsgraden zu Buche, sondern in den niedrigeren Schweregraden der Verletzung, wie in Tabelle 3 zu ersehen ist. Schwerste Verletzungen des Schädels, der Körperhöhlen und der großen Körperschlagadern sind einzeln oder in Summe ab einem gewissen Grade nicht mehr mit dem Leben vereinbar, bei diesen Schwerstverletzten wird immer eine relativ hohe Letalität bestehen bleiben. Die echte Chance der Reduzierung der Letalität liegt bei den geringeren Schweregraden. Sie bedürfen demnach der besonderen Aufmerksamkeit. Hierunter fallen ganz besonders die schweren Crashverletzungen muskelreicher Regionen wie Becken und Oberschenkel, gefolgt von Crashverletzungen der Schulterregion und des Unterschenkels. Ein ansprechbarer Patient, ohne Schädel-Hirn-Verletzung und ohne erkennbare Verletzung der Körperhöhlen, Thorax und Abdomen, wird im Ausmaß seiner Gewebsschädigung oft unterschätzt, so daß letztendlich bei diesen Verletzten häufig noch eine Letalitätsquote um 10 bis 12% resultiert.

Dies belegt eine Analyse eines Kollektivs mit der Fragestellung, ob am Unfallort vom Notarzt stets die richtige Entscheidung getroffen bzw. eine adäquate Therapie eingeleitet wurde:

Tabelle 3. Rückgang der Letalität innerhalb des eigenen Krankengutes

	Homburg 1967–1976 (n = 564) [%]	München 1982–1984 (n = 142) [%]	München 1985–1986 (n = 131) [%]
Schweregrad I	6	6	–
Schweregrad II	10	11	2
Schweregrad III	27	31	28
Gesamt	22	18	14

Bei 80 ausgewerteten Patienten der Jahre 1985/86 wurden vom Notarzt in fast ⅓ der Fälle zumindest eine Verletzungsregion nicht erkannt. Daraus resultiert eine unzureichende Primärtherapie, wie in Tabelle 4 im Vergleich der Jahre 1985 und 1986 aufgezeigt. Die vom Notarzt infundierte durchschnittliche Flüssigkeitsmenge nahm zwar um 40% zu, ist aber immer noch als viel zu wenig anzusehen. Während der Stabilisierungsphase mußte zur Kreislaufstabilisierung noch ein Vielfaches substituiert werden.

Ähnlich verhält es sich mit dem Intubationsverhalten am Unfallort: Auch dieses ist deutlich von 9% auf 33% angestiegen. Doch bei weiteren 30 Patienten (38%) erwies sich im Klinikschockraum mit Erkennen des Verletzungsausmaßes die Intubation als notwendig. Gerade in den niedrigeren Schweregraden der Verletzungskombinationen ist die Letalität eindeutig zu senken, wenn die schweren Kontusionen erkannt und frühzeitig therapeutische Konsequenzen gezogen werden, d. h. adäquate Volumentherapie und Intubation mit Beatmung.

Tabelle 4. Primärtherapie des Notarztes – Vergleich der Jahre 1985 und 1986

	1985 (n = 35)	1986 (n = 45)	Gesamt
Ø Infusionsmenge	750 ml	1060 ml	925 ml
Intubation	9% (n = 3)	33% (n = 15)	22,5% (n = 18)
Intubation bei Klinikaufnahme			38% (n = 30)

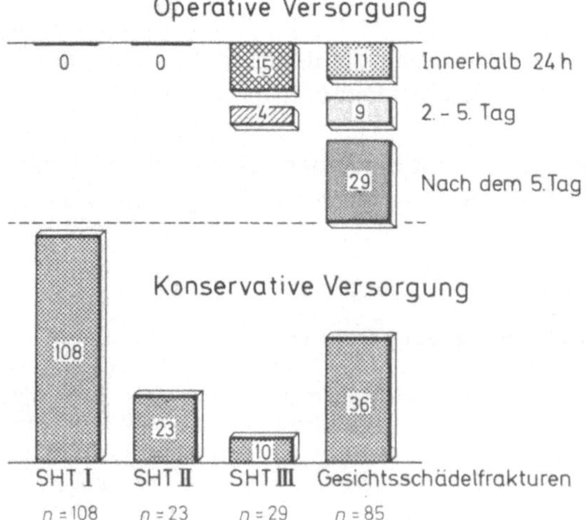

Abb. 3. Operationshäufigkeit und -zeitpunkt bei Schädelverletzungen

Zur Frage 3: Therapeutische Prioritäten beim Schädel-Hirn-Trauma

Von 273 Patienten der letzten Jahre wiesen 176 Patienten eine Beteiligung des Schädels auf (Abb. 3). Dabei überwogen die leichten erstgradigen Schädel-Hirn-Traumen, zweit- und drittgradige Schädel-Hirn-Traumen kamen zu ungefähr gleichen Anteilen vor. Zusätzlich zum Schädel-Hirn-Trauma lagen in 69 Fällen eine Verletzung des Gesichtsschädels vor, 16 Patienten hatten eine isolierte Gesichtsschädelverletzung. Von den 176 Patienten mit Schädel-Hirn-Traumen mußten nur 19 operiert werden, wobei 15 innerhalb der ersten 24 h und 4 nach dem 2. bis 5. Tag operiert wurden. Diese Zahlen besagen, daß nicht mehr als 10 bis 12% aller Schädel-Hirn-Verletzungen einer operativen Versorgung bedürfen. Trotzdem stellen Bewußtlosigkeit bzw. Störung der Bewußtseinslage die häufigste Indikation zur Verlegung in ein neurochirurgisches oder traumatologisches Zentrum dar.

Nach einer Statistik von Frohwein [3] haben schwerste Schädel-Hirn-Traumen mit sofortiger tiefer Bewußtlosigkeit (Koma IV) und raumfordernden Blutungen praktisch keine Überlebenschance. Warum dann die häufigen Verlegungen in ein neurochirurgisches Zentrum? Die Überlebenschance liegt dort, wo die langsam zunehmende Raumforderung die Bewußtseinslage allmählich verschlechtert und dann die gezielte Entlastung erfolgen muß.

Zur Beurteilung der Primärsituation und des Verlaufes Schädel-Hirn-Verletzter ist der Glasgow-Coma-Scale [9] eine außerordentliche Hilfe. Jeder persistierende Schock verschlechtert die Prognose der Schädel-Hirn-Verletzten, so daß die operative Blutstillung in den Körperhöhlen Priorität vor der simultan bzw. im Anschluß durchzuführenden kraniellen Entlastung hat.

Eine primäre Verlegung des Patienten in ein neurochirurgisches Zentrum ohne Stabilisierung der Kreislauffunktion führt zu einer erheblichen Verschlechterung der Prognose.

Zur Frage 4: Versorgungszeitpunkt von Frakturen

Über 90% der Patienten weisen Verletzungen des Bewegungsapparates auf. Dabei fällt der hohe Anteil von Becken und Oberschenkelfrakturen mit jeweils etwas über ⅓ auf. Ohne Fragen sind Frakturen mit Gefäßverletzungen eine Indikation zur Frühoperation, ebenso wie zweit- und drittgradige offene Frakturen und Gelenkverletzungen. Ein besonderes Augenmerk gilt auch dem Kompartementsyndrom, das bei Bewußtlosen und analgiesierten und sedierten Patienten oft schwer zu beurteilen ist.

Die geschlossenen Femurfrakturen ohne Gefäßbeteiligung sehen wir nicht als eine Indikation zur Frühversorgung an, obwohl, überwiegend aus Gründen der Pflegeerleichterung, die Stabilisierung der Oberschenkelfrakturen meist in die Frühphase verlagert wird. Innerhalb unseres Kollektivs behandelten wir 101 Femurfrakturen (Tabelle 5), davon betrafen 55 den Schaft, 30 waren offen. Von diesen 101 Femurfrakturen wurden 34 in der Frühphase operativ versorgt, wobei es überwiegend die offenen Frakturen sowie Frakturen des coxalen Femurendes waren. 54 Frakturen wurden verzögert versorgt, davon 32 nach dem 5. Tag. Aus

Tabelle 5. Versorgungszeitpunkt von Femurfrakturen des eigenen Krankengutes

Femurfrakturen (n = 101)	
Zeitpunkt der Operationen:	
Innerhalb 24 h:	n = 34
2.–5. Tag:	n = 22
Nach dem 5. Tag:	n = 32

biomechanischen und biologischen Gründen streben wir als Regelversorgung die intramedulläre Stabilisierung mit dem Mark- bzw. Verriegelungsnagel nach intensivmedizinischer Stabilisierung am 3. bis 7. Tag nach dem Trauma an. Aus großen Untersuchungen wissen wir, daß die Plattenosteosynthese des Oberschenkelschaftes zu hohen Komplikationsraten führt, deshalb sollte auch beim polytraumatisierten Patienten jene Stabilisierungsform gewählt werden, welche die geringste Komplikationsrate und die frühestmögliche Belastung zuläßt. Diese Forderungen lassen sich nur durch die Marknagelung erfüllen. Strebt man jedoch die Sofortversorgung des Oberschenkelschaftes an, dann bleibt aus operationsstatistischen und lagerungstechnischen Gründen keine andere Wahl als die Plattenosteosynthese.

Darüber hinaus stellt die Stabilisierung der Femurfraktur ein erhebliches Zusatztrauma dar. Abbildung 4 zeigt 5 Patienten mit operativ versorgten Femurfrakturen aus unserer prospektiven Polytraumastudie; dargestellt ist jeweils der Verlauf des PFI-Index. Bei allen Patienten ist der primäre Abfall sowie die anschließende Erholung zu erkennen. Bei sämtlichen Patienten erfolgt auf die Operation ein mehr oder weniger ausgeprägter Abfall des PFI-Index im Sinne eines erneuten Faktoren- und Inhibitorenverbrauchs bzw. -verlustes. Die Wertigkeit des Operationstraumas der Femurschaftfraktur wird noch deutlicher bei der Darstellung der Mittelwertskurve des PFI-Index (Abb. 5): Dabei wird der pri-

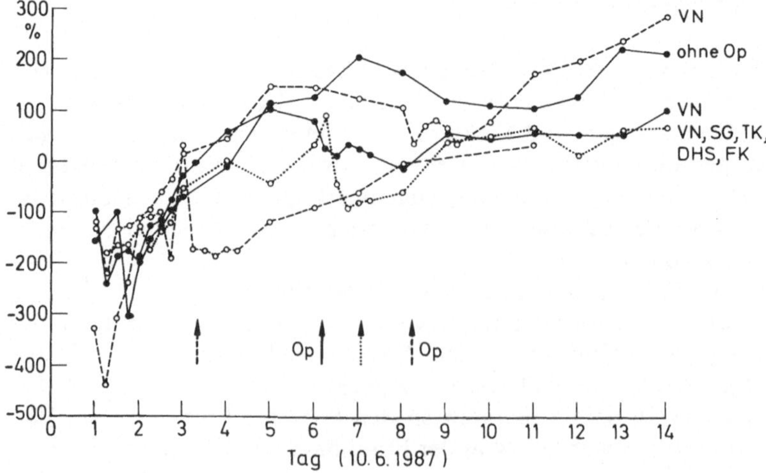

Abb. 4. PFI-Verlauf bei Patienten mit operativ versorgter Oberschenkelschaftfraktur

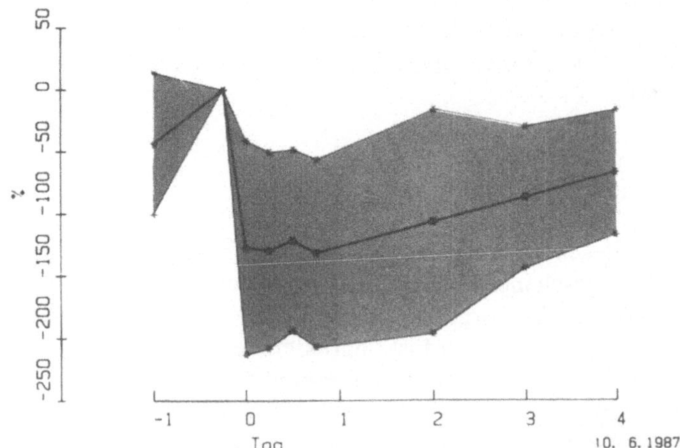

Abb. 5. PFI-Mittelwertskurve bei 5 Femurschaftoperationen

märe operative PFI-Ausgangswert als Nullpunkt gewählt und die Veränderung des PFI-Index 24 h vor der Operation bis 48 h nach der Operation dargestellt. Man erkennt deutlich den operationsbedingten Abfall. Die Streuung ist durch die unterschiedliche Ausdehnung der verschiedenen Femuroperationen zu erklären.

Bei der Auswertung von 46 im Rahmen eines Polytraumas operativ versorgten Oberschenkelschaftfrakturen läßt sich bezüglich des Operationszeitpunktes kein Unterschied in der *Beatmungsdauer und in der Aufenthaltsdauer* auf der Intensivstation erkennen. Diese Parameter sind, wie zu erwarten, abhängig vom Schweregrad der Verletzung. Dies bedeutet, daß die sofortstabilisierte Oberschenkelfraktur die Prognose nicht verbessert, daß jedoch durch die verspätete Versorgung die lokale Komplikationsrate und Frühbelastung verbessert wird.

Nach Darstellung der Schwerpunktfragen soll abschließend kurz auf die Indikationen im Thorax- und Abdominalbereich eingegangen werden: Die Thoraxverletzung läßt sich fast immer konservativ behandeln. Die Thoraxdrainage, am Unfallort bzw. in der Stabilisierungsphase gelegt, stellt meist die definitive Versorgung dar. Lediglich 4 von 137 thoraxverletzten Patienten unseres Krankenkollektivs, das sind 3%, mußten operativ in der Stufe III versorgt werden. Dieser Prozentsatz stimmt mit anderen Autoren überein. Indikationen zur primären operativen Versorung sind massive anhaltende Blutverluste – als Richtwert sind 200 ml/h anzusehen – sowie die Herzbeuteltamponade, welche klinisch erkannt und sonographisch bzw. durch entlastende Punktion bestätigt werden muß. Jedes verbreitete Mediastinum muß zur Diagnose bzw. zum Ausschluß von früh zu versorgenden Gefäßverletzungen angiographisch abgeklärt sein. Auch die schwierig zu diagnostizierende Verletzung von Trachea und Bronchien (Bronchoskopie!) bedürfen der frühen Revision.

Im Gegensatz zum Thoraxtrauma stellen Abdominalverletzungen fast ausschließlich eine Indikation zur primären operativen Versorgung dar. Hier kommt, wenn auch ganz selten, die erste Stufe der Versorgung, die sogenannte lebensrettende Sofortoperation zum Tragen, wenn es gilt, bei einer massiv zerstörten Milz oder Leber die arterielle Blutung zu stillen, ohne weitere Diagnostik. Ansonsten bedürfen sämtliche nachgewiesenen intraabdominellen Verletzungen der frühen operativen Versorgung (Stufe III) nach der Stabilisierungsphase.

Zusammenfassung

Die Beschäftigung mit der Pathogenese des traumatisch hämorrhagischen Schockgeschehens hat zu einem differenzierten, abgestuften Behandlungsvorgehen bei der Versorgung polytraumatisierter Patienten geführt. Dieses beginnt bereits am Unfallort und ist charakterisiert durch den ständigen Wechsel zwischen intensivmedizinischen und operativen Phasen. Mit den innerhalb Minuten stattfindenden lebensrettenden Sofortoperationen wird versucht, in aussichtslosen Fällen eine operative Blutstillung zu erreichen. Hierbei lassen sich nur vereinzelte mehr oder weniger spektakuläre Erfolge erzielen. Nach der Stabilisierungsphase werden lediglich diejenigen Verletzungen versorgt, die ohne Behandlung lebensbedrohend sind oder zu Organ- bzw. Gliedmaßenverlust führen könnten. Sämtliche übrigen Verletzungen werden nach der intensivmedizinischen Stabilisierung in der späten Operationsphase versorgt. Hierzu gehört insbesondere die Regelversorgung der Extremitäten sowie des Gesichtsschädels. Anhand erster Ergebnisse unserer prospektiven klinischen Polytraumastudie sehen wir die pathophysiologischen Grundlagen dieses abgestuften Behandlungsvorgehens bestätigt.

Literatur

1. Aasen AG (1985) The proenzyme functional inhibition index. A new parameter for the evaluation of the severely injured and septic patient. Acta Chir Scand Suppl 522:211–231
2. Bachofen M, Weibl ER (1974) Basic pattern of tissue repair in human lungs following unspecific injury. Chest 65:14–19
3. Frohwein F, Schiltz F, Firsching R, Stammler U (1982) Verlaufskontrolle und Prognose beim prolongierten Koma. In: Busche K-A, Weis K-H (Hrsg) Schädel-Hirn-Trauma. Bibliomed, Melsungen, S 103–109
4. Klapp F, Dambe LT, Schweiberer L (1978) Ergebnisstatistik von 564 polytraumatisierten Patienten. Unfallheilk 81:459–462
5. Mittermeier Ch, Ostendorf P, Riede UN (1977) Pathologisch-anatomische Untersuchungen bei der respiratorischen Insuffizienz durch Schock. Intensivmed 4:252–262
6. Nast-Kolb D, Kessler S, Duswald K-H, Betz A, Schweiberer L (1986) Extremitätenverletzungen polytraumatisierter Patienten: stufengerechte Behandlung. Unfallchirurg 89:149–154
7. Schlag G, Redl H, Glatz A (1977) Morphologische Veränderungen der Lunge im hypovolämisch traumatischen Schock. Unfallheilk 80:481–488
8. Schweiberer L, Nast-Kolb D, Duswald K-H, Waydhas C, Müller K (1987) Das Polytrauma – Behandlung nach dem diagnostischen und therapeutischen Stufenplan. Unfallchirurg (im Druck)
9. Teasdale G, Jennet B (1974) Assessment of coma and impaired consciousness. A practical scala. Lancet II:81–83

Die Aussagekraft von Trauma-Scores zur Beurteilung des Schweregrades

D. Nast-Kolb, C. Waydhas, I. Baumgartner, K. Müller, K.-H. Duswald,
H. Fritz und L. Schweiberer

Der Krankheitsverlauf und die Prognose polytraumatisierter Patienten ist abhängig von einer so früh wie möglich einsetzenden adäquaten Therapie und damit von einem frühstmöglichen Erkennen des Verletzungsausmaßes.

Damit erhebt sich die Frage nach dem Trauma-Score, der bereits frühstmöglich die Frage nach der Verletzungsschwere, der Prognose und damit der Gefährdung des Patienten beantworten kann. Aus der Vielzahl der in der Literatur angegebenen Scores, auf der einen Seite die anatomisch morphologisch orientierten wie der Injury Severity Score (ISS) von Susan Baker [2] bzw. der Hannoveraner Polytrauma-Schlüssel (PTS) [6] sowie auf der anderen Seite physiologische Gradeinteilung wie z. B. der prognostische Index von Cowly [4] zeigt sich, daß es den idealen Score bisher nicht gibt. Welche Forderungen sind an den idealen Trauma-Score zu stellen (Abb. 1)? Er muß einfach und schnell anwendbar sein, zur Vergleichbarkeit von Krankenkollektiven ist Objektivität und damit Reproduzierbarkeit nötig. Zur Beeinflussung diagnostischer und therapeutischer Maßnahmen ist eine prospektive Anwendbarkeit zu fordern.

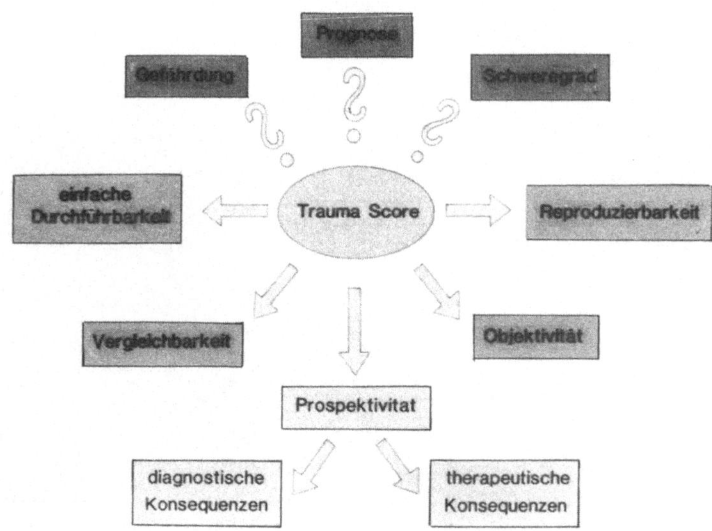

Abb. 1. Anforderungen an einen idealen Trauma-Score

Was beeinflußt das Überleben bzw. das Sterben des polytraumatisierten Patienten und was muß somit der ideale Score erfassen (Abb. 2)? Der Einflußfaktor Alter ist allgemein bekannt, wird aber nur von wenigen Traumaindizies, wie z. B.

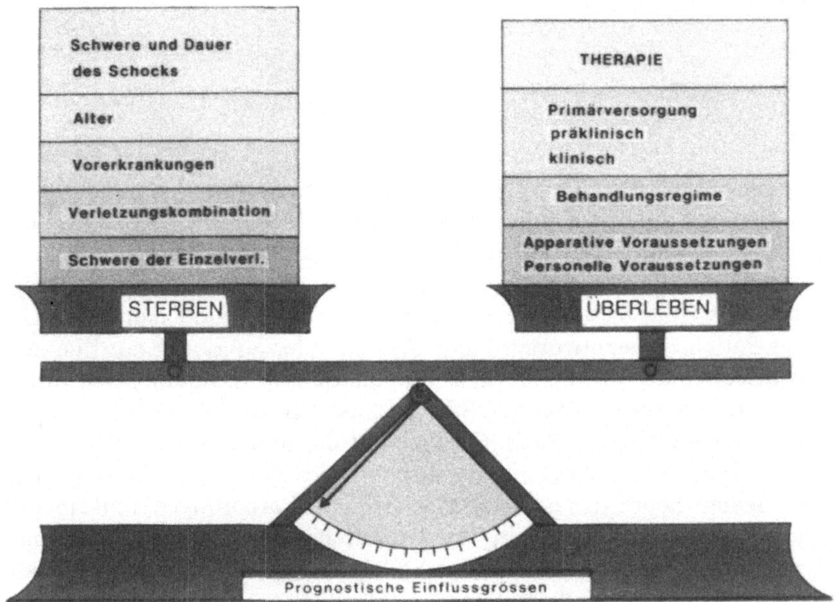

Abb. 2. Prognostische Einflußgrößen bei polytraumatisierten Patienten

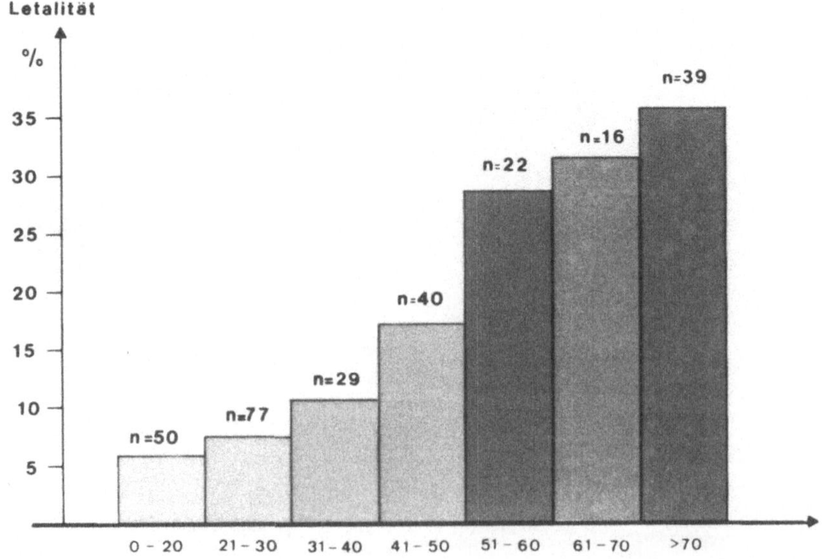

Abb. 3. Letalität in Abhängigkeit vom Alter

dem Hannover'schen Polytraumaschlüssel [6], berücksichtigt. Abbildung 3 zeigt die Relevanz an einer Aufschlüsselung unseres Krankengutes. Bei gleichverteiltem Schweregrad steigt die Letalität von den jungen bis 40jährigen Patienten von ca. 6% kontinuierlich auf über 36% bei den über 70jährigen an. Ebenfalls meist unberücksichtigt bleiben die Vorerkrankungen der traumatisierten Patienten, die allenfalls unvollständig und indirekt in aufwendigen physiologischen Indizies erfaßt werden.

Neben diesen allgemeinen Faktoren hat das Trauma per se einen ganz entscheidenden Einfluß auf die Prognose. Zum einen kann die Schwere der Einzelverletzungen isoliert für Überleben oder Sterben verantwortlich sein, egal welche Zusatzverletzungen bestehen. So sind schwerste Schädel-Hirn-Verletzungen bzw. schwerste intrathorakale bzw. intraabdominelle Zerberstungen mit Massenblutungen als schicksalhaft anzusehen und werden nur in Einzelfällen durch mehr oder weniger spektakuläre Sofortoperationen überlebt. Daneben aber wird gerade die Kombination von Verletzungen, hierbei handelt es sich insbesondere um Weichteilschäden bei kombinierten Verletzungen des Bewegungsapparates mit dem resultierenden traumatisch-hämorrhagischen Schockgeschehen und der damit verbundenen sekundären Gefährdung, immer wieder unterschätzt. Schließlich findet das primäre Schockgeschehen ebenfalls nur in einem Teil des Scores (z. B. [3, 7]) Berücksichtigung, wobei gerade die Schwere und Dauer des primären Schockgeschehens mit frühzeitiger Freisetzung von Schädigungsmechanismen von entscheidener Bedeutung für die Spätletalität infolge des isolierten Organversagens Lunge bzw. des Multiorganversagens ist. Was kann diesen, die Letalität begünstigenden Faktoren entgegengesetzt werden? Entgegenzusetzen ist die Therapie, beginnend mit der fortzusetzenden Primärtherapie sowie dem weiteren diagnostischen und therapeutischen Behandlungsregime [8]. Ebenfalls von prognostischer Bedeutung ist die Klinik, in die der Schwerverletzte eingeliefert wird. Eine adäquate Behandlung ist von apparativen und personellen Grundvoraussetzungen abhängig.

Wie zum Anfang schon angedeutet, gibt es bisher keinen idealen Score, der alle Einflußgrößen erfassen und den Zielkriterien gerecht werden kann. Der im angloamerikanischen Schrifttum am häufigsten gebrauchte Score ist der Injury Severity Score von Susan Baker [2], der die 5 Gebiete Allgemeinverletzungen, Kopf- und Hals, Thorax, Abdomen und Wirbelsäule sowie Extremitäten und Beckenverletzungen erfaßt. Diese 5 Regionen werden aufbauend auf dem Abreviate Injury Scale (AIS) [5] nach 5 Schweregraden mit 1–5 Punkten klassifiziert. Die Punktzahl der 3 am schwersten betroffenen Regionen wird jeweils im Quadrat addiert und ergibt die ISS-Punktzahl.

Der wohl genaueste deutschsprachige Traumascore ist der Hannover'sche Polytraumaschlüssel [6], der bestimmten Verletzungen bestimmte Punktzahlen zuordnet und auch das Alter mit z. B. 21 Punkte für über 75jährige berücksichtigt. Die Problematik dieses Scores ist jedoch, daß aus Gründen der Übersichtlichkeit und der Praktikabilität nicht sämtliche möglichen Verletzungen aufgeführt (z. B. Zwerchfellruptur) bzw. ungenau charakterisiert (z. B. „leichte" und „schwere" Leberverletzungen mit 13 bzw. 18 Punkten) sind. So ergeben sich selbst bei geübten und mit dem Score vertrauten Untersuchern immer wieder unterschiedliche Punktzahlen.

92   D. Nast-Kolb et al.

Diese beiden vorgestellten morphologischen Scores haben mit einer von den Verfassern angegebenen prognostischen Relevanz von 70–75% keine ausreichende prognostische Bedeutung mit diagnostischer und therapeutischer Konsequenz. Sie sind jedoch gut geeignet zur retrospektiven Auswertung und damit Vergleichbarkeit und Krankenkollektiven. Tabelle 1 zeigt die Aufschlüsselung unseres Krankenguts polytraumatisierter Patienten nach dem Injury Severity Score mit der vom Schweregrad abhängigen Zunahme der Letalität von 5,4 auf 57%. Praktisch dasselbe Bild zeigt die Aufschlüsselung nach dem Hannover'schen Polytraumaschlüssel (Tabelle 2): Die Letalität zeigt vom Schweregrad I von 3% bis auf 63% beim Schweregrad IV, was exakt den Angaben der Verfasser entspricht.

Tabelle 1. Aufschlüsselung des eigenen Krankengutes nach dem ISS (n = 273)

Punkte	Patienten [n]	Letalität [%]
≤ 19	91	5,4
20–29	79	8,9
30–39	56	19,6
40–49	26	26,9
≥ 50	21	57,0

Tabelle 2. Aufschlüsselung des eigenen Krankengutes nach dem PTS (n = 273)

	Punkte	Patienten [n]	Letalität [%]
I	≤ 19	99	3
II	20–34	107	12
III	35–48	51	31
IV	≥ 49	16	63

Tabelle 3. Durchschnittlicher PFI-Wert bei Klinikaufnahme (n = 41)

Primär verstorben (n = 5)	− 384
Sekundär verstorben (n = 6)	− 220
Überlebt (n = 30)	− 165

Tabelle 4. Durchschnittliches Elastase-Maximum (n = 41)

Sekundär verstorben (n = 6)	1173
Überlebt (n = 30)	759

Auf der Suche nach frühen prognostischen aussagekräftigen Kriterien überprüfen wir in einer prospektiven Polytrauma-Studie die Wertigkeit biochemi-
scher, durch das Trauma freigesetzter Faktoren. Wir messen u.a. den PFI-Index
nach Aasen, der den Verbrauch von Faktoren und Inhibitoren des Gerinnungs-
systems (Prothrombin-AT III), des Fibrinolysesystems (Plasminogen-α_2 Plasmin-
inhibitor) und des Kallikrein-Klinin-Systems (Präkallikrein-C1-Inaktivator) im
Vergleich zu Normalplasma mißt, sowie die Freisetzung der granulozytären Elastase. Die Auswertung des PFI-Index bei Klinikaufnahme der ersten 41 Patienten dieser Studie zeigt (Tabelle 3), daß die primär innerhalb weniger Stunden
verstorbenen Patienten mit im Durchschnitt -384 einen wesentlich höheren
Verbrauch der gemessenen Plasmafaktoren aufwiesen als die 6 sekundär verstorbenen Patienten mit -220 und schließlich die 30 überlebenden Patienten, die
lediglich einen Verbrauch von -165 aufwiesen. Ein entsprechendes Bild zeigt
das Maximum der Elastaseausschüttung (Tabelle 4), das durchschnittlich 6–18 h
nach dem Trauma zu verzeichnen ist. Die sekundär verstorbenen Patienten zeigten mit 1173 ng/ml einen signifikant höheren Durchschnittswert als die 30 überlebenden Patienten mit 759 ng/ml.

Doch dies bedeutet nicht, daß immer von einem maximal niedrigen PFI-Wert
bzw. einer exzessiv hohen Elastaseausschüttung automatisch auf eine infauste
Prognose geschlossen werden kann.

In Abbildung 4 wird bei der Auswertung des PFI-Minimum eine Grenze bei
-250 gezogen. Es zeigt sich bei darunterliegenden negativeren Werten zwar eine
deutlich höhere Letalität als bei den höheren Werten, jedoch haben auch eine
ganze Reihe Patienten mit stark negativen PFI-Minimalwerten überlebt. Was
sagt folglich der PFI-Wert aus? Der PFI-Wert erfaßt nicht die Schwere des Schä-
delhirntraumas, die beiden verstorbenen Patienten oberhalb der -250-Linie
sind an schweren Schädelverletzungen gestorben. Der PFI-Wert erfaßt jedoch
gut die Schwere des Weichteiltraumas, die 2. Spalte der überlebenden Patienten
wiesen alle schwere Kombinationsverletzungen des Bewegungsapparates wie
z.B. beidseitige Amputationsverletzungen mit Replantationen bzw. der Kombi-

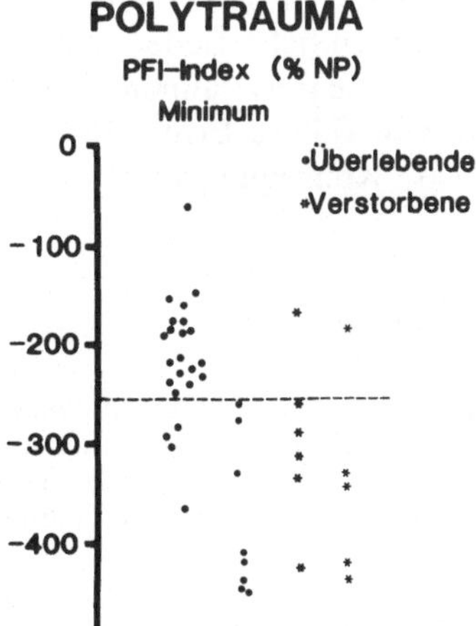

Abb. 4. Darstellung des PFI-Minimum

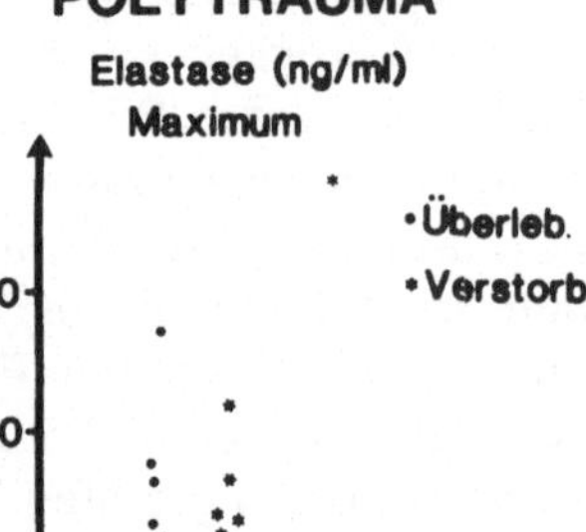

Abb. 5. Darstellung des Elastase-Maximum

nation von schweren Becken- und Oberschenkelverletzungen bzw. mehreren höhergradigen offenen Frakturen der unteren Extremität auf. Dasselbe gilt für die Auswertung der maximalen Elastaseausschüttung (Abb. 5). Auch hier läßt sich, wie erwartet, das Schädelhirntrauma nicht erfassen. Daneben hatten 4 der 5 primär im Schockraum verstorbenen Patienten nicht genügend Zeit, die maximale Elastaseausschüttung, die 6–18 h nach dem Trauma zu erwarten ist, zu erreichen. Sämtliche überlebende Patienten mit hoher maximaler Elastaseausschüttung wiesen ein schweres kombiniertes Weichteiltrauma auf.

Zusammenfassung

Es gibt keinen idealen Traumascore, der allen Anforderungen gerecht wird. Auch biochemische Parameter stellen bisher keinen idealen Traumaindex dar, sie sind jedoch ein ausgezeichnetes Maß zur Beurteilung der oft schwierig einzuschätzenden Schwere des Weichteiltraumas. Darüber hinaus haben sie eine außerordentliche Bedeutung zur Beurteilung des weiteren Verlaufs und damit der Prognose polytraumatisierter Patienten, so daß für die Zukunft zu hoffen ist, daß durch weitere Erforschung und Analysierung dieser Parameter schon bald direkte Konsequenzen für das Behandlungsregime gezogen werden können.

Literatur

1. Aasen AO (1985) The proenzyme functional inhibition index. A new parameter for evaluation of the severely injured and septic patient. Acta Chirurg Scand Suppl 552:211–231
2. Baker S, O'Neill B, Haddon W, Long W (1974) The injury severity score; a method for describing patients with multiple injuries and evaluating emergency care. J Trauma 14:187–196
3. Champion A, Sacco W, Carnazzo A, Copes W, Fouty W (1981) Trauma score. Crit Care Med 9:672–675

4. Cowly R, Sacco W, Gill W, Champion H, Long W, Copes W (1974) A prognostic index for severe trauma. J Trauma 14:1029–1034
5. Keller W, Chairman L, Dillihunt R, Fenner H, et al (1971) Rating the severity of tissue damage. I The abbreviated scale. JAMA 215:277–280
6. Oestern H-J, Tscherner H, Sturm J, Nerlich M (1985) Klassifizierung der Verletzungsschwere. Unfallchirurg 88:465–472
7. Schweiberer L, Dambe LT, Klapp F (1978) Die Mehrfachverletzung: Schweregrad und therapeutische Richtlinien
8. Schweiberer L, Nast-Kolb D, Duswald K-H, Waydhas C, Müller K (1987) Das Polytrauma – Behandlung nach dem diagnostischen und therapeutischen Stufenplan. Unfallchirurg (im Druck)

Der traumatische Schock: Antwort auf Hypovolämie und Gewebstrauma

G. Schlag und H. Redl

Durch den Volumsmangel im Rahmen des hypovolämisch-traumatischen Schocks im Polytrauma kommt es zu einem intravaskulären und auch interstitiellen Flüssigkeitsverlust und somit zu einer Minderperfusion von lebenswichtigen und auch untergeordneten Systemen (z. B. quergestreifte Muskulatur), die zu morphologischen und vor allem funktionellen Veränderungen dieser Organe führt. Als Folge dieser Veränderungen kommt es zu dem pathologischen Zustand des „Organs im Schock".

Durch kompensatorische Maßnahmen, wie durch sympathikoadrenerge und humorale Mechanismen, wird vorerst der Volumenmangel in Gehirn und Herz nicht zur Wirkung gelangen. In den Organen wie Leber, Lunge, Darm, Pankreas und Niere treten schon sehr früh morphologische und auch funktionelle Veränderungen aufgrund der verminderten Durchblutung ein, die sich klinisch in der spezifischen Organinsuffizienz manifestieren können.

Zentralnervensystem im Schock

Hypovolämie verursacht vorerst eine geringe Veränderung in der zerebralen Durchblutung (CF). Hier spielt die Autoregulation eine besondere Rolle, die nur eine minimale Verminderung der Durchblutung bis zu einem Perfusionsdruck von 40–55 mm Hg zuläßt [26]. So konnten auch Chen et al. [3] experimentell eine weitgehende Konstanz der zerebralen Durchblutung beobachten, während es bei einer Blutentnahme von 40 ml/kg – mit einem Abfall des Herzzeitvolumens (HZV) auf ein Drittel des Ausgangsvolumens – zu einer 40%igen Abnahme des CF kam. Die Autoregulation ist vorwiegend durch das Gewebs-CO_2, -pH und -O_2 kontrolliert, wobei der erhöhte pCO_2 im Gewebe der dominierende Faktor ist [35]. Als Folge kommt es zu einer zerebralen Vasodilatation und zur CF-Erhöhung bzw. zur Normalisierung bei erhöhtem O_2-Verbrauch. Der Sauerstofftransport ist anfangs erhalten und sinkt erst bei starker Abnahme des Perfusionsdruckes mit Dekompensation der zerebralen Durchblutung dramatisch ab. Im Volumenmangelschock kommt es zu einer Umverteilung des CF, wobei die Thalamus-Hypothalamusregion, der Hirnstamm und das zervikale Rückenmark noch am besten versorgt werden, da in diesen Regionen Neurone der kardiovaskulären Kontrolle lokalisiert sind [3].

Trotz erhaltenem CF im Volumenmangelschock kann es zum Auftreten von ischämischen Bezirken im Gehirn kommen, die auf nozizeptive Reize zurückzuführen sind (Kovach, persönliche Mitteilung) und die besonders bei multiplen Frakturen mit gleichzeitigem Schädelhirntrauma zu einer Verschlechterung des zerebralen Zustandes führen können. Daher ist die Forderung zur Frühosteosynthese beim polytraumatisierten Patienten mit gleichzeitigem Schädelhirntrauma absolut berechtigt [8].

Herz im Schock [5]

Im hypovolämisch-traumatischen Schock kann es zu einer Beeinträchtigung der Fähigkeit des Myokards zur Kontraktions- und Spannungsentwicklung kommen. Zur Erreichung dieses Zustandes tragen vor allem die verminderte myokardiale Sauerstoffabgabe, die metabolische Azidose und Veränderungen in der adrenergen Aktivität bei. Erst in letzter Instanz könnten auch spezifisch inotrope Faktoren, die im Kreislauf als Folge des hypovolämischen Schocks auftreten, beitragen. Die Beeinträchtigung der Herzfunktion ist auf jeden Fall auch von der Länge des Schockzustandes abhängig.

Im akuten Schockgeschehen erscheint die Koronarperfusion und myokardiale Sauerstoffabgabe auf jeden Fall von größter Bedeutung für die Herzfunktion zu sein. Schon Sarnoff et al. [30] wiesen 1954 darauf hin, daß eine insuffiziente Koronardurchblutung (CoF = Coronarflow) im Bereich der linken Koronararterie (Perfusionsdruckabfall) zu einem Anstieg des linken Vorhofdruckes und zur Dilatation des linken Ventrikels führt. Bei Anhebung des Koronarperfusionsdruckes und gleichzeitiger Belassung der systemischen Hypotension können diese linksventrikulären Insuffizienzerscheinungen rückgängig gemacht werden. Die Reversibilität ist aber von der Zeit der verminderten CoF abhängig, wobei mit fortschreitender Schockdauer auch die metabolische Azidose zur Insuffizienzentstehung beiträgt.

Mit dem Abfall des CoF und des Perfusionsdruckes kommt es zu einer Abnahme der ventrikulären Wandspannung und zu einer deutlichen Reduzierung des Sauerstoffverbrauches, der jedoch nicht proportional dem Abfall der CoF ist. Er liegt höher und muß durch eine gesteigerte Sauerstoffextraktion aufrecht erhalten werden [21]. Wenn die Extraktionsrate fällt, deutet dies auf eine Störung des aeroben Stoffwechsels hin, der im schweren Schock manifest wird. Die Sauerstoffbereitstellung ist dabei natürlich von ausschlaggebender Bedeutung und als zusätzlicher Faktor der Insuffizienzursachen infolge der verminderten CoF in Betracht zu ziehen. Anaerober Stoffwechsel findet im Volumenmangelschock nicht statt, wie durch viele Beobachtungen bestätigt wurde [6, 7, 11, 18, 23, 27].

In der Durchblutung des Herzens im Schock spielt auch die Autoregulation eine relativ wichtige Rolle. Bei Absinken des Perfusionsdruckes wird zur Aufrechterhaltung des CoF eine Abnahme des koronaren Widerstandes eintreten. Eine Flowverminderung führt aufgrund der guten Sauerstoffextratktion sehr leicht zu ischämischen Arealen, die auch zur Akkumulation von vasoaktiven Metaboliten mit einer Gefäßdilatation führen. Erst bei einem Abfall auf einen kritischen Druck von ca. 40 mm Hg kann es zu keiner weiteren Dilatation kommen, und als Folge kann eine Hypoperfusion und Hypoxie auftreten [1].

Die verminderte CoF führt zur zellulären Azidose und Nekrose mit zonalen Läsionen im Myokard beider Ventrikel. Als Ursache kommen hier besonders Hypoxie, Katecholamine (massive Konzentrationsanstiege), metabolische Schädigungen und eventuelle kardiotoxische Substanzen (toxische Peptide) in Betracht [37]. Morphologisch sind subendokardiale Hämorrhagien in beiden Ventrikelbereichen beweisbar.

Die Veränderungen der adrenergen Aktivität durch Entladung arterieller Barorezeptoren (Tachykardie, periphere Widerstandszunahme), Aktivitätszunahme des sympathischen Systems, Anstieg der Katecholamie führen im Volumenmangelschock zu positiv inotropen Effekten [19]. Auch das Renin-Angiotensinsystem ist im hypovolämischen Schock aktiviert und trägt zu einem positiv inotropen Effekt in der Frühschockphase bei [4].

Wie verhält sich nun das Herz im Volumenmangelschock bei Freisetzung von toxischen inotropen Substanzen? Auf jeden Fall steht fest, daß der so viel besprochene „myocardial depressant factor" nach Lefer u. Martin [22] vorwiegend seine kardiodepressive Wirkung der hohen Konzentration von Kalium- und Natriumchlorid in isolierten Fraktionen zu verdanken hat [14, 38]. Nach unseren Untersuchungen erscheint das Auftreten einer negativen Inotropie im experimentellen hypovolämisch-traumatischen Schock der Netto-physiologische Effekt von mindestens 2 inotropen Plasmakomponenten zu sein, die sowohl positiv- als auch negativ inotrope Eigenschaften aufweisen können [14].

Intestinaltrakt im Schock

Zu den wichtigsten Organen im Intestinaltrakt, die durch das Schockgeschehen besonders morphologisch betroffen sind, gehören der Dünndarm, die Leber und zu einem gewissen Teil auch das Pankreas.

Intestinale Läsionen im hypovolämisch-traumatischen Schock wurden nicht nur im Tier [12, 29, 36], sondern auch beim Menschen gefunden [13, 39]. Diese Läsionen sind sowohl nach einer Ischämie als auch durch Reperfusion zu sehen. Als Ursache ist eine Konstriktion der mikrovaskulären Versorgung der Mukosa infolge des Schocks anzunehmen. Besonders das sympathikoadrenerge System ist in diesem Prozeß involviert und nur zu einem eher geringen Anteil humorale Faktoren wie Vasopressin und Angiotensin [24]. Bei diesen vasokonstriktorischen Veränderungen kommt es auch zu einem starken Abfall des Gewebs-O_2 und zu einem Anstieg des Gewebs-CO_2. So ist auch nach Haglund [12] die Hypoxie als Ursache der Pathogenese von mukösen Läsionen im Bereich des Darmtraktes im Schock aufzufassen. Nach neueren Erkenntnissen spielt aber auch der Reperfusionsschaden durch Freisetzung von toxischen Sauerstoffradikalen, verbunden mit einer Lipidperoxidation der Zellmembran, eine sehr wichtige Rolle in der Pathogenese der mukösen Läsionen [9, 33, 41].

Im Intestinalbereich kommt es zur Abnahme der Durchblutung entsprechend dem Blutdruckabfall, verursacht durch die Hypovolämie. Die Durchblutung fällt von 100 auf rund 10%, wenn der Blutdruck von 100 auf 40 mm Hg abfällt, also wesentlich stärker als z. B. im Zentralnervensystem, wo die Durchblutung im selben Blutdruckabfallbereich nur um 10% sinkt [10]. Die Beeinträchtigung der

Durchblutung des Intestinaltraktes ist sicher der primäre Faktor in der morphologischen Schädigung der Darmmukosa.

Die intestinale Mukosa spielt für den posttraumatischen Verlauf eine sehr wichtige Rolle. Sie stellt unter normalen Verhältnissen eine Barriere gegen Mikroorganismen und Endotoxine dar. Dies wird noch zusätzlich durch die sogenannten „tight junctions" zwischen den Epithelzellen, durch spezifische epitheliale IgA-Antikörper und durch lokale zellbedingte Immunabwehr verstärkt [15, 40]. Diese natürliche Barriere kann beim Schwerstkranken, aber auch im Rahmen des Schockgeschehens sowie durch Hunger und enteralen Nahrungsentzug unwirksam werden [2]. Als Folge kommt es zum Übertritt von Endotoxin und Mikroorganismen aus dem Darmtrakt in die Blutbahn und so zur ersten septischen Herausforderung (= „septic challenge") im posttraumatischen Verlauf, wie es auch von Meakins u. Marshall [25] beschrieben wurde (Abb. 1).

Durch Übertritt von Endotoxin in den Portalkreislauf werden in der Leber vorhandene Makrophagen sehr rasch stimuliert und zur Freisetzung wichtiger Mediatoren der Sepsis veranlaßt. Die Kupfferschen Zellen in der Leber – als retikuloendotheliales System – sind als Filter des vom Darmtrakt kommenden Blutes eingesetzt und können durch Überladung inaktiviert werden.

Im hypovolämisch-traumatischen Schock kommt es sehr früh zur Aktivitätssteigerung der Kupfferschen Zellen in Form einer Phagozytose. So können wir noch während des Schocks phagozytierte Granulozyten und auch zerfallene Erythrozyten in den Kupfferschen Zellen finden, die unter anderem auch für die Blockade des RE-Systems in der Leber verantwortlich sein können (Abb. 2). Die Ansammlung der zellulären Elemente im Schock führt auch zu einer Dilatation der sinoidalen Abschnitte, die besonders nach der Wiederauffüllung des Kreislaufes zu beobachten ist [34]. Elektronenmikroskopische Untersuchungen zeigen auch schon sehr früh ein intrazelluläres Ödem der Leberzellen mit einer sehr raschen Glykogenverarmung und geschwollenen Mitochondrien. Diese Veränderungen sind bereits im Schock feststellbar.

Wie wir sowohl durch ^{111}Indium-oxin markierte Granulozyten (polymorphkernige Neutrophile, PMN), als auch morphologisch nachweisen konnten, kommt es im Schock zu einer Leukostase in der Lunge, aber auch in der Leber. Dort sind die eingeschwemmten Granulozyten teilweise phagozytiert und könnten auch durch Freisetzung von Mediatoren (z. B. Interleukin 1) bereits frühzeitig eine Aktivierung der Makrophagen bewirken. Dies wäre als Beispiel der frühzei-

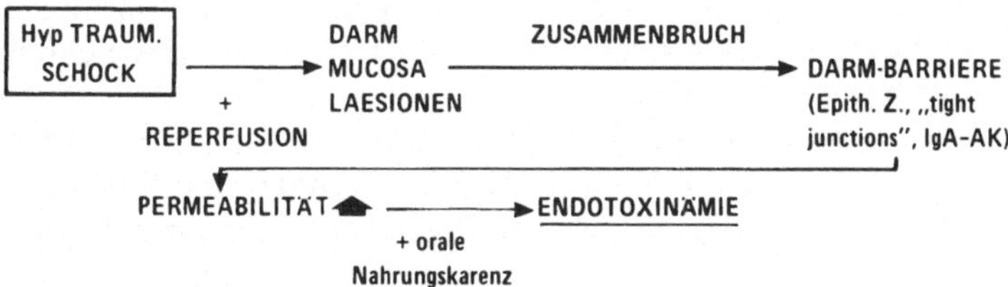

Abb. 1. Zunahme der Darmwandpermeabilität als Folge von Trauma und Schock mit daraus resultierender Endotoxinämie. (Nach [25])

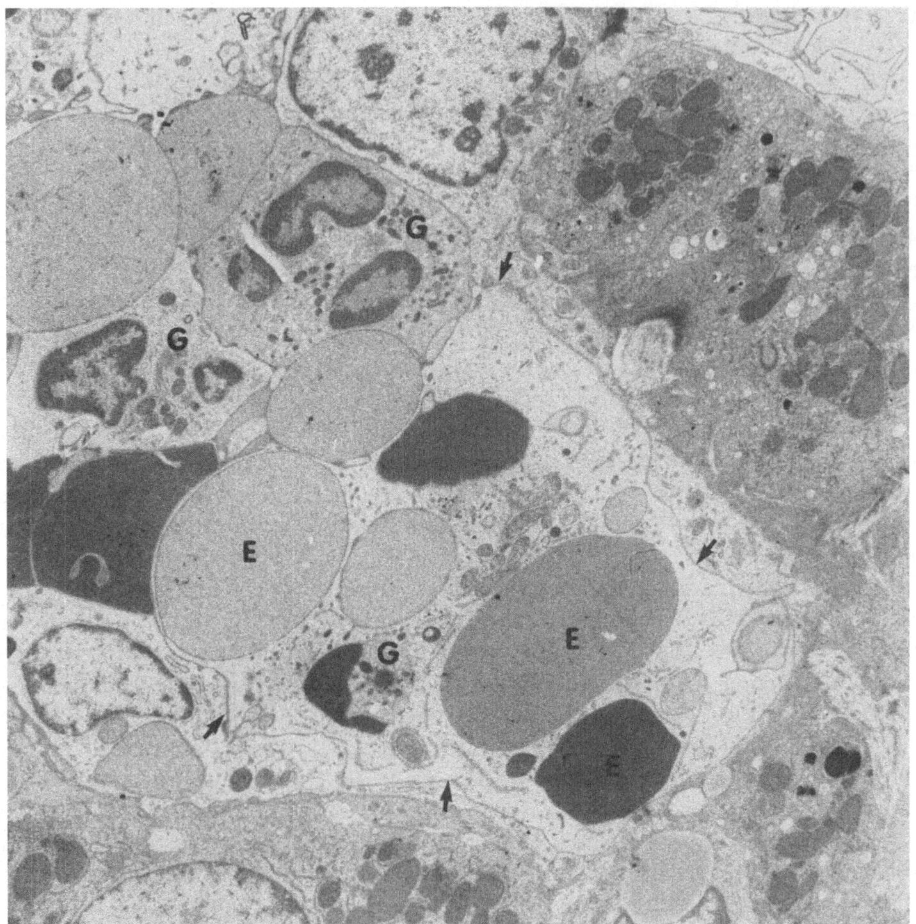

Abb. 2. Granulozyten *(G)* und Erythrozyten *(E)* sind von einer ödematösen Kupffer-Zelle *(Pfeil)* phagozytiert. (EM Vergrößerung: ×6000)

tigen zellulären Aktivierung im Schock anzuführen, deren Auslösung vor allem das traumatische Geschehen ist.

Diese hier beschriebenen Erscheinungen in der Leber sind im frühen Schockgeschehen beobachtbar und in unmittelbarem Zusammenhang mit dem Volumenmangel und Gewebstrauma zu sehen. Spätveränderungen wie z. B. zentrolobäre Nekrosen als klassisches histologisches Bild des Schocks sollen hier nicht weiter besprochen werden.

Durch die verminderte Perfusion im Intestinaltrakt wird besonders auch das Pankreas betroffen [20], und als Folge könnten kardiotoxische Substanzen freigesetzt werden [22], der sichere Nachweis steht unserer Meinung nach jedoch noch aus.

Im Rahmen dieses Berichtes sollen die Schockorgane Lunge und Niere nicht besprochen werden, weil sich damit andere Sektoren des Kongresses befassen.

Als weniger wichtiges Organ im Schock soll hier noch auf einige Veränderungen in der Skelettmuskulatur hingewiesen werden, in der typische Beispiele des Reperfusionsschadens zu finden sind.

Schon vor Jahren konnten wir in Muskelbiopsien bei polytraumatisierten Patienten Endothelzellschwellungen finden, die denen der Lungenkapillaren sehr ähnlich waren (Abb. 3). In den Lungenkapillaren wurde immer eine Leukostase, jedoch keine in der Skelettmuskulatur beobachtet. Auch Permeabilitätsveränderungen mit perivaskulärem Ödem und Austritt von Plasmabestandteilen, wie Erythrozyten und Granulozyten, konnten gefunden werden [32]. Damals hypothetisierten wir als Pathogenese die Hypoxie, da es im Schock zu massiven Gewebs-O_2-Abfällen kommt. Inzwischen konnten wir experimentell im massiven Schock (Blutdruck 40 mm Hg bis zu 4 h und zusätzlichem Gewebstrauma) dieselben Veränderungen erst nach Wiederauffüllung des Kreislaufes beobachten, während des Stadiums des „low flow syndrome" – also im Schock – konnte keine Endothelzellschwellung gefunden werden. Während des Schocks fanden wir auch im lokalen Versorgungsgebiet der Durchblutung (arteria und vena femoralis) eine signifikant erhöhte arteriovenöse Laktatdifferenz und immer einen massiven Anstieg von Hypoxanthin/Xanthin im venösen Blut, bei gleichzeitigem Abfall des ATP/ADP-Quotienten im Gewebe. Als Folge der Reperfusion – wenn molekularer Sauerstoff wieder in Kontakt mit den im Schock nicht durchbluteten Regionen kommt – können toxische Sauerstoffradikale und die damit

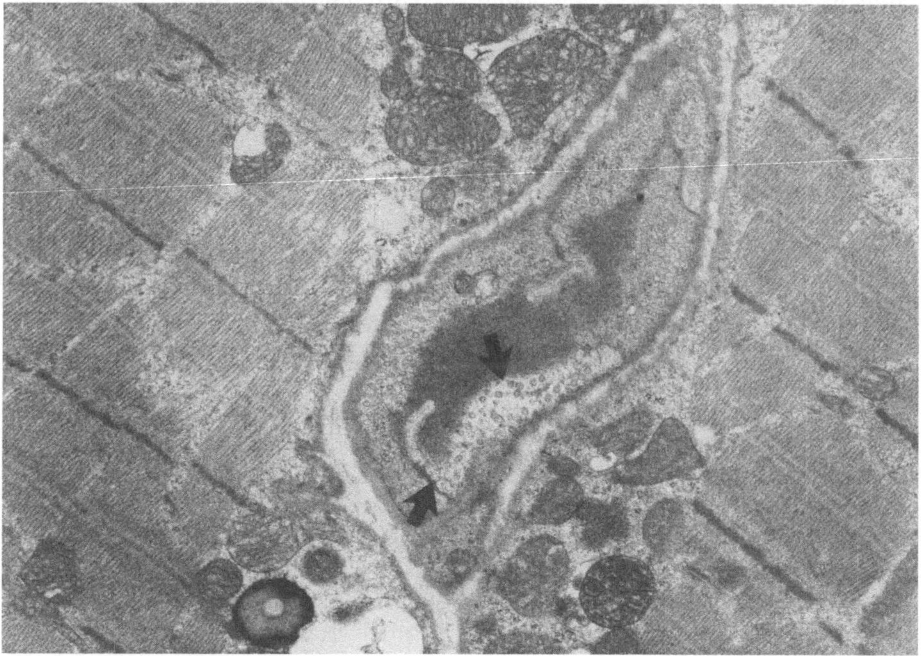

Abb. 3. Endothelzellschwellungen *(Pfeil)* in der Mikrozirkulation eines Muskels nach Polytrauma, Schock und Wiederauffüllung. (EM Vergrößerung: × 5000)

verbundenen Lipidperoxidations-Produkte auftreten. Als Ausdruck der Lipidperoxidation fanden wir auch das Abbauprodukt Malondialdehyd (MDA) mit
einem signifikanten Anstieg während der Reperfusionsphase im Plasma [31]. Die
Morphologie und die biochemischen Ergebnisse (Hypoxanthin/Xanthin, MDA)
sind der Beweis für ein ausgeprägtes Reperfusionssyndrom in der Skelettmuskulatur, das im Rahmen des hypovolämisch-traumatischen Schocks auftreten kann.
Die Reperfusion ist also nicht immer ganz ungefährlich, wenn es sich dabei um
lebenswichtige Organe wie z. B. Niere und Lunge handelt, wo vermutlich auch
im Schock nichtperfundierte Regionen vorhanden sind und damit z. B. Endothelzellschwellungen in der Lunge erklärbar wären.

Die Reaktionen des Organismus im hypovolämisch-traumatischen Schock auf
das Gewebstrauma erscheint für den posttraumatischen Verlauf und auch für die
Prognose von großer Bedeutung zu sein. Wir wissen heute, daß durch den Ge-
websschaden – wie Weichteiltrauma, Frakturen – die Freisetzung von vielen Mediatoren mit Aktivierung von zellulären Elementen und humoralem System ausgelöst wird.

Durch das Trauma – in unmittelbarer Abhängigkeit vom Ausmaß (multiple
Frakturen, große Weichteilverletzungen) – werden z. T. noch unbekannte Mediatoren frei, die zu einer sehr raschen Aktivierung des Komplementsystems (humo-
rales System) auf dem alternativen Wege führen [16, 17].

Das Gewebstrauma führt aber auch zu einer Frühaktivierung des Gerinnungs-
systems sowohl auf dem exogenen (Gewebsthromboplastin via Faktor Xa) als
auch auf dem endogenen Weg (via Faktor XII, XI, IXa zum Faktor Xa). Das im
Rahmen der Gerinnungskaskade gebildete Thrombin führt zur Aktivierung zellulärer Elemente wie z. B. der Thrombozyten, die wiederum wichtige Mediatoren
wie Thromboxan-A_2 und Serotonin freisetzen können. Diese Mediatoren spielen
besonders im Schockorgan „Lunge" eine sehr wichtige Rolle.

Die Aktivierung des Komplementsystems führt über die Splitprodukte C3a
und C5a, welche der Gruppe der Anaphylatoxine angehören, zur Aktivierung
von polymorphkernigen Neutrophilen (Granulozyten, PMN), die eine Schlüssel-
stellung in der Freisetzung von vielen toxischen Mediatoren einnehmen. Andererseits führen wiederum die aktivierten Thrombozyten zu einer beschleunigten
Aggregation der Granulozyten [28] und damit zur Aktivierung und Freisetzung
von toxischen Mediatoren wie z. B. Sauerstoffradikale, Proteinasen, „platelet ac-
tivating factor" (PAF), Arachidonsäureabgeleitete Produkte (Prostaglandine,
Leukotriene), um nur einige zu nennen.

Wir wissen heute, daß die aktivierten Granulozyten für die Lungenschäden als
Schockfolge von großer Bedeutung sind und in der Pathogenese sicher den
Hauptanteil einnehmen. Eine Aktivierung der Makrophagen kann durch Granu-
lozytenprodukte und durch die Endotoxinämie aufgrund der Insuffizienz der
Darmbarriere erfolgen. Abgesehen davon, daß die Aktivierung der Makrophagen auch über das Komplementsystem erfolgen kann, ist wohl das Endotoxin
für die Aktivierung am meisten verantwortlich. Hier sind wir dann schon bei den
posttraumatischen Folgen angelangt, die letztlich in einem Multiorganversagen
enden können (Abb. 4).

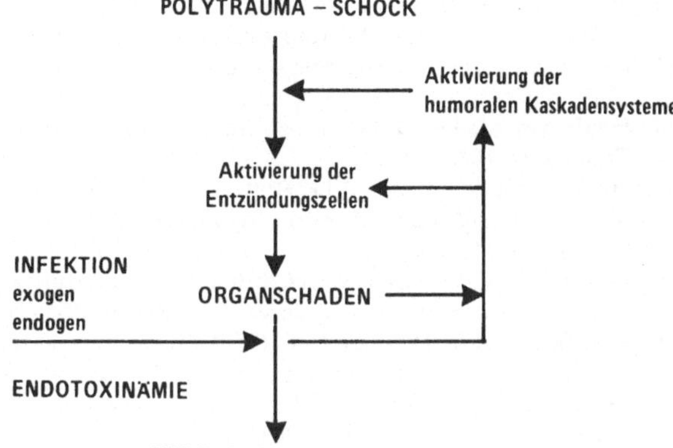

Abb. 4. Ablauf der Geschehnisse, die zum „Multiorganversagensyndrom (*MOFS*)" führen

Literatur

1. Bond RF, Green HD (1983) Peripheral circulation. In: Altura BM, Lefer AM, Schumer W (eds) Handbook of shock and trauma, vol 1. Basic Science, Raven Press, New York, pp 29–49
2. Border JR, Hassett JM (1987) Multiple systems organ failure: History, pathophysiology, prevention, and support (In press)
3. Chen RYZ, Fan FC, Schuessler GB, Simchon S, Kim S, Chien S (1984) Regional cerebral blood flow and oxygen consumption of the canine brain during hemorrhagic hypotension. Stroke 15:343–350
4. Dempsey PJ, McCallum ZT, Kent KM, Cooper T (1971) Direct myocardial effects of angiotensin II. Am J Physiol 220:477–481
5. Downing SE (1983) The heart in shock. In: Altura BM, Lefer AM, Schumer W (eds) Handbook of shock and trauma, Vol 1. Raven Press, New York, pp 5–28
6. Edwards WS, Siegel A, Bing RJ (1954) Studies on myocardial metabolism. III. Coronary blood flow, myocardial oxygen consumption, and carbohydrate metabolism in experimental hemorrhagic shock. J Clin Invest 33:1646–1661
7. Ertl G, Neubauer S, Valldorf T, Kochsiek K (1985) Deterioration of metabolic coronary regulation in hemorrhagic shock. Role of hypoxia and the reninangiotensin system. Res Exp Med 185:429–443
8. Euler J, Gerstenbrand F, Krenn J, Lehfuss H (1972) Frühversorgung von Extremitätenfrakturen bei akuter traumatischer Hirnstammschädigung. Mschr Unfallheilk 75:45–54
9. Granger DN, Rutili G, McCord JM (1981) Superoxide radicals in feline intestinal ischemia. Gastroenterology 81:22–29
10. Green HD, Bond RF, Rapela CE, Schmid HE, Manley E, Farrar DJ (1980) Competition between intrinsic and extrinsic controls of resistance vessels of major vascular beds during hemorrhagic hypotension and shock. In: Lefer AM, Saba TM, Mela LM (eds) Advances in shock research. Alan R. Liss, New York, pp 77–104
11. Hackel DB, Martin AM, Spach MS, Sieker HO (2964) Hemorrhagic shock in dogs. Arch Pathol Lab Med 77:575–581
12. Haglund U (1973) The small intestine in hypotension and hemorrhage. An experimental cardiovascular study in the cat. Acta Physiol Scand Suppl 387
13. Haglund U, Hulten L, Lundgren O, Ahren C (1985) Mucosal lesions in the human small intestine in shock. Gut 16:979–984
14. Hallström S, Vogl C, Krösl P, Redl H, Schlag G (1987) Studies on low molecular weight inotropic plasma substances in prolonged hypovolemic traumatic shock. In: Schlag G, Redl H (eds) Progress in clinical and biological research, vol 236: First Vienna Shock Forum, Part A: Pathophysiological role of mediators and mediator inhibitors in shock. Alan R. Liss, New York, pp 591–597

15. Heddle RJ, LaBrooy JT, Shearman DJC (1982) Escherichia coli antibody-secreting cells in the human intestine. Clin Exp Immunol 48:469-476
16. Heideman M (1985) The role of complement in trauma. Acta Chir Scand Suppl 522:233-244
17. Heideman M, Hugli TE (1984) Anaphylatoxin generation in multisystem organ failure. J Trauma 24:1038-1043
18. Heimbach DM, Fisher WD, Hutton I, McArdle CS, Ledingham IMcA (1973) Myocardial blood flow and metabolism during and after hemorrhagic shock in the dog. Surg Gynecol Obstet 138:243-252
19. Hintze TH, Vatner SF (1982) Cardiac dynamics during hemorrhage. Relative unimportance of adrenergic inotropic responses. Circ Res 50:705-713
20. Kauffman GLjr, D'Alecy LG (1977) Redistribution of canine spanchnic blood flow following normotensive hemorrhage. J Surg Res 22:580-584
21. Lee JC, Downing SE (1976) Myocardial oxygen availability and cardiac failure in hemorrhagic shock. Am Heart J 92:201-209
22. Lefer AM, Martin J (1970) Relationship of plasma peptides to the myocardial depressant factor in hemorrhagic shock in cats. Circ Res 26:59-69
23. Lundgaard-Hansen P (1966). Oxygen supply and anaerobic metabolism of the heart in experimental hemorrhagic shock. Ann Surg 163:10-20
24. McNeil JR, Stark RD, Greenway CV (1970) Intestinal vasoconstriction after hemorrhage: role of vasopressin and angiotensin. Am J Physiol 219:1342-1345
25. Meakins JL, Mashall JC (1986) Multiple-organ-failure syndrome. The gastrointestinal tract: the "motor" of MOF. Arch Surg 121:196-208
26. Rapela CE, Green DH (1964) Autoregulation of canine cerebral blood flow. Cric Res 15 (Suppl 1):1205-1211
27. Ratliff NB, Hackel DB, Mikat E (1969) Myocardial carbohydrate metabolism and lesions in hemorrhagic shock. Arch Pathol 88:470-473
28. Redl H, Hammerschmidt DE, Schlag G (1983) Augmentation by platelets of granulocyte aggregation in response to chemotaxines: studies utilizing an improved cell preparation technique. Blood 61:125-131
29. Robinson JWL, Antonioli JA, Mirkovitch V (1966) The intestinal response to ischemia. Arch Pharmakol Exp Path 225:178-191
30. Sarnoff SJ, Case RB, Waithe PE, Isaacs JP (1954) Insufficient coronary flow and myocardial failure as a complicating factor in late hemorrhagic shock. Am J Physiol 176:439-444
31. Schlag G, Redl H (1986) Oxygen radicals in hypovolemic-traumatic shock. In: Novelli GP, Ursini F (eds) Oxygen free radicals in shock. International Workshop Florence 1985. Karger, Basel, pp 94-108
32. Schlag G, Voigt WH, Schnells G, Glatzl A (1977) Vergleichende Untersuchungen der Ultrastruktur von menschlicher Lunge und Skelettmuskulatur im Schock. II. Anaesthesist 26:612-622
33. Schoenberg MH, Younes M, Muhl E, Haglund U, Sellin D, Schildberg FW (1983) Free radical involvement in ischemic damage of the small intestine. In: Greenwald RA, Cohen G (eds) Oxy radicals and their scavenger systems, vol 2. Elsevier, New York, p 154
34. Shoemaker WC, Szanto PB, Andersen D (1965) Hepatic hemodynamic and morphologic changes in shock. Arch Pathol 80:76-83
35. Slater G, Vladeck BC, Bassin R, Brown RS, Shoemaker WC (1975) Sequential changes in cerebral blood flow and distribution of flow within the brain during hemorrhagic shock. Ann Surg 181:1-4
36. Svanvik J (1973) Mucosal hemodynamics in the small intestine of the cat during regional sympathetic vasoconstrictor activation. Acta Physiol Scand 89:19-22
37. Varga T, Reffy A, Vandor E (1980) Myocardial lesions in hemorrhagic hypotension. Z Rechtsmed 84:99-112
38. Wangensteen SL, Ramey WG, Ferguson WW, Starling JG (1973) Plasma myocardial depressant activity (shock factor) identified as salt in the cat papillary muscle bioassay system. J Trauma 13:181-194

39. Wiklund L, Grevsten S, Nilsson F, Norlen BJ, Rimsten A (1976) Non-occlusive enteric gangrene associated with severe upper gastrointestinal bleeding. Acta Chir Scand 142:593–597
40. Wright R (1982) Immunology of the gastrointestinal tract and liver. Practitioner 226:2027–2029
41. Younes M, Schoenberg MH, Jung H, Fredholm BB, Haglund U, Schildberg FW (1984) Oxidative tissue damage following regional intestinal ischemia and reperfusion in the cat. Res Exp Med 184:259–264

Schmerz als zentrales Problem in der Behandlung des Polytraumatisierten

H.-D. Kamp

Trauma und Schmerz

Gewebsbeschädigung und Gewebszerstörung sind die adäquaten Reize der Sinnesmodalität Schmerz. Qualvolle Schmerzempfindung ist deshalb die unausweichliche Begleiterscheinung jeder schweren Verletzung. Zunächst beherrschen sensorische und affektiv-emotionale Komponenten der Nozizeption das Erscheinungsbild: Stöhnende und schreiende Schwerverletzte, agitierte, konfusionierte, aber auch stuporöse Patienten gehören zum Bild jeder chirurgischen Erstbehandlungseinheit. Dementsprechend ist die Linderung akuter Schmerzen meist das dringlichste Anliegen des Verletzten an seinen Arzt, humanitäre Aspekte veranlassen zunächst unser therapeutisches Handeln.

Der akute Schmerz ist jedoch mehr als eine unangenehme Empfindung, die allerdings so mächtig sein kann, daß sie alle anderen Sinnesmodalitäten verdrängt, und – wie Bonica sagt – das Bewußtsein beherrscht, Gedanken unterbricht und die Moral untergräbt. Noxische Reize führen nämlich über den sensorischen und affektiven Effekt hinaus zu einer Reihe nozifensiver vegetativer und motorischer Reaktionen, von denen wir wissen, daß sie einen Betroffenen, zusätzlich zu seinen Verletzungen, auch gefährden können, scheinbar entgegen ihrer eigentlichen biologischen Bedeutung. Denn die subjektive Schmerzempfindung und vor allem die objektivierbaren Reaktionen auf noxische Reize sind zunächst integrale Bestandteile eines protektiven Systems, das für das Überleben unverzichtbar ist: Zum Zeitpunkt der Verletzung veranlassen und steuern Nozizeption und Nozifension Fluchtreaktion oder Gegenwehr, sie führen nach der Verletzung zu Verhaltensweisen und Stoffwechseländerungen, die der Heilung und Erholung verletzter Körperabschnitte dienen, indem sie reparative Vorgänge einleiten, und sie konditionieren schließlich ein schädigungs-minimierendes Verhalten, das Verletzungen in der Zukunft vorbeugt.

Die sensorische Schmerzkomponente spielt hierbei offenbar eine eher untergeordnete Rolle, da nur ein kleiner Teil der einströmenden nozizeptiven Afferenzen die Hirnrinde erreicht, weil auf dem Weg dorthin zunehmend körpereigene antinozizeptive Mechanismen wirksam werden, während die nozifensiven Reaktionen parallel dazu immer größere Einflußbereiche im Organismus erfassen.

Hierzu sind Nozizeption und nozifensive Reaktion auf verschiedenen Ebenen des Nervensystems eng miteinander verknüpft, vor allem über segmentale Reflexe im Rückenmark und suprasegmentale Reflexe im Hirnstamm, aber auch schon in den verletzten Geweben selbst.

Periphere Mechanismen

Die nozizeptiven Afferenzen des traumatisierten Gewebes werden zuerst durch physikalische Reize, d.h. meist durch die direkte Verletzung peripherer Nozizeptoren (freie Nervenendigungen) erregt. Eine begleitende Zellschädigung führt mit Verzögerung jedoch auch zur Freisetzung einer Reihe endogener algogener Substanzen wie Kalium- und Wasserstoffionen, Serotonin aus Thrombozyten, Bradykinin über Proteasen aus Kininogenen und Histamin aus Mastzellen, die die Nozizeptoren selbst langdauernd aktivieren. Prostaglandine, Leukotriene und Substanz P sensitivieren dagegen vor allem für Reize, die alleine unterschwellig sein können (Tabelle 1).

Die Substanz P, ein Polypeptid, wird in Zellkörpern der Spinalganglien und im Ganglion Gasseri, d.h. in der nozizeptiven Afferenz selbst produziert. Von dort wird sie sowohl zum zentralen als auch zum peripheren Nervenende transportiert. An beiden Nervenenden führt die Depolarisation zur Freisetzung von Substanz P. In der Peripherie sensibilisiert Substanz P benachbarte freie Nervenendigungen, wirkt als Vasodilatator und setzt Histamin aus Mastzellen frei, das seinerseits vasodilatierend wirkt und weitere nozizeptive Nervenendigungen depolarisieren kann. Die periphere Nozizeption wird so kaskadenartig erweitert und verstärkt.

Diese komplexen, bei weitem nicht vollständig erforschten Reaktionsabläufe mit vielen Interaktionsmöglichkeiten sind offensichtlich darauf angelegt, der Signalaufnahme in der Peripherie durch Verstärkungsmechanismen höchste Priorität einzuräumen, wobei adaptive Prozesse, die bei anderen Sinnesmodalitäten durchaus üblich sind, weitgehend entfallen, ja sogar Erregungsverstärkung häufig dominiert.

Zentrale segmentale Verarbeitung

Aus der Peripherie gelangt das nozizeptive Signal über die schnell leitenden A-Delta und die langsam leitenden C-Fasern im Neuron erster Ordnung in das Hinterhorn des Rückenmarks, aus dem Kopfbereich mit Fasern im N. trigemi-

Tabelle 1. Periphere Mediatoren der Nozizeption

Substanz	Herkunft	Enzym	Schmerz-wirkung	Effekt an Afferenz
$K^+ H^+$	Gewebszelle		+ +	akt.
Serotonin	Thrombozyt		+ +	akt.
Bradykinin	Kininogene	Kallikrein	+ + +	akt.
Histamin	Mastzelle		+	akt.
Prostaglandine	Membranen	Cyclooxigenase	±	sens.
Leukotriene	Membranen	Lipoxigenase	±	sens.
Substanz P	Nervenzelle		±	sens.

nus, aber auch im N. vagus, in die langgezogenen Nuclei terminales der Medulla oblongata.

Hier dient wahrscheinlich vor allem die Substanz P als Neurotransmitter für den Impulsübertrag auf die folgenden afferenten Neurone, die bevorzugt im Vorderseitenstrang weiter nach zentral projizieren.

Auf der gleichen Ebene werden aber auch bedeutsame nozifensive Reationen eingeleitet (Tabelle 2): Motorische Reflexe mit ipsilateraler Beugung und kontralateraler Streckung sind dabei initiale Formen einer Fluchtbewegung, später aber vor allem Grund für Ruhigstellung und Inaktivierung der verletzten Körperregion. Allgemeine Immobilisierung mit Thromboseneignung und Muskelatrophie sind unerwünschte Folgen. Besonders schädlich sind solche Reflexe bei Verletzungen im Thorakal-, aber auch im Abdominalbereich, wo sie über eine drastische Senkung der Thoraxwandcompliance zur Reduktion der Vitalkapazität und der funktionellen Residualkapazität mit Ausbildung von Ventilations-Perfusions-Inhomogenitäten und schließlich zur Hypoxämie führen können. Nozifensive Muskelreflexe können bei überschießender, langandauernder Muskelkontraktion auch über eine vermehrte Bildung algogener Substanzen in der verletzten Peripherie die Nozizeption unterhalten und verstärken.

Synaptische Verbindungen somatischer und viszeraler Afferenzen mit sympathischen präganglionären Neuronen im Seitenhorn des Rückenmarks führen zu einer segmentalen Vasokonstriktion. Bei entsprechender Lokalisation der Reflexzone kann es zur Steigerung der Herzfrequenz und des Schlagvolumens, darüber hinaus zur reflektorischen Bronchokonstriktion, zur Verminderung des gastrointestinalen Tonus mit Darmparalyse und zu einer Hemmung der Blasenentleerungsmechanismen kommen. Überschießende sympathische Aktivitäten, die zur verletzten Region zurücklaufen, können auch hier über die Noradrenalinfreisetzung zur Verstärkung und Chronifizierung der Nozizeption beitragen.

Den nozizeptiven und nozifensiven Funktionen stehen auf Rückenmarksebene jedoch auch komplexe, starke antinozizeptive Mechanismen gegenüber.

Die Zellkörper der sekundären afferenten Neurone liegen vor allem in der Lamina I und Lamina V des Hinterhorns. Die Erregungsübertragung zu beiden kann entweder schon präsynaptisch oder postsynaptisch gehemmt werden, wobei vor allen Dingen enzephalinerge substantia gelatinosa Neurone und deszendierende serotoninerge bzw. noradrenerge Einflüsse zum Tragen kommen. Die hemmenden Interneurone können von niederschwelligen Mechanorezeptoren

Tabelle 2. Segmentale nozifensive Reflexe

Motorische Reflexe
- Fluchtreflex
- Ruhigstellung (Thorax!)
- Nozizeption

Sympathische Reflexe
- Vasokonstriktion
- Darmparalyse
- Bronchokonstriktion
- Nozizeption

getriggert werden, was für das Phänomen der segmentalen Hemmung verantwortlich ist. Deren Entdeckung hat zur Entwicklung der gate control Hypothese maßgeblich beigetragen.

Diese antinozizeptiven Funktionen können so stark sein, daß sie vor allem in den ersten Minuten nach einer Verletzung jegliche subjektive Schmerzempfindung unterdrücken. Ihr biologischer Sinn liegt wohl darin, Fluchtreaktionen und Gegenwehr des Verletzten nicht zu beeinträchtigen.

Zentrale suprasegmentale Verarbeitung

Jede schematische Einteilung des weiteren Verlaufs der nozizeptiven Strukturen oberhalb der spinalen Ebene entbehrt wegen der Komplexität interneuronaler Verschaltungen nicht einer gewissen Willkür und kann nur vereinfachende Denkmodelle darstellen (Abb. 1): Der Vorderseitenstrang, in den fast alle afferenten Neurone projizieren, wird aufgrund seiner Endigungsgebiete im Hirn grob unterteilt in den eher langsamer leitenden polysynaptischen Tractus spinoretikulo-thalamicus und den schneller leitenden oligosynaptischen Tractus neospinothalamicus, der vor allem in den lateralen Kerngebieten des Thalamus endet, die wiederum direkt mit dem sensomotorischen Kortex verbunden sind und

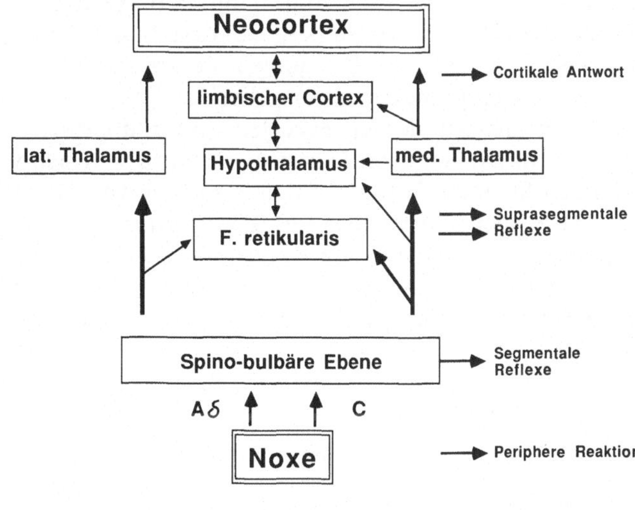

Abb. 1. Nozizeptive Strukturen

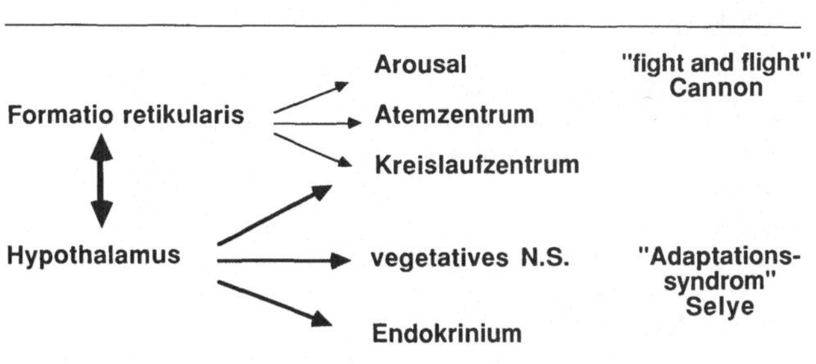

Abb. 2. Suprasegmentale nozifensive Reflexe

der in erster Linie für die sensorisch-diskriminative Komponente des Schmerzes verantwortlich ist.

Die Formatio retikularis wird zur ersten supraspinalen Ebene, in der wiederum nozifensive (und antinozizeptive) Reaktionen integriert werden (Abb. 2). Die teilweise schnell einlaufenden nozizeptiven Afferenzen stimulieren hier das aufsteigende retikuläre aktivierende System und beeinflussen somit Wachheits- und Aufmerksamkeitsreaktionen. Sie aktivieren jedoch auch Kreislauf- und Atemzentren im Sinne der fight-and-flight-Notfallreaktion nach Cannon.

Im Unterschied zu den autonomen Reflexen auf spinaler Ebene kommt es hier also nicht zu ortsspezifischen segmentalen Einzelreaktionen, sondern zur übergreifenden Aktivierung vitaler Systeme, wobei ein zentral ausgelöster Sympathikotonus segmentale Reflexe bahnen oder inhibieren kann.

Die genannten vegetativen Funktionsabläufe im unteren Hirnstamm stehen unter Kontrolle durch Kerngebiete im Hypothalamus, in den eine große Zahl retikulo-hypothalamischer Fasern und Verbindungen von den medialen Thalamuskernen einstrahlen. Hier im Hypothalamus werden Einzelreaktionen auf bedrohliche Reize zu generellen Abwehr- und Verteidigungsreaktionen im Sinne von eher unspezifischen Programmen zusammengefaßt. Zu diesen bedrohlichen Stimuli gehören allerdings nicht nur schmerzhafte Reize, sondern auch andere Folgen eines schweren Traumas wie Volumenmangel, Temperaturabweichungen, Substratmangel, aber auch der psychische Streß; enge Verbindungen bestehen von hier wechselseitig zum limbischen System, das die allgemeine Abwehrreaktion nicht nur kontrolliert, sondern auch umgekehrt als adäquate Ausdrucksform psychischer Erregungen in Anspruch nimmt.

Die vom Hypothalamus ausgehende Programmreaktion „Abwehrverhalten" setzt sich aus autonomen nervalen und endokrinen Komponenten zusammen (Tabelle 3). Die nervalen Komponenten drücken sich vor allen Dingen in einem erhöhten Sympathikotonus aus mit Anstieg von Herzfrequenz und Schlagvolumen, viszeraler und kutaner Vasokonstriktion, Erhöhung des peripheren Widerstandes und Freisetzung von Katecholaminen aus dem Nebennierenmark. Diese verursachen einen weiteren Anstieg des Herzminutenvolumens und des Blutdrucks sowie eine generelle Steigerung des Metabolismus mit erhöhtem Sauer-

Tabelle 3. Programmreaktion „Abwehrverhalten" Hypothalamus

Autonome, nervale Komponente
- Muskuläre Vasodilatation
- Kutane Vasokonstriktion
- Viszerale Vasokonstriktion
- Hemmung glatter Muskulatur
- Steigerung von Sudomotorik
- Steigerung von Pilomotorik

Endokrine Komponente
- Nebennierenmark→Katecholamine
- HVL/NN-Rinde→ACTH Kortisol Aldosteron
- HHL→Vasopressin

stoffverbrauch. Unter Umständen kann sich sogar eine Organinsuffizienz des Herzens, aber auch der Lunge einstellen.

Die neuroendokrinen Veränderungen als Antwort auf das Trauma manifestieren sich in einer erhöhten Sekretion vor allem katabol und wasserretinierend wirkender Hormone.

Die Rolle des Schmerzes bei Auslösung und Verstärkung der endokrinen Streßantwort nach einem Trauma ist wegen der Uniformität der hypothalamischen Reaktion auf bedrohliche Stimuli bisher nur indirekt belegt. Die Ergebnisse einer Reihe von Untersuchungen mit verschiedenen Schmerzbehandlungsverfahren nach unterschiedlichen chirurgischen Eingriffen lenken die Aufmerksamkeit vor allen Dingen auf die ACTH-Freisetzung in der Adenohypophyse mit konsekutiver Kortisolproduktion in der Nebennierenrinde und die Freisetzung von antidiuretischem Hormon aus der Neurohypophyse.

ACTH wird dabei enzymatisch aus dem Vorläufer-Protein Proopiomelanocortin gebildet. Aus diesem Proopiomelanocortin stammen jedoch auch das β-Melanocyten stimulierende Hormon, das vermutlich die Aldosteronsekretion anregt, aber auch in äquimolaren Mengen das β-Endorphin. Proopiomelanocortin verknüpft so nozifensive mit antinozizeptiven Mechanismen, weil β-Endorphin bei Schmerz und Streß ins periaquäduktale Grau des Mittelhirns abgegeben wird, das für die körpereigene Schmerzhemmung eine entscheidende Bedeutung zu haben scheint, da sich von ihm durch elektrische Stimulation eine starke Analgesie auslösen läßt. Endorphin und nozizeptive, aber auch nicht nozizeptive Impulse aus der Peripherie aktivieren von hier aus ein schmerzhemmendes System, das über den Nucleus raphe magnus und die retikulären Kerne in der Medulla oblongata bis ins Hinterhorn des Rückenmarks deszendiert und dort durch Freisetzung von Serotonin und Noradrenalin im Sinne eines Rückkoppelungssystems schon an der ersten Station im Rückenmark der Selbstbegrenzung nozizeptiver Erregung dienen kann.

Schmerz als Problem des Polytraumatisierten

Betrachtet man die vielfältigen Reaktionsmöglichkeiten des Organismus auf ein Trauma, so wird verständlich, daß Schmerz oder besser gesagt Nozizeption und Nozifension tatsächlich zu einem zentralen Problem des Polytraumatisierten werden können. Beide sind ursprünglich für das Überleben nach Verletzungen ausgelegt und beeinflussen deshalb auch vor allen Dingen die vitalen Systeme Kreislauf, Respiration und Stoffwechsel mit Temperaturregulation und Immunabwehr.

Allerdings gilt diese ausschließlich protektive Funktion des Schmerzes ohne alle Einschränkungen wohl nur für die große Zahl kleinerer Bagatelltraumen und für mittelschwere Verletzungen. Bei schweren Verletzungen, insbesondere bei polytraumatisierten Patienten, die durch das Ausmaß der Gesamttraumatisierung oder den Schweregrad von Einzelverletzungen ohnehin vital bedroht sind, können Nozizeption und vor allem die nozifensiven Reaktionen zur weiteren Schädigung des Gesamtorganismus beitragen und die vitale Gefährdung erhöhen, da ihre biologische Aufgabe auf die Erhaltung und Wiederherstellung des verletzten Körperabschnittes ausgerichtet ist, ohne Rücksichtnahme auf den Gesamtorganismus. Schädlich können sie werden, weil es sich um reine Selbsthilfemechanismen handelt, in die die Natur keine medizinisch therapeutischen Eingriffe eingeplant hat. Sie dauern deshalb so lange an, solange schmerzhafte Impulse aus der Peripherie einströmen und wirken sich als Abwehrreaktion auch dann noch aus, wenn längst durch ärztlich-therapeutische Eingriffe die Homöostase eines Schwerverletzten wieder hergestellt ist. Dann führen sie zu überschießenden kompensatorischen Veränderungen, die ihrerseits wieder die Homöostase beeinträchtigen.

Therapeutische Prinzipien

Ein Gleichgewicht der Körperfunktionen läßt sich am besten wohl dadurch erreichen, daß vital stabilisierende Faktoren und schmerzdämpfende Maßnahmen möglichst parallel ansetzen.

Unsere bisherigen Kenntnisse reichen bei weitem nicht aus, um allgemein gültige Behandlungsrezepte festzulegen, sie bilden jedoch die Grundlage für erfolgversprechende Behandlungskonzepte. Therapeutisch scheinen sich zunächst viele Ansatzmöglichkeiten anzubieten. Wegen der hierarchischen Anordnung von Nozizeption und nozifensiver Reaktion wäre prinzipiell ein möglichst peripher liegender Ansatzpunkt wünschenswert. Dabei darf allerdings nicht vergessen werden, daß die ablaufenden chemischen Prozesse in den verletzten Geweben nicht nur im Dienste der Nozizeption stehen, sondern gleichgültig über die Ingangsetzung von Entzündungsmechanismen und die Stimulation hämostasiologischer und immunologischer Prozesse nozifensive Aufgaben für den Heilungsprozeß der verletzten Gewebe besitzen. Zumindestens die uns bis jetzt zur Verfügung stehenden, „peripher" analgetisch wirkenden Substanzen – es könnte sich dabei nur um die injizierbaren Pharmaka Acetylsalicylsäure und Metamizol handeln – haben auch aus diesem Grunde in der Akutbehandlung polytraumatisierter Patienten keinen Platz, weil sie bei allenfalls geringem Nutzen auch großen Schaden, z. B. erhebliche Gerinnungsstörungen, eventuell auch Schockzustände, induzieren können. Allerdings wäre für die Zukunft eine gezielte Hemmung der Bildung einzelner „Schockmediatoren" durch verwandte Pharmaka wünschenswert und vorstellbar.

Systemisch angewendete Opioide imitieren Enkephalin- und Endorphinwirkung. Dadurch unterstützen sie an verschiedenen Stellen das körpereigene antinozizeptive System und sind bekanntermaßen in der Lage, sensorische und emotionelle Komponenten des Schmerzens zu kontrollieren. Ihr Einfluß auf vegetative Reflexe erfordert jedoch die Berücksichtigung der aktuellen Kreislaufsituation. Wie weit übliche Dosierungen die neuroendokrine Antwort dämpfen, ist weitgehend unbekannt, da aus humanitären Gründen ein Vergleich mit Patienten ohne jegliche Analgesie nicht vorstellbar ist. Hoch dosierte Opioide können jedoch, wie mehrfach bewiesen, die Streßreaktion verhindern, allerdings auf Kosten der Spontanatmung.

Die eindrucksvollsten Effekte sind bisher für regionale Anästhesieverfahren nachgewiesen. Dies steht in Einklang mit der Vorstellung, daß eine möglichs periphere Unterbrechung nozizeptiver Afferenzen zu den günstigsten Ergebnissen führen sollte. Sowohl die peridurale Opioidanalgesie und noch mehr die peridurale Lokalanästhesie bewirken eine Unterbrechung nozifensiver Reflexe auf Rückenmarksebene, aber auch eine Verminderung der Streßantwort. Diese Unterdrückung der endokrinen Streßreaktion gelingt nach bisherigen Kenntnissen dadurch jedoch nicht immer, sie ist offenbar um so weniger ausgeprägt, je weiter zentral das Trauma lokalisiert ist. Als Ursache hierfür werden zusätzliche Gewebsfaktoren aus dem traumatisierten Gebiet oder auch extraspinale Afferenzen, z. B. in den Hirnnerven, diskutiert.

Diese Beobachtung wiederum steht in Einklang mit der Erkenntnis, daß die verschiedenen Möglichkeiten der Schmerzbehandlung nur einen Teil der Gesamtbehandlungsstrategie schwerverletzter Patienten darstellen. Schock- und Schmerztherapie müssen Hand in Hand gehen, wobei von einer adäquaten Schocktherapie günstige Einflüsse auf die Nozizeption zu erwarten sind und umgekehrt, aus einer effektiven Schmerztherapie günstigere Auswirkungen auf den traumatischen Schock und seine Folgen resultieren.

Literatur

Arturson G (1978) Continuous oxygen uptake determination. Acta Anaesthesiol Scand 22 (Suppl) 70:137–143

Benedetti C, Bonica JJ, Bellucci G (1984) Pathophysiology and therapy of postoperative pain: A review. In: Benedetti C, Chapman CR, Moricca G (eds) Advances in pain research and therapy, Vol. 7. Raven Press, New York, pp 373–407

Bergmann H (1987) Der postoperative Schmerz. Der Schmerz 1:13–23

Bonica JJ (1987) Importance of effective pain control. Acta Anaesthesiol Scand 31 (Suppl) 85:1–16

Bryan-Brown CW (1986) Development of pain management in critical care. In: Cousins MJ, Phillips GD (eds) Acute pain management. Churchill Livingstone, New York Edinburgh London Melbourne, pp 1–19

Buckley FP, Simpson BR (1980) Acute traumatic and postoperative pain management. In: Cousins MJ, Bridenbaugh PO (eds) Neural blockade inclinical anesthesia and management of pain. Lippincott, Philadelphia Toronto, pp 586–615

Bullingham RES (1985) Physiological mechanisms in pain. In: Smith G, Covino BG (eds) Acute pain. Butterworths, London Boston Burban Singapore Sydney Toronto Wellington, pp 1–21

Dick W, Gervais H (1986) Analgesie und Anästhesie bei Notfallpatienten. Anästh Intensivmed 27:1–8

Handwerker HO (1985) Physiologie und Pathophysiologie des Schmerzes. In: Hackenthal E, Wörz R (Hrsg) Schmerzbehandlung. Gustav Fischer, Stuttgart, S 5–29

Hartrick C, Pither CE (1986) Pain due to trauma. In: Raj PP (ed) Practical management of pain. Year Book Medical Publishers, Chicago London, pp 296–311

Herz A (1984) Die Rolle multipler Opioid-Rezeptoren und ihrer Liganden bei der Schmerzmodulation. Drug Res 34 (II):1080–1083

Jänig W (1985) Systemig and specific autonomic reactions in pain: efferent, afferent und endocrine components. Eur J Anaesth 2:319–346

Kehlet H (1986) Pain relief and modification of the stress response. In: Cousins MJ, Phillips GD (eds) Acute pain management. Churchill Livingstone, New York Edinburgh London Melbourne, pp 49–75

Melzack R, Wall PD, Ty TC (1982) Acute pain in an emergency clinic: Latency of onset and descriptor patterns related to different injuries. Pain 14:33–43

Metz G (1979) Sympathico-adrenerge Stimulation und Lungenveränderungen. Springer, Berlin Heidelberg New York (Anaesthesiologie und Intensivmedizin, Bd 119)

Millan MJ (1986) Multiple opioid systems and pain. Pain 27:303–347

Moore RA, McQuay HJ (1985) Neuroendocrinology of the postoperative state. In: Smith G, Covino BG (eds) Acute pain. Butterworths, London Boston Durban Singapore Sydney Toronto Wellington, pp 133–154

Phillips GD, Cousins MJ (1986) Neurological mechanisms of pain and the relationship of pain, anxiety, and sleep. In: Cousins MJ, Phillips GD (eds) Acute pain management. Churchill Livingstone, New York Edingburgh London Melbourne, pp 21–48

Piepenbrock S, Schäffer J, Panning B (1987) Analgesie und Anästhesie bei Unfallverletzten. Intensivbehandlung 12:21–25

Tammisto T (1980) Pathophysiologie des intra- und postoperativen Streß. In: Wüst HJ, Zindler M (Hrsg) Neue Aspekte in der Regionalanaesthesie 1. Springer, Berlin Heidelberg New York (Anaesthesiologie und Intensivmedizin, Bd 124, S 99–102)

Ty TC, Melzack R, Wall PD (1984) Acute trauma. In: Wall PD, Melzack R (eds) Textbook of pain. Churchill Livingstone, Edinburgh London Melbourne New York, pp 209–214

Wall PD (1979) On the relation of injury to pain. Pain 6:253–264

Wilmore DW, Long JM, Mason AD, Pruitt BA (1976) Stress in surgical patients as a neurophysiologic reflex response. Surg Gyn Obstetr 142:257–269

Wilson PR (1980) Neurologic mechanisms of pain: Modifications by neural blockade. In: Cousins MJ, Bridenbaugh PO (eds) Neural blockade in clinical anesthesia and management of pain. Lippincott, Philadelphia Toronto, pp 557–585

Der Einsatz spezieller Methoden in der Diagnostik und zur Verlaufskontrolle bei polytraumatisierten Patienten

N. Roewer, E. Kochs, B. Steinberg und J. Schulte am Esch

Bei der Versorgung polytraumatisierter Patienten greifen diagnostische, überwachende und therapeutische Maßnahmen von Anfang an ineinander und ergänzen sich. Im Vordergrund der *Akutdiagnostik* beim Polytrauma stehen nach wie vor die groborientierende klinische Untersuchung mit Erkennung akut lebensbedrohlicher Verletzungen sowie die Überwachung der Atem- und Kreislauffunktion. Erst nach Durchführung der bei jedem Polytrauma obligatorischen *diagnostischen Basis- bzw. Minimalmaßnahmen* (Tabelle 1) mit Prüfung und Sicherstellung der Vitalfunktionen ist an eine weiterführende Diagnostik zu denken. Dabei ist die Dringlichkeit weiterer diagnostischer Maßnahmen immer gegen die Dringlichkeit der Notfallbehandlung abzuwägen. Der Einsatz *spezieller Methoden* in der Diagnostik und zur Verlaufskontrolle bei polytraumatisierten Patienten orientiert sich vornehmlich nach Traumalokalisation (Tabelle 2), nicht zuletzt aber auch nach den diagnostischen Möglichkeiten, d.h. apparativer Ausstattung des behandelnden Krankenhauses. Eine gezielte und umfassende *Frühdiagnostik* ist zugleich Basis für eine effiziente *Verlaufskontrolle* auf der Intensivstation. Neben der Beurteilung der Morphologie der von einem Trauma betroffenen Organe stellt sich heute zunehmend auch die Frage nach der Organfunktion. Für die Prognose von polytraumatisierten Patienten ist beides von gleichrangiger Bedeutung und naturgemäß nicht voneinander zu trennen. Im folgenden werden spezielle diagnostische und verlaufskontrollierende Maßnahmen hinsichtlich ihrer morphologischen und/oder funktionellen Informationen beim Polytrauma dargestellt, wobei in Anbetracht der Vielzahl diagnostischer Möglichkeiten der Schwerpunkt auf neuere, zukunftsträchtige Verfahren zur Beurteilung insbesondere der vitalen Organ- und Systemfunktionen gelegt werden soll.

Tabelle 1. Diagnostische Basis- bzw. Minimalmaßnahmen bei polytraumatisierten Patienten

- Groborientierende klinische Untersuchung
- EKG-Monitor
- Arterielle Druckmessung
- Messung des zentralen Venendruckes
- Labor
- Blasenkatheter
- Magensonde
- Temperatursonde
- Röntgen-Thorax

Respiratorisches System

Im Mittelpunkt aller Maßnahmen steht in jeder Phase die Überwachung und Sicherstellung einer adäquaten Sauerstoffversorgung des Patienten durch Optimierung des Blutvolumens, der Herzleistung und des Gasaustausches. Für die Beurteilung der *äußeren Atmung,* also des Gasaustausches von Atemgasen zwischen Lunge und der Umgebung ist die arterielle Blutgasanalyse bei polytraumatisierten Patienten unverzichtbar (Tabelle 3). Diese invasive Methode hat jedoch den Nachteil, daß die Messungen nur punktuell erfolgen und dadurch kurzfristige bedrohliche Veränderungen nicht immer erfaßt werden können.

Tabelle 2. Einsatz der speziellen diagnostischen Verfahren je nach Traumalokalisation

Schädel-Hirn-Trauma:	Neurologische Untersuchung mit Quantifizierung von Bewußtseinsdefiziten (z. B. Glasgow-Coma Scale), konventionelles Röntgen, Computertomographie (CCT), intrakranielle Druckmessung, Sonographie, Angiographie, EEG (konventionelles Ableitprogramm, Amplituden-, Leistungs-, Spektraldarstellung, Brain Mapping), evozierte Potentiale (SEP, AEP) Kernspinresonanz-Tomographie (NMR)
Thoraxtrauma:	Röntgen-Thorax (Tomographie), Doppler-Echokardiographie (transkutan, transösophageal), Pulmonaliskatheter, EKG (≥ 12 Ableitungen), Computertomographie, Katheterangiographie, digitale Subtraktionsangiographie, Szintigraphie, Radioventrikulographie, Bronchoskopie bzw. -graphie, Oesophagusskopie bzw. -graphie, Kernspinresonanz-Tomographie (NMR)
Bauchtrauma:	Peritoneallavage, Röntgen-Übersichtsaufnahme, Computertomographie, Sonographie, Katheterangiographie (z. B. selektive o. Übersichts-Aortographie), digitale Subtraktionsangiographie, Urographie, Gastrographie, Endoskopie, Laparaskopie bzw. Probelaparatomie, Kernspinresonanz-Tomographie (NMR)
Wirbelsäulen- und Extremitätenverletzungen:	Neurologische Untersuchung, konventionelles Röntgen, Computertomographie, Angiographie, evozierte Potentiale, Kernspinresonanz-Tomographie (NMR)

Tabelle 3. Spezielle Methoden zum Nachweis von Störungen des respiratorischen Systems beim polytraumatisierten Patienten

Ventilation	Blutgasanalyse	($paCO_2$)
	transkutane CO_2-Messung	($ptcCO_2$)
	Kapnometrie	($FetCO_2$)
Gasaustausch (Oxygenierung)	Blutgasanalyse	(paO_2)
	transkutane pO_2-Messung	($ptcO_2$)
	intravasale fiberoptische Oxymetrie	(SvO_2)
	Pulsoxymetrie	(SaO_2)
	Gewebe-pO_2-Messung	(pGO_2)

Eine weitere Einschränkung resultiert aus der Tatsache, daß es sich bei der blutgasanalytischen Überwachung nicht um eine on-line-Bestimmung handelt und Zeitverluste durch Probentransport und Meßvorgang entstehen. Da ein polytraumatisierter Patient in der Reanimations- bzw. Akutphase in der Regel bis zum Vorliegen der ersten Blutgasanalyse prophylaktisch mit einem FiO_2 von 1,0 beatmet sein dürfte, spielt diese Verzögerung in Hinblick auf eine ausreichende Oxygenierung zunächst keine entscheidende Rolle. Viel wichtiger erscheint insbesondere beim schädelhirntraumatisierten (SHT-)Patienten die sofortige Sicherstellung einer Normokarbie bzw. einer leichten Hypokarbie über die Ventilation. Eine Hyperkarbie mit konsekutiver respiratorischer Azidose ist wegen der sich einstellenden zerebralen Durchblutungszunahme mit Abnahme der intrakraniellen Reserveräume zu vermeiden. Auf der anderen Seite kann eine extreme Reduktion des CO_2-Partialdruckes zu einer erheblichen Vasokonstriktion führen. Bei Patienten mit SHT könnte dies eine Einschränkung der zerebralen Perfusion und O_2-Versorgung bedeuten und die Prognose verschlechtern. Trotz Vollrelaxierung und Sedierung kann es auch im späteren Verlauf von SHT-Patienten auf der Intensivstation im Rahmen von vegetativen Entgleisungen mit einhergehender Stoffwechselsteigerung zur Hyperkarbie und konsekutivem intrakraniellen Druckanstieg kommen [38], die durch die üblichen Blutgasanalysen in 4- bis 6stündlichen Intervallen naturgemäß nicht erfaßt wird.

Kapnometrie

Von den nichtinvasiven und kontinuierlich messenden Verfahren zur CO_2-Überwachung ist die Kapnometrie, also die Bestimmung der CO_2-Konzentration in den Atemgasen, am weitesten verbreitet und dürfte auch bei polytraumatisierten Patienten für die Sofortbeurteilung und Verlaufskontrolle der Ventilation, insbesondere einer adäquaten Hyperventilation beim SHT, eine zunehmende Bedeutung erlangen.

Unter Idealbedingungen, d.h. bei kardial und pulmonal gesunden Patienten mit einem normalen Ventilations-Perfusions-Verhältnis kann die endexspiratorische CO_2-Konzentration mit der gemischten alveolären Konzentration und letztere wiederum weitgehend mit der arteriellen CO_2-Konzentration gleichgesetzt werden, so daß über die Kapnometrie nach Umrechnung von der Konzentration auf den Partialdruck indirekt der $paCO_2$ nichtinvasiv und kontinuierlich bestimmt werden kann. Der arterioalveoläre bzw. der arterioendexspiratorische Gradient beträgt nach Messungen verschiedener Autoren etwa im Mittel 4 mmHg [35]. Bei einer Erhöhung des Gradienten ist an eine Störung des Ventilations-Perfusions-Verhältnisses zu denken, was gerade bei polytraumatisierten Patienten Anlaß geben sollte, nach den Ursachen zu suchen. Bei polytraumatisierten Patienten mit Lungenversagen bzw. mit Störungen der Ventilations-Perfusionsverhältnisse kann die Kapnometrie nach Bestimmung des arterioendexspiratorischen Gradienten noch zur Trendüberwachung eingesetzt werden. Die kapnometrische Überwachung sollte wenn immer möglich durch eine graphische Aufzeichnung der CO_2-Kurve, der *Kapnographie,* ergänzt werden, die weitergehende Interpretationen erlaubt.

Die Kapnometrie als empfindlicher Indikator für die Ventilation und die pulmonale Funktion ermöglicht auch unmittelbar Einblicke in die kardiozirkulatorische und metabolische Situation traumatisierter Patienten. So kann das Verfahren durch die Überwachung der CO_2-Produktion in Analogie zur Messung des O_2-Verbrauchs globale Hinweise auf akut einsetzende Veränderungen im Metabolismus (z. B. vermehrter endogener CO_2-Anfall durch schwankende Körpertemperatur oder durch Muskelzittern und Krämpfe bzw. vermehrter exogener CO_2-Anfall durch Natriumbikarbonatgabe) und in der Perfusion (Schock, Herzkreislaufstillstand, embolische Ereignisse) geben. Da der Großteil der klinisch verfügbaren Kapnographen zusätzlich eine kontinuierliche Überwachung des O_2-Gehaltes in der Beatmungsluft (FiO_2) ermöglicht, wird die Gefahr eines zu geringen wie auch eines zu großen Sauerstoffangebots gemindert und auch dadurch die Sicherheit von polytraumatisierten Patienten verbessert.

Oxymetrie

Die kontinuierliche Überwachung einer adäquaten Oxygenierung konnte bislang nur mit Hilfe der *transkutanen Oxymetrie* (pO_2) bewerkstelligt werden, die aber eine Reihe von nicht unerheblichen Nachteilen wie z. B. den der Abhängigkeit von einer ausreichenden Hyperämisierung in sich vereinigt. Die kürzlich in der Klinik eingeführte *Pulsoxymetrie* als ebenfalls kontinuierliches Verfahren ist dagegen nichtinvasiv und ermöglicht eine sofortige und verläßliche Registrierung der arteriellen O_2-Sättigung [63]. Bei schwerverletzten Patienten könnten mit dieser Technik klinisch signifikante Hypoxien sowohl in der Akutphase wie auch im weiteren Verlauf sofort diagnostiziert, entsprechende Maßnahmen unverzüglich eingeleitet und deren Effektivität wiederum lückenlos überwacht werden. Der Einsatz dieses Verfahrens bietet sich speziell bei traumatisierten Patienten mit ARDS und anderen Lungenfunktionsstörungen (z. B. Beatmung mit hohem FiO_2) zur Überwachung während Tracheobronchialtoilette und Lagerungswechsel oder nach Neueinstellung der Beatmung an.

Die Beobachtung, daß es bei solchen Patienten auch ohne ersichtliche Gründe – also unabhängig von Lagerung und Physiotherapie – zu sprunghaften Änderungen der arteriellen Oxygenierung kommen kann [8], unterstreicht die Nützlichkeit und das Erfordernis einer solchen kontinuierlichen in-vivo-Messung.

Ein weiterer Vorteil der Pulsoxymetrie resultiert aus der Tatsache, daß die Methode die Sauerstoffsättigung bei erhaltener peripherer Perfusion direkt bestimmt. Es ist damit zu rechnen, daß die Pulsoxymetrie aus den genannten Gründen zunehmend bei Polytraumatisierten wie überhaupt bei allen beatmeten Intensivpatienten eingesetzt werden wird. Es muß allerdings darauf hingewiesen werden, daß die Verwendbarkeit dieser Methode bei ausgeprägter Hypotension, Hypothermie und Zentralisation – also Zuständen, die nicht sellten bei polytraumatisierten Patienten in der Akutphase gegeben sind – eingeschränkt ist.

Zusammenfassend läßt sich der *Stellenwert der Kapnometrie und Pulsoxymetrie* als spezielle Methoden in der Diagnostik und zur Verlaufskontrolle der respiratorischen Situation bei beatmeten polytraumatisierten Patienten wie folgt einschätzen: Beide Verfahren sind als *ergänzende Maßnahmen zur Blutgasanalyse* zu verstehen und dürften in zunehmendem Maße Bestandteil des Basismonitorings werden. Sie ermöglichen in der klinischen Primärversorgung eine erste *Orientierung* hinsichtlich Ventilation und Oxygenierung und überbrücken die Zeitspanne bis zum Vorliegen der ersten blutgasanalytischen Meßwerte. Ein weiterer, ebenso wesentlicher Aspekt, der den Wert dieser Methode belegt, liegt in der *Früherkennung von Komplikationen* in der Akutphase und im weiteren Verlauf auf der Intensivstation. Das betrifft sowohl die rasche Diagnose von Respirations- oder Herzkreislaufproblemen als auch von Diskonnektionen oder Tubusproblemen (Verlegung, Abknickung, Dislokation etc.). Auf die eminente Bedeutung der kapnometrischen und pulsoxymetrischen Überwachung des „Weaning" polytraumatisierter Intensivpatienten soll in diesem Zusammenhang nur ergänzend hingewiesen werden. Von hohem Stellenwert dürften diese Verfahren bei der Überwachung von polytraumatisierten Kindern sein, bei denen die Früherfassung von respiratorischen und kardiovaskulären Störungen zweifellos von noch größerer Relevanz ist. Eine besondere Bedeutung könnten die schon klinisch verfügbaren batteriebetriebenen Pulsoxymeter bei der *Überwachung von präklinischen und krankenhausinternen Transporten* polytraumatisierter Patienten erlangen. Die gleichzeitige akustische und visuelle Herzfrequenz- bzw. Pulskontrolle durch diese Geräte dürfte die Transportsicherheit solcher Patienten noch weiter erhöhen.

Gewebe-pO$_2$-Messungen

Bei der Beurteilung der inneren Atmung, also des Gasaustausches zwischen Blut und Gewebe, stellt die Messung der Sauerstoffversorgung des Gewebes einen wichtigen Parameter dar. Da bei Transportvorgängen von Gasen in Flüssigkeiten die transportierte Gasmenge nicht von der Gaskonzentration, sondern von dem Gasdruck abhängt, wird der Sauerstoffpartialdruck (pO$_2$) als charakteristische Größe für die Sauerstoffversorgung des Gewebes genommen.

Mittels des Krogh'schen Zylinders kann nach den Gesetzen der Diffusionstheorie das Verhalten des Sauerstoffpartialdruckes senkrecht zur Kapillare beschrieben werden [21]. Eine räumliche Darstellung des Sauerstoffdruckfeldes für den Krogh'schen Zylinder gibt in erster Näherung ein hinreichendes Modell für die pO$_2$-Verteilung im Gewebe an. Hieraus ergibt sich, daß zur Beurteilung der

Sauerstoffversorgung eines Organs ein einzelner pO_2-Wert nicht ausreicht. Es gilt, eine möglichst große Anzahl von Sauerstoffdrücken in einem Organteil zu messen, um daraus eine Sauerstoffpartialdruckverteilung (pO_2-Histogramm) zu ermitteln [37].

Zur Ermittlung des Sauerstoffdruckes im Gewebe benutzen wir ein von Flekkenstein et al. [14] entwickeltes Meßgerät mit steriliserbaren, polarographischen pO_2-Feinnadel-Meßsonden und einem Gewebe-pO_2-Histographie-Verfahren, bei dem der Ablauf der Messung und die Kalibration der Sonde sowie die Berechnung von pO_2-Werten und die Erstellung des Histgramms von einem Mikroprozessor gesteuert werden können. Zur Messung werden Nadelsonden verwendet, die aus einem aus Federstahl gefertigten Mantelrohr (Durchmesser außen 0,35 mm) betehen. Im Anschliff der Nadel liegt die polarographische, membranbedeckte Mikroelektrode (Durchmesser 0,0125 mm).

Zur Histogrammbestimmung wird die Sonde in einen Muskel eingestochen und im 1,5-Sekundentakt von einem Schrittmotormanipulator in schnellen Schritten vorwärtsbewegt (1,1 mm). Der Vorwärtskomponente folgt zur lokalen Druckentlastung an der Sondenspitze ein rückwärtsgerichteter Teilschritt (0,3 mm). Für eine Histogrammbestimmung wird diese Prozedur wiederholt, bis 200 lokale pO_2-Einzelwerte aus einem kegelförmigen Gewebegebiet eines Volumens von 2–3 cm^3 innerhalb von 3–5 min gemessen sind.

In bestimmten Situationen kann das pO_2-Histogramm eines peripheren Muskels eine Indikatorfunktion erfüllen. Formveränderungen, wie eine Verschiebung des Histogramms oder ein Breiterwerden bzw. Auseinanderfließen des Verteilungsmusters, sind Zeichen für eine veränderte oder gestörte Mikrozirkulation, wie sie z. B. beim septischen Schock auftreten kann. Da der Sauerstofftransport ins Gewebe durch die Kapillarperfusion limitiert wird, kann unter definierten Bedingungen die über den pO_2 gemessene Sauerstoffversorgung des Gewebes als direkter Indikator für die Transportfunktion der Mikrozirkulation dienen. Dies ist insofern ein Fortschritt, als die Mirkozirkulation sich einschließlich ihrer wichtigsten funktionellen Größen wie funktionelle Kapillardichte, Kapillardurchfluß, Kapillardruck, Kapillardurchmesser, Kapillarzuteilung und letztlich auch Erythrozytengeschwindigkeit auch heute noch weitgehend unserem Verständnis entzieht. Unter der Voraussetzung, daß die Hämoglobinkonzentration und die arterielle Sauerstoffsättigung nicht kritisch vermindert sind, hängt die Sauerstoffversorgung des Gewebes alleine vom Funktionszustand der Mikrozirkulation ab.

Die Möglichkeiten dieser Methode seien an zwei Beispielen aufgezeigt:

1. Bei Patienten mit schwerer Kreislaufdepression bzw. Schock verschiebt sich das Verteilungsmuster deutlich nach links, d.h. die am häufigsten gemessenen pO_2-Werte liegen zwischen 0 und 19 mmHg (Abb. 1).

2. An einem Kollektiv von 10 septischen Paitenten konnte durch Infusion von 500 ml Hydroxyäthylstärke (MG 40000) innerhalb von 60 min eine deutliche Verbesserung der pO_2-Werte im Gewebe erreicht werden. Die Abbildungen 2 und 3 veranschaulichen eine solche Rechtsverschiebung der pO_2-Verteilung unter Gabe von Hydroxyäthylstärke. Bei den gleichen Patienten konnte unter Infusion mit Ringerlösung keine Verbesserung der Sauerstoffpartialdrücke erreicht werden. Dieses Beispiel verdeutlicht, daß mit Hilfe der Gewebe-pO_2-Histogra-

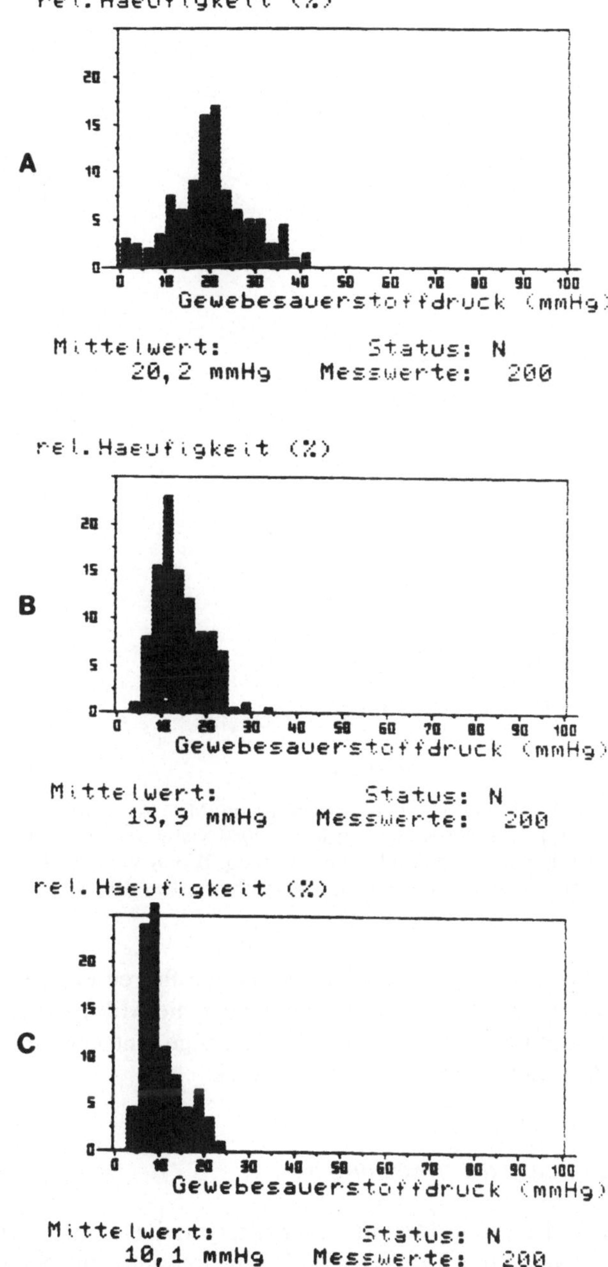

Abb. 1A–C. O_2-Versorgung des Gewebes (M. vastus lat.) unter Normbedingungen (**A**) und unter progredienter Kreislaufdepression (**B** und **C**)

phieverfahren möglicherweise auch neue Behandlungskonzepte für solche schwerkranken Patienten entwickelt werden können.

Der Einsatz der pO_2-Histographie ist sicherlich ein erster Schritt in die Richtung einer Beurteilung der Effizienz der letztlich für den Stoffaustausch verant-

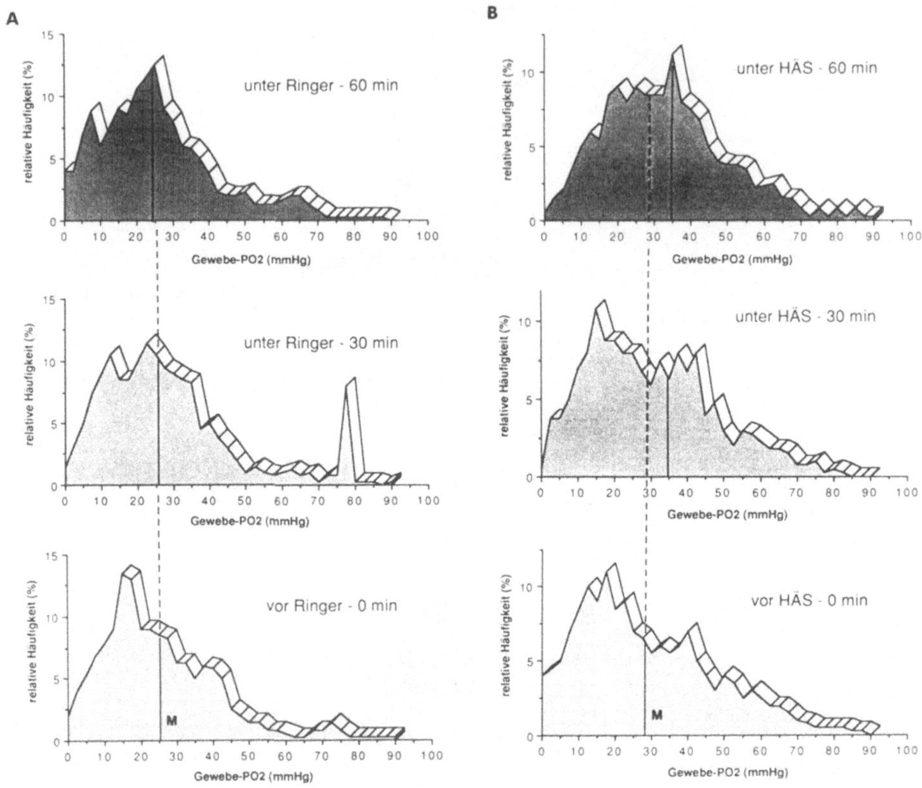

Abb. 2A, B. Gewebe-pO_2-Verteilung im M. vastus lat. bei septischen, beatmeten Patienten (n = 10). Jede Verteilung wurde aus 2000 Meßpunkten errechnet. **A** pO_2-Verteilung vor und unter Infusion von 500 ml Ringer-Lösung. **B** pO_2-Verteilung bei den gleichen Patienten vor und unter Infusion von 500 ml Hydroxyäthylstärke (HÄS 40)

wortlichen Mikrozirkulation. Das Verfahren ermöglicht es, genauere Daten über die innere Atmung und damit über die Mikrozirkulation von Intensivpatienten zu ermitteln, mit deren Hilfe wichtige Entscheidungshilfen im therapeutischen Vorgehen geliefert werden können.

Lungenwassermessungen

Für die Früherfassung einer interstitiellen und auch intraalveolären Wasserzunahme in der Lunge (ARDS, Lungenkontusion, Sepsis) dürfte bei polytraumatisierten Intensivpatienten die *Messung des extravaskulären Lungenwassers* [42] eine zunehmende Bedeutung erlangen. Obwohl die Meßgenauigkeit bei fortgeschrittenen Ödem eingeschränkt ist, liegt der Hauptwert der Lungenwassermessung in der Früherfassung der Wasserzunahme und in der Lösung von klinischen Fragestellungen wie optimalen Lungenkapillardruck ("best wedge pressure") beim Permeabilitätsödem, Wirkung von Hämofiltration und Einfluß von

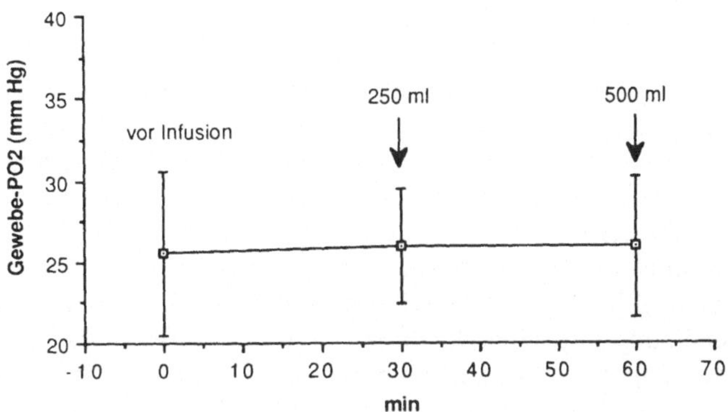

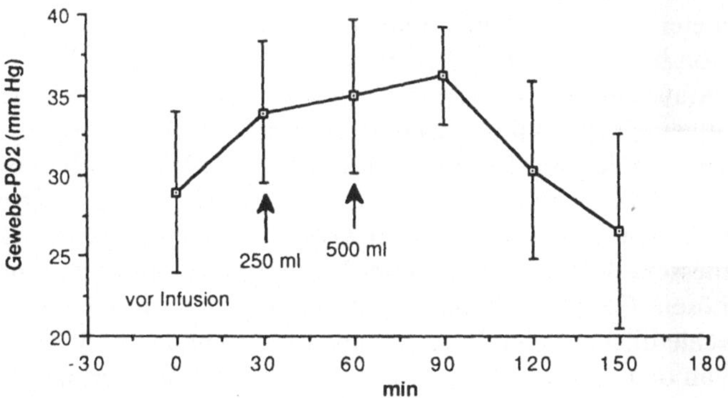

Abb. 3. Zeitlicher Verlauf der Gewebe-pO$_2$-Mediane (Mittelwerte $\pm$ SD) bei septischen Patienten (n = 10) vor und unter Ringer-Infusion *(oben)* sowie vor und unter HÄS 40-Infusion *(unten)*

Beatmungsmustern. Nach Sturm [66] ist bei Patienten mit einer Lungenfunktionsstörung infolge Wassereinlagerung eine Lungenwasserzunahme früher nachweisbar als eine Hypoxämie. Auch die bislang beste nichtinvasive Methode zur Erfassung eines Lungenödems, das Thoraxröntgen, erfaßt eine Lungenwasserzunahme erst in einem fortgeschrittenen Stadium. Bei Polytraumatisierten mit normaler Hämodynamik und normalem kolloidosmotischen Druck ist eine Lungenwasserzunahme als Vorankündigung einer Sepsis zu sehen, die erst 1 bis 2 Tage später klinisch manifest wird (Lungenkontusion allerdings ausgeschlossen). Da das Lungenwasser weder mit der Shuntfraktion noch mit dem arteriellen pO$_2$ korreliert, dürfte der Erfolg antiödematöser Maßnahmen am gezieltesten mit der Lungenwasserbestimmung abzuschätzen sein. Eine Einschränkung der extravaskulären Lungenwassermessung für den klinischen Einsatz ergibt sich allerdings aus der Tatsache, daß die zumeist angewandten thermalen Techniken, die nicht zwischen Wasser und Infiltrat in der Lunge unterscheiden können, invasiv sind. Bei entsprechender Erfahrung mit der Methode und Kenntnis der methodisch bedingten Fehler sowie bei gezielter Indikationsstellung könnte die Methode eine Bereicherung für die Diagnostik des interstitiellen Lungenödems darstellen und eine Objektivierung therapeutischer Maßnahmen erleichtern.

Kardiovaskuläres System

Die Blut- und Volumensubstitution nach Polytrauma und insbesondere nach traumatisch-hypovolämischem Schock muß aus heutiger Sicht im wesentlichen durch hämodynamische Parameter in Kombination mit klinischen Symptomen und Laboruntersuchungen gesteuert werden. In der Erstversorgungsphase haben sowohl der systolische Blutdruck und die Herzfrequenz als auch der aus diesen Parametern abgeleitete sog. Schockindex nur eine beschränkte orientierende Bedeutung bei der Objektivierung der Volumensituation und -therapie. Eine Abschätzung und Überwachung der Blutvolumensituation ist im Regelfall mit der Messung des zentralen Venendruckes (ZVD) möglich, sofern keine Katheterfehllage und kein Cor pulmonale oder Thoraxtrauma mit z. B. Herztamponade, Spannungspneumothorax, Hämatothorax bzw. Mediastinalemphysem vorliegt. Trotz dieser Einschränkungen kann der ZVD immer noch als wichtigster Parameter für die Volumenbilanzierung und für die Vermeidung einer Übertransfusion bzw. -infusion genannt werden. Bei der klinischen Akutversorgung des polytraumatisierten Patienten wird das Legen eines zentralen Venenkatheters wohl allgemein als obligatorisch anerkannt und ist wie das Legen einer arteriellen Verweilkanüle und des EKG-Monitoring als Basismaßnahme zu verstehen.

Die Verwendung des ZVD als Parameter für das intravaskuläre Gesamtblutvolumen muß aber jederzeit kritisch bewertet werden, da der intrathorakal gemessene Venendruck von der Blutvolumenverteilung innerhalb der gesamten venösen Gefäßabschnitte abhängig ist und individuell außerordentlich unterschiedlich auf eine Volumensubstitution reagiert [3]. Zudem wird der ZVD außer von dem Blutvolumen auch von anderen Faktoren wie z. B. der venolären Vasokonstriktion im Rahmen der Kompensation des hypovolämischen Schocks oder dem intrathorakalen und pulmonalarteriellen Druck beeinflußt. Zwar erlaubt die Messung des ZVD in der Regel eine Abschätzung des rechtsventrikulären Füllungsdruckes und indirekt auch eine Beurteilung der Rechtsherzfunktion, keineswegs aber eine Beurteilung der linksventrikulären Füllung. Der zentrale Venendruck ist dann ein wichtiger Parameter, wenn man sich der Grenzen seiner Aussagekraft bewußt ist.

Eine weitgehende Objektivierung der Blutvolumensituation kann durch die Bestimmung der linksventrikulären Füllung und der kardialen Auswurfleistung erreicht werden. Noch präziser ließe sich die Blutvolumensituation objektivieren, wenn es im Idealfall gelänge, die Mikrozirkulation einschließlich des lokalen Stoffwechsels in den Organen zu beurteilen. Hämodynamische Meßgrößen erlauben zwar eine zweifellos wichtige Funktionsbeurteilung im makrozirkulatorischen Bereich, sind aber nicht dazu geeignet, die Effizienz der letztlich für den Sauerstoffaustausch verantwortlichen Mikrozirkulation zu beurteilen. Auf die Bedeutung der *Gewebe-pO$_2$-Messungen* als erster Schritt in diese Richtung wurde zuvor schon hingewiesen. Aus Zeit- und Platzgründen ist diese Methode allerdings keine Maßnahme der akuten Primärversorgung beim Polytrauma.

Pulmonaliskatheter

Mit dem *Pulmonaliskatheter* ist durch die pulmonalkapilläre Verschlußdruckmessung (PCP) die Volumensituation zweifellos besser abschätzbar, stellt doch dieser Parameter ein direkteres Maß für den linksventrikulären Füllungszustand dar als der ZVD. Die Messung des HZV sowie die Bestimmung von Sauerstoffpartialdruck und Sauerstoffsättigung im gemischtvenösen Blut der A. pulmonalis sind weitere nützliche Meßgrößen zur Beurteilung der kardiopulmonalen Situation und zur Steuerung der Therapie beim Polytrauma. Mittels *fiberoptischer Reflexionsspektrophotometrie* ist heute auch eine kontinuierliche Registrierung der gemischt-venösen O_2-Sättigung möglich. Allerdings kann es bei längerer Liegezeit des Katheters zu Fehlmessungen kommen, die durch Fibrinbildungen verursacht werden.

Das Legen eines Pulmonaliskatheters ist keinesfalls Aufgabe der präklinischen Primärversorgung, sondern sollte aus verschiedenen Gründen (Sterilität, Komplikationen, Zeitfaktor) dem Kliniker vorbehalten sein. Bei kardial instabilen oder gefährdeten Schwerverletzten ist zur exakten Bilanzierung der Pulmonaliskatheter zweifellos indiziert sowie auch in allen Situationen, in denen es unklar ist, ob eine ausreichende Sauerstoffversorgung allein durch Fortsetzen der Blut- und Volumensubstitution erzielt werden kann oder, ob der Einsatz von herzkreislaufwirksamen Pharmaka oder anderen Maßnahmen notwendig ist. Hier hat der Pulmonaliskatheter in der Erstversorgung polytraumatisierter Patienten seinen festen Platz.

Die Swan-Ganz-Katheterisierung ist allerdings zeitaufwendig und bei der nicht selten unter Zeitdruck stehenden Akutversorgung polytraumatisierter Patienten oft nicht sofort durchführbar. Darüber hinaus birgt die Methode als invasive Technik Risiken in sich und stößt nicht selten aus technischen und physiologischen Gründen auf Grenzen in ihrer Aussagekraft. So ist der PCP nur ein indirekter Parameter für die linksventrikuläre Füllung und hängt nicht allein von der Füllung des linken Ventrikels ab. Zudem ist die Korrelation zwischen enddiastolischem Volumen und PCP nicht linear. Eine zusätzliche Einschränkung in der Aussagekraft des PCP für das enddiastolische Volumen resultiert aus akuten Änderungen der linksventrikulären Compliance. In Abhängigkeit von der jeweiligen Compliance des linken Ventrikels können sich PCP und Füllungsvolumen konträr verhalten, d. h. bei einem gegebenen Druck kann sowohl ein hohes als auch ein niedriges Ventrikelvolumen vorliegen. Unterschiedliche Einflüsse wie Myokardischämien, Narkotika, maschinelle Beatmung und eine rechtsventrikuläre Drucküberlastung unterschiedlicher Genese können eine Veränderung der linksventrikulären Compliance verursachen und damit zu einer veränderten Beziehung zwischen Füllungsdruck und Füllungsvolumen führen. Darüber hinaus können auch Einflüsse auf die Compliance der Lungenvenen den PCP verändern. Will man den Füllungszustand der Ventrikel tatsächlich erfassen, müßte man eine kontinuierliche Kardiokymographie oder Echokardiographie durchführen.

Tabelle 4. Kardiologische Ultraschallverfahren

Technik:	Echokardiographie	eindimensional (M-Mode)
		zweidimensional (2D)
		2D mit Kontrast
	Doppler-Verfahren	kontinuierlich
		gepulst
		farbig kodiert (Farbkoppler)
Zugang:	Transkutan (konventionell)	
	Transösophageal (TEE, TDE)	
Meßgrößen:	Füllungsvolumina	
	Kontraktionsablauf (Wandbewegungen)	
	Kontraktilität (endsyst. Druck-Durchmesser-Beziehung)	
	Schlag- und Herzzeitvolumen	
	Ejektionsfraktion (Verkürzungsfraktion)	
	Klappenfunktion	
	Emboliedetektion	

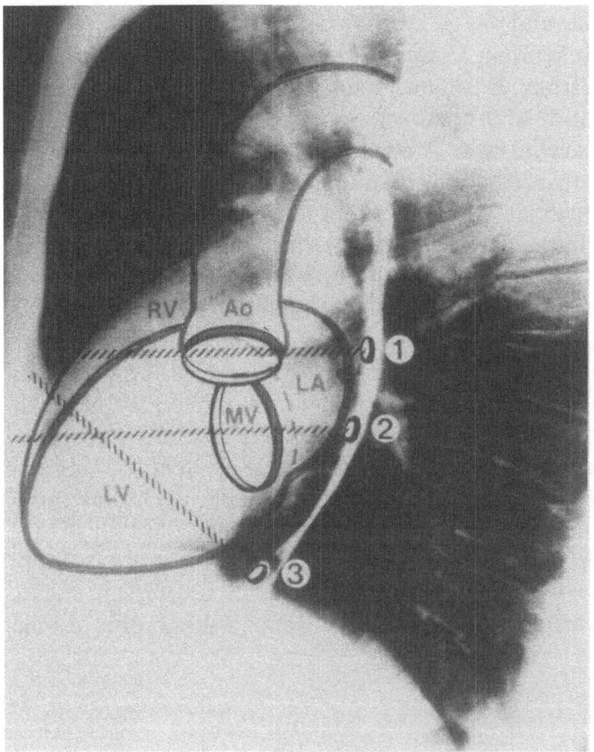

Abb. 4. Halbschematischer Röntgenthorax (laterale Bariumbreischluck-Aufnahme) mit Konfiguration der Herzstrukturen. 3 ösophageale Schallkopfpositionen sind mit den Nummern 1–3 gekennzeichnet. Position 3 wird üblicherweise zur Funktionsanalyse des linken Ventrikels herangezogen. *Ao* = Aorta, *LA* = linker Vorhof, *LV* = linker Ventrikel, *RV* = rechter Ventrikel, *MV* = Mitralklappe

Ultraschallverfahren

So ist es verständlich, daß auf der Suche nach einer sensitiven und zugleich risikoarmen Methode zur Beurteilung der linksventrikulären Funktion in letzter Zeit gerade die kardiologischen Ultraschallverfahren in den Vordergrund des Interesses gerückt sind [4]. Die direkte und unmittelbare Bestimmung der Ventrikelvolumina und -bewegungen mittels Echokardiographie gestattet eine bessere Beurteilung des Füllungszustandes und der Pumpfunktion des Herzens, als dies mit Druckmessungen möglich ist (Tabelle 4). Da die kontinuierliche echokardiographische Darstellung des Herzens von transthorakal, also von extern, praktisch nicht möglich ist, brachte erst die Einführung der *transösophagealen Echokardiographie (TEE)* den entscheidenden Durchbruch [57]. Die Verwendung einer flexiblen Ösophagusschallsonde ermöglicht eine leichte und kontinuierliche

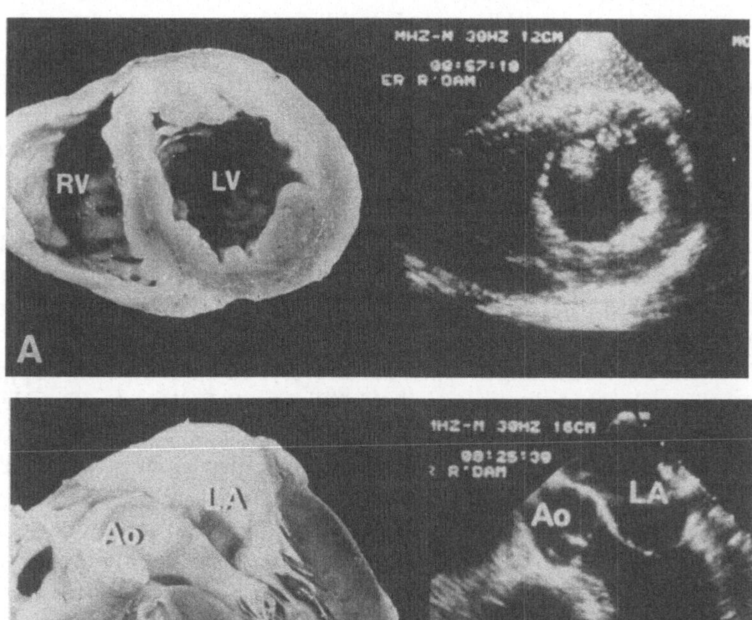

Abb. 5. A Anatomischer *(links)* und echokardiographischer *(rechts)* Querschnitt durch den linken Ventrikel *(LV)* und rechten Ventrikel *(RV)* in Höhe der Papillarmuskeln (entspricht Position 3 in Abb. 4). Die Papillarmuskeln projezieren sich in das kreisförmige Kavum des linken Ventrikels bei 11 und 4 Uhr. **B** Anatomischer *(links)* und echokardiographischer schräger Längsschnitt durch den linken Ventrikel mit Darstellung der Mitralklappe (entspricht Position 2 in Abb. 4); *Ao* = Aorta

Fixierung des Schallkopfes und gestattet eine von anatomischen Hindernissen unabhängige Darstellung des Herzens. Unterschiedliche Schnittebenen werden durch Translation, Rotation und Angulation des Gastroskopes innerhalb der Speiseröhre erzielt, wie in den Abbildungen 4 und 5 dargestellt ist. Im Vergleich zur konventionellen transkutanen Echokardiographie ist die transösophageale Technik zudem methodisch weniger aufwendig und daher auch vom Nichtkardiologen in relativ kurzer Zeit erlernbar. Erste Erfahrungen mit der neuen Technik sind vielversprechend und belegen schon jetzt den Wert dieses Verfahrens vor allem im Operationsbereich bei der Dauerüberwachung von Risikopatienten und im Intensivbereich bei beatmeten Patienten [9, 25, 26, 29, 30, 50, 53, 54, 64].

Neben den standardisierten Verfahren der ein- und zweidimensionalen Echokardiographie gestattet das *Doppler-Verfahren* auf nichtinvasivem Wege den direkten Nachweis der Strömungsrichtung sowie die Bestimmung der Blutflußgeschwindigkeit – beim kontinuierlichen Betrieb („continuous wave Doppler") entlang des gesamten Ultraschallstrahles und beim gepulsten Betrieb („pulsed Doppler") an einer umschriebenen Stelle. Unter bestimmten morphologischen und strömungsdynamischen Voraussetzungen kann aus der Blutflußgeschwindigkeit in Verbindung mit der Querschnittsfläche das Fluß- bzw. Herzzeitvolumen bestimmt werden [13, 27, 36, 55]. In neuerer Zeit wurden in der Anästhesie erste Versuche unternommen, auf transösophagealem Wege mit Hilfe von „continuous wave"-Doppler-Sonden das HZV über die Aorta zu messen [15, 31]. Diese mittlerweile kommerziell erhältlichen Systeme (Accucom, Datex) bringen durch fehlende visuelle Kontrolle von Dopplermeßstrahl und Flußkurve Nachteile mit sich, die diese Methode nur für eine Trendüberwachung geeignet erscheinen lassen.

Erste Untersuchungen mit dem Prototypen einer neuen, dopplerfähigen und mittlerweile auch kommerziell erhältlichen Schallsonde (Fa. Hewlett Packard, siehe Abb. 6) zeigen, daß mit *gepulster Technik* zur Messung der Blutflußgeschwindigkeit innerhalb des Herzens oder der großen herznahen Gefäße und darstellender *2D-Echokardiographie* zur Ermittlung der zugehörigen Durchströmungsflächen das HZV bei beatmeten Patienten verläßlich bestimmt werden kann (Abb. 7, 8). Da unter alleiniger Anwendung der TEE als qualitativem Screening-Verfahren zur Beurteilung der linksventrikulären Funktion zur Zeit noch keine „on line"-Meßdaten über die kardiale Auswurfleistung zu erhalten sind, könnte die transösophageale Doppler-Technik als sinnvolle Ergänzung zur TEE die Aufgabe der quantitativen Funktionsanalyse übernehmen. Die kombinierte Anwendung beider Techniken erlaubt die sofortige Ermittlung der Ursache eines plötzlichen Abfalls des Herzminutenvolumens und ermöglicht damit ein vollständigeres Bild über die kardiale Funktion.

Als sensitive, schnell durchführbare und risikoarme Methode zur direkten Beurteilung der Ventrikelvolumina und -bewegungen sowie zur nichtinvasiven HZV-Bestimmung stellt die *transösophageale Doppler-Echokardiographie (TDE)* zum Pulmonaliskatheter eine nützliche Alternative oder Ergänzung dar, die in der kardiovaskulären Akutdiagnostik und Verlaufskontrolle polytraumatisierter Patienten neue Perspektiven eröffnet und schon in naher Zukunft verbreitet Anwendung finden könnte.

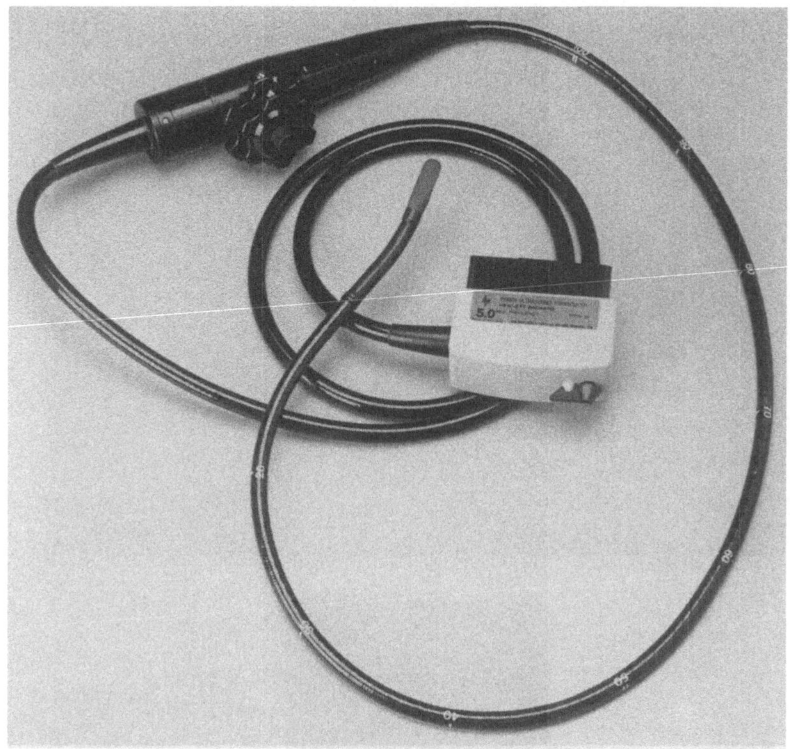

Abb. 6. Gastroskop mit dopplerfähigem 5 MHz-Schallkopf (64 Schallelemente) an der Spitze

Nach unseren ersten Erfahrungen bietet der Einsatz dieser neuen Technik bei Schwerverletzten nicht nur eine sichere Aussage über die kardiale Funktion, sondern erhöht speziell beim Thoraxtrauma auch die diagnostische Ausbeute hinsichtlich der Morphologie des Herzen und der herznahen großen Gefäße. Diese enge räumliche Beziehung zwischen Ösophagus und Aorta (Abb. 4) macht verständlich, warum der TEE schon jetzt eine wichtige Bedeutung für die Diagnose der Aortendissektion als akuter thorakaler Gefäßerkrankung zukommt [6] und in Zukunft auch eine besondere Bedeutung bei der Soforterfassung von traumatischen Aortenrupturen bzw. -dissektionen erlangen dürfte. Das Hauptproblem dieser Verletzung liegt in der Klinik nach wie vor in der rechtzeitigen Diagnose. Auch heute noch sterben mehr Patienten an der übersehenen Aortendissektion als an intra- oder postoperativen Problemen in Zusammenhang mit Aneurysmektomien. Nicht selten werden traumatische Aortenaneurysmen erst nach Monaten oder Jahren durch Zufall oder nach Einsetzen von Beschwerden entdeckt. Dies betrifft zumeist Patienten, bei denen Verletzungen anderer Körperregionen völlig im Vordergrund standen und scheinbar gar kein Thoraxtrauma vorlag (Abb. 9). Obwohl die statistischen Angaben über die Häufigkeit der traumatischen Aortendissektion bzw. -ruptur stark schwanken, ist die Verletzung keineswegs selten, was dadurch bestätigt wird, daß bei etwa 15% aller tödlichen Verkehrsunfälle eine Aortenruptur vorliegt [23, 39].

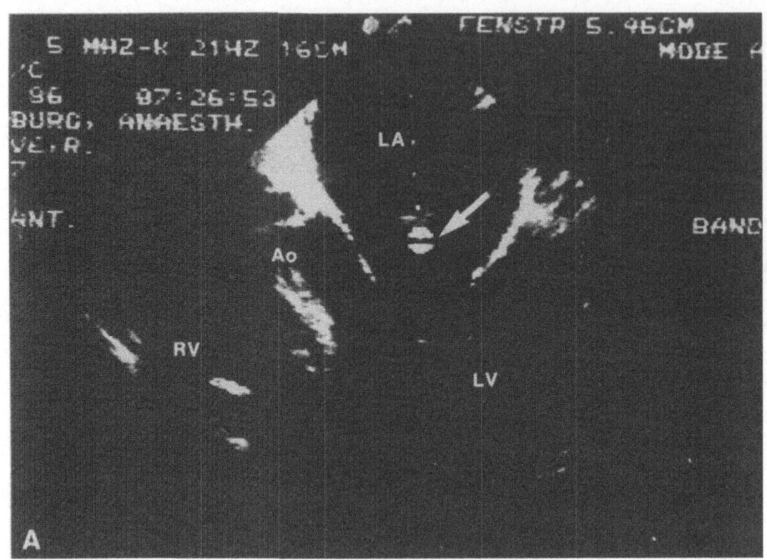

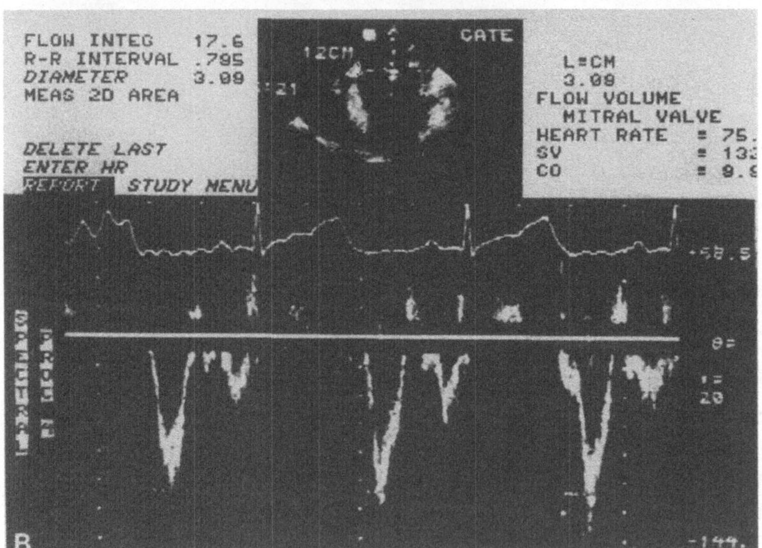

Abb. 7. A Längsschnitt durch das linke Herz mit Mitralklappe. Klappenring und beide Segel in mittdiastolischer Stellung sind deutlich erkennbar. Das Meßvolumen *(Pfeil)* des von dorsal nach ventral den linken Vorhof *(LA)* durchlaufenden „Doppler-Schallstrahles" wurde in der Mitte des Mitralklappenringes plaziert. Wegen des parallel zum Blutstrom verlaufenden Schallstrahles und der kurzen Distanz zwischen Ösophagus und linkem Vorhof liegen besonders günstige Verhältnisse für transösophageale dopplerechokardiographische *(TDE)* Messungen vor *(Ao =* Aorta, *RV =* rechter Ventrikel, *LV =* linker Ventrikel, dorsal: *oben,* ventral: *unten).* **B** HZV-Bestimmung mittels TDE über die Mitralklappe: simultane Registrierung *(von oben nach unten)* von 2D-Echo *(oben Mitte),* EKG und Doppler-Spektrum, das einen laminaren biphasischen diastolischen Fluß weg vom Schallkopf zeigt. Ein im System integriertes Auswerteprogramm kalkuliert Schlagvolumen und HZV aus dem Flußintegral, RR-Abstand und Klappenringdurchmesser

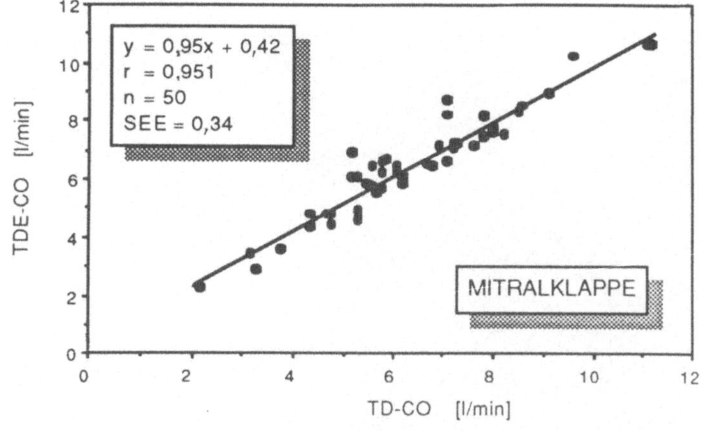

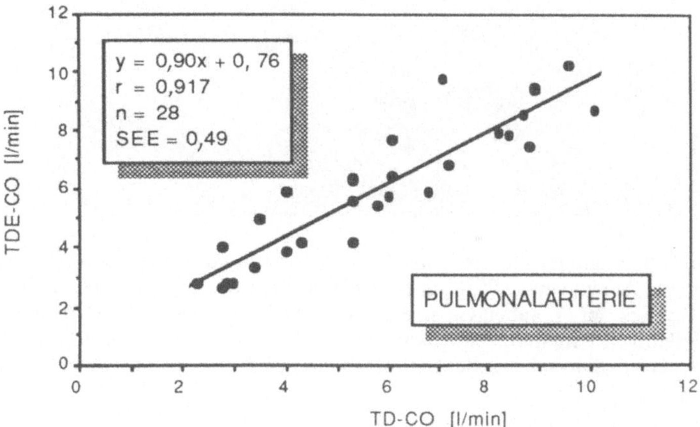

Abb. 8. Regression und Korrelation zwischen dem mit Thermodilution *(TD)* und dem mit transösophagealer Doppler-Echokardiographie *(TDE)* über die Mitralklappe *(oben)* und über die
Pulmonalarterie *(unten)* ermittelten Cardiac Output (CO)

In der Diagnostik der Aortendissektionen gilt die Angiographie als Methode
der Wahl mit der größten Aussagekraft [2, 65]. Polytraumatisierten Patienten mit
häufigen Funktionseinschränkungen von Herz und Niere ist jedoch die Aortographie als primäres Untersuchungsverfahren im Verdachtsfalle nicht immer zuzumuten. Bei der digitalen *Subtraktionsangiographie* (Abb. 9) und der *Computertomographie (CT)* als sehr viel weniger invasiven Methoden mit guter Aussagekraft werden ebenfalls nicht unbeträchtliche Kontrastmittelmengen benötigt [20,
33]. Hinzu kommt, daß sämtliche Verfahren einen Patiententransport in diagnostische Spezialräume erfordern, sehr zeitaufwendig und somit in der Akutversorgung des Polytraumas entweder nicht möglich sind oder in der Reihenfolge diagnostischer Maßnahmen hinten angestellt werden.

Die konventionelle transthorakal durchgeführte Echokardiographie erlaubt
bei nicht beatmeten Patienten in der Regel eine sichere Erfassung akuter Dissek-

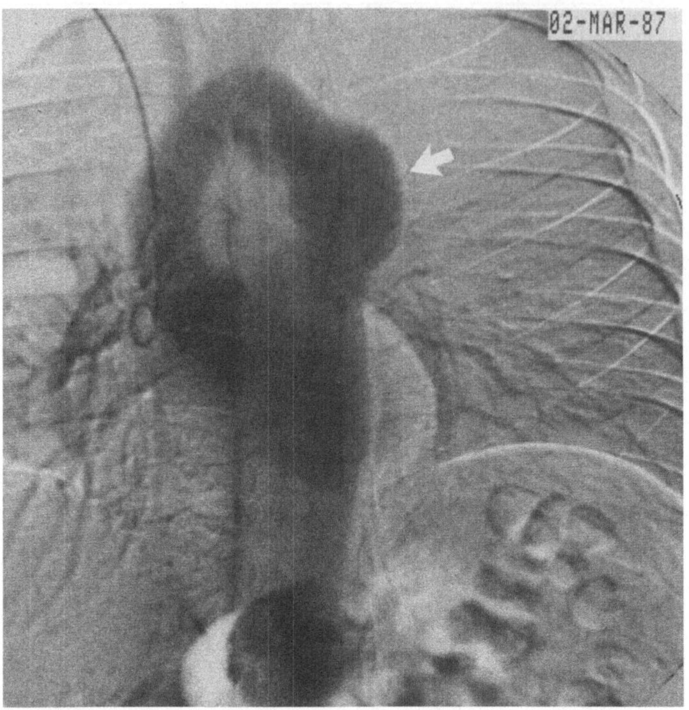

Abb. 9. Angiographische Darstellung (venöse digitale Subtraktionsangiographie) eines sackförmigen Aneurysmas *(Pfeil)* im proximalen Bereich der Aorta descendens unmittelbar distal des Abgangs der A. subclavia sinistra. Das posttraumatische Aortenaneurysma wurde bei diesem 24jährigen Patienten erst 6 Jahre nach einen schweren Motorradunfall diagnostiziert. Der Patient erlitt seinerseit ein Schädelhirntrauma und bot keinen Anhalt für ein Thoraxtrauma

tionen im Bereich der aszendierenden Aorta und des Aortenbogens [7, 40, 61]. Eine Dissektion der deszendierenden thorakalen Aorta (Typ III nach De Bakey [11]) ist mit dieser Methode aufgrund technischer Limitierungen nicht selten schwierig zu diagnostizieren [7, 61]. Die transösophageale Echokardiographie erlaubt dagegen auch bei von extern schlecht beschallbaren (zumeist beatmeten) Patienten eine sichere Beurteilung sowohl der aszendierenden als auch deszendierenden thorakalen Aorta und dürfte damit – speziell bei beatmeten polytraumatisierten Patienten – der konventionellen Technik in der Beurteilung von Aortendissektionen überlegen sein. Eine sichere Beurteilung des Aortenbogens ist allerdings mit der transösophagealen Technik nicht möglich, was aber den Wert dieser Methode nur unwesentlich schmälert, da die Prädilektionsstelle der traumatischen Aortenruptur im Isthmusbereich (etwa 93%) liegt und dieser Bereich mit der Methode sicher beurteilbar ist. Nach einer Sammelstatistik befanden sich bei 387 traumatischen Rupturen der thorakalen Aorta 361 am Isthmus, 7 im Bereich der übrigen Aorta deszendens, 12 an der Aorta ascendens und nur 6 am Aortenbogen [17]. In der Erkennung thorakaler Aortenaneurysmen scheint die TEE nach den ersten Erfahrungen auch der Computertomographie überlegen zu sein [6]. So lassen sich mit der TEE schon kleinste intraaortale Dissektionslinien bzw. -membranen und damit die gesamte Ausdehnung eines Aortenaneurysmas erfassen, was mit der Computertomographie gelegentlich nicht möglich ist (Abb. 10).

Auch Herzverletzungen durch stumpfes Thoraxtrauma werden bei polytraumatisierten Patienten nicht selten übersehen oder zu spät festgestellt, da Fraktu-

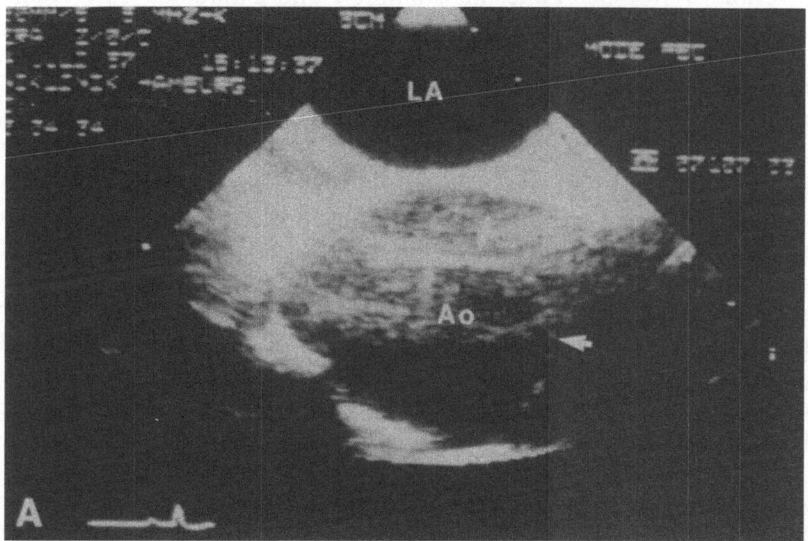

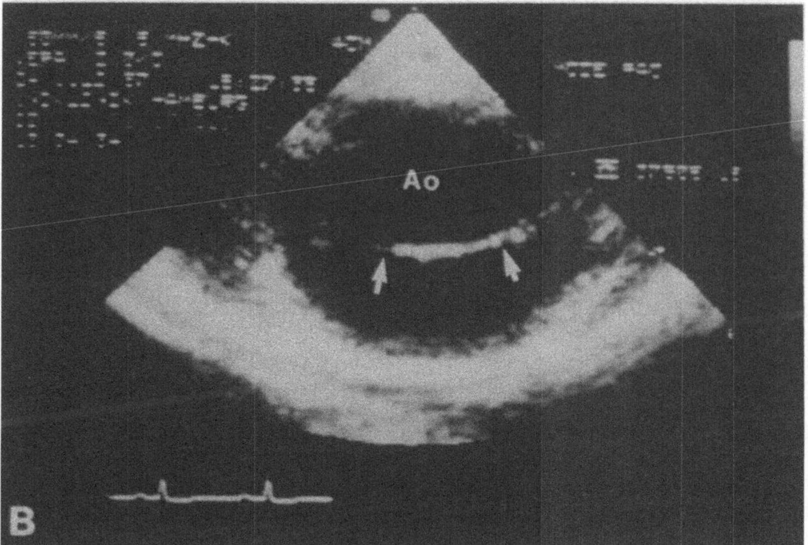

Abb. 10 A, B. Nachweis einer Aortendissektion mittels transösophagealer Echokardiographie. A transösophagealer Querschnitt durch den linken Vorhof *(LA)* und die Aorta ascendens *(Ao)* mit Darstellung der Dissektionsmembran *(Pfeile).* **B** Querschnitt durch die Aorta thoracica/descendens. In dem normal weiten Gefäß ist die Dissektionsmembran kräftig reflektierend gut abgrenzbar

ren und andere Organschäden oft im Vordergrund der ärztlichen Versorgung stehen und die zumeist diskreten Symptome kaschieren. Aufgrund der hohen Anzahl von Verkehrsunfällen ist eine Contusio cordis mit ihren verschiedenen Erscheinungsformen (subendokardiale Blutungen, Koronarthrombosen bis hin zu ausgedehnten hämorrhagischen Infarkten, Klappen- und Septumrupturen, Aneurysma- und Hämoperikardbildungen) relativ häufig zu beobachten. So ist in etwa 10–16% der Fälle mit stumpfen Thoraxtraumen eine Herzbeteiligung nachweisbar [17, 67]. Nach einer neueren, prospektiven Studie mit Einsatz einer engmaschigen EKG-Diagnostik (12 Ableitungen) und spezieller Methoden wie Myokardszintigraphie (Thallium 201) und konventioneller zweidimensionaler Echokardiographie liegt die Inzidenz einer Contusio cordis bei polytraumatisierten Patienten mit Thoraxtrauma bei 66% [5]. Dies unterstreicht, daß die herkömmlichen Screeningmaßnahmen wie Anamnese, klinische Untersuchung, Enzymdiagnostik, EKG-Monitor und Röntgenuntersuchung Herzverletzungen nur unzureichend erfassen können und ergänzende diagnostische Methoden gefordert sind. Wiederholte EKG-Registrierungen (mindestens 12 Ableitungen) gehören bei jedem Thoraxtrauma zu den obligatorischen Maßnahmen, wobei ein normales EKG eine Herzkontusion allerdings keineswegs ausschließt und ein pathologisches EKG (Arrhythmien, Reizleitungsstörungen, ST-T-Segmentveränderungen) nur annähernd Rückschlüsse auf Ausmaß und Schwere der Herzverletzung erlaubt.

Die *Thallium-201-Myokardszintigraphie* gilt aufgrund experimenteller Untersuchungen [12] als spezifische und sensitive Methode zur Erfassung myokardialer Kontusionsherde. Durch den ausschließlichen Nachweis von minder- oder nichtperfundierten Myokardarealen erfaßt sie aber naturgemäß keine daraus re-

Tabelle 5. Transösophageale Ultraschallverfahren bei polytraumatisierten Patienten

Vorteile	sofort einsetzbar (Akutphase)
	bettseitig durchführbar
	kontinuierlich anwendbar
	sensitiv
	risikoarm
	in der Regel keine Behinderung anderer Maßnahmen
Nachteile	zur Zeit noch kostenintensiv

Tabelle 6. Diagnostische Möglichkeiten der transösophagealen Doppler-Echokardiographie beim Thoraxtrauma

Nachweis von
- regionalen LV-Wandbewegungstörungen (Dyskinesien, Hyokinesien, Akinesien)
- Vitien (Einrisse von Herzklappen, Papillarmuskeln und Chordae tendinae)
- Perikardergüssen
- Herzwand- und Septumrupturen
- Fremdkörpern im oder am Herzen (z. B. bei Schußverletzungen)
- Mediastinalemphysemen oder -hämatomen
- Aortendissektionen bzw. -aneurysmen
- embolischen Ereignissen (Gas-, Fett- und Thrombembolien)

sultierenden funktionellen Beeinträchigungen (z. B. Herzinsuffizienz, segmentale Wandbewegungsstörungen) oder weitergehende bzw. andersartige Herzverletzungen wie Rupturen von Herzwand, Kammerseptum und Perikard, Ein- und Abrissen von Herzklappen, Papillarmuskeln und Chordae tendinae. In diesen Fällen erweist sich die Echokardiographie und – bei beatmeten Patienten – speziell die transösophageale Technik als eine wertvolle ergänzende und bettseitig anzuwendende Untersuchungsmethode (Tabellen 5, 6), die nicht nur sofortige, sondern auch verbesserte morphologische und funktionelle Informationen bezüglich kardialer Störungen liefert [45]. Es bedarf keiner besonderen Erwähnung, daß speziell der Echokardiographie bei der Diagnosestellung und bei der Verlaufskontrolle von Perikardergüssen eine wesentliche Rolle zukommt.

Die kombinierte Anwendung von zweidimensionaler Echokardiographie und Dopplertechnik (Einstrahl-Doppler) erleichtert den Nachweis und die Quantifizierung valvulärer Insuffizienzen sowie septaler Shunt-Verbindungen. Die neuerdings eingeführte *Farbdoppler-Echokardiographie* erweitert das Spektrum der nicht-invasiven Ultraschalldiagnostik und dürfte zu einer schnellen und sicheren Befunderhebung bei Herzverletzungen beitragen [41, 56]. Die Blutflußinformation wird dabei in Farbe einem zweidimensionalen Echokardiogramm überlagert. Die Technik liefert über die konventionellen Doppler-Verfahren hinaus eine sofortige visuelle Information über die flächenhafte Verteilung des Blutflusses innerhalb der Herzkammern und der großen Gefäße. Das zeitaufwendige Aufsuchen pathologischer Strömungen durch Schwenken des Doppler-Meßstrahls und Doppler-Meßvolumens entfällt. Der Strömungsverlauf hinter insuffizienten Klappen läßt sich ebenso bestimmen wie die anatomische Lage von Klappenlecks oder intrakardialen Shunt-Verbindungen. Bei Aortenaneurysmen erlaubt die Technik eine Unterscheidung zwischen „wahrem" (innerem) und „falschem" (äußerem) Lumen (Abb. 11).

Da die transösophageale Doppler-Echokardiographie sich auch als sensitive Methode zur Erkennung von Luftembolien erwiesen hat [10, 24, 46, 49], dürfte dieses Verfahren auch im Rahmen der Akutdiagnostik und Überwachung von polytraumatisierten Patienten eine sichere Emboliedetektion ermöglichen. Venöse Luftembolien bei penetrierenden Thoraxverletzungen sowie bei Verletzungen der großen Venen (insbesondere der Kopf- und Halsvenen) entziehen sich nicht selten einer Frühdiagnostik mit konventionellen Methoden. Uncharakteristische Symptome einer Luftembolie wie z. B. Blutdruckabfall, Anstieg des Venendruckes oder/und eine Verschlechterung der respiratorischen Situation sind beim polytraumatisierten Patienten schwer zu interpretieren und werden nicht selten verkannt bzw. auf andere Ursachen zurückgeführt. Mit der TEE können auch korpuskuläre Embolien wie Fett- oder Thrombembolien sicher erfaßt werden. Durch den direkten visuellen Nachweis akuter embolischer Ereignisse erlaubt die Methode nicht nur den frühestmöglichen Nachweis sondern auch eine bessere Beurteilung des Embolienumfanges bzw. -ausmaßes. Beispiele für das Erfassen einer venösen Gas- bzw. korpuskulären Embolie mittels TEE sind in Abbildung 12 wiedergegeben. Das Verfahren bietet sich auch zum Nachweis von arteriellen Luftembolien an, die im Zusammenhang mit Thoraxverletzungen vor allem bei penetrierenden Wunden, Blast-Verletzungen der Lunge sowie bei therapeutischen Maßnahmen (maschinelle Beatmung, Pleurapunktion etc.) mit Entstehung einer bronchovenösen Fistel auftreten können.

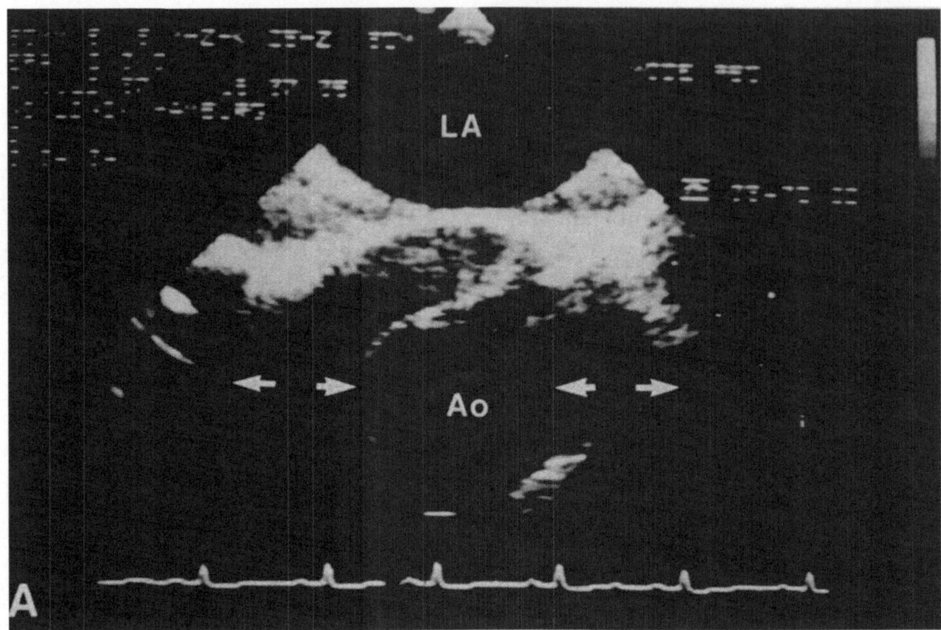

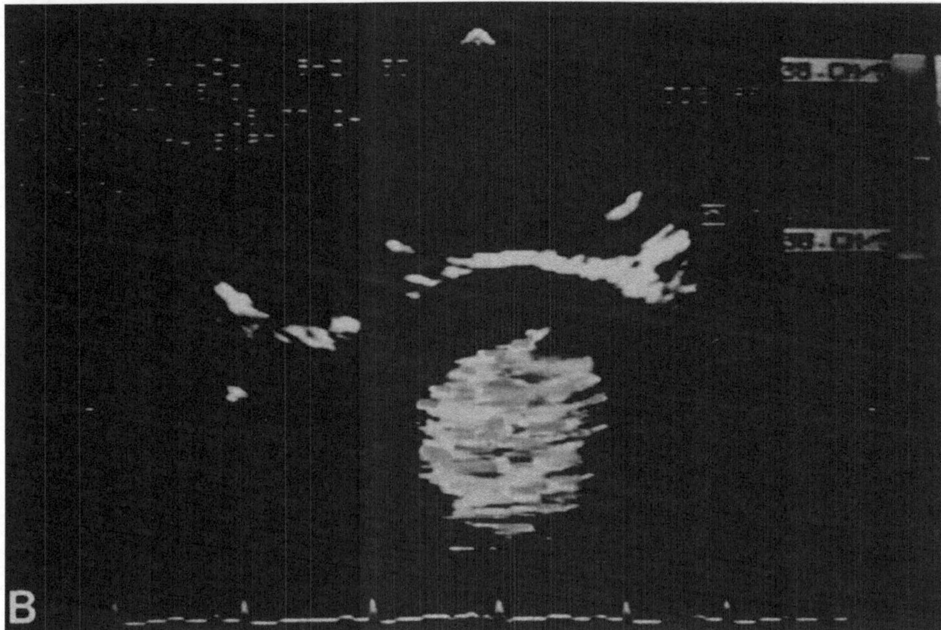

Abb. 11A, B. Aneurysma der aszendierenden thorakalen Aorta. **A** TEE-Schnittbild mit aneurysmatisch erweiterter Aorta *(Pfeile außen)* und Nachweis eines zirkulären Dissektionskanals *(Pfeile innen)*. **B** Darstellung der Blutströmungsverhältnisse in diesem Bereich mittels Farbdoppler-Technik. Der Einsatz dieser Technik ermöglichte eine Unterscheidung zwischen „wahrem" (innerem) und „falschem" (äußerem) Lumen. *LA* = linker Vorhof, *Ao* = Aorta

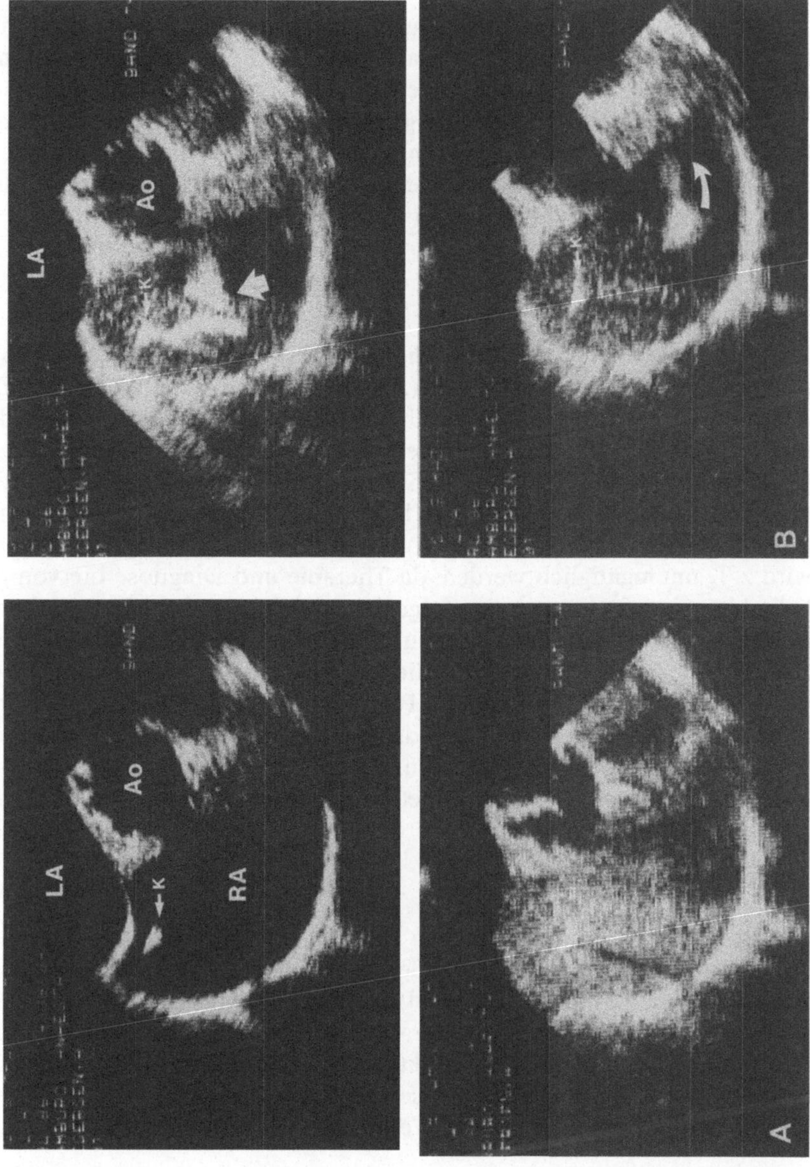

Abb. 12A, B. TEE-Schnittbilder in Höhe der Vorhöfe bei einem Patienten, der sich einer Total-endoprothesen-(TEP)-Implantation nach transzervikaler Femurfraktur unterziehen mußte *(LA)*. **A** *oben:* Sektorbild ohne Kontrast im rechten Vorhof *(RA)* vor Prothesenimplantation (*K* = Swan-Ganz-Katheter); *unten:* deutliche Kontrastintensität („Schneegestöber") unmittelbar nach Schaftimplantation. Die während dieses gasembolischen Ereignisses auftretende massive Druckerhöhung im Pulmonaliskreislauf (mittlerer Pulmonalarteriendruck: 48 mm Hg) manifestierte sich echokardiographisch in einer deutlichen Vorwölbung des interatrialen Septums in den linken Vorhof. **B** *oben:* Bei Abnahme der Kontrastintensität (gleicher Patient wie in Abb. 5A) wurde ein etwa 6 cm langer Embolus *(Pfeil)* sichtbar, der sich am Swan-Ganz-Katheter festgehakt hatte und im rechten Vorhof flottierte; *unten:* nach 10 min löste sich dieser Embolus und wurde über den rechten Ventrikel in die Lungenstrombahn weitertransportiert

Für eine abschließende Beurteilung der transösophagealen Ultraschallverfahren hinsichtlich ihres Routineeinsatzes bei polytraumatisierten Patienten ist es sicherlich noch zu früh, aber nach unseren ersten Erfahrungen dürfte diese Technik durch ihre vielfältigen diagnostischen Möglichkeiten eine Bereicherung bei der Versorgung dieser Problempatienten darstellen. Systematische Untersuchungen an einem großen Patientengut sind gefordert, um auch in diesem Bereich den Stellenwert dieser neuen Technik festzulegen.

Nervensystem

Ein wichtiges Organ bei der Einschätzung des Schweregrades eines Polytraumas stellt das zentrale Nervensystem (ZNS) dar. Eine Beteiligung des ZNS kann durch die klinisch neurologische Untersuchung und ergänzend dazu durch Einsatz neurophysiologischer Methoden abgeschätzt werden. Während in der Akutphase wegen technisch bedingter Schwierigkeiten die Ableitung neurophysiologischer Signale kaum oder nur in begrenztem Umfang möglich ist, erhöht sich der Stellenwert einer zentral-nervösen Überwachung im späteren Verlauf bzw. wird z. T. unumgänglich werden, da Therapie und Diagnose hiervon grundsätzlich abhängig sein können. Im folgenden wird nur auf solche Monitorverfahren eingegangen, die sich *direkt* und ausschließlich auf eine zu messende neuronale Funktion beziehen (Tabelle 7). Hierbei darf jedoch nicht außer acht gelassen werden, daß die zuvor erwähnten Parameter wie z. B. arterieller Blutdruck, arterielle Sauerstoff- und Kohlendioxidspannung, zentralvenöser Druck einen direkten Einfluß auf das ZNS nehmen und somit beim polytraumatisierten Patienten als *indirekte* Überwachungsparameter für das ZNS verstanden werden sollten.

Intrakranieller Druck

Die Bedeutung des intrakraniellen Druckes als Überwachungsparameter ergibt sich aus der Tatsache, daß dem Gehirn nur begrenzte Reserveräume (beim Erwachsenen ca. 150 ml Liquorraum) für eine Volumenexpansion zur Verfügung stehen. Die Ausschöpfung intrakranieller Reserveräume folgt bei Volumenexpansion einer exponentiellen Funktion zwischen Druck und Volumen. Bei normalen Druck-Volumen-Verhältnissen wird durch eine ICP-Erhöhung von 5 mm Hg ca. 1 ml Volumen gewonnen (Verlagerung des Liquors cerebrospinalis in den

Tabelle 7. Möglichkeiten der Funktionsbeurteilung des zentralen Nervensystems bei polytraumatisierten Patienten

---

Klinisch-neurologische Untersuchung mit Quantifizierung von Bewußtseinsdefiziten (z. B. Glasgow-Coma Scale)

Neurophysiologische Methoden mit Messung von
- intrakraniellem Druck (ICP)
- zerebralem Blutfluß (CBF)
- hirnelektrischer Aktivität (EEG, EP)
- Metabolismus ($CMRO_2$, CMRg, Laktat)

Spinalraum), bis die Kompensationsreserve von ca. 10% des intrakraniellen Raumes aufgebraucht ist. Bei akuten Druckanstiegen werden kritische Perfusionsverhältnisse hinsichtlich des Struktur- und Funktionsstoffwechsels weit früher erreicht. Nach Ausschöpfung der Liquorräume bleibt als einzige relativ schnell verfügbare Volumenreserve im intrakraniellen Raum das intravaskuläre Blutvolumen neben dem nur langsam beeinflußbaren Hirnwassergehalt übrig [16]. Die Kenntnis der intrakephalen Druck-Volumenverhältnisse läßt die intrakranielle Druckmessung zu einer wertvollen prognostischen und therapeutischen Methode bei der zerebralen Funktionsüberwachung vor allem bei geschlossenem Schädel-Hirn-Trauma werden.

Über eine Messung des intrakraniellen Druckes (ICP) und Differenzbildung zum mittleren arteriellen Blutdruck (MAP) läßt sich der globale zerebrale Perfusionsdruck CPP) in erster Näherung berechnen: CPP = MAP − ICP. Ein zunehmender intrakranieller Druck kann bis zur Annäherung an den systemischen Blutdruck fortschreiten, woraus eine bedrohliche Abnahme des zerebralen Perfusionsdruckes resultiert. Zur Messung des intrakraniellen Druckes sind verschiedene Vergehensweisen möglich.

Bei intraventrikulärer Plazierung eines Druckaufnehmers wird nur dann der Hirndruck richtig angegeben, wenn die Kommunikation mit einem ausreichenden intrakraniellen Liquorvolumen sichergestellt ist. Bei verringertem Liquorvolumen versagt die Methode rasch durch Anlegen des Katheters an die Ventrikelwand. Als zusätzliche Gefahrenquelle darf das Infektionsrisiko − ebenso wie bei der subduralen Druckaufnehmerplazierung − nicht vernachlässigt werden.

Elektronisch verstärkte, epidural plazierte Minidruckaufnehmer können im Gegensatz dazu bei minimalem Infektionsrisiko über Wochen belassen werden. Zu berücksichtigen ist, daß es nach Plazierung der Sonde bis zu 2 h dauern kann, bis sich die abgelöste Dura dem Meßfühler angelegt hat und eine verläßliche Druckregistrierung erfolgen kann. Das Ziel ist eine kontinuierliche Überwachung des ICP, damit auch kurzfristige, bei Schädel-Hirn-Trauma gefürchtete nichtlineare Druckspitzen, die Werte weit über 20 mm Hg erreichen können, erkannt und behandelt werden können.

Zerebraler Blutfluß

Eine wichtige Determinante des Sauerstoff- bzw. Substratangebotes für das Gehirn stellt der zerebrale Blutfluß (CBF) dar, dessen Bestimmung jedoch im Gegensatz zur ICP-Messung ungleich schwieriger durchzuführen ist. Die grundsätzliche Meßmöglichkeiten des CBF setzen die Applikation von Tracersubstanzen im Rahmen von Sättigungs- und Clearancemessungen voraus. Die ersten quantitativen Messungen des zerebralen Blutflusses und des zerebralen Metabolismus (CMR) wurden 1945 durch Kety und Schmidt mit der Stickoxydulmethode durchgeführt [28]. In Weiterentwicklung dieser Methode werden simultan arterielle und venöse inerte, im Gehirngewebe frei diffusible Trägersubstanzen untersucht. Über einen im bulbus v. jugularis plazierten Katheter wird gemischthirnvenöses Blut gewonnen, und die Konzentrationen der Trägersubstanzen hieraus wie aus dem arteriellen Blut bestimmt. Nach dem Fickschen Prinzip wird anschließend anhand von Konzentrationsdifferenzen der globale zerebrale Blutfluß bestimmt. Aus der Differenz zwischen arteriellem und venösem Sauerstoffgehalt läßt sich die zerebrale Sauerstoffaufnahme nach folgender Formel berechnen: $CMRO_2 = CBF \cdot (SaO_2 - SvO_2)$. Lassen und Ingvar [34] sowie Obrist [43] entwickelten diese Methode durch Verabreichung radioaktiver Substanzen weiter zur Bestimmung des regionalen CBF.

Als neue Methoden zur zerebralen Blutflußmessung, wenn auch nicht in der Routine einsetzbar, versprechen die Positron-Emissions-Tomographie (PET) sowie die Kernresonanztomographie (NMR) vertiefende grundlegende Erkenntnisse über das Zusammenwirken von zerebralem Blutfluß und funktionellem sowie metabolischem Stoffwechsel. Hierbei ist insbesondere eine topographische Auflösung von Prozessen mit gestörter Blut-Hirn-Schranke, von Sauerstoffverbrauch, Durchblutung und Blutvolumen, der Quantifizierung des Glukosestoffwechsels sowie der Bestimmung des Gewebe-pH-Wertes möglich. Gerade bei polytraumatisierten Patienten mit Beteiligung des Zerebrums sind hierdurch in Zukunft neue grundlegende Erkenntnisse über Verlauf und Prognose sowie über die eingesetzten therapeutischen Maßnahmen zu erwarten.

Doppler-Sonographie

Als neueres nichtinvasives Verfahren für die Untersuchung der zerebralen Blutversorgung erhält die Doppler-Sonographie bzw. als Ergänzung die B-Scan und Duplex-Sonographie eine zunehmende Bedeutung. Grundsätzlich kann der Blutfluß durch die hirnzuführenden Gefäße, der A. cerebri media sowie der A. basilaris hiermit abgeschätzt werden, wobei die Aussagefähigkeit je nach eingesetztem Gerät und Erfahrung des Untersuchers variiert (Abb. 13).

Die Beschallung der A. cerebri media von extern kann verläßliche Blutströmungsmessungen gewährleisten [1]. Die transkranielle Doppler-Sonographie wurde bisher im Rahmen des zerebralen Monitorings bei operativen Eingriffen

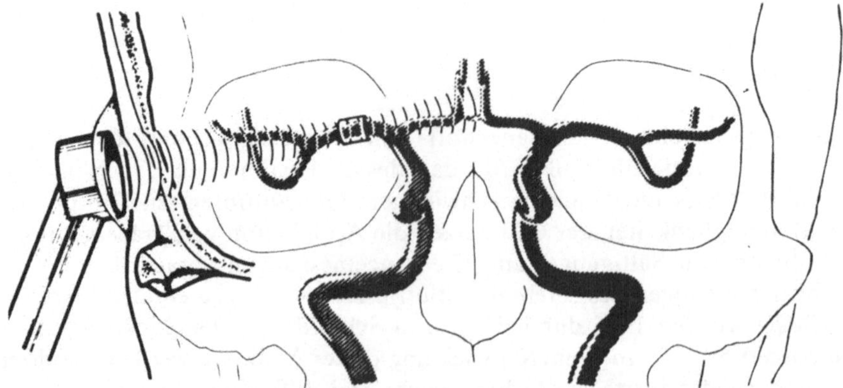

Abb. 13. Horizontales Schnittbild bei Anschallung der A. cerebri durch einen extern aufgesetzten Doppler-Transducer. Der um die A. cerebri media gezogene Zylinder verdeutlicht die angeschallte Region zur Doppler-Registrierung. (Nach [1])

mit kardiopulmonalem Bypass oder cross-clamping der A. carotis [44] und in neuerer Zeit zur Abschätzung von Effekten volatiler Anästhetika auf die Blutflußgeschwindigkeit in A. cerebri media eingesetzt [60].

Größere klinische Studien bei polytraumatisierten Patienten fehlen noch, jedoch zeigen neuere Erkenntnisse, daß die Methode sensibel genug zu sein scheint, um einen sich anbahnenden zerebralen zirkulatorischen Arrest anzuzeigen [22], womit gerade bei Patienten mit Schädel-Hirn-Trauma ein wichtiges nichtinvasiv einsetzbares diagnostisches Hilfsmittel für die Beurteilung der zerebralen Perfusion gegeben wäre.

Hirnelektrische Signale (EEG, evozierte Potentiale)

Die Ableitung des Enzephalogramms (EEG) sowie der evozierten Potentiale (EP) kann Auskunft geben über den aktuellen Funktionszustand und stellt hierfür eine weitere wichtige Informationsquelle bei polytraumatisierten Patienten mit begleitendem Schädel-Hirn-Trauma dar. Trotz ihrer relativen Insensibilität in bezug auf Erkennung der zugrundeliegenden Ursachen für alterierte Signale stellen EEG und EP wertvolle Hilfsmittel bei der Beurteilung zentralnervöser Strukturen dar, wenn die Kontinuität der Beobachtung und die Kenntnis der einwirkenden Faktoren (z. B. Einsatz sedierender Medikamente, Hypoxie, Ischämie) bekannt sind.

Bei den evozierten Potentialen handelt es sich um mechanisch, akustisch, somatosensorisch, visuell oder auch chemisch ausgelöste Antworten verschiedener Strukturen afferenter neuronaler Leitungsbahnen von der Peripherie über die verschiedenen Umschaltstationen (z. B. Plexus, Hirnstamm, Thalamus) zum Kortex. Da sich das evozierte Potential meist um Zehnerpotenzen kleiner als das Spontan-EEG darstellt, muß es zeitsynchron zum Trigger durch Mittelung bzw. Aufsummierung aus dem „Hintergrundrauschen" herausgefiltert werden. Derzeit am gängigsten ist bei Intensivpatienten der Einsatz elektrisch ausgelöster somatosensorisch sowie akustisch und visuell evozierter Potentiale, wobei diese die größten inter- und intraindividuellen Schwankungen aufweisen.

Nach Greenberg et al. können EP eher mit der *Prognose* als mit der *Diagnose* bei polytraumatisierten Patienten korreliert werden [18, 19]. Unter Zuhilfenahme einer funktionellen Skalierung für die Analyse abnormer EP-Kurven konnten Korrelationen der in den ersten Tagen nach Schädel-Hirn-Trauma erhobenen Befunde mit dem im späteren Verlauf erhobenen neurologischen Status festgestellt werden. Schwergradige EP-Alterationen korrelierten mit späteren (Zeitraum: mehr als 3 Monate) residualen oder permanenten neurologischen Dysfunktionen während geringgradige EP-Veränderungen mit einer späteren neurologischen Erholung korrelierten. Den Autoren zufolge ist es sogar in bestimmten Situationen möglich, in den ersten Tagen nach Schädel-Hirn-Trauma, wenn die Patienten noch im Koma sind, die Chancen für eine funktionale neurologische Remission spezifischer traumatisierter Hirnareale abzuschätzen.

Ein in den ersten Tagen nach Schädel-Hirn-Trauma stark supprimiertes oder gar nicht nachweisbares EP der geprüften Modalitäten (somatosensorisch, akustisch) kann einen Hinweis auf eine permanente Dysfunktion des spezifisch getesteten afferenten Systems geben. Die Aussagekraft von alterierten EP für eine spätere Erholung des neuronalen Systems kann in gewissen Grenzen zur Anzahl der durch das Trauma beeinträchtigten oder zerstörten Neurone bzw. zur Reversibilität der zellulären Dysfunktion in Relation gesetzt werden. Starke Potentialverändererungen wurden nur bei Vorliegen eines irreversiblen Zellschadens gefunden.

Bei komatösen Patienten wurde überdies festgestellt, daß 80% der Patienten mit nur geringgradigen Potentialveränderungen innerhalb von 30 Tagen ansprechbar wurden. Interessanterweise waren die Patienten mit nur leichten EP-Veränderungen, die jedoch keine gute Remission aufwiesen, gewöhnlich älter als 55 Jahre. Hirnstammläsionen – soweit sie durch multimodale EP-Ableitungen erfaßt werden können – korrelierten im Gegensatz zu kortikalen Läsionen nicht zur Komadauer.

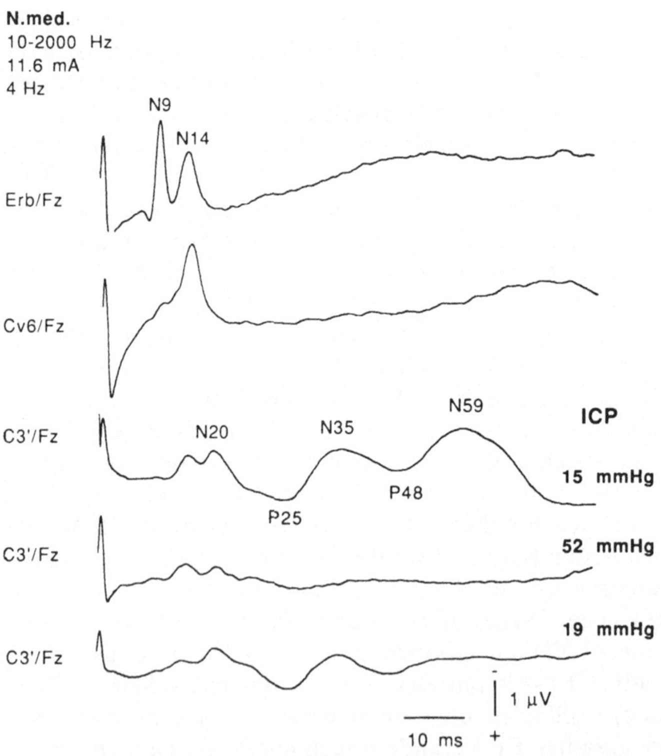

Abb. 14. Ableitung von somatosensorisch evozierten Potentialen bei einem 56jährigen Intensivpatienten nach hypoxischem Schädel-Hirn-Trauma. (Stim.: N. medianus; Ableitorte: Erb'scher Punkt, zervikal über HWK 6 (Cv6), kortikal über dem kontralateralen somatosensorischen Projektionsareal (C3') gegenüber einer frontalen Referenz, Bandpaß: 10–2000 Hz, Stimulationsfrequenz: 4 Hz, Reizintensität: 12 mA). Dargestellt sind die Potentiale mit den entsprechenden Latenzzeiten (N = negativ, P = positiv). Bei ICP-Steigerung auf Werte über 50 mm Hg stellen sich die kortikalen Komponenten – bei unveränderten peripher abgeleiteten Potentialen – stark alteriert dar und erholen sich im späteren Verlauf nur langsam

Aufgrund eigener Erfahrungen kann auch die zerebrale Affektion bei Patienten nach einem Schädel-Hirn-Trauma und starken ICP-Anstiegen durch EPs angezeigt werden. In Abbildung 14 sind somatosensorisch evozierte Potentiale bei einem Patienten nach einem hypoxischen Hirnschaden dargestellt. Nach Reizung des N. medianus ließen sich zunächst normale Potentialkomponenten über dem Erb'schen Punkt (N9), über der Wirbelsäule bei HWK 6 (N14) und über beiden Hemisphären mit den Potentialkomponenten N20, P25, P48, N59 ableiten. Trotz intensivmedizinischer Behandlung mit leichter Hyperventilation, versuchter medikamentöser ICP-Senkung, Kreislaufstabilisation kam es immer wieder zu exzessiven Hirndruckspitzen mit Werten über 50 mm Hg. Ein in einer solchen Phase abgeleitetes EP stellt sich bei unbeeinflußten peripheren Komponenten in seinen kortikalen Anteilen stark supprimiert dar. Diese Veränderungen waren bei Senkung des intrakraniellen Druckes mit anzunehmender Normalisierung der zerebralen Perfusion wieder rückläufig.

Ebenso können EP bei komatösen Patienten Hilfestellung bei der Diagnose eines kompletten Querschnittsyndroms geben. Hierbei ist jedoch ein erhaltenes EP oberhalb einer vermuteten Schädigung bei distaler Reizung nicht beweisend für ein nicht affektiertes Rückenmark. Ein Fehlen von EP nach Ausschluß von technischen Fehlern gibt hingegen einen starken Hinweis auf eine Schädigung der Rückenmarkshinterstrangbahnen. Der Nachweis der Durchgängigkeit somatosensorischer Afferenzen korreliert nicht immer mit der postoperativen Erholung. So hatte in Untersuchungen von Spielholz et al. [62] 15% der Patienten bei inkompletter Symptomatik kein nachweisbares kortikales Potential, während alle klinisch kompletten Läsionen nachweisbar kein kortikales Potential aufwiesen [58, 59].

In Abbildung 15 sind die nach Reizung des N. medianus sowie N. tibialis post. evozierten Antworten dargestellt. während nach Stimulation des N. medianus eine ungestörte Ausbreitung der Reizantwort bis zum Cortex verfolgt werden konnte, brach sie nach Reizung des N. tibialis post. oberhalb von L1 ab. Der spätere neurologische Befund ergab einen Querschnitt in Höhe von TH6.

Schlußbemerkung

Ein umfassend jeder Situation eines polytraumatisierten Patienten gerecht werdendes Konzept zur Beurteilung insbesondere der zuvor erwähnten vitalen Organ- und Systemfunktionen läßt sich derzeit noch nicht formulieren. Daraus folgt, daß für jede spezielle Fragestellung die gewünschten Parameter definiert und durch den Einsatz spezieller Methoden realisiert werden müssen. Grundsätzlich darf natürlich der Stellenwert der direkten Patientenbeobachtung und der wiederholten klinischen Untersuchung durch den Einsatz technischer Hilfsmittel nicht geschmälert werden, da kein Gerät die komplexe Situation eines polytraumatisierten Patienten erfassen und interpretieren kann.

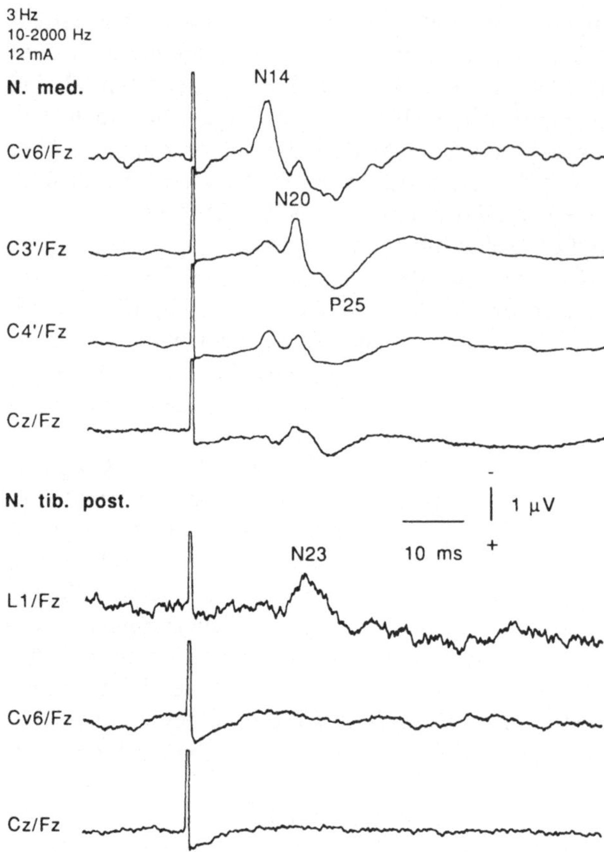

Abb. 15. Ableitung von somatosensorisch evozierten Potentialen bei einem 36jährigen komatösen Patienten mit totaler Querschnittslähmung (Stim.: N. medianus und N. tibialis post.; Reizfrequenz: 3 Hz, Reizintensität: 11,6 mA, Bandpaß: 10–2000 Hz; Ableitorte: Stim.: N. medianus: zervikal bei HWK 6 (Cv6), kontra- (C') und ipsilaterales (C4') somatosensorisches Projektionsareal sowie über dem Vertex (Cz); Stim.: N. tibialis post.: lumbal bei LWK 1 (L1), zervikal bei HWK 6 (Cv6) und über dem Vertex (CZ) gegenüber einer frontalen Referenz (N = negativ, P = positiv). Dargestellt ist die ungehinderte evozierte Potentialausbreitung mit den gemessenen Latenzzeiten über dem erfaßten Cortex, während nach Fußstimulation nur das entsprechende Potential (N23) über dem unteren Rückenmark ableitbar war

Literatur

1. Aaslid R, Markwalder TM, Nornes H (1982) Noninvasive transcranial Doppler ultrasound recording of flow velocity in basal cerebral arteries. J Neurosurg 57:769–774
2. Arciniegas JG, Soto B, Little W, Papapietro S (1981) Cineangiography in the diagnosis of aortic dissection. Am J Cardiol 47:890
3. Arndt JO (1983) Funktions- und Regelprinzipien des Niederdrucksystems. In: Jesch F, Peter K (Hrsg) Hämodynamisches Monitoring. Springer, Berlin Heidelberg New York Tokyo
4. Bergmann H Jr, Bergmann H, Necek S, Blauhut B (1985) Nichtinvasives Monitoring mittels Echokardiographie. II. HZV-Bestimmung und Vergleich von volativen Anaesthestetika. Anaesthesist 34:563
5. Bodin, L, Rouby JJ, Viars P (1985) Frequency of myocardial contusion after blunt chest trauma as evaluated by thallium 201 scintigraphy. Anesthesiology 63:A123
6. Börner, N, Pfeiffer C, Schreiner G, Steller D, Erbel R, Meyer J (1985) Die Transösophageale Echokardiographie (TEE) bei Erkrankungen der thorakalen Aorta. In: Erbel R, Meyer J, Brennecke E (Hrsg) Fortschritte der Echokardiographie. Springer, Berlin Heidelberg New York Tokyo, S 211
7. Brown O, Popp R, Kloster F (1975) Echocardiographic criteria for aortic dissection by transesophageal echocardiography. Am J Cardiol 54:1157

8. Büttner W (1979) Practical experiences with routine application of the intravascular pO$_2$ probe. Biotelemetry 6:44
9. Cahalan MK, Kremer P, Schiller N, Gutman J, Hanrath P, Lurz F, Cronnelly R, Roizen M, Robinson S, Eger El, Hamilton WK (1982) Intraoperative monitoring with two-dimensional echocardiography. Anesthesiology 57:A153
10. Cucchiara RF, Nugent M, Seward JB, Messick JM (1984) Air embolism in upright neurosurgical patients: detection and localisation by two-dimensional transoesophageal echocardiography. Anesthesiology 6:353
11. De Bakey ME, Cooley DA, Creech O (1955) Surgical considerations of dissecting aneurysms of the aorta. Ann Surg 142:556
12. Doherty PW et al (1979) Cardiac damage produced by direct current countershock applied to the heart. Am J Cardiol 43:225
13. Fisher DC, Sahn DJ, Friedman MJ, Larson D, Valdes-Cruz LM, Horowitz S, Goldberg SJ, Allen HD (1983) The mitral valve orifice method for noninvasive two-dimensional echo Doppler determinations of cardiac output. Circulation 67:872
14. Fleckenstein W (1986) Der Sauerstoffdruck des Skelettmuskels bei hypothermer extrakorporaler Zirkulation. Messungen mit einem neuen Gewebe-pO$_2$-Histographie-Verfahren. Biomed Technik 31:124
15. Freund PR, Padavich CA (1985) A comparison of cardiac output techniques: Transesophageal Doppler versus thermodilution cardiac during general anesthesia in man. Anesthesiology 63:A191
16. Gaab MR (1987) Cerebrales Monitoring: Intrakranielle Druckmessung. Anästh Intensivmed 2:35-42
17. Glinz W (1978) Thoraxverletzungen. Springer, Berlin Heidelberg New York
18. Greenberg RP, Becker DP (1975) Clinical applications of evoked potential data in severe head injury patients. Surg Forum 26:484
19. Greenberg RP, Becker DP, Miller JD, et al (1977) Evaluation of brain function in severe human head trauma with multimodality evoked potentials. II, Localization of brain dysfunction and correlation with post-traumatic neurological conditions. J Neurosurg 47:163
20. Gross S, Barr IB, Eyler WR, Khaja F, Goldstein S (1980) Computed tomography in dissection of the thoracic aorta. Radiology 136:135
21. Grote J (1977) Gewebsatmung. In: Schmidt RF, Thews G (Hrsg) Physiologie des Menschen. Springer, Berlin Heidelberg New York, 19. Auflage, S 512
22. Hassler, W, Gawlowski J, Klöss Th, Epple E, Groth EH (1987) Hemodynamics during the development of cerebral circulatory arrest. Proceedings International Symposium on Anaesthesia and cerebral function, Tübingen
23. Heberer G (1971) Ruptures and aneurysms of the thoracic aorta after blunt chest trauma. J Cardiovasc Surg 12:115
24. Heinrich H, Kremer P, Winter H, Wörsdorfer O, Ahnefeld FW (1985) Transösophageale zweidimensionale Echokardiographie bei Hüftendoprothesen. Anaesthesist 34:118
25. Heinrich H, Ahnefeld, FW, Foutaine L, Spilker D, Winter H (1985) Die transösophageale zweidimensionale Echokardiographie – ein Fortschritt für die Anästhesie. In: Erbel R, Meyer J, Brennecke E (Hrsg.) Fortschritte der Echokardiographie. Springer, Berlin Heidelberg New York Tokyo, S 245
26. Hinrichs A, Schlüter M, Roewer N, Schmiegel W, Kremer P, Hanrath P (1983) Clinical value of transesophageal two-dimensional echocardiography in mechanically ventilated coronary care unit patients (abstr). Circ 68(Suppl III):378
27. Huntsman LL, Stewart DK, Barnes SR, Franklin SB, Colocousis JS, Hessel EA (1983) Noninvasive Doppler determination of cardiac output in man. Clinical validation. Circulation 67:593
28. Kety SS, Schmidt CF (1945) Determination of cerebral blood flow in man by the use of nitrous oxide in low concentrations. Am J Physiol 143:53
29. Kremer P, Cahalan MK, Beaupre P, Schiller NB, Hanrath P (1983) Intraoperative myocardial ischemia detected by transesophageal two-dimensional echocardiography. Circulation 68 (Suppl III):1326

30. Kremer P, Cahalan MK, Beaupre P, Schröder E, Hanrath P. Heinrich H, Ahnefeld FW, Bleifeld W, Hamilton W (1985) Intraoperative Überwachung mittels transösophagealer zweidimensionaler Echokardiographie. Anaesthesist 34:111
31. Kumar A, Minagoe S, Thangathurai D, Mikhail M, Novia D, Viljoen J, Rahimtoola SH, Chandraratna PAN (1985) Non-invasive measurement of cardiac output during general anesthesia by continuous wave Doppler esophageal probe: Comparison with simultaneous thermodilution cardiac output. Anesthesiology 63:A68
32. Langenstein BA, Roewer N, Schulte Am Esch J, Hanrath P (1986) Cardiac output measurement by transesophageal pulsed Doppler echocardiography. Circulation 74 (Suppl II):710
33. Larde D, Belloir C, Vasile N, Frija J, Ferrane J (1980) Computed tomography of aortic dissection. Radiology 136:147
34. Lassen NA, Ingvar DH (1961) The blood flow of the cerebral cortex determined by radioactive krypton. Experienta 17:42
35. Lenz G, Klöss Th, Schorer R (1985) Grundlagen und Anwendung der Kapnometrie. Anästh Intensivmed 4:133
36. Lewis JK, Kuo LC, Nelson JG, Limacher MC, Quinones MA (1984) Pulsed Doppler echocardiographirc determination of stroke volume and cardiac output: clinical validation of two new methods using the apical window. Circulation 70:425
37. Lübbers DW (1981) Grundlagen und Bedeutung der lokalen Sauerstoffdruckmessung und des PO_2-Histogramms für die Beurteilung der Sauerstoffversorgung der Organe und des Organismus. In: Witzstrock G (Hrsg) Messung des Gewebesauerstoffdruckes bei Patienten. S 10–21
38. McAslan TC (1976) Automated respiratory gas monitoring of critically injured patients. Crit Care Med 4:255
39. McGrough EC, Hughes RK (1973) Acute traumatic rupture of the aorta. Reemphasis of repair without a vascular prothesis. Ann Thorac Surg 16:7
40. Miller J, Nanda N, Singh R, Mathew T, Iliceto S, Rizzon P (1984) Echocardiographic diagnosis of aortic aneurysms and dissection. Am J Cardiol 44:232
41. Miyatake K, Kinoshita N, Nagata S, et al (1984) Clinical applications of a new type of realtime two-dimensional Doppler flow imaging system. Am J Cardiol 54:857
42. Necek S (1985) Messung des Lungenwassers. In: Rügheimer E, Pasch T (Hrsg) Notwendiges und nützliches Messen in Anästhesie und Intensivmedizin. Springer, Berlin Heidelberg New York Tokyo, S 126
43. Obrist WD, Thompson HK, Wang HS, et al (1975) Regional cerebral blood flow estimated by ^{133}Xe inhalation. Stroke 6:245
44. Ringelstein EB, Richert F, Bardos S, Minale C, Abuhum M, Zeplin H, Schöndube F, Zemmer H, Messmer B (1985) Transkraniell-sonographisches Monitoring des Blutflusses der A. cerebri media während rekanalisierender Operationen an der extrakraniellen A. carotis externa. Nervenarzt 56:423
45. Roewer N (1987) Die Beurteilung der Myokardfunktion im septischen Schock mittels transösophagealer Echokardiographie. In: Schulte am Esch J (Hrsg) Sepsis – experimentelle Befunde, klinische Erfahrungen, Zuckschwerdt, München Bern Wien, S 37
46. Roewer N, Beck H, Kochs E, Kremer P, Schröder E, Schöntag H, Jungluth KH, Schulte am Esch J (1985) Nachweis venöser Embolien während intraoperativer Überwachung mittels transösophagealer zweidimensionaler Echokardiographie. Anästh Intensivther Notfallmed 20:200
47. Roewer N, Bednarz F, Dziadzka A, Schulte am Esch J (1987) Intraoperative cardiac output determination from transmitral and pulmonary blood flow measurements using transesophageal pulsed Doppler echocardiography. Anesthesiology 67:A639
48. Roewer N, Bednarz F, Schulte am Esch (1987) Continuous measurement of intracardiac and pulmonary blood flow velocities with transesophageal pulsed Doppler echocardiography. Technique and initial clinical experience. J Cardiothorac Anesth 1:418
49. Roewer N, Benarz F, Dziadzka A, Schöntag H, Schulte am Esch J (1987) Intraoperative detection of venous embolism with transesophageal color Doppler imaging. Anesthesiology 67:A180

50. Roewer N, Hinrichs A, Bause HW, Kochs E, Bleifeld W, Schulte am Esch J (1986) Application of transesophageal two-dimensional echocardiography to mechanically ventilated surgical intensive care patients in septic shock. Intensive Care Med 12 (Suppl):184
51. Roewer N, Kochs E, Schulte am Esch J (1987) Transösophageale gepulste Doppler-Echokardiographie: Ein neues Verfahren zur nichtinvasiven Bestimmung des Herzminutenvolumens während der Narkose. In: Schwilden H, Stoeckel H (Hrsg) Die Inhalationsnarkose. Intensivmed Notfallmed Anaesth, Bd 58. Thieme, Stuttgart New York, S 120
52. Roewer N, Schlüter M, Bednarz F, Schulte am Esch J (1987) Transesophageal pulsed Doppler echocardiography for the intraoperative measurement of mitral and pulmonic flow. Circulation 76 (Suppl IV):38
53. Roewer N, Schulte am Esch J (1987) Transösophageale Ultraschallverfahren in der Anästhesiologie. In: Henschel W (Hrsg) Anästehsiologie – klinisches Fach auf drei Säulen. Zuckschwerdt, München Bern Wien, S 145
54. Roizen MF, Beaupre PN, Alpert RA, Kremer P, Cahalan M, Schiller N, Sohn Y, Cornelly R, Lurz F, Ehrenfeld W, Stony R (1984) Monitoring with two-dimensional transesophageal echocardiography. J Vasc Surg 1:300
55. Schlüter M (1985) Physikalische Voraussetzungen der Doppler-echokardiographischen Bestimmung des Herzminutenvolumens. Z Kardiol 74:317
56. Schlüter M, Hinrichs A, Schofer J, Bleifeld W (1985) Farbkodierte zweidimensionale Doppler-Echokardiographie. Erste klinsiche Erfahrungen. Z Kardiol 74:706
57. Schlüter M, Langenstein BA, Polster J, et al (1982) Transesophageal cross-sectional echocardiography with a phased array transducer system. Br Heart J 48:67
58. Schramm J, Hashizume K (1977) Somatosensory evoked potentials (SEP) in patients with peripheral, spinal and supraspinal lesions of the sensory system. Adv Neurosurg 4:250–256
59. Schramm J (1985) Somatosensorisch evozierte Potentiale (SEP) in der Differntialdiagnose spinaler Erkrankungen. In: Schramm J (Hrsg) Evozierte Potentiale in der Praxis. Springer, Berlin Heidelberg New York Tokyo, S 97–132
60. Schregel W, Beverungen M, Singbartl, Cunitz G (1987) Effects of narcotic agents on blood flow velocity measured by transcranial doppler. Proceedings International Symposium on Anaesthesia and cerebral function, Tübingen
61. Schweizer P, Erbel R, Lambertz H, Efferts S (1981) Two-dimensional suprasternal echocardiography in diseases of the thoracic aorta. In: Rijsterbourgh H (ed) Echocardiology. Nijhoff, The Hague Boston London, p 55
62. Spielholz Nl, Benjamin MV, Engler GL, Ransohoff J (1979) Somatosensory evoked potentials during decompression and stabilization of the spine. Methods and findings. Spine 4:500–505
63. Spiss CK, Mauritz W, Zadrobilek E, Draxler V (1985) Nicht-invasive Pulsoximetrie zur Bestimmung der Sauerstoffsättigung bei Intensivpatienten. Anaesthesist 8:405
64. Smith JS, Benefiel DJ, Lurz FW, Roizen MF, Shapiro W, Byrd B, Bouchard A, Schiller NB, Cahalan MK (1984) Detection of intraoperative myocardial ischemia: ECG vs 2-D transesophageal echocardiography. Anesthesiology 61:A158
65. Stein HL, Steinberg I (1968) Selective Aortography, the definitive technique for diagnosis of the dissecting aneurysm ot the aorta. AJR 102:333
66. Sturm JA (1984) Entwicklung und Bedeutung der Lungenwassermessung in Klinik und experiment. In: Bergmann H et al (Hrsg) Lungenwasserbestimmung. II. Klinische Bedeutung. Bd 5. Maudrich, Wien München Bern, S 15
67. Vogel W, Wintzer G (1976) Diagnostik und Therapie der stumpfen Herzverletzungen. Med Klin 71:653

Stabilisierung und Substitution der Nierenfunktion beim Polytraumatisierten

H. G. Sieberth

Einleitung

Kein vernünftiger Arzt würde heute bezweifeln, daß durch den Einsatz der künstlichen Niere die Prognose des akuten Nierenversagens sich entschieden verbessert hat. 1978 wurde von mir die Weltliteratur über die Prognose des akuten Nierenversagens von 1953 bis 1972 ausgewertet und dabei festgestellt, daß die Letalität des akuten Nierenversagens ständig zunahm [18]. Von meinen Mitarbeitern wurden diese Angaben bis zum Jahre 1983 fortgeschrieben (Abb. 1). Ausgewertet wurden dabei 26230 Fälle aus insgesamt 198 Publikationen [6]. Die Angaben beziehen sich immer auf das Publikationsjahr, auch wenn die Behandlung bereits in den davor liegenden Jahren erfolgte. Die durchgezogene Linie verbindet die Mittelwerte der einzelnen Jahre, die Striche ober- und unterhalb der Linie entsprechen den im jeweiligen Jahr erschienenen Publikationen mit der höchsten und niedrigsten Letalität.

Der Anstieg der Letalität überrascht um so mehr, als inzwischen die Technik der Dialysebehandlung wesentlich verbessert wurde und die Intensivpflege einen stürmischen Aufschwung genommen hat. In den letzten Jahren hat sich die Letalität bei etwa 70% eingependelt. Welches sind die möglichen Ursachen der scheinbaren Verschlechterung des akuten Nierenversagens?

Als wesentliche Ursachen sind hierfür zu nennen:

1. Durch die bessere Schockprophylaxe kommen heute weniger Menschen in ein akutes Nierenversagen mit guter Prognose.

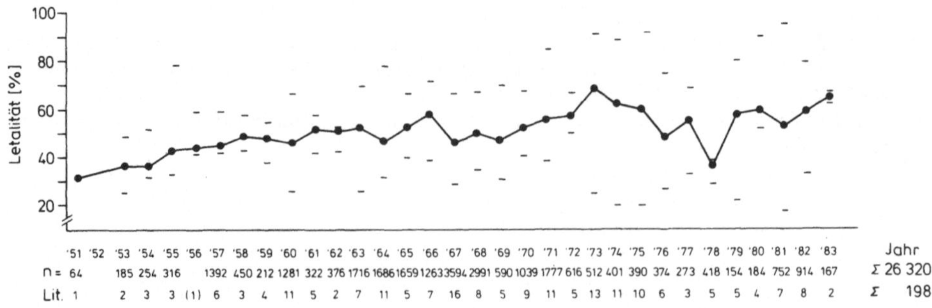

Abb. 1. Änderung der Letalität des akuten Nierenversagens zwischen 1951 und 1983

2. Durch die Intensivmedizin erleben heute viele Kranke ein akutes Nierenversagen, die früher bereits vorher an ihren Leiden gestorben wären.
3. Komplizierte Operationen und schwere Unfälle haben zahlenmäßig beträchtlich zugenommen.
4. Akute Nierenversagen post abortum mit guter Prognose sind zurückgegangen.

Ursache für die schlechte Prognose ist das Multiorganversagen. Mit Zunahme der Zahl der Vitalfunktionsstörungen steigt die Letalität entsprechend Abbildung 2 steil an. Im Prinzip gelten die gemachten Angaben auch für das posttraumatische Nierenversagen. Milligan et al. [15] beschrieben 1978 beim posttraumatischen Nierenversagen eine Letalität von 56%, Glaser et al. 1981 sogar von 89% [4]. Die häufigsten Todesursachen beim posttraumatischen ANV sind Sepsis ~65%, Ateminsuffizienz ~15% und hämorrheologischer Schock ~10% [2].

In der Substitution der Nierenfunktion spielt die Prophylaxe des akuten Nierenversagens eine entscheidende Rolle. Statistisch gesehen bewirkt die Optimierung der Prophylaxe eine Verschlechterung der Prognose für die verbleibende Fälle mit akutem Nierenversagen. Die hohe Letalität des akuten Nierenversagens ist weniger auf den Ausfall der Nierenfunktion als vielmehr auf ein Multiorganversagen zurückzuführen. Diese noch immer erschreckend hohen Zahlen verlangen von uns eine ständige Verbesserung unseres therapeutischen Vorgehens, um durch den Einsatz aller intensivmedizinischen Möglichkeiten eine Trendwende zu erreichen.

In meinen weiteren Ausführungen möchte ich deshalb die Prophylaxe des akuten Nierenversagens und einige neue therapeutische Aspekte bei der Dialysebehandlung, besonders beim posttraumatischen Patienten, besprechen.

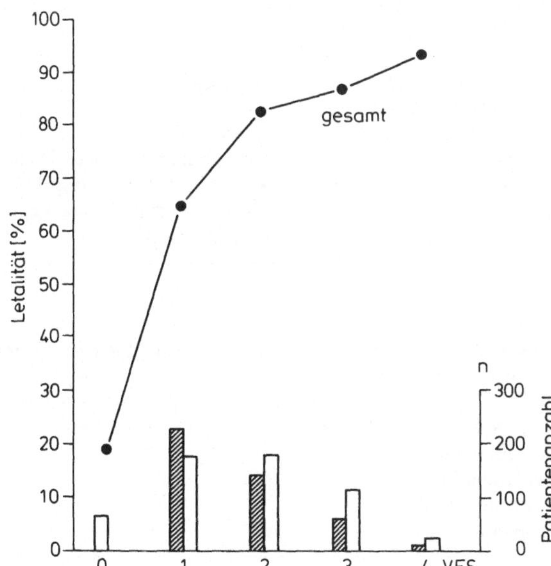

Abb. 2. Beziehung zwischen Letalität und Zahl von Vitalfunktionsstörungen

Prophylaxe des akuten Nierenversagens

In der Pathogenese des akuten Nierenversagens (ANV) spielen mehrere Faktoren eine Rolle, die nach Art einer Reaktionskaskade schließlich im akuten Nierenversagen enden (Abb. 3). Die Minderung der Nierendurchblutung sowie exogene und endogene Noxen sind die wichtigsten auslösenden Ursachen. Eine Prophylaxe ist nur in der Initialphase, der sogenannten Schädigungsphase, mög-

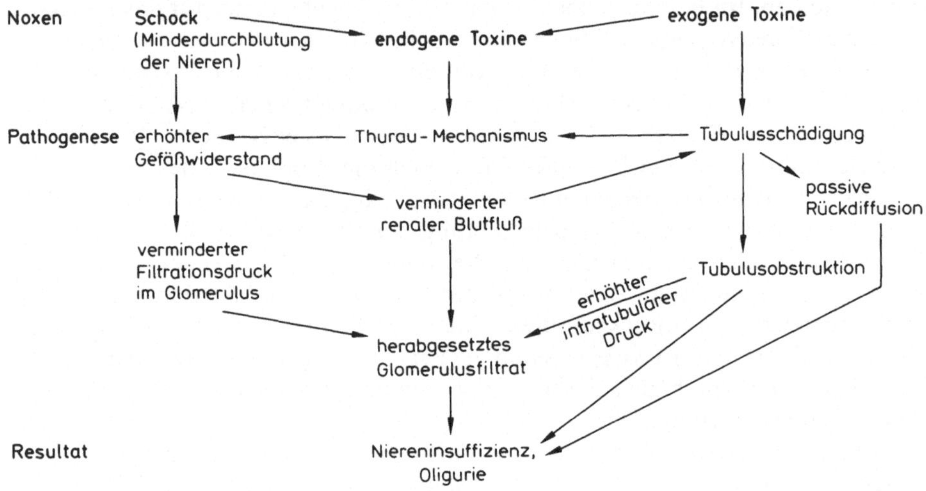

Abb. 3. Pathogenese des akuten Nierenversagens

Tabelle 1. Mögliche prophylaktische Maßnahmen zur Verhinderung eines akuten Nierenversagens (vor dem Einsetzen der Noxe)

Schockprophylaxe	Adenosin
Natriumsubstitution	ATP
Natriumbikarbonat	Prostazyclin
Schleifendiuretika	Thromboxan-Synthese-Hemmer
Osmodiuretika	Angiotensin Converting Enzym-Hemmer
Dopamin	Atriales natriuretisches Peptid
Kalziumantagonisten	Proteinarme Kost

Tabelle 2. Mögliche prophylaktische Maßnahmen zur Verhinderung eines akuten Nierenversagens (nach eingetretener Noxe)

Schockprophylaxe und Behandlung	Gesichert
Natriumchlorid	
Schleifendiuretika, Osmodiuretika	
Natriumkarbonat	
Dopamin ~4 g/kg min	

lich. Ein manifestes ANV läßt sich bisher nicht durchbrechen. Man muß vielmehr unter Substitutionstherapie, sprich Dialysebehandlung, abwarten, bis in der Reparationsphase die Nierenfunktion wieder in Gang kommt. Bei der Prophylaxe des ANV muß zwischen einer Prophylaxe vor einer möglichen Nierenschädigung, wie z. B. einer geplanten Operation oder Behandlung mit nephrotoxischen Substanzen, und einer Prophylaxe nach einer potentiellen Nierenschädigung, besonders posttraumatisch und nach Vergiftungen, unterschieden werden. Als Prophylaxe lassen sich eine Vielzahl von Maßnahmen anführen, deren Wirkung oft nur im Tierversuch verifiziert wurde (Tabelle 1). Die Maßnahmen sind vorwiegend nur dann erfolgreich, wenn sie vor der zum Nierenversagen führenden Noxe bereits wirksam sind. Posttraumatisch ist damit die Zahl der Möglichkeiten zur Prophylaxe erheblich vermindert (Tabelle 2). An erster Stelle muß die Schockprophylaxe und Schockbehandlung genannt werden. Statistisch läßt sich die Wirksamkeit der Schockprophylaxe an der Häufigkeit des akuten Nierenversagens von Schwerverletzten in den verschiedenen Kriegen belegen. Im Zweiten Weltkrieg hatte jeder zweite, im Koreakrieg noch jeder vierte und im Vietnamkrieg mit Schockprophylaxe bereits an der Front „nur" jeder sechste Schwerverletzte ein akutes Nierenversagen [8, 20, 21].

Auch wenn die prophylaktische Wirkung der Natriumsubstitution posttraumatisch statistisch nicht zu belegen ist, muß aus theoretischen Gründen eine Natriumsubstitution zur Vermeidung einer Hyponatriämie gefordert werden. Das Serumnatrium sollte bei 140 mval/l oder gering darüber gehalten werden. Niedrigere Natriumkonzentrationen führen zu einer Flüssigkeitsverlagerung aus dem Extra- in den Intrazellularraum und begünstigen damit einen Schock.

Die prophylaktische Wirkung von Osmo- und besonders Schleifendiuretika konnte im Tierversuch gut belegt werden, nämlich dann, wenn sie vor Verabreichung der Noxe gegeben wurden. Eine Verschlechterung der Nierenfunktion durch Saluretika wurde dann beobachtet, wenn durch die Saluretika die Tiere in eine Exsikkose gelangten.

Ob Saluretika nach einer eingetretenen Schädigung, also posttraumatisch, ein akutes Nierenversagen verhindern können, ist fraglich. Steigt die Diurese nach Beseitigung des Schocks ungenügend an, ist die Gabe von Schleifendiuretika indiziert. Dabei ist aber unbedingt darauf zu achten, daß Flüssigkeits- und Elektrolytverluste, die die Niere schädigen können, vermieden werden. Es ist dabei zu beachten, daß Schleifendiuretika bei niedriger Serum-Natriumkonzentration wenig oder unwirksam sind.

Die prophylaktische Wirkung der Alkalisierung wurde besonders von Kopp propagiert [9]. Er empfiehlt durch Bikarbonatgabe den Base excess auf einen Wert bis zu etwa +6 anzuheben. Übersteigt das Bikarbonat load im Tubulus das tubuläre Maximum für Bikarbonat, kommt es zu einer Bikarbonatdiurese. Die Alkalisierung soll auch die Bildung von Chromoproteinzylindern verhindern.

Am Patienten konnte die prophylaktische Wirkung der Bikarbonatgabe statistisch nicht verifiziert werden. Die Ergebnisse im Tierversuch sind widersprüchlich. Atkind (1986) fand im Ischämimodell der Ratte eine geringere Ausprägung des akuten Nierenversagens durch Bikarbonatgabe oder Alkalisierung mit Diamox. Wir fanden, daß die prophylaktische Wirkung von Bikarbonat abhängig ist vom gewählten Modell des akuten Nierenversagens. Dabei wurde die Wirkung von isomolarer NaCl- und NaHCO$_3$-Lösung auf das durch Uranylnitrat und Glyzerin ausgelöste akute Nierenversagen der Ratte untersucht [10, 12]. Bikarbonat verringert die Nephrotoxizität von Uranylnitrat, wahrscheinlich als Antidot, hat aber am Glyzerin-Modell keinen günstigeren Effekt als Natriumchlorid allein. Beide Lösungen haben eine deutliche prophylaktische Wirkung gegenüber Vergleichstieren, die nur orale Flüssigkeit ad libidum angeboten bekamen.

Dopamin bewirkt bekanntlich in einer niedrigen Dosierung von 4 g/kg·min eine Verbesserung der Nierendurchblutung [16]. Ob ein akutes Nierenversagen hierdurch günstig beeinflußt werden kann, ist bisher ungewiß. Eine unmittelbare und auch im Einzelfall überzeugende Wirkung haben wir nie beobachtet.

Therapie des akuten Nierenversagens

In der mir zur Verfügung stehenden Zeit können nur einige mir besonders wichtig erscheinende Probleme erörtert werden.

Schleifendiuretika

Wie bereits bei den prophylaktischen Maßnahmen ausgeführt, läßt sich ein akutes Nierenversagen durch Saluretika nicht durchbrechen. Es gelingt aber in vielen Fällen, durch die Gabe von Saluretika ein oligurisches in ein polyurisches Nierenversagen zu konvertieren. In einer zusammen mit Freiberg 1971 [3] durchgeführten kontrollierten Studie konnten wir zeigen, daß unter Furosemid die Zahl der norm- oder polyurischen Nierenversagen erheblich anstieg (Tabelle 3). Die Kreatinin-Clearance bleibt dadurch weitgehend unbeeinflußt, auch die Zahl der Dialysebehandlungen wird dadurch kaum vermindert. Keinesfalls sollte man durch eine so erreichte Diuresesteigerung den Beginn der Dialysebehandlung postponieren. Die Dialysebehandlung sollte immer als prophylaktische Dialysebehandlung im Sinne von Kleinknecht [7] erfolgen. Praktisch führen wir die Furosemid-Therapie so durch, daß wir langsam die für den Patienten erforderliche Dosis austitrieren. So lassen sich ototoxische Nebenwirkungen, die bei einer Stoßbehandlung auftreten können, vermeiden. Die Maximaldosis pro Tag beträgt 2 g Furosemid. Bei Wirkungslosigkeit wird die Behandlung nicht weiter

Tabelle 3. Einfluß von Furosemid auf die Diurese beim akuten Nierenversagen (kontrollierte Studie)

Mit Furosemid (n = 26)		Ohne Furosemid (n = 25)
15 (58%)	Polyurie	3 (12%)
2,8*	Oligurie (Tage)	17,8*
15	Erholung der Nierenfunktion nach Tagen	20
6,8	Zahl der Dialysen	7,8

* p < 0,05

fortgesetzt. Osmodiuretika verwenden wir nicht wegen der Gefahr der osmotischen Nephrose und weil beim Ausbleiben der Diuresesteigerung eine Hypervolämie eintreten kann.

Die wesentlichen Vorteile einer Konversion in ein polyurisches Nierenversagen sind:

1. Einfachere Infusionstherapie und parenterale Ernährung.
2. Das polyurische Nierenversagen scheint weniger toxisch als ein oligurisches zu sein, möglicherweise durch eine vermehrte Ausscheidung von Proteasen [5].

Technik der Hämodialyse und Hämofiltration

Dialyse und Hämofiltration wurden früher nur intermittierend durchgeführt. Dabei kam es häufig zu ungünstigen Schwankungen der Retentionswerte und zu oft nicht ungefährlichen Oszillationen im Wasser- und Elektrolythaushalt. Diese Schwankungen können zwar durch Verkürzung des Dialyseintervalls gemindert, aber nicht aufgehoben werden. Durch die von Kramer 1979 [11] erstmals publizierte kontinuierliche arteriovenöse Hämofiltration konnten solche Schwankungen weitgehend vermieden werden. Die arteriovenöse Hämofiltration war aber oft nicht ausreichend effektiv und mußte durch intermittierende Dialyse- oder Hämofiltrationsbehandlungen ergänzt werden.

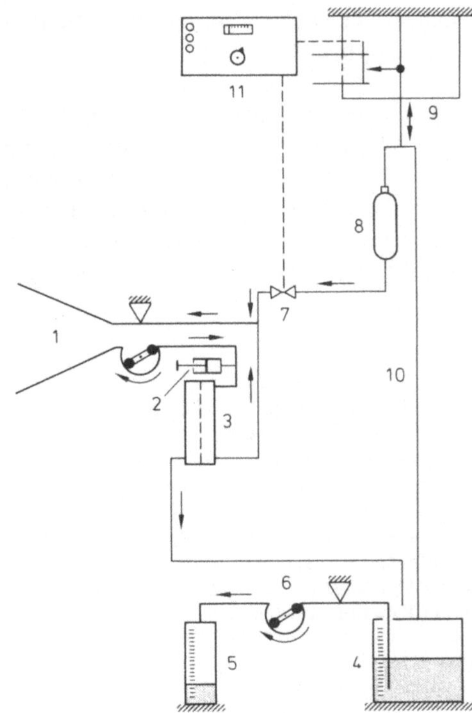

Abb. 4. Schematische Darstellung der kontinuierlichen Hämofiltration mit automatischer Bilanzierung.
1 Blutpumpe und Luftfalle; *2* Heparinpumpe; *3* Hämofilter; *4* Filtrat; *5* Filtrat für die negative Bilanz; *6* Rollenpumpe für „Ultrafiltration"; *7* Magnetventil zur Regulation des Zuflusses der Substitutionslösung; *8* Substitutionslösung; *9* Elektromechanischer Sensor zum „0"-Abgleich; *10* Aufhängung des Filtratcontainers; *11* Steuerung und Kontrolleinheit

Durch die pumpenbetriebene, meistens venovenöse kontinuierliche Hämofiltration kann mit den modernen Filtern nahezu jede gewünschte Filtratmenge erreicht werden. Die Verwendung eines Luftdetektors ist dabei eine unbedingte Voraussetzung. Durch die gleichzeitige Verwendung einer auf 0 abgeglichenen automatischen Bilanzierung (Abb. 4) können ohne Probleme Filtrationsmengen von 20–30 l/Tag filtriert werden [17]. Diese weitgehende Automatisierung erleichtert den Einsatz der Methode, insbesondere im Schichtbetrieb. Die gewünschte Ultrafiltration wird dadurch erzielt, daß diese Flüssigkeitsmenge mit einer Pumpe am Filtratausfluß abgezogen wird. Bessert sich das Befinden des Kranken, sollte man, auch um den Kranken besser mobilisieren zu können, auf eine intermittierende Behandlung übergehen.

Die wesentlichen Vorteile der kontinuierlichen Hämofiltration (CH) sind:

- Durch den venovenösen Anschluß des Dialysators können arterielle Blutungen und Thrombosen der Arterien vermieden werden. Die Pflege der Patienten wird durch den venovenösen Anschluß wesentlich erleichtert.
- Die Retentionswerte sinken ohne Oszillation langsam ab. Überwässerungen und Schwankungen im Elektrolyt- und Säure-Basenhaushalt können völlig vermieden werden.
- Es bestehen keine Beschränkungen bei der Infusionstherapie, insbesondere keine Limitierung für die parenterale Ernährung. Stark hypertone Ernährungslösungen sind nicht mehr erforderlich!
- Die Arzneimitteldosierung gestaltet sich einfacher als bei der intermittierenden Dialysebehandlung. Allein oder vorwiegend renal eliminierte Arzneimittel können so dosiert werden, daß man die Filtratmenge pro Minute der Clearance pro Minute gleichsetzt [18].

Bei einer retrospektiven Analyse unserer Kranken mit ANV der Jahre 1985–1987 zeigte sich, daß die Letalität der 79 kontinuierlich hämofiltrierten Patienten mit 54% niedriger lag als bei den 139 intermittierend behandelten Kranken mit 62%. Dieses, obwohl die Indikation zur kontinuierlichen Dialyse vorwiegend bei den schwer geschädigten Kranken gestellt wurde. Auch zeigte sich, daß die Letalität der mit hohen Filtratmengen behandelten Kranken niedriger lag als bei den Pati-

Tabelle 4. Filtratmenge bei überlebenden und gestorbenen Kranken mit akutem Nierenversagen, die 1987 hämofiltriert wurden

	Überlebende Pat. (n = 11)	Gestorbene Pat. (n = 16)
Filtratmenge pro Tag	17,8 ± 4,9	10,7 ± 72 < 0,01
Serum Harnstoff zu Beginn (mmol/l)	43,4 ± 10,5	32,1 ± 11,7
Serum Kreatinin zu Beginn (µmol/l)	466,0 ± 123	384,0 ± 114
♂ : ♀	5:6	13:3
Alter x̄ Jahre	55,4	56,3
Behandlungsdauer (Tage x̄)	17,5 ± 87	8,8 ± 6,3

enten mit niedrigen Filtratmengen (Tabelle 4). Ungünstig hämodynamische Bedingungen spielen bei der venovenösen Filtration als Ursache für die Filtratbeschränkungen eine geringere Rolle als bei der arteriovenösen Filtration.

Heparinisierung

Ein wichtiges Problem der kontinuierlichen Hämofiltration besonders bei posttraumatischen Kranken ist die Heparinisierung. In der Regel gelingt es, mit niedrigen Heparindosen von 500 bis 1000 E/h und hohem Blutfluß eine ausreichende Heparinisierung zu erreichen. Die verwendeten Dosen liegen im Bereich der prophylaktischen Heparinisierung oder gering darüber. Die Funktionsdauer der Hämofilter wird durch die niedrigen Heparindosen im Vergleich zu höheren Dosen nicht vermindert (Abb. 5).

Niedermolekulare Heparine verwenden wir wegen der schlechteren Steuerbarkeit und der längeren Halbwertszeit nicht [13]. Die regionale Heparinisierung mit Neutralisierung des Heparins im venösen Schenkel durch Protaminchlorid erscheint uns als Dauerbehandlung zu kompliziert. Die Gabe von stabilen Prostacyclinanaloga ist bei stark blutungsgefährdeten Patienten kurzfristig möglich [21]. Über Langzeitbehandlungen liegen bisher keine Ergebnisse vor.

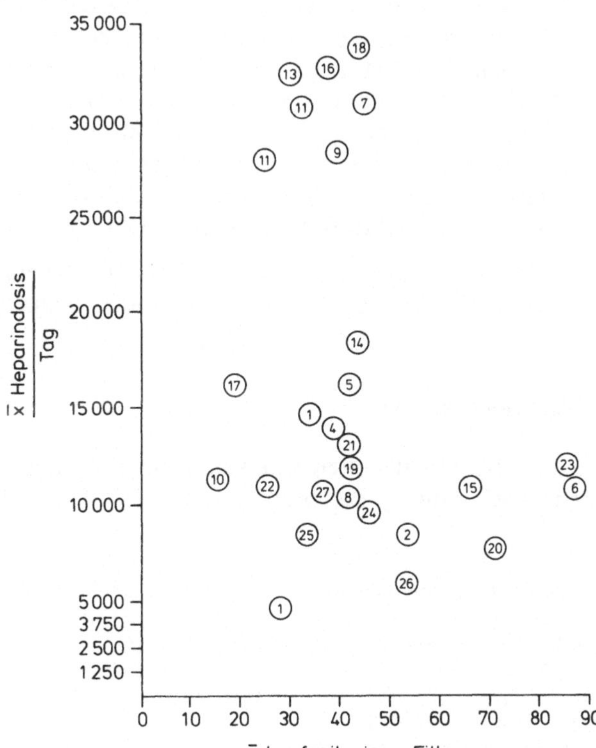

Abb. 5. Beziehung zwischen täglicher Heparindosis und Laufzeit des Filters (n = 27)

Antibiotika

Die Antibiotikatherapie beim akuten Nierenversagen wirft eine Vielzahl von Fragen auf. Hier soll nur das Problem besprochen werden, ob die Dauer des akuten Nierenversagens durch die Gabe von Antibiotika verlängert werden kann. In unserem Krankengut hielt die Oligurie bei Kranken, die mit Antibiotika behandlet wurden, länger als bei Vergleichspersonen an (Tabelle 5). Dabei besteht aber die Möglichkeit, daß die Kranken, die Antibiotika benötigten, vergleichsweise eine stärker ausgeprägte Nierenschädigung hatten als die Vergleichsgruppe. Es könnte aber auch sein, daß das ANV durch die Infektion länger unterhalten wurde.

Trotz dieser Unsicherheiten können daraus 2 Folgerungen abgeleitet werden:

1. Antibiotika sollten besonders bei polytraumatisierten Patienten nicht prophylaktisch, sondern nur therapeutisch eingesetzt werden.
2. Die Dosierung von Antibiotika muß unbedingt an die Nierenfunktion adaptiert werden.

Parenterale Ernährung

Für die parenterale Ernährung bringt die kontinuierliche Hämofiltration 2 entscheidende Vorteile:

- Es bestehen keinerlei Volumenbeschränkungen für die parenterale Ernährung. Die Verwendung hyperosmolarer Lösungen ist nicht erforderlich, was besonders bei komatösen Patienten von Bedeutung sein kann.
- Durch die tägliche Bestimmung des Stickstoffs im Filtrat ist eine engmaschige Stickstoffbilanz bei den Patienten leicht möglich. Wir steigern die Stickstoffzufuhr bei unseren Kranken, die oft über mehrere Wochen kontinuierlich hämofiltriert werden, bis zum Erreichen des Stickstoffgleichgewichtes. Häufig sind hier 1,5 bis 1,8 g Stickstoff/kg Körpergewicht erforderlich.

Gerade bei den langzeitbehandelten Patienten ist ein energetisches und Stickstoffgleichgewicht für das Überleben von größter Bedeutung [1].

Zusammenfassung

Beim polytraumatisierten Kranken ist die frühest mögliche Schockprophylaxe und Schockbehandlung die beste Gewähr zur Verhinderung eines akuten Nieren-

Tabelle 5. Dauer der Oligurie bei mit und ohne Antibiotika behandelten Kranken

Oligurie	Mit Aminogl.	Ohne Aminogl.	Mit Cephalosp.	Ohne Cephalosp.
bis 14 Tage	9 (60%)	27 (87%)	20 (86%)	3 (14%)
ab 15 Tage	6 (40%)	4 (13%)	16 (69%)	7 (30%)

versagens. Schwergeschädigte Kranke mit akutem Nierenversagen sollten insbesondere in der Phase der Instabilität kontinuierlich hämofiltriert werden. Diese Form der Behandlung bietet einige objektive Vorteile und scheint auch von den Patienten subjektiv erheblich besser vertragen zu werden.

Literatur

1. Bartlett RH (1984) Energy metabolism in acute renal failure. In: Sieberth HG, Mann H (eds) Continuous arteriovenous hemofiltration (CAVH). Karger, Basel München, p 194–203
2. Butkus DE: Dialysetherapie von Verwundeten im Vietnamkrieg. In: Wedel KW (Hrsg) Verwundungen und Nierenversagen. Bernard & Graefe, S 72–79
3. Freiberg J, Urbanitz D, Baeyer v H, Sieberth HG 61971) Polyurisches akutes Nierenversagen unter Furosemid. Verh Dtsch Ges Inn Med 228
4. Glaser P, Guesde R, Rouby JJ, Lhuissier D (1981) Insuffisance rénale aigue en réanimation. Expérience de 351 malades hémodialysés. Sém Uro Néphro Pitié Salpetriére Paris Masson édit, p 202
5. Hörtl WH, Haag M, Kuhlmann M, Wanner C (1987) Postoperatives und posttraumatisches akutes Nierenversagen. Pathobiochemie und Therapie. Intensivmed 24:224–228
6. Kindler J, Frisch J, Meister M, Grittmann G, Genn I. Sieberth HG (1986) Akutes Nierenversagen beim Multiorganversagen. Intensivmed 23:241–246
7. Kleinknecht D, Jungers P, Chanard J, Barbanel C, Goneval D, Rondon-Nucete M (1971) Factors influencing immediate prognosis in acute renal failure, with special reference to prophylactic hemodialysis. Advanc Naphrol 1:207
8. Kleinknecht D, Goneval D, Gonzales-Duque LA, Fermanian J (1976) Furosemide in acute oliguric renal failure. A controlled trial. Nephron 17:51
9. Kopp KF, Pfab R (1986) Prophylaxe des akuten Nierenversagens. In: Akutes Nierenversagen und extrakorporale Therapieverfahren. (Wiener intensivmedizinische Tage 1986) Schattauer, Stuttgart New York
10. Koerdt SW (1987) Die Wirkung von Natriumbikarbonat auf das Uranylnitrat-induzierte akute Nierenversagen. Inauguraldissertation, Aachen
11. Kramer P, Wigger W, Rieger J, Matthaei D, Scheler F (1977) Artero-venous hemofiltration: A new simple method for treatment of overhydrated patients resistant to diuretics. Klin Wsch 55:1121
12. Kremer M (1987) Die Wirkung von Natriumbikarbonat auf das akute Nierenversagen der Rate. Inauguraldissertation, Aachen
13. Maurin N, Kierdorf H (1986) Einsatz eines niedermolekularen Heparins bei der Hämodialyse. Nieren- und Hochdruckkrankh 15:405
14. Maurin N (1987) Hemodialysis with the stable prostacyclin analogue CG (4203. Prog Clin Biol Res 242:479–484
15. Milligan SL, Luft FC, McMurray SD, Klein SA (1978) Intra-abdominal infection and acute renal failure. Arch Surg 113:467
16. Pichler M, Kleinberger G, Kotzarrek R, Pall Hmm, Szeiess S (1956) Erfahrungen mit Dopamin bei akutem Nierenversagen. Wien Klin Wschr 88:72
17. Schultheis R, Brings W, Glöckner WM, Sieberth HG (1984) Device for controlled cyclic substitution during spontaneous filtration. In: Sieberth HG, Mann H (eds) Continuous arteriovenous hemofiltration (CAVH). Karger, Basel München
18. Sieberth HG (1979) Einleitung. In: Sieberth HG (Hrsg) Akutes Nierenversagen. Intensivmedizin, Notfallmedizin, Anaesthesiologie, Bd 14. Thieme, Stuttgart, S 1–2
19. Sieberth HG (1987) Dosierung von Pharmaka und Auswahl der Substitutionslösung unter kontinuierlicher Hämofiltration. In: Intensivmedizin 1987 (8. Internat Symp über Probleme der Notfallmedizin und Intensivtherapie, 21.-23. Mai 1987). Thieme, Stuttgart New York, S 79–86

20. Smith LH, Post RS, Teschan PE, Abernathy RS, Davis JA, Gray DM, Howard JH, Johnson KE, Klopp E, Mundy RL, Meara O, Rush BF (1955) Post-traumatic-renal insufficiency in military casualities. Am J Med 18:187
21. Teschan PE, Post RS, Smith LH, Abernathy RS, Davisd JH, Gray J, Howard DM, Johnson KE, Klopp E, Mundy KE, Meara MPO, Rush jr FB (1955) Posttraumatic renal insufficiency in military casualities. I. Clinical characteristics. Am J Med 18:172

Radiologische Diagnostik beim Schädel-Hirn-Trauma und bei zerebralen Notfällen (CT, MRT, ECT)

W. Huk

Bei zerebralen Notfallsituationen ist eine rasche und sichere Diagnostik Voraussetzung für eine rechtzeitige und zielsichere Therapie. Dabei muß der Patient während der diagnostischen Maßnahmen für evtl. erforderliche anästhesiologischen Behandlungen zugänglich bleiben.

Als zerebrale Notfälle aus radiologischer Sicht sind anzusehen:

- Das akute Schädel-Hirn-Trauma;
- Das akute zerebrovaskuläre Ereignis,
    - spontane Blutung (intrazerebral, subarachnoidal, subdural),
    - Gefäßverschluß (Hirninfarkt, Basilaristhrombose, Hirnvenenthrombose);
- Der (schwere) zerebrale Krampfanfall;
- Die akute, nicht-traumatische intrakranielle Drucksteigerung,
    - Tumor/Abszeß,
    - Liquorstauung;
- Die entzündlichen Erkrankungen des ZNS,
    - Meningitis,
    - Enzephalitis;
- Die unklare Bewußtseinstrübung,
    - Stoffwechselerkrankung,
    - Intoxikation.

Die Aufgabe der radiologischen Diagnostik besteht bei diesen Situationen in erster Linie im sofortigen Nachweis oder Ausschluß einer intrakraniellen Raumforderung und deren mechanischer Ursache, die umgehendes operatives Eingreifen erfordern; in zweiter Linie natürlich besteht sie auch in der Suche nach dem morphologischen Substrat einer nicht-operationsbedürftigen Erkrankung. Anästhesiologische Maßnahmen sind während der Untersuchung erforderlich, wenn eine Unterstützung der Vitalfunktionen notwendig ist oder wenn bewußtseinsgestörte, unkooperative Patienten ruhiggestellt werden müssen, damit beurteilbare, artefaktfreie Aufnahmen gewonnen werden können.

CT, MRT und ECT sind moderne bildgebende Verfahren, deren Informationsgehalt den genannten Anforderungen am ehesten gerecht wird.

Unter diesen ist die CT in der perakuten Phase zur Entscheidung der Operationsindikation aus folgenden Gründen die Methode der Wahl:

1. sichere Identifizierung raumfordernder akuter Blutungen an jedem Ort des Schädelinnenraumes;

2. sicherer Nachweis eines andersartigen, raumfordernden Prozesses (Tumor, Abszeß, Zyste, Ödem);
3. sicherer Nachweis einer Liquorstauung;
4. kurze Untersuchungszeit von wenigen Minuten.

Liquorstauungen sind in der Regel an einer Ventrikelerweiterung und einem periventrikulären, interstitiellen Ödem, sogenannte „Druckkäppchen", zu erkennen. Beim chronischen Hydrocephalus ist eine Einschränkung dieser Aussage wichtig; hier kann eine im CT kaum zu registrierende, geringe Volumenzunahme bei Shuntinsuffizienz bereits zu Bewußtlosigkeit führen, so daß in diesen Fällen die Klinik und nicht der CT-Befund für die therapeutischen Folgerungen von Bedeutung ist.

Ganz allgemein sollte die Anamnese und insbesondere der klinische Befund des Patienten das entscheidende Kriterium für die Wahl der therapeutischen Maßnahmen sein, da der CT-Befund bei akuten Erkrankungen wesentlich vom Zeitpunkt der Untersuchung abhängt. Das Computertomogramm hilft bei der Entscheidung, aber es ist kein Alibi bei Fehlentscheidungen.

Die Untersuchungszeit der CT beträgt wenige Minuten. Während dieser Zeit ist der Patient für die Notfallversorgung frei zugänglich.

Die *MRT* ist in der Notfallsituation erst an 2. Stelle von Interesse. Dies liegt insbesondere an der noch sehr langen Untersuchungszeit, wenn man neben der eigentlichen Meßzeit die Zeit für die Vorbereitung der anästhesiologischen Versorgung des Patienten einbezieht. Letztere ist deutlich erschwert, da der Patient in der tiefen Röhre des Gerätes dem unmittelbaren Zugriff des Anästhesisten entzogen ist und weil das Streufeld des Magneten die Funktion mechanischer und elektronischer Geräte beeinträchtigen kann.

Ist eine sofortige Operation außer Diskussion, sind bei unklaren Fällen von der MRT weiterführende Informationen zu erwarten, da sie eine höhere Sensitivität als die CT aufweist, z. B. bei Tumoren oder Ödemen jeder Art.

Die problemlose dreidimensionale Darstellung morphologischer Veränderungen erlaubt zudem eine bessere Beurteilung der räumlichen Verhältnisse, was insbesondere in der hinteren Schädelgrube von großem Vorteil ist. Die drohende Einklemmung des Hippokampus im Tentoriumschlitz oder der Kleinhirntonsillen im Hinterhauptsloch kann auf diese Weise besser als bisher beurteilt werden.

Thrombotische Gefäßverschlüsse können ohne die Notwendigkeit von Kontrastmittel erkannt und kleine Gefäßmißbildungen und subakute bzw. chronische Blutungen besser identifiziert werden als mit der CT.

Für die ätiologische Klärung eines akuten zerebrovaskulären Ereignisses gehört jedoch die konventionelle oder digitale Angiographie nach wie vor zum neuroradiologischen Rüstzeug.

Die *Single Photon Emission Tomography,* abgekürzt SPECT, ist m. E. keine Untersuchungsmethode des zerebralen Notfalles, bei dem aus morphologischen Veränderungen Entscheidungen für rasches Handeln abgeleitet werden müssen. Diese Methode liefert vielmehr Informationen über den Funktionszustand des Gehirns. Berichte über ihren Einsatz beim Schädel-Hirn-Trauma sind mir bis heute nicht zugänglich gewesen. Indikationen bestehen gegenwärtig vor allem bei zerebrovaskulären und hirndegenerativen Erkrankungen sowie bei Epilepsien. Mit Hilfe von Jod-123-Amphetamin, einem neuen Hirntracer, konnte eine Verbesserung der Ortsauflösung der Emissionstomographie erreicht werden.

Bisherige klinische Untersuchungen ergaben eine genauere Erfassung von Arealen vaskulär bedingter Funktionsstörungen, als dies mit der CT möglich ist. Darüber hinaus ist beim akuten Infarkt im CT frühestens nach 6 h, in der Regel erst nach 1–3 Tagen, eine Dichteänderung zu verzeichnen, während im Jod-Amphetamin-SPECT unmittelbar nach dem akuten Ereignis eine regionale Minderperfusion nachgewiesen werden kann. Damit besitzt diese Methode vor allem bei den reversiblen Formen der zerebrovaskulären Erkrankung, der transitorisch-ischämischen Attacke und dem progredienten Insult („progessive stroke"), eine überlegende Empfindlichkeit.

Während der 30minütigen Untersuchung sollte der Patient absolut ruhig liegen, eine Anforderung, die auch bei den vorgenannten Untersuchungen zur Gewinnung artefaktfreier Bilder besteht. Eine anästhesiologische Überwachung und Versorgung der Patienten ist im SPECT-Gerät möglich. Es muß jedoch an eine Verfälschung der Befunde durch Narkosemittel gedacht werden, wenn diese zu einer Vermehrung oder Verminderung der Durchblutung bzw. einer Beeinträchtigung des Hirnstoffwechsels führen.

Zusammenfassend kann gesagt werden, daß die CT beim zerebralen Notfall die Methode der ersten Stunde darstellt, da sie rasch sichere Ergebnisse für die operativen Entscheidungen liefert und bei der Verlaufsbeobachtung Schwerkranker eine verläßliche Hilfe darstellt. Dabei kann der Patient während der Untersuchung problemlos anästhesiologisch überwacht werden. Nach Ausschluß der sofortigen Operationsindikation kann die MR in unklaren Fällen weiterführende Erkenntnisse über die Lagebeziehung und Artdiagnose raumfordernder Prozesse beitragen und vor allem bei manchen gefäßbedingten Erkrankungen die Nebenwirkungen einer Kontrastmittel-Angiographie vermeiden helfen. Die SPECT-Untersuchung gehört nicht zur Diagnostik des allgemeinen Notfalles, kann jedoch besonders bei gefäßbedingten Funktionsstörungen des Gehirns wertvolle Befunde liefern, bei deren Bewertung allerdings der eventuelle Einfluß von Narkosemitteln auf die Hirndurchblutung und den Hirnstoffwechsel berücksichtigt werden muß.

Aktuelle Anästhetika und Anästhesieverfahren beim zerebral gefährdeten neurochirurgischen Patienten

D. Heuser und B. Kottler

Einleitung

Der Schutz des Gehirns vor den Folgen eines unzureichenden Angebots an Sauerstoff bzw. Substraten hat im Laufe der letzten Jahre im Bereich von Anästhesie und Intensivmedizin zunehmend an Bedeutung gewonnen. Dies beruht sowohl auf der Verfeinerung und Erweiterung diagnostischer und operativer Techniken als auch auf modifizierten Indikationsstellungen, insbesondere auch im Bereich der Neurochirurgie. So mag das Beispiel eines Patienten mit akuter Subarachnoidalblutung, der sich im Rahmen einer sog. Frühoperation bei bereits drohender zerebraler Ischämie einer Aneurysmaoperation unterziehen muß, die ganze Problematik aufzeigen, die mit dem Thema der zerebralen Gefährdung des neurochirurgischen Patienten verbunden ist bzw. verbunden sein kann.

Aber auch wenn zerebrale Gefährdungsfaktoren, wie z. B. vorbestehende neurologische Defizite, intrakranielle Blutungen oder Drucksteigerungen nicht vorhanden sind, muß der sonst „gesunde" neurochirurgische Patient als zerebral gefährdet im engeren Sinne angesehen werden. So ist auch bei elektiven Eingriffen am zentralen Nervensystem (ZNS) die Gefahr lokaler bzw. regionaler Ischämien, z. B. durch Vasospasmus, Gefäßabklemmung, Einblutung oder auch infolge Retraktoreinwirkungen in besonderer Weise gegeben. Charakteristisch dabei ist die Diskrepanz zwischen unter Umständen minimaler morphologischer Schädigung, z. B. im zerebralen Computertomogramm, und Funktionsausfall bis hin zum kompletten Bewußtseinsverlust.

Die Definition des zerebral gefährdeten neurochirurgischen Patienten umfaßt deshalb jeden Patienten, bei dem mit oder ohne vorbestehender zerebraler Dysfunktion die Indikation zu einem operativen Eingriff am ZNS gestellt wird. Unter dieser definitionsgemäßen Voraussetzung sollte sich die Auswahl bestimmter Anästhetika oder Anästhesietechniken an dem Ziel orientieren, im Sinne eines weitgehenden Schutzes zentral-nervöser Strukturen zerebrale Gefahren zu minimieren bzw. auszuschalten. Dabei bedarf es keiner besonderen Erwähnung, daß auch ein optimales anästhesiologisches Management dieses Ziel nicht in jedem Fall erreichen kann, sondern z. B. durch die zugrundeliegende Krankheit limitiert wird. Andererseits wird man trotz des Bewußtseins, sich in sehr eng gesteckten Grenzen zu bewegen, in vielen Fällen zerebraler Gefährdung eine irreversible Schädigung verhindern können. Hierzu muß allerdings die bisher für die tägliche Praxis zugegebenermaßen wenig hilfreiche Definition der zerebralen Gefährdung durch pathophysiologische Parameter weiter eingeengt und präzi-

siert werden. Darauf aufbauend werden sich konkrete Vorschläge für die anästhesiologische Betreuung dieses Patientengutes erarbeiten lassen.

Pathophysiologie

Das Gehirn des gesunden Erwachsenen wiegt etwa 1400 g, verbraucht etwa 20%
des vom Körper aufgenommenen Sauerstoffs und beansprucht etwa 15–20% des
Herzzeitvolumens. Es besteht insofern eine hochselektive Substratverwertung,
als nahezu ausschließlich der oxidative Glukosestoffwechsel für die Energiebe-
reitstellung zwecks Aufrechterhaltung von Funktion und Struktur zur Verfügung
steht. Die Homöostase im ZNS wird dadurch gewährleistet, daß unter Normalbedingungen das Sauerstoff- und Substratangebot den aktuellen Bedarf übersteigt.

Folgende Determinanten sind für eine suffiziente Sauerstoff- und Substratver-
sorgung des Gehirns von besonderer Bedeutung: Hirndurchblutung (CBF), zerebraler Perfusionsdruck (CPP), zerebraler Gefäßwiderstand (CVR), zerebraler
Sauerstoffverbrauch ($CMRO_2$), zerebraler Glukoseverbrauch (CMRGl), intrakranieller Druck (ICP) und arterielle Gehalte von Sauerstoff und Glukose.
Schlüsselparameter für ausreichende Versorgung des ZNS mit Sauerstoff und
Substraten ist die jeweilige aktuelle Verfügbarkeit, die sich aus dem Produkt der
Blutmenge, die pro Zeiteinheit durch die Kapillaren strömt (CBF), und dem arteriellen Gehalt an Sauerstoff und Substraten errechnet. Zwischen CBF, CVR
und CPP besteht im Bereich eines arteriellen Mitteldrucks (MABP) von ca. 60–
150 mm Hg eine charakteristische Beziehung, die als zerebrale Autoregulation
bekannt ist. Hierbei bleibt die Hirndurchblutung bei konstanten Stoffwechselbe-
dingungen innerhalb der angegebenen Grenzen konstant. Unberührt davon sind
jedoch diejenigen Mechanismen, die auf lokaler bzw. regionaler Ebene die Anpassung der Durchblutung an den Stoffwechsel bewirken, nämlich metabolische, ionale und neurogene Faktoren.

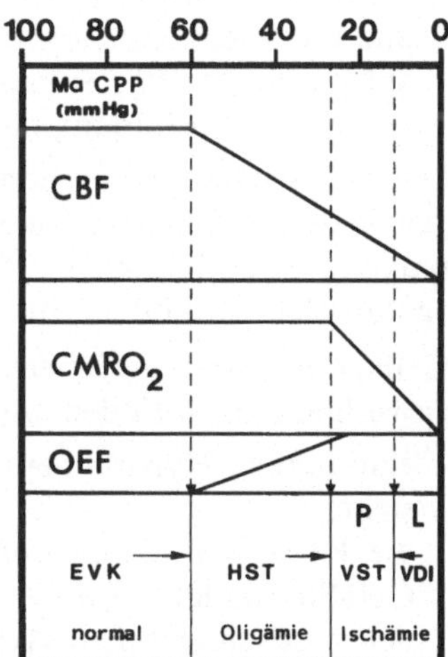

Abb. 1. Pathophysiologie der zerebralen Gefährdung bei
ischämischer Hypoxie.
MaCCP = mittlerer arterieller zerebraler Perfusions-
druck; *CBF* = Hirndurchblutung; $CMRO_2$ = zerebraler
Sauerstoffverbrauch; *OEF* = Sauerstoffausschöpfung;
EVK = erschöpfte vasodilatatorische Kapazität; *HST* =
Hemmung der synaptischen Transmission; *VST* =
Versagen der synaptischen Transmission; *VDI* =
Versagen der Ionenpumpen; *P* = Penumbra; *L* = Letal

Mit Hilfe der eben dargelegten Determinanten ist es möglich, die zerebrale Gefährdung in pathophysiologischer Hinsicht exakt zu definieren (Abb. 1). Normale Verhältnisse liegen vor bei einem globalen CBF von ca. 60 ml/100 g/min, bei einem CPP von 80–90 mm Hg, bei einem $CMRO_2$ von ca. 3,4 ml/100 g/min, bei einem CMRGl von 4,5 mg/100 g/min und bei einer intakten Gefäßreagibilität auf Ionen, Metaboliten und Transmitter. Werden nun während einer Oligämie die physiologischen Toleranzbreiten durchschritten, so ist der Tatbestand der „zerebralen Gefährdung" gegeben, was schließlich bei Fortbestehen der Störungen und Erschöpfung der physiologischen Kompensationsmechanismen zu irreversiblen Schädigungen führen muß. So wird unterhalb eines MABP von 60 mm Hg die zerebrale Autoregulation nicht länger aufrechterhalten. Die Möglichkeiten zur Gefäßdilatation sind erschöpft und eine CBF-Abnahme ist die Folge. Die inadäquat werdende Durchblutung führt, nachdem auch die Steigerung der Sauerstoffextraktion (OEF) nicht mehr ausreicht, zu einer Reduktion des Sauerstoff- und Substratangebots, zwangsläufig sinken deren Verbrauchsraten. Bei Durchblutungswerten von 15–20 ml/100 g/min erlöscht die elektrische Hirnaktivität. Nach dem sogenannten Penumbra-Konzept kann jedoch noch ein Schattendasein der Hirnzelle postuliert werden, ein Zustand der durch eine „elektrische Funkstille" bei noch erhaltener Struktur gekennzeichnet ist [1, 7]. Während unter diesen Bedingungen eine *restitutio ad integrum* noch im Bereich des Möglichen erscheinen mag, kommt es bei CBF-Werten um 10 ml/100 g/min zunächst zur anoxischen Zelldepolarisation und – zeitabhängig – endgültig zur zellulären Strukturzerstörung und damit zum irreversiblen Zelltod.

Während bei allen Formen inkompletter ischämischer Belastung des ZNS die auftretenden Veränderungen in enger Beziehung zum Ausmaß und der zeitlichen Ausdehnung der Durchblutungsverminderung stehen, sind bei einem kompletten Stillstand der zerebralen Zirkulation die pathophysiologischen Veränderungen exakt definiert (Übersicht bei [8]):

- Erlöschen der bioelektrischen Hirnaktivität innerhalb von 10–20 s.
- Zusammenbruch der zellulären Substratpools und Energiereserven sowie Akkumulierung von Laktat, Ammoniak und freien Fettsäuren.
- Schwerste Störungen der ionalen Homöostase mit Azidose, Kaliumausstrom und massivem Kalziumeinstrom durch Depolarisation der Zellmembranen.
- Störungen im Wasserhaushalt mit Wasserverschiebung in den Intrazellulärraum, d. h. Ausbildung eines zytotoxischen Ödems.

Die postischämische Reperfusionsphase nach schweren Durchblutungsstörungen ist durch folgende Komplikationsmöglichkeiten charakterisiert, die die Ausprägung eines No-reflow-Phänomens begünstigen können: Hypotension, Koagulopathie, Hirnödem und respiratorische Störungen.

Gelingt es, durch geeignete therapeutische Maßnahmen diese Komplikationen zu verhindern, so finden wir:

- eine initiale Hyperämiephase, deren Dauer in Beziehung zur Ischämiedauer steht;
- die Phase der verzögerten Hypoperfusion mit verminderter Reagibilität der Gefäßmuskulatur auf CO_2;
- den postischämischen Hypermetabolismus.

Klinik

Übertragen wir diese angesprochenen Bedingungen in die konkrete klinische Situation, so beinhaltet der Begriff der zerebralen Gefährdung folgende Faktoren:

1. Reduktion des Angebots an Sauerstoff und Substraten. Dies finden wir z. B. bei systemischer Hypotension infolge Blutverlust, aus kardialen Ursachen oder pharmakologisch induziert, bei erhöhtem intrakraniellen Druck infolge raumfordernder Prozesse, bei Luft- und Partikelembolien, unter den Retraktoren der Chirurgen, bei pulmonalen Gasaustauschstörungen sowie bei hypoglykämischen Zuständen. Letztere können vor allem bei Kindern eine erhebliche Rolle spielen.
2. Einen gesteigerten zerebralen Bedarf an Sauerstoff und Substraten finden wir bei erhöhter Körpertemperatur, beim Reye-Syndrom, vor allem aber auch bei Streß infolge zu flacher Narkose sowie bei ungenügender Relaxation. Die Existenz eines postischämischen Hypermetabolismus wurde bereits erwähnt.
3. Weitere Faktoren betreffen die Störungen der Autoregulation, der Bluthirnschrankenfunktion sowie der physiologischen Gefäßreagibilität, wie sie regelmäßig bei Patienten mit Schädel-Hirn-Trauma zu finden sind, aber auch in der Umgebung pathologischer Prozesse, bei Hyperkapnie sowie bei Verwendung hoher Konzentrationen volatiler Anästhetika.

Prinzipiell steht diese klinisch orientierte Einteilung nicht im Widerspruch zu der bereits erwähnten pathophysiologischen Definition der zerebralen Gefährdung.

Anästhesiologisches Management

Betrachten wir nun die Ziele anästhesiologischen Managements beim zerebral gefährdeten neurochirurgischen Patienten, so stehen neben den Grundbedingungen (ausreichende Hypnose, Analgesie, vegetative Blockade und Muskelrelaxation) die Sicherstellung bzw. die Wiederherstellung adäquater zerebraler Sauerstoff- und Substratverfügbarkeit im Mittelpunkt.

Dies kann durch folgende Maßnahmen erreicht werden:

1. Normalisierung intrakranieller Druck- und Volumenverhältnisse durch Verwendung von Osmodiuretika, Barbituraten und im Fall inadäquater Blutvolumenvermehrung durch kontrollierte Hyperventilation.
2. Die Sicherstellung eines ausreichenden zerebralen Perfusionsdruckes durch kreislaufunterstützende Therapie in Verbindung mit den erwähnten hirndrucksenkenden Maßnahmen.
3. Die Gewährleistung eines ausreichenden Sauerstoffangebotes durch Einstellung von Hämatokritwerten zwischen 35 und 40 Vol.-% und eines arteriellen pO_2 über 100 Torr, durch Beatmung (evtl. mit PEEP) sowie durch ein ausreichendes Herzzeitvolumen.

4. Die Etablierung normaler Blutzuckerspiegel mit dem Ziel der Verhinderung einer exzessiven Laktatazidose bei ischämischer Belastung.

Die Wirksamkeit von Maßnahmen zur Blockade von Mechanismen zellulärer Zerstörung (z. B. durch Einsatz von Phenytoin, Barbituraten oder Kalziumantagonisten) ist noch umstritten. Adjuvante Maßnahmen der Anästhesie betreffen bei neurochirurgischen Patienten vor allem die kontrollierte Hypotension, bei der sich neben Natriumnitroprussid Isofluran steigender Anwendungsfrequenz erfreut [13]. Dies hat seine Ursache in der günstigen Wirkung auf das zerebrale Bedarfs- bzw. Angebotsverhältnis sowie in der guten Steuerbarkeit. Die Kombination mit alpha- bzw. betablockierenden Pharmaka ist bei Beachtung der Kontraindikationen grundsätzlich empfehlenswert, mögliche Interaktionen (vor allem mit Kalziumantagonisten) müssen jedoch beachtet werden. Besteht jedoch bereits der Verdacht einer ischämischen Belastung des ZNS, so sollte diese Technik nicht angewendet werden. Zudem sollte beachtet werden, daß bei der Anwendung spezieller Lagerungstechniken (z. B. sitzende Position) mit teilweise erheblichen hämodynamischen Auswirkungen zu rechnen ist, die eine potentielle zerebrale Gefährdung durch ischämische Hypoxie noch erhöhen können.

Aktuelle Anästhetika und Anästhesieverfahren

Beurteilt man die gebräuchlichen Anästhetika hinsichtlich der bereits erwähnten Maßnahmen zur Sicherstellung adäquater zerebraler Sauerstoffverfügbarkeit, so drängt sich geradezu eine Klassifizierung nach den Kriterien Hirndurchblutung, Energiestoffwechsel und intrakranieller Druck auf (Tabelle 1). Ohne auf quantitative Unterschiede einzugehen, fällt auf, daß die Inhalationsanästhetika mit Ausnahme von Lachgas grundsätzlich gegensinnig Perfusion, Stoffwechsel und intrakraniellen Druck beeinflussen. Die Injektionsnarkotika dagegen zeigen eine gleichmäßige Veränderung aller 3 Größen unter erhaltenem Bestand des energetischen Zellpotentials. Dies gilt auch für das Ketamin, allerdings mit umgekehrten Vorzeichen.

Tabelle 1. Klassifizierung heute in der Anästhesie gebräuchlicher Pharmaka entsprechend den Kriterien Gehirndurchblutung (CBF), zerebraler Sauerstoffverbrauch (CMRO$_2$) und intrakranieller Druck (ICP)

	CBF	CMRO$_2$	ICP
Halothan	↑	↓	↑
Enfluran	↑	↓	↑
Isofluran	↑	↓	↑
Lachgas	↑	↑	↑
Ketamin	↑	↑	↑
Barbiturate, Etomidate, Disoprivan	↓	↓	↓
Benzodiazepine	↓	↓	↓
Opiate	↓→	↓→	↓↑

Aufgrund dieser Eigenschaften wird bei der Mehrzahl neurochirurgischer Eingriffe die intravenöse Anästhesie (meist als modifizierte Neuroleptanalgesie) oder in Kombination mit Inhalationsanästhetika (Isofluran) angewandt. Zur Prämedikation verwenden wir wegen möglicher Atemdepression Benzodiazepine und vermeiden Opiate.

Zur Einleitung geeignet sind Barbiturate, aber auch Etomidate oder Disoprivan [6]. Als Inhalationsanästhetikum der Wahl hat sich weitgehend Isofluran durchgesetzt, weil hier eine ausgeprägte Stoffwechseldepression mit nur geringer Auswirkung auf das zerebrale Blutvolumen gepaart ist, sofern die Konzentration von 0,8 Vol.-% nicht überschritten wird [15]. Falls höhere Konzentrationen erforderlich erscheinen, supplementieren wir im Sinne einer *balanced anaesthesia* mit Opiaten. Die Frage, ob Isofluran als potenter Koronardilatator bei Patienten mit koronarer Herzerkrankung eine Ischämie aufgrund eines Steal-Phänomens verursachen kann, wird kontrovers beurteilt [2]. Auch unter den Bedingungen der kontrollierten Hypotension sind bisher auch bei älteren neurochirurgischen Patienten keine elektrokardiographischen Zeichen der Ischämie berichtet worden [3].

Enfluran erscheint in der Neuroanästhesie wegen der möglichen Krampfauslösung nicht als generell empfehlenswert. Diese unerwünschte Nebenwirkung tritt jedoch vorwiegend bei hohen Konzentrationen und bei gleichzeitig bestehender Hypokapnie auf [4].

.Eine Narkoseführung mit hohen Dosen von Barbituraten bzw. Opiaten gilt heute als nicht mehr indiziert, insbesondere angesichts der beträchtlichen Gefährdung der Patienten vor allem in der postoperativen Phase.

Beim Einsatz von Lachgas sind wir sehr zurückhaltend [11] und wenden es eigentlich nur in Konzentrationen von bis maximal 50 Vol.-% im Inspirationsgemisch an; bei Eingriffen in sitzender Position beatmen wir mit reinen Luft-/Sauerstoffgemischen.

Bei der Relaxation sind nichtdepolarisierende Präparate wie Pancuronium bzw. Vecuronium [14] zu bevorzugen. Bei der Verabreichung von Succinylcholin sind ICP-Anstiege häufig [10]. Zu deren Vermeidung bei der Intubation geben wir, falls Kontraindikationen hierzu nicht vorliegen, 1,0–1,5 mg Lidocain pro kg KG i.v. [5].

Strikte Vermeidung von Husten und Pressen, Lagerung im Sinne optimaler zerebral-venöser Abflußbedingungen und intraoperative Hämoglobinwerte, die in der Regel 10 g % nicht unterschreiten, sollten beim Patienten mit zerebraler Gefährdung selbstverständlich sein.

Monitoring

Nur durch geeignete Überwachungsmethoden ist es möglich, den Erfolg unserer Bemühungen um die Bewahrung zerebraler Integrität im Rahmen operativer neurochirurgischer Eingriffe zu kontrollieren. Ein möglichst umfangreiches „zerebrales Monitoring" erscheint immer dann indiziert, wenn Änderungen zu erwarten sind, die sich nicht in den Parametern der allgemeinen Patientenüberwachung (s. Tabelle 2) widerspiegeln. Das betrifft neben intrakraniellen Eingriffen

Tabelle 2. Allgemeine Patientenüberwachung bei neurochirurgischen Eingriffen

Kontinuierlich	Intermittierend
Art. Druck (invasiv)	Blutzucker
EKG	Urinausscheidung
Herzfrequenz (instantan)	Säuren-Basen-Status
ZVD	Hb, Hkt
O_2 (inspir.)	
CO_2 (endexspir.)	
Temperatur	
Pulsoximetrie	
Präkord. Doppler	
Evtl. Plethysmographie	

vor allem Operationen an hirnversorgenden Gefäßen, am offenen Herzen unter Anwendung der extrakorporalen Zirkulation sowie bei Patienten mit allgemeiner Gefäßsklerose. Entsprechend den bereits erwähnten Determinanten zentral-nervöser Integrität beinhalten die Meßparameter die Kontrolle von Funktion, Perfusion und Stoffwechsel (s. Tabelle 3).

So kann die *bioelektrische Funktion* als EEG registriert werden, wobei heute spektralanalytische Signalverarbeitungen im Vordergrund stehen. Andererseits gewinnt die Ableitung evozierter Potentiale (EP) zunehmend an Bedeutung [12].

Mit der Entwicklung der transkraniellen Dopplersonographie (TCD) ist eine wesentliche Verbesserung bei der *Überwachung der zerebralen Perfusion* möglich geworden. Wenn mit dieser Methode auch nur Flußgeschwindigkeiten und Flußrichtungen bei einzelnen Hirngefäßen bestimmt werden können, so bietet die leichte Handhabung doch erhebliche Vorteile gegenüber denjenigen Geräten, die die Hirndurchblutung mit Hilfe radioaktiver Isotopenclearance messen. Dabei steht außer Frage, daß die Registrierung des ICP sowie des arteriellen Mitteldruckes mit dem Ziel der Bestimmung des zerebralen Perfusionsdruckes (CPP) nach wie vor zur wünschenswerten Standardüberwachung zählen sollte. Die gemeinsame Einbeziehung von elektrischem Signal, intrakraniellen Druckwerten, Perfusionsdruck und Flußgeschwindigkeit hirnversorgender Gefäße in

Tabelle 3. Perioperatives Monitoring zerebraler Funktionen

EEG		EP
TCD	CBF	CPP
Cytochrom-C-Oxidase		A-v-Differenzen
HF	Temperatur	Diurese
BZ	Elektrolyte	Osmolalität
	Quantifizierter klinisch-neurologischer Verlauf	

EEG = Elektroenzephalogramm; *TCD* = Transkranielle Dopplersonographie; *CBF* = Hirndurchblutung; *EP* = Evozierte Potentiale; *CPP* = Zerebraler Perfusionsdruck; *HF* = Herzfrequenz; *BZ* = Blutzucker; *A-v-Diff.* = Zerebrale arteriovenöse O_2-Differenz

unsere diagnostischen Überlegungen offeriert schon jetzt eine gute Beurteilungs-möglichkeit der aktuellen intrakraniellen pathophysiologischen Situation.

In Zukunft scheint es auch möglich zu werden, eine nicht-invasive *Stoffwech-selüberwachung* auf lokaler Ebene vorzunehmen. In den USA wird bereits ein Gerät zur transkraniellen Messung des Redoxzustandes von Cytochrom-C-Oxi-dase klinisch erprobt. Hierdurch dürfte in absehbarer Zeit die intermittierende Analyse arteriovenöser Differenzen für Sauerstoff und Glukose ersetzt werden können [9]. Es steht außer Frage, daß aus der engmaschigen Kontrolle von Herz-frequenz, Temperatur, Diurese, Elektrolytstatus, Osmolalität und des Blutzuk-kerspiegels ebenfalls wichtige Informationen über die aktuelle intrakranielle Si-tuation gewonnen werden können.

Für die *postoperative Phase* gelten prinzipiell die gleichen Kriterien, die bereits bei der Anästhesieführung des zerebral gefährdeten neurochirurgischen Patien-ten Erwähnung fanden. Hypoxie, Hyperkapnie und Blutdruckentgleisungen müssen strikt vermieden werden. Hierzu stehen heute geeignete Monitorsysteme zur Verfügung. Auf die Notwendigkeit einer engmaschigen neurologischen Ver-laufsbeobachtung, z. B. mittels der gängigen Koma-Skalen in Verbindung mit der Kontrolle der Pupillenmotorik, soll hier noch einmal besonders hingewiesen werden. Nur dadurch erscheint es möglich, die durch den operativen Eingriff eingeleitete Verbesserung der zerebralen pathophysiologischen Situation auch auf Dauer zu gewährleisten.

Literatur

1. Astrup J, Symon L, Branston NM, Lassen NA (1977) Cortical evoked potential and extra-cellular K+ and H+ at critical levels of brain ischemia. Stroke 8:51–57
2. Becker LC (1987) Is isoflurane dangerous for the patient with coronary artery disease? An-esthesiology 66:259–261
3. Campkin TV, Turner JM (1986) Neurosurgical anaesthesia and intensive care. Butterworth, London, pp 113–114
4. Frost EAM (1984) Inhalation anaesthetic agents in neurosurgery. Br J Anaesth 56:47 S–56 S
5. Hamill JF, Bedford RF, Weaver DC, Colohan AR (1981) Lidocaine before endotracheal intubation: Intravenous or intratracheal? Anesthesiology 55:578–581
6. Hartung H-J (1987) Beeinflussung des intrakraniellen Druckes durch Propofol (Disopri-van). Anaesthesist 36:66–68
7. Heiss WD, Rosner G (1983) Functional recovery of cortical neurons as related to degree and duration of ischemia. Ann Neurol 14:294–301
8. Heuser D, Kottler B (1985) Physiologische Grundlagen von hirnprotektiven Maßnahmen. In: Heuser D, Freckmann N, Renz D, Schoeppner H, Wiedemann K (Hrsg) Indikation und Praxis cerebroprotektiver Maßnahmen in der Neurochirurgie. Springer, Berlin Heidelberg New York Tokyo, S 1–15
9. Jöbsis-Vandervliet FF, Fox E, Sugioka K (1987) Monotoring of cerebral oxygenation and cytochrome aa3 redox state. Int Anesthesiol Clin 25:209–230
10. Minton MD, Grosslight K, Stirt JA, Bedford RF (1986) Increases in intracranial pressure from succinylcholine: Prevention by prior nondepolarizing blockade. Anesthesiology 65:165–169
11. Misfeldt BB, Jorgensen PB, Rishof M (1974) The effect of nitrous oxide and halothane upon the intracranial pressure in hypocapnic patients with intracranial disorders. Br J An-aesth 46:853–858

12. Nau H-E, Hess W, Pohlen G, Marggraf G, Rimpel J (1987) Evozierte Potentiale bei intrakraniellen Eingriffen. Gegenwärtiger Stand und eigene Erfahrungen. Anaesthesist 36:116–125
13. Newman B, Gelb AW, Lam AM (1986) The effect of isoflurane-induced hypotension on cerebral blood flow and cerebral metabolic rate for oxygen in humans. Anesthesiology 64:307–310
14. Stirt JA, Maggio W, Haworth C, Minton MD, Bedford RF (1987) Vecuronium: Effect on intracranial pressure and hemodynamics in neurosurgical patients. Anesthesiology 67:570–573
15. Van Aken H, Fitch W, Graham DI, Brüssel T, Themann H (1986) Cardiovascular and cerebrovascular effects of isoflurane-induced hypotension in the baboon. Anesth Analg 65:565

Spezielle Anästhesieverfahren in der Neurochirurgie

G. Cunitz

Die Anästhesie in der Neurochirurgie ist zwar keine grundsätzlich andere als die, welche in den anderen operativen und diagnostischen Disziplinen praktiziert wird. Es sind jedoch von der Grunderkrankung her und aus operationstechnischer Sicht des öfteren besondere Techniken und Verfahren notwendig, die es rechtfertigen, sie in einer zusammenfassenden Darstellung abzuhandeln.

In der folgenden Tabelle 1 sind einige Themen genannt, welche als ziemlich spezifisch für die Anästhesie in der Neurochirurgie bezeichnet werden können.

Anschließend soll eine Beschränkung auf die 4 erstgenannten Punkte erfolgen, weil sie mit ziemlicher Sicherheit die größte praktische Bedeutung besitzen.

1. Hypotension bei Aneurysmen und a. v. Angiomen

Zerebrale Aneurysmen und Angiome sind meist angeborene Mißbildungen der zerebralen Strombahn. Die Patienten kommen ganz überwiegend im Anschluß an eine stattgehabte Blutung, welche die Diagnose lieferte, zur Operation. Heute ist allgemein eine Tendenz zur frühzeitigen Operation nach vorangegangener Blutung festzustellen, soweit es sich nicht um die schweren Verläufe handelt, was anhand der allgemein gebräuchlichen Klassifikation nach Hunt und Hess beurteilt wird.

Zum Entschluß einer frühzeitigen Operation nach Aneurysmablutung trägt bei, daß diese Patienten unter der Gefahr einer erneuten Blutung stehen – in 6

Tabelle 1. Spezielle Anästhesieverfahren in der Neurochirurgie

- Hypotension bei Aneurysmen und a. v. Angiomen
- Operationen in sitzender Position des Patienten
- Anästhesiologische Maßnahmen beim schweren SHT
- Narkosen bei Hypophysen-Operationen
- Narkose und Volumenersatz bei kraniofazialer Chirurgie
- Maßnahmen bei schwerer intraoperativer Hirnschwellung
- Anästhesie bei stereotaktischen Eingriffen
- Anästhesie bei der Behandlung schwerer Schmerzzustände (Trigeminusblockade, Chordotomie)
- Einsatz von Laser in der Neurochirurgie
- Technische Anpassung an NMR-Untersuchungen in Narkose

Monaten haben unter abwartender Therapie 50% eine neue Blutung – und daß
der mit einer subarachnoidalen Blutung häufig einhergehende Vasospasmus der
hirnversorgenden Arterien gerade nach einer Woche sein Maximum erreicht.

Wie bekannt, hat der Kalziumantagonist Nimodipin (Nimotop) bei der Prophylaxe und Therapie des zerebralen Vasospasmus eine weite Verbreitung gefunden. Auch wenn noch keine großen klinischen Studien vorliegen, scheint
festzustehen, daß die Substanz, frühzeitig nach der Blutung gegeben, die Häufigkeit schwerer neurologischer Verläufe senkt [2]. Bei erhöhtem Hirndruck kann
Nimodipin nicht eingesetzt werden. So findet also der Anästhesist vor einer anstehenden Narkose und Operation meist einen mit Nimodipin therapierten Patienten vor und muß sich auf diesen Umstand einstellen. Was kann unter einer
Dauermedikation Nimodipin im Hinblick auf Narkose und den Operationssitus
erwartet werden? Vom Herz-Kreislaufsystem ist kaum mit ernsten Nebenwirkungen zu rechnen: So fanden auch Stullken et al. [15] an 26 Patienten mit Subarachnoidalblutung, die einer Operation zugeführt wurden, daß Blutdruckspit-
zen bei der Intubation und unmittelbar nach dem Hautschnitt in der Nimodipin-
gruppe abgeschwächt waren gegenüber einer Plazebogruppe. Niemals war der
Blutdruck jedoch gefährlich abgefallen. Da Nimodipin die zerebralen Gefäße
weitstellt, muß der Anästhesist und Neurochirurg damit rechnen, daß bei einer
unter dieser Medikation durchgeführten Kraniotomie das Gehirn angeschwollen
sein kann.

Während in den früheren Jahren die tiefe Hypotension eine unentbehrliche
Voraussetzung einer folgreichen Aneurysmachirurgie war, wird die Höhe des
Blutdrucks heute nicht mehr als besonders relevant für den OP-Erfolg angesehen. Verfeinerte Operationsmethoden, genauer Zugang und provisorisches Abklemmen zuführender Gefäße erscheinen heute wichtiger als der bloße Druck
auf die innere Aneurysmawand. Trotz dieser Einschränkung gilt: In einer obligat
tiefen Narkose, die selbstverständlich jedes Husten oder Pressen des Patienten
unmöglich macht, wird auch heute noch der Blutdruck gesenkt – aber praktisch
niemals unter 70 mm Hg Mitteldruck. Bei Hypertonikern liegt diese Obergrenze
natürlich individuell höher. Tabelle 2 zeigt, welche Pharmaka zu diesem Zweck
eingesetzt werden.

Isofluran ist leicht steuerbar. Das Narkotikum erhöht zwar das intrakranielle
Blutvolumen und damit auch den intrakraniellen Druck, doch nur in geringem
Maße [7], Dosierungen über 0,7% sollten vermieden werden. Auch Nitroglycerin
und Nitroprussid-Na steigern leicht das zerebrale Blutvolumen. Im Tierversuch
waren unter Isofluran günstigere Gewebs-pO_2-Werte im Kortex anzutreffen als
unter Nitroprussid-Na [13]. Isofluran senkt den zerebralen Stoffwechsel, was die
übrigen genannten Vasodilatatoren nicht tun. Die kardialen Nebenwirkungen

Tabelle 2. Intraoperative Blutdrucksenkung

In Basis-NLA: Mit Isofluran
              Nitroglyzerin
              Urapidil
              (Nitroprussid-Na)

von Isofluran im Sinne eines steal müssen selbstverständlich im Einzelfall berücksichtigt werden [16].

Nitroglyzerin ist für leichte Hypotensionen gut geeignet, wenn auch in etwa 20% Versager vorkommen. Urapidil, ein kürzlich eingeführtes Antihypotensivum, senkt ebenfalls nach vorangegangener Einzelinjektion und anschließender Gabe über einen Perfusor prompt den Blutdruck. Der intrakranielle Druck bleibt unter diesem Pharmakon weitgehend konstant, was als Vorteil aufgefaßt werden muß [11]. Abbildung 1 gibt hierzu ein praktisches Beispiel: Nach Urapidil bleibt bei diesem 28jährigen Patienten mit Schädel-Hirn-Trauma der intrakranielle Druck praktisch unverändert. Nitroprussid-Na wird heute weniger eingesetzt. Gefürchtet sind die überschießenden Blutdruckanstiege nach vorangegangener Senkung und Cyanid Intoxikationen nach langem Gebrauch.

Nitroglyzerin hat ganz ofensichtlich günstigere periphere Effekte im Gewebe im Hinblick auf Mikrozirkulation und Oxygenierung als Nitroprussid-Na, wie jetzt erst kürzlich wieder von Endrich et al. [5] berichtet wurde.

Im Rahmen einer in unserer Abteilung vergebenen Promotionsarbeit (E. Schröder) wurden bei je 6 Patienten während einer Aneurysma-Operation verschiedene haemodynamische Daten nach Isofluran (bis 1,5 Vol.-%) und Nitroglyzerin (bis 0,5 mg/min) gemessen (Abb. 2): Die Drücke im großen und kleinen Kreislauf fielen unter dieser geplanten Hypotension prompt ab, besonders ausgeprägt nach Isofluran.

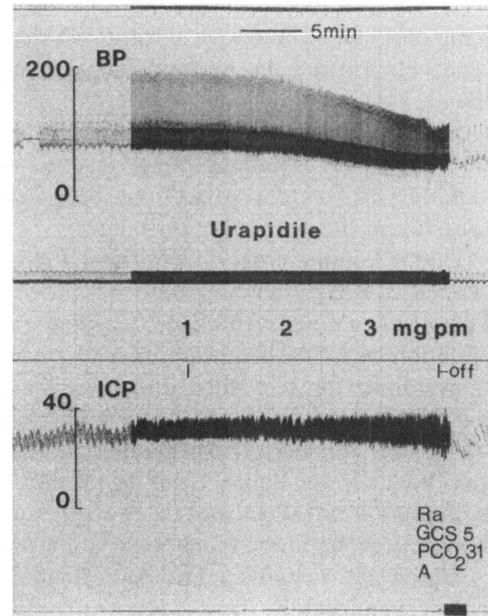

Abb. 1. Verhalten von intrakraniellem Druck *(ICP)* und Blutdruck *(BP)* nach Injektion von Urapidil in steigender Dosierung

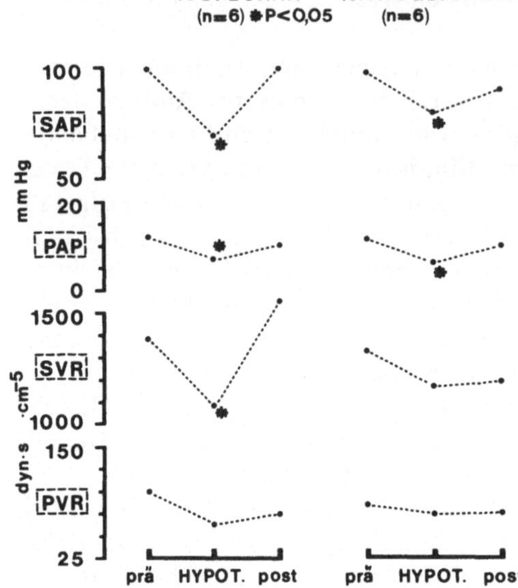

Abb. 2. Verhalten von systemarteriellem *(SAP)* und pulmonal-arteriellem Druck *(PAP)* sowie von systemischem *(SVR)* und pulmonalem Gefäßwiderstand *(PVR)* nach vorübergehender Applikation von Isofluran oder Nitroglyzerin in einer Basis-NLA

2. Operationen in sitzender Position des Patienten

Diese Lagerung wird vor allem bei Operationen in der hinteren Schädelgrube, am Parietal-Occipitalhirn, bei transnasalen Hypophysektomien und bei Operationen an der oberen HWS benutzt. Sie bietet für den Operateur deutliche Vorteile:

Geringere Blutung durch niedrigeren Blutdruck und verbesserten venösen Abfluß, Volumenabnahme des Gehirns durch Liquordrainage, guter operativer Zugang und klare Übersicht. Erkauft werden diese Positiva mit einigen Nachteilen, die in einer sonstigen neurochirurgischen Operation nur sehr selten, wenn überhaupt, vorkommen:

Mit orthostatischen Blutdruckabfällen, welche in Anbetracht der Anhebung des Kopfes die zerebrale Perfusion gefährden können sowie mit einer möglichen Luftembolie, welche erhebliche Auswirkungen auf den pulmonalen Gasaustausch und die Hämodynamik hat.

Damit kommt einer sorgfältigen Planung, wirksamem Monitoring und dem schnellen Reagieren hier eine besondere Bedeutung zu. In sitzender Position kommt es zu einem Abfall des Cardiac output (HZV), welcher je nach Ausgangssituation um 20% liegen kann. Der systemische Gefäßwiderstand nimmt kompensatorisch zu, wie Murr und Enzenbach [10] schon berichteten. Hierdurch ist ein Blutdruckabfall beim Aufrichten nicht obligatorisch. Im Gegenteil, in Abhängigkeit von den Vorsorgemaßnahmen wie Volumengabe, langsames Aufsetzen, Wickeln der Beine, Hochlagern der Oberschenkel und Beugung im Kniegelenk (Jack-Knife-Position) ist er sogar sehr selten. Gelegentlich ist allerdings die kontinuierliche Gabe eines Sympathikomimetikums notwendig.

Durch den negativen Druckgradienten im Sitzen zwischen dem rechten Vorhof (Venendruck = 0) und den Venen des Kopfes (Venendruck = − 10 mm Hg)

kann bei Öffnung der Gefäße Luft aus der Umgebung angesaugt werden. Eine Luftembolie tritt meist zu Beginn einer Operation, aber auch zu ihrem Ende auf. Ganz überwiegend gelangt die Luft über die nicht kollabierten Venen und Sinus des Schädelknochens in den Kreislauf. Allein durch das Einspannen des Kopfes mit Pins oder durch Anlegen eines Bohrlochs zum Ablassen von Liquor kann eine Luftembolie entstehen. In seltenen Fällen sieht man die Luft an der Dura vorbeiperlen. Die Frage, wie häufig eine Luftembolie auftritt, ist schwer zu beantworten. Seitdem sensible Verfahren für das Aufdecken eines solchen Ereignisses vorliegen, wird die Luftembolie auch öfter diagnostiziert. Man kann davon ausgehen, daß sie in etwa 20–30% [12] bei vollsitzender Position auftritt. Es gibt auch Zahlen bis zu 45%. Bei Kindern scheint sie schwerer zu verlaufen. Es muß aber daran erinnert werden, daß Luftembolien auch bei Bauch- und Rückenlagen auftreten können.

Eine Luftembolie wird heute durch die in der Tabelle 3 wiedergegebenen Verfahren diagnostiziert.

Die Diskussion um die Empfindlichkeit der genannten Verfahren bekommt einen festen Untergrund, wenn man die Luftmengen, die zur Diagnose Luftembolie nötig sind, vergleicht.

Die Werte wurden von Gildenberg et al. [6] im Tierexperiment gewonnen:

Bei Doppler-Ultraschall   = 0,021 ml/kg/min
Bei Messung von F_ECO_2 = 0,4   ml/kg/min
EKG Veränderungen   = 0,6   ml/kg/min
Blutdruckabfall   = 0,7   ml/kg/min
Herztöne (Stethoskop)   = 1,7   ml/kg/min

Man erkennt aus den Zahlen, daß das Doppler-Verfahren das bei weitem empfindlichste ist. Aus der Praxis ist jedoch anzufügen, daß nicht selten eine Luftembolie zuerst aufgrund eines CO_2-Abfalls in der Exspirationsluft diagnostiziert wurde. Zu den prophylaktischen Maßnahmen, die eine Luftembolie verhindern

Tabelle 3. Diagnose einer intraoperativen Luftembolie

I   Standardverfahren
   Präkardiale Doppler-Sonographie
   Endexspiratorische CO_2-Konzentration
   Aspiration von Luft
   EKG – arterieller Blutdruck
   Ösophagus-Stethoskop
   Blutgasanalyse

II Erweiterte Verfahren
   Pulmonalarteriendruck
   Atemwegsdruck
   Transösophageale Doppler-Sonographie

   Präkardiale ——→ Echokardiographie
   Transösophageale ↗

   Transkutane $\frac{O_2}{CO_2}$ ——→ Messung

---

oder abschwächen können, gehören eine mehr als sonst bei neurochirurgischen Operationen übliche intravenöse Volumengabe, eine Beatmung mit PEEP (5–8 cm H_2O), welche aber die Druckdifferenz zwischen rechtem Vorhof und den Schädelvenen nicht voll ausgleichen kann, und eine Lachgasbeimischung von nicht mehr als 50%. Bekanntlich tauscht sich Lachgas mit Luft in Körperhöhlen aus und nimmt dann einen mehrfach größeren Raum ein.

Ist die Diagnose Luftembolie gestellt, werden die folgenden Maßnahmen in Abhängigkeit von der Schwere des Ereignisses ergriffen (Tabelle 4).

Insgesamt hat die Luftembolie viel von ihrem früheren Schrecken verloren. Ein intra- oder postoperativer Todesfall aufgrund einer vorgangegangenen Embolie gehört heute zu den echten Raritäten. Die Angaben in der Literatur über die Mortalitäten liegen extrem auseinander [8]. Nichtsdestoweniger ist die Luftembolie immer eine potentiell lebensbedrohliche Komplikation.

Die genannten Probleme im Zusammenhang mit Operationen in sitzender Position haben dazu geführt, daß die Neurochirurgen zunehmend die Patienten weniger steil aufrichten, also eine eventuell halbsitzende Position anstreben.

3. Anästhesiologische Maßnahmen beim schweren Schädel-Hirn-Trauma (SHT)

Das SHT kann isoliert oder im Rahmen eines Polytraumas auftreten. Bei etwa 60–90% aller Polytraumatisierten liegt ein begleitendes schweres SHT vor [14], welches ganz entscheidend den Ausgang der Erkrankung beeinflußt. Der Anästhesist trifft einen Patienten mit SHT a) am Unfallort, b) bei der Erstversorgung und Diagnostik in der Klinik und c) bei einer anstehenden Operation. Da es in dem hier vorgegebenen Rahmen nicht möglich sein wird, dieses große Thema intensiv und erschöpfend abzuhandeln, sollen nur die essentiellen Punkte genannt werden.

1. Wie auch sonst in der Anästhesie und Intensivtherapie sind ausreichende Oxygenierung und adäquater Kreislauf Grundvoraussetzungen für ein Überleben und für eine vernünftige Prognose des Patienten.

Tabelle 4. Therapie der intraoperativen Luftembolie

I   Leichte Form (Keine kardiovaskulären Zeichen)
  - Mäßige Rücklagerung des Patienten
  - Volumenwirksame Lösungen
  - Absaugen von Luft

II Schwere Form (Kardiovaskuläre Zeichen)
  - Volle Rücklagerung (evtl. linke Seitenlage)
  - Katecholamine (Adrenalin, Dopamin)
  - Lachgas abdrehen, O_2-Anreicherung
  - Volumenwirksame Lösungen
  - Absaugen von Luft

Ein bewußtloser Patient wird immer intubiert. Ein Patient mit schwerem SHT wird auch immer hyperventiliert, allerdings nur mäßiggradig (PCO_2 nicht <30). Blutdruckabfälle durch i.v. Narkotika und Sedativa sind ebenso zu vermeiden wie Blutdruckanstiege, letztere entstehen nicht nur durch äußere therapeutische Maßnahmen, sondern können auch durch das SHT selbst ausgelöst werden. Auch wenn man nicht immer sicher sein kann, welchen Blutdruck ein Patient im Rahmen eines SHT benötigt, damit die zerebrale Perfusion ausreicht, muß ein niedriger Blutdruck angehoben werden – eine selbstverständliche Maßnahme, besonders auch beim Polytrauma, und ein hoher vorsichtig gesenkt werden. Zur Blutdrucksenkung werden Substanzen eingesetzt, welche keine zerebrale Vasodilatation und Druckerhöhung zur Folge haben, also zum Beispiel Labetalol.

2. Lagerungsmaßnahmen wie eine Oberkörper-Hochlagerung verbessern den venösen Abfluß aus dem Gehirn und senken damit den intrakraniellen Druck. Eine über 30° hinausgehende Oberkörper-Hochlagerung ist aber von geringem zusätzlichen Nutzen [1, 4]. Es muß bei weiterer Hochlagerung damit gerechnet werden, daß das Blutdruckniveau an der Schädelbasis nicht mehr ausreicht. Außerdem fällt der intrazerebrale Druck nicht immer weiter proportional ab. Die Abbildung 3 gibt zu dem eben Gesagten ein eigenes Beispiel: Bei einem 60jährigen Patienten mit intrazerebraler Blutung kommt es nach Aufrichten des Oberkörpers in 30°-, 60°- und auch 90°-Position zu einem intrakraniellen Druckabfall. Der Abfall ist nach 30° am markantesten.

Zu der Oberkörper-Hochlagerung kommt ein in Mittelstellung und in mäßiger Anteflexion befindlicher Kopf. Auch venöse Abflußhindernisse am Hals erhöhen das intrakranielle Volumen und damit den intrakraniellen Druck.

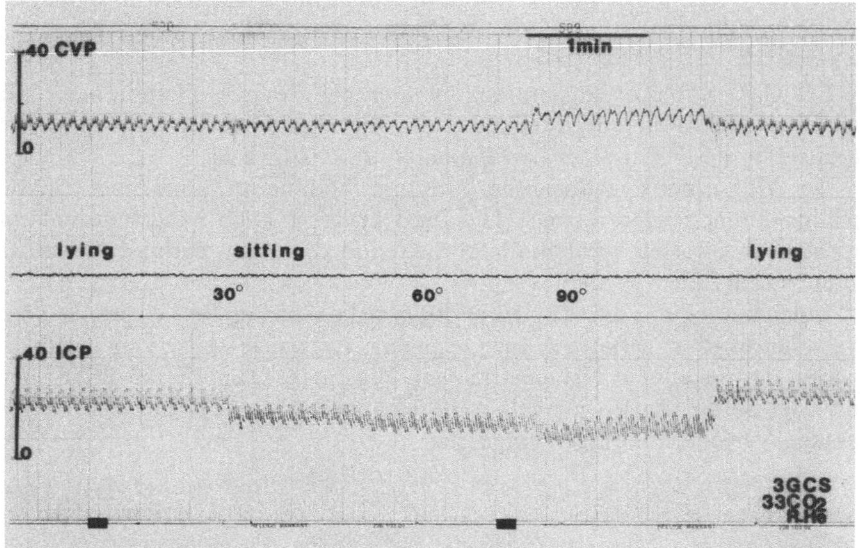

Abb. 3. Veränderungen des zentral-venösen *(CVP)* und intrakraniellen Druckes (*ICP*, gemessen mit einer Gaeltec Sonde) in mm Hg nach Aufsetzen eines Patienten in 30-, 60- und 90°-Position

3. Nach einer grob orientierten Beurteilung des neurologischen Status – Ist der Patient bewußtlos? – Streckt er? – Welche Weite zeigen die Pupillen? – wird im Rahmen der klinischen Erstversorgung und Diagnostik eine Analgosedierung durchgeführt, unter welcher der Patient beatmet werden muß. Beatmet wird er mit Luft/O_2-Gemischen. Eine Relaxierung unterbleibt. Für die Ruhigstellung kommen Benzodiazepine, Thiopental (nicht als hochdosierte Barbiturat-Therapie – dieser Weg hat sich als Irrtum herausgestellt), andere i.v.-Narkotika außer Ketamine sowie stark wirkende Analgetika aus der Morphinreihe in Frage. Bei Barbituraten und Analgetika kann zur Aufrechterhaltung eines gleichmäßigen Sedierungsgrades die kontinuierliche i.v.-Verabreichung sinnvoll sein. Die Analgosedierung wird bis zur Diagnosefindung und Entscheidung über das weitere therapeutische Vorgehen fortgeführt. Am Unfallort und bei Vorliegen eines Schocks kann auch Ketamin in niedriger Dosis eingesetzt werden. Die Substanz erhöht bekanntlich den Hirndruck, besonders unter Spontanatmung. In einer Hypovolämie ist aber dieser intrakranielle Druckanstieg nach Klose [9] offenbar gering.

Die infundierten Lösungen sind sorgfältig zu registrieren und zu bilanzieren, damit Überwässerungen und Hirnschwellungen bei aufgehobener Bluthirnschranke vermieden werden. Die Entwicklung eines durch das Trauma ausgelösten Ödems läßt sich jedoch durch das Infusionsregime nicht beeinflussen.

Hat die klinische Diagnostik die Indikation zur Operation ergeben, wird der Patient voll relaxiert. Die Analgosedierung wird zur NLA erweitert. Halogenierte Inhalationsnarkotika werden vermieden, wenn Raumforderungen vorliegen. Bis zur Eröffnung des Schädels und der dann möglichen Beurteilung des Hirnvolumens sollte Lachgas sinnvollerweise auch nicht benutzt werden, da die Substanz ebenfalls das intrakranielle Volumen durch eine Vasodilatation erhöht.

4. Weitere Pharmakotherapie bei Vorliegen eines SHT soll hier nur kurz gestreift werden:

Die Gabe von Kortikosteroiden hat sich bei dieser Indikation noch nicht als wirklich effektiv herausgestellt. Für die Applikation kann eingewandt werden, daß sie in dieser Form für den Patienten unschädlich ist.

Der Wert einer hochdosierten Barbiturattherapie im Sinne einer Zerebroprotektion konnte bisher beim SHT – und übrigens auch nach Reanimationen – nicht nachgewiesen werden. Gefährlich sind die unter Barbituraten möglichen Blutdruckabfälle.

Kalziumantagonisten wie Nimodipin haben bisher bei Vorliegen von SHT keine Indikation gefunden. Im Gegenteil: Es wurde sogar von ihrem Einsatz wegen der bekannten Nebenwirkungen abgeraten. Osmotherapeutika wie Mannit oder Sorbit werden niemals routinemäßig – überhaupt nur sehr selten – bei akuten Verschlechterungen eingesetzt.

4. Narkose bei Hypophysen-Operationen

Operationen in der Nähe der Hypophyse dienen ganz überwiegend der Entfernung von Hypophysenadenomen, von Craniopharyngeomen und von nahe gelegenen Meningeomen. Von Bedeutung sind die Formen, die mit endokrinen Störungen einhergehen.

Überfunktionen wie hypophysärer Cushing und Akromegalie spielen zahlenmäßig im operativen Patientengut keine große Rolle. Unterfunktionen der Hypophyse, nicht selten plötzlich zum Beispiel nach einer hämorrhagischen Infarzierung aufgetreten, bieten erheblich größere Probleme. Sie gehen mit Hypoglykämien, Elektrolytentgleisungen (Na erniedrigt, K unverändert), Bradykardien, Hypotensionen und muskulärer Schwäche einher. Die Hauptbedrohung entsteht durch eine Glukokortikoidmangel bei fehlender oder verminderter ACTH-Produktion. Die Adaptation an Streß, wozu eine Narkose und adjuvante Maßnahmen irgendwie gehören, ist eingeschränkt. Ein Diabetes insipidus kann vorliegen, tritt aber meistens erst nach einer Operation auf.

Es ist die Regel, daß ein Patient mit einem Hypophysen-Tumor erst nach endokrinologischer Abklärung zur Narkose und Operation gelangt. Bei der Prämedikation kann der Anästhesist die Spiegel für Kortisol, T_3, T_4, Gonadotropin erfragen, und er sollte es tun. Auch Einblicke in Funktionsprüfungen wie den Insulinhypoglykämie-, den TSH-, FSH- oder eventuell ACTH-Test können gewonnen werden. Bei dem heute noch häufig angewandten Insulinhypoglykämietest steigt Kortisol nach einer insulinbedingten Hypoglykämie an, soweit ACTH bereitgestellt werden kann.

Auch bei Patienten mit Hypophysen-Tumoren, welche eine normale Kortisolantwort und normale Ruhespiegel zeigen, sollte zur Prämedikation ein Kortisonderivat gegeben werden, was mit Angaben von Campkin und Turner [3], Willats und Walter [17] übereinstimmt. Es ist im Einzelfall nicht gewiß, ob die eigene Reserve des Patienten voll zur Abdeckung eines eventuell erhöhten Bedarfes im Rahmen von Anästhesie und Operation ausreicht.

Die Patienten erhalten bis zur Operation entweder ihre bereits verordneten Kortikosteroide weiter (volle Substitution: Kortison oral 37,5 mg/die) und nehmen ihre letzte Dosis bei der Prämedikation. Gegebenenfalls bekommen sie zu diesem Zeitpunkt erstmals ein solches Präparat, wobei es sich im allgemeinen um ein i.m. injizierbares Kortikoid wie Prednisolon (25 mg) oder Methylprednisolon (20 mg) handeln wird. Grundsätzlich könnte es aber auch Hydrokortison sein, von welchem 100 mg 25 mg Prednisolon entsprechen. Es deckt die Mineralokortikoidseite teilweise ab. In Anbetracht der Konsequenzen, die ein Ausfall der Nebennierenrinden-Funktion bedeutet und in Unkenntnis über die direkten Folgen der operativen Maßnahmen erhalten diese Patienten intraoperativ Hydrokortison über einen Perfusor in einer Dosierung von 200 mg/24 h (Erw.). Die Dosis liegt damit über dem Tagesbedarf. Es gilt jedoch, einen denkbaren Mehrbedarf abzudecken. Am 2. postoperativen Tag wird die Dosis halbiert. Anschließend wird dann sehr schnell auf orale Medikation übergegangen, was dann schon außerhalb des Wirkungsbereiches des Anästhesisten geschieht. Tabelle 5 gibt das Procedere bei der Hormonsubstitution wieder.

Tabelle 5. Hormonelle Substitution vor und während Hypophysektomien

Prämedikation	
Kortisol	25 mg oral
(im Rahmen einer Dauermedikation)	
Prednisolon	25 mg i.m.
Methyl-Prednisolon	20 mg i.v.
Hydrokortison	100 mg i.v.
Während Narkose und bis 24 h	
Hydrokortison	200 mg DTI
1. postop. Tag	
Hydrokortison	200 mg DTI
2. postop. Tag	
Hydrokortison	100 mg DTI
Dann Umstellung auf orale Präparate	

Neben dem Hormonstatus und dem Blutzucker ist bei diesen Patienten auch die Beurteilung des Wasser-Elektrolythaushaltes von Bedeutung. Schon bei der Prämedikation werden die Serum-Elektrolyte besonders sorgfältig geprüft. Ist der Patient eventuell dehydriert? Intraoperativ ist ein Diabetes insipidus durch Tangierung von hypophysär-hypothalamischen Strukturen möglich, wenn auch selten. Die Diagnose ist einfach zu stellen. Der Diabetes insidipus ist postoperativ nach diesen Eingriffen dagegen häufiger. Die Angaben liegen bei etwa 20% [17]. Postoperativ werden Osmolalität und Elektrolyte im Serum und Urin bestimmt, was intraoperativ entbehrlich ist. Die Narkose selbst bietet bei Hypophysektomien keine besonderen Probleme, mit Ausnahme gelegentlicher Bradykardien, welche bei einigen Anästhesisten auch schon den Wunsch nach präoperativer Implantation von Schrittmachern geweckt haben. Für die Narkose selbst gelten die allgemeinen Regeln der Anästhesie in der Neurochirurgie. Die Patienten werden bei frontalem Zugang auf dem OP-Tisch gelagert, bei transnasalem-transphenoidalem Zugang aufgesetzt.

Zusammenfassend: Etwas willkürlich wurden die anästhesiologischen Probleme bei der Blutdrucksenkung, bei Operationen in sitzender Position, beim schweren SHT und bei Hypophysen-Operationen herausgegriffen. Diese Themen decken nicht die ganze Bandbreite des Faches Anästhesie in diesem operativen Sektor ab, sind jedoch hier Eckpfeiler, die praktisch eine große Rolle spielen. Und es kommen immer wieder neue Aufgaben hinzu.

Literatur

1. Abbushi W, Kolb E, Herkt G, Zenker J (1979) Klinische und experimentelle Untersuchungen zur Lagerung der Patienten mit Schädel-Hirn-Trauma. Anästhesist 28:489
2. Allen GS, Ahn HS, Preziosi TJ, Battye R, et al (1983) Cerebral arterial spasm – A controlled trial of nimodipine in patients with subarachnoid hemorrhage. N Engl J Med 308:619

3. Campkin TV, Turner JM (1981) Neurosurgical anaesthesia and intensive care. Butterworths, London Bosten Sydney
4. Cunitz G (1985) Lagerung, zerebrale Zirkulation und intrakranieller Druck. In: Menzel H (Hrsg) Zerebrale Protektion in Anästhesie, Intensiv- und Notfalltherapie. Zuckschwerdt, München Bern
5. Endrich B, Franke N, Peter K, Messmer K (1987) Induced hypotension: Action of sodium nitroprusside and nitroglycerin on the microcirculation. Anesthesiology 66:605
6. Gildenberg PL, O'Brien RP, Britt WJ, Frost EAM (1981) The efficacy of Doppler monitoring for the detection of venous air embolism. Neurosurgery 54:75
7. Grosslight K, Foster R, Colohan AR, Bedford RF (1985) Isoflurane for neuroanesthesia: Risk factors for increases in intracranial pressure. Anesthesiology 63:533
8. Hey O, Fischer F, Reinery G, Steingass U, Knorre D (1983) Erkennung und Verhütung von Luftembolien während neurochirugischer Eingriffe in sitzender Position. In: Klinische Anästhesiologie und Intensivtherapie, Bd 27. Springer, Berlin Heidelberg New York Tokyo
9. Klose R, Hartung H-J, Kotsch R, Walz Th (1982) Experimentelle Untersuchungen zur intrakraniellen Drucksteigerung durch Ketamine beim hämorrhagischen Schock. Anästhesist 31:33
10. Murr R, Enzenbach R (1980) Hemodynamic variations and pulmonary gas exchange in the sitting position and with PEEP-ventilation. In: 7th World Congress of Anaesthesiologists. Exerpta Medica, Amsterdam Oxford Princeton
11. Puchstein C, Van Aken H, Anger C, Look N (1983) Der Gebrauch neuer Hypotensiva in der perioperativen Phase. In: Intensivmedizin, Notfallmedizin, Anästhesiologie, Bd 46. Thieme, Stuttgart New York
12. Sato S, Toya S, Ohira T, Mine T, Greig NH (1986) Echocardiographic detection and treatment of intraoperative air embolism. J Neurosurgery 64:440
13. Seyde WC, Longnecker DE (1986) Cerebral oxygen tension in rats during deliberate hypotension with sodium nitroprusside, 2-chloroadenosine, or deep isoflurane anesthesia. Anesthesiology 64:480
14. Singbartl G (1987) Multisystem trauma: Relevance of the injuring pattern to the prognosis. J World Assoc Emerg Disaster Med 3:9
15. Stullken EH, Balestrieri FJ, Prough DS, Mc Whorter JM (1985) The hemodynamic effects of nimodipine in patients anesthetized for cerebral aneurysm clipping. Anesthesiology 62:346
16. Weis KH, Engelhardt W (1987) Halothan obsolet? Ein Beispiel für Messen mit zweierlei Maß. Anästhesist 36:315
17. Willats SM, Walters FJM (1986) Anaesthesia and intensive care for the neurosurgical patient. Blackwell Scientific Publications, Oxford London Edingburgh

EEG und evozierte Potentiale in der zerebralen Überwachung bei neurochirurgischen Eingriffen und in der Intensivtherapie des Schädel-Hirn-Traumas*

G. Pfurtscheller

Mit dem Monitoring von Hirnfunktionen sollen sowohl globale Änderungen im elektrophysiologischen Gesamtstatus des Gehirns als auch umschriebene Änderungen in spezifischen neuronalen Systemen rechtzeitig erkannt und angezeigt werden. Der zerebrale Gesamtstatus kann dabei einerseits den Bewußtseinszustand bei komatösen Patienten, andererseits auch die Tiefe der Anästhesie bei operativen Eingriffen repräsentieren. Typische Beispiele für die intraoperative Überwachung spezifischer neuronaler Systeme stellen Tumorresektionen im Bereich des Hörnervs oder des Brückenwinkels dar. Im Gegensatz zur Überwachung des zerebralen Gesamtstatus, bei der es genügt, Änderungen in Minutenabständen anzuzeigen, ist bei operativen Eingriffen im Hirnstamm eine Rückkopplung für den Chirurgen innerhalb von Sekunden notwendig. Aus diesen Beispielen ist bereits zu erkennen, daß die Anforderungen an ein Hirnfunktionsmonitoring abhängig davon sind, für wen die Informationen bestimmt sind, ob für den Anästhesisten oder den Neurochirurgen, und wo es eingesetzt wird, im Bereich der Intensivstation oder im Operationssaal.

Eine weitere Einteilung ist in bezug auf die Lokalisation der zu überwachenden neuronalen Struktur zu treffen. Hier wird man grob anatomisch zwischen Hirnstamm und Kortex unterscheiden, oder auch nach dem vaskulären Versorgungsgebiet (z. B. A. media, A. posterior oder A. vertebralis).

Ein wichtiger Faktor beim Monitoring ist die Zuverlässigkeit des für die Überwachung verwendeten Signals und seine Anfälligkeit gegenüber Störungen verschiedenster Art, wie z. B. Netzbrumm, Koagulator, CUSA u. a. m. Da es sich beim Monitoring um das Registrieren von Spannungen im Bereich von einigen Millionstel Volt in einer extrem elektrisch und magnetisch gestörten Umgebung handelt, kann die Zuverlässigkeit erhöht werden, wenn nicht nur ein Signal, sondern mehrere Signale registriert werden.

Allgemein kann man davon ausgehen, daß Änderungen im Funktionszustand neuronaler Systeme viel eher und sicherer detektiert werden können, wenn eine multiparametrische Überwachung durchgeführt wird und nicht nur ein einzelner Parameter registriert wird. Das war auch der Grund dafür, daß wir bereits vor Jahren damit begonnen haben, EEG, auditorische Hirnstammpotentiale (BAEP), zervikale und kortikale SEP-Komponenten simultan und kontinuierlich zu registrieren und für Überwachungsaufgaben einzusetzen [2, 3].

---

* Mit Unterstützung durch den Fond zur Förderung der wissenschaftlichen Forschung (Projekte 5393 und 5241) und die Lorenz-Böhler-Gesellschaft.

Das Prinzip einer solchen multiparametrischen Überwachung, bei der nicht nur bioelektrische Signale vom Gehirn, sondern auch Blutdruck, Herzrate und Herzratenvariabilität und gegebenenfalls der intrakranielle Druck (ICP) registriert und graphisch dargestellt werden, ist der Abbildung 1 zu entnehmen.

Dabei werden die einzelnen Signale in verschiedenen Frequenzbereichen verstärkt und mit verschiedenen Frequenzen abgetastet. Folgende Bandfilter bzw. Abtastfrequenzen werden verwendet:

- EEG: 0,15–30 Hz, Abtastfrequenz 64 Hz;
- BAEP: 300 Hz–1,5 kHz, Abtastfrequenz 2,56 kHz;
- frühe SEP: 150 Hz–1,5 kHz, Abtastfrequenz 5,12 kHz

Für die Verbesserung des Signal-Störverhältnisses werden die BAEP und SEP zusätzlich mit 200–1200 Hz bzw. 100–800 Hz digital bandpaßgefiltert. Durch die relativ enge Wahl der Bandpaßgrenzen wird zwar das Signal in Amplitude und Phase etwas verzerrt, dafür aber die Monitorfähigkeit erhöht. Herzrate, Blutdruck und ICP werden mit 640 Hz abgetastet und, je nach Signal, über mehrere Abtastwerte gemittelt.

Die multiparametrischen Überwachungsbeispiele aus der Intensivstation in Abbildung 2 und aus dem neurochirurgischen OP in Abbildung 3 stehen stellvertretend für zahlreiche mit ähnlicher Datenqualität durchgeführte Überwachungen und sollen zeigen, daß ein solches Monitoring sowohl in einem allgemeinen Intensivstationszimmer als auch in einem nicht speziell adaptierten OP selbst über Stunden technisch ohne weiteres realisierbar ist.

Bestimmte bioelektrische Signale und Parameter werden mehr oder weniger stark von der Narkoseform und Narkosetiefe beeinflußt. Die Kenntnisse solcher Einflüsse auf EEG, BAEP, SEP, HR und BP in Qualität und Quantität sind eine Grundvoraussetzung für ein effektives Monitoring und sind für die Interpretation der Ergebnisse bzw. für die Erstellung von Warn- oder Alarmkriterien von

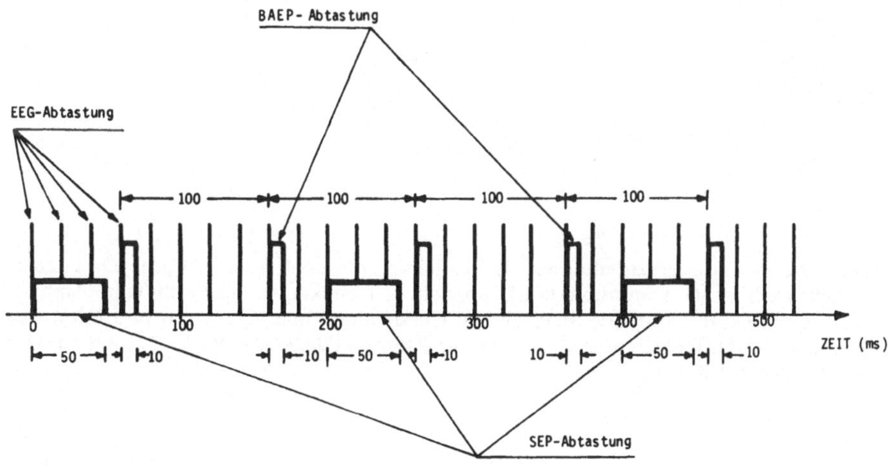

Abb. 1. Prinzip der Datenerfassung und Stimulation; Dauer und Intervalle der einzelnen Abtastungen sind eingetragen

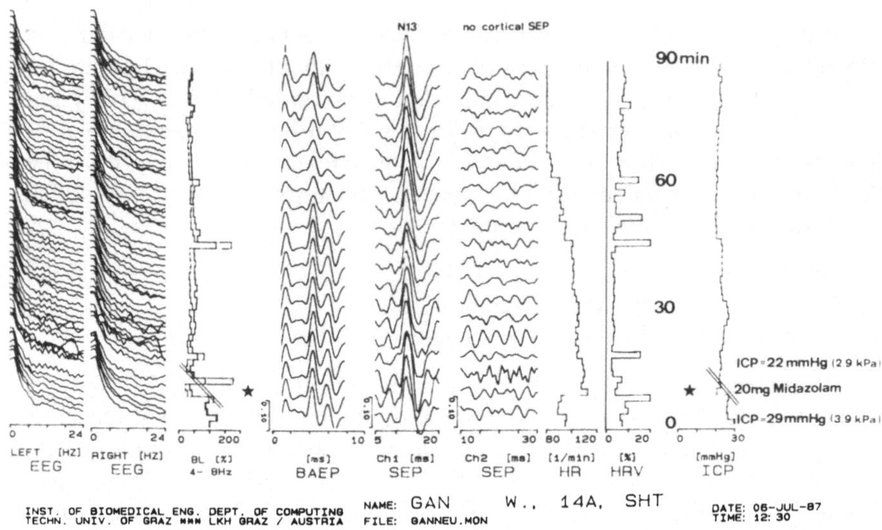

Abb. 2. Überwachungsprotokoll von einem Patienten mit schwerem Schädel-Hirn-Trauma und einem Glasgow Coma Scale von 4. Von links nach rechts sind dargestellt: komprimierte logarithmierte EEG-Spektren, Trendkurven der Bandleistungen im 4–8 Hz-Band, auditorische Hirnstammpotentiale *(BAEP)*, zervikale SEP mit N13-Komponente, kortikale Ableitung ohne N20-Komponente, Herzrate *(HR)*, Herzratenvariabilität *(HRV)* und intrakranieller Druck *(ICP)*. Beachte die Änderungen des ICP und EEG nach Medikation (*) und die Amplitudenabnahme der BAEP in Verbindung mit der Verlangsamung der HR 80/min nach ca. 60 min

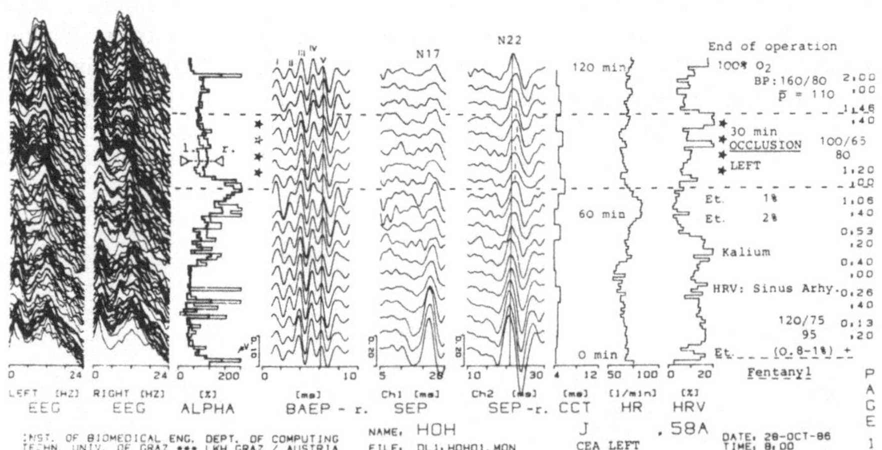

Abb. 3. Karotisendarterektomie links, Überwachungsprotokoll über 120 min. Dargestellt sind von links nach rechts: komprimierte EEG-Spektren, Trendkurven der Leistung im Alpha-Band, BAEP, zervikale und kortikale SEP, Central Conduction Time *(CCT)*, HR und HRV. Beachte die links-rechts Differenzierung (****) und die Latenzverlängerung der N22-Komponente nach Abklemmung der Karotis

Bedeutung. Aus diesem Grund wurden einige grundlegende Untersuchungen durchgeführt und der Einfluß von z. B. Halothan bei MAC = 0,4, 1, 1,3 und 2 auf verschiedene Signale von Hirn und Herz analysiert. Ein Beispiel dafür zeigt Abbildung 4.

Es ist in diesem Fall von Interesse, daß bei höheren MAC-Werten nicht nur, wie erwartet, die EEG-Spektren, sondern auch die frühen kortikalen SEP-Komponenten stark verändert erscheinen. Diese Ergebnisse stehen z. T. im Einklang mit der Literatur, die über Veränderungen früher SEP-Komponenten nach Halothan berichtet [1]. Außer den hirnelektrischen Änderungen ist in Abbildung 4 auch der Blutdruckabfall bei MAC 1 dokumentiert.

Neben der multiparametrischen Überwachung, die sicherlich die höchste Zuverlässigkeit bei der Detektion von Hirnfunktionsstörungen ergibt, aber auch eine entsprechende Hardware und komplexe Verarbeitungssoftware erfordert, kann das Monitoring eines einzelnen Signals, wie z. B. der BAEP, mit einfachsten Mitteln, so u. a. mit einem Heimcomputer, durchgeführt werden. Ein Beispiel dafür, bei dem die BAEP an einem komatösen Patienten in Minutenabständen über 9 h registriert wurden, bringt Abbildung 5. Mit Hilfe der „compressed BAEP" erscheint eine einfache Überwachung des Hirnstamms bei Intensivpatienten möglich, wobei eine Verschlechterung des Funktionszustandes, z. B. parallel zu einer Erhöhung der ICP, durch eine Amplitudenabnahme bzw. eine Latenzverlängerung der Komponente V angezeigt wird.

Zusammengefaßt kann festgestellt werden, daß es heutzutage ohne weiteres möglich ist, sowohl im Operationssaal als auch in der Intensivstation ohne spezielle Schirmung oder Adaptierung der Räume hirnelektrische Größen im Be-

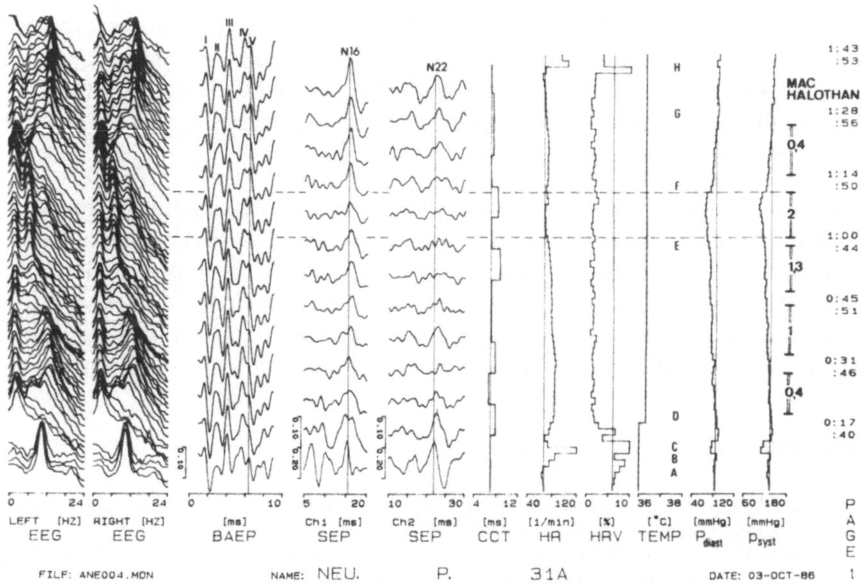

Abb. 4. Einfluß der Halothankonzentration auf hirnelektrische Größen. Von links nach rechts: komprimierte Spektren, BAEP, zervikale und kortikale SEP, CCT, HR, HRV, Temperatur *(TEMP)* und Blutdruck (P_{diast}, P_{syst}) bei einer MAC von 0,4, 1, 1,3 und 2. Beachte die massiven Veränderungen in den Spektren und der N22-Komponente in Verbindung mit dem Blutdruckabfall bei MAC 1

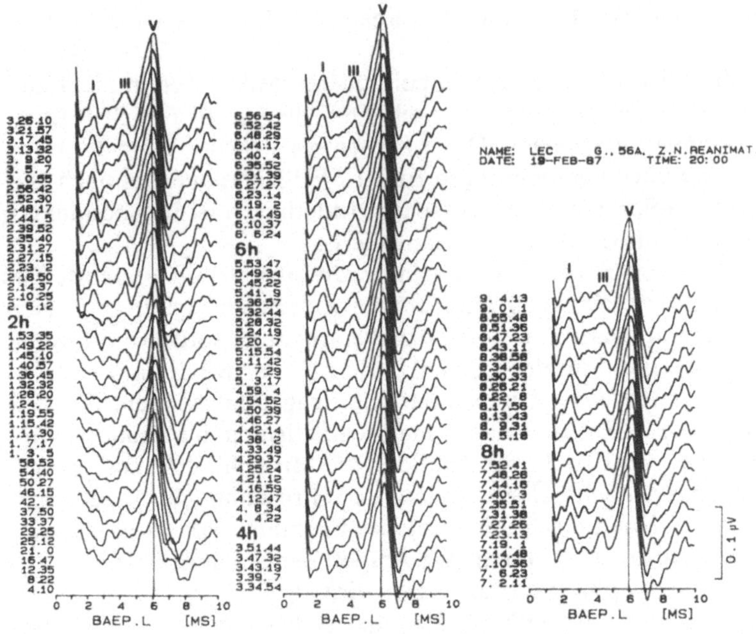

Abb. 5. Auditorisch evozierte Hirnstammpotentiale *(BAEP)* von einem Patienten mit Schädel-Hirn-Trauma, registriert in der Intensivstation über einen Zeitraum von 9 h

reich von wenigen Millionstel Volt am Patienten abzuleiten, zu verarbeiten und graphisch darzustellen. Damit besteht die Möglichkeit, sowohl spezielle neuronale Strukturen als auch den Bewußtseinszustand bzw. die Narkosetiefe fortlaufend zu überwachen und Änderungen im hirnelektrischen Status frühestmöglich anzuzeigen.

Danksagung: Die Forschungsarbeiten wurden durch Kooperation mit der Universitätsklinik für Anästhesiologie (Vorstand Prof. Dr. W. F. List) und der Universitätsklinik für Neurochirurgie (Vorstand Prof. Dr. F. Heppner) der Universität Graz ermöglicht. Speziell gedankt sei den Oberärzten Dr. G. Schwarz und Dr. O. Schröttner und Prof. Dr. L. Auer von der Universität Graz, sowie Doz. Dr. H. Maresch und Dr. G. Litscher von der Technischen Universität Graz.

Literatur

1. Clark DL, Hosik EC, Rosner BS (1971) Neurophysiological effects of different anesthetics in unconscious man. J Appl Physiol 6:884
2. Maresch H, Gonzalez A, Pfurtscheller G (1985) Intraoperative patient monitoring including EEG and evoked potentials. In: Proceedings of XIV ICMBE and VII ICMP, Espoo, Finnland, pp 776–777
3. Pfurtscheller G, Schwarz G, Schröttner O, Litscher G, Maresch H, Auer L, List W (1987) Continuous and simultaneous monitoring of EEG spectra and brainstem auditory and somatosensory evoked potentials in the intensive care unit and the operating room. J Clin Neurophysiol 4:407–414

Elektrophysiologische Befunde bei inkompletter experimenteller zerebraler Ischämie

E. Kochs, A. Peter, H. Nollen, V. Paege und J. Schulte am Esch

Einleitung

Die Ableitung und Überwachung hirnelektrischer Signale kann im Rahmen nichtinvasiver Monitorverfahren Auskunft geben über den funktionellen neurophysiologischen Status verschiedener Strukturen des zentralen Nervensystems. Als Folge eines eingeschränkten zerebralen Perfusionsdruckes (CPP) können im Rahmen von Schädel-Hirn-Traumata (SHT) in unterschiedlichem Ausmaß Perioden einer inkompletten zerebralen Ischämie auftreten. Zur Verlaufskontrolle und Abschätzung einer evtl. hiermit einhergehenden funktionellen Beeinträchtigung des zentralen Nervensystems (ZNS) werden elektrophysiologische Parameter wie Elektroenzephalogramm (EEG) und evozierte Potentiale (EP) zunehmend in eine Überwachung posttraumatischer Patienten einbezogen. Die meisten experimentellen Befunde wurden bei kompletter zerebraler Ischämie erhoben. Bei der überwiegenden Mehrzahl der Patienten mit SHT wird in der klinischen Praxis jedoch häufiger eine inkomplette als eine komplette Ischämie diagnostiziert. In der vorliegenden Studie wird das Verhalten elektrophysiologischer Parameter zum zerebralen Blutfluß in Beziehung gesetzt.

Methoden

Bei 8 Ziegen (Gew.: 28–37 kg) wurden unter Anästhesie mit Etomidat per inf. (8–20 ml/h) sowie Fentanyl (0,2–0,4 mg) arterielle und venöse Katheter zur kontinuierlichen Überwachung von arteriellem und zentral-venösem Blutdruck sowie zur Entnahme von Blutgasanalysen implantiert.

Zerebrale Blutflußmessung: Ziegen haben die anatomische Besonderheit einer fehlenden extrakraniellen a. carotis int., wobei die ae. vertebrales nur minimal zur zerebralen Blutversorgung beitragen [2, 5]. Der gesamte globale zerebrale Blutfluß kann nach unilateraler Unterbindung der zum Gehirn führenden Gefäße über der a. carotis ext. der anderen Seite gemessen werden. Über das rete mirabile findet bei Ausfall einer a. car. ext. sofort ein Druckausgleich statt, so daß für beide Hirnhälften ein unverminderter zerebraler Blutfluß gewährleistet ist. Die chirurgische Präparation beinhaltet die Unterbindung aller von außen zugänglichen Äste der a. carotis ext. beider Seiten sowie eine artefizielle Thrombose der proximal der Mandibula abgehenden Äste (A. ethmoidalis, a. buccinatoris, a. ophthalmica ext.) mittels Injektion von Thrombin (1500 IE). Hierdurch wird erreicht, daß der isolierte Ast der a. maxillaris int., der den circulus Willisi versorgt, intakt bleibt. Plazierung eines elektromagnetischen Blutflußmessers (Carolina Med Electronics) über dieser Arterie erlaubt eine kontinuierliche Bestimmung des globalen Blutflusses. Post mortem wurden die gemessenen CBF-Werte auf 100 g Gehirngewebe umgerechnet.

Zur Ableitung des Elektroenzephalogramms (EEG) sowie von somatosensorisch evozierten Potentialen (SEP) wurden Platinelektroden verwendet.

EEG

Die Ableitorte (F2, F3) lagen tempoparietal über beiden Hemisphären gegenüber einer frontalen Referenz (Fz) sowie von Scheitelpunkt (F1) gegenüber verbundenen Ohrableitungen (M1–M2). Die off-line-Analyse erfolgte nach Vorverstärkung (BiosignalverstärkerR, nbn), Filterung (0,5–30 Hz) und Digitalisierung (100/s) und Fouriertransformation (Kaiser-window, Epochenlänge: 5,2 s, ced-1401, Cambridge electronics).

SEP

Für die Ableitung der SEP wurde zusätzlich ein Ableitpunkt über der Halswirbelsäule in Höhe des 2. Halswirbelkörpers (Cv2) gewählt. Stimuliert wurde der N. medianus mit einer Reizstärke, die der doppelten motorischen Schwelle entsprach bei einer randomisierten Reizfrequenz von 6 Hz und einer Reizdauer von 0,2 ms.

EKG, arterieller Blutdruck, zentral-nervöser Druck sowie bei 5 Ziegen der intrakranielle Druck wurden kontinuierlich gemessen und auf Magnetband (Store 7DSR, Racal electronics) aufgezeichnet.

Meßzeitpunkte

Nach Präparation und Stabilisierung über eine Zeitdauer von 120 min wurden die Kontrollwerte über einen Zeitraum von 30 min bestimmt. Anschließend wurde über Zeiträume von jeweils 30 min über eine von extern zugängliche Drossel über der a. maxillaris ext. der zerebrale Blutfluß um jeweils 50% mit einer unteren Grenze von 15–20 ml/min gesenkt. Anschließend wurde der zerebrale Blutfluß wieder freigegeben und über einen Zeitraum von 120 min alle Parameter weiter aufgezeichnet.

Ergebnisse

Unter Infusion von 100–300 ml/h Ringerlösung blieben Herzfrequenz, arterieller Mitteldruck (MAP), zentral-venöser Druck (ZVD) sowie intrakranieller Druck (ICP) bis zur Drosselung des CBF (bei initialen Werten von 80–110 ml/min) auf

Werte von 15–20 ml/h konstant. Während der Dauer der maximalen CBF-Einschränkung und für einen Zeitraum von bis zu 45 min in der frühen Reperfusionsphase kam es zu einer Herzfrequenz- sowie MAP-Steigerung um 10–50%. In der Reperfusionsphase lag der CBF initial um bis zu 50% über dem Ausgangswert. Für den folgenden Zeitraum bis zu 2 h nach Wiedereröffnung der zerebralen Zirkulation normalisierten sich diese Werte wieder.

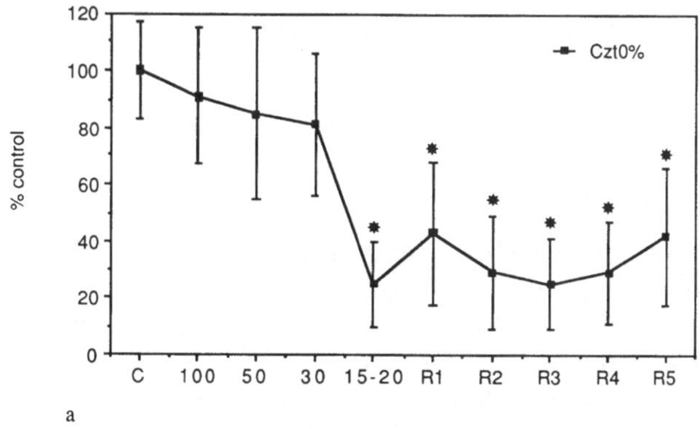

a

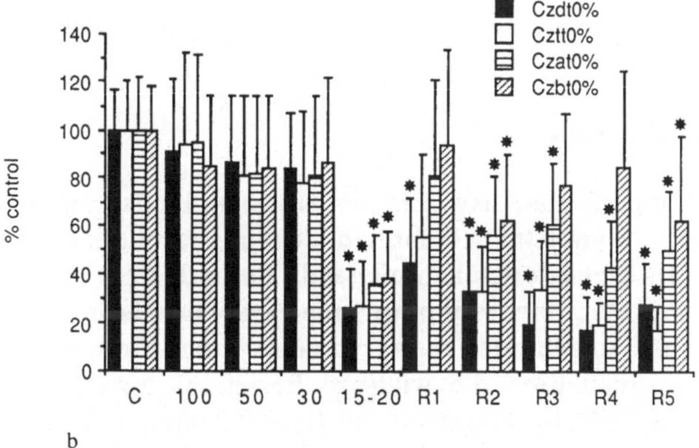

b

Abb. 1. a Verhalten der EEG-Gesamtleistung in % vom Ausgangswert. Ableitung: Vertex gegenüber verbundenen Ohrableitungen; Bandpaß: 0,5–30 Hz, Digitalisierung 100/s; C = Kontrollwert, 100 = CBF: 100 ml/100 g/min; 50 = CBF: 50 ml/100 g/min; 30 = CBF: 30 ml/100 g/min; 15–20 = CBF: 15–20 ml/100 g/min; R1: Reperfusionsphase 0–15 min; R2 = Reperfusionsphase 15–30 min; R3 = Reperfusionsphase 30–60 min; R4 = Reperfusionsphase 60–90 min; R5 = Reperfusionsphase 90–120 min; (* $p \leq 0,05$ gegenüber Kontrollwert, T-Test verbundene Stichproben, n = 7); **b** Veränderungen in den Frequenzbändern in % gegenüber Kontrollwerten, Delta = 0,05–2,9 Hz, theta = 3–7,9 Hz, alpha = 8–12,9 Hz, beta = 13–30 Hz. Ableitung: Scheitelpunkt gegenüber verbundenen Ohrableitungen, 0,5–30 Hz, Digitalisierung: 100/s (* $p \leq 0,05$ gegenüber Kontrollwert, T-Test verbundene Stichproben, n = 7)

EEG

Unter der progredienten CBF-Drosselung zeigte sich bis zu CBF-Werten von 30 ml/100 g/min keine gegenüber dem Ausgangswert statistisch signifikante Leistungsveränderung im EEG (Abb. 1a). Bei CBF-Werten von 15–20 ml/100 g/min konnte in allen Frequenzbändern ein abrupter EEG-Leistungsverlust bis auf Werte von 20–30% des Ausgangswertes verzeichnet werden (Abb. 1b). Bei 4 Tieren traten zusätzlich Frequenzverschiebungen mit hochgespannten delta-theta-Wellen auf. Nach Wiedereröffnung ließ sich bei allen Tieren eine Frequenzverschiebung in den theta- bis beta-Bereich feststellen. Die Frequenzbeschleunigung bei niedergespannter Aktivität führte zu einer Leistungsabnahme, die jedoch den Kontrollwert über den Beobachtungszeitraum nicht wieder erreichte. Nach Abstellen des Etomidatinfusion ließ sich bei 4 Tieren nach 2 h ein alpha-EEG ableiten.

SEP

Zunehmende CBF-Einschränkung führte zu einer progredienten Verringerung der Amplituden der kortikalen Komponente P14/N20 unterhalb von CBF-Werten von 30–40 ml/min zeitgleich zur EEG-Leistungsverminderung bei 5 Tieren. Die Latenzzeiten des Potentials N20 verlängerten sich während zunehmender Ischämie um durchschnittlich 2,5 s (1–4,8 s). In der Reperfusionsphase kehrte die Latenzzeit während 30–95 min zum Kontrollwert zurück. Spätere kortikale Potentiale zeigten in der Ischämiephase ebenfalls verringerte Amplituden und verlängerte Latenzzeiten. Nach anfänglicher Erholung zeigten sie in der späten Reperfusionsphase wieder verringerte Amplituden.

Diskussion

Während die Auswirkungen einer graduellen Hypoxie auf das Gehirn [8] sowie einer kompletten zerebralen Ischämie recht gut dokumentiert sind (Übersicht bei [11]), gibt es erst unzureichende Befunde über das Verhalten von EEG und SEP im Verlauf einer inkompletten zerebralen Ischämie.

Bei ungehindertem zerebralem Input-Flow gewährleistet die physiologische Autoregulation die wichtige Beziehung zwischen zerebralem Perfusionsdruck und CBF. Im Gegensatz zu Experimenten, bei denen durch eine globale Hypotension versucht wird, in die unteren Grenzbereiche der zerebralen Autoregulation zu gelangen [4, 6, 9], wurde in der vorliegenden Studie selektiv durch externe Drosselung der CBF auf definierte Werte eingestellt. Dies gewährleistete u.a. eine ungehinderte Perfusion des restlichen Organismus, so daß sekundäre Effekte auf das Gehirn, die durch eine Hypoperfusion von Hirnstamm, Rückenmark sowie Myokard, Leber, Niere usw. grundsätzlich mit in Betracht gezogen werden müssen, weitgehend ausgeschlossen wurden.

Während es in der Kontrollphase bis zu CBF-Werten um 30 ml/100 g/min zu keinen statistisch signifikanten EEG-Veränderungen kam, kann die während der darauffolgenden Ischämiephase mit Werten um 15–20 ml/100 g/min zu verzeichnende EEG-Leistungsverminderung sowie SEP-Amplitudenabnahme und -Latenzzeitzunahme des primären kortikalen Potentials (P14/N20) direkt zur CBF-Verminderung korreliert werden [7]. Eine gegenüber den restlichen Tieren nur geringgradig ausgeprägte EEG- und SEP-Reaktion bei 2 Tieren kann in erster Linie auf einen bestehenden intrakraniellen Shunt infolge einer nicht vollständigen Thrombosierung der weiter proximal liegenden Arterien zurückgeführt werden, so daß durch eine anzunehmende Erhöhung der Sauerstoffextraktion während der Ischämiephasen keine funktionelle Änderung in den gemessenen Parametern auftrat. Eine bei einem Tier auftretende EEG-Leistungszunahme während der geringsten CBF-Werte (15–20 ml/100 g/min) wird durch das Auftreten einer im Frequenzspektrum nach links verschobenen, hauptsächlich im delta- und theta-Band auftretenden hochgespannten Aktivität erklärt. In der frühen Reperfusionsphase (0–20 min nach Wiedereröffnung) konnte bei CBF-Werten, die um 10–50% oberhalb des Ausgangswertes lagen keine vollständige Restitution der EEG- und SEP-Parameter verzeichnet werden. Obwohl keine metabolischen Parameter gemessen worden waren, kann dies am ehesten mit dem massiven Anfluten von sauren Metaboliten und ihrer Auswirkung auf die funktionelle Integrität erklärt werden [11]. Die bei einem Tier zu beobachtende Nullinie im EEG steht hiermit im Einklang und deutet darauf hin, daß in der Reperfusionsphase zusätzliche Schäden gesetzt werden können [10]. Insbesondere das Verhalten der SEP mit z. T. starken Amplitudenabnahmen und Latenzzeitzunahmen der kortikalen Potentiale deutet darauf hin, daß bei einigen Tieren der Grenzbereich einer funktionellen Integrität erreicht worden ist. Die kritische Schwelle wird für evozierte kortikale Potentiale mit 16 ml/100 g/min angegeben [3]. Im Gegensatz zu diesen Befunden jedoch steht das Verhalten der SEP für CBF-Werte zwischen 20 und 30 ml/100 g/min, während derer eine progrediente Amplitudenabnahme und Latenzzeitzunahme registriert wurde. Dies steht möglicherweise mit dem gewählten Versuchsablauf in Beziehung, bei denen die längeren Perioden einer zunehmenden Ischämie das neuronale Gewebe anhaltender beeinflussen als bei akuten regional kompletten Ischämien.

Bei 3 Tieren wurde keine funktionelle Resitutio ad integrum der SEP im Gegensatz zu nahezu normalen EEG-Ableitungen mit teilweisem Auftreten von alpha-Rhythmen über den Beobachtungszeitraum von 2 h beobachtet, was auf ein bestehendes neurologisches Defizit des afferenten neuronalen Systems hindeutet. Somit kann eine Entkoppelung zwischen SEP-Amplituden und CBF in der Reperfusionsphase auftreten, die klinisch, sollte dies auch bei Patienten nach SHT beobachtet werden, von großer diagnostischer Bedeutung sein kann. In der vorliegenden Studie konnte jedoch durch den gewählten Versuchsaufbau ein neurologisches Defizit nicht abgeschätzt werden, so daß hierzu noch weitergehende Studien notwendig sind.

Literatur

1. Allison T, Hume AL (1981) A comparative analysis of short-latency somatosensory evoked potentials in man, monkey, cat and rat. Exp Neurol 72:592–611
2. Andersson B, Jewell PA (1956) The distribution of carotid and vertebral blood in the brain and spinal cord of the goat. Q J Exp Physiol 41:462–474
3. Branston NM, Symon L, Crockard HA, Pasztor E (1974) Relationship between the cortical evoked potential and local cortical blood flow following acute middle cerebral artery occlusion in the baboon. Exp Neurol 45:195
4. Brierley JB, Brown AW, Excell BJ, Meldrum BS (1969) Brain damage in the rhesus monkey resulting from profound arterial hypotension. I. Its nature, distribution and general physiological correlates. Brain Res 13:68–100
5. Daniel PM, Dawes JDK, Prichard MML (1953) Studies of the carotid rete and its associated arteries. Philos Trans R Soc London Ser B 237:173–208
6. Dong WK, Bledsoe SW, Eng DY, Heavner JE, Shaw CM, Hornbein TF, Anderson JL (1983) Anesthesiology 58:61–71
7. Kochs E, Schulte am Esch J (1987) Relationship between cerebral blood flow and somatosensory evoked potentials during graded incomplete ischemia in goata under general anesthesia. Anesthesiology 67 (Suppl):403
8. Salford LG, Plum F, Brierley JB (1973) Grades hypoxia-oligemia in rat brain. II. Neuropathological alterations and their implications. Arch Neurol 29:234
9. Selkoe DJ, Myers RE (1979) Neurologic and cardiovascular effects of hypotension in the monkey. Stroke 10:147–157
10. Siesjö BK, Wieloch T (1985) Cerebral metabolism in ischemia: Neurochemical basis for therapy. Br J Anaesth 57:47–62
11. Symon L (1985) Flow thresholds in brain ischemia and the effects of drugs. Br J Anaesth 58:34–43

Intensivtherapie nach neurochirurgischen Eingriffen und bei Schädel-Hirn-Trauma

M. Zimpfer, A. Aloy und B. Richling

Einleitung

Neuroanästhesie und Intensivtherapie nach neurochirurgischen Eingriffen oder Schädel-Hirn-Trauma sind eine Applikation der zentral-nervösen, vorwiegend intrakraniellen Effekte physiologischer und pharmakologischer Maßnahmen bei gegebener Pathologie des Zentralnervensystems und somit ein Konglomerat neurologischer, neurochirurgischer und anästhesiologischer Gesichtspunkte. Da die Folgen aller Organversagen negative Effekte auf das Zentralnervensystem entfalten können und andererseits primär neurologische Erkrankungen häufig mit Funktionsstörungen anderer Organe assoziiert sind, bezweckt auch die Intensivtherapie nach neurochirurgischen Eingriffen und Schädel-Hirn-Trauma zunächst eine zielsetzungsorientierte Überwachung und Sicherung der extrakraniellen Organfunktionen. Während im vorliegenden Beitrag auf spezifisch krankheitsbezogene Problematiken wie die Behandlung von Patienten mit Hirntumor oder Subarachnoidalblutung nicht eingegangen werden kann, sei nur darauf hingewiesen, daß die Intensivtherapie nach Schädel-Hirn-Trauma darauf abzielen muß, die sekundären Nervenschäden als Resultat von Hypoxie und Ischämie, die als Folge arterieller Hypotension, eines erhöhten Hirndruckes oder durch Kompression intrakranieller Gefäße durch Verlagerung von Hirnanteilen bei expandierender Raumforderung mit Einklemmungsmechanismus bedingt sein können, zu eliminieren.

Neurointensivmedizinische Grundlagen

Während sich aus dem oben Gesagten ergibt, daß viele neurointensivmedizinische Routineabläufe mit denen der Intensivtherapie eines allgemeinchirurgischen Krankengutes ident sind, lassen sich die mehr spezifisch neurointensivmedizinischen Grundlagen und Basismaßnahmen wie folgt zusammenfassen: Von größter Wichtigkeit sind zunächst Kenntnisse der Neuroanatomie und der pathophysiologischen Konsequenzen der gegebenen Erkrankung mit gedanklicher Verarbeitung der oft foudroyanten Entwicklungen bei Vorliegen nur diskreter klinischer Hinweise („tickende Bombe"). Dies impliziert eine repetitive, sorgfältige neurologische Examination zur frühzeitigen Erkennung einer sich entwikkelnden intrakraniellen Raumforderung und Ableitung therapeutischer Konsequenzen unter Einbeziehung elektrophysiologischer und radiologischer Befunde. Neben der allgemein intensivmedizinischen Dokumentation der Vitalfunktionen (Kreislauf, Atmung, Leber, Niere, Gerinnung, Stoffwechsel) kommt der Abschätzung des zerebralen Perfusionsdruckes und der intrakraniellen Dynamik zur Erfassung sowie physiologischen und pharmakologischen Beeinflussung der Beziehung von intrakraniellem Blutvolumen, intrakraniellem Druck und intrakranieller Perfusion eine besondere Bedeutung zu. Schließlich sei hervorgehoben, daß auch die allgemein intensivmedizinischen ärztlichen und Pflegemaßnahmen durch möglichst geübtes Personal durchgeführt werden müssen, da Interventionen wie Lagerung, Intubation, Beatmung, Bronchialtoilette, Manipulationen des Flüssigkeits- und Elektrolythaushaltes, der Patiententemperatur oder extrakorporale Blutreinigungsverfahren maßgebliche Rückwirkungen auf die intrakranielle Druckdynamik entfalten können.

Pathophysiologie der intrakraniellen Dynamik

Das grundlegende Konzept der intrakraniellen Dynamik läßt sich auf die anatomische Gegebenheit zurückführen, daß das Neurokranium eine feste, größtenteils geschlossene Hülle darstellt, die 3 nicht kompressible Materialien, nämlich Nervengewebe, Liquor cerebrospinalis und Blut enthält (Monroe-Kelly-Doktrin), so daß bei einer Raumforderung nur wenig Kompensationsmöglichkeiten gegeben sind. Die Absorption von *Liquor* kann nach Subarachnoidalblutung, Aquäduktstenose, basaler Narbenbildung nach Meningitis oder Behinderung der Liquorzirkulation durch Tumoren verzögert oder aufgehoben sein. Das *zerebrale Blutvolumen,* das über autoregulatorische Mechanismen unter physiologischen Bedingungen weitgehend konstant gehalten wird, ist eine Funktion des zerebralen Blutflusses, des intrakraniellen Gefäßquerschnittes und der venösen Drainage. Bei Vorliegen einer entsprechenden Pathologie können jedoch Schwankungen des zerebralen Perfusionsdruckes unmittelbar Änderungen des Blutvolumens und damit des Hirndruckes verursachen. Das *Hirngewebe* selbst besteht aus Ganglienzellen mit den dazugehörigen Neuronen, der Neuroglia und der extrazellulären Flüssigkeit. Unter Normalbedingungen sind diese Volumina ziemlich konstant; die wichtigste Störung ist das Hirnödem als extra- (vasogen) oder intrazelluläre (zytotoxisch) Zunahme des Wassergehaltes [7].

Kontrolle des erhöhten intrakraniellen Druckes

Determination und Elimination struktureller und physiologischer Ursachen

Wenn der intrakranielle Druck einen Wert von 20–25 mm Hg erreicht und daher eine Therapie indiziert ist, sind systematisch 3 Schritte einzuleiten:

1. Es ist zu prüfen, ob der gemessene Hirndruckanstieg tatsächlich besteht; dies impliziert eine Beurteilung der Kurvenform, einen Nullpunktsabgleich und eine neuerliche Kalibration der Meßgeräte.

2. Die Ursachen für den ICP-Anstieg sind festzustellen.
3. Gleichzeitig ist die Behandlungsform – wenn möglich der Ursache entsprechend – zu wählen.

Eine Hirndruckerhöhung kann sowohl strukturelle als auch physiologische Gründe haben. *Strukturelle Ursachen* wie z. B. intraventrikuläre oder intrazerebrale Blutungen, Hydrocephalus oder Hirnödem können computertomographisch ausgeschlossen werden. Bei jedem Patienten mit ursprünglich normalem Hirndruck sollten wiederholt CT-Untersuchungen vorgenommen werden, um das Vorliegen einer der genannten Ursachen festzustellen und eine kausale chirurgische Therapie zu ermöglichen. Das Hirnödem kann jedoch nicht sofort kausal behandelt werden, da im Falle eines vasogenen Ödems der Wiederaufbau der Blut-Hirn-Schranke erst etwa 15–24 h nach der Verletzung einsetzt [3] und die Rückbildung des Ödems einige Tage in Anspruch nimmt [12]. – Vor Beginn einer unspezifischen Therapie sind *physiologische Ursachen* wie Hyperkarbie, Hypoxie, Hyponatriämie, Hypothermie, Agitation und Anfälle zu festzustellen oder mittels geeigneter Tests auszuschließen. Eine Temperaturüberwachung ist erforderlich, da eine Temperaturerhöhung den Sauerstoffbedarf und folglich auch den zerebralen Blutfluß steigert. Die Bewußtseinslage des Patienten ist aufmerksam zu verfolgen, um eine schlechte Adaptation an den Respirator, die über einen erhöhten intrathorakalen Druck den venösen Rückstrom vom Kopf beeinträchtigen würde [18, 19], zu vermeiden.

Unspezifische Therapie

1. Lagerung (Abb. 1): Der Patient wird mit um ca. 30° angehobenem Kopf gelagert, um den venösen Abfluß vom Gehirn zu verbessern. Es ist darauf zu achten, daß der Kopf nicht zur Seite gedreht wird, d. h. der Patient sollte geradeaus schauen.

2. Hyperventilation: Zunächst wird der Patient sorgfältig an den Respirator adaptiert, anschließend die arterielle CO_2-Spannung auf etwa 25–30 mm Hg abgesenkt. Dies kann besonders dann von Vorteil sein, wenn das Hirnödem als Folge einer hyperämischen Reaktion auf eine Hirnverletzung auftritt [13]. Hypokarbie reduziert den Blutfluß generell [11]. Während mäßiger Hypokarbie kann das Blut von normalen zu ischämischen Arealen umgeleitet werden [10]. Bei längerdauernder Hyperventilation stellen sich jedoch wieder die ursprünglichen Werte von zerebralem Blutfluß und intrakraniellem Druck ein, da es innerhalb des Liquor cerebrospinalis zu einer neuerlichen Äquilibration der Wasserstoff- und Bikarbonatkonzentrationen kommt. Aus diesem Grund eignet sich das Verfahren der Hyperventilation vor allem für die Behandlung kurzdauernder Hirndruckanstiege.

3. Superponierte Hochfrequenzbeatmung (Abb. 2): Die der konventionellen zyklischen Beatmung superponierte Hochfrequenzbeatmung (8–12 Hz) kann den in-

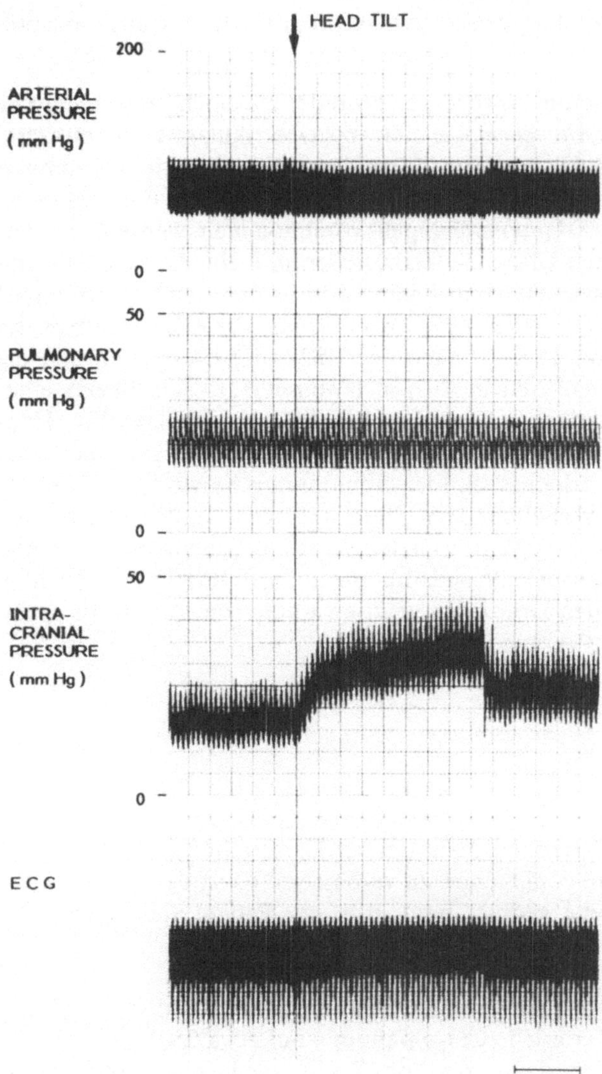

Abb. 1. Kontinuierliche Aufzeichnungen von EKG, intrakraniellem Druck und arteriellem Druck von einem Patienten mit 30° Oberkörperhochlagerung, der geradeaus blickt, um die venöse Drainage des Gehirns zu erleichtern. Akzidentelle Kippung und Rotation des Kopfes weg von der angegebenen Position bedingt einen deutlichen Hirndruckanstieg, der durch neuerliche korrekte Positionierung reversiert werden kann

trakraniellen Druck aufgrund des erhöhten venösen Rückstroms zufolge des erniedrigten intrathorakalen Druckes reduzieren.

4. Ventrikeldrainage: Bei richtig angebrachtem Ventrikelkatheter werden die Ventrikel des Patienten dekomprimiert und bis zu einem Druck von ca. 15 mm Hg entleert. Bei Vorliegen eines schweren Hirnödems ist es jedoch zumeist unmöglich, Katheter in das Ventrikelsystem einzubringen, da die Seitenventrikel durch Aufbrauch der intrakraniellen Reserveräume schlitzförmig verengt sind.

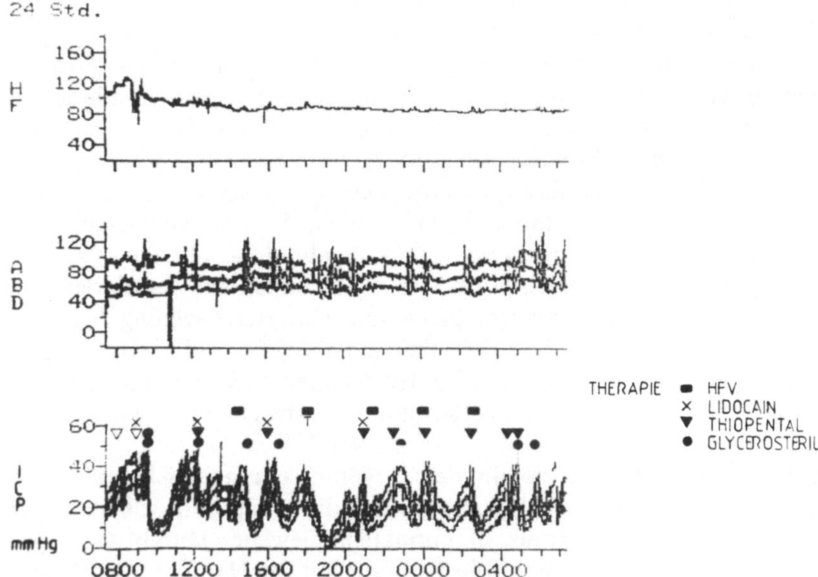

Abb. 2. 24-Stunden-Trenderfassung von Herzfrequenz, systolischem, diastolischem und mittlerem arteriellen Druck und systolischem und mittlerem intrakraniellen Druck bei einem Patienten mit Hirnödem und kontrolliert volumsgesteuerter Beatmung. Verschiedene pharmakologische Interventionen und eine der regulären Beatmung temporär superponierte hochfrequente Zusatzbeatmung *(HFV)* können den erhöhten intrakraniellen Druck temporär herabsetzen

5. Hypertone Lösungen (Abb. 2): Hypertone Lösungen wie Mannitol, Sorbitol und Glycerol reduzieren den Hirnwassergehalt über Bildung eines osmotischen Gradienten zwischen dem vaskulären Kompartment und dem Hirnparenchym bei Vorliegen einer intakten Blut-Hirn-Schranke [15]. Die Dauer der Hirndrucksenkung nach Verabreichung dieser Agenzien wird jedoch kontroversiell beurteilt und alle Substanzen dieser Kategorie besitzen prinzipiell die Fähigkeit, ein Rebound-Phänomen zu induzieren, wodurch der intrakranielle Druck nach der Behandlung höher sein kann als vor der Therapie. Ursächlich dafür kommt eine Überwindung der Blut-Hirn-Schranke in Frage, was letztlich aufgrund der Umkehr des osmotischen Gradienten eine Verschiebung von Wasser aus dem intravaskulären Kompartment in das Hirnparenchym bedingt. Die wichtigsten toxischen Effekte von Glycerol, die durch sorgfältige, langsame Verabreichung vermieden werden können, sind Hämolyse, Hämoglobinurie und Nierenversagen [17]. Auch über Oxalsäurevergiftungen nach intravenöser Gabe wurde berichtet [9]. Zur Potenzierung des Effektes von Mannitol kann auch Furosemid hinzugefügt werden.

6. Steroide: Obwohl Steroide in der Therapie des Tumorödems hochwirksam sind [5], fehlt trotz ihres weitverbreiteten Einsatzes der Beweis ihres nutzbringenden Effektes beim traumatischen Ödem.

7. Barbiturate (Abb. 2): Die Effektivität von Barbituraten in der Prävention und Therapie fokaler oder generalisierter zerebraler Ischämie wurde aufwendig untersucht. Auch konnte eine Herabsetzung des intrakraniellen Druckes nachgewiesen werden [14]. Diese Wirkungskomponente kann – zumindest teilweise – auf eine Herabsetzung des zerebralen Sauerstoffbedarfes durch Unterdrückung der elektrischen Gehirnaktivität zurückgeführt werden. So bedingen Barbiturate auch eine Gefäßkonstriktion im normalen Hirngewebe und eine sekundäre Blutumverteilung zum ischämischen Gewebe [1, 4]. Eine Stabilisation lysosomaler Membranen, eine Unterdrückung der Ödembildungsrate, eine Herabsetzung der Freisetzung freier Fettsäuren und freier Radikale, eine verminderte Freisetzung von Neurotransmittern während Ischämie, eine Herabsetzung des intrazellulären Kalziums im ischämischen Gewebe und schließlich die eigentlich anaesthetischen Effekte könnten andere, für den Themenkreis „zerebrale Protektion" relevante Wirkungsprinzipien der Barbiturate ausmachen (s. [6]).

8. Lidocain (Abb. 2): Lidocain, dessen Verabreichung vor Beginn der Bronchialtoilette empfohlen wurde [2], unterdrückt die synaptische Übertragung und verhindert den Metabolismus in normalem Gewebe. Durch Verminderung der Membranpermeabilität wird die Leitfähigkeit für Natrium und Kalium im ischämischen Gehirngewebe herabgesetzt, was die Ionenpumpen von einem Teil ihrer Last befreit und somit den Energiebedarf senkt [1].

9. Säure-Basen-Pufferung: Das Prinzip der zerebralen Protektion von Ischämie und Hypoxie mittels Verabreichung des Puffers THAM (Tris-hydroxy-methyl-aminomethan: Tromethamin) basiert auf seinen intrazellulär alkalinisierenden Eigenschaften, seiner Blut-Hirn-Schranken-Permeabilität und seiner Fähigkeit, die einem ischämischen/hypoxischen Insult folgenden schädlichen Effekte einer Gewebsazidose aufzuheben [16]. Sein alkalinisierender Effekt auf das Gewebe ist ähnlich demjenigen der Hypokarbie, jedoch ohne Reduktion des regionalen zerebralen Blutflusses, Gefährdung der aeroben Glykolyse und Akkumulation saurer Stoffwechselprodukte. Unsere Erfahrungen mit THAM konnten jedoch bisher keinen Beweis für verläßlich positive Effekte erbringen.

10. Substratmanipulation: Während Glukose die wichtigste Rolle im Hirnstoffwechsel spielt, können exzessive Mengen für ischämisches und hypoxisches Hirngewebe schädlich sein, da das anaerobe metabolische Endprodukt Laktat die Gewebsazidose in einem solchen Ausmaß erhöhen kann, daß die zelluläre Integrität nicht mehr gewährleistet ist. So verstärkt auch eine glukokortikoidinduzierte Hyperglykämie eine ischämische Hirnschädigung [8]. Eine Hirnschädigung kann auch auftreten, wenn der Glukosespiegel im Blut zu niedrig ist, eine Situation, die häufig bei komatösen Patienten nach Insulin-Überdosierung zu beobachten ist.

Zusammenfassung

Die Intensivtherapie nach neurochirurgischen Eingriffen und bei Schädel-Hirn-Trauma ist ein Konglomerat allgemeiner und mehr spezifisch neurointensivmedizinischer Maßnahmen und impliziert die Wahrnehmung der interdisziplinären Aufgabenstellung unter Einbeziehung der Kollegen verschiedener Fachdisziplinen. So hat das Verständnis und die Möglichkeit einer Abschätzung der intrakraniellen Dynamik zusammen mit neuen elektrophysiologischen und neuroradiologischen Techniken die Intensivtherapie von Patienten mit Erkrankungen des Zentralnervensystems grundlegend geändert. Andererseits ist die Sicherung der neuronalen Integrität durch Vermeidung von Ischämie und Hypoxie ein multifaktorielles Problem, das nicht durch Entwicklung intensivmedizinischer Panacea gelöst werden kann. Es kann aber davon ausgegangen werden, daß die Schäden durch Ischämie und Hypoxie des Nervengewebes spontan durch die Krankheitsabläufe selbst oder durch eine Reihe von therapeutischen Interventionen mit einer weiten Varietät von Wirkungsprinzipien günstig beeinflußt werden können.

Literatur

1. Astrup J, Sorensen PM, Sorensen HR (1981) Inhibition of cerebral oxygen and glucose consumption in the dog by hypothermia, pentobarbital, and lidocaine. Anesthesiology 55:263–268
2. Bedford RF, Persing JA, Pobereskin L et al (1980) Lidocaine or thiopental for rapid control of intracranial hypertension. Anesth Analg 49:435
3. Bruce DA, Ter Weeme C, Kaiser G, Chostine S (1976) Mechanisms and time course for clearance of vasogenic cerebral edema. In: Popp AJ, Bourke RS, Nelson LR, Kimbelberg HK (eds) Neural trauma. Grune & Stratton, New York, pp 155ff.
4. Feustel PJ, Ingvar MC, Severinghaus JW (1981) Cerebral oxygen availability and blood flow during middle cerebral artery occlusion: effects of pentobarbital. Stroke 12:858–863
5. Galicich JH, French LA (1961) The use of dexamethasone in the treatment of cerebral edema resulting from brain tumors and brain surgery. Am Pract 12:169–174
6. Hoff JT (1986) Cerebral protection. J Neurosurg 65:579–591
7. Klatzo I (1967) Neuropathological aspects of brain edema. J Neuropathol Exp Neurol 26:1
8. Koide T, Wieloch J, Siesjö BK (1986) Chronic dexamethasone pretreatment aggravates ischemic brain damage by inducing hyperglycemia. J Cerebr Flow Metab 5 (Suppl 1):S251–S252
9. Krauz T, Sellzer M, Abrouryl I (1977) Renocerebral oxalosis after intravenous glycerol infusion. Lancet II:89–90
10. Lassen NA, Palvölgyi R (1968) Cerebral steal during hypercapnia and the inverse reaction during hypercapnia observed by the 133 Xenon technique in man. Scand J Clin Lab Invest (Suppl) 102:XIII D
11. Lundberg N, Kjällquist A, Bien C (1959) Reduction of increased intracranial pressure by hyperventilation. A therapeutic aid in neurological surgery. Acta Psychiatr Scand 34 (Suppl):139
12. Marmarou A, Shulman K, Shapiro K, Poll W (1976) The time course of brain tissue pressure and local CBF in vasogenic edema. In: Pappius HM, Feindel W (eds) Dynamics of brain edema. Springer, Berlin Heidelberg New York, pp 112ff
13. Obrist W, Langfitt TW, Jaggi JL, Cruz J, Gennarelli TA (1984) Cerebral blood flow and metabolism in comatose patients with acute head injury. J Neurosurg 61:241–253

14. Piatt JH Jr, Schiff SF (1984) High dose barbiturate therapy in neurosurgery and intensive care. Neurosurgery 15:427–444
15. Reed DJ, Woodbury DM (1962) Effects of hypertonic area on cerebrospinal fluid pressure and brain volume. J Physiol 164:252–264
16. Rosner MJ, Becker DP (1984) Experimental brain injury: successful therapy with the weak base, tromethamine, with an overview of CNS acidosis. J Neurosurg 60:961–971
17. Tourtellotte WW, Reinglass JL, Newkirk TA (1972) Cerebral dehydration action of glycerol. Clin Pharmacol Ther 13:159–171
18. Ward JD, Becker DP, Mickell J, Keenan R (1981) Neurosurgery – intracranial pressure, head injuries, subarachnoid hemorrhage, nonsurgical coma and brain tumors. In: Shoemaker WC, Thompson WL (eds) Critical care – state of the art, Vol 2. Society of Critical Care Medicine, Fullerton, II(R):1-II(R):26
19. Ward JD, Gadisseux P, Wood CO, Young HG (1987) Intensive care of the head-injured patient. In: Landolt AM (ed) Intensive care and monitoring of the neurosurgical patient. Progress in neurological surgery, Vol 12. Karger, Basel, pp 15–52

Zusammenfassung und Schlußwort –
„Der neurochirurgische Patient"

J. Schulte am Esch

Entscheidend für den Umgang mit Problemen des intrakraniellen Raums ist die eingehende Kenntnis der intrakraniellen Pathophysiologie. Hierbei ist die Bedeutung des ICP und dessen Anstieg bei Patienten mit akuten intrakraniellen Läsionen, z. B. beim Schädel-Hirn-Trauma, von verlaufsbestimmender Bedeutung. Herr Baethmann führt in seinem diesbezüglichen Einführungsreferat aus, daß z. B. verstorbene Schädel-Hirn-traumatisierte Patienten in 80% der Fälle einen gesteigerten intrakraniellen Druck hatten. Dies ist nur ein Beispiel dafür, daß der intrakranielle Druck und dessen Veränderungen nicht allein wissenschaftliches Interesse, sondern vor allem praktische Bedeutung haben. Alle wichtigen intrakraniellen Parameter stehen in enger Beziehung zum intrakraniellen Druck, z. B. die intrakranielle Compliance, die zerebrale Durchblutung, die arterielle Kohlensäurespannung, intrakranielles Blutvolumen und Sauerstoffaufnahme des Gehirns. Die Möglichkeit zur Überwachung des intrakraniellen Drucks ist ein diagnostisches Hilfsmittel sowie eine Therapie- und Verlaufskontrollmaßnahme von größter klinischer Bedeutung. Die intrakranielle Druckmessung ist als eine einfache Routineüberwachungsmaßnahme aus der Betreuung des Schädel-Hirn-Traumas nicht wegzudenken und durch andere, z. B. bildgebende Verfahren keinesfalls zu ersetzen. Umgekehrt machen – wie Herr Huk ausführte – das CT, das MR und neuere bildgebende Verfahren eine differenzierende Diagnostik über die täglichen Routineuntersuchungen beim neurochirugischen Patienten hinaus auch beim Schädel-Hirn-traumatisierten und zerebralen Notfallpatienten generell erst möglich. Obwohl durch diese Großgeräte der Einsatz im Notfall Grenzen hat, wird das CT die Methode der Wahl sein, um unter anästhesiologischer Betreuung Diagnosesicherung und Operationsindikation zu realisieren. Weitere Techniken sind offenbar trotz z. T. höherer Sensitivität, wie man hier hören konnte, noch der Zukunft vorbehalten, vor allem, wenn sie zur neurochirurgischen Routine- oder Notfalldiagnostik eingesetzt werden sollen.

Daß ein bestimmter Gesichtspunkt gegen die Indikationsstellung zu aufwendiger Diagnostik die dringliche OP-Indikation ist, machte Herr Lanksch klar. Auch wenn am Beispiel des SHT die operative Versorgung prinzipiellen Regeln unterliegt, wird doch oftmals dagegen verstoßen, insbesondere durch verschleppte Diagnostik und zögerlichen Weitertransport. Patienten, die intrakranielle Drucksteigerungen nach einem Intervall entwickeln und vor der Einklemmung operiert werden können, haben eine relativ gute Prognose. Kontusionsblutungen müssen lückenlos beobachtet und bei vitaler Bedrohung, Statusverschlechterung oder bei anhaltender Bewußtlosigkeit der Patienten operiert werden.

Nach diesen grundlegenden Gesichtspunkten, die sich überwiegend auf das Schädel-Hirn-Trauma als Notfall fokussierten, wurden im weiteren die anästhesiologischen Gesichtspunkte bezüglich der Pharmaka und Techniken besprochen. Anhand pathophysiologischer Grundlagen bei zerebraler Belastung entwickelte Herr Heuser das therapeutische Ziel: Wiederherstellung einer adäquaten zerebralen Sauerstoffverfügbarkeit und Optimierung von intrakraniellem Druck, zerebralem Perfusionsdruck, arterieller Sauerstoffspannung und Blutzucker. Hierzu ist perioperativ die Überwachung von Kreislauf, Elektrolyten, Blutgasanalyse, Temperatur, Blutzucker, hirnelektrischen Signalen (wie EEG und EP) und transkranieller Doppler-Sonographie notwendig. Viele Parameter können noch nicht allgemeiner Standort sein, weil unter Narkosebedingungen noch zu wenig über deren Aussagekraft bekannt ist. Bezüglich der Anästhetika, die zum Einsatz kommen, und der Anästhesietechniken sollte festgehalten werden, daß wegen intrakraniell begünstigender Effekte wie CBF-, $CMRO_2$- und ICP-Senkung die intravenösen Anästhetika allein oder z.T. in Kombination mit geringen Dosen Inhalationsanästhetika für neurochirurgische Anästhesien eingesetzt werden. Wenn man sich zu einem Inhalationsanästhetikum entschließt, scheint Isofluran das geeignetste zu sein. Bezüglich Lachgas wurden Zurückhaltung und die hierzu kontroverse Diskussion herausgestellt.

Über spezielle, für neurochirurgische Eingriffe entwickelte Anästhesieverfahren brachte Herr Cunitz eine Auswahl. Er selektierte hierzu die folgenden Besonderheiten. Dies sind Narkosen zu Aneurysma- und Angiomoperationen, bei denen auf stabile Blutdruckverhältnisse unter zurückhaltendem Einsatz einer kontrollierten Hypotension sowie auf Vermeiden von Husten und Pressen geachtet werden muß und darüber hinaus Kalziumantagonisten eingesetzt werden sollten. Weiterhin wurde die sitzende Position besprochen, die nach wie vor eine Problempositionierung darstellt. Unabdingbare Voraussetzungen hierzu sind Ultraschall-Dopplerdiagnostik präkordial, Einsetzen von PEEP-Beatmung und ein maximaler Lachgasanteil im Beatmungsgemisch von 50%. Als drittes wurde auf die Narkose und adjuvante Maßnahme beim schweren Schädel-Hirn-Trauma eingegangen, wobei die Blutdrucksenkung vermieden werden muß, die selten beim isolierten Schädel-Hirn-Trauma, aber häufig beim Polytraumatisierten mit Schädel-Hirn-Trauma auftritt. Hier wurde deutlich auf Inhalationsanästhetika einschließlich Lachgas als Kontraindikation für derartige Patienten hingewiesen. Als letzter Punkt wurde die Narkose und Hormonsubstitution bei Hypophysenoperationen besprochen. Hier sind für den Anästhesisten die intraoperativ und postoperativ auftretenden substitutionsbedürftigen Ausfallserscheinungen ein spezifisches Problem.

Perioperatives invasives und nichtinvasives, kontinuierliches und diskontinuierliches Monitoring wurde in einigen der Beiträge besprochen. Der hirnelektrischen Signaldiagnostik kommt eine große Bedeutung zu. Herr Pfurtscheller wies auf die enge Kopplung von zerebraler Durchblutung und elektrischer Hirnaktivität hin, also darauf, daß das EEG als sensibler Indikator für die Minderperfusion zerebraler Strukturen verfügbar ist. Das EEG als „compressed spectra" und die evozierten Potentiale in Form von AEP und SEP sowie die cerebral conduction time (CCT) sind hier führende Parameter. Es wurden insbesondere die Indikationen zu diesen Verfahren bei neurochirurgischen Eingriffen wiedergegeben und auf Indikationen im Rahmen der Hirntodfeststellung hingewiesen. Offenbar ist die in diesem Beitrag erwähnte, in Graz eingeführte multiparametrische Überwachung mit EEG, AEP und SEP zukunftsweisend.

Ausgehend von den Überlegungen, daß die meisten zerebralen Belastungen als Folge funktionelle und morphologische Zeichen einer inkompletten Ischämie haben, zeigte uns Herr Kochs die Beziehung von zerebraler Durchblutung und EEG bzw. SEP im Tierexperiment auf. Es wurde deutlich, daß bei stufenweiser zerebraler Durchblutungsminderung eine parallel dazu einhergehende stufenweise Deprimierung der elektrischen Funktion, wie sie schon Herr Pfurtscheller erwähnte, auftrat. Abweichend hiervon entwickelte sich während der Reperfusionsphase in dem gewählten Untersuchungszeitraum keine lineare Korrelation zwischen CBF und elektrischer Signalaktivität; die reduzierte elektrische Signalintensität weist möglicherweise auf strukturelle Beeinträchtigung zentral-nervöser Strukturen hin. Man sollte für die Zukunft festhalten, daß derartige Aussagen z. B. beim Schädel-Hirn-Trauma evtl. prognostische Bedeutung erlangen werden.

Abschließend wurden die verbleibenden Aufgaben auf der Intensivstation besprochen. Herr Zimpfer ging auf die spezielle Problematik des neurochirurgischen Intensivpatienten ein. Die repetitive neurologische Examination als Stütze der Verlaufs- und Therapiekontrolle wurde hervorgehoben unter Abschätzung der zerebralen Perfusion und der intrakraniellen Dynamik, wie es eingangs schon angesprochen wurde. In einem Resumee kann festgestellt werden, daß tieferes Verständnis des intrakraniellen Milieus sowie ein wesentlich besseres Monitoring die Intensivtherapie bei Patienten mit Krankheiten des zentralen Nervensystems grundlegend geändert haben. Dennoch darf abschließend gesagt werden: Es bleibt noch viel zu tun.

Schmerzverständnis und Schmerzbekämpfung in Antike, Mittelalter und in den letzten Jahrhunderten

M. Adt, I. Müller und N. Franke

In dieser Übersicht soll das Schmerzverständnis sowie die zur Verfügung stehenden Mittel zur Schmerzbekämpfung während der europäischen Geschichte beleuchtet werden. Es soll dargestellt werden, wie im Laufe der Entwicklung höherer Kulturen die enge Verbindung zwischen Schicksalhaftigkeit von Krankheit und Schmerz und deren uneingeschränkte Akzeptanz aus dem religiösen Selbstverständnis gelöst wurde, um durch eine möglichst leistungsfähige Medizin eine bessere Lebensqualität erlangen zu können.

Primitive (archaische) Medizin

Die „archaische" Medizin entsprach bis zum Beginn der Geschichtsschreibung in etwa der „primitiven" Medizin, wie sie einige Naturvölker noch heute praktizieren. Da eine Schrift nicht existierte, wurde die Kenntnis über Heilmittel, welche hauptsächlich pflanzlichen Ursprungs waren und daher mit der Nahrungszubereitung zu tun hatten, häufig von den Frauen weitergegeben [12]. Man kannte eine Vielzahl von pflanzlichen Wirkstoffen, welche z. B. spasmolytischen, sedierenden und berauschenden Effekt hatten und die hauptsächlich im Hausgebrauch bei alltäglichen Erkrankungen angewandt wurden.

Die magische Mentalität der primitiven Völker ließ eine Trennung zwischen somatischen Ereignissen wie Krankheit und Schmerz und Schicksalsschlägen, die durch überirdische Wesen herbeigeführt worden waren, nicht zu. Daher wurde die Ursache für eine Krankheit stets in einer begangenen Blasphemie oder anderweitigen Beleidigung der Gottheiten gesucht. Hilfe konnte nur der Priester-Arzt bzw. der Magier spenden, dieser bestimmte, welche Maßnahmen kultischen oder medizinischen Charakters geeignet erschienen, die Götter zu versöhnen und Abhilfe zu schaffen.

Ägypten, Mesopotamien

Bei den Ägyptern existierten Priester und Arzt nebeneinander. Zahlreiche pharmakologische Wirkstoffe waren bekannt, darunter Mandragora, Bilsenkraut, evtl. Opium [7, 9]. Daneben wurde auch die sogenannte „Dreckapotheke" benutzt, die sich bis ins späte Mittelalter halten konnte.

Die Ägypter verstanden es bereits, eine Art Lokalanästhesie zu praktizieren: Pulver aus dem zerriebenen „Stein zu Memphis", in Flüssigkeit gelöst und lokal z.B. vor Zirkumzision angewandt, führte angeblich zu völliger Gefühllosigkeit [9]. Plinius erklärte die Wirkung des Steins von Memphis mit dessen CO_2-Gehalt, welches schwach lokalanästhesierende Wirkung hat.

Die berauschenden Eigenschaften einiger Pflanzen wurden „therapeutisch" genutzt: In der ägyptischen Sage begann die Göttin Hathor eines Tages, die Menschheit auszurotten; Gott Re gab ihr daraufhin ein Bier zu trinken, welches mit Mandragoraextrakt verstärkt war. „Sie wurde daraufhin trunken und vergnügt und kannte die Menschen nicht mehr". Hathors Bild wurde später mit Blüten der Mandragorapflanze geschmückt [5].

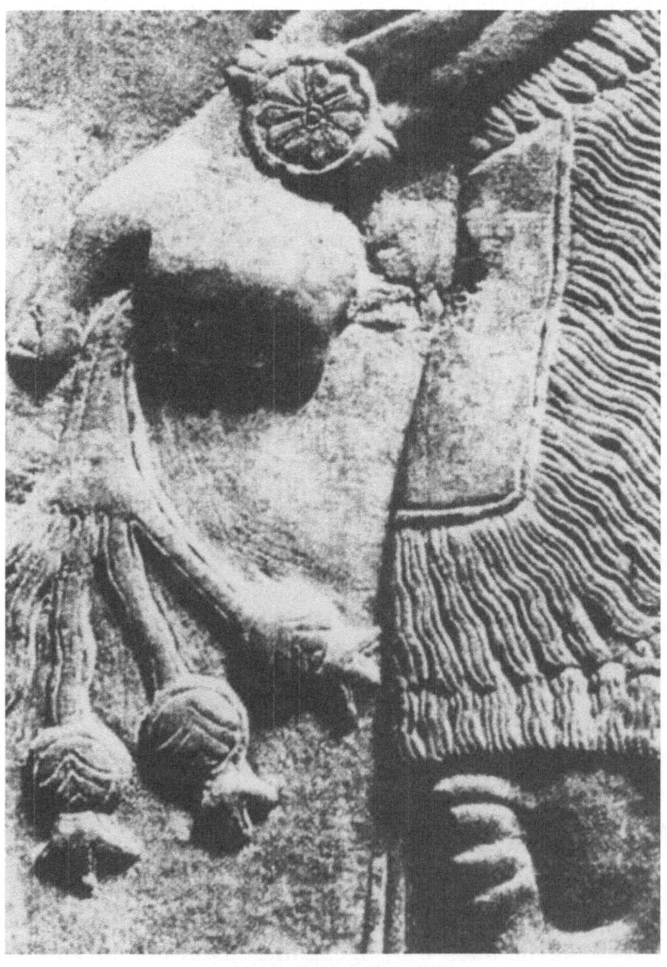

Abb. 1. Mohnkapseln in einer assyrischen Darstellung

In Mesopotamien waren etwa 250 Heilpflanzen, darunter auch Mohn, bekannt. Bilsenkrautextrakt wurde von den Assyrern als „die Glieder fesselnd" beschrieben und von den Babyloniern zusammen mit Gummi als Zahnfüllung bei Zahnschmerzen verwendet [14], (Abb. 1).

Griechen und Römer

In der griechischen Sage spielten die Extrakte der Nachtschattengewächse eine mystische Rolle. So verwandte Helena „Nepenthe", ein Trank aus Wein, evtl. Opium oder Cannabis, und Mandragora, welcher „Sorgen und Kummer vergessen macht".

Die Priesterinnen des Orakels zu Delphi nahmen eine Zubereitung aus Bilsenkraut, welche ihre Phantasie beflügelte, zu sich, ehe sie ihre Weissagungen machten [11]. Die Zauberin Circe verstand es, die Gefährten des Odysseus mit Hilfe der Mandragora in Schweine zu verwandeln.

Die Griechen vollzogen schließlich eine vollständige Trennung von Medizin und Religion. Man versuchte, das irdische Leben so angenehm wie nur möglich zu gestalten. Daher war auch die Bekämpfung von Krankheit und Schmerz in effektiver Weise wünschenswert. Der Arzt hatte ein fest umrissenes Aufgabengebiet: von Askleipios (geb. 1260 v.Chr.) wird gesagt: Er heilte durch das Wort (Psychotherapie), Medikamente (Pharmakotherapie) und das Messer (Chirurgie) [2]. Als schmerzlindernde Prämedikation vor operativen Eingriffen verabreichte Hippokrates „Nepenthe", also mit Opium versetzten Mandragorawein.

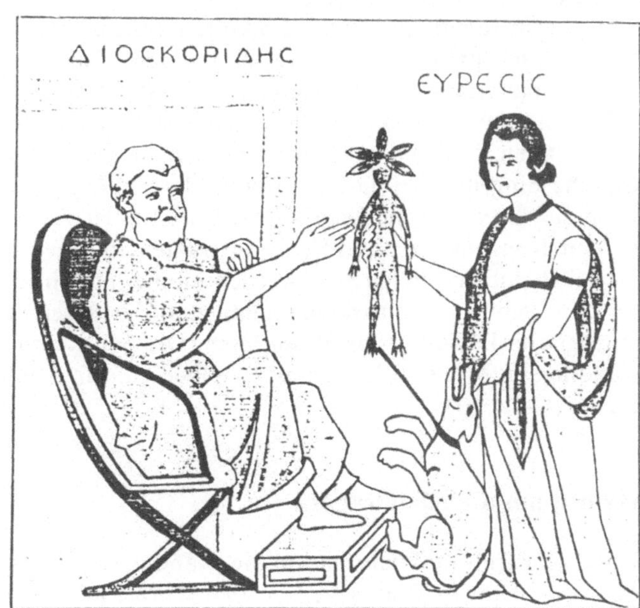

Abb. 2. Dioscorides mit der Mandragorapflanze

Dieses Vorgehen wurde von den Chirurgen des römischen Reiches, welche größtenteils Griechen waren, übernommen. Als Indikationen für die Anwendung der Mandragora galten: Schlaflosigkeit, Schmerzbekämpfung, Spasmolyse, Wahnsinn (Abb. 2).

Die „Arabische" Medizin

Die Tradition, welche von den griechischen Ärzten begründet worden war, fand ihre Weiterentwicklung in der Medizin des Islam (7.–11. Jahrhundert) im Mittelmeerraum. Die Ärzte dieser Epoche nutzten die Erfahrungen der griechischen, römischen, persischen und indischen Schriften, deren – wenngleich durch mehrfache Übersetzung in verschiedene Sprachen ungenaue – Erkenntnisse zur Verfügung standen. Entsprechende Fortschritte waren zu verzeichnen: Man kannte eine nie mehr erreichte Vielfalt an Arzneizubereitungen. Es gab Krankenhäuser, an denen die ärztliche Ausbildung nach dem heute praktizierten Chefarzt-System stattfand: Ein Kranker wurde zunächst von einem Lernenden untersucht. Hatte dieser Zweifel an seiner Diagnose, so wandte er sich an einen Schüler des Meisters, war dieser ebenfalls nicht sicher, wurde der Meister selbst konsultiert. Kein Arzt konnte sich erfolgversprechend niederlassen, wenn er nicht nachweisen konnte, daß er an anerkannten Hospitälern ausgebildet worden war. 930 n. Chr. führte der Sultan eine Art Approbation ein: Niemand durfte Kranke behandeln, wenn er nicht ein entsprechendes Zeugnis vorlegen konnte.

Die Gehälter der Ärzte waren ebenfalls geregelt: Diejenigen, die sich um die Armen kümmerten, standen im Staatsdienst. Daneben gab es freipraktizierende Ärzte, die von ihren Patienten Naturalien oder Barzahlung erhielten. Den höchsten sozialen Status nahm der Leibarzt des Sultans ein: Er wurde für seine Leistungen fürstlich entlohnt [13].

Man war damals imstande, Frakturen zu schienen, Luxationen einzurichten, Abszesse zu spalten, Ascites zu punktieren, Darmoperationen durchzuführen (als Nahtmaterial dienten Ameisenköpfe oder Katzendarm) u. v. a. m.

Zur Anästhesie wurden 3 Methoden beschrieben: „die Ursache des Schmerzes zu beseitigen, den Schmerz durch Drogen zu erweichen, eine Narkose für chirurgische Eingriffe" [8]. Die Erfindung der „spongia somnifera" geht möglicherweise auf die arabische Medizin zurück. Zur Herstellung der Schlafschwämme wurden Konzentrate aus Pflanzenextrakten in einen Schwamm eingetrocknet, der bei Benutzung befeuchtet werden mußte. Durch Einatmen der Dämpfe, die aus dem Schwamm austraten, wenn man ihn unter die Nase hielt, sollte eine chirurgische Bewußtlosigkeit eintreten. Die Schwämme enthielten Extrakte aus Mandragora, Mohn, Bilsenkraut, Maulbeeren, Efeu, Sellerie, Fenchel, Schierling u. a. [12], (Abb. 3).

Mythen um die Mandragora

Schon sehr früh rankten sich um die Mandragora-Pflanze allerlei Legenden. Die Phantasie früherer Zeiten verlieh der Wurzel menschliche Gestalt, welche im-

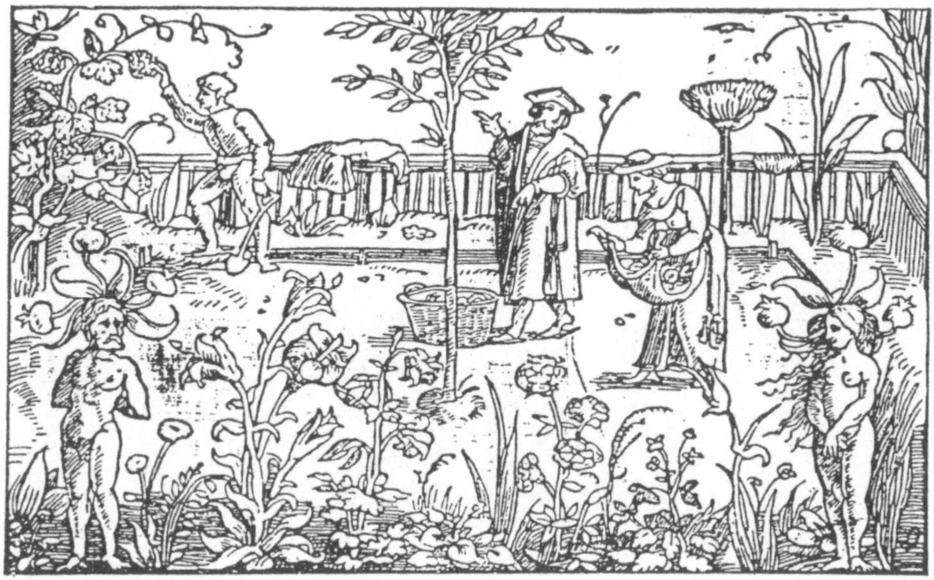

Abb. 3. Mittelalterliche Darstellung eines medizinischen Gartens, dessen Ernte zur Herstellung von Schlafschwämmen diente

stande war, sich der Erde dadurch zu widersetzen, daß sie sich tiefer in die Erde zurückzog. Außerdem soll sie dabei laut geschrien haben. Die Ernte sollte nur bei Vollmond erfolgen, derjenige, der sie erntete, mußte anschließend sterben. Daher wurde zunächst um die Wurzel ein Wall ausgehoben und dazu das Horn geblasen. Dann wurde an die weitgehend freigelegte Wurzel die Leine eines Hundes angebunden, welcher die Pflanzen ausriß und dabei stellvertretend für seinen Herrn starb. Die Madragora ist daher stets mit einem erdrosselten Hund dargestellt.

Die erwarteten Wirkungen der Mandragora waren aphrodisierend, schlafinduzierend, narkotisch, schmerzlindernd und halluzinogen [6], (Abb. 4).

Christentum und Mittelalter

Nach christlicher Auffassung bedeutete Krankheit und Schmerz die verdiente Strafe für begangene Sünden. Der Erkrankte hatte die Möglichkeit, seine begangene Schuld in Demut und Gebet zu überdenken und in der Erduldung seiner Leiden seelische Größe zu gewinnen. Ärzte starben zum Teil als Märtyrer, da ihr Eingreifen in die göttliche Vorsehung als unchristlich erachtet wurde. Auf diese Weise stagnierte eine Weiterentwicklung der Medizin [10].

Beim Brand der Universitätsbibliothek zu Alexandria, der durch christliche Fanatiker gelegt worden sein soll, wurde ein unermeßlicher medizinischer Wissensschatz vernichtet. Erst viel später wurde in Montecassino wieder mit der Sammlung von Übersetzungen medizinischer Schriften begonnen.

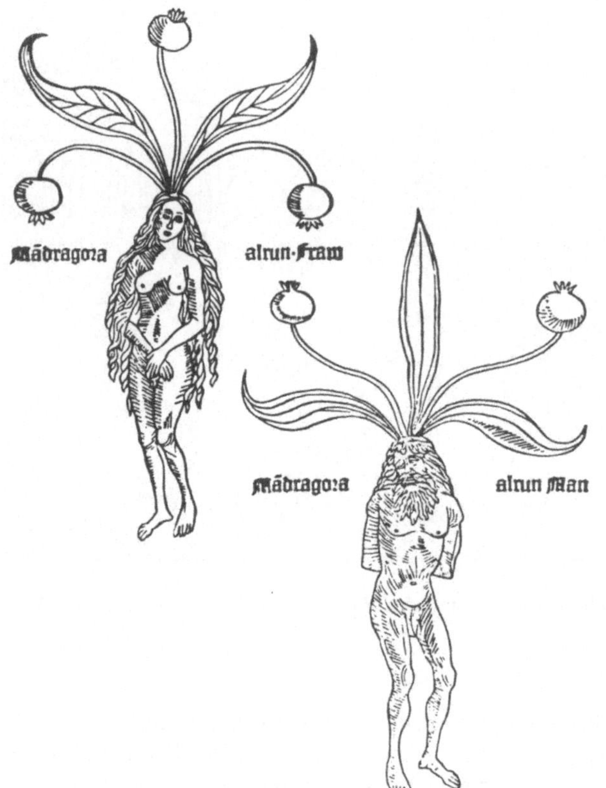

Abb. 4. Mittelalterliche Darstellung der „weiblichen" und „männlichen" Mandragorapflanze

So sorgten die Klöster gemäß dem Gebot der Nächstenliebe zwar schon früh für die Pflege der Kranken und Siechen, ohne dabei jedoch ärztliche Aufgaben zu übernehmen. Alles medizinische Wissen war in den Bibliotheken der Klöster verwahrt, konnte aber nicht zur Anwendung gelangen. Übten die Mönche der damaligen Zeit dennoch ärztliche Tätigkeit aus, so verbot ihnen ein Konzilbeschluß im Jahre 1130 dieses Wirken: sie sollten in den Klöstern bleiben.

Den Klöstern kommt jedoch das Verdienst zu, die antike medizinische Literatur bewahrt und übersetzt zu haben. So konnte in der Scholastik der „medizinische Arabismus" wieder auf die Schriften der islamischen Epoche zurückgreifen und die damals praktizierten Methoden wiederentdecken.

Die Renaissance hingegen wandte sich ab vom Arabismus und wieder hin zu den griechischen Autoren. Die Schriften des Aristoteles wurden bis ins 17. Jahrhundert unverändert gelehrt.

Im Gegensatz zu der später vertretenen Auffassung durchdrang gemäß der aristotelisch-galenischen Tradition die „Anima sensitiva" alle Körperteile und ließ keine Differenzierung zwischen Körperschmerz und Seelenschmerz zu.

Hexenglaube

Im Mittelalter wurde die Heilkunst zum Teil auch von Laien ausgeübt. Häufig besaßen die Frauen detaillierte Kenntnisse über die Indikationen und die Wirkung pflanzlicher Pharmaka. Besondere Erfahrung hatten sie naturgemäß auf dem Sektor der Frauenheilkunde und Geburtshilfe. Es gab offensichtlich Methoden, den Geburtsschmerz zu lindern, deren Anwendung allerdings mit der Definition der Erbsünde nicht zu vereinbaren war und von der Kirche hart bestraft wurde. Es wird berichtet, daß aus diesem Grund in Schottland eine Frau lebendig verbrannt wurde [1]. Die medizinischen Kenntnisse und Fähigkeiten meist älterer und alleinstehender Frauen und die Achtung, die sie beim Volke genossen, wurden von der machtausübenden und von der Kirche gesteuerten Männergesellschaft des Mittelalters zunehmend als störend empfunden. Es war nicht schwierig, die unliebsame Minderheit öffentlich in Mißkredit zu bringen und alsbald eine „Hexenverfolgung" einzuleiten.

Heute nimmt man an, daß einige „Hexen" im Sinne einer Drogensucht halluzinogene Pflanzenextrakte, vorwiegend aus Nachtschattengewächsen, zu sich nahmen, die zusammen mit den ebenfalls halluzinogen wirkenden „Hexensalben" zu Wahnvorstellungen wie Verwandlung in ein Tier oder das Fahren durch die Lüfte geführt haben mögen [8], (Abb. 5).

Aufklärung

Die Entwicklung der Naturwissenschaften machte im Zeitalter der Aufklärung bei der Medizin nicht Halt: Der Philosoph, Mathematiker und Naturwissen-

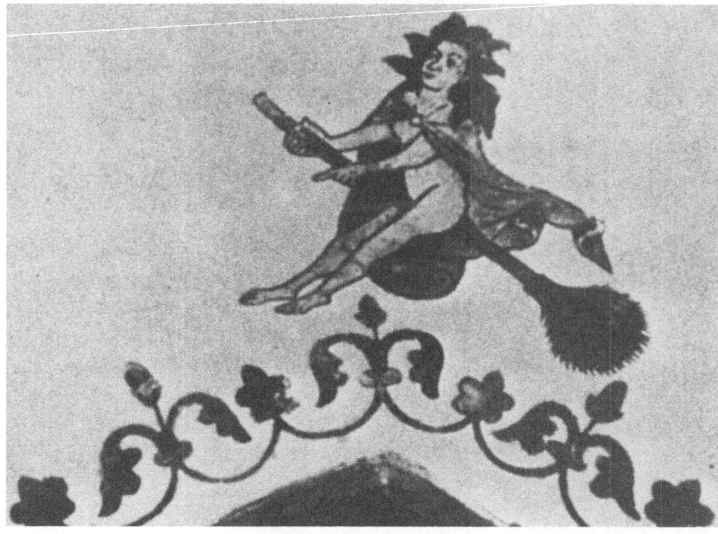

Abb. 5. „Nachtfahrende" am Dom zu Schleswig

schaftler René Descartes entdeckte und analysierte die reflektorische Natur des Schmerzes: Er wies dem Schmerz eine rein körperliche, schützende Funktion zu [4], (Abb. 6).

Dadurch war endgültig die Trennung von Geist und Körper vollzogen. Abermals wurde die Erlangung eines höchstmöglichen Lebenskomforts noch während des irdischen Daseins erstrebenswert und somit eine leistungsfähige Medizin erforderlich.

Noch immer standen aber beispielsweise zur Schmerzbekämpfung nur die Methoden der Antike, die keine wesentliche Neuerung erfahren hatten, zur Verfügung. Erst 1771 entdeckte Priestley den Sauerstoff, das Stickoxydul, das Kohlendioxid und weitere Gase. Zwar wurde 1846 in Boston erstmals öffentlich eine Äthernarkose für chirurgische Zwecke demonstriert; die Zeit schien der modernen Anästhesie jedoch nur langsam entgegenzureifen, denn noch 1847 fragte der französische Arzt Magendie: „Welches Interesse kann es für die Akademie der Wissenschaften haben, ob der Mensch mehr oder weniger leidet?"

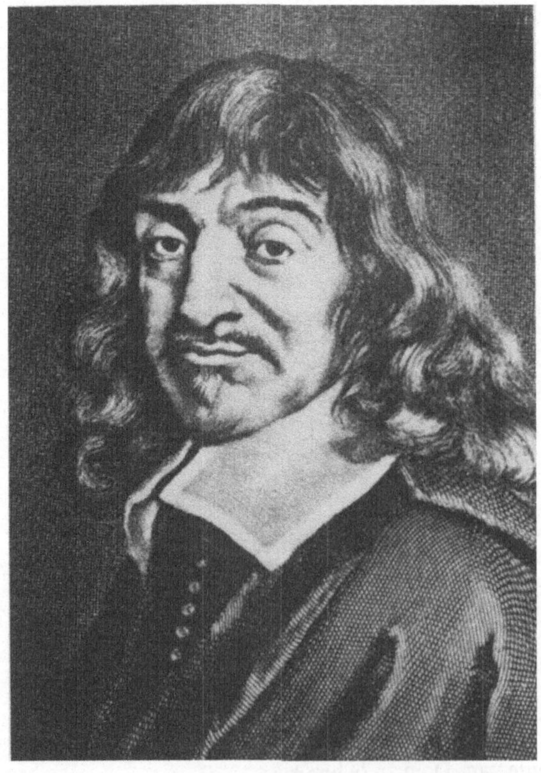

Abb. 6. René Descartes (1596–1650)

Literatur

1. Babcock ME (1926) Brief outline of the history of anaesthesia. Grace Hosp Bull 10:16–21
2. Baisette G: Die Medizin bei den Griechen. In: Illustrierte Geschichte der Medizin. Toellner R (Hrsg) Andreas & Andreas, Salzburg
3. Buess H (1953) Zur Geschichte der Atropa Belladonna als Arzneimittel. In: Gesnerus 10:37–52
4. Caton D (1985) The secularization of pain. Anesthesiology 62:493
5. Dioscorides, Pedanius (1902) Arzneimittellehre in fünf Büchern (De materia medica). Übers. u. mit Erkl. vers. v. Berendes J, Stuttgart
6. Führer H (1926) Solanaceen als Berauschungsmittel. Eine historisch-ethnologische Studie. In: Naunyn-Schmiedebergs Archiv für experimentelle Pathologie u. Pharmakologie 111:292
7. Grapow H (1929) Wörterbuch der ägyptischen Drogennamen. Berlin, S 490
8. Kuhlen F-J (1983) Zur Geschichte der Schmerz-, Schlaf- und Betäubungsmittel in Mittelalter und früher Neuzeit. Stuttgart
9. Leca A-P (1971) La médicine égyptienne. Paris
10. Lichtenthaeler Ch (1982) Geschichte der Medizin. Köln
11. Seemann O (1910) Mythologie der Griechen und Römer. Leipzig
12. Sigerist HE (1951) A history of medicine, vol. I. New York, p 114
13. Sournia J-C: Die arabische Medizin. In: Toellner R (Hrsg) Illustrierte Geschichte der Medizin, Bd. 2. Andreas & Andreas, Salzburg
14. Zehnder J (1928) Le pavrot et son usage chez les assyriens. Haupt Zschr Assyr 30:60; Soc Helvet Sc Nat, Lausanne

Schmerztherapie auf einer Palliativstation –
Ein Modellversuch

D. Zech

Hospice Care Bewegung

Aus der Erkenntnis, daß den Bedürfnissen terminaler Tumorkranker und ihrer Angehörigen im englischen Gesundheitssystem nur unzureichend Rechnung getragen wurde, gründete Cicely Saunders 1967 des St. Christopher's Hospice in London. Dieses erste moderne Hospice hatte sich die Erforschung krankheitsbedingter physischer und psychischer Symptome und die Erarbeitung von Therapie- und Betreuungsstandards zur Aufgabe gestellt und fand in den folgenden Jahren, vor allem im anglo-amerikanischen Sprachraum, zahlreiche Nachfolger. Besonders im Bereich der medikamentösen Tumorschmerzbehandlung gingen von hier maßgebliche Impulse aus [26, 27, 31–34].

Die Palliativstation

Aus dem Bedürfnis, unheilbar an einer fortgeschrittenen Krebserkrankung leidenden Patienten mehr als nur eine ambulante Tumornachsorge anbieten zu können, entstand 1983, mit Unterstützung der Deutschen Krebshilfe, an der Chirurgischen Universitätsklinik Köln die bislang einzige Palliativstation im deutschsprachigen Raum. Gemäß dem englischen Vorbild ist die Schmerztherapie, als Teil der Symptomkontrolle, ein wichtiger Teil ihres Aufgabenbereiches (Tabelle 1).

Die Station umfaßt 2 Doppel- und ein Einzelzimmer sowie, als wichtigem Mittelpunkt, ein Wohnzimmer, das Patienten, Angehörigen und Personal zur Verfügung steht. Eine Erweiterung auf 15 Betten ist vorgesehen. Bei der Gestaltung des Tagesablaufes, der Einnahme und Auswahl der Mahlzeiten und der

Tabelle 1. Aufgaben der Palliativstation

- Symptomkontrolle
- Krankenpflege
- Sozialhilfe
- Seelsorge
- Psychische Betreuung von Patienten und Angehörigen
- Sterbebegleitung

Gestaltung des Krankenzimmers wird den Wünschen der Patienten weitestgehend entsprochen. Hauptamtlich arbeiten auf der Station 6 examinierte Pflegekräfte, eine Stationsärztin und halbtägig ein Anästhesist, unterstützt durch einen Chirurgen, einen chirurgischen und einen anästhesiologischen Oberarzt, eine Sozialarbeiterin und die Seelsorge. An bestimmten Wochentagen stehen ehrenamtliche Helferinnen zur Verfügung. Konsiliarärzte anderer Kliniken werden bei Bedarf hinzugezogen. Verantwortlich für die Schmerztherapie ist der Anästhesist, wobei die gesamte Symptomkontrolle jedoch gemeinsam mit der Stationsärztin durchgeführt wird.

Modell der stationären und ambulanten Versorgung

Die Ergänzung zum stationären Bereich bilden die Schmerzambulanz und der Hausbetreuungsdienst, denen die ambulante Versorgung der Patienten obliegt. Der mobile Hausbetreuungsdienst, dem Pflegepersonal, Sozialarbeiter und ehrenamtliche Helfer angehören, ist für die Organisation und Durchführung der häuslichen Pflege und Schmerztherapie verantwortlich. Auch schwerstkranke und sterbende Patienten können auf diese Weise nach vorausgegangener stationärer Therapieeinstellung in ihrer häuslichen Umgebung versorgt werden. Als weiterer Bestandteil des Modells führt das Bildungsforum Chirurgie Informationsveranstaltungen über Krebserkrankung und palliative Therapie für medizinische Fachkräfte und Laien sowie Fortbildungsveranstaltungen für ehrenamtliche Helfer durch. Auch diese Projekte werden von der Deutschen Krebshilfe unterstützt.

Patientengut

Von der Eröffnung im April 1983 bis Ende März 1987 erfolgten auf der Palliativstation 235 Aufnahmen, die 179 Patienten betrafen. 45 Patienten wurden mehrfach aufgenommen und zwischenzeitlich in anderen Abteilungen oder nach Entlassung ambulant behandelt. 65% der Aufgenommenen waren bereits vorher Patienten der Chirurgischen Universitätsklinik, insgesamt 80% kamen aus dem Kölner Tumorzentrum und 20% wurden von anderen Kliniken oder niedergelassenen Ärzten eingewiesen. Männer (50,3%) und Frauen (49,7%) waren ungefähr gleich häufig vertreten. Das Durchschnittsalter der Patienten betrug 60,1 Jahre. Die jüngste Patientin war 28jährig, die älteste 90 Jahre alt [25].

Diagnosen: Tabelle 2 zeigt die Diagnosen der 141 Tumorschmerzpatienten. Am häufigsten handelte es sich um bösartige Neubildungen des Gastrointestinaltraktes, der Mamma und des Urogenitaltraktes, gefolgt von Bronchialkarzinomen und Tumoren aus dem HNO- und mund-kiefer-gesichtschirurgischen Fachgebiet.

Tabelle 2. Tumorlokalisation bei 141 Palliativpatienten

Tumorlokalisation	Primärtumor	Sekundärtumor
HNO-MKG-Tu.	11 (7,8%)	
Ösophagus-Ca.	12 (8,5%)	
Magen-NPL	13 (9,2%)	1
Dünndarm-Ca.	1 (0,7%)	
Pankreas-NPL	9 (6,4%)	1
Colorektale Tu.	25 (17,7%)	
Anal-Ca.	4 (2,8%)	
Mamma-Ca.	16 (11,3%)	1
Bronchial-Ca.	11 (7,8%)	1
Gynäkologische Tu.	9 (6,4%)	
Weichteil-Tu.	3 (2,1%)	
Urologische Tu.	13 (9,2%)	
Gallenblasen-Gallengang-Ca.	3 (2,1%)	
Pleuramesotheliome	3 (2,1%)	
Lymphome	2 (1,4%)	
Prim. Leberzell-Ca.	1 (0,7%)	
Schweißdrüsen-Ca.	1 (0,7%)	
Plasmocytom	1 (0,7%)	
Unbekannter Primärtumor	3 (2,1%)	
	141 (100,0%)	4 (2,8%)

Häufigster Grund zur Aufnahme auf die Palliativstation waren Schmerzen (83%). Andere Aufnahmegründe betrafen die Symptomkontrolle (100%), die Betreuung in der Sterbephase (43,4%), Ernährungsschwierigkeiten (19,1%), psychische Probleme (19,1%) und die soziale Situation (18,7%). In allen Fällen war mehr als nur ein Aufnahmegrund gegeben [25].

Behandlungsziele

Das Ziel der palliativen Behandlung ist nicht die Lebensverlängerung um jeden Preis, sondern die Wiederherstellung eines lebenswerten Zustandes, den es gilt, solange als möglich zu erhalten. Der Schmerztherapie kommt hierbei eine erhebliche Bedeutung zu. Dabei gilt es unter Berücksichtigung von Schmerzätiologie und -lokalisation, das effektivste Verfahren auszuwählen. Zu berücksichtigen sind jedoch auch Invasivität, Nebenwirkungsrate und Komplikationsrisiken der verfügbaren Verfahren sowie der Allgemeinzustand des Patienten. Mobilität und die möglichst weitgehende Unabhängigkeit des Patienten vom Arzt sind weitere zu berücksichtigende Faktoren. Auch in der Schmerztherapie ist deshalb das Behandlungsziel nicht die Schmerzfreiheit um jeden Preis, sondern die Schmerzlinderung auf ein leichtes und erträgliches Niveau mit möglichst niedrigem Behandlungsrisiko.

Prinzipien und Durchführung der Schmerztherapie

Klassifikation des Tumorschmerzes

Die Differenzierung der Schmerzen nach ihrer Ätiologie bildet die Voraussetzung zu ihrer gezielten und adäquaten Behandlung. Dabei werden Schmerzen, die keinen Bezug zur Tumorerkrankung oder -therapie haben, von tumorbedingten, tumorassoziierten und therapiebedingten Schmerzen unterschieden [11–13, 32]. Auch die weitergehende Unterteilung in bestimmte Schmerzarten wie z. B. ossäre, viszerale, neuropathische oder Weichteilschmerzen dient neben einer möglichst weitgehenden Eingrenzung der Schmerzursache der weiteren Therapieplanung. Das Ausmaß der dazu notwendigen Diagnostik ist dabei auch vom Krankheitsstadium des Patienten abhängig zu machen. Um die unterschiedlichen schmerzauslösenden und schmerzmodulierenden Faktoren in der Behandlung entsprechend zu berücksichtigen, müssen neben den fast immer vorliegenden somatischen auch psychische, soziale und spirituelle Ursachen erfaßt werden, da sie in erheblichem Maße schmerzverstärkend wirken können [34]. Karzinompatienten haben häufig mehrere Schmerzursachen [11]. In einer eigenen Untersuchung hatten knapp die Hälfte aller Patienten 2, etwa 4% 3 Schmerzursachen. Als häufigste Schmerzarten in unserem Patientengut erwiesen sich viszerale, neuropathische und ossäre Schmerzen [39]. Bezüglich der Ätiologie sind tumorbedingte, mit weitem Abstand gefolgt von therapiebedingten Schmerzen am häufigsten [13, 40].

Aufnahmeindikationen zur stationären Schmerztherapie

Aufnahmeindikationen zur stationären Schmerzbehandlung auf der Palliativstation sind:

1. ambulant nicht einstellbare orale Pharmakotherapie
   a) bei bestehenden Krankheitssymptomen (z. B. Übelkeit, Erbrechen),
   b) bei nicht kontrollierbaren Nebenwirkungen der Schmerztherapie,
   c) bei unbefriedigendem Therapieeffekt;
2. Durchführung invasiver chemischer Neurolysen (z. B. Plexus coeliacus);
3. Implantation von Periduralkathetern und Einstellung der periduralen Opiatanalgesie;
4. Einleitung einer parenteralen subkutanen Pharmakotherapie.

Behandlungsansätze

Folgende Behandlungsansätze ergeben sich (Twycross, 1980):

1. Modifikation des pathologischen Prozesses;
2. Anheben der Schmerzschwelle;
3. Eingriffe in die Schmerzleitung.

Hieraus ergibt sich, daß eine suffiziente Schmerztherapie bei Tumorpatienten immer interdisziplinär und multimodal angelegt sein muß. Nur die Kombination verschiedener Verfahren ermöglicht eine adäquate und dem Krankheitsverlauf angepaßte Schmerztherapie.

Modifikation des pathologischen Prozesses

Palliative Behandlungen durch Operation und Radiotherapie können in den pathologischen Prozeß eingreifen und dadurch zu einer Schmerzreduktion führen. Die größere Bedeutung kommt hierbei der Strahlentherapie zu, deren beste Indikationen die Behandlung von schmerzhaftem Weichteil- oder Knochenbefall sowie das Beckenrezidiv bei Rektumkarzinom und Hirnmetastasen sind [1, 29]. Hier kommt es in bis zu 80% der Fälle zu einer Besserung der Symptomatik [29]. Bei 8,1% unserer, im wesentlichen an Organtumoren aus dem allgemeinchirurgischen Arbeitsgebiet leidenden Patienten wurde eine palliative Operation, bei 11,5% eine Strahlenbehandlung durchgeführt [25].

Anheben der Schmerzschwelle

Eine nicht zu unterschätzende Bedeutung bei der Behandlung von Tumorschmerzen hat die Beachtung psychischer und sozialer Faktoren, die das stark subjektive Schmerzerleben wesentlich beeinflussen. Deshalb gilt es, die Befreiung von Begleitsymptomen der Erkrankung, die Sorge für eine ausreichende Nachtruhe, Verständnis, Zuwendung, Beschäftigung und die Regelung finanzieller und familiärer Probleme als wesentliche Faktoren zu berücksichtigen. Dem wird durch die Zusammensetzung des Stationsteams Rechnung getragen.

Eingriffe in die Schmerzleitung

Pharmakotherapie: Die systemische, orale oder gelegentlich rektale Analgetikaapplikation ist die am häufigsten eingesetzte und einfachste Form der Schmerztherapie. Aufbauend auf dem 3-Stufenplan der WHO würde unter Hinzufügung sogenannter Co-Analgetika (nonsteroidale antiinflammatorische Analgetika, Kortikoide, Antikonvulsiva, Antidepressiva, Neuroleptika) und Begleitmedikamenten zur Behandlung therapiebedingter Nebenwirkungen (z.B. Laxans, Antiemetikum) eine differenzierte Pharmakotherapie durchgeführt [36]. Nach Berichten aus der Literatur und den eigenen Erfahrungen sind damit etwa 90% der tumorbedingten Schmerzen ausreichend zu therapieren [10, 32, 39, 41].

Die parenterale Analgetikaapplikation ist nur in bestimmten Situationen wie z.B. bei therapieresistenter Übelkeit und Erbrechen, Dysphagie, Koma und schweren Schmerzattacken indiziert [35]. Durch die kontinuierliche subkutane Opiatinfusion (KSOI) mittels kleiner, tragbarer Perfusoren hat sich dabei in bestimmten Situationen eine gute Alternative zur intravenösen Infusion ergeben [5,

7, 14, 17, 35, 37, 38]. Die gleichmäßige Infusion führt im Vergleich mit Bolusinjektionen zu stabileren Plasmaspiegeln und damit zu einer gleichbleibenden Analgesie mit weniger Nebenwirkungen [9].

Rückenmarksnahe Opiatanalgesie: Die spinale Opiatanalgesie hat in den vergangen Jahren durch ihre hohe Wirksamkeit einen festen Platz in der Therapie von Karzinomschmerzen erobert. Dies hat nach eigenen Erfahrungen eher zu einer Überschätzung der Methode geführt, wobei übersehen wurde, daß bestimmte Schmerzarten schlecht auf eine rückenmarksnahe Opiatanalgesie ansprechen. So bedarf es nicht nur im Hinblick auf eine gute Effizienz, sondern auch unter Berücksichtigung der mit ihr verbundenen Nachteile und Komplikationsmöglichkeiten einer gezielten Indikationsstellung. Voraussetzungen sind ein terminales Krankheitsstadium, stärkste Schmerzen, intolerable Nebenwirkungen und ungenügender Effekt einer *hochdosierten* und *differenzierten* Pharmakotherapie. Bestimmte Vorteile bietet die in den letzten Jahren eingeführte subkutane Implantation des Katheters mit Anschluß an ein Port-System. Voraussetzungen für die relativ teure und für terminale Tumorpatienten, im Vergleich zur Anlage eines herkömmlichen Periduralkatheters auch aufwendigere Methode, sind:

1. Nachweis der Beherrschbarkeit des Schmerzbildes durch die Methode;
2. Eine voraussichtliche Lebenserwartung von mindestens 3 Monaten;
3. Möglichkeit der ambulanten Weiterbehandlung;
4. Hygieneprobleme, die bei herkömmlichen Periduralkathetern ein erhöhtes Infektionsrisiko bedeuteten.

Die Konnektion der Katheter mit implantierten oder extern tragbaren Pumpen erleichtert die Durchführung einer ambulanten Behandlung und führt zu einer gleichmäßigen Analgesie mit niedriger Nebenwirkungsrate [19–21].

Neurolytische Nervenblockaden: Während sich für Nervenblockaden mit Lokalanästhetika in der Therapie des Karzinomschmerzes nur gelegentlich ein sinnvoller Ansatz ergibt, können permanente Nervenblockaden, z.B. mit Alkohol oder Phenol, bei der Beherrschung bestimmter, umschriebener oder über Teile des sympathischen Nervensystems geleiteter Tumorschmerzen, hilfreich sein. Voraussetzungen für die Indikationsstellung sind [8]:

1. fortgeschrittenes Tumorstadium,
2. begrenzte Lebenserwartung,
3. unzureichender Effekt der Pharmakotherapie und
4. Ausschöpfung sonstiger Maßnahmen wie z.B. Radiatio.

Kontraindiziert sind Neurolysen bei Patienten im Finalstadium. Besonders bewährt hat sich die Neurolyse des Plexus coeliacus bei Schmerzen infolge eines Oberbauchtumors, die jedoch nur unter Verwendung eines bildgebenden Verfahrens durchgeführt werden sollte. Die Erfolgsquoten liegen hier bei 70 bis 90% [2–4, 16, 18, 23, 28].

Transkutane elektrische Nervenstimulation: Die transkutane elektrische Nervenstimulation (TNS) hat in der Therapie von Tumorschmerzen eine untergeordnete

Bedeutung, da die häufig von tiefen Strukturen ausgehenden Schmerzen auf die oberflächliche Stimulation nur ungenügend ansprechen. Beste Indikationen sind myofasziale Schmerzen, Gelenkschmerzen und umschriebene neuropathische Schmerzen bei Nerven- oder Plexusläsionen [22, 30].

Neurochirurgische Verfahren: Kraniale neuroablative Verfahren sind heute bis auf die transnasale-transsphenoidale Hypophysektomie durch Alkohol eine umstrittene Methode, die nur an wenigen Zentren vor allem bei hormonsensitiven Tumoren durchgeführt wird. Auch die perkutane Hochfrequenzkoagulation von Hirnnerven oder zervikalen Wurzeln hat an Bedeutung verloren. Gleiches gilt für die spinalen neuroablativen Verfahren, deren bekannteste die perkutane hochzervikale anterolaterale Chordotomie bei einseitigen somatischen Schmerzen ist. Anstelle der neuroablativen Methoden sind heute die intrathekale und die an einigen Zentren durchgeführte intraventrikuläre Opiatanalgesie getreten.

Die in der Behandlung von Tumorschmerzen ebenfalls umstrittene spinale oder thalamische Neurostimulation hat ihre Indikation bei sonst nicht beherrschbaren Deafferenzierungsschmerzen [22, 30].

Ergebnisse

Die Schmerztherapie bei terminalen Tumorpatienten erfordert ein multimodales Vorgehen. Dementsprechend kamen bei unseren Patienten häufig mehrere Verfahren parallel oder zeitversetzt zum Einsatz (Abb. 1). Eine überragende Rolle kam dabei der systemischen medikamentösen Therapie zu. Mit peripher wirksamen Analgetika waren nur knapp 13% der Patienten phasenweise ausreichend zu behandeln, wohingegen etwa ¼ durch die Kombination mit niederpotenten Opioiden eingestellt werden konnte. Nahezu ¾ der Patienten wurden mit hoch-

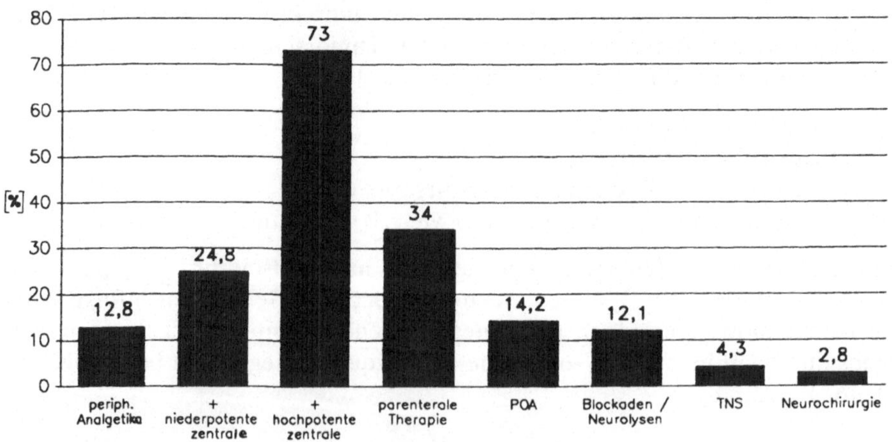

Abb. 1. Schmerztherapie auf der Palliativstation (n = 141)

potenten Opioiden, nahezu ausschließlich Morphin, therapiert. Hohe Dosierungen über 270 mg täglich benötigten im Verlaufe ihrer Behandlung lediglich knapp 17% unserer Patienten (Abb. 2). Dieser relativ niedrige Prozentsatz muß in erster Linie auf den gezielten Einsatz von Co-Analgetika zurückgeführt werden. Neuroleptika in niedriger Dosierung, auch zur Behandlung der opiatbedingten Übelkeit eingesetzt, und Kortikosteroide wurden am häufigsten verwendet (Abb. 3).

Während durchschnittlich rund ⅓ unserer Kranken im Verlauf ihres stationären Aufenthaltes parenterale Analgetika erhielten, erhöhte sich dieser Anteil auf mehr als 40% bei den sterbenden Patienten [40]. Als Begleitmedikamente zur Behandlung therapiebedingter Nebenwirkungen und zur Sicherung eines ausreichenden Nachtschlafes wurden vor allem Laxanzien, Sedativa, Antiemetika und Antacida eingesetzt (Abb. 4).

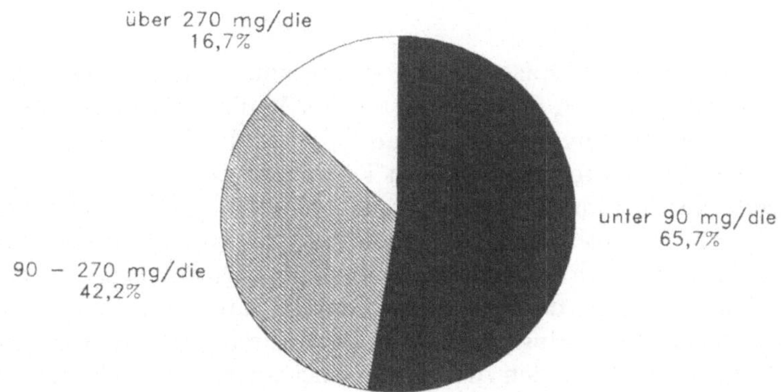

Abb. 2. Orale Morphindosen auf der Palliativstation (n = 102)

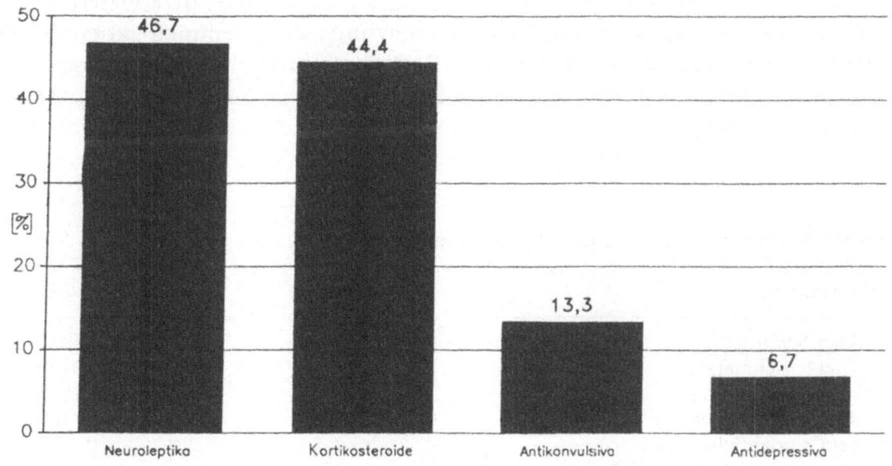

Abb. 3. Co-Analgetika auf der Palliativstation (n = 141)

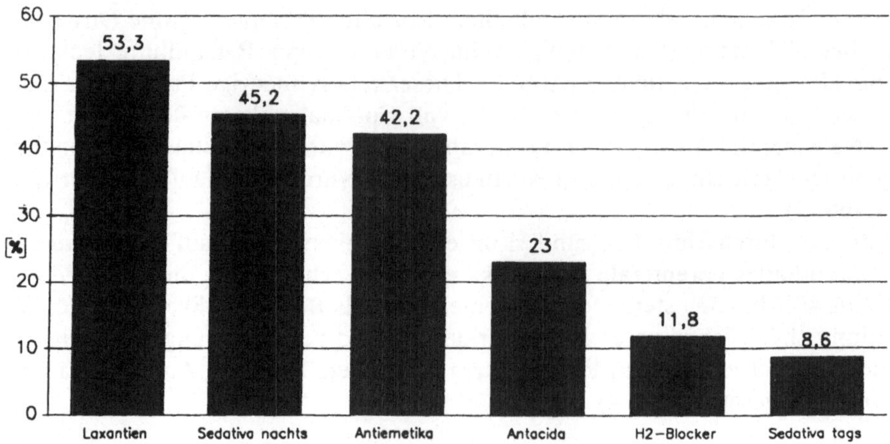

Abb. 4. Begleitmedikamente auf der Palliativstation (n = 141)

Die peridurale Opiatanalgesie wurde unter Anwendung unserer Indikationskriterien und der Ausschöpfung anderer Verfahren lediglich bei rund 14% unserer Patienten durchgeführt. Neurolytische Blockaden waren lediglich bei 12% unserer an weit fortgeschrittenen Tumorerkrankungen leidenden Patienten indiziert. Nur in Einzelfällen wurde die transkutane elektrische Nervenstimulation adjuvant durchgeführt. Die Überweisung zur Durchführung neuroablativer Verfahren war nur in seltenen Ausnahmefällen erforderlich.

Zur Ermittlung der Therapieergebnisse wurde eine 6stufige deskriptive Skala verwendet. Eine Einschätzung erfolgte durch den Patienten selbst, durch das Pflegepersonal und den Arzt. Da sich bei einem Vergleich dieser Einschätzungen keine signifikanten Unterschiede ergaben [40], werden hier lediglich die Patientenangaben dargestellt (Tabelle 3). Knapp 60% unserer Patienten gaben unter der Therapie Schmerzfreiheit oder leichte Restschmerzen an. Bei etwa 32% konnten die Schmerzen auf ein leichtes bis mäßiges Niveau reduziert werden. Bei 8,5% gelang zwar eine deutliche Schmerzlinderung, dennoch gaben die Patienten mäßige, zeitweilig auch starke Restschmerzen an. Insgesamt gelang es also, bei mehr als 90% der Patienten Schmerzfreiheit oder eine Schmerzlinderung auf leichte bis mäßige Restschmerzen zu erzielen. Diese Ergebnisse ent-

Tabelle 3. Therapieergebnisse bei 141 Patienten der Palliativstation

Schmerzintensität	VRS	Anzahl Pat. [%]
0 = kein Schmerz	0–1	84 (59,6)
1 = leichte Schmerzen	>1–2	45 (31,9)
2 = mäßige Schmerzen	>2–3	12 (8,5)
3 = starke Schmerzen	>3–4	0 (0)
4 = sehr starke Schmerzen	>4–5	0 (0)
5 = stärkster vorstellbarer Schmerz		

sprechen im wesentlichen denen vergleichbarer Einrichtungen (Twycross, 1979).

Diskussion

Die Palliativstation bietet durch den interdisziplinären Ansatz und die Einbeziehung psychosozialer Dienste beste Voraussetzungen zur Durchführung einer optimalen Schmerztherapie bei terminalen Tumorpatienten. Da jedoch aufgrund der begrenzten Bettenkapazität nur eine relativ kleine Anzahl von Patienten versorgt werden kann, wurde für den Bereich der Universitätsklinik Köln ein Konsiliardienst eingerichtet. Mehr als ⅔ unserer stationären Patienten werden auf den Normalstationen behandelt. Um zu überprüfen, ob die Behandlung durch das spezialisierte Team auf der Palliativstation im Vergleich mit den konsiliarisch betreuten Patienten bessere Therapieergebnisse ermöglicht, führten wir mit unseren Daten aus dem Jahr 1984 eine Gegenüberstellung durch (Abb. 5). Es zeigte sich, daß die Therapieergebnisse der Palliativstation bei Verwendung der gleichen Therapieprinzipien deutlich besser waren. Eine in unserer Abteilung durchgeführte prospektive Studie über 2 Jahre kam zum selben Resultat [10]. In der Literatur sind nur wenige derartige Untersuchungen zu finden. Parkes befragte retrospektiv die Ehepartner von Tumorpatienten, die in den Jahren 1967 bis 1969 einerseits im St. Christopher's Hospice oder andererseits in herkömmlichen Krankenhäusern verstorben waren, bezüglich der beobachteten Schmerzen in der terminalen Phase. Deutliche Vorteile zugunsten des Hospices konnten nachgewiesen werden. Bei einer Nachuntersuchung für die Jahre 1977 bis 1979 waren die Unterschiede jedoch deutlich kleiner geworden [24]. Kane veröffentlichte 1984 eine Studie, in der er die Ergebnisse der Versorgung terminaler Tumorpatienten in einer palliativtherapeutischen Einrichtung mit denen herkömmlich versorgter Patienten verglich. Dabei zeigten sich nach Einschätzung der Pa-

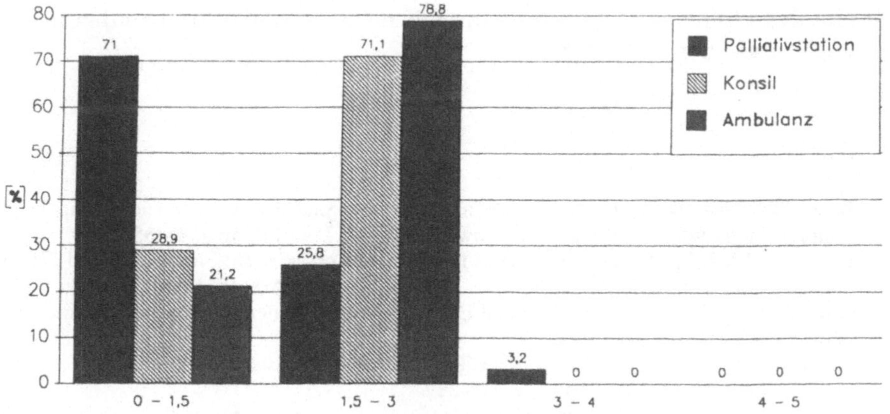

Abb. 5. Schmerzeinstellung auf der Palliativstation gegenüber Konsil und Ambulanz 1984 (n = 119)

tienten bezüglich bestehender Schmerzen keine signifikanten Unterschiede [15]. Zum gleichen Resultat kamen wir bei einer erneuten Gegenüberstellung unserer Konsil- und Palliativpatienten aus dem Jahr 1985 [40]. Können wir demnach auf die Einrichtung weiterer Palliativstationen verzichten? Schmerztherapie ist nur eine, wenn auch wichtige, Aufgabe der Palliativstation. Ein mit den Behandlungsmethoden vertrautes Team gewährleistet dabei die korrekte Durchführung und Überwachung der Schmerztherapie. Darüber hinaus ist die Palliativstation jedoch darauf ausgerichtet, den ganz speziellen Bedürfnissen terminaler Tumorkranker und ihrer Angehörigen gerecht zu werden. Die dabei gesammelten Erfahrungen kommen schließlich auch den Patienten zugute, die nicht auf eine derartige Station aufgenommen werden können. Ihre Weitergabe wird dabei durch einen Konsiliardienst im stationären Bereich bzw. durch Schmerzambulanz und Hausbetreuungsdienst im ambulanten Bereich ermöglicht. Obwohl in den anglo-amerikanischen Ländern in den letzten Jahren eine große Anzahl von Hospizen oder Palliativstationen entstanden sind, kann auch dort nur ein kleiner Prozentsatz der Tumorpatienten in diesen Einrichtungen versorgt werden. Eine flächendeckende Versorgung mit Palliativeinheiten erscheint deshalb aus verschiedenen Gründen nicht sinnvoll. Eine ausreichende Anzahl regionaler Einrichtungen könnte jedoch durch ihre Vorbildfunktion zu einer besseren Versorgung aller terminalen Tumorpatienten beitragen.

Zusammenfassung

Die Palliativstation bietet durch ein spezialisiertes Team, bestehend aus medizinischen und nicht-medizinischen Mitgliedern, beste Voraussetzungen zur Durchführung einer Schmerztherapie bei terminalen Tumorpatienten. Darüber hinaus kann sie zur Erstellung von Behandlungsstandards beitragen und durch ihre Vorbildfunktion regional zu einer besseren Versorgung der Tumorschmerzpatienten beitragen. Die Schmerzbehandlung ist defensiv und stützt sich im wesentlichen auf eine differenzierte Pharmakotherapie und den gezielten Einsatz der periduralen Opiatanalgesie, neurolytischer Blockaden, der Strahlentherapie und neurochirurgischer Verfahren.

Literatur

1. Bates TD (1984) Radiotherapy in terminal care. In: Saunders C (ed) The management of terminal malignant disease, 2nd ed. Edward Arnold, London, pp 134–135
2. Baxter R (1984) Specialized techniques for the relief of pain. In: Saunders C (ed) The management of terminal malignant disease, 2nd ed. Edward Arnold, London, p 91
3. Bridenbaugh LD, Moore DC, Campell DD (1964) Management of upper abdominal cancer pain. JAMA 190:877–880
4. Buy JN, Moss AA, Singler RC (1982) CT guided celiac plexus and splanchnic nerve neurolysis. J Comput Assist Tomogr 6, 2:315–319
5. Campell CF, Mason JB, Weiler JM (1983) Continuous subcutaneous infusion of morphine for the pain of terminal malignancy. Ann Intern Med 98:51
6. Coyle N, Monzillo E, Loscalzo M, et al (1985) A model of continuity of care for cancer patients with pain and neuro-oncologic complications. Cancer Nurs 8(2):111–119

7. Derlien ML (1984) A portable syringe driver: design and applications. J Med Eng Technol 8:181–3

8. Drechsel U (1984) Treatment of cancer pain with neurolytic agents. In: Zimmermann M, Drings P, Wagner G (eds) Pain in the cancer patient. Recent results in cancer research, vol 89. Springer, Berlin Heidelberg New York Tokyo, pp 137–147

9. Drexel H, Lang, AH, Spiegel RW, et al (1985) Pumpengesteuerte kontinuierliche subcutane Opiat-Infusion zur Behandlung schwerster Schmerzen. DMW 110:1063–67

10. Fischer G (1987) Symptomatische Schmerzbehandlung bei Krebspatienten im Finalstadium – Eine zweijährige prospektive Studie. Med. Dissertation, Universität Köln

11. Foley KM (1979) The management of pain of malignant origin. In: Tyler HR, Dawson DM (eds) Advances in pain research and therapy, vol 2. Raven Press, New York

12. Foley KM (1985) The treatment of cancer pain. N Engl J Med 313:84–95

13. Foley KM (1987) Pain syndroms in patients with cancer. Med Clin North Am 71:169–184

14. Hutchinson HT, Leedham GD, Knight AM (1981) Continuous subcutaneous analgetics and antiemetics in domiciliary terminal care. Lancet ii:1279

15. Kane RL, Wales J, Bernstein L, et al (1984) A randomised controlled trial of hospice care. Lancet 1:890–894

16. Kappis M (1918) Die Anaesthesierung des Nervus splanchnicus. Zentralbl Chir 45:709–710

17. Miser AW, Davis DM, Hughes CS, et al (1983) Continuous subcutaneous infusions of morphine in children with cancer. Am J Dis Child 137:383–5

18. Moore DC, Bush WH, Burnett LL (1979) Celiac plexus block with alcohol for cancer pain of the upper intraabdominal viscera. In: Bonica JJ, Ventafridda V (eds) Advances in pain research and therapy, vol 2. Raven Press, New York, pp 357–371

19. Müller H et al (1984) Langzeiterfahrungen mit der kontinuierlichen periduralen Opiatanalgesie mittels implantierter Pumpen. Anaesthesist 33:433–439

20. Müller H et al (1985a) Behandlung von Tumorschmerzen mit Pumpsystemen zur rückenmarksnahen Opiatapplikation. Dtsch Ärzteblatt 82/35:2475–2484

21. Müller H et al (1985b) Hygienische Verhältnisse und Stabilität der Medikamente bei periduraler Langzeit-Infusion mit implantierten oder externen Pumpen. Anaesthesist 34:247–251

22. Myerson B (1983) Electrostimulation procedures. In: Bonica JJ, Ventafridda V (eds) Advances in pain research and therapy, vol 5. Raven Press, New York, pp 495–534

23. Otto R, Wellauer J (1980) Erfahrungen mit der ultraschallgezielten Feinnadelpunktion unter permanenter Sichtkontrolle. Rö Fo 133/4:385–388

24. Parkes CM, Parkes J (1984) Hospice versus hospital care-re-evaluation after 10 years as seen by surviving spouses. Postgrad Med J 60:120–124

25. Pichlmaier H, Thielemann-Jonen I, Zech D (1987) Die palliative Behandlung von terminalen Tumorkranken. Internist (im Druck)

26. Saunders C, Baines M (eds) (1984) Living with dying – The management of terminal disease, 3rd ed. University Press, Oxford

27. Saunders C (1984) Appropriate treatment, appropriate death. In: Saunders C (ed) The management of terminal malignant disease, 2nd ed. Edward Arnold, London, pp 1–10

28. Schild H, Günther R, Hoffmann J, et al (1983) CT-gesteuerte Blockade des Plexus coeliacus mit ventralem Zugang. Rö Fo 139/2:202–205

29. Schüle-Hein K (1986) Strahlentherapie als palliative Maßnahme. In: Zielinski HR (Hrsg) Prüfsteine medizinischer Ethik. AMEG Köln VI:237–269

30. Siegfried JA, Kühner A, Sturm V (1984) Neurosurgical treatment of cancer pain. In: Zimmermann M, Drings P, Wagner G (eds) Recent results in cancer research, vol 89. Springer, Berlin Heidelberg New York Tokyo, pp 148–156

31. Twycross RG (1980a) Hospice care-redressing the balance in medicine. J R Soc Med 73:475–481

32. Twycross RG (1980b) Medical treatment of chronic cancer pain. Bull Cancer 67/2:209–216

33. Twycross RG (1981) Rehabilitation in terminal cancer patients. Int Rehab Med 3:135–144

34. Twycross RG (1982) Ethical and clinical aspects of pain treatment in cancer patients. Acta Anaesth Scand 74:83–90
35. Twycross RG, Lack SA (eds) (1984) Therapeutics in terminal cancer. Pitman, London
36. Ventafridda V (1984) Use of analgetic drugs in cancer pain. In: Benedetti C (ed) Advances in pain research and therapy, vol 7. Raven Press, New York
37. Ventafridda V, Spoldi E, Caraceni A, et al (1986) The importance of continuous subcutaneous morphine administration for cancer pain control. The Pain Clinic 1:46–55
38. Wright BM, Callan K (1979) Slow drug infusions using a portable syringe driver. Br Med J ii:582
39. Zech D, Ott-Fischer G (1985) Schmerzbehandlung. In: Zielinski HR (Hrsg) Jahresbericht 1984, Station für palliative Therapie, Bildungsforum Chirurgie, Köln, S 26–71
40. Zech D, Schug S, Knopf H, et al (1986) Schmerztherapie. In: Zielinski HR (Hrsg) Jahresbericht 1985, Station für palliative Therapie, Bildungsforum Chirurgie. Köln, S 96–182
41. Zimmermann M, Drings P (1985) Guidelines for therapy of pain in cancer patients. In: Zimmermann M, Drings P, Wagner G (eds) Pain in the cancer patient. Recent results in cancer research, vol 89. Springer, Berlin Heidelberg New York Tokyo, pp 1–12

Gegenirritationsverfahren zur Schmerztherapie

M. V. Fischer

Gegenirritationsverfahren gehörten nicht nur zum therapeutischen Repertoire Wilhelm Buschs, sie haben in der Geschichte der Medizin eine lange Tradition. Mangels effektiver Analgetika und Hypnotika wurden operative Eingriffe für den Patienten oft dadurch einigermaßen erträglich gemacht, daß man ihm an einer anderen Körperstelle künstlich Schmerzen zufügte.

Gegenirritation und operativer Eingriff selbst haben dabei sicherlich eine sog. Streßanalgesie hervorgerufen, über die auch in Zusammenhang mit schweren Kriegsverletzungen häufig berichtet wurde.

Eine naturwissenschaftliche Erklärung für dieses Phänomen steht uns aber erst seit ca. 10 Jahren zur Verfügung, als man Einblick in ein kompliziertes System der körpereigenen Schmerzhemmung gewann.

Neben dieser eher unspezifischen Form der Schmerzbeeinflussung kennt die Erfahrungsmedizin reflektorische Beziehungen von umschriebenen Stellen der Körperoberfläche zu entfernt liegenden Regionen und inneren Organen seit einigen tausend Jahren. Durch geschickte Ausnutzung dieser Verbindungswege ist es möglich, mit unterhalb der Schmerzschwelle liegenden Reizen analgetisch und therapeutisch auf das jeweilige Zielorgan einzuwirken.

Wenn Gegenirritationsverfahren heute eine wissenschaftlich anerkannte Therapiemethode sind, ist dies vor allem auf die Einführung des elektrischen Stromes als Reizquelle zurückzuführen.

Dieser wurde allerdings schon im alten Rom und Ägypten zu analgetischen Zwecken benutzt, wobei man mangels elektrischer Reizgeräte Fische wie den Zitterwels und Zitterrochen verwendete. Diese können in umgewandeltem Muskelgewebe Spannungen bis zu 200 V produzieren [4].

Nervenstimulation mit elektrischen Reizgeräten führte man seit Mitte des 18. Jahrhunderts durch; aber erst die Veröffentlichung der „Gate Control Theorie" von Melzack und Wall im Jahre 1965, die ein Denkmodell für den Wirkmechanismus von Gegenirritationsverfahren lieferte, weckte ein wissenschaftliches Interesse an dieser Therapiemethode.

Die Möglichkeit, mit Hilfe elektrischer Ströme Schmerzen zu beeinflussen, beruht auf der Tatsache, daß durch Erregung nervaler Strukturen körpereigene schmerzkontrollierende Systeme aktiviert werden. In Abhängigkeit von Stimulationsort und Stimulationsart wird der elektrische Reiz von unterschiedlichen Nervenfasern aufgenommen und auf verschiedenen Ebenen des Zentralnervensystemes verarbeitet.

Transkutane Reizung mit Frequenzen von ca. 100 Hz und Stromstärken von 15-30 mA aktiviert vor allem Nervenfasern der Oberflächensensibilität. Der analgetische Effekt wird durch direkte Gegenirritation auf Hinterhornebene hervorgerufen und hat einen segmentalen Bezug.

An den Hinterhornzellen des Rückenmarks enden die zentralen Ausläufer schmerzleitender Nervenfasern, deren Erregung eine Ausschüttung chemischer Transmitter wie der Substanz P an den Synapsen bewirkt. Dabei enden an jedem einzelnen Neuron mehrere Tausend dieser afferenten Nervenfasern und erst wenn die Erregungssumme ausreichend hoch ist, entstehen in den Rückenmarksneuronen ebenfalls Nervenimpulse. Diese werden zu den motorischen Vorderhornzellen, den sympathischen Seitenhornneuronen und über aufsteigende Bahnen zum Gehirn weitergeleitet, wobei es zur Auslösung motorischer und sympathischer Reflexe kommt ebenso wie zur Schmerzwahrnehmung.

Die Erregung des Hinterhornneurons hängt jedoch nicht nur von der Substanz P ab, sondern ebenso von gleichzeitig wirkenden hemmenden Überträgerstoffen. Durch hochfrequente elektrische Nervenstimulation werden im Hinterhorn des Rückenmarks gelegene Interneurone erregt und an den Synapsen schmerzhemmende Überträgerstoffe wie Enzephaline freigesetzt. Auf diese Weise ist es möglich, durch elektrische Reizung myelinisierter A-Fasern eines Hautnerven die Entladungsfrequenz der Hinterhornzelle herabzusetzen.

Transkutane elektrische Nervenstimulation mit niedrigen Frequenzen von 1-4 Hz und Stromstärken von 20-50 mA führt dagegen zu einer Erregung von motorischen Nervenfasern, was vor allem ein vom Hirnstamm ausgehendes System der deszendierenden Schmerzhemmung aktiviert und zur Freisetzung von Serotonin an den Synapsen führt.

Gegenirritationen im weiteren Sinne sind die meisten physikalischen Therapieverfahren wie thermische, mechanische und chemische Hautreizung oder auch die Akupunkturtherapie. Im engeren Sinne wird der Begriff der Gegenirritation für Reize verwendet, die sich im Bereich der Schmerzschwelle befinden und heute vorwiegend in Form des elektrischen Stromes zugeführt werden. Aufgrund ihres Wirkungsmechanismus kann man sie auch als Neurostimulationsverfahren bezeichnen. Von der transkutanen elektrischen Nervenstimulation unterscheidet sich die elektrische Stromapplikation über eingestochene Akupunkturnadeln vor allem dadurch, daß durch diese relativ eng umschriebene anatomische Strukturen mit hoher Rezeptordichte, meist in der Muskulatur, direkt gereizt werden. Die zentralnervösen physiologischen und biochemischen Vorgänge scheinen aber weitgehend identisch zu sein.

Die bei elektrischer Nervenstimulation zur Anwendung kommenden Ströme müssen so beschaffen sein, daß sie in der Lage sind, periphere myelinisierte Nervenfasern zu aktivieren, ohne dem Patienten dabei Schmerzen zuzufügen. Um eine Nerven- oder Muskelfaser überhaupt reizen zu können, müssen Stromstärke und Dauer des Einzelimpulses in einem günstigen Verhältnis zueinander stehen. Grundsätzlich muß die Stromstärke um so größer sein, je kürzer die Impulsdauer ist. Bei Unterschreiten bestimmter für die jeweiligen Faserarten charakteristischer Werte ist keine Erregung mehr möglich. Je dicker eine Nervenfaser ist, desto leichter ist sie elektrisch zu aktivieren. Bei Verwendung monophasischer Rechteckimpulse sind für die transkutane Stimulation Impulsdauern von 0,05-

0,5 ms und Stromstärken von 10–60 mA notwendig. Bei der sogenannten hochfrequenten Stimulation werden heute in der Regel Frequenzen von 100 Hz nicht mehr überschritten, da die mit steigender Frequenz dem Gewebe vermehrt zugeführte Ladungsmenge die Gefahr insbesondere kutaner Reizerscheinungen erhöht, ohne die analgetische Wirkung zu verbessern.

Die niederfrequente Reizung mit 1–4 Hz, die auch im Rahmen der Akupunkturanalgesie Verwendung findet, zielt auf eine Reizung motorischer Nervenfasern und deutlich sichtbare Muskelkontraktionen ab. Die dafür benötigten Stromstärken werden häufig von den Patienten als unangenehm und teilweise schmerzhaft empfunden. Durch die Verwendung von sogenannten Pulszügen ist es möglich, Muskelkontraktionen auch mit Stromstärken herbeizuführen, die für den Patienten tolerabel sind. Bei dieser Technik werden mit einer Frequenz von ca. 2 Hz nicht Einzelimpulse, sondern aus mehreren Einzelimpulsen sich zusammensetzende Pulszüge appliziert. Die Elektroden werden dabei über den die Muskulatur versorgenden Nerven oder den jeweiligen Motorpunkten angebracht, wo mit der geringstmöglichen Stromstärke eine Kontraktion auszulösen ist.

Bei hochfrequenter Stimulation werden dagegen vorwiegend die Nerven der Oberflächensensibilität im Schmerzgebiet gereizt.

Die Effektivität der transkutanen Nervenstimulation konnte unter experimentellen Bedingungen nachgewiesen werden [7] und erstreckt sich sowohl auf akute als auch chronische Schmerzen. Insbesondere die Langzeitergebnisse lassen sich deutlich verbessern, wenn bei ungenügendem Ansprechen der Schmerzen auf hochfrequente Stimulation ein Therapieversuch mit niedrigen Reizfrequenzen vorgenommen wird.

Ausschlaggebend für den Behandlungserfolg ist eine sorgfältige Auswahl geeigneter Krankheitsbilder.

Erfolgversprechend ist TNS bei: lokalen Schmerzen im Bereich der Haut und des Bewegungsapparates, Nervenschmerzen (z. B. nach peripheren Nervenverletzungen, postherpetische Neuralgien, Ischialgien), Stumpf- und Phantomschmerzen sowie Karzinomschmerzen, wenn diese nicht von den Eingeweiden ausgehen.

Schmerzen nach Verletzungen des ZNS rechtfertigen einen Behandlungsversuch, wenn auch die Ergebnisse nicht immer befriedigen.

Wenig erfolgversprechend ist TNS bei psychogenen Schmerzen, metabolisch bedingten peripheren Neuropathien und viszeralen Schmerzen. Nebenwirkungen der transkutanen elektrischen Nervenstimulation sind fast ausschließlich allergische Reaktionen auf das zur Anwendung kommende Gel, Elektrodenmaterial und Fixierungspflaster und treten bei ca. 10% der Patienten auf. Sie können durch Wechsel der zur Anwendung kommenden Materialien behoben werden. Die Möglichkeit von Hautverbrennungen ist gegeben, wenn die Elektroden nur unzureichend mit Kontaktgel bestrichen werden oder bei Elektrodenlokalisation in einem Gebiet mit herabgesetzter Oberflächensensibilität. Vorsicht ist geboten bei Trägern eines Demandschrittmachers, da dieser bei niederfrequenter Reizung die Impulse des TNS-Gerätes als QRS-Komplexe fehldeuten kann und im Bedarfsfall dann selbst keine Reizimpulse an das Myokard abgibt.

Für Schmerzzustände, die mit TNS nur unzureichend behandelt werden können, entweder weil die am Schmerzgeschehen beteiligten Nerven schwer zugänglich sind oder durch den Krankheitsprozeß bzw. chirurgische Interventionen zerstört wurden, stehen eine Reihe weiterer Neurostimulationsverfahren zur Verfügung. So ist die periphere Nervenstimulation über implantierte um den Nerv gelegte Ringelektroden sehr effektiv bei Schmerzen nach peripheren Nervenverletzungen, wobei die besten Ergebnisse erzielt werden, wenn man die Elektroden proximal der Verletzungsstelle anlegt. Dabei kann es innerhalb eines Jahres zu einer bleibenden Schmerzreduktion kommen, die nur noch eine unregelmässige Stimulation erfordert.

Im Sinne eines Stufenplanes der Neurostimulationsverfahren käme als nächste Methode die sogenannte Hinterstrangstimulation zur Anwendung. Über eine Periduralnadel werden die Reizelektroden in den Epiduralraum in der gewünschten Höhe vorgeschoben. Die darüber ausgelösten Parästhesien sollen den Bereich der schmerzenden Körperregion überdecken. Nach erfolgreicher Probestimulation kann das System implantiert werden, wobei die Steuerung durch ein externes Gerät über elektromagnetische Wellen erfolgt.

Hauptindikationen für die Hinterstrangstimulation sind Schmerzen bei spinaler Arachnoiditis, inkompletten Läsionen peripherer Nerven, unvollständigen Paraplegien und peripheren Kausalgien ebenso wie Stumpf- und Phantomschmerzen [2]. Seit 1976 wird die Hinterstrangstimulation mit Erfolg bei peripheren arteriellen Durchblutungsstörungen eingesetzt, wobei in erster Linie der schmerzbedingte Gefäßspasmus über segmentale Hemmung vasokonstriktorischer Fasern positiv beeinflußt wird. Für den Erfolg ist allerdings eine vaskuläre Restelastizität Voraussetzung.

Ein positiver Effekt auf die periphere Durchblutung konnte aber auch durch transkutane Nervenstimulation u. a. von Kaada nachgewiesen werden.

Dieser erzielte vor allem bei Patienten mit M. Raynaud durch Stimulation an der Hand einen generalisierten Anstieg der Hauttemperatur, der auch an den Fußzehen nachweisbar war und mit einer deutlichen Schmerzreduktion einherging. Dieser Effekt war durch übliche Dosen von 0,4–0,8 mg Naloxon i. v. nicht antagonisierbar und wird möglicherweise durch zentrale Ausschüttung von Steroiden und eine damit verbundene sympathische Inhibition hervorgerufen [3].

Für schwerste Schmerzzustände, die mit anderen Mitteln nicht mehr zu beherrschen sind, steht seit einigen Jahren die Methode der tiefen Hirnstimulation zur Verfügung. Dabei werden stabförmige Elektroden durch ein kleines Bohrloch in der Schädeldecke mit Hilfe eines Stereotaxiegerätes eingesetzt. In Abhängigkeit von der Art des Schmerzes werden die Elektroden entweder im periventrikulären Grau oder in einem umschriebenen Kerngebiet (Vcpc) im somatosensorischen Thalamus plaziert. Zuleitungskabel und Empfängerspule werden anschließend subkutan verlegt.

Hauptindikationen für die Reizung im Thalamusbereich sind Deafferenzierungsschmerzen wie Phantomschmerzen, Anästhesia dolorosa des Gesichtes, schmerzhafte Folgezustände nach schmerzchirurgischen Unterbrechungen von Leitungsbahnen, Schmerzen nach Plexuszerreißungen, Herpes zoster sowie das sogenannte Thalamussyndrom.

Eine Reizung der grauen Substanz in der Umgebung der Ventrikel oder des Aquäduktes wird vor allem bei starken Tumorschmerzen durchgeführt. Die dabei ausgelöste Analgesie beruht auf einer Ausschüttung endogener Opiate, entspricht also einer Morphinanalgesie. Wahrscheinlich aufgrund einer Erschöpfung der spezifischen Neurotransmittersysteme kommt es im Laufe von wenigen Monaten, manchmal sogar nur von Wochen zu einem Nachlassen der analgetischen Wirkung. Überstimulation beschleunigt diesen Prozeß zusätzlich. Aus diesem Grunde beschränkt sich die Indikation vor allem auf Patienten mit nur noch kurzer Lebenserwartung. Nach Ray hat man eine ca. 75%ige Erfolgsquote mit tiefer Hirnstimulation bei Schmerzen nach erfolglosen Wirbelsäulenoperationen, Tumorschmerzen sowie Schmerzrezidiven nach destruktiven Operationen im Gehirn und Rückenmark. Eine 50%ige Erfolgsquote ist bei zentralen Schmerzen nach Apoplex, Trauma und Tetraplegie zu erzielen. Mit einem Nachlassen der Wirkung im Laufe der Zeit ist auch bei tiefer Hirnstimulation ebenso wie bei anderen Neurostimulationsverfahren zu rechnen [5]. Wie man inzwischen weiß, stehen Gegenirritationsverfahren in enger Beziehung zu den Neurotransmittersystemen. Wesentliche Erkenntnisse wurden durch die Untersuchung von Perfusaten verschiedener Regionen des zentralen Nervensystems unter peripherer Neurostimulation gewonnen.

So fand Cao parallel zu einem signifikanten Anstieg der Schmerzschwelle einen Abfall der Noradrenalinspiegel in unterschiedlichen Kerngebieten des Gehirns sowie einen Anstieg im Hinterhorn des Rückenmarks [1].

Nach bisherigen Untersuchungsergebnissen wirken bei Neurostimulationsverfahren Serotonin, Enzephaline, Betaendorphin, Substanz P, Acetylcholin und Noradrenalin in seiner Betawirkung im Gehirn agonistisch, im Rückenmark ebenfalls Serotonin und Enzephaline. Im Gegensatz zum Gehirn wirkt die Substanz P im Rückenmark antagonistisch genau umgekehrt wie Noradrenalin in seiner Alphawirkung.

Eine beliebte Methode, die Bedeutung endogener Opiate bei Neurostimulationsverfahren zu untersuchen ist die Injektion des Opiatantagonisten Naloxon nach aufgetretener Hypalgesie. Dabei hatte sich gezeigt, daß mit üblichen Naloxondosen zwar der analgetische Effekt niederfrequenter, nicht aber höherfrequenter Neurostimulation aufgehoben werden konnte, was man dahingehend deutete, daß bei höherfrequenter Stimulation endogene Opiate eine untergeordnete Rolle spielen.

Dafür sprachen auch Befunde von Terenius, der bei chronisch Schmerzkranken erniedrigte Endorphinspiegel im Liquor cerebrospinalis nur mit niederfrequenter, nicht dagegen mit höherfrequenter Stimulation wieder normalisieren konnte [6]. Erst in allerjüngster Zeit hat man Hinweise dafür gefunden, daß am analgetischen Effekt höherfrequenter Stimulation der Kappa-Agonist Dynorphin auf Rückenmarksebene beteiligt ist, zu dessen Antagonisierung 10mal höhere Naloxondosen notwendig sind.

Die Neurotransmittersysteme scheinen aber nicht nur in Abhängigkeit von der Reizfrequenz, sondern auch von der Stromstärke in unterschiedlicher Weise beeinflußt zu werden.

So fand Cao bei mittelstarker Nadelstimulation mit 12 mA die analgetische Wirkung einhergehend mit einem Abfall, bei starker, leicht schmerzhafter Reizung mit 25 mA dagegen mit einem Anstieg der Blutspiegel von Noradrénalin. Analog war das Verhalten von zyklischem AMP und Kortisol, obwohl auch die starke Reizung einen analgetischen Effekt aufwies. Dieser war aber im Gegensatz zu dem nach mittelstarker Reizung nicht mit Naloxon antagonisierbar. Er wurde vom Autor, da er mit hohen Plasmakortisolspiegeln einherging, als Streß-analgesie bezeichnet [1].

Obwohl inzwischen eine Vielzahl wissenschaftlicher Untersuchungen über Neurostimulationsverfahren vorliegen, ist ihr genauer Wirkmechanismus noch nicht vollständig aufgeklärt. Widersprüchliche Untersuchungsergebnisse lassen sich dabei nur durch exakte Standardisierung von Stimulationsort und Reizparametern vermeiden.

In meinen Ausführungen habe ich mich auf die klinisch wichtigsten Gegenirritationsverfahren beschränkt und ausgefallenere Techniken unberücksichtigt gelassen.

Literatur

1. Cao Xiao-ding (1983) Inhibition of sympathetic nervous system by acupuncture. Acupuncture and electro-therapeut. Res Int J 8:25–35
2. De La Porte C, Siegfried J (1983) Lumbosacral spinal fibrosis, its diagnosis and treatment by spinal cord stimulation. Spine 8:593
3. Kaada B (1984) Neurophysiologie der Vasodilatation, hervorgerufen durch transcutane Nervenstimulation (TNS). In: Bischko J, Karl F (Hrsg) Weltkongreß für wissenschaftliche Akupunktur, Wien, 17.–20. Okt. 1983, Kongreßband, Teil 1. Haug, Heidelberg
4. Kellaway P (1946) The part played by electric fish in the early history of bioelectricity and electrotherapy. Bull Hist Med 20:112
5. Ray CD (1975) Control of pain by electrical stimulation: A clinical follow-up review. Adv Neurosurg 3:216–224
6. Terenius L (1979) Endorphins in chronic pain. In: Bonica J et al (eds) Advances in pain research and therapy. Raven Press, New York, 3:459
7. Wynne J, Parry L (1979) Transcutaneous nerve stimulation – an experimental study of its action. Acupuncture and Electro-Therapeut. Res Int J 4:195–202

Schmerzbehandlung im Rettungswesen

D. Blumenberg

Dem verständlichen Wunsch von Notfallpatienten nach sofortiger und vollständiger Schmerzbefreiung kann der Notarzt trotz einer kaum zu überblickenden Fülle an Analgetika nur begrenzt gerecht werden. Schmerzbekämpfung ist im Notfall nicht nur aus humanitären Gründen vordringlich. Bei der Entwicklung der Verletzungskrankheiten stellt der Schmerz eine Teilkomponente dar [42]. Metz [37] konnte den pathogenetischen Einfluß von Schmerz in der Entwicklung des interstitiellen Lungenödems nachweisen. Durch hohe systemische Gaben von z. B. Morphin konnte ein Teil der endokrin-metabolischen Reaktion des Organismus nach Operation oder Trauma unterdrückt werden [4]. Die schmerzbedingte Katecholamin-Ausschüttung begünstigt zusätzlich die Zentralisation des Kreislaufes.

Zu den Basismaßnahmen der Schmerztherapie gehören neben dem sicheren und überzeugenden Auftreten des Notarztes die adäquate Lagerung und Fixierung von Extremitätenfrakturen mit pneumatischen Schienen. Neben der medikamentösen Analgesie können bei isolierten Extremitätenfrakturen besondere Formen der Lokalanästhesie wie interskalinäre Blockade nach Winnie [57] und 3-in-1-Block [58] Anwendung finden. Bei schwersten Schmerzzuständen kann die Einleitung einer Narkose am Notfallort notwendig werden.

Zur medikamentösen Analgesie weist die Rote Liste 1987 unter „Interna" 412 Präparate auf [47]. Das ideale Notfallanalgetikum soll in Anlehnung an Henschel [22] neben schnellem Wirkungseintritt und -maximum, hoher Wirkungsintensität möglichst keine kardiozirkulatorischen und respiratorischen Nebenwirkungen besitzen (Tabelle 1). Eine Wirkungsdauer von über 2 h ist wünschenswert, um Nachinjektionen zu vermeiden. Zum jetzigen Zeitpunkt erfüllt kein Analgetikum alle diese Forderungen, so daß Haupt- und Nebenwirkungen gegeneinander abgewogen werden müssen.

Tabelle 1. Anforderungen an ein ideales Notfallanalgetikum

1. Schneller Wirkungseintritt
2. Hohe Wirkungsintensität
3. Keine Atemdepression
4. Keine Kreislaufbeeinträchtigung
5. Keine Nebenwirkungen
6. Wirkungsdauer über 2 h

Neben der Wahl der Substanz kommt der Form der Applikation Bedeutung zu (Tabelle 2). Subkutane und intramuskuläre Injektionen verbieten sich wegen unsicherer und langsamerer Resorption. Die Analgesie beim Notfallpatienten erfolgt ausschließlich durch langsame, intravenöse Injektion. Dabei ist die Dosierung unter Berücksichtigung von Alter, Allgemeinzustand und Kreislaufsituation des Patienten zu wählen. Man beginnt mit 50% der berechneten Dosis. Bei Bedarf kann fraktioniert nachinjiziert werden.

Zur Schmerzbehandlung im Rettungsdienst wird ein Stufenschema zur Diskussion vorgestellt, bei dem in Abhängigkeit von der Schmerzintensität verschiedene Analgetika zum Einsatz kommen.

Auf der 1. Stufe der Schmerztherapie stehen die peripher wirkenden Analgetika, die am Ort der Schmerzentstehung die Prostaglandinsynthese beeinflussen [18], (Abb. 1). Durch Erniedrigung der Konzentrationen bestimmter Prostaglan-

Tabelle 2. Praktische Aspekte der Analgesie im Notfall

1. Ausschließlich intravenöse Gabe
2. Verdünnung des Analgetikums in 10er Spritze mit 0,9% NaCl-Lösung auf 10 ml
3. Initialer Bolus mit maximal 50% der errechneten Dosis
4. Ggf. zusätzliche fraktionierte Substitution nach Wirkung

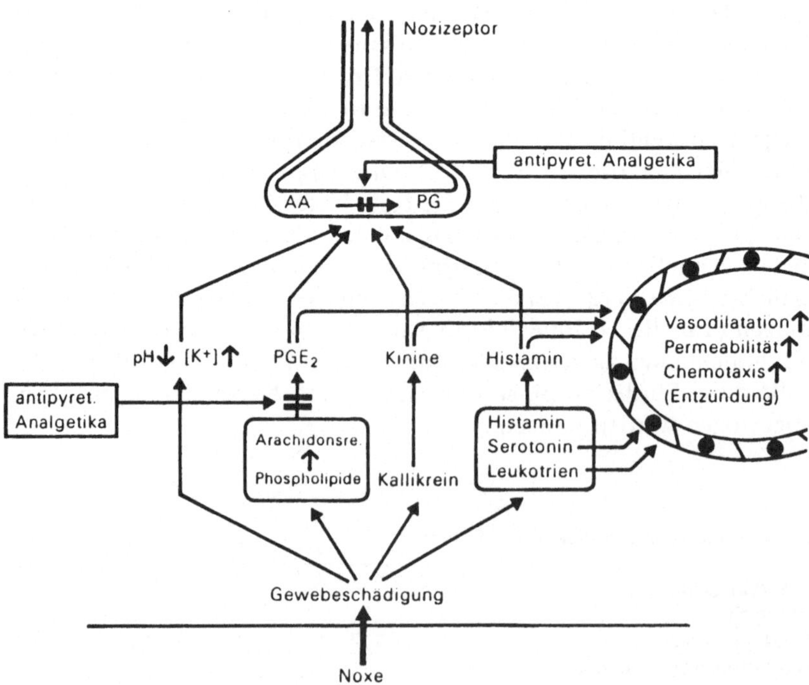

Abb. 1. Schematische Darstellung der peripheren Nozizeptoren und der Wirkungsweise antipyretischer Analgetika. (Aus [18])

dine wird die Erregbarkeit der Nozizeptoren herabgesetzt [28, 60]. Die wichtigsten Vertreter sind Acetylsalicylsäure (ASS) und Metamizol. Durch die peripheren Analgetika läßt sich in ca. 20–25% eine Analgesie erreichen. Neben schnellem Wirkungsbeginn und ausreichender Wirkungsdauer fehlen zentrale Effekte wie Sedierung und Atemdepression.

Trotz der Möglichkeit einer allergischen Agranulozytose, die nach der Boston-Studie mit einer Wahrscheinlichkeit von 1:1,1 Mio. auftritt und eine Letalität von 9% aufweist [25], kann nach Ansicht verschiedener Autoren auf Metamizol im Rettungsdienst nicht verzichtet werden, da es die einzige intravenös applizierbare, peripher wirkende Substanz ohne Wirkung an den Thrombozyten darstellt [6, 31, 62], (Tabelle 3). Gefährdet scheinen vor allem Frauen über 65 Jahre zu sein [5]. Zusätzlich ist nach Levy die Inzidenz gastrointestinaler Blutungen als Nebenwirkung der Einnahme von ASS mit 25:1 Mio. mindestens 20mal so hoch [34], (Tabelle 4).

ASS zeigt bei Dosierungen von 0,5–1,0 g bereits eine irreversible Thrombozytenaggregationshemmung [7], so daß diese Substanz bei traumatischen Notfällen wegen der Gefahr der Blutungsverstärkung nicht eingesetzt werden sollte (Tabelle 5). Andererseits gibt es Hinweise auf günstige Effekte von ASS hinsichtlich Morbidität und Mortalität bei instabiler Angina pectoris und Myokardinfarkt [35]. Hieraus läßt sich für ASS eine bevorzugte Indikation beim Infarktverdacht ableiten, zumal die Indikation zur systemischen oder intrakoronaren Lysethera-

Tabelle 3. Pharmakologische Daten, Wirkungen und Nebenwirkungen von Metamizol

1. Dosierung: 10–20 mg/kg KG
2. Wirkungsbeginn: 4–8 min
3. Wirkungsmaximum: 15 min
4. Wirkungsdauer: 3–4 h
5. Keine Atemdepression
6. Keine gastrointestinalen Nebenwirkungen
7. Geringe hämodynamische Beeinflussung
8. Keine Sedierung
9. Selten allergische Agranulozytose

Tabelle 4. Epidemiologische Daten zum Risiko analgetischer Pharmaka. (Aus [34])

Risiko pro 1 Mio. Behandlungsperioden	Agranulozytose Inzidenz (Tod)	apl. Anämie Inzidenz (Tod)	GI-Blutungen Inzidenz (Tod)
ASS gelegentlich	n.s.	n.s.	25 (2,5)
ASS regelmäßig	n.s.	n.s.	82 (8,2)
Butazone	0,2 (0,02)	6,6 (3,3)	nur für die
Diclofenac	n.s.	6,8 (3,4)	Gesamtgruppe
Indometacin	0,6 (0,06)	10,1 (5,05)	NSA definiert
Metamizol	1,1 (0,11)	n.s.	–
NSA	n.s.	n.s.	57 (5,7)

Tabelle 5. Pharmakologische Daten, Wirkungen und Nebenwirkungen von ASS

1. Dosierung: 0,5–1,0 g
2. Wirkungsbeginn: 4–8 min
3. Wirkungsmaximum: 20 min
4. Wirkungsdauer: 3–4 h
5. Keine Atemdepression
6. Gastrointestinale Nebenwirkungen
7. Thrombozytenhemmung
8. Vitamin-K-Antagonismus
9. Keine Sedierung

pie oder einer zusätzlich perkutanen transluminalen, koronaren Ballondilatation in der Klinik davon unbeeinflußt bleibt [11].

Die Hypnoanalgetika beeinflussen die Schmerzempfindung auf verschiedenen Ebenen des zentralen Nervensystems [60]. Die Wirkung wird über die Bindung an spezifische Rezeptoren vermittelt [26]. Nebenwirkungen wie Atemdepression, Übelkeit und Brechreiz, Arzneimittelinteraktionen und unerwünschte Einflüsse auf das kardiozirkulatorische System sind ausgeprägter (Tabelle 6).

Tramadol vermittelt in einer Dosierung von 1,5 mg/kg KG in ca. 60% eine gute Analgesie (Tabelle 7). Der Einfluß auf das respiratorische und kardiozirkulatorische System ist klinisch nicht relevant [12, 30]. Karsch fand bei Patienten mit koronarer Herzkrankheit nach intravenöser Gabe von 50 mg Tramadol keine

Tabelle 6. Zentrale und periphere Nebenwirkungen der Hypnoanalgetika

1. Atemdepression
2. Sedierung
3. Nausea, Erbrechen
4. Miosis
5. Tonuserhöhung der glatten Hohlorganmuskulatur
6. Unterschiedliche hämodynamische Beeinflussung
7. Histaminliberation
8. Antitussive Wirkung
9. Abhängigkeit

Tabelle 7. Pharmakologische Daten, Wirkungen und Nebenwirkungen von Tramadol

1. Dosierung: 1,5 mg/kg KG
2. Wirkungsbeginn: 5–8 min
3. Wirkungsmaximum: 20 min
4. Wirkungsdauer: 3–4 h
5. Keine relevante Atemdepression
6. Keine relevante Blutdrucksenkung
7. Keine Pulmonalisdruckerhöhung
8. Leichte Sedierung
9. Analgetische Potenz geringer als Morphin

Änderung von Herzfrequenz, Aortendruck und peripherem Gesamtwiderstand [30]. Der pulmonale Gefäßwiderstand wurde temporär gesenkt. Das Herzminutenvolumen sank für 5 min signifikant ab [30]. Karsch hält die Gabe von Tramadol aufgrund seiner Ergebnisse beim Myokardinfarkt für geeignet. Über gute Erfahrungen beim Myokardinfarkt nach Tramadol berichtete Rettig [45].

Durch Kombination mit den peripher wirkenden Analgetika Metamizol und ASS kann die Analgesie-Rate auf ca. 80% gesteigert werden (Tabelle 8). Die Kombination von Tramadol und ASS beim Myokardinfarkt stellt heute somit die Methode der Wahl zur Analgesie im Notfall dar, solange auf verschreibungspflichtige Betäubungsmittel nicht zurückgegriffen werden kann.

Der Einsatz der verschreibungspflichtigen Hypnoanalgetika unterliegt auch im Rettungsdienst erheblichen juristischen Einschränkungen [61]. Leitsubstanz unter den verschreibungspflichtigen BtM-Substanzen ist Morphin (Tabelle 9). Bei einer Wirkungsdauer von 3–5 h kommt es bei intravenöser Applikation nach 3–5 min zum Wirkungsbeginn mit einem Wirkungsmaximum nach 20 min. Die Einzeldosis beträgt beim Erwachsenen 5–10 mg bzw. 0,1–0,15 mg/kg KG. Bei der Dosierung ist nach Owen zu berücksichtigen, daß bei älteren Patienten der Verteilungsraum von Morphin kleiner ist als bei jüngeren Patienten und somit initial höhere Plasmaspiegel vorliegen [40].

Morphin entfaltet seine Wirkung als reiner Agonist durch Interaktionen mit den μ- und K-Rezeptoren [26]. Die Einschränkung des Atemminutenvolumens zeigt in äquianalgetischen therapeutischen Dosen keine signifikanten Unterschiede zu anderen Opioiden [10, 21, 33]. Das Maximum der Atemdepression wird mit 7 min nach intravenöser Injektion im Gegensatz zu anderen Opioiden zu einem Zeitpunkt erreicht, an dem der Notarzt noch beim Patienten ist und somit eine optimale Überwachung gewährleistet ist [26].

Tabelle 8. Optimierung der Analgesie beim Notfallpatienten durch Kombination von Tramadol mit peripher wirkenden Analgetika

Traumatischer Notfall	Tramadol + Metamizol
Nichttraumatischer Notfall	Tramadol + Metamizol Tramadol + ASS
Myokardinfarkt	Tramadol + ASS

Tabelle 9. Pharmakologische Daten, Wirkungen und Nebenwirkungen von Morphin

1. Dosierung:	5–10 mg
2. Wirkungsbeginn:	3–5 min
3. Wirkungsmaximum:	20 min
4. Wirkungsdauer:	3–5 h
5. Maximum der Atemdepression:	7 min
6. Sedierung	
7. Konstantes HMV	
8. Geringer Blutdruckabfall	
9. Leichter Frequenzanstieg	

Morphin bewirkt eine leichte, periphere Vasodilatation mit Abnahme des peripheren Gefäßwiderstandes. Diese Vasodilatation, die auch die Kapazitätsgefäße betrifft, ist evtl. auch Folge einer Histaminfreisetzung [14, 26, 41]. Experimentelle Befunde zeigen aber, daß diese Effekte durch H_1-Blocker nur teilweise [41], durch Naloxon aber vollständig antagonisierbar sind [26].

Die Herzfrequenz bleibt nach Morphingabe unverändert oder steigt leicht an. Das Herzminutenvolumen bleibt unverändert. Aldermann [2], Poprio [43] und Sethna [53] fanden bei Patienten mit koronarer Herzkrankheit nach 8–15 mg Morphin intravenös eine Senkung des Sauerstoffverbrauches und eine Abnahme des linksventrikulären, enddiastolischen Füllungsdruckes um durchschnittlich 10%. Der Cardiac Index zeigte keine signifikanten Veränderungen. Lee [32] fand bei Patienten mit akutem Myokardinfarkt ein kardiovaskuläres Verhalten wie bei anderen Patienten. Die von Hurst [24] nach Morphingabe postulierten kardiovaskulären Nebenwirkungen wie Hypotension und vagal induzierte Bradykardien und Überleitungsstörungen besonders bei Patienten mit akutem Myokardinfarkt und hier besonders Hinterwandinfarkt konnte Semenkovich nicht bestätigen [52], (Tabelle 10). Unter 184 Patienten mit Infarktverdacht trat nur bei 4 Patienten (2,2%) eine Hypotension auf. In jedem dieser 4 Fälle war der Anstieg der Herzfrequenz dem Blutdruckabfall nicht adäquat. Semenkovich [52] kommt zu dem Schluß, daß kardiovaskuläre Nebenwirkungen nach Morphin sehr selten sind und sich eher in Hypotension und inadäquatem Frequenzanstieg äußern als in Überleitungsstörungen und Blockbildungen. Eine Korrelation zum Myokardinfarkt bestand nicht. Bei allen 4 Patienten mußten keine vasoaktiven Substanzen appliziert werden. Der einzige publizierte Fall eines Opiat-induzierten Blockbildes beim Myokardinfarkt trat nach Pethidin auf [16].

Tabelle 10. Häufigkeit von Hypotension nach Morphin-Gabe bei Patienten mit Infarktverdacht und Myokardinfarkt. (Aus [52])

	Anzahl	Hypotension ($RR_s < 90$ mm Hg)
Patienten mit Verdacht auf Myokardinfarkt	184	4 (2,2%)
Patienten mit Myokardinfarkt	156	4 (2,6%)

Tabelle 11. Pharmakologische Daten, Wirkungen und Nebenwirkungen von Pethidin

1. Dosierung: 50–100 mg
2. Wirkungsbeginn: 1–2 min
3. Wirkungsmaximum: 15 min
4. Wirkungsdauer: 2–3 h
5. Ceiling-Effekt
6. Fehlende hämodynamische Neutralität
7. Arzneimittelinteraktionen
8. Metabolisierung zu Norpethidin
9. Weniger Spasmen, glatte Hohlorganmuskulatur

Pethidin ist eine 1939 synthetisierte Substanz, die ihre Wirkung besonders durch Interaktionen mit dem K-Rezeptor entfaltet [26], (Tabelle 11). 75–100 mg sind 10 mg Morphin äquianalgetisch [26]. Ab Dosierungen von über 100 mg muß mit einem Ceiling-Effekt gerechnet werden. Die sedierende und euphorisierende Komponente entspricht der des Morphins. Neben Fentanyl zeigt Pethidin mit 1–2 min nach intravenöser Gabe den kürzesten Wirkungsbeginn. Das Wirkungsmaximum wird nach 15 min erreicht. Die Wirkungsdauer ist mit 2–3 h kürzer als die des Morphins.

Tabelle 12. Plasma-Histamin-Spiegel bei Patienten nach Morphin- oder Meperidin-Gabe. (Aus [14])

| | | | | Plasma-Histamin-Spiegel [ng/ml] | | |
| | | | | | Time after narcotic | |
Drug	[n]	Baseline		1,2±0,2 min	6,0±0,5 min	23,3±1,8 min
Morphin	10	0,11±0,01	Responder (1)	12,4	0,55	0,15
			Nonresponders (9)	0,31±0,07	0,27±0,03	–
Meperidin	16	0,12±0,01	Responder (5)	22,4 ±9,1	7 ±3,3	0,28±0,1
			Nonresponders (11)	0,33±0,07	0,27±0,05	–

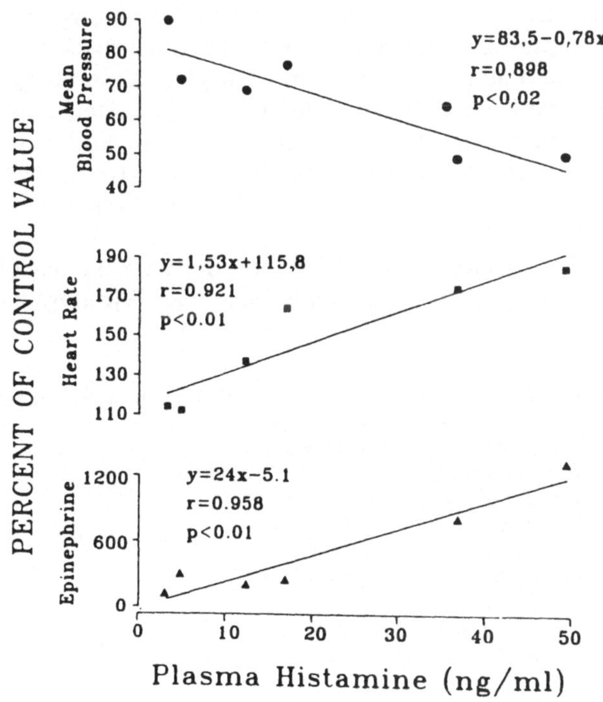

Abb. 2. Korrelation von Plasma-Histamin-Spiegel, arteriellem Mitteldruck, Herzfrequenz und Adrenalin-Spiegel bei 6 Patienten mit Histamin-Freisetzung nach Morphin- bzw. Pethidin-Gabe. (Aus [14])

Nach Flacke ist die Wahrscheinlichkeit einer Histamin-Freisetzung bei Pethidin-Gabe 4mal größer als nach Morphin [14], (Tabelle 12, Abb. 2). Bei der Metabolisierung von Pethidin in der Leber entsteht Norpethidin, das zentrale Exzitationsphänomene wie Tremor und Agitiertheit auslösen kann [26]. Das Ausmaß korreliert dabei nach Goetting [17] mit der Höhe des Plasmaspiegels an Norpethidin. Norpethidin hat eine Halbwertszeit von 15–20 h und wird renal eliminiert [29]. Durch diese Unruhe wird der Sauerstoffverbrauch gesteigert. Arzneimittelinteraktionen mit MAO-Hemmern, Chlorpromazin, Phenobarbital und Phenytoin sind beschrieben [26]. Pethidin scheint bei gleicher Beeinflussung der Atmung wie Morphin die Sensibilität des Vestibularis-Apparates stärker zu erhöhen, so daß eine höhere Rate an Schwindel, Übelkeit und Erbrechen als nach Morphin auftritt [26].

Bei intravenöser Gabe kann es zu einem gefährlichen Frequenzanstieg bei gleichzeitiger Abnahme des peripheren Gesamtwiderstandes kommen [26]. Als eine mögliche Ursache ist nach Flacke eine Histamin-Freisetzung zu diskutieren [14]. Ebenso tritt eine Erweiterung der Kapazitätsgefäße auf. Rees fand bei Patienten mit akutem Myokardinfarkt einen biphasischen Blutdruckverlauf mit initialem Anstieg von Frequenz, Mitteldruck und peripheren Widerstand, dem 15 min später ein Abfall von Blutdruck, Frequenz und Widerstand unter die Kontrollwerte folgte [44]. Eine hämodynamische Neutralität kann für Pethidin deshalb nicht konstatiert werden.

Pentazocin (Tabelle 13) wird nach einer Umfrage der agbn von allen verschreibungspflichtigen Analgetika im Rettungsdienst am häufigsten eingesetzt [3]. Es hat agonistische Wirkungen am K-Rezeptor und schwache antagonistische Eigenschaften am μ-Rezeptor. Es unterbricht somit vorzugsweise den nozizeptiven Input auf der Rückenmarkshöhe, während Morphin und andere μ-Rezeptoragonisten auch supraspinal analgetisch wirken [26]. 30–60 mg Pentazocin sind äquivalent zu 10 mg Morphin. Eine Steigerung der Dosis über 30 mg bewirkt keine proportionale Zunahme der Atemdepression, jedoch treten ab Dosierungen von 1 mg/kg KG Dysphorie und psychomimetische Effekte wie Angst, Träume und Halluzinationen in 7–10% auf [59], die durch Naloxon antagonisierbar sind und evtl. durch Interaktionen mit dem δ-Rezeptor zustandekommen [26].

Bei der intravenösen Gabe tritt die Wirkung nach 2–6 min ein, das Wirkungsmaximum ist nach 15 min erreicht. Die Wirkungsdauer beträgt 3–4 h.

Tabelle 13. Pharmakologische Daten, Wirkungen und Nebenwirkungen von Pentazocin

1. Dosierung: 30–60 mg
2. Wirkungsbeginn: 2–6 min
3. Wirkungsmaximum: 20 min
4. Wirkungsdauer: 3–4 h
5. Ceiling-Effekt
6. Psychomimetische Eigenschaften
7. Dysphorie
8. Sympathomimetische Effekte
9. Pulmonalisdruckerhöhung

Pentazocin erhöht die Katecholamin-Spiegel [26]. Aldermann [2], (Abb. 3), Jewitt [27] und Lee [32] fanden bei Patienten mit koronarer Herzkrankheit bzw. Myokardinfarkt nach intravenöser Gabe einen signifikanten Anstieg des aortalen und pulmonalen Mitteldruckes, der Gefäßwiderstände, des linksventrikulären enddiastolischen Füllungsdruckes und der Herzarbeit. Miller sah einen Anstieg des pulmonalen Mitteldruckes ohne Veränderung des pulmonal-kapillären Verschlußdruckes [38]. Der Einsatz von Pentazocin ist daher zumindest bei Patienten mit kardialen und pulmonalen Erkrankungen nicht zu empfehlen.

Buprenorphin (Tabelle 14) ist ein halbsynthetisches neues Opioid, das als partieller µ-Rezeptoragonist wirkt. Äquianalgetisch zu Morphin sind einer Cross-Over-Studie von Houde zufolge 0,4 mg [23]. Die agonistischen-antagonistischen Opiateffekte sind dosisabhängig. Höhere Dosen als 0,6–0,8 mg führen zu keiner besseren Analgesie [8], sondern wirken antagonistisch [22].

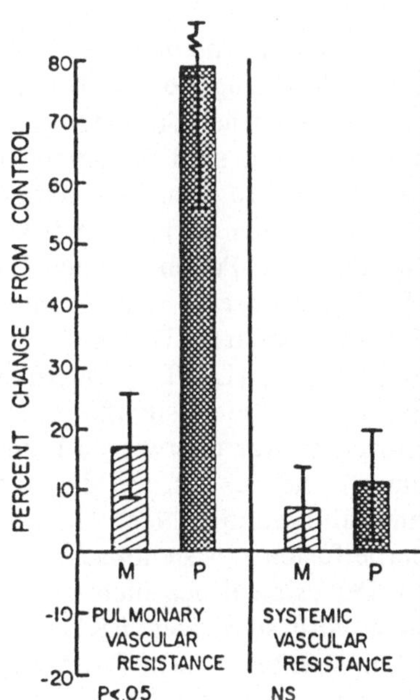

Abb. 3. Prozentuale Veränderungen des pulmonalen und systemischen Widerstandes gegenüber den Ausgangswerten nach Morphin- und Pentazocin-Gabe. (Aus [2])

Tabelle 14. Pharmakologische Daten, Wirkungen und Nebenwirkungen von Buprenorphin

 1. Dosierung: 0,15–0,3 mg
 2. Wirkungsbeginn: 10–15 min
 3. Wirkungsmaximum: 45 min
 4. Wirkungsdauer: 6–8 h
 5. Maximum der Atemdepression: 45 min
 6. Ceiling-Effekt
 7. Konstantes HMV
 8. Geringer Blutdruckabfall
 9. Leichter Frequenzabfall
10. Kein Pulmonalisdruckanstieg

Im Gegensatz zum Morphin beginnt die Wirkung bei Buprenorphin bei intravenöser Gabe erst nach 10–15 min mit einem Wirkungsmaximum nach 45 min. Beide Zeiten sind deutlich länger als die der bisher aufgeführten Substanzen. Die Wirkungsdauer ist mit 6–8 h signifikant länger. Ein wesentlicher Nachteil ist, daß das Maximum der Atemdepression 45–60 min nach intravenöser Gabe auftritt [39]. Zu diesem Zeitpunkt ist die Präsenz des Notarztes und damit die optimale Überwachung des Patienten nicht immer mehr gewährleistet. Zusätzlich kann die Atemdepression durch Opiat-Antagonisten wie Naloxon nicht antagonisiert werden [20]. Nur durch Doxapram in einer Dosierung von 0,5–1,0 mg/kg KG ist eine Antagonisierung möglich [39].

Die hämodynamische Beeinflussung bei gesunden Freiwilligen führt zu einer Frequenzerniedrigung von 16% und einer Abnahme des systemischen Blutdrukkes um 5–10% [39]. Der Cardiac Index bleibt nach Albrecht [1] konstant. Bei Patienten mit Myokardinfarkt fand Hampton mit einer Dosierung von 5–6 μg/ kg KG intravenös eine Abnahme der Frequenz um 5–10% und keinen Abfall des systemischen und pulmonalen Mitteldruckes. Aufgrund seiner pharmakologischen Daten scheint Buprenorphin für den Einsatz im Notarztdienst nicht zu den zu bevorzugenden Substanzen zu gehören.

Eine mögliche Alternative zum Morphin stellt Piritramid (Tabelle 15) dar. 15 mg Piritramid sind äquianalgetisch zu 10 mg Morphin. Der Wirkungsbeginn liegt bei ca. 10 min. Das Wirkungsmaximum ist nach 20–30 min erreicht. Die Wirkungsdauer ist mit 4–6 h länger als bei Morphin. Seitz [51] fand bei herzchirurgischen Patienten nach Gabe von 0,15 mg/kg KG bei nahezu konstanter Herzfrequenz eine signifikante Abnahme des arteriellen Mitteldruckes, des linksventrikulären Druckes und des linksventrikulären enddiastolischen Füllungsdruckes (LVEDP) innerhalb von 6 min um 18%. Der Inotropie-Parameter dp/dt_{max} fiel nicht signifikant ab. Die signifikante Abnahme des arteriellen Mitteldruckes war überwiegend auf den Abfall des peripheren Gefäßwiderstandes um 8% und nur z. T. auf die Reduktion des Herzminutenvolumens um 4,7% zurückzuführen [51]. Nach Gattiker [15] ist bei Piritramidgabe eine kritische Minderperfusion poststenotischer Myokardbezirke bei ausreichend hohem arteriellen Perfusionsdruck nicht zu befürchten. Arrhythmien oder eine Verschlechterung vorbestehender EKG-Veränderungen traten nicht auf. Die sedierende Komponente ist nach Piritramid ausgeprägter als nach Morphin [42]. Übelkeit und Erbrechen tritt möglicherweise seltener auf [49].

Tabelle 15. Pharmakologische Daten, Wirkungen und Nebenwirkungen von Piritramid

1. Dosierung: 7,5–15 mg
2. Wirkungsbeginn: 10–15 min
3. Wirkungsmaximum: 20–30 min
4. Wirkungsdauer: 4–6 h
5. Keine relevante Blutdrucksenkung
6. Keine Pulmonalisdruckerhöhung
7. Atemdepression
8. Sedierung
9. Kein Ceiling-Effekt

Aufgrund des sehr schnellen Wirkungsbeginnes und der sehr guten Analgesie wird Fentanyl von manchen Anästhesisten dem Morphin vorgezogen (Tabelle 16). Nach 0,1–02 mg tritt die Wirkung innerhalb von 1–2 min ein. Fentanyl ist ca. 80mal so stark wirksam wie Morphin [26]. Die Wirkung klingt nach ca. 30 min ab. Da 60% aller Notfallpatienten nach Primärversorgung der weiteren Therapie und Anwesenheit des Notarztes nicht mehr bedürfen, muß der Notarzt bei längerer Transportzeit den Patienten wegen fraktionierter Nachinjektionen, die zusätzlich die Gefahr der Kumulation mit sich bringen [42], begleiten. Die Bevorratung mit Fentanyl für den Notarztdienst kann nur an Klinik-stationierten Notarztwagen erfolgen, da die Abgabe von Fentanyl ausschließlich an Klinik- und Versorgungsapotheken erfolgt [61, 63].

Kardiovaskuläre Effekte sind nach Fentanyl geringer ausgeprägt als nach Morphin [9] oder Piritramid [51]. Dies gilt nach Stanley [54] auch für Patienten mit schwerer koronarer Herzkrankheit. Die bessere Herz-Kreislaufstabilität wird nach Flacke durch die fehlende Histamin-Freisetzung begünstigt [13, 14]. Rosow [46] fand bis zu 50 µg/kg KG keine Veränderungen des Plasma-Histamin-Spiegels nach Fentanyl und keine Abnahme des arteriellen Mitteldruckes und des systemischen Widerstandes.

Fentanyl und Piritramid werden fast ausschließlich von Anästhesisten im Notarztdienst eingesetzt, so daß einer generellen Empfehlung zum Einsatz an allen Standorten Grenzen gesetzt sind.

Tabelle 16. Pharmakologische Daten, Wirkungen und Nebenwirkungen von Fentanyl

1. Dosierung: 0,1–0,2 mg
2. Wirkungsbeginn: 1–2 min
3. Wirkungsmaximum: 5 min
4. Wirkungsdauer: 25–35 min
5. Keine relevante Blutdrucksenkung
6. Keine Pulmonalisdruckerhöhung
7. Ausgeprägte Atemdepression
8. Sedierung
9. Kein Ceiling-Effekt

Tabelle 17. Pharmakologische Daten, Wirkungen und Nebenwirkungen von Ketamin

1. Dosierung: 0,25–0,5 mg/kg KG
2. Wirkungsbeginn: 2–3 min
3. Wirkungsmaximum: 5 min
4. Wirkungsdauer: 15 min
5. Erhaltene Spontanatmung
6. Erhaltene Schutzreflexe
7. Sympathikomimetische Effekte
8. Zentrale Stimulation
9. Tonuserhöhung der Skelettmuskulatur
10. Verstärkte Salivation
11. Einfluß auf ICP

Tabelle 18. Stufenschema zur Analgesie im Notfall

1. Stufe	Metamizol
	ASS
2. Stufe	Tramadol + Metamizol
	Tramadol + ASS
3. Stufe	Morphin
	Piritramid
	Fentanyl

Ketamin wirkt ebenfalls zentral (Tabelle 17). In einer Dosierung von 0,25–0,5 mg/kg KG tritt eine analgetische Wirkung für ca. 10–15 min ein, so daß Nachinjektionen im Notarztdienst nötig werden. Durch sympathomimetische Effekte kommt es zu einer Steigerung des Blutdruckes und der Pulsfrequenz, so daß der myokardiale Sauerstoffverbrauch ansteigt [48]. Durch gleichzeitige Gabe eines Benzodiazepin-Derivates können die Kreislaufwirkungen abgeschwächt werden [55]. Nicht alle Patienten bleiben bei dieser Dosierung wach und ansprechbar. Bei Patienten mit Schädel-Hirn-Trauma ist Ketamin bei Spontanatmung kontraindiziert, da es zu intrakraniellen Druckanstiegen kommen kann [50]. Obwohl der Tonus der Zungengrundmuskulatur und die laryngopharyngealen Schutzreflexe unter Ketamin weitgehend erhalten bleiben können [48], kann eine Aspiration nicht sicher ausgeschlossen werden [56]. Die Tonuserhöhung der Skelettmuskulatur und die verstärkte Salivation sind bei respiratorisch eingeschränkten Patienten negativ zu bewerten.

Aus pharmakologischer Sicht stellt sich die medikamentöse Schmerztherapie im Rettungsdienst als Stufenschema dar (Tabelle 18). Auf der 1. Stufe stehen die peripher wirkenden Analgetika Metamizol und ASS, die bei stärkeren Schmerzen mit Tramadol kombiniert werden können. Dabei ist die Kombination Tramadol und Metamizol bei Traumapatienten zu bevorzugen, während beim Myokardinfarkt der Kombination Tramadol und ASS wegen der Thrombozytenaggregationshemmung der Vorzug zu geben ist. Bei stärksten Schmerzen wird Morphin eingesetzt, das neben Piritramid und Fentanyl von allen Substanzen dem idealen Analgetikum für den Rettungsdienst am nächsten kommt.

Literatur

1. Albrecht M, Ackern van K (1985) Beeinflussung des Kreislaufverhaltens durch Gabe von Buprenorphin in der postoperativen Phase. Anästh Intensivther Notfallmed 20:65–68
2. Aldermann EL, Barry WH, Graham AF, Harrison DC (1972) Hemodynamic effects of morphine and pentazocine differ in cardiac patients. New Engl J Med 287:623–627
3. Blumenberg D, Sefrin P (1987) Einsatz von Betäubungsmitteln im Rettungsdienst. Der Notarzt 3:134–136
4. Brand MR, Korshin J, Prange Hansen AA, Nistrup Madsen S, Rygg I, Kehlet H (1978) Influence of morphine on the endocrine-metabolic response to open-heart surgery. Acta Anaesth Scand 22:400–412
5. Brune K (1986) Schmerzmittel auf den Prüfstand – was kann man testen – was sollte man vergleichen – was wählt man aus? Fortschr Med 104:483–488

6. Brune K (1987) 1986: Ein Jahr der (Fehl-)Entscheidungen auf dem Gebiet der Analgetika. Fortschr Med 105:18–22
7. Cerletti Ch, Carriero MR, de Gaetano G (1986) Platelet-aggregation response to single or paired aggregating stimuli after low-dose-aspirin. New Engl J Med 314:316–317
8. Dobkin AB (1977) Buprenorphine hydrochloride: Determination of analgesic potency. Can Anaesth Soc J 24:186–194
9. Duthie DJR, Nimmo WS (1987) Adverse effects of opioid analgesic drugs. Br J Anaesth 59:61–77
10. Eckenhoff JE, Oech SR (1960) The effect of narcotics and antagonists upon respiration and circulation in man. Clin Pharmacol Ther 1:483–524
11. Erbel R, Pop T, v Olshausen KE, Meinertz T, Henkel B, Schreiner B, Henrichs KJ, Rupprecht HJ, Zahn R, Steuernagel C, Beck F, Meyer J (1986) Thrombolytische Therapie und Ballondilatation. Dtsch Med Wschr 111:523–529
12. Fechner R, Racenberg E, Castor G (1985) Klinische Untersuchungen über die Wirkung von Morphin, Pentazocin, Pethidin, Piritramid und Tramadol auf die Atmung. Anästh Intensivmed 26:126–132
13. Flacke JW, van Etten A, Flacke WE (1983) Greatest histamine release from meperidine among four narcotics. Double-blind study in man. Anesthesiology 59:A 51
14. Flacke JW, Flacke WE, Bloor BC, van Etten AP, Kripke BJ (1987) Histamine release by four narcotics: A double-blind study. Anesth Analg 66:723–730
15. Gattiker R (1977) Anaesthesie mit Fentanyl, Piritramid oder Methoxyflurane. In: Anaesthesiologie und Wiederbelebung, Bd 102, S 77. Springer, Berlin Heidelberg New York
16. Gershengorn K, Haft JI (1972) Intermittent heart block related to treatment of hypertension in a patient with acute myocardial infarction. Chest 61: 402–404
17. Goetting MG, Thirmann MJ (1985) Neurotoxicity of meperidine. Ann Emerg Med 14:1007–1012
18. Hackenthal E, Wörz R (1985) Medikamentöse Schmerzbehandlung in der Praxis. Gustav Fischer, Stuttgart
19. Hampton JR (1977) Management of the pain of myocardial infarction. In: Harcus et al (eds) Pain – New perspectives in measurement and management. Churchill Livingstone, Edinburgh, p 97
20. Heel RC, Brogden RN, Speight TM, Avery GS (1979) Buprenorphine: A review of its pharmacological properties and therapeutic efficacy. Drugs 17:81–110
21. Heitmann HB, Drechsel U, Herpfer G, Zindler M (1970) Die Wirkung von Piritramid (Dipidolor) auf die Regulation der Atmung und die orthostatische Stabilität des Kreislaufs. Anaesthesist 19:152–155
22. Henschel WF (1972) Zur Problematik einer optimalen postoperativen Schmerzbekämpfung. In: Henschel WF (Hrsg) Postoperative Schmerzbekämpfung. Schattauer, Stuttgart New York
23. Houde RW, Wallenstein SL, Rogers A, Kaiko RF (1976) Annual report of the analgesic studies section of the memorial Sloan-Kettering-cancer centre. Buprenorphine (NIH-8805). Reported to the Committe on Problems of Drugs Dependence. Richmond, Virginia USA, p 164
24. Hurst JW (1982) The heart, 5th edn. Mc Graw-Hill, New York pp 1079–1080
25. International Agranulocytosis and Aplastic Anemia Study (1986) Risks of agranulocytosis and aplastic anemia. JAMA 256:1749–1757
26. Jaffe JH, Martin WR (1985) Opioid analgesics and antagonists. In: Gilman AG, Goodman LS, Rall ThW, Murad F (eds) The pharmacologial basis of therapeutics, 7th edn. Macmillan Publishing Company, New York
27. Jewitt DE, Maurer BJ, Hubner PJ, Shillingford JP (1971) Cardiovascular effects of pentazocine in patients with acute myocardial infarction. Br Heart J 31:145
28. Jurna J (1986) Grundlagen der Schmerztherapie mit Analgetika und Nicht-Analgetika. In: Doenicke A (Hrsg) Schmerz – eine interdisziplinäre Herausforderung. Springer, Berlin Heidelberg New York Tokio
29. Kaiko RF, Foley KM, Grabinski PY, Heidrich G, Rogers AG, Intnrrisi CE, Reidenberg MM (1983) Central nervous system excitatory effects of meperidine in cancer patients. Ann Neurol 13:180–185

30. Karsch KR, Wiegang V, Blanke H, Kreuzer H (1979) Wirkung eines neuen Analgetikums (Tramadol) auf die Hämodynamik bei Patienten mit koronarer Herzkrankheit. Z Kardiol 68:599–603

31. Kewitz H (1987) Metamizol – Führt die Indikationseinschränkung zu einem Rückgang der Agranulozytose? Dt Ärztebl 84:1351–1356

32. Lee G, DeMaria A, Amsterdam EA, Realyvasquez E, Angel J, Morrison S, Mason DT (1976) Comparative effects of morphine, meperidine and pentazocine on cardiocirculatory dynamics in patients with acute myocardial infarction. Am J Med 60:949–955

33. Lehmann KA (1984) Fentanyl: Kinetik und Dynamik. Perimed, Erlangen

34. Levy M, Kaufmann DW, Shapiro S (1986) Major upper gastrintestinal bleeding in relation to aspirin and acetaminophen use. Abstract 1656 III. World Conference Clinical Pharmacology and Therapeutics

35. Lewis jr HD, Davis JW, Archibald DG, et al (1983) Protective effects of aspirin against acute myocardial infarction and death in men with unstable angina. New Engl J Med 309:396–403

36. Marshall BE, Wollmann H (1985) General anesthetics. In: Gilman AG, Goodman LS, Rall ThW, Murad F (eds) The pharmacological basis of therapeutics, 7th edn. Macmillan Publishing Company, New York

37. Metz G (1979) Sympathiko-adrenerge Stimulation und Lungenveränderungen. Anaesthesiologie und Intensivmedizin 119

38. Miller HC, McLeod A, Kirby BJ, Scott DB, Julian DG (1972) Effect of pentazocine on pulmonary circulation. Lancet II: 1167–1170

39. Orwin JM (1977) Buprenorphine pharmacologial aspects in man. In: Harcus et al (eds) Pain – New perspectives in measurement and management. Churchill Livingstone, Edinburgh, p 141

40. Owen JA, Sitar DS, Berger L, Brownell L, Duke PC, Mitenko PA (1983) Age-related morphine kinetics. Clin Pharmacol Ther 34:364–368

41. Philbin DM, Moss J, Akins CW, Rosow CE, Kono K, Schneider RC, VerLee ThR, Savarese JJ (1981) The use of H_1 and H_2 histamine antagonists with morphine anesthesia: A double-blind study. Anesthesiology 55:292–296

42. Piepenbrock S, Schäfer J, Panning B (1987) Analgesie und Anästhesie bei Unfallverletzten. Intensivbehandlung 12:21–25

43. Popio KA, Jackson DH, Ross AM, Schreiner BF, Yu PN (1978) Hemodynamic and respiratory depressant effects of morphine and butorphanol. Clin Pharmacol Ther 23:281–287

44. Rees HA, Muir AL, MacDonald HR, Lawrie DM, Burton JL, Donald KW (1967) Circulatory effects of pethidine in patients with acute myocardial infarction. Lancet II:863–866

45. Rettig G, Kropp J (1980) Analgetische Wirkung von Tramadol beim akuten Myokardinfarkt. Therapiewoche 30:5561–5566

46. Rosow CE, Moss Y, Philbin DM, Savarese JJ (1982) Histamine release during morphine and fentanyl anesthesia. Anesthesiology 56:93–96

47. Rote Liste (1987) Bundesverband der pharmazeutischen Industrie eV (Hrsg) Editio Cantor GmbH, Aulendorf/Württ

48. Rust M, Kolb E (1985) Schmerzbehandlung und Narkosen in der Notfall- und Katastrophenmedizin. In: Konzert-Wenzel J, Proschka GW, Theisinger W (Hrsg) Erstversorgung im Notarztdienst. Urban & Schwarzenberg, München Wien Baltimore

49. Saarne A (1969) Clinical evaluation of the new analgesic piritramide. Acta Anaesth Scand 13:11–19

50. Schürmann W, Pfenninger E, Ahnefeld FW (1984) Welche Rolle spielt Ketamin in der Notfallmedizin? Notfallmed 10:1435–1440

51. Seitz W, Hempelmann G, Schleussner E, Piepenbrock S (1981) Vergleichende klinische Untersuchungen von Herz-Kreislauf-Effekten zwischen Piritramid (Dipidolor) und Fentanyl. Anaesthesist 30:179–184

52. Semenkovich CF, Jaffe AS (1985) Adverse effects due to morphine sulfate. Am J Med 79:325–330

53. Sethna DH, Moffitt EA, Gray RJ, Bussell J, Raymond M, Conklin C, Shell WE, Matloff JM (1982) Cardiovascular effects of morphine in patients with coronary arterial disease. Anesth Analg 61:109–114

54. Stanley TH, Webster LR (1978) Anesthetic requirements and cardiovascular effects of fentanyl-oxygen and fentanyl-diazepam-oxygen anesthesia in man. Anesth Analg 57:411–415
55. Tarnow J, Hess W (1979) Flunitrazepam-Vorbehandlung zur Vermeidung kardiovaskulärer Nebenwirkungen von Ketamin. Anaesthesist 28:468–472
56. Taylor PA, Rappoport AS (1972) Further work on the depression of laryngeal reflexes during butamine anaesthesia. Brit J Anaesth 44:1163–1167
57. Winnie AP (1970) Interscalene brachial plexus block. Anesth Analg 49:455–466
58. Winnie AP, Ramarmurthy S, Durrani Z (1973) The inguinal paravascular technic of lumbar plexus anesthesia: The "3-in-1Block". Anesth Analg 52:989–996
59. Wood AJJ, Moir DC, Campbell D, Davidson JF, Gallon SC, Henney E, McAllion S (1974) Medicines evaluation and monitoring group: central nervous system effects of pentazocine. Br Med J 1:305–308
60. Zimmermann A (1985) Schmerz und Schmerzbehandlung. Münch Med Wschr 127:806–811
61. Schreiben des Bayerischen Staatsministerium des Innern vom 22. 2. 85
62. Wie gefährlich ist Metamizol? Arzneimittelbrief 21 (1987) 5–6
63. Schreiben des Bayerischen Staatsministerium des Innern vom 27. 7. 87

Wechselwirkungen zwischen peripher und zentral wirksamen Analgetika

V. Hempel

Einleitung

Der Einsatz von Kombinationen aus peripher- und zentral-wirksamen Analgetika ist seit vielen Jahrzehnten in sog. antineuralgischen Mischpräparaten gebräuchlich. Am häufigsten wird hier Kodein als zentral-wirksames Analgetikum eingesetzt, als peripher-wirksames Analgetikum spielt heute die Azetylsalizylsäure, aber auch das Parazetamol, eine große Rolle. Es fragt sich, ob die Kombination zwischen zentral- und peripher-wirksamen Analgetika sinnvoll ist, ob sich beide Substanzen miteinander ergänzen oder ob unerwünschte Wechselwirkungen auftreten können. Das Ziel einer solchen Kombination ist es ja, dosisabhängige Nebenwirkungen beider eingesetzten Substanzklassen zu reduzieren.

Klinische Praxis

Unbestritten Mittel der 1. Wahl zur systemischen Therapie von postoperativen Schmerzen sind heute die Opioide. Nicht selten erlebt der Kliniker jedoch, daß trotz ausreichender Dosierung der Opioide der Patient noch immer über quälende Schmerzen klagt. Es ist dann wenig vernünftig, ein anderes Opioid einzusetzen, weil der Effekt ja über dieselben Rezeptoren bewirkt wird, vielmehr ist es häufig geübte Praxis, dann ein peripher-wirksames Analgetikum einzusetzen. Während hierbei zur parenteralen Gabe nur Azetylsalizylsäure und Metamizol zur Verfügung stehen, können auf rektalem Wege praktisch alle peripher-wirksamen Analgetika gegeben werden. Trotz der Problematik der Metamizolnebenwirkungen [6] ist auch heute noch das Metamizol für diese Indikation sehr geeignet. Viele Kliniker bevorzugen auch Parazetamol, weil sie dessen Nebenwirkungsspektrum für weniger gefährlich halten.

Nebenwirkungen und mögliche Höchstdosierung von Opiaten

Die obere Dosisgrenze von Opioiden wird gesetzt durch die Nebenwirkungen, besonders Atemdepression und Schläfrigkeit. Auch Schwindel, Nausea, Obstipation und Verwirrtheitszustände sind in der Regel dosisabhängige Nebenwirkungen. Da alle Opioide ihre Wirkung über spezifische Rezeptoren im Zentralnervensystem entfalten, muß mit einem Ceiling-Effekt gerechnet werden. Dies bedeutet, daß eine beliebige Dosissteigerung keinen besseren Effekt hervorruft. Eine niedrige Dosierung bringt zwar weniger Analgesie, aber auch weniger ausgeprägte Nebenwirkungen mit sich.

Nebenwirkungen der Analgetika/Antipyretika

Auch bei dieser Substanzklasse liegt der Wirkung ein einheitlicher Mechanismus zugrunde, nämlich die Hemmung der Prostaglandinsynthese und damit ein Absinken der Spiegel algogener Eicosanoide am Ort der Schmerzentstehung. Diese Synthesehemmung geschieht durch eine Aktivitätshemmung der Zyklooxygenase. Auch für diesen hemmenden Mechanismus muß angenommen werden, daß der Effekt nicht beliebig gesteigert werden kann. Die Nebenwirkungen, die auf diesen Wirkungsmechanismus zurückgeführt werden können, sind: Blutungsneigung durch Thrombozytenfunktionsstörungen, Salizylatasthma, zentral nervöse Erregung, Nierenschäden, gastrointestinale Symptome. Nebenwirkungen, die substanzspezifisch sind, sind die Leberreaktionen nach Parazetamol und die allergischen Reaktionen, die bei allen peripher-wirksamen Analgetika möglich sind, jedoch besonders gefürchtet bei den Pyrazolonen. Als dosisunabhängige Nebenwirkungen sind nur die allergischen Reaktionen zu betrachten. Alle anderen genannten Nebenwirkungen spielen bei niedriger Dosierung eine geringere Rolle als bei hoher Dosierung. Daß das Nebenwirkungsspektrum, das durch den Wirkungsmechanismus verursacht wird, sich jedoch erheblich zwischen den verschiedenen peripher-wirksamen Analgetika unterscheidet, zeigt z. B. eine Studie von Frölich [3]. Hier wird klar gezeigt, daß das Metamizol sowohl in bezug auf gastrointestinale als auch hämostaseologische Nebenwirkungen wesentlich günstiger abschneidet als die Azetylsalizylsäure.

Klinische Studien über Kombinationen beider Substanzklassen

Daß die aufgrund der eben aufgezeigten Überlegungen so sinnvolle Kombination von zentral- und peripher-wirksamen Analgetika in der Praxis durchaus nicht immer das hält, was theoretisch zu erwarten ist, zeigen Studien von britischen Arbeitsgruppen, die jeweils Parazetamol mit einem zentral-wirksamen Analgetikum, meist Kodein, verglichen haben. Die Untersuchungen von Ladwa [5], Skjelbred u. Løkken [13], Cooper et al. [2], McKay u. Ananian [8] sowie Bullingham et al. [1] zeigen jeweils einen Anstieg der Nebenwirkungen, besonders der Somnolenz, wenn ein zentral-wirksames Analgetikum den peripher-wirksamen zugefügt wird. Im Gegensatz dazu kommen Quiding et al. [11] sowie Raesbeck et al. [12] zu einem günstigen Resultat bei der Kombination. Besonders hervorgehoben werden muß die Studie von Raesbeck et al. bei der Indomethacin als peripher-wirksames Analgetikum eingesetzt wurde. Diese Autoren finden zwar einen deutlich besseren Effekt in ihrer Doppelblindstudie, aber beim Einsatz von Indomethacin auch eine gehäufte Frequenz von Hämatomen. Eine Studie, in der nur Vorteile der Kombination gefunden werden, ist die von Martens [7], der bei orthopädisch-chirurgischen Patienten durch Zugabe von Naproxen eine erhebliche Reduktion der Opioidmedikation erreichen konnte (Tabelle 1).

Leider fehlt eine Doppelblindstudie über den Einsatz von Metamizol oder auch von Azetylsalizylsäure. Immerhin gibt es umfangreiche Erfahrungen über Kombinationen zentral nervös-wirkender Analgetika mit Metamizol, und eine Studie von Köhler et al. [4] belegt, daß die niedrige Dosierung von 200 mg Tramadol in Kombination mit 2,5 g Metamizol pro Tag bei orthopädischen Patienten nach Hüft- und Kniechirurgie einer epiduralen Medikation von Morphin in einer Dosierung von 3 mg entspricht. Die Gruppe mit der systemischen Analgetikamedikation zeigte weniger Nebenwirkungen als die Patienten mit dem epiduralen Morphin, besonders weniger Harnretentionen.

Schlußfolgerungen

Pharmakologische Überlegungen lassen die Kombination zentral-wirksamer und peripher-wirksamer Analgetika sinnvoll erscheinen. Untersuchungen, bei denen der erwartete günstige Effekt einer Kombination nicht nachgewiesen werden konnte, entstammen vorwiegend dem zahnärztlichen Schrifttum und setzen ausnahmslos Parazetamol als peripher-wirksames Analgetikum ein. Doppelblindstudien über den Effekt von Metamizol in Kombinationen und von Azetylsalizylsäure in Kombinationen fehlen noch. Besonders die Kombination von zentral-wirksamen Analgetika mit Metamizol erscheint aussichtsreich.

Tabelle 1. Literaturangaben über den Effekt von Kombinationen aus peripher und zentral wirksamen Analgetika: Nebenwirkungen (NW) und Analgesie im Vergleich zu der erstgenannten Monosubstanz (s. Text)

Autoren	Bewertung	
	NW	Analgesie
Ladwa 1981 (Parazetamol + Kodein)	+	−
Skjelbred u. Løkken 1981 (s. o.)	+	−
Quiding et al. 1982 (s. o.)	+	+
Cooper et al. 1980 (Parazetamol + Oxycodon)	+	−
McKay u. Ananian 1981 (Parazetamol + Dextroprop.)	+	−
Bullingham et al. 1981	+	−
Martens 1982 (Naproxen + Opioide)	−	+
Raesbeck, Rice u. Raesbeck 1982 (Indomethacin + Morphin)	+	+
Köhler, Lanz u. Theiss 1986 (Metamizol + Tramadol)	−	+

Literatur

1. Bullingham RES, McQuay HJ, Moore RA, Weir L (1981) An oral buprenorphine and paracetamol combination compared with paracetamol alone: A single dose double-blind postoperative study. Brit J Clin Pharmacol 12:863–866
2. Cooper SA, Precheur H, Rauch D, et al (1980) Evaluation of oxycodone and acetaminophen in treatment of postoperative dental pain. J Oral Surg 50:496–499
3. Frölich JC (1986) Metamizol effect on human prostaglandin synthesis. In: Brune K (ed) 100 years of pyrazolone drugs. Birkhäuser, Basel Boston Stuttgart
4. Köhler G, Lanz E, Theiss D (1986) Epidurale Morphinapplikation oder kontinuierliche intravenöse Analgesie. Eine klinische Untersuchung zur postoperativen Analgesie. Anaesthesist 35:123 (Abstract)
5. Ladwa RAR (1981) Comparison of syndol and paracetamol in the relief of dental pain. Brit Dent J 150:187–189
6. Levy M (1986) The epidemiology of metamizol-induced adverse reactions. In: Brune K (ed) 100 years of pyrazolone drugs. Birkhäuser, Basel Boston Stuttgart
7. Martens M (1982) A significant decrease of narcotic drug dosage after orthopedic surgery. A double-blind study with naproxen. Acta Orthopaed Belg 48:900–904
8. McKay IS, Ananian V (1982) Analgesia following adult tonsillectomy: A comparative study of solpadeine and a soluble form of dextropropoxyphene napsylate and paracetamol. J Internat Med Res 10:109–111
9. Moertel CG (1980) Treatment of cancer pain with orally administered medications. JAMA 244:2448–2450
10. Patel CV, Koppikar MG, Patel MS, et al (1980) Management of pain after abdominal surgery: Dipyrone compared with pethidine. Brit J Clin Pharmacol 10 (Suppl) 2:351 S
11. Quiding H, Persson G, Ahlström U, et al (1982) Paracetamol plus supplementary doses of codeine. An analgesic study of repeated doses. Eur J Clin Pharmacol 23:315–318
12. Raesbeck PG, Rice ML, Raesbeck JC (1982) A double-blind trial of indomethacin as an adjunct to narcotic analgesia after major abdominal surgery. Lancet II:115–116
13. Skjelbred P, Løkken P (1982) Codeine added to paracetamol induced adverse effects but did not increase analgesia. Brit J Clin Pharmacol 17:379–382

Postoperative Regionalanästhesie

J. Biscoping

Die Fortführung einer vielfach schon intraoperativ angewendeten Methode der Schmerzausschaltung ist ein logisches Konzept und bewirkt eine regional begrenzte Analgesie von unterschiedlicher Ausprägung je nach angewendetem Lokalanästhetikum und seiner Konzentration. Neben der Dämpfung des postoperativen Schmerzes können damit weitere Ziele verfolgt werden, die Bestandteil der postoperativen Therapie sein können, z. B. die Vermeidung einer Respiratorbehandlung bei instabilem Thorax oder nach thoraxstabilisierenden Eingriffen, eine frühe postoperative Atemtherapie nach großen, schmerzhaften Oberbaucheingriffen, frühe Gelenkmobilisationen nach Operationen oder eine prolongierte Sympathikolyse nach Revaskularisation oder Replantation.

Bei der Auswahl des geeigneten Lokalanästhetikums zur postoperativen Regionalanästhesie sollten Sicherheit für den Patienten, Wirksamkeit der Substanz und Praktikabilität der Methode im Vordergrund stehen. Eine Substanz, welche auch in niedrigen Konzentrationen dabei eine befriedigende Wirkung erzielt, eine langdauernde Analgesie ermöglicht und nur geringe Kumulationsneigung bei wiederholter Anwendung besitzt, wäre wünschenswert.

Am ehesten kommt diesen Zielen Bupivacain nahe, da es aufgrund seiner physikochemischen Eigenschaften zu einer Kumulation am Wirkort, nicht aber im Gesamtorganismus neigt. Aufgrund seiner hohen Lipophilie wird es zum grossen Teil am Injektionsort gebunden und nur sehr langsam systemisch resorbiert (Abb. 1). Darüber hinaus besitzt diese Substanz ein günstiges Verhältnis zwischen Wirkdauer und terminaler Eliminationshalbwertszeit. Während die terminalen Eliminationshalbwertszeiten für z. B. Lidocain mit 1,6 h und Mepivacain mit 1,9 h länger sind als ihre mittleren Wirkdauern, ist dieses Verhältnis für Bupivacain mit 2,7 h bei einer durchschnittlichen Analgesiedauer von 4–6 h deutlich günstiger. Dies hat in der Praxis zur Folge, daß die Nachinjektionsintervalle durchschnittlich mehr als doppelt so lange sind wie die terminale Eliminationshalbwertszeit dieser Substanz; eine geringe Tendenz zur systemischen Kumulation ist die Folge. Vergleichbar günstige pharmakokinetische Eigenschaften sind Etidocain zuzuschreiben, jedoch überwiegt bei Etidocain die motorische Blockadewirkung die sensible deutlich, weshalb der Einsatz dieser Substanz für die postoperative Phase und vor allem zur Schmerzdämpfung wenig sinnvoll erscheint. In welchem Ausmaß vergleichsweise häufig notwendig werdende Nachinjektionen bei mittellang wirkenden Lokalanästhetika wie z. B. Mepivacain eine systemische Kumulation bedingen, wird aus Untersuchungen von Büttner u. Klose [2] ersichtlich, die axilläre Plexusanästhesien mit Mepivacain 1% durchführten. In Abständen von jeweils 2 h waren durch nachlassende Blockadewirkung Nachinjektionen erforderlich (Abb. 2), wodurch eine kontinuierliche Zunahme der mittleren Plasmakonzentrationen erfolgte. Mit der 4. Nachinjektion wurden dabei bereits Konzentrationen von mehr als 5 µg/ml erreicht. Auch der Zusatz eines Vasokonstriktors wie z.B. Adrenalin zum Lokalanästhetikum hat nur einen unwesentlichen Einfluß auf die systemische Resorption von Mepivacain bei wiederholten Injektionen in kurzen Abständen, wie die Untersuchungen von Takasaki [9], (Abb. 3) ergaben. Wurde anstelle der intermittierenden die kontinuierliche Zufuhr mittels einer Perfusorspritze gewählt, so verlief der Plasmaspiegelanstieg zwar langsamer, aber auch hier waren die Tendenzen zur systemischen Kumulation nicht zu übersehen [9]. Im Gegensatz dazu erlauben Plasmaspiegeluntersuchungen nach Anwendung von Bupivacain sowohl bei intermittierender Injektion als auch nach kontinuierlicher Zufuhr über eine Motorpumpe in unterschiedlichen Konzentrationen und Dosierungen (Abb. 4, 5) die Feststellung, daß durch das günstige Wirkdauer/Eliminationsverhältnis dieser Substanz eine wesentlich geringere Tendenz zur Kumulation vorliegt [6, 7, 11]. Bupivacain in seinen unterschiedlichen Konzentrationen kann daher zur Zeit als das Lokalanästhetikum der Wahl für die Anwendung zur postoperativen Regionalanästhesie bezeichnet werden.

Vereinzelt mitgeteilte Befunde von Bupivacain-Plasmakonzentrationen bis zu 10 µg/ml Plasma bei postoperativer intermittierender oder kontinuierlicher Periduralanästhesie ohne wesentliche zerebrale oder kardiale Toxizitätserscheinungen sind offensichtlich auf eine erhöhte Proteinbindungskapazität des Organismus in der postoperativen Phase zurückzuführen. Wie Hasselstrøm et al. [5] an cholezystektomierten Patienten zeigen konnten, steigt in der postoperativen Phase die Proteinbindungskapazität derart, daß selbst eine Verdoppelung der Gesamtplasmakonzentration auf mehr als 4 µg/ml nicht zu einer gleichen Steigerung des freien Bupivacain-Anteils im Plasma führt (Abb. 6). Offensichtlich führt die unspezifische Entzündungsreaktion infolge des operativen Traumas zu

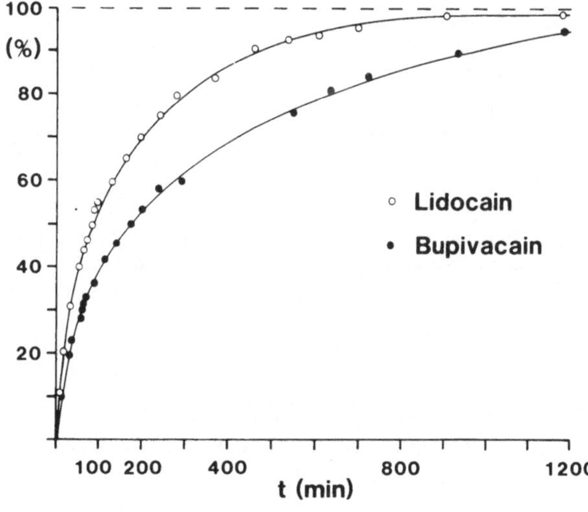

Abb. 1. Aufnahmeraten (%) von Lidocain und Bupivacain in die systemische Zirkulation nach periduraler Applikation am Menschen. Die deutlich langsamere Resorption von Bupivacain ist Ausdruck einer *lokalen* Kumulation als Folge der ausgeprägten Lipophilie und Gewebsproteinbindung. (Nach [10])

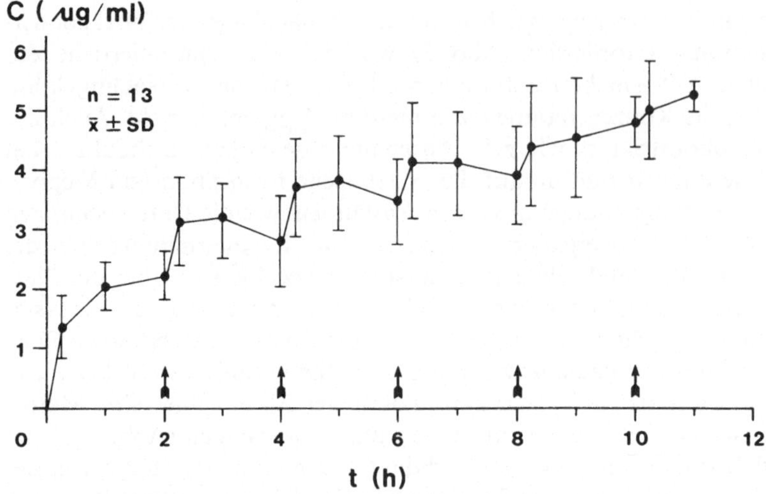

Abb. 2. Plasmakonzentrationen von Mepivacain bei axillären Plexusanästhesien. Sowohl initial als auch nach jeder 2. Stunde (Pfeil) wurden 400 mg der Substanz appliziert. Die zu beobachtende Kumulation führte nach der 4. Nachinjektion in Konzentrationsbereiche von 5 µg/ml Plasma. (Nach [2])

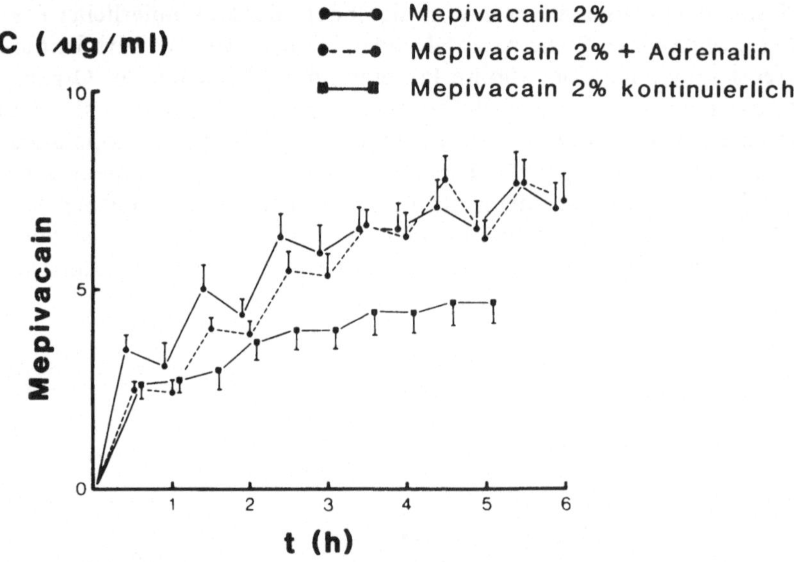

Abb. 3. Plasmakonzentrationen nach lumbalen Periduralanästhesien mit Mepivacain in unterschiedlichen Zubereitungen (mit oder ohne Adrenalin) oder Applikationsformen (intermittierend oder kontinuierlich). Pro Zeiteinheit wurden dabei gleiche Mengen verabreicht. (Nach [9])

einer sehr schnellen Erhöhung der Konzentration des Alpha-1-sauren Glykoproteins, welches eine wesentliche Proteinfraktion zur Bindung von Lokalanästhetika im Plasma besitzt [8].

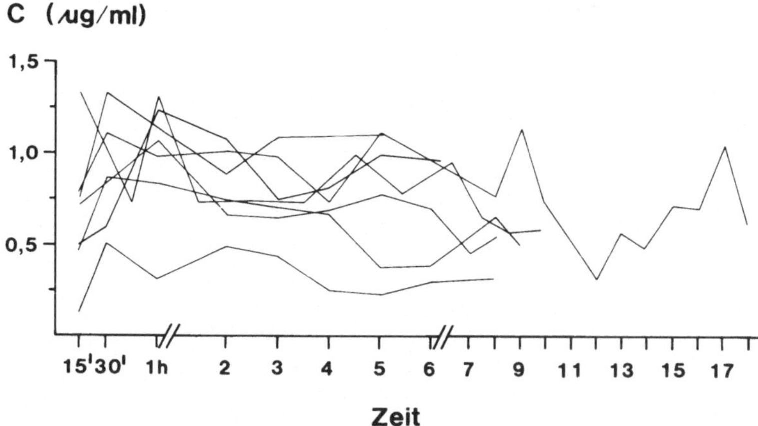

Abb. 4. Plasmakonzentrationsverläufe bei 7 Patienten mit axillären Plexusanästhesien, die ·durch kontinuierliche Zufuhr von Bupivacain 0,25% erhalten wurden. Jeweils 15 min nach einem Bolus von 40 oder 50 ml Bupivacain 0,5% erhielten die Patienten über 30 min 10 ml der 0,25%igen Lösung, danach 10 ml/h ($\triangleq$ 25 mg/h). (Nach [11])

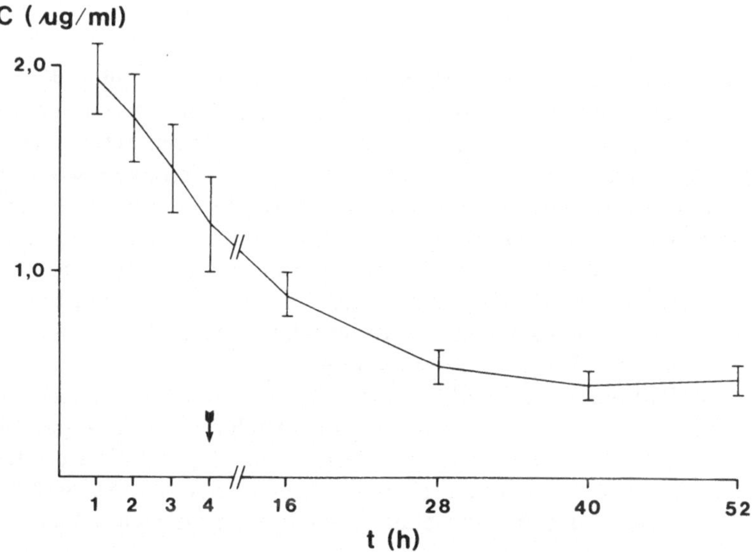

Abb. 5. Mittlere Bupivacain-Plasmakonzentrationen ($\pm$ SEM) von 6 Patienten mit interskalenären Plexusanästhesien. 4 h (Pfeil) nach der initialen Menge von 240 mg wurde mit einer kontinuierlichen Zufuhr von Bupivacain 0,25% in einer Menge von 0,1 mg/kg KG als Erhaltungsdosis der Blockade begonnen. (Nach [6])

Die weite Verbreitung der Kathetertechnik bei Einsatz der Periduralanästhesie sowohl im lumbalen als auch thorakalen Bereich eröffnet die Möglichkeit zur gezielten, regionalen Schmerzdämpfung in der postoperativen Phase. Je nach gewünschter Analgesieausbreitung sind Injektionsvolumina von 10–20 ml Bupiva-

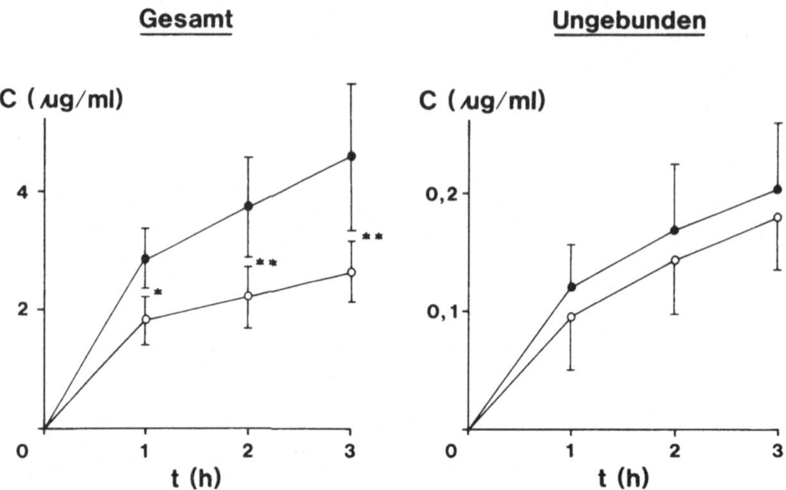

Abb. 6. Durchschnittlicher Anteil des nicht proteingebundenen Bupivacains ($\pm$ SD) an der Gesamtkonzentration im Plasma von 7 Patienten vor (o) sowie 72 h nach (•) Cholezystektomie. Die jeweiligen Plasmakonzentrationen wurden bei konstanter *intravenöser* Zufuhr von 2 mg Bupivacain/min gemessen

cain erforderlich, um in Abhängigkeit von der gewählten Konzentration eine Schmerzfreiheit der Patienten für 4–6 h zu ermöglichen. Ist der Katheter präoperativ in das segmentale Zentrum der zu erwartenden Schmerzzonen gelegt worden, kann man sich auf geringere Volumina beschränken, wodurch die Tendenz zu Blutdruckabfällen als Folge ausgedehnter Sympathikolyse verringert wird. In jedem Falle ist davon abzuraten, vom lumbalen Zugang aus durch hohe Volumina die Analgesiehöhe bis in den Oberbauch oder gar thorakalen Bereich vorzutreiben, da hierdurch massive Blutdruckabfälle in der postoperativen Phase provoziert werden können. Die durchschnittlichen Dosierungen und Injektionsintervalle sind Tabelle 1 zu entnehmen.

Die kontinuierliche axilläre Plexusanästhesie mittels Kanüle oder Kathetertechnik ermöglicht die Fortführung der Analgesie für mehrere Tage. Zahlreiche Mitteilungen vor allem aus dem Bereich der Replantationschirurgie haben den Wert dieser Methode und ihre Einbindung in das therapeutische Konzept bestätigt. Aufgrund der anatomischen Beschaffenheit der Gefäßnervenscheide in der

Tabelle 1. Dosierungs- und Injektionsintervalle für Bupivacain bei Katheterperiduralanästhesien zur postoperativen Schmerztherapie (Erläuterungen s. Text)

	Bupivacain
Volumen	10–20 ml je nach Schmerzzonen
Dosis/Applikation	40–60 mg (= 16–24 ml 0,25%) oder (= 8–12 ml 0,5%)
Injektionsintervalle	4–6 h
	→max. Dosis 15 mg/h oder 360 mg/24 h

Achselregion ist es notwendig, ein Volumen von bis zu 40 ml pro Einzelinjektion zu injizieren, um eine befriedigende Analgesie durch Miterfassen der hoch dem Plexus brachialis entspringenden Nerven zu erzielen. Daher sollte eine Volumenerhöhung bei unzureichender Wirkung in jedem Falle einer Konzentrationserhöhung vorgezogen werden. Bei Einsatz einer 0,25%igen Bupivacain-Lösung konnten wir in der postoperativen Phase stets eine ausreichende Schmerzdämpfung mit durchschnittlichen schmerzfreien Intervallen von mehr als 10 h erzielen [1] (s. Tabelle 2). Auch mit 0,125%igen Bupivacain-Lösungen ist noch eine spürbare Schmerzlinderung für den Patienten möglich bei nahezu vollständig erhaltener Motorik. Diese Möglichkeit der Differentialblockade durch Bupivacain kann man vor allem bei erwünschter aktiver Mitarbeit in der postoperativen Krankengymnastik nutzen.

Analog der axillären Plexusanästhesie bietet sich auch im inguinalen Bereich die Möglichkeit zur sog. 3-in-1-Blockade als kontinuierlichem Verfahren, wobei das gleiche Punktions- und Kathetermaterial wie bei der kontinuierlichen axillären Plexusanästhesie zur Anwendung kommt. Durch die Regionalanästhesie der 3 Nerven, Nervus femoralis, Nervus cutaneus femoris lateralis und Nervus obturatorius, ist eine postoperative Schmerzdämpfung im Oberschenkelbereich bis zum Kniegelenk möglich, besonders bei schmerzhaften aber notwendigen Frühmobilisationen des Kniegelenks leistet dieses Verfahren wertvolle Hilfe. Die durchschnittlichen Dosierungen und Injektionsintervalle sind der Tabelle 3 zu entnehmen.

Neben den bisher geschilderten Verfahren, die intermittierende Nachinjektionen auf Anforderung bzw. bei Nachlassen der Schmerzdämpfung erfordern, besteht vor allem bei der Periduralanästhesie und der axillären Plexusanästhesie die Möglichkeit, über motorgetriebene Pumpen eine kontinuierliche Zufuhr des

Tabelle 2. Dosierungs- und Injektionsintervalle für Bupivacain bei Katheter-Plexusanästhesien des Armes zur postoperativen Schmerztherapie (Erläuterungen s. Text)

	Bupivacain
Volumen	20–40 ml
Dosis/Applikation	50–100 mg (= 20–40 ml 0,25%) oder (= 10–20 ml 0,5%)
Injektionsintervalle	8–12 h
	→max. Dosis 12,5 mg/h oder 300 mg/24 h

Tabelle 3. Dosierungs- und Injektionsintervalle für Bupivacain bei „3-in-1"-Blockaden mit Kathetertechnik zur postoperativen Schmerztherapie (Erläuterungen s. Text)

	Bupivacain
Volumen	20–30 ml
Dosis/Applikation	50–75 mg (= 20–30 ml 0,25%) oder (= 10–15 ml 0,5%)
Injektionsintervalle	6–8 h
	→max. Dosis 12,5 mg/h oder 300 mg/24 h

Lokalanästhetikums herbeizuführen. Die dann notwendigen Dosierungen sowohl in ml als auch mg/h sind den Tabellen 4 und 5 zu entnehmen. In jedem Falle ist es nicht ratsam, die Konzentration höher als 0,25% zu wählen, da dann durch die erforderliche Volumenreduktion keine ausreichende Blockadeausbreitung mehr möglich ist.

Während die intermittierende Bupivacain-Applikation zu den geschilderten Verfahren der postoperativen Regionalanästhesie nach unseren Erfahrungen durchaus auch auf peripheren Stationen möglich ist, halten wir den Patienten bei Anwendung kontinuierlicher Techniken für intensiv-, d.h. kontinuierlich überwachungspflichtig. Während bei intermittierenden Injektionen die Zufuhr eines bei intravasaler oder intrathekaler Applikation potentiell gefährlichen Medikamentes mit Abschluß der Injektion beendet ist, kann der Patient nach einem Überwachungszeitraum von 15–30 min vom betreuenden Arzt wieder verlassen werden, wenn keine relevanten Störungen (vor allem Blutdruckabfälle durch Sympathikolyse) eingetreten sind. Im Gegensatz dazu kann bei der kontinuierlichen Zufuhr jederzeit durch Kathetermigration transdural oder intravasal eine Situation entstehen, die ein sofortiges und zielgerichtetes ärztliches Eingreifen erfordert. Daher erscheinen uns die kontinuierlichen Verfahren nur dort sicher anwendbar, wo eine ständige Überwachung (z.B. Intensivstation, postoperative Wachstation, Kreißsaal) wichtige Zustandsänderungen des Patienten registrieren und weiterleiten kann.

Durch die Kombination von rückenmarksnah applizierten Lokalanästhetika und Opiaten (bevorzugt Morphinhydrochlorid) eröffnete sich die Möglichkeit, eine langdauernde postoperative Analgesie zu erzielen. Durch die grundsätzlich unterschiedlichen Wirkorte der Lokalanästhetika und der Opiate bei periduraler Applikation (s. Tabelle 6) ergibt sich die Möglichkeit der additiven Wirkung, ohne daß die substanzspezifischen unerwünschten Wirkungen eine Verstärkung

Tabelle 4. Dosierungsangaben für Bupivacain bei kontinuierlicher Periduralanästhesie mittels Motorpumpen

Dosierung	Bupivacain-Konzentration	
	0,125%	0,25%
ml/h	6– 10 (12)	4– 8 (10)
mg/h	7,5– 12,5 (15)	10– 20 (25)
Tagesdosis (mg)	180–300 (360)	240–480 (600)

Tabelle 5. Dosierungsangaben für Bupivacain bei kontinuierlicher axillärer Plexusanästhesie mittels Motorpumpen

Dosierung	Bupivacain-Konzentration	
	0,125%	0,25%
ml/h	4– 8 (10)	2– 4 (5)
mg/h	5– 10 (12,5)	5– 10 (12,5)
Tagesdosis (mg)	120–240 (300)	120–240 (300)

Tabelle 6. Gegenüberstellung des Wirkungsspektrums von Lokalanästhetika oder von Opiaten bei rückenmarksnaher Applikation

	Lokalanästhetika
Wirkort	Nervenwurzeln und Leitungsbahnen des Rückenmarkes
Art der Blockade	Blockade der Impulsfortleitung der axonalen Membran
Spezifität	Konzentrations- und substanzabhängige Blockade von sympathischen, sensiblen und motorischen Impulsen
Wirksamkeit bei:	
Operationsschmerz	Komplette Blockade möglich (konzentrationsabhängig)
Wehenschmerz	Komplette Blockade möglich (konzentrationsabhängig)
Postop. Schmerzen	Komplette Blockade möglich (konzentrationsabhängig)
	Opiate
Wirkort	Substantia gelatinosa im Hinterhorn des Rückenmarks
Art der Blockade	Präsynaptische Hemmung exzitatorischer Neurone
Spezifität	Selektive Blockade der Schmerzleitung
Wirksamkeit bei:	
Operationsschmerz	Nur partielle Unterdrückung
Wehenschmerz	Nur partielle Unterdrückung
Postop. Schmerzen	Mäßig bis gut

erfahren. Während der alleinige Einsatz rückenmarksnaher Opiate vielfach nur zu einer unbefriedigenden Unterdrückung postoperativer Schmerzen führt, bewirkt die Kombination mit einem Lokalanästhetikum nicht nur eine deutliche Erhöhung der Analgesiequalität, sondern auch einen schnelleren Wirkungseintritt und eine beträchtlich verlängerte Wirkdauer (s. Tabelle 7). In den vergangenen Jahren hat sich bei uns zur postoperativen periduralen Schmerztherapie eine Kombination von Morphin, Bupivacain und Droperidol bewährt, die mit ihrer Zusammensetzung in Tabelle 8 aufgeführt ist. Beim Auftreten postoperativer Schmerzen werden davon dem Patienten durch einen Anästhesisten ca. 1 ml/10 kg KG injiziert, was dann zu einer Morphin-Dosierung von 0,05 mg/kg KG führt. Handelt es sich jedoch um hochbetagte oder in ihrem Allgemeinzu-

Tabelle 7. Postoperative Analgesiedauer bei periduraler Anwendung von Bupivacain oder Morphin alleine sowie in Kombination als auch bei Zusatz von Dehydrobenzperidol (Dehydrobenzperidol besitzt auch schwach lokalanästhetische Eigenschaften)

Peridurale Applikation	Analgesiedauer [h]
Bupivacain (10 ml 0,25%)	$4,0 \pm 0,5$
Morphin (0,05 mg/kg KG)	$14,3 \pm 3,1$
Morphin (0,05 mg/kg KG) + Bupivacain (10 ml 0,25%)	$20,0 \pm 4,6$
Morphin (0,05 mg/kg KG) + Bupivacain (10 ml 0,25%) + Dehydrobenzperidol (2,5 mg)	$22,1 \pm 3,2$

Tabelle 8. Zusammensetzung einer Mischspritze aus Morphin, Bupivacain und Dehydrobenzperidol, wie wir sie zur postoperativen periduralen Schmerztherapie verwenden (der Zusatz von Dehydrobenzperidol dient dem Zweck, die morphintypischen Nebenwirkungen wie Pruritus und Emesis zu unterdrücken)

Morphin	5 mg	(0,5 ml)
Bupivacain	0,25%	(6 ml)
Dehydrobenzperidol	2,5 mg	(1 ml)
ad 10,0 NaCl		

→ Peridurale Applikation von 1 ml/10 kg KG ~ Morphin 0,05 mg/kg KG
→ Intervalle mindestens 12 h
→ Keine Kombination mit systemischen Opiaten!

stand reduzierte Patienten, so erhalten diese immer eine deutlich nach unten abgerundete Dosierung, die Injektionsintervalle sollen nicht kürzer als 12 h sein. Führt die peridurale Applikation dieses Morphin-Lokalanästhetikum-Droperidol-Gemisches nicht zu einer befriedigenden Schmerzlinderung oder ist die Wirkdauer kürzer, als es den vorgeschriebenen Injektionsintervallen entspricht, so bietet sich die Möglichkeit, Lokalanästhetikum alleine zur Schmerzdämpfung nachzuinjizieren. In jedem Falle sollte ein den Patienten begleitendes „Periduralanästhesie-Protokoll" angelegt werden (s. Abb. 7), auf dem u. a. alle Nachinjektionen mit Datum, Uhrzeit und Dosisangabe dokumentiert werden können. Dies stellt einen zusätzlichen Schutz vor unkontrollierten und evtl. zu häufigen Nachinjektionen dar, vor allem auf peripheren Stationen ist so aber auch ein Mindestmaß an Informationsübermittlung an nachfolgende Kollegen (z. B. Nachtdienst!) gewährleistet.

Der oben erwähnte Synergismus der Analgesie bei gleichzeitiger periduraler Anwendung von Lokalanästhetika und Opiaten wird offensichtlich nicht durch eine gleichzeitige Steigerung der Nebenwirkungsrate in bezug auf Atemdepression erkauft, da peridural appliziertes Bupivacain ebensowenig die ventilatorische CO_2-Antwort negativ beeinflußt wie Lidocain [4, 7]. Wie Gross et al. zeigen konnten, steigert Lidocain in Abhängigkeit von seiner Plasmakonzentration die ventilatorische Antwort des Patienten im CO_2-Rückatmungsversuch (s. Abb. 8). Es liegen jedoch andererseits Hinweise dafür vor, daß bei gleichzeitig bestehender ausgeprägter Hypoxie die ventilatorische Antwort durch Lidocain gedämpft werden kann [3]. Aufgrund eines prinzipiell gleichartigen Wirkmechanismus der anderen Amid-Lokalanästhetika muß daher unterstellt werden, daß für sie unter diesen Bedingungen Gleiches gilt. Bei Vorliegen einer solchen Situation sollten daher mögliche Nachteile dieser Analgesiemethode besonders streng gegen ihre Vorteile aufgerechnet werden und der Patient unter intensive Überwachung gestellt werden.

Abteilung für Anästhesiologie und operative Intensivmedizin am Klinikum der JLU Gießen					

Name (Aufkleber)

Klinik / Station:

Große: Gewicht:
                cm   kg

PD

Anamnese:

Blatt:

PD-Indikation:

gelegt von: am: Zeit: entfernt von: am: Zeit:

Punktionsstelle: x punktiert   Punktionsprobleme:

Lage: ....cm vorgeschoben   Testdosis: Wirkdosis: Analgesiehöhe:

zu beachten: empfohlene Dosis:

Datum	Zeit	Medikamente	Bemerkungen	Unterschrift

Abb. 7. Muster eines Periduralanästhesie-Protokolls, welches den Patienten vom Legen des Katheters bis zu dessen Entfernung begleitet. Auch bei anderen kontinuierlichen Verfahren (Katheter-Plexusanästhesie des Armes, „3-in-1"-Blockade) werden darin die Mengen und die Zeitpunkte von Nachinjektionen vermerkt

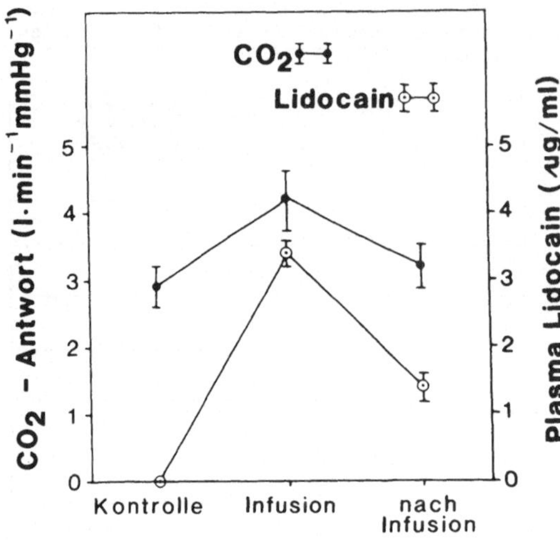

Abb. 8. Der Einfluß unterschiedlicher Lidocain-Plasmakonzentrationen auf die ventilatorische Antwort im CO_2-Rückatmungsversuch. (Nach [4])

Literatur

1. Biscoping J, Körprich R, Bachmann B, Hempelmann G (1985) Die Katheterplexusanaesthesie des Armes zur intra- und postoperativen Schmerzausschaltung. Reg Anaesth 8:54
2. Büttner J, Klose R (1986) Mepivacain zur Plexus brachialis-Anaesthesie bei langdauernden Operationen. Reg Anaesth 9:38
3. Gross JB, Caldwell CB, Shaw LM, Apfelbaum JL (1984) The effect of lidocaine infusion on the ventilatory response to hypoxia. Anesthesiology 61:662
4. Gross JB, Caldwell CB, Shaw LM, Lancks SO (1983) The effects of lidocaine on the ventilatory response to carbon dioxide. Anesthesiology 59:521
5. Hasselstrøm L, Nortved-Sørensen J, Kehlet H, Juel-Christiansen N, Brynjolff I, Munch O, Tucker GT (1985) The influence of systemically administered bupivacaine on cardiovascular function in cholecystectomised patients. Acta Anaesth Scand (Suppl) 29:76
6. Kirkpatrick AF, Bednarczyk LR, Hime GW, Szeinfeld M, Pallares VS (1985) Bupivacaine blood levels during continuous interscalene block. Anesthesiology 62:65
7. Lehmann KA (1986) Pharmakokinetische und -dynamische Aspekte bei der repetitiven Anwendung von Lokalanaesthetika. In: Biscoping J, Hempelmann G (Hrsg) Kontinuierliche Verfahren der Regionalanaesthesie, Regionalanaesthesiologische Aspekte I. Astra, Wedel
8. Routledge PA, Stargel WW, Barchowsky A, Wagmer GS, Shand DG (1982) Control of lidocaine therapy: New perspectives. Ther Drug Monit 4:265
9. Takasaki M. Oh-oka T, Doi K, Kosaka Y (1987) Blood levels of mepivacaine during continuous epidural anesthesia. Anesth Analg 66:337
10. Tucker GT (1986) Pharmacokinetics of local anaesthetics. Brit J Anaesth 58:717
11. Tuominen M, Rosenberg PH, Kalso E (1983) Blood levels of bupivacaine after single dose, supplementary dose and during continuous infusion. Acta Anaesth Scand 27:303

Regionalanästhesie

Wie sinnvoll ist die Kombination von Lokalanästhetika – Pharmakokinetische und pharmakodynamische Aspekte

C. Schnorr und G. Hempelmann

Zusammenfassung

Kombinationen von Lokalanästhetika (LA) werden bei Verfahren der Regional-anästhesie häufig angewendet. Dieses Ergebnis einer Umfrage an anästhesiolo-gischen Abteilungen zeigt, daß LA-Kombinationen bei folgenden Regionalanäs-thesieverfahren angewendet werden: Spinalanästhesie 53%, Blockade des Plexus brachialis 50% und Periduralanästhesie 17%. Zwei Drittel der Befragten begrün-den den Gebrauch von LA-Kombinationen, bei denen in den meisten Fällen Bupivacain mit Mepivacain oder Prilocain gemischt werden, mit dem Argument, daß diese Kombinationen eine schnelle Anschlagzeit und eine lange Wirkdauer hätten. 28% der Befragten gaben an, Kombinationen anzuwenden, weil damit die Höchstdosen der einzelnen Bestandteile nicht überschritten würden. Bei 24% bestand die Vorstellung, Kombinationen von LA seien weniger toxisch als die eingesetzten Monosubstanzen. Bei der Anwendung von LA-Kombinationen kann es zu Wechselwirkungen kommen. In der pharmazeutischen Phase spielt dabei der pH-Wert der Kombinationen eine wichtige Rolle. Konkurrenz um Proteinbindungsstellen stellt eine pharmakokinetische Interaktion dar. Dem ste-hen die scheinbar günstigen pharmakodynamischen Wechselwirkungen gegen-über. Bei der Vielzahl der möglichen Interaktionen zwischen den Bestandteilen solcher Kombinationen werden übersichtliche Wirkungsbedingungen leicht ver-lassen. Da ein Nutzen nur für wenige Verfahren der Regionalanästhesie nachge-wiesen werden konnte, ist ihr Einsatz aus pharmakologischer Sicht nur in Ein-zelfällen sinnvoll.

Der Einsatz von Lokalanästhetikakombinationen ist seit langem gebräuchlich. Schon 1912 beschäftigte sich v. Issekutz in seiner Arbeit mit dem Titel „Über den Synergismus der Lokalanästhetika" mit der Frage, ob aus der Kombination zweier Lokalanästhetika ein Nutzen zu ziehen sei und kam zu folgendem Schluß: „Die Lokalanästhetika steigern demnach in manchen Kombinationen einander die Wirkung …" [16]. Obwohl diese experimentelle Untersuchung nicht allen Anwendern von Lokalanästhetikamischungen bekannt sein dürfte, scheint sie ihr Handeln doch zu begründen.

Es gibt viel Überliefertes im medizinischen Alltag, das mit dem Anspruch auf Gültigkeit weitergegeben wird, ohne in jedem Fall und von jedem auf seine Stichhaltigkeit geprüft worden zu sein. Dieses Vertrauen in die Verbindlichkeit von Wirkungen – eben auch im Gebrauch von Lokalanästhetikamischungen – ist für den einzelnen sicherlich auch zeitökonomisch begründet und für ein sinnvolles Wirken unabdingbar. Dem steht der Anspruch gegenüber, möglichst alles auf einer naturwissenschaftlichen Basis begründen zu können.

Vor einer pharmakologischen Stellungnahme zu der Frage nach dem Sinn von Lokalanästhetikamischungen muß zunächst eine Bestandsaufnahme erfolgen. Sie besteht aus 2 Punkten:

1. Welche Lokalanästhetika stehen für Verfahren der Regionalanästhesie zur Verfügung, und welche Wirkungseigenschaften haben sie?
2. Welche Argumente führen zum Einsatz von Lokalanästhetikamischungen, und wie häufig werden sie angewendet?

Zum ersten Punkt: Es stehen jeweils mehrere Lokalanästhetika aus der Gruppe der Ester und aus der Gruppe der Amide zur klinischen Anwendung zur Verfügung. Ihre lokalanästhetische Wirkung kommt durch eine Hemmung der Reizleitung am peripheren Nerv zustande. Die durch Rezeptor-spezifische Bindung verursachte Blockade der Natrium-Kanäle des Axoplasmas führt – neben anderen möglichen Wirkmechanismen – zur Inhibition des Erregungsprozesses [15, 20, 22, 23]. Lokalanästhetika erreichen ihren Wirkort als freie Base. Die Blockade des Natrium-Kanals erfolgt am effektivsten in der kationischen Form (s. Abb. 1).

Die zur klinischen Anwendung verfügbaren Lokalanästhetika unterscheiden sich durch ihre physikochemischen Eigenschaften, die die drei pharmakologischen Wirkprofile der einzelnen Substanzen determinieren (s. Tabelle 1). Ein ideales Lokalanästhetikum sollte stabil in wäßriger Lösung sein. Die Wirkung sollte rasch einsetzen, ausreichend lange andauern, aber auch reversibel sein. Zusätzlich müßte es möglichst rasch inaktiviert werden, wobei die Ausgangssubstanz und ihre Metaboliten nicht toxisch sein sollten. Schon die galenische Zubereitung von Lokalanästhetika bringt Probleme mit sich: Die klinisch angewendeten Lokalanästhetika sind als tertiäre Amine nur schwache Basen, die erst als saure Salze wasserlöslich werden. Der pH-Wert der Injektionslösung liegt daher im sauren Bereich. Nur die nicht ionisierte freie Base, also die lipidlösliche Form, vermag aber zum Wirkort vorzudringen und sich in der Lipidphase der Nerven-

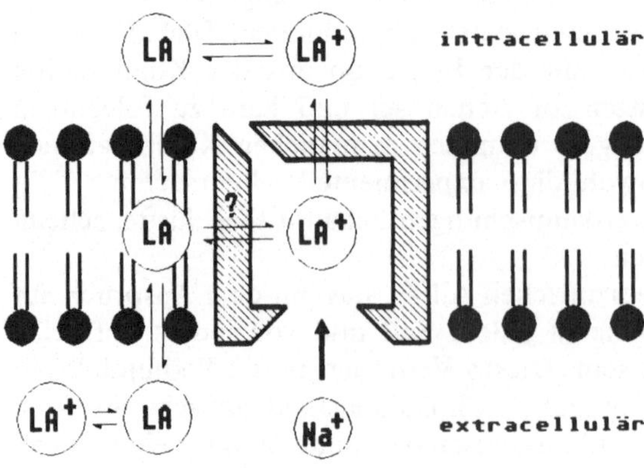

Abb. 1. Weg der Lokalanästhetika zum Wirkort und Wirkungsmechanismus. Die durch Rezeptor-spezifische Bindung des Lokalanästhetikums hervorgerufene Blockade des Natrium-Kanals führt zur Hemmung des Erregungsprozesses am Axoplasma

Tabelle 1. Physikochemische Eigenschaften von klinisch anwendbaren Lokalanästhetika. (Nach [7])

Lokalanästhetikum	pka (25°)	Verteilungs-koeffizient	Protein-bindung [%]
Ester			
Procain	8,9	0,02	6
Tetracain	8,5	4,1	76
Chlorprocain	8,7	0,14	–
Amide			
Prilocain	7,9	0,9	55
Lidocain	7,9	2,9	64
Mepivacain	7,6	0,8	78
Bupivacain	8,1	27,5	96
Etidocain	7,7	141,5	94

membran anzureichern. Liegt der pK_a-Wert des Lokalanästhetikums nahe dem physiologischen Wasserstoffionenmilieu, so wird dieses Lokalanästhetikum in einem höheren Prozentsatz als freie Base vorliegen als ein Lokalanästhetikum mit einem höheren pK_a-Wert. Schließlich bestimmen der Öl/Wasser-Verteilungskoeffizient und der Grad der Proteinbindung über die Anreicherung in der Nervenmembran. Die physikochemischen Eigenschaften bestimmen das klinische Profil eines Lokalanästhetikums [7].

Jedes Lokalanästhetikum erfüllt nur in Teilen die Anforderungen, die an ein ideales Lokalanästhetikum gestellt werden (s. Tabelle 2). Kombinationen zwischen Lokalanästhetika scheinen daher verlockend.

Damit ist der 2. Punkt der Bestandsaufnahme erreicht, nämlich der, welcher sich mit dem tatsächlichen Einsatz von Kombinationen zwischen Lokalanästhetika im klinischen Alltag beschäftigt.

Tabelle 2. Pharmakologische Eigenschaften von klinisch anwendbaren Lokalanästhetika. (Nach [7])

Lokalanästhetikum	Wirkungs-eintritt	Relative Potenz	Wirkungs-dauer
Ester			
Procain	Langsam	1	Kurz
Tetracain	Langsam	8	Lang
Chlorprocain	Schnell	1	Kurz
Amide			
Prilocain	Schnell	2	Mittel
Lidocain	Schnell	2	Mittel
Mepivacain	Schnell	2	Mittel
Bupivacain	Mittel	8	Lang
Etidocain	Schnell	6	Lang

Bei einer Umfrage an 7 anästhesiologischen Abteilungen gaben 71% aller befragten Ärztinnen und Ärzte an, daß sie Kombinationen von Lokalanästhetika bei Verfahren der Regionalanästhesie einsetzen (s. Abb. 2). Der Einsatz von Monosubstanzen überwog dabei den der Kombinationen (s. Abb. 3). Dennoch bedeutet dieses Ergebnis, daß der Einsatz von Lokalanästhetikakombinationen eine weit verbreitete Praxis darstellt. Die Anwendung von Lokalanästhetikakombinationen erfolgt dabei unabhängig von der Erfahrung des Einzelnen mit Verfahren der Regionalanästhesie.

Bevorzugtes Regionalanästhesieverfahren, bei dem es zum Einsatz von Lokalanästhetikamischungen kommt, ist die Spinalanästhesie (s. Abb. 4). Gefolgt wird dieses Verfahren von der Blockade des Plexus brachialis, bei der immerhin 50% angaben, Kombinationen von Lokalanästhetika zu verwenden. Bei Periduralanästhesien lag der Prozentsatz noch bei 17%. Bei allen anderen Verfahren scheinen Lokalanästhetikakombinationen nur eine untergeordnete Rolle zu spielen.

Ein Bestandteil der bevorzugten Kombinationen ist immer Bupivacain (s. Abb. 5), welches als lang wirksames Lokalanästhetikum große Verbreitung besitzt. Seine lange Anschlagzeit soll in den Kombinationen entweder durch Mepi-

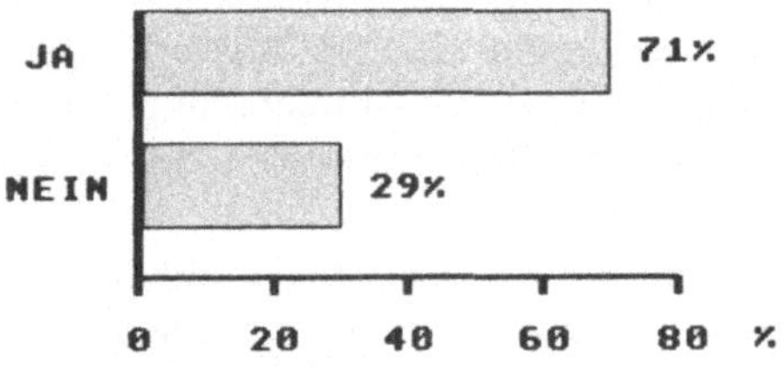

Abb. 2. Befragung über die Einstellung zu Kombinationen zwischen Lokalanästhetika bei Verfahren der Regionalanästhesie. Häufigkeit der Anwendung von Kombinationen von Lokalanästhetika

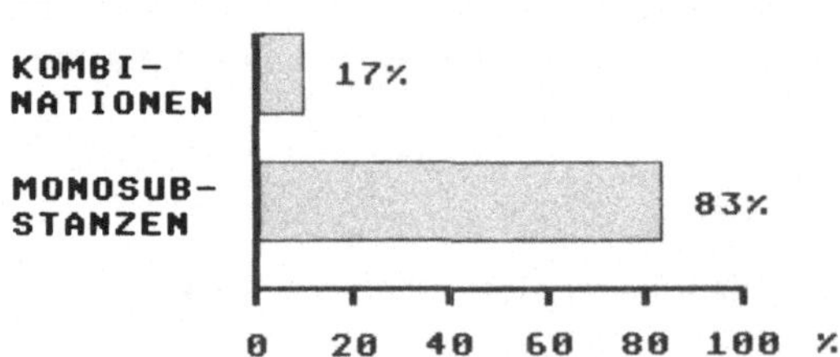

Abb. 3. Befragung über die Einstellung zu Kombinationen zwischen Lokalanästhetika bei Verfahren der Regionalanästhesie. Häufigkeit des Einsatzes von Kombinationen gegenüber dem Einsatz von Monosubstanzen

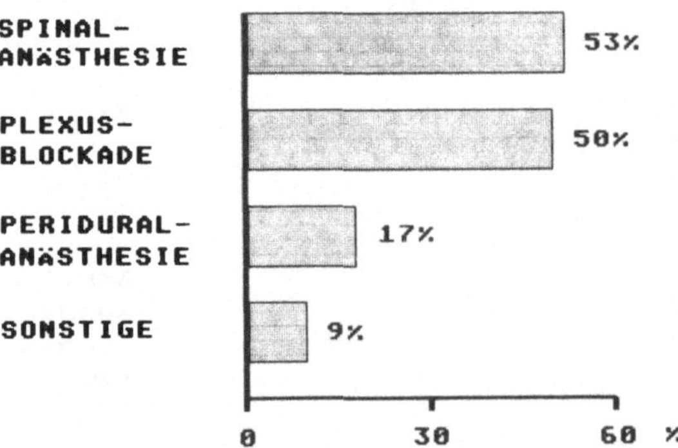

Abb. 4. Befragung über die Einstellung zu Kombinationen zwischen Lokalanästhetika bei Verfahren der Regionalanästhesie. Verfahren der Regionalanästhesie, bei denen Kombinationen von Lokalanästhetika angewendet werden

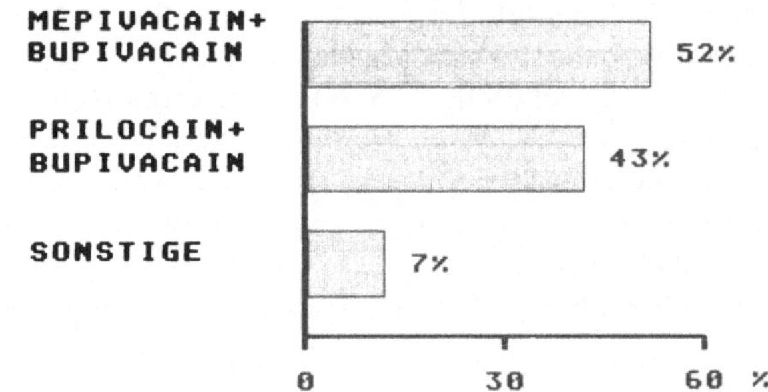

Abb. 5. Befragung über die Einstellung zu Kombinationen zwischen Lokalanästhetika bei Verfahren der Regionalanästhesie. Bevorzugte Kombinationen zwischen Lokalanästhetika in der Regionalanästhesie

vacain oder durch Prilocain kompensiert werden. Andere mögliche Kombinationen werden nur zu einem geringen Prozentsatz eingesetzt.

Als Grund für den Einsatz von Lokalanästhetikakombinationen gaben ⅔ der Befragten an, daß sie Kombinationen wegen der schnellen Anschlagzeit des einen und der langen Wirkungsdauer des anderen Lokalanästhetikums bevorzugen (s. Abb. 6). Nicht weniger wichtig scheinen die beiden weiteren Aussagen zum Einsatz von Lokalanästhetikamischungen. Zum einen: Kombinationen werden eingesetzt, damit die Höchstdosen der einzelnen Bestandteile nicht überschritten werden. Zum anderen glauben die Anwender von Mischungen, daß die Toxizität von Lokalanästhetikamischungen geringer sei als die von Monosubstanzen.

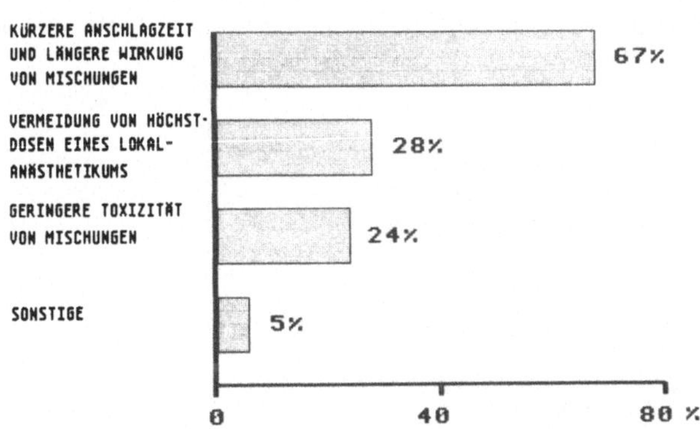

Abb. 6. Befragung über die Einstellung zu Kombinationen zwischen Lokalanästhetika bei Verfahren der Regionalanästhesie. Aussagen, die die Anwendung von Kombinationen von Lokalanästhetika in der Regionalanästhesie begründen

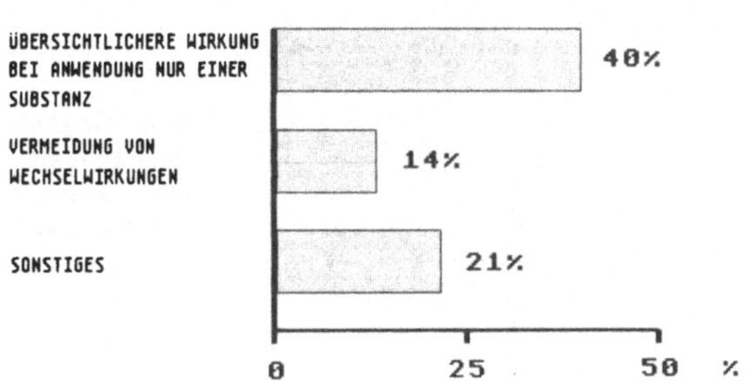

Abb. 7. Befragung über die Einstellung zu Kombinationen zwischen Lokalanästhetika bei Verfahren der Regionalanästhesie. Aussagen, die zur Ablehnung von Kombinationen von Lokalanästhetika führen

Bei den Gegnern der Mischungen ist das Argumentationsbild weniger einheitlich (s. Abb. 7). Hier überwiegt die Vorstellung, daß der Einsatz von Monosubstanzen übersichtlichere Wirkungsbedingungen ermöglicht. Aber auch die Vermeidung von Wechselwirkungen zwischen den einzelnen Bestandteilen von Kombinationen scheint ein Kriterium zu sein, Mischungen nicht einzusetzen. Die unterschiedliche Argumentationslage zeigt sich in vielen verschiedenen weiteren Antworten.

Der Einsatz von Lokalanästhetikamischungen ist also umstritten. Wessen Hypothesen lassen sich belegen oder widerlegen? Die pharmakologische Wirkung der Lokalanästhetika ist nur für den Fall der Anwendung einer Substanz definiert. Kombinationen verschiedener Lokalanästhetika führen zu Wechselwirkungen. Die gleichzeitige Einwirkung eines 2. Stoffes kann die Wirkung des ursprünglichen Medikaments verstärken oder aber auch abschwächen.

Interaktionen können prinzipiell auf 3 Ebenen ablaufen, nämlich in der pharmazeutischen, in der pharmakokinetischen und in der pharmakodynamischen Phase.

Bei Wechselwirkungen in der pharmazeutischen Phase handelt es sich definitionsgemäß um Interferenzen, die außerhalb des Körpers stattfinden. Sie können durch die galenische Zubereitung der Wirkstoffe bedingt sein (s. Abb. 8).

Eine pharmakokinetische Interaktion tritt dann ein, wenn die Konzentration eines Lokalanästhetikums durch die Anwesenheit eines 2. Lokalanästhetikums verändert wird. Dies kann auf dem Weg zum Wirkort, aber auch bei der Verteilung im Körper eine entscheidende Rolle spielen (s. Abb. 8).

Schließlich ist eine pharmakodynamische Wechselwirkung anzunehmen, wenn die Wirkung eines Lokalanästhetikums durch ein zweites ohne eine Veränderung der Konzentration des Lokalanästhetikums am Wirkort zustande kommt.

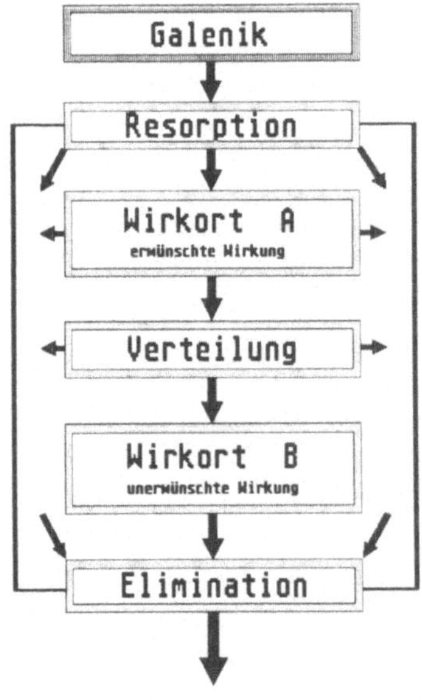

Abb. 8. Mögliche Ebenen der Wechselwirkungen zwischen Lokalanästhetika. Wechselwirkungen in der pharmazeutischen Phase finden außerhalb des Organismus statt (Galenik). Pharmakokinetische Wechselwirkungen treten auf dem Weg zum Wirkort oder bei der Verteilung im Körper auf. Pharmakodynamische Wechselwirkungen sind bei Interaktionen am Wirkort anzunehmen

Dies trifft gleichermaßen für erwünschte und unerwünschte Wirkungen zu (s. Abb. 8).

Wird eine Mischung aus 2 Lokalanästhetika hergestellt, so spielt die Galenik und hier insbesondere der pH-Wert der Kombination eine wichtige Rolle. Da der pK_a-Wert für jedes Lokalanästhetikum konstant ist, wird der Quotient der freien Base zum Kation durch den pH-Wert bestimmt (s. Abb. 9). Nur die freie Base penetriert das Gewebe. Eine Zunahme des pH-Werts geht mit einer Zunahme der freien Base einher. Dies könnte eine Erklärung sein für den schnellen Wirkungseintritt einer Lokalanästhetikakombination [3]. Diese Überlegung scheint aber deswegen von untergeordneter Rolle zu sein, weil bei der einmaligen Gabe einer Mischung die Pufferkapazität der meisten Gewebe ausreicht, um den pH-Wert der Lokalanästhetikamischung rasch in den physiologischen Bereich zu heben [5].

Bei Verabreichung der Mischung in den Körper des Patienten können pharmakokinetische Interaktionen Bedeutung erlangen. Seitdem 1984 über einen unerwarteten Zwischenfall nach Applikation von Bupivacain gemischt mit Mepivacain berichtet worden ist, muß man an toxische Reaktionen aus folgendem Grund denken [14]: Lokalanästhetika in Mischungen konkurrieren kompetitiv um Proteinbindungsstellen, insbesondere am sauren $alpha_1$-Glykoprotein. Folge dieser Konkurrenz ist, daß die freie Konzentration, wie es Hartrick et al. für Mepivacain in Gegenwart von Bupivacain gezeigt haben [12, 13], für Mepiva-

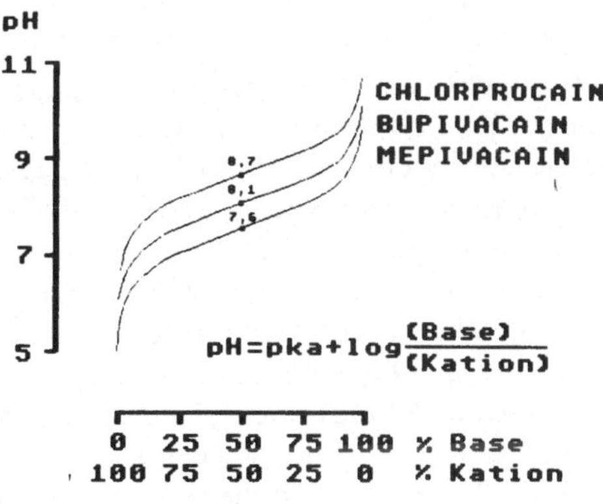

Abb. 9. Abhängigkeit des Dissoziationsgrades von Lokalanästhetika vom pH-Wert. Das Verhältnis der freien Base zum Kation nimmt mit steigendem pH-Wert zu

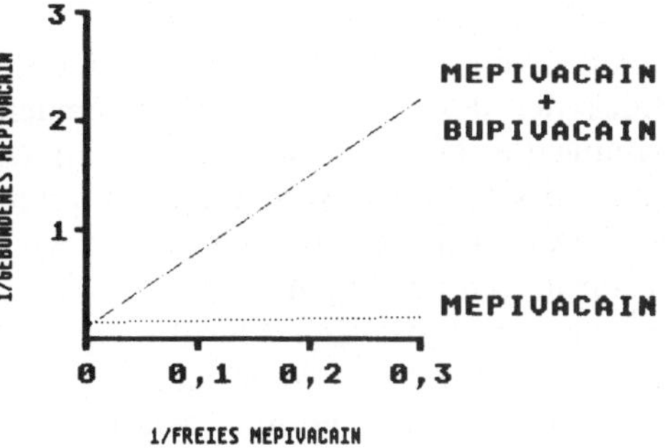
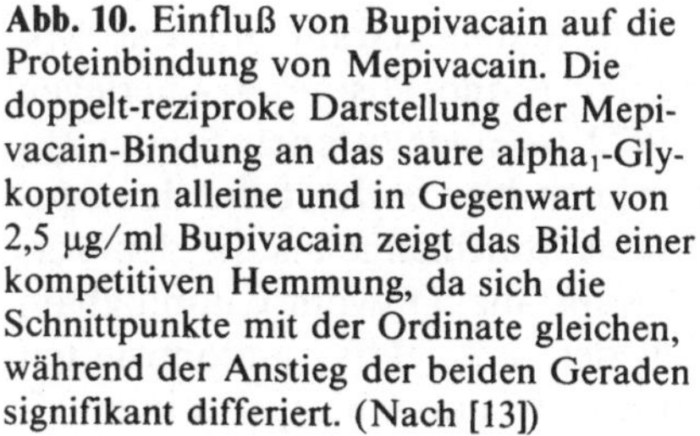

Abb. 10. Einfluß von Bupivacain auf die Proteinbindung von Mepivacain. Die doppelt-reziproke Darstellung der Mepivacain-Bindung an das saure $alpha_1$-Glykoprotein alleine und in Gegenwart von 2,5 µg/ml Bupivacain zeigt das Bild einer kompetitiven Hemmung, da sich die Schnittpunkte mit der Ordinate gleichen, während der Anstieg der beiden Geraden signifikant differiert. (Nach [13])

cain im Plasma stark ansteigt (s. Abb. 10). Da aber vor allem die ungebundene Substanzmenge für die Auslösung toxischer Reaktionen zur Verfügung steht [24], bedeutet dies, daß ein Hauptargument der Befürworter von Lokalanästhetikakombinationen nicht zutrifft: Kombinationen von Lokalanästhetika seien weniger toxisch als die jeweiligen Monosubstanzen. Das ist nicht der Fall.

Daß Additivität zwischen Lokalanästhetika in der Toxizität besteht, ist aber schon lange aus tierexperimentellen Untersuchungen bekannt. An unterschiedlichen Spezies wie Maus, Ratte oder Affe konnte gezeigt werden, daß die Bestandteile einer Lokalanästhetikamischung synergistisch bei der Krampfauslösung wirken [1, 2, 9–11, 19].

Was für unerwünschte Wirkungen gilt, sollte natürlich auch für die erwünschte lokalanästhetische Wirkung gelten: Die Wirkung zweier Lokalanästhetika sollte additiv sein. Durch die Kombination eines mittellang wirkenden Lokalanästhetikums mit kurzer Anschlagzeit und einem lang wirkenden Lokalanästhetikum sollte das Ziel der schnellen Anschlagzeit gepaart mit einer langen Wirkungsdauer erreicht werden.

Die veröffentlichten Untersuchungen, die sich mit diesem Thema beschäftigten, sind in ihren Schlußfolgerungen uneinheitlich. Ohne Anspruch auf Vollständigkeit zu erheben, möchte ich einige Studien vorstellen:

Moore et al. [18] bewerteten 1972 in einer retrospektiven Untersuchung den Wert von Lokalanästhetikamischungen bei den verschiedensten Techniken der Regionalanästhesie noch überaus positiv. Andere Untersucher kamen in prospektiv randomisierten Studien zu weniger positiven Einschätzungen. Während Cohen et al. [6] noch die langandauernde Analgesie bei Periduralanästhesien mit einer Chlorprocain-Bupivacain-Mischung fanden, kamen Seow et al. [21] bei einer prospektiv und doppel-blind angelegten Studie zu einem eher negativen Ergebnis: Kombinationen von Lidocain und Bupivacain bei Periduralanästhesien boten keinen entscheidenen Vorteil gegenüber den Einzelsubstanzen. Über Erfahrungen mit Mepivacain-Bupivacain-Mischungen bei der Spinalanästhesie berichteten Jungck et al. [17]. Sie teilten mit, daß die Mischung aus Mepivacain und Bupivacain eine längere Analgesiedauer hatte als die von reinem Mepivacain, die aber andererseits unter der bekannten Analgesiedauer von reinem Bupivacain lag. Die verwendete Mischung bestand aus 1,5 ml 4%igem hyperbaren Mepivacain (60 mg) und 1,5 ml 0,5%igem Bupivacain (7,5 mg). Die Vergleichsgruppe erhielt 2 ml des 4%igen hyperbaren Mepivacain (80 mg). Da Bupivacain eine um den Faktor 4 höhere lokalanästhetische Wirkung besitzt als Mepivacain [7], muß festgehalten werden, daß die verwendete Mischung mehr Wirksubstanz enthielt als die Vergleichsgruppe.

Alleine die Beobachtungen, die mit Kombinationen von Lokalanästhetika bei Blockaden des Plexus brachialis gemacht wurden, deuten darauf hin, daß Mischungen in ihrer lokalanästhetischen Wirkung den Monosubstanzen überlegen sind. Dies konnten Bromage et al. [2] schon 1972 in einer offenen Studie mit Bupivacain gemischt mit Lidocain zeigen. Aber auch hier enthielt die den Monosubstanzen überlegene Mischung mehr wirksame Stoffmenge als die den Vergleichgruppen applizierte Stoffmenge der Monosubstanz. Obwohl Cunningham et al. [8] mit dem besseren statistischen Design der prospektiv randomisierten Doppelblindstudie mit einer Mischung aus Bupivacain und Chlorprocain zu einem ähnlich guten Ergebnis bei der Blockade des Plexus brachialis wie Bromage kamen, widerlegen diese Studien ein weiteres Hauptargument der Befürworter von Mischungen: nämlich, daß mit Kombinationen weniger wirksames Lokalanästhetikaäquivalent eingesetzt würde. Zwar werden in Kombinationen nie die Höchstdosen der jeweiligen Monosubstanzen ausgeschöpft, dabei darf aber nie vergessen werden, daß sich die Einzeldosen in ihrer toxischen Wirkung addieren.

Welche Schlußfolgerungen können also für den klinischen Alltag gezogen werden? Kombinationen von Lokalanästhetika scheinen für den Gebrauch verlockend. Bei den vielfältigen Möglichkeiten der Wechselwirkungen zwischen den einzelnen Bestandteilen solcher Kombinationen werden übersichtliche Wirkungsbedingungen leicht verlassen. Insbesondere können unerwartete toxische Reaktionen eintreten. Da ein Nutzen von Lokalanästhetikakombinationen nur für wenige Verfahren der Regionalanästhesie nachgewiesen werden konnte, ist ihr Einsatz aus pharmakologischer Sicht nur in Einzelfällen sinnvoll.

Literatur

1. Akamatsu TJ, Siebold KH (1967) The synergistic toxicity of local anesthetics. Anesthesiology 28:238
2. Brecher MJ, Greenberg RA, Greene NM (1972) Drug interactions (toxicity) associated with drug combinations. Acta Anaesth Scand 16:22-26
3. Brodsky JB, Brock-Utne JG (1978) Mixing local anesthetics. Br J Anaesth 50:1269
4. Bromage PR, Gertel M (1972) Improved brachial plexus blockade with bupivacaine hydrochloride and carbonated lidocaine. Anesthesiology 36:479-487
5. Cohen EN, Levine DA, Colliss JE, Gunther RE (1968) The role of pH in the development of tachyphylaxis to local anesthetic agents. Anesthesiology 29:994-1001
6. Cohen SE, Thurlow A (1979) Comparison of a chloroprocaine-bupivacaine mixture with chloroprocaine and bupivacaine used individually for obstetric epidural analgesia. Anesthesiology 51:288-292
7. Covino BG (1986) Pharmacology of local anaesthetic agents. Br J Anaesth 58:701-716
8. Cunningham NL, Kaplan JA (1974) A rapid-onset, long-acting regional anesthetic technique. Anesthesiology 41:509-511
9. Daos FG, Lopez L, Virtue RW (1962) Local anesthetic toxicity modified by oxygen and combination of agents. Anesthesiology 23:755-761
10. Defalque RJ, Stoelting VK (1966) Latency and duration of action of some local anesthetic mixtures. Anesth Analg 45:106-116
11. de Jong RH, Bonin JD (1981) Mixtures of local anesthetics are no more toxic than the parent drugs. Anesthesiology 54:177-181
12. Dirkes WE, Gregg RV, Raj PP, Coyle DE, Denson DD (1985) Clinical significance of drug displacement interactions between amide local anesthetics. Anesthesiology 63:A210
13. Hartrick CT, Dirkes WE, Coyle DE, Raj PP, Denson DD (1984) Influence of bupivacaine on mepivacaine protein binding. Clin Pharmacol Ther 36:546-550
14. Hartrick CT, Raj PP, Dirkes WE, Denson DD (1984) Compounding of bupivacaine and mepivacaine for regional anesthesia: A safe practice? Reg Anesth 9:94-97
15. Hille B (1977) Local anesthetics: Hydrophilic and hydrophobic pathways for the drug-receptor reaction. J Gen Physiol 69:497-515
16. Issekutz B (1912) Über den Synergismus der Lokalanästhetika. Pflügers Arch 145:448-454
17. Jungck E, Blendl M, Berg D (1981) Erfahrungen mit der Mischung von hyperbarem Mepivacain 4%ig und Bupivacain 0,5%ig zur Spinalanästhesie. Regional-Anästhesie 4:63-67

18. Moore DC, Bridenbaugh LD, Bridenbaugh PO, Thompson GE, Tucker GT (1972) Does compounding of local anesthetic agents increase their toxicity in humans? Anesth Analg 51:579–585
19. Munson ES, Paul WL, Embro WJ (1977) Central-nervous-system toxicity of local anesthetic mixtures in monkeys. Anesthesiology 46:179–183
20. Schlieper P (1987) Bupivacain und Mepivacain an künstlichen Membranen. Ein Vergleich physiko-chemischer Parameter. Anaesthesist 36:436–441
21. Seow LT, Lips FJ, Cousins MJ, Mather LE (1982) Lidocaine and bupivacaine mixtures for epidural blockade. Anesthesiology 56:177–183
22. Strichartz G (1976) Molecular mechanism of nerve block by local anesthetics. Anesthesiology 45:421–442
23. Strichartz G (1973) The inhibition of sodium currents in myelinated nerve by quarternary derivatives of lidocaine. J Gen Physiol 62:37–57
24. Tucker GT (1986) Pharmacokinetics of local anaesthetics. Br J Anaesth 58:717–731

Der postoperative Kopfschmerz:
Ursachen, Häufigkeit, Therapie und Prävention

M. Dittmann

Ursachen

Unterschiedliche Theorien über den postspinalen Kopfschmerz sind so alt wie die Existenz der Technik der Spinalanästhesie. Seit 100 Jahren ist die Spinalanästhesie bekannt und die Diskussion um den postspinalen Kopfschmerz ist nach wie vor nicht verstummt [4]. Die Lecktheorie ist nach unserer Kenntnis die überzeugendste Erklärung für den postspinalen Kopfschmerz. Liquor fließt durch das durale Trauma aus. Der Verlust von Liquor in der aufrechten Position verursacht Zugkräfte an den Meningen, als Folge hiervon werden typisch frontale Kopfschmerzen evtl. mit Erbrechen und Übelkeit beschrieben. Sobald der Patient flach liegt, nimmt der Kopfschmerz ab. Dieses Phänomen ist reproduzierbar [2]. Die Lageabhängigkeit des Kopfschmerzes ist ein Leitsymptom. Es gibt eine Reihe von Publikationen, die die Schliffrichtung der Spinalnadel für das Ausmaß des duralen Defektes verantwortlich machen. Ich erinnere an die erst kürzlich erschienene Arbeit von Mihic [3]. Seit den 20er Jahren existiert die Meinung, daß die Dura mater spinalis eine Membran mit praktisch parallelem Verlauf der elastischen Fasern sei.

In Zusammenarbeit mit der Neuropathologie der Universität Basel haben wir an 5 Leichen die Dura mater spinalis von Patienten im Alter von 46–78 Jahren im lumbalen Bereich präpariert. Dabei ergaben sich folgende Erkenntnisse [1]:

1. Die Dura mater spinalis variiert in der Dicke von 0,5 bis knapp 2 mm.
2. Die elastischen Fasern der Dura mater haben keinen uniformen parallelen Verlauf. Es gibt zwar parallele Stellen, die aber sehr wohl mit netzartigen Strukturen abwechseln.

Aufgrund dieser Befunde waren wir interessiert zu sehen was passiert, wenn man mit verschieden dicken Spinalnadeln die Dura perforiert (20, 22, 26, 29 Gauge).

Wie aus Abbildung 1 ersichtlich, erzeugen alle Nadeln in unterschiedlich starkem Ausmaß eine Art Büchsendeckelphänomen. Man sieht sehr deutlich, daß mit der abnehmenden Nadeldicke die Löcher in der Dura kleiner werden.

Um der Theorie der Abhängigkeit der Schliffrichtung von der Faserrichtung mehr auf den Grund zu gehen, haben wir die Nadeln nach der ersten Stichserie mit der Nadelspitze in paralleler Faserrichtung um 90° gedreht und dann eine 2. Serie der Nadelpenetrationen an den gleichen Durastellen vorgenommen. Die entstehenden Löcher sind vielleicht etwas runder als bei der ersten Serie, der Büchsendeckeleffekt, verursacht durch die Nadelpenetration, ist identisch.

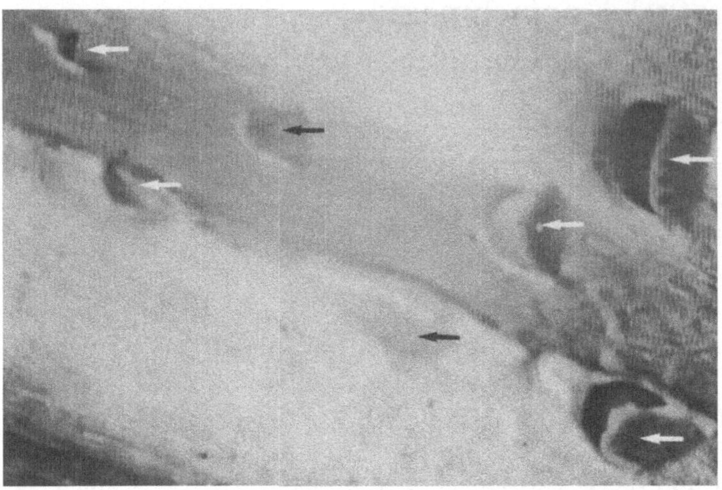

Abb. 1. Duraperforationen mit 20, 22, 26, 29 Gauge SA-Nadeln. Pfeil zeigt auf „Büchsendeckelphänomen"

Uns interessierte dann, was passiert, wenn man mit der Spinalnadel in einen dickeren bzw. dünneren Anteil der Dura mater sticht. Die Größe des Loches eines frischgesetzten Duradefektes beginnt nach wenigen Sekunden im dickeren Duraanteil zu schrumpfen. In einem dünneren Teil der Dura mater bleibt das produzierte Loch eindeutig länger offen stehen.

Wir müssen daraus schließen, daß die unterschiedlichen Dicken der Dura mater ganz wesentlich über den Öffnungsgrad des duralen Loches entscheiden. So ist es denkbar, daß die Löcher total verschließen, sei es durch ein Zurückklappen des „Büchsendeckels", sei es durch die Retraktionskraft der elastischen Faser, oder sei es, daß die Löcher offen bleiben, wenn eine sehr dünne Stelle der Dura perforiert wurde.

Um möglichst wenig schneidend die Dura zu penetrieren, sind weitere Nadelentwicklungen gemacht worden, z. B. die von Whitacre und Sprotte. Geringe Unterschiede bestehen in der Geometrie des Seitenloches, bei Whitacre rund und bei Sprotte eliptoid, außerdem sind die Stichwinkel der Nadelspitzen verschieden.

Bei der Durapunktion mit diesen Nadeln sind die resultierenden Löcher praktisch identisch. Das Phänomen der Schrumpfung in dicken Durateilen findet sich ebenfalls, während in dünneren Duraanteilen die gesetzten Löcher am weitesten offen stehen. Die Abhängigkeit des Punktionsdefektes von der Duradicke wird auch mit diesen speziell geformten Nadelspitzen offenkundig.

Häufigkeit

Weil uns die Abhängigkeit der Nadeldicke vom duralen Trauma als die entscheidende Größe plausibel war, begannen wir 1983, uns vom Gebrauch der routinemäßigen 26 Gauge Kanüle zunehmend auf 29 Gauge umzustellen. Vom Mai 1983 bis August 1987 haben wir Erfahrungen in einer prospektiven Studie mit 1101 Patienten und 29 Gauge Nadeln gesammelt; im gleichen Zeitraum verblieben noch 429 Patienten, die mit einer 26 G Nadel behandelt wurden. Wir überblicken somit ein Total von 1530 Patienten. Nach Einführung der 29 Gauge Nadel in die Routine ist der Gebrauch von 26 G Nadeln auf etwa 70 pro Jahr zurückgegangen. Der Gebrauch so einer feinen Nadel setzt 3 Dinge voraus:

1. einen Introducer;
2. eine sehr gut schließende 2 ml Luerlock Spritze, gefüllt mit NaCl zur Aspiration des Liquors. Dies ist essentiell, da durch eine so dünne Kapillare bei 29 G kein Liquor mehr abfließt;
3. eminent wichtig im Umgang mit sehr feinen Nadeln ist eine optimale Lagerung des Patienten. Die Mithilfe des Anästhesiepflegepersonals trägt damit zu einem ganz wesentlichen Teil zum Gelingen bei der Spinalanästhesieausführung bei.
   Aus didaktischen Gründen benutzen wir die Seitenlage des Patienten, wenn immer möglich. Alle Patienten erhalten Ringer-Laktat-Lösung vor dem Beginn der Spinalanästhesie.

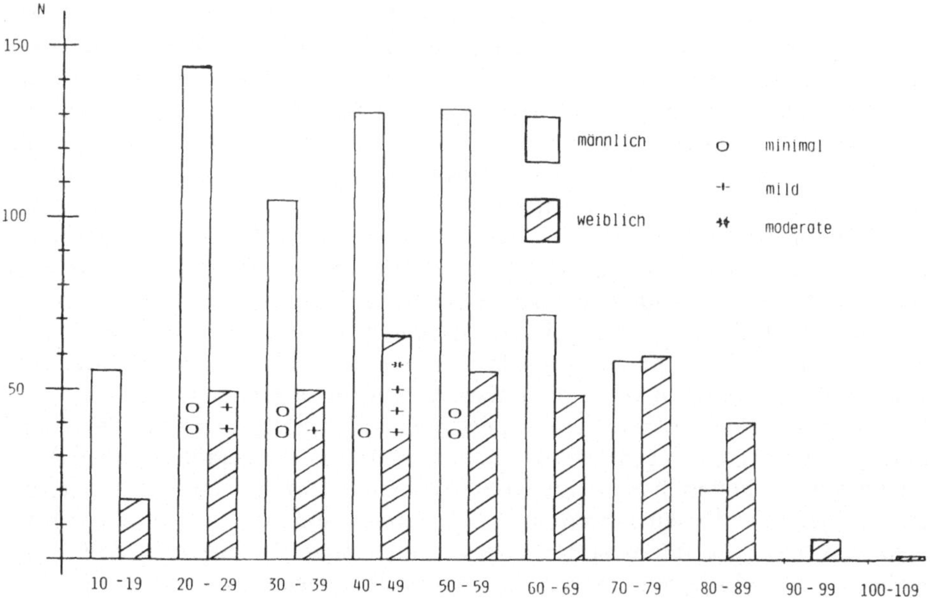

Abb. 2. Alters- und Geschlechtsverteilung sowie Inzidenz des postspinalen Kopfschmerzes (PSK) mit 29 G SA-Nadeln bei 1101 Patienten (März 1983–August 1987)

Zur Anästhesie selbst verwenden wir Mepivacain hyperbar bzw. die Kombination von Mepivacain und Bupivacain 0,5%. Ängstliche Patienten erhalten zusätzlich zur Standardprämedikation 1–2 mg Midazolam i.v. Alle Patienten werden mittels eines Protokolls präoperativ sowie zwischen dem 3. und 8. Tag postoperativ von einem Anästhesisten direkt befragt, der mit der Ausführung der Anästhesie in der Routinearbeit nicht involviert ist. Die Abbildung 2 zeigt die Alters- und Geschlechtsverteilung der mit 29 G behandelten Patienten. Der Jüngste ist 12jährig, der Älteste 101jährig. Das Überwiegen der Männer in der Altersverteilung ist Ausdruck eines dominant orthopädischen Klientels. Nach dem 7. Dezenium kommt es zu einer Erhöhung der weiblichen Patienten, welches mit der Altersverteilung einer Normalpopulation übereinstimmt.

Die Inzidenz des postspinalen Kopfschmerzes ist durch Kreis, Kreuz oder Sternchen in den Säulendiagrammen wiedergegeben, und zwar in der Form des minimalen Kopfschmerzes, des leichten Kopfschmerzes und des mittelschweren Kopfschmerzes. Der minimale Kopfschmerz war derjenige, der nur durch die gezielte Befragung zum Vorschein kam, die Patienten haben von sich aus über den Kopfschmerz nicht geklagt und verlangten nach keinerlei Therapie, der leichte Kopfschmerz war so, daß die Patienten mit einem Analgetikum mobil waren, der mittelschwere Kopfschmerz zwang zu Bettruhe und analgetischer Therapie sowie guter Hydratation. Die Altersverteilung des postspinalen Kopfschmerzes der 29 G Gruppe liegt zwichen dem 20. und 49. Lebensjahr. 7 Männer und 7 Frauen entwickelten einen postspinalen Kopfschmerz. Die totale Inzidenz beim gesamten Kollektiv beträgt 1,3%. Der Kopfschmerz begann 10–72 h nach der Punktion und dauerte 12 bis 168 h. Bislang hatten wir keinen Kopfschmerz in der Gruppe der 10–19jährigen und jenseits des 60. Lebensjahres. Es ist von Wichtigkeit, daß die Intensität des postspinalen Kopfschmerzes bei dem Gebrauch von 29 G Nadeln weniger stark war als im Vergleich zu den 26 G Nadeln. Von den 7 männlichen Patienten hatten alle 7 nur einen minimalen Kopfschmerz. Andererseits hatten bei den Frauen 6 eine leichte Kopfschmerzform, und 1 Frau hatte einen mittelschweren Kopfschmerz, der zur Bettruhe zwang.

In der 26 G Gruppe war der jüngste Patient 12 und der älteste 96 Jahre. Die Inzidenz des postspinalen Kopfschmerzes lag bei 3,7%, und zwar in den Altersstufen von 20–69 Jahre. Der Kopfschmerzbeginn war nach 12 h und die Dauer 24–124 h, praktisch identisch zur 29 G Gruppe. In der 26 G Gruppe hatte mehr als die Hälfte einen mittelschweren Kopfschmerz, der zur Bettruhe und Analgesiebedarf führte. Nur durch die konsequente Abfrage des Kopfschmerzprotokolls war diese Differenzierung des Kopfschmerzes in minimal, leicht etc. möglich. Wären die Kopfschmerzen uns über Dritte gemeldet worden, so wären uns manche Kopfschmerzen vermutlich überhaupt nicht zu Ohren gekommen.

Es war eine gewisse Inzidenz des postspinalen Kopfschmerzes mit dem Trainingsgrad unserer Kollegen feststellbar. Anästhesisten, die gerade mit dem Training begonnen hatten, hatten eine Kopfschmerzinzidenz von 1,4 bis 2,1% gegenüber denjenigen, die seit Jahren mit 29 G vertraut sind, und zwar in einer Inzidenz von 0,5–0,7%. Interessanterweise war aber nicht festzustellen, daß junge Kollegen, die primär mit einer 29 G Nadel trainiert werden, höhere Versagerquoten aufweisen als diejenigen, die nur im Umgang mit dicken Nadeln vertraut sind. Die Auflistung der Punktionsversuche in den Tabellen 1 und 2 zeigt, daß die

Tabelle 1. Mittlerer Positionswechsel des Introducers bei SA, 29 G in den verschiedenen Altersgruppen mit und ohne postspinalen Kopfschmerz

Alter	PSK	Kein PSK
10– 19	–	1,5
20– 29	0,4	1,6
30– 39	1,3	1,3
40– 49	3,3	1,4
50– 59	4,0	1,4
60– 69	–	1,5
70– 79	–	1,6
80– 89	–	1,8
90– 99	–	3,1
100–109	–	1,0

Tabelle 2. Mittlerer Positionswechsel des Introducers bei SA, 26 G in den verschiedenen Altersgruppen mit und ohne postspinalen Kopfschmerz

Alter	PSK	Kein PSK
10– 19	–	2,6
20– 29	2,3	1,8
30– 39	11,7	2,2
40– 49	1,5	2,6
50– 59	5,6	2,0
60– 69	–	2,5
70– 79	–	2,4
80– 89	–	3,7
90– 99	–	–
100–109	–	–

Punktionsversuche in Abhängigkeit zur Altersverteilung nicht anders lagen als im Streubereich beim Gebrauch der 26 G Nadel. Als Positionswechsel definierten wir den Wechsel der Stichrichtung des Introducers bzw. das Verlassen eines Interspinalraumes und Übergang zu einem anderen Interspinalraum. In diesem Zusammenhang muß die Behauptung der schwierigen Anatomie sowie die Schwierigkeit der Punktion von alten Patienten als unzutreffend bzw. als Schutzbehauptung zurückgewiesen werden. Die älteste Patientin im Kollektiv mit 29 G war 101 Jahre alt.

Therapie

Der unerfreulichste Nebeneffekt der Spinalanästhesie bleibt der postspinale Kopfschmerz. Wenn man den Übersichtsarbeiten auf diesem Gebiet folgt (Tabelle 3), so ergibt sich eine Abhängigkeit des postspinalen Kopfschmerzes von der Spinalnadeldicke. Diesen Zusammenhang arbeiteten bereits Tourtelotte et

Tabelle 3. Postspinaler Kopfschmerz und Nadeldicke bei verschiedenen Autoren

Gauge	20 G		22 G		26 G		29 G	
Postspinaler Kopfschmerz	14–37		5–12		0,3–3,5		1,3	
Autor	Frankson/		Arner	1952	Green	1950	Dittman	1987
	Gordh	1945	Vandam	1956	Owen	1953		
	Boman	1951	Tarrow	1963	Ebner	1959		
	Krueger	1953	Benzon	1980	Moore/			
	Dripps	1954	Driessen	1980	Bridenbaugh	1966		
	Vandam	1956	Eckstein	1982	Phillips	1969		
	Sears	1959	Kortum	1982				

al. 1964 [5] in ihrer Monografie heraus und hierzu passen auch die Zahlen der Arbeit von Vandam und Dripps [6]. Nichtsdestotrotz werden große Differenzen im postspinalen Kopfschmerz von verschiedenen Autoren dokumentiert beim Gebrauch derselben Nadeldicke. Extreme zeigt die Tabelle 4. Während Grady 1952 2,1% postspinalen Kopfschmerz findet, gibt Baumann im gleichen Jahr eine Inzidenz von 37% an, Owen zeigt bei 22 G die Inzidenz von 1,05% und Tourtelotte 1972 von 36%, Tarrow 1963 scheint das Problem gelöst zu haben mit einer Inzidenz von 0,2%, desgleichen Mihic 1985 [3] mit einer Inzidenz von 0,24% beim Gebrauch von 22 G Nadeln und mit Parallelführung der Nadelspitze zur Durafaserrichtung.

Wohl einer der wichtigsten Faktoren für diese extremen Unterschiede der Resultate im postspinalen Kopfschmerz ist die unterschiedliche Technik bei der Auffindung oder Nichtauffindung des postspinalen Kopfschmerzes und ihres Schweregrades. Die postspinale Kopfschmerzinzidenz hängt ganz wesentlich davon ab, ob der Patient wirklich interviewed wird nach einem festgelegten Protokoll oder ob die Rückmeldungen über andere medizinische Kollegen oder über die Stationsschwestern erfolgen und schließlich, ob der Patient wirklich auch auf den Kopfschmerz angesprochen wird. Leider finden sich diesbezüglich in der Literatur nur sehr spärliche oder überhaupt keine Angaben. Vergleicht man die Resultate der differenten Nadelgrößen mit unserer Studie, so haben wir bei dem

Tabelle 4. Extreme der postspinalen Kopfschmerzraten bei gleicher Nadeldicke von verschiedenen Autoren

Autor	Jahr	Gauge	Altersverteilung [%] Kopfschmerz
Grady	1951	20	1,21
Boman	1951	20	37,0
Owen	1953	22	1,05
Tourtellotte	1972	22	36,0
Tarrow	1963	22	0,2
Mihic	1985	22	0,24

Gebrauch von 29 G Nadeln einen milderen Kopfschmerz als bei der Verwendung von 26 G.

Wie bereits eingangs demonstriert, hat die Dura mater eine große Varianz in bezug auf ihre Dicke. Es ist offensichtlich möglich, daß sich das Loch verschließt oder je nach Dicke und Elastizität unterschiedlich offen bleibt. Diese neuen anatomisch/mikroskopischen Befunde helfen verstehen, warum der postspinale Kopfschmerz vermutlich nie ganz zu eliminieren sein wird. Des weiteren sei daran erinnert, daß es illusionistisch ist zu glauben, die Dura immer in „paralleler" Faserrichtung mit der Nadelspitze treffen zu können. Dies ist pointiert betrachtet im klinischen Alltag mit größter Wahrscheinlichkeit die Ausnahme. Wichtigster Parameter für das durale Loch ist die Nadelstärke: „Je dicker die Nadel, desto größer das durale Trauma", und zwar ist dieser Befund entscheidender als die Schliffrichtung der Nadelspitze!

Eine weitere Behauptung, der präspinale Kopfschmerz sei eine Kontraindikation für die Spinalanästhesie, hat sich als nicht stichhaltig erwiesen. Nur 2 Patienten aus der 29 G Gruppe von 16 Patienten, die postspinalen Kopfschmerz hatten, gehörten der Gruppe mit präspinalem Kopfschmerz an. In der Gruppe 26 G hatten 17 einen postspinalen Kopfschmerz, davon waren 4 als Patienten mit präspinalem Kopfschmerz bekannt.

Hat sich ein Kopfschmerz ereignet, gehören die Bettruhe und die systemische Analgesie bei guter Hydrierung zur Standardtherapie. Bei persistierendem Kopfschmerz bevorzugen wir die Hydrierung des Epiduralraumes, und erst an letzter Stelle sehen wir den Blood patch.

Prävention

Welche Möglichkeiten gibt es zur Prävention des postspinalen Kopfschmerzes?

1. Die Möglichkeit der Altersausgrenzung. Diese Art der defensiven Haltung ist unseres Erachtens aber keine Antwort.
2. Eine gute präoperative Hydrierung der Patienten erscheint uns sinnvoll.
3. Eine optimale Lagerung ist Bedingung für eine möglichst atraumatische Ausführung der Spinalanästhesie und hilft damit, ein unnötiges „Herumstochern" auf ein vernünftiges Maß zu reduzieren.
4. Das Vermeiden der Injektion von blutigem Spritzeninhalt in den Spinalraum. Ist doch bekannt, daß Blut im Liquor ebenfalls Kopfschmerzen verursachen kann.
5. Die größte Relevanz für uns hat nach wie vor der Nadeldurchmesser, ist doch für die Verursachung des duralen Traumas die Verwendung von möglichst dünnen atraumatischen Nadeln, ganz gleich mit welcher Schliffart, von größter Bedeutung.
6. Das Training des anatomischen Vorstellungsvermögens und der technische Gebrauch von sehr feinen Nadeln sind die Garanten für ein möglichst geringes Trauma. Beim Gebrauch von sehr feinen Nadeln ist es nahezu unmöglich, die Nadel zu forcieren, was mit einer dicken Nadel leicht gelingt.

7. Zur Prävention des postspinalen Kopfschmerzes gehört aber auch der Wille des Anästhesisten, mit sehr feinen Nadeln atraumatisch zu arbeiten. Nur wenn sich der Anästhesist mit dem Verfahren identifiziert und sich gegenüber dieser technischen Schwierigkeit positiv einstellt, wird es möglich sein, den postspinalen Kopfschmerz auf ein Minimum zu reduzieren. Andererseits bleiben die postspinalen Kopfschmerzen unvermindert in verschiedenen Höhen vorhanden, wenn dem Anästhesisten im Grunde seines Herzens die Anwendung einer feinen Technik lästig erscheint und ihm der postspinale Kopfschmerz mehr oder weniger als unwesentliches Nebenprodukt egal ist.

Literatur

1. Dittmann M (1987) Anatomical reevaluation of lumbar dura mater with regard to post spinal headache. VIth Annual Meeting of ESRA, Paris
2. Kunkle EC, Ray BS, Wolff HG (1943) Experimental studies on headache (Analysis of the headache associated with changes in the intracranial pressure). Arch Neurol Psychiat 49:323
3. Mihic DN (1985) Postspinal headache and relationship of needle bevel to longitudinal dural fibers. Reg Anesth 10:76–81
4. Sicard JA (1902) Le liquide cephalo-rachidien. Masson, Paris
5. Tourtellotte WW, Haerer AF, Heller GL, Somers JE (1964) Post-lumbar puncture headache. Charles C. Thomas, Springfield
6. Vandam LD, Dripps RD (1956) Long-term follow-up of patients who received 10,098 spinal anesthetics Syndrome of decreased intracranial pressure (headache and ocular and auditory difficulties). JAMA 161:586

Wahl und Dosierung von Lokalanästhetika bei der geburtshilflichen Leitungsanästhesie

J. Biscoping

Die Dämpfung des Wehenschmerzes unter der Geburt ist ein nur zu verständlicher Wunsch der Kreißenden. Während man lange Zeit ein unbeeinflußtes Schmerzerlebnis bei der Geburt als wichtigen Faktor zur Entwicklung einer innigen Mutter-Kind-Beziehung ansah, liegen mittlerweile zahlreiche Hinweise dafür vor, daß eine ausgeprägte maternale Schmerz-Streß-Situation zu nachteiligen Einflüssen auf den Feten bzw. das Neugeborene führt.

Nach einer langen Ära der systemischen Analgesie während der Geburt (z. B. Inhalations-Analgesie, systemische Opiat-Gabe) kommen seit Jahren in zunehmendem Maße ausschließlich regionale Anästhesieverfahren zum Einsatz, die eine dem Geburtsverlauf angepaßte Dämpfung des Wehen- bzw. Geburtsschmerzes ermöglichen. Dies sind vor allem:

- die Periduralanästhesie (kontinuierlich oder als „single shot");
- die Sakralanästhesie;
- die beidseitige Blockade des N-pudendus.

Auch zu Kaiserschnitt-Entbindungen werden vermehrt regionale Anästhesieverfahren eingesetzt, es sind:

- die Periduralanästhesie;
- die Spinalanästhesie.

Die bei diesen Regionalanästhesie-Verfahren einsetzbaren Lokalanästhetika treten nach Injektion in den mütterlichen Organismus in unterschiedlichem Ausmaße auch auf den Feten über. Das Ausmaß dieses Übertritts ist für die einzelnen Lokalanästhetika mit dem Quotienten aus den Konzentrationen im Umbilicalvenen- und im maternalen Blut (UV/M-Ratio) beschrieben (Tabelle 1). Ne-

Tabelle 1. Fetomaternale Verteilungsquotienten gebräuchlicher Amid-Lokalanästhetika

Lokalanästhetikum	UV/M-Ratio
Prilocain	1,0 –1,13
Lidocain	0,52–0,60
Mepivacain	0,69–0,71
Bupivacain	0,31–0,44
Etidocain	0,14–0,35

ben diesen substanzspezifischen Eigenschaften sind es jedoch noch eine Reihe weiterer Faktoren, die den plazentaren Übertritt von Lokalanästhetika beeinflussen.

An erster Stelle ist hier die Gesamtmenge des applizierten Lokalanästhetikums zu nennen. Darüber hinaus kommt auch dem Injektionsort eine große Bedeutung zu, so bewirkt z. B. eine Infiltrationsanästhesie in nur gering durchbluteten mütterlichen Regionen einen wesentlich niedrigeren Spitzenspiegel sowohl bei der Mutter als auch beim Feten, während peridurale oder sakrale Lokalanästhetika-Applikation Injektionen in gut vaskularisierte Gebiete darstellen, was eine vergleichsweise schnelle Resorption in den mütterlichen Organismus mit entsprechendem Austausch diaplazentar zur Folge hat [3].

Die Eigenschaft der klinisch gebräuchlichen Lokalanästhetika, pH-abhängig zu dissoziieren und im dissoziierten Zustand dann besonders gut wasserlöslich zu sein, führt im Falle einer fetalen Azidose zum sogenannten „ion trapping" [1]. Dies bedeutet in der Praxis, daß die von uns verwendeten Lokalanästhetika mit einem pKa-Wert nahe dem des physiologischen pH-Wertes bei fetaler Azidose im Übermaß im Feten angereichert werden. Hierbei handelt es sich jedoch um einen reversiblen Vorgang, da es nach intrauteriner Azidosekorrektur (Normalisierung der kindlichen Herzfrequenz, Therapie einer mütterlichen Hypotonie, Wehenhemmung bei Dezelerationen, Korrektur eines gestörten mütterlichen Säure-Basen-Haushaltes) zu einer Normalisierung des fetomaternalen Verteilungsquotienten kommt. Auch vasokonstriktorische Zusätze zum Lokalanästhetikum beeinflussen den diaplazentaren Austausch von Lokalanästhetika derart, daß es durch verminderte Resorption und reduzierte uterine Durchblutung zu einer Verminderung der Spitzenkonzentration im fetalen Kreislauf kommt. Wegen möglicher, unerwünschter Nebenwirkungen vasokonstriktorischer Zusätze auf die plazentare Durchblutung wird jedoch im Rahmen der geburtshilflichen Regionalanästhesie in den allermeisten Fällen auf derartige Zusätze verzichtet.

Eine anderweitig gestörte uteroplazentare Durchblutung kann in sehr gegensätzlicher Weise den plazentaren Übertritt von Lokalanästhetika beeinflussen. So führt z. B. die verringerte uteroplazentare Durchblutung als Folge eines Vena cava inferior-Syndroms zum verstärkten Übertritt des Lokalanästhetikums, da die verlängerte Kontaktzeit einerseits und die lokale Azidose als Folge der venösen Stase andererseits den plazentaren Austausch einem Konzentrationsgefälle folgend begünstigen. Eine uteroplazentare Minderdurchblutung durch arterielle Hypotension der Mutter führt im Gegensatz dazu zu einem verringerten plazentaren Übertritt von Lokalanästhetika. Schließlich sind es auch noch die Mechanismen von Metabolismus und renaler sowie hepatischer Exkretion der Lokalanästhetika, die einen Einfluß auf den plazentaren Austausch nehmen.

Wie unterschiedlich die fetalen Konzentrationen verschiedener Lokalanästhetika bei jeweils gleicher Konzentration auf mütterlicher Seite sein können, zeigt Abbildung 1. Gegenübergestellt wurden die maternalen und fetalen Konzentrationen der Lokalanästhetika Lidocain und Bupivacain, wobei zusätzlich noch zwischen gebundenem und freiem Anteil des Lokalanästhetikums differenziert wurde. Da vor allem für das Auslösen unerwünschter Wirkungen der freie, d. h. nicht proteingebundene Anteil des Lokalanästhetikums verantwortlich ist, sind

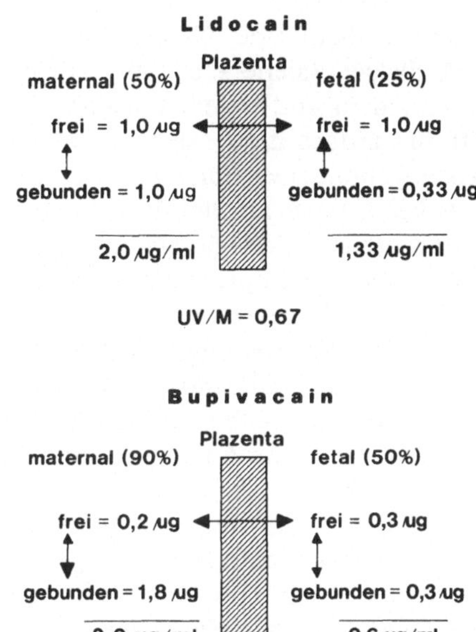

Abb. 1. Exemplarische Verteilung von Bupivacain und Lidocain im Plasma der Mutter und des Feten. In beiden Fällen wurde auf maternaler Seite eine Gesamtkonzentration von 2 µg Substanz/ml Plasma angesetzt. Entsprechend der unterschiedlichen Eiweißbindungskapazitäten (Angaben in % in Klammern) und der verschiedenen fetomaternalen Verteilungen (UV/M) beider Substanzen resultieren bei jeweils gleichen Ausgangsmengen auf mütterlicher Seite deutlich unterschiedliche Gesamtkonzentrationen beim Feten. Davon ausgehend differiert dann auch der jeweilige Anteil der freien, nicht proteingebundenen Substanz (50% der maternalen Gesamtkonzentration von Lidocain liegen im Feten als freie Substanz vor, während dies bei Bupivacain nur 15% sind)

dessen Konzentrationen für eine Diskussion um mögliche Toxizität von besonderem Interesse.

Während in beiden Fällen eine maternale Konzentration von 2 µg/ml des jeweiligen Lokalanästhetikums angenommen wurde, so finden sich dem fetomaternalen Verteilungsquotienten entsprechend sehr unterschiedliche Konzentrationsverhältnisse auf fetaler Seite. Da jedoch die Proteinbindungskapazität für

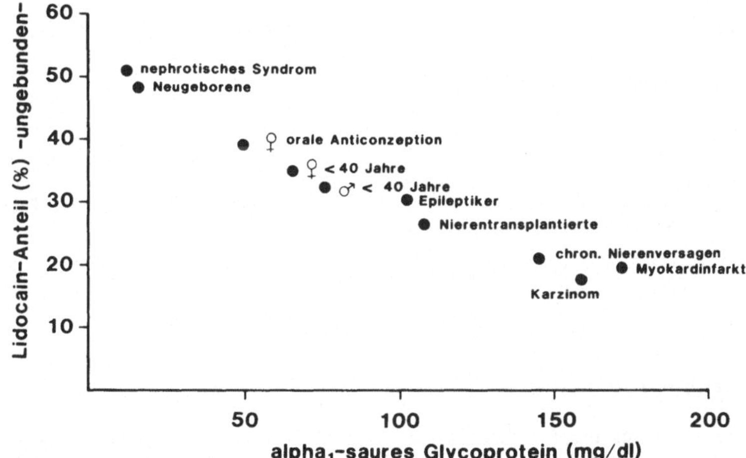

Abb. 2. Die Beziehung zwischen dem prozentualen Anteil ungebundenen Lidocains und dem Gehalt des alpha₁-sauren Glycoproteins bei verschiedenen Krankheitsbildern oder in verschiedenen Altersstufen. (Nach [4])

Lokalanästhetika bei Neugeborenen wesentlich geringer ist als beim gesunden Erwachsenen (siehe auch Abb. 2), verschiebt sich ebenso die Relation zwischen gebundenem und freiem Lokalanästhetikum beträchtlich. Dies führt dazu, daß z. B. bei Lidocain 50% der maternalen Gesamtkonzentration im Feten in nicht proteingebundener Form vorliegen, während dies im vorliegenden Rechenbeispiel bei Bupivacain nur 15% der mütterlichen Gesamtkonzentration sind. Auf Grund dieser Überlegungen sowie der Möglichkeit zur Nutzung der Differentialblockade von Bupivacain (ausreichende analgetische Potenz bei nur geringfügig beeinträchtiger Motorik) stellt diese Substanz das Mittel der Wahl bei rükkenmarksnahen Leitungsanästhesien zur Dämpfung des Wehenschmerzes unter der Geburt dar. Die zudem günstige Relation von Eliminationsgeschwindigkeit und Wirkdauer machen es möglich, durch Repetition kleiner Dosen (5–8 ml Bupivacain 0,25%) die Analgesie den Erfordernissen des Geburtsverlaufes anzupassen.

In Abbildung 3 sind exemplarisch die mütterlichen und kindlichen Bupivacain-Plasmakonzentrationen dargestellt, die nach einer lumbalen Periduralanästhesie mit 3 Nachinjektionen auftraten. Die Initialdosis betrug 30 mg Bupivacain (5 + 7 ml 0,25%), die Nachinjektionen zwischen 1,5 und 2,5 h dann jeweils 20 mg (8 ml 0,25%). Durch die geringe Kumulationstendenz von Bupivacain unter diesem Regime betrugen die mütterlichen Spitzenkonzentrationen nur etwa 0,3 µg/ml Plasma, zum Zeitpunkt der Geburt dann 0,2 µg/ml Plasma. Die kindlichen Werte in Nabelarterie und Nabelvene zum Zeitpunkt der Geburt waren entspre-

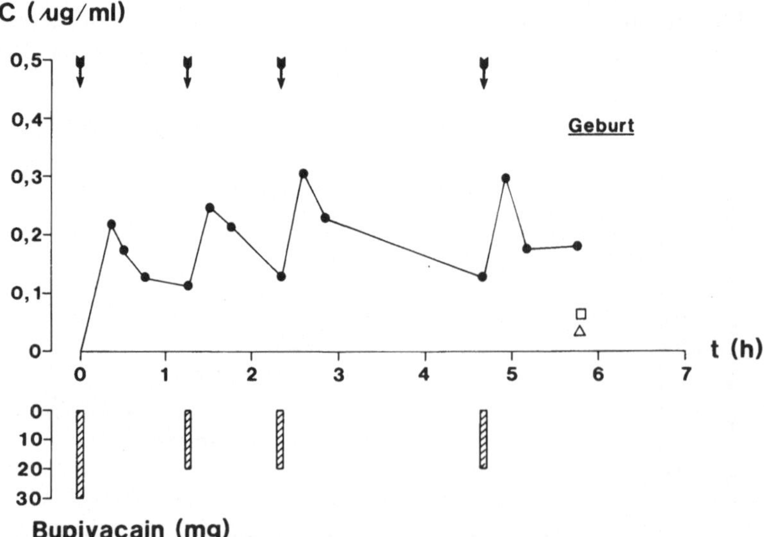

Abb. 3. Plasmaspiegelverlauf von Bupivacain während einer lumbalen Katheterperiduralanästhesie, die initial zur Schmerzdämpfung unter der Geburt eingesetzt worden war. Durch die Nachinjektion von 20 ml Bupivacain 0,5% (3. Pfeil) wurde die Analgesie dann zur in der 6. Stunde erforderlichen Sectio caesarea vertieft; ● Mutter-venös, ▵ Kind-Nabelarterie, ▫ Kind-Nabelvene

chend dem fetomaternalen Verteilungsquotienten dieser Substanz wesentlich niedriger.

Ähnlich günstig verhalten sich die Plasmakonzentrationen von Bupivacain, wenn nach zunächst versuchter vaginaler Entbindung der Geburtsverlauf in eine Sectio caesarea mündet. In Abbildung 4 sind beispielhaft die mütterlichen und kindlichen Konzentrationen aufgetragen, als nach 6 h 100 mg Bupivacain (20 ml 0,5%) zur vorgesehenen Kaiserschnittentbindung über den Periduralkatheter injiziert worden waren. Die maximale mütterliche Konzentration lag noch unter 0,5 µg/ml, zum Zeitpunkt der Entwicklung des Kindes dann bei 0,25 µg/ml, dessen Nabelaterien und -venenblutkonzentrationen entsprechend niedriger. In Abbildung 5 sind nochmals Konzentrationsverläufe von 24 Gebärenden und ihren Kindern aufgetragen, bei denen sich die jeweiligen Nachinjektionen ohne festen zeitlichen Bezug ausschließlich nach den Schmerzangaben der Mutter richteten. Auch unter diesen Bedingungen fallen die geringe Tendenz zur Kumulation sowie die insgesamt niedrigen Plasmakonzentrationen sowohl bei den Müttern als auch bei den Kindern auf.

Von besonderem Interesse ist die Kenntnis der Plasmakonzentrationen dann, wenn auf Grund eines protrahierten Geburtsverlaufes durch vielfache Nachinjektionen die empfohlen Höchstdosis der Substanz überschritten werden muß. Bei 10 Patientinnen, bei denen nach mehr als 10stündigem Geburtsverlauf unter Periduralanästhesie weitere Nachinjektionen erforderlich waren, bestimmten wir daher die dann auftretenden Plasmakonzentrationen. In Abbildung 6 wird der

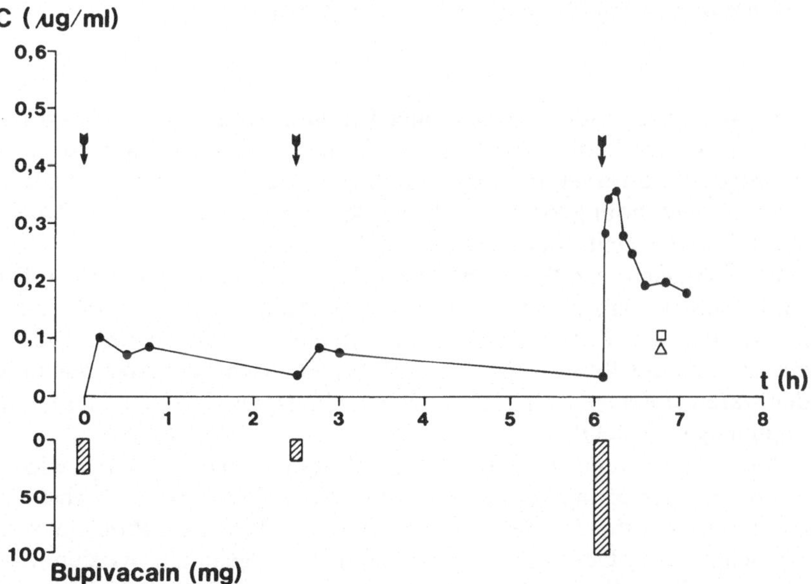

Abb. 4. Plasmaspiegelverlauf von Bupivacain während einer lumbalen Ketheterperiduralanästhesie zur Schmerzdämpfung unter der Geburt, wenn die Nachinjektionen (Pfeile) nach klinischen Erfordernissen erfolgten. Zum Zeitpunkt der Geburt wurden zudem beim Kind die korrespondierenden Konzentrationen in der Nabelarterie und -vene bestimmt. Die Balkendiagramme repräsentieren die jeweils peridural injizierte Bupivacain-Dosis; ● Mutter-venös, ∆ Kind-Nabelarterie, □ Kind-Nabelvene

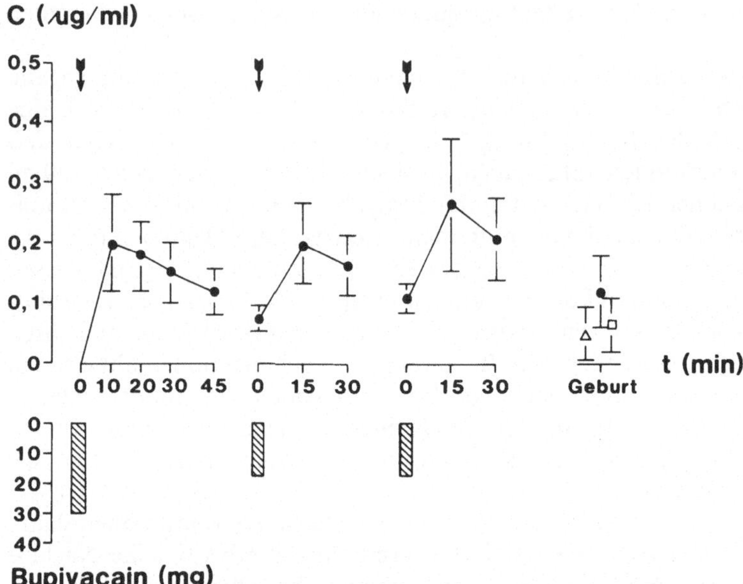

Abb. 5. Durchschnittliche Bupivacain-Konzentrationen bei 24 Müttern und ihren Neugeborenen, die zur Schmerzdämpfung während der Geburt 2 Nachinjektionen bei lumbaler Katheterperiduralanästhesie erhalten hatten (2. und 3. Pfeil). Die mittlere Menge der peridural applizierten Eröffnungs- und Repetitionsdosen ist durch die Balkendiagramme wiedergegeben; ± SD; ● Mutter-venös, △ Kind-Nabelarterie, □ Kind-Nabelvene

typische Konzentrationsverlauf einer Patientin dargestellt, die insgesamt 160 mg Bupivacain zur Periduralanästhesie erhalten hat. Auch dann, wenn nach vielstündigem Geburtsverlauf aus mütterlicher oder kindlicher Indikation eine Kaiserschnittentbindung erforderlich wurde, untersuchten wir die dabei auftretenden Plasmakonzentrationen (Abb. 7a, b).

Bei Vergleich der Spitzenblutspiegel der dargestellten beiden Patientinnen wird deutlich, daß keine verläßliche Beziehung zwischen applizierter Gesamtmenge und dem Körpergewicht des Patienten besteht. Obwohl bei beiden Patientinnen 80 mg Bupivacain (16 ml 0,5%) zur Sectio caesarea nachinjiziert worden waren, unterschieden sich die Spitzenblutspiegel bei annähernd gleicher Gesamtmenge beträchtlich.

Auch dann, wenn bei protrahierten Geburtsverläufen durch wiederholt notwendig werdende Injektionen von Bupivacain empfohlene Höchstdosen zeitbezogen überschritten werden müssen, sehen wir darin kein Problem, wenn übliche Vorsichts- und Überwachungsmaßnahmen eingehalten werden (Aspirationsprobe am PDA-Katheter, langsame Injektion des Lokalanästhetikums, Prävention bzw. Beseitigung hypotoner Zustände, ggf. prophylaktische Sauerstoffapplikation).

Für den Fall einer geplanten Sectio caesarea in Periduralanästhesie ist Pubivacain 0,5% für uns ebenfalls die Substanz der Wahl. Wir beschränken uns dabei jedoch auf ein Volumen von maximal 20 ml, was einer Gesamtkonzentration von

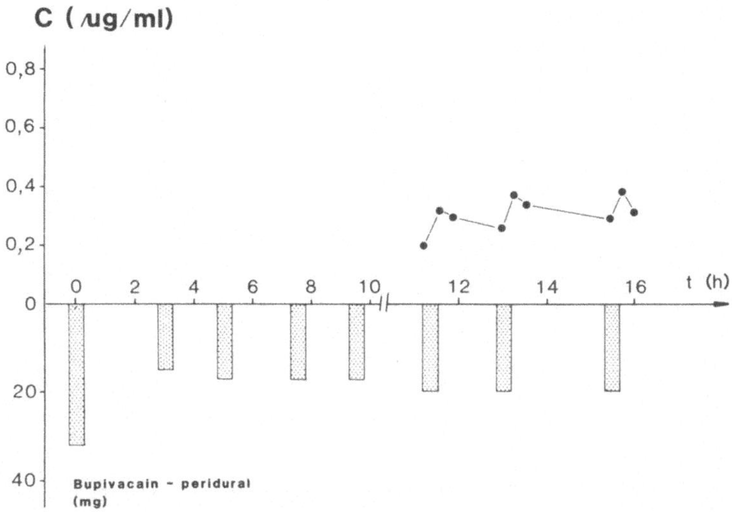

Abb. 6. Plasmakonzentrationsverlauf von Bupivacain bei einer Kreißenden (38 J., 168 cm, 89,0 kg), bei der nach mehr als 10stündigem Geburtsverlauf unter Periduralanästhesie weitere Nachinjektionen erforderlich waren (jeder Balken unter der Abszisse repräsentiert den Zeitpunkt und die Dosis von Nachinjektionen; Bupivacain gesamt: 160 mg)

maximal 100 mg Bupivacain entspricht. Kommt es hierdurch entweder zu keiner ausreichenden kranialen Ausbreitung oder zu keiner befriedigenden Anästhesie, so supplementieren wir mit Prilocain 1%, indem wir nach frühestens 30 min Portionen zu je 5 ml in 10-Minuten-Abständen nachinjizieren. Dieses Vorgehen hat bei uns den Prozentsatz unbefriedigender Periduralanästhesien drastisch reduziert. Eine mögliche Erklärung dieser synergistischen Wirkung könnte zum einen der höherprozentige Anteil des Prilocains sein, andererseits wäre auch denkbar, daß der deutlich differierende pH-Wert von Prilocain 1% (siehe Tabelle 2) die Penetration des noch nicht vollständig diffundierten Bupivacain verstärkt (Verschiebung des Dissoziationsgleichgewichtes und dadurch Erhöhung der unprotonisierten Transportform von Bupivacain?).

In keinen Fall sehen wir eine Indikation für Bupivacain 0,75% bei der Sectio caesarea. Die wiederholt in der Literatur mitgeteilten mütterlichen und kindlichen Todesfälle in diesem Zusammenhang einerseits sowie eigene Plasmakonzentrations-Untersuchungen andererseits mit dieser Substanz begründen unser Urteil (Abb. 8). Bei 11 Patienten, die sich aus Sicherheitsgründen nicht aus einem derartigen gynäkologischen Krankengut rekrutierten, führten wir lumbale Katheterperiduralanästhesien mit 15–18 ml Bupivacain 0,75% durch und bestimmten dabei die zentral venösen Plasmakonzentrationen unter besonderer Berücksichtigung der Frühphase. In Einzelfällen wurden dabei innerhalb der ersten Minuten maximale Plasmakonzentrationen von mehr als 2,5 µg/ml erreicht. Auch wenn diese Befunde nicht an Schwangeren erhoben wurden, so belegen doch die kürzlich mitgeteilten Untersuchungen von Dutton et al. an Schwangeren, daß dort zu einem sehr frühen Zeitpunkt mit nahezu identischen Spitzenkonzentrationen gerechnet werden muß [2].

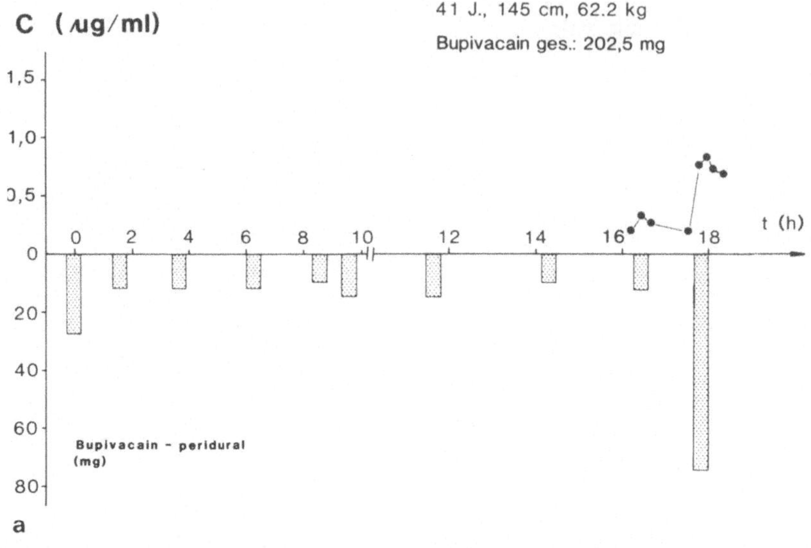

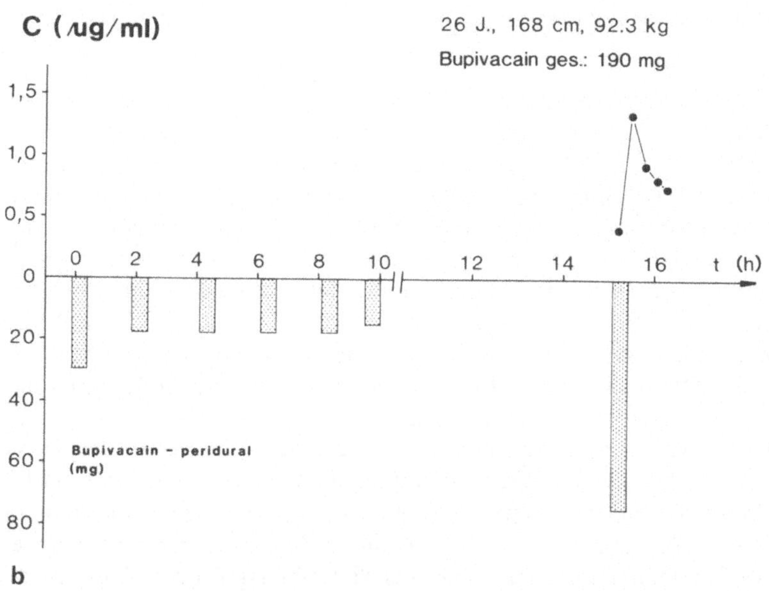

Abb. 7a, b. Plasmakonzentrationsverläufe von Bupivacain bei 2 Kreißenden, bei denen jeweils nach mehr als 10stündigem Geburtsverlauf unter Periduralanästhesie eine Sectio caesarea durchgeführt werden mußte. Beiden Patientinnen wurden zur Komplettierung der Analgesie 16 ml Bupivacain 0,5% (s. Balkendiagramme) nachinjiziert

Tabelle 2. Unser derzeitiges methodisches Vorgehen in bezug auf Volumina und Dosierungen von Lokalanästhetika bei Kaiserschnittentbindungen in Periduralanästhesie

→ Lumbaler Periduralkatheter
→ Bupivacain 0,5% max. 20 ml (pH ~ 5,9)
→ Bei unzureichender Ausbreitung oder Qualität:
  Prilocain 1% fraktioniert (je 5 ml) (pH ~ 6,5)

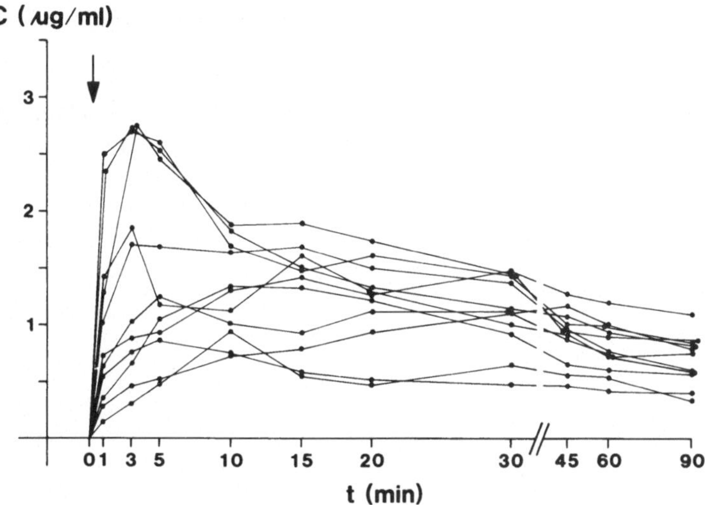

Abb. 8. Individuelle, zentral-venöse Plasmaspiegel von 11 Patienten, die eine lumbale Katheterperiduralanästhesie mit Bupivacain 0,75% zu orthopädischen Operationen erhielten (15–18 ml ≙ 112,5–135 mg)

Die Sakralanästhesie ist ein einzeitiges Verfahren der Leitungsanästhesie und nur in der Austreibungsphase angebracht. Auch in diesen Fällen stellt Bupivacain als 0,25%ige Lösung das Mittel der Wahl dar, 10–12 ml führen zu einer befriedigenden Schmerzdämpfung für die Dauer von 1–1,5 h.

Auch die Spinalanästhesie stellt eine gute Alternative zur Allgemeinanästhesie bei Sectio caesarea dar. Mit 2–3 ml Bupivacain 0,5% hyperbar ist eine vollständige Analgesie innerhalb von 5–10 min zu erzielen. Hyperbaren Lösungen sollte bei der Sectio der Vorzug gegeben werden, da in kurzer Zeit durch Lagerungsmanöver die Ausbreitung besser gesteuert werden kann. Die schnell einsetzende Sympathikusblockade mit erheblichem Blutdruckabfall verdient besondere Beachtung und Prävention.

Zur Pudendusanästhesie sollten vor allem Lokalanästhetika mit niedriger systemischer Toxizität angewendet werden. Die Infiltration des N. pudendus mit je 10 ml Prilocain 1% führt nach wenigen Minuten zu einer vollständigen Analgesie im Ausbreitungsgebiet der Nerven. Da es sich bei der Pudendusanästhesie um eine Infiltrationsanästhesie in gut vaskularisierte Gebiete handelt, stellt nach unseren Erfahrungen Prilocain mit seiner geringen systemischen Toxizität [5] ein

Mittel der ersten Wahl dar. Bei 15 Geburten bestimmten wir die Konzentrationen von Prilocain sowohl im mütterlichen Plasma zum Zeitpunkt der Geburt als
auch im Umbilicalvenenblut zum gleichen Zeitpunkt (Abb. 9). Ebenso verfolgten
wir die für Prilocain typische Methämoglobinentwicklung sowohl bei der Mutter
als auch beim Kind bis zur 6. Stunde nach Entbindung (Abb. 10). Die mütterliche Methämoglobinkonzentrationen waren zum Zeitpunkt der Geburt, also
durchschnittlich 30 min nach Prilocain-Applikation, noch innerhalb des Norm-
bereichs. Die MetHb-Entwicklung der Neugeborenen hatte nach 2 h mit durchschnittlich 2% vom Gesamt-Hb das Maximum erreicht und war, wie der weitere
Verlauf zeigte, ohne klinische Relevanz, so daß dies keine Indikationseinschränkung für Prilocain bedeutet.

Zusammenfassend bleibt bei der Beurteilung von Wahl und Dosierung der
Lokalanästhetika zur geburtshilflichen Leitungsanästhesie festzustellen, daß

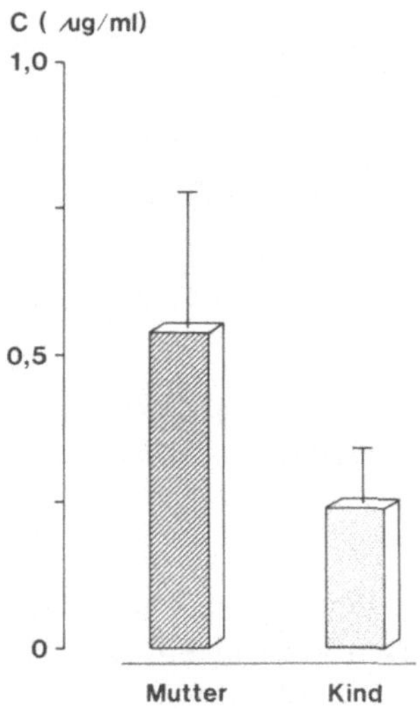

Abb. 9. Mütterliche und kindliche Prilocain-Konzentratio-
nen im Venen- bzw. Nabelvenenblut zum Zeitpunkt der
Geburt nach Pudendusanästhesien mit 2 × 10 ml Prilocain
1% (≙ 200 mg); n = 15; ± SD

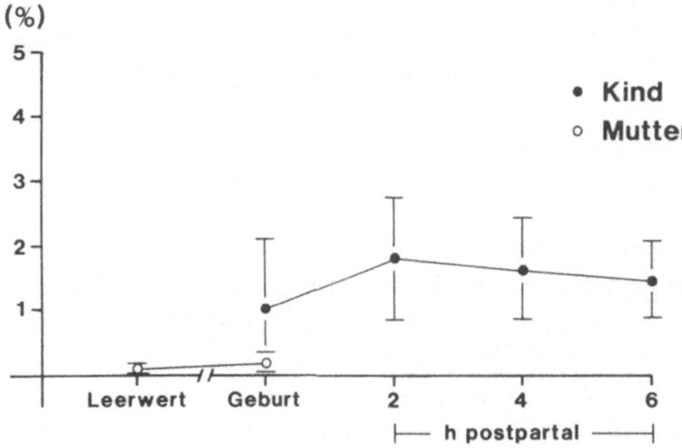

Abb. 10. Met-Hämoglobin-
entwicklung bei 15 Müttern
und ihren Neugeborenen
nach Pudendusanästhesien
mit 2 × 10 ml Prilocain 1%
(≙ 200 mg); n = 15; ± SD

man sich in der Anwendung auf wenige Substanzen beschränken sollte, um dann durch Variationen der Konzentrationen unterschiedliche Effekte zu erzielen. Besonders im geburtshilflichen Bereich ist die Differentialblockade von Bupivacain sinnvoll zu nutzen, durch die günstige Relation von Eliminations-Halbwertszeit und Wirkdauer ist die Kumulationsneigung von Bupivacain gering. Die Prilocain-typische Methämoglobinentwicklung ist auch bei Neugeborenen gering, so daß dies keine Indikationseinschränkung für Prilocain bei der Pudendusanästhesie bedeutet.

Literatur

1. Biehl D, Shnider SM, Levinson G, Callender K (1978) Placental transfer of lidocaine: effects of fetal acidosis. Anesthesiology 48:409
2. Dutton DA, Moir DD, Howie HB, Thorburn J, Watson R (1984) Choice of local anaesthetic drug for extradural caesarean section. Comparison of 0.5% and 0.75% bubivacain and 1.5% etidocaine
3. Haberer JP, Monteillard C (1986) Effets de l'anesthésie péridurale ostétricale sur le foetus et le nouveau-né. Ann Fr Anesth Réanim 5:381
4. Routledge PA, Stargel WW, Barchowsky A, Wagner GS, Shand DG (1982) Control of lidocaine therapy: New perspectives. Ther Drug Monit 4:265
5. Tucker GT (1986) Pharmacokinetics of local anaesthetics. Br J Anaesth 58:717

Welche obere Plexusanästhesie?

R. Klose und J. Büttner

Im Juli 1911 veröffentlichte Georg Hirschel, PD an der Heidelberger Chirurgischen Klinik, in der Münchner Medizinischen Wochenschrift erstmals die transkutane Blockade des Plexus brachialis über den axillären Zugang [11]. Er benutzte dabei eine außergewöhnlich lange Nadel, die weit hoch bis zur ersten Rippe vorgeschoben werden konnte, um dort das Anästhetikum zu plazieren. Auch wenn die heutigen Methoden durchaus der Technik von Hirschel ähneln, so hat sich diese damals nicht durchsetzen können.

Bereits wenige Monate später, im Oktober 1911, gab Kulenkampff nach nur 25 Fällen seine konkurrierende Methode der supraclavikulären Plexus brachialis Blockade im Zentralblatt für Chrirugie bekannt [13]. Diese Technik fand außerordentlich rasch weite Verbreitung. Gleichwohl, auch diese Technik schien nicht befriedigend. Folgt man der Monographie von Winnie [30], so sind bis heute immerhin mehr als 3 Dtzd. weitere Methoden und Varianten der transkutanen Plexus brachialis Blockade publiziert worden. Nur wenige gelangten jedoch zu einer breiteren klinischen Anwendung, und einige scheinen über ihre Erstbeschreibung nie hinausgekommen zu sein.

Den heute zu empfehlenden Techniken liegt das Konzept einer gemeinsamen Gefäße und Nerven umgebenden bindegewebigen Hülle zugrunde [1, 4].

Danach zieht ein durchgehender faszienumscheideter Raum von den Querfortsätzen der Halswirbel bis hinuter in die Axilla – oder mit anderen Worten von den Wurzeln der Zervikal-Nerven bis zu den großen Nerven der oberen Extremität.

Wie bei der Periduralanästhesie läßt sich dieser perineurovaskuläre „Raum" auf verschiedenen Etagen punktieren und mit unterschiedlichen Volumina von Lokalanästhetika „fluten". Applikationsort und Volumen werden die Ausdehnung der Blockade bestimmen. So kann durch Auffüllen dieses Raumes mit entsprechend großen Volumina des Lokalanästhetikums – nach De Jong [4] sollen es 40 ml sein – auch fernab von der Punktionsstelle eine befriedigende Blockade, d. h. Schmerzfreiheit im Op-Gebiet erzielt werden.

Das Aufsuchen eines jeden einzelnen Nerven – dokumentiert durch unangenehme Parästhesien in seinem Verlauf – ist nicht erforderlich! Eine einzige Injektion in diesen Raum ist völlig ausreichend. Das gelegentliche Auftreten von fleckförmigen Anästhesien, insbesondere im Bereich des N. radialis und des N. musulocutaneus, ließen Zweifel an diesem Konzept einer gemeinsamen Gefäßnervenscheide aufkommen. Thompson und Rorie [25] glaubten daher, auch eine Septierung dieses Raumes nachweisen zu können. Neuere Untersuchungen von

Vester-Andersen et al. [28] sowie von Partridge et al. [17] bestätigen zwar eine solche lockere Septierung, doch konnte gleichzeitig eindeutig gezeigt werden, daß diese kein Hindernis für das injizierte Lokalanästhetikum darstellt. Damit bleibt das Konzept eines gemeinsamen Raumes und einer einzigen Injektion bestehen.

In begrenztem Maße kann der volumenabhängigen Ausbreitung des Lokalanästhetikums durch Kompression von außen auch eine Richtung gegeben werden.

Bei der Frage „welche obere Plexusanästhesie?" sollten folgende Gesichtspunkte Beachtung finden:

Zunächst müssen die operativen Bedürfnisse befriedigt werden, d.h. im Operationsgebiet – evtl. auch im Bereich eines Tourniquets – muß Schmerzfreiheit und motorische Ruhe herrschen. Um dies zu erreichen, muß einerseits die tolerable Lokalanästhetikadosis beachtet werden, andererseits muß aber auch der Zugang zur Gefäßnervenscheide möglichst sicher sein, d.h. eine hohe Erfolgsquote muß bei niedriger Komplikations- und Nebenwirkungsrate garantiert sein.

Entsprechend der Unterteilung des gesamten perineurovaskulären Raumes in 3 Abschnitte nach Winnie ergeben sich die Zugangswege:

- axillär,
- supraclavikulär, und
- interscalenär.

Der axilläre Zugang

Obgleich viele Jahrzehnte hinter dem komplikationsträchtigeren supraklavikulären Zugang nach Kulenkampff zurückstehend, ist heute der axilläre Zugang zum Plexus brachialis die Standardmethode. Er bietet ideale Bedingungen für Operationen an der Hand, dem Unterarm und – etwas abhängig von der Technik und verabreichtem Volumen – im Bereich des distalen Drittels des Oberarmes. Die Schulter bleibt in den meisten Fällen ausgespart. Die Technik ist einfach, sie läßt sich vielerorts nachlesen.

Für die sog. single shot Methode sollte die immobile mit 45° kurz angeschliffene Nadel verwendet werden [29].

Ausgehend von längerdauernden, z.T. mikrochirurgischen Eingriffen an der Hand und am Unterarm, die Nachinjektionen des Lokalanästhetikums erfordern, verwenden wir routinemäßig eine Plastikverweilkanüle.

Bei voraussichtlich sehr langdauernden Operationen und/oder sich anschließender Schmerztherapie bzw. gewünschter Sympathicolyse kann ein flexibler Katheter durch die Plastikkanüle vorgeschoben werden. Mit dieser Technik erfolgt die Deposition des Lokalanästhetikums weit proximal von der Einstichstelle. Der Erfolg einer Blockade hängt von der Identifizierung der Gefäßnervenscheide ab. Die relativ feste Faszienhülle macht dies nach der loss of resistance Methode möglich.

Mit einem in der Regel deutlich hörbaren „Klick" fällt man geradezu in diesen Raum, insbesondere bei Verwendung nicht angeschliffener stumpfer Kanülen. Das beabsichtigte Auslösen von mechanischen Parästhesien mit der Kanüle ist keine Voraussetzung für eine sichere Blockade, im Gegenteil, es sollte unbedingt vermieden werden.

Die korrekte Kanülenlage wird durch das Klick-Phänomen, also den Widerstandsverlust und das glatte widerstandslose Vorschieben der Kanüle bis zum Anschlag bei zurückgezogenem Stahlmandrin angezeigt. Zur endgültigen, aber nicht beweisenden Kontrolle werden 1–3 ml kühlschrankkalter Kochsalzlösung injiziert, die bei richtiger Lage nach distal ausstrahlende thermische Parästhesien hervorrufen. Nur ausnahmsweise wird die Punktion mit Hilfe eines Nervenstimulators vorgenommen, wenn der Patient nicht zur Angabe von Parästhesien fähig ist. Nach unseren Erfahrungen ist der Nervenstimulator kein zuverlässiges Hilfsmittel. Goldberg et al. [9] haben mit dem Nervenstimulator die höchste Versagerquote von 30% (!), verglichen mit 20% bei Parästhesie und 21% bei transarterieller Technik.

Wo könnten Probleme beim axillären Zugang liegen? Neben unzureichender motorischer Blockade und mangelhafter Anästhesie im Operationsgebiet wird vor allem ein Oberarmtourniquet nicht ertragen.

3 Nerven bzw. deren sensible Äste sind dafür verantwortlich. Der N. axillaris und der N. musculocutaneus verlassen bereits weit proximal in der Höhe des Korakoids die gemeinsame Gefäßnervenscheide und werden daher insbesondere bei der single shot Methode und Anästhetikavolumina von weniger als 40 ml häufig nicht hinreichend blockiert.

Der N. axillaris versorgt über den sensiblen N. cutaneus brachii lateralis die Haut im Bereich des M. deltoideus. Mit der Kathetertechnik kann er jedoch bei korrekter Kanülenlage in jedem Fall blockiert werden.

Der N. musculocutaneus erscheint besonders wichtig. Über den sensiblen Endast, der N. cutaneus antebrachii lateralis, wird die radiale Unterarmseite sensibel versorgt. Mit der herkömmlichen Technik ist die Erfolglsquote außerordentlich gering: ca. 65% nach Lanz et al. [14], 35–60% nach Eriksson [7]. Die Kathetertechnik ist eindeutig überlegen [2].

So kann durch Verwendung von weit nach proximal vorgeschobenen Plastikkanülen und einem Anästhetikavolumen von 40 ml evtl. noch kombiniert mit der digitalen Kompression der Gefäßnervenscheide distal der Injektionsstelle auch eine erfolgreiche Blockade dieser Problemnerven erfolgen.

Schließlich versorgt der N. intercostobrachialis in unterschiedlichem Maße gemeinsam mit dem N. cutaneus brachii medialis die Innenseite des Oberarms. Die obligate Hautquaddel mit ca. 1–3 ml Lokalsnästhetikum blockiert diese Nerven.

Bei 1109 von uns prospektiv untersuchten Patienten traten dennoch nach ca. 50–90 min in 6% Schmerzen durch den Tourniquet auf [3]. Nach Lösen des Tourniquets konnte ohne weitere Maßnahmen die Operation schmerzfrei weitergeführt werden. Es scheint, daß auch bei guter Blockade ein Tourniquetschmerz auftreten kann, so daß andere bisher nicht bekannte Mechanismen eine Rolle spielen. Ein sympathisch geleiteter Schmerz kommt jedoch nicht in Frage [24].

Die beschriebene Technik der axillären Blockade mit einer Plastikverweilkanüle hat u. E. eine vertretbare Versagerquote (Tabelle 1). Bei 72% erbrachte der
initiale Block allein eine ausreichende Anästhesie. In 24% war in irgendeiner
Form eine Supplementierung notwendig.

3,8% mußten als Versager eingestuft werden, eine Allgemeinanästhesie
einschl. Ketanest in subanästhetischen Dosen war erforderlich.

Dies entspricht den von anderen Autoren mitgeteilten Ergebnissen (Tabelle 1),
wobei zu beachten ist, daß die Beurteilungskriterien nicht einheitlich sind.

Bei der Kathetermethode ist eine genügend lange Latenzzeit von 30–45 min
einzuplanen. Mangelnde Geduld ist häufig für sog. Versager verantwortlich. Das
vollständige Ausbleiben eines Blockadeeffektes nach 10–15 min läßt jedoch auf
eine Punktion außerhalb der Gefäßnervenscheide schließen.

Sollte sich nach 20–30 min noch keine ausreichende Blockade abzeichnen –
Strecken, Beugen des Armes sind noch möglich –, dann empfiehlt sich eine sog.
Augmentation mit weiteren 20 ml Lokalanästhetikum. Dies ist nur bei der Kathetertechnik möglich, denn eine erneute Punktion bei bereits partieller Anästhesie ist u. E. kontrainiziert. Darüber hinaus erlaubt diese Technik, frühzeitig eine
Blockade anzulegen und bietet damit im Vergleich zur single shot Methode einen organisatorischen Spielraum. Bei verzögertem Op-Beginn besteht die Möglichkeit zur Nachinjektion, ohne den Patienten zusätzlich zu gefährden.

Die Komplikationsrate ist außerordentlich gering. Die Technik vermeidet bewußt das direkte Auslösen von Parästhesien mit der Nadel, was zumindest bei
scharf angeschliffenen Kanülen nach den Untersuchungen von Selander et al.
[22, 23] zu einer hohen Inzidenz von Nervenschäden führen kann.

Bei uns kam es ungewollt in 3,6% zur Auslösung von Parästhesien durch die
Nadel, doch kann angenommen werden, daß die stumpfe Kanüle Nervenschäden nahezu ausschließt. Zumindest fanden wir keine auf die Plexusanästhesie
zurückzuführenden neurologischen Folgen. Wir sind daher der Meinung, daß
diese Methode auch bei neurologischen Erkrankungen – z. B. bei einem Carpal-
tunnensyndrom – vertretbar ist, sofern ein fachneurologischer Befund präoperativ erhoben wurde.

Die Gefäßpunktion ist mit 0,5% arteriell und 0,6% venös außerordentlich gering. In 0,2% beobachteten wir jedoch eine sekundäre Gefäßperforation der liegenden Kanüle durch Bewegungen des Armes, so daß auch bei dieser Technik
eine sorgfältige Aspiration vor jeder erneuten Injektion zu fordern ist. Soll über

Tabelle 1. „Versager" bei axillärer Blockade des Plex. brachialis

Hollmén (1966)	6,7%
Selander (1977)	5,1%
Pichlmayr u. Galaske (1978)	1,8%
Schmidt u. Racenberg (1981)	5,1%
Vester-Andersen et al. (1983)	5,3%
Sada et al. (1983)	3,7%
Tuominen et al. (1987)	6,7%
Goldberg et al. (1987)	30–20% ??
Büttner u. Klose (1987)	3,8%

die Operation hinaus eine Anästhesie erfolgen, so empfehlen wir in jedem Fall das Vorschieben eines Katheters über die Plastikkanüle und Fixation mit einer Naht.

Kann der Arm nicht hinreichend abduziert werden, liegen Infektionen in der Axilla vor oder soll die Operation im Schulterbereich bzw. oberhalb des Schlüsselbeines durchgeführt werden, dann muß man auf eine Technik oberhalb der Clavicula ausweichen.

Der supraklavikuläre Zugang

Beim supraklavikulären Zugang entweder in der klassischen Form nach Kulenkampff [13] oder empfehlenswert in der Modifikation von Winnie u. Collins [31] – als Subclavia-Perivaskulärtechnik bezeichnet – wird der Plexus brachialis auf der Höhe der 3 Stämme (Trunci) geblockt. An dieser Stelle ist der Plexus am dichtesten zusammengeschlossen. Dadurch soll mit einem relativ kleinen Volumen (15–20 ml) bei relativ kurzer Anschlagszeit eine Blockade möglich sein, die dem Ausbreitungsgebiet bei axillärem Zugang mit großem Volumen (40 ml) entspricht.

Mit 40 ml Lokalanästhetikum werden auch untere Anteile des Plexus cervikalis miterfaßt, was für Operationen oberhalb der Clavicula erforderlich ist. Das Auslösen von Kälteparästhesien oder die Verwendung eines Nervenstimulators sind für einen sicheren Blockadeeffekt Voraussetzung. Die Parästhesien müssen im Arm, nicht in der Schulter auftreten, um Fehldeutungen über den N. suprascapularis auszuschließen. Aber auch dann sind Versager – entgegen der Äußerung Winnies [30] – nicht selten (Tabelle 2).

Die häufig noch zu findende Empfehlung, die 3 Plexusstämme einzeln aufzusuchen, dabei möglichst auf der ersten Rippe entlang zu wandern, also zu „stochern", widerspricht nicht nur dem Konzept einer gemeinsamen Nervenhülle, sondern erhöht das Pneumothorax-Risiko erheblich. Die Komplikationsrate ist bei der supraklavikulären Technik nicht unerheblich.

Der Pneumothorax ist die wesentlichste, weil u. U. lebensbedrohliche Komplikation der supraklavikulären Plexusanästhesie. Je nach Methode wird die Inzi-

Tabelle 2. „Versager" bei supraklavikulärem Block

I	*Winnie- u. Collins-Technik*	
	Winnie	
	mit Parästhesien	
	ohne Parästhesien	15%
	Garland u. Ramamurthy (1987)	
	je nach Lokalisation der Parästhesie	37%
II	*Kulenkampff-Technik*	
	Pichlmayer u. Galaske (1978)	2%
	Schmidt et al. (1981)	5,9%

denz mit 0,5–6% angegeben. De Jong [5] fand jedoch bei routinemäßiger Röntgenkontrolle in 25% eine Pneu bei der Kulenkampff-Technik. Bei der perivaskulären Technik ist die Inzidenz zwar sehr gering, aber absolut sicher ist ein Pneu auch nicht zu vermeiden. Der Pneumothorax entwickelt sich in aller Regel langsam, so daß klinische Zeichen erst nach 2–6, gelegentlich sogar erst nach 12–24 h auftreten, wenn mehr als 20% der Lunge kollabiert sind. Nicht eindringlich genug kann vor der Gefahr eines sich rasch entwickelnden Spannungspneus gewarnt werden, wenn nach vergeblichen „Stocherversuchen" schließlich eine Allgemeinanästhesie mit Lachgas und Beatmung durchgeführt wird. Nicht jede Behinderung der Atmung ist jedoch auf einen Pneu zurückzuführen. Die wahrscheinlichste Ursache ist eine Zwerchfellähmung als Folge einer Phrenikusblockade. Die Inzidenz wird nach klinischen Kriterien mit ca. 40–60% bei klassischen Kulenkampff-Methode und mit 0,4% bei der perivaskulären Technik angegeben. Während beim Lungengesunden die einseitige Zwerchfellähmung asymptomatisch, zumindest aber ungefährlich ist, kann sie bei Bronchopulmonalkranken zum dramatischen respiratorischen Versagen führen. Daraus ergibt sich die Forderung nach einer exakten Anamnese.

In gleicher Weise ist eine einseitige Stimmbandlähmung mit Heiserkeit infolge einer Rekurrenzblockade unbedeutend. Eine beidseitige Lähmung hingegen kann lebensbedrohliche Obstruktion sein.

Die Entwicklung eines Hornerschen Symptomkomplexes als Folge einer Sympathicusmitblockade ist außerordentlich häufig, aber klinisch belanglos. Bedeutsamer ist die mögliche Provokation eines akuten Asthmaanfalles [15].

Der interskalenäre Zugang

Beim interskalenären Zugang nach Winnie erfolgt die Blockade weit proximal in der hinteren Skalenuslücke und erfaßt regelmäßig auch untere Anteile des Plexus cervikalis.

Für eine sichere Anästhesie ist das Auslösen von Parästhesien (Kälte)! unterhalb der Schulter oder die elektrische Nervenstimulation erforderlich. Auch bei Verwendung von 40 ml Lokalanästhetikum kann eine Anästhesie der tieferen Truncusanteile (C8/Th 1) ausbleiben.

Eine Komplettierung durch eine periphere Ulnarisblockade und bei Verwendung eines Tourniquets gegebenenfalls durch einen subaxillären Wall (N. cutaneus brachii medialis und N. intercostobrachialis) ist möglich. Dann ist jedoch das Volumen für die interskalenäre Blockade primär zu begrenzen. Ein solches Vorgehen ist nicht zu empfehlen, da der interskalenäre Block Eingriffen und Manipulationen im Schulterbereich als sog. „Schulterblock" vorbehalten sein sollte. Das Einlegen einer Plastikkanüle ist möglich. Dies hat sich für krankengymnastische Langzeitbehandlung von Schultersteifen außerordentlich gut bewährt. Seltene, aber schwere Komplikationen dieser Methode sind die versehentliche hohe zervikale Epidural- oder Subarachnoidalblockade sowie die Punktion der A. vertebralis bei falscher Stichrichtung. Gleiches gilt vom Pneumothorax. Doch ist zu beachten, daß bei schlanken Patienten die rechte Pleurakuppel bis auf Querfortsatzhöhe des 7. Halswirbelkörpers steigen kann.

Ein Hornersyndrom ist nahezu regelhaft [6]. Auch die Phrenikusparese ist durch Miterfassung des Plexus cervikalis außerordentlich häufig bzw. die Regel [6], obgleich Winnie [30] dies verneint. Eine Rekurrensparese wird in 3% angegeben.

Die Versagerquote weist außerordentliche Differenzen auf (5–50%), wahrscheinlich liegt die Ursache in unterschiedlichen Beurteilungskriterien.

Eine jüngste Publikation gibt eine Erfolgsquote von 82% bei Auslösung von Parästhesien und von 75% bei Verwendung eines Nervenstimulators an [16].

Als Alternative bietet sich der longitudinale Block nach Hempel et al. [10] an, bei ihm soll das Einführen eines Katheters leichter sein.

Die Frage: „Welche obere Plexusanästhesie?" läßt sich nun beantworten (Tabelle 3):

Der axilläre Zugang ist bei einer vertretbaren Versagerquote und wenigen nicht ins Gewicht fallenden Komplikationen die Standardtechnik für die Plexus brachialis Blockade. Bei Verwendung eines Katheters ist sie in ihrer Wirkung und Ausdehnung vergleichbar mit den supraklavikulären Techniken, aber hinsichtlich der Sicherheit diesen weitaus überlegen. Die axilläre Blockade ist die einzige Methode, die für den ambulanten Bereich uneingeschränkt empfohlen werden kann.

Der supraklavikuläre Zugang, insbesondere der nach Kulenkampff, hat bedeutsame Komplikationen, die sich nicht sicher vermeiden lassen. Dieser Zugang sollte daher auf wenige Ausnahmen beschränkt bleiben und keinesfalls bei ambulanten Patienten eingesetzt werden.

Der interskalenäre Block ist bei einer geringen Versagerquote und geringen Inzidenz von Komplikationen die empfehlenswerte Technik für Operationen im Schulterbereich. Dieser Block eignet sich mit Einschränkung auch für ambulante Eingriffe.

Tabelle 3. „Welche obere Plexusanästhesie"?

I   Axillärer Zugang = „Standardmethode" (Hand/Arm)
Versagerquote gering
Komplikationen zu vernachlässigen
Für ambulante Eingriffe uneingeschränkt geeignet

II   Interskalenärer Zugang = „Schulterblock"
Versagerquote gering
Komplikationen
   schwere sofort erkennbar
   leichte gering
Für ambulante Eingriffe eingeschränkt geeignet

III   Supraklavikulärer Zugang
Versagerquote erheblich
Komplikationen erheblich; Nicht sofort erkennbar!
Für ambulante Eingriffe *nicht* geeignet

Literatur

1. Burnham PJ (1959) Simple regional nerve block for surgery for the hand and forearm. JAMA 169:941–945
2. Büttner, J, Klose R (1987) Vergleichende Untersuchung von Prilocain 1% und Mepivacain 1% zur axillären Plexusanästhesie. Reg Anaest 10:70
3. Büttner J, Kemmer A, Argo A, Klose R, Forst R (1988) Axilläre Blockade des Plexus brachialis: Eine prospektive Auswertung von 1133 Katheterplexusanästhesien. Reg Anaesth 11 (im Druck)
4. De Jong RH (1961) Axillary block of the brachial plexus. Anaesthesiology 22:215
5. De Jong RH (1977) Local Anesthetics. Adverse Effects Chap 14, p 254. Charles C. Thomas, Springfield
6. Dekrey JA, Balas GI (1981) Regional anesthesia for surgery on the shoulder. Reg Anaesth 4:46
7. Eriksson E (1966) Experimental study of local anaesthetic effect. Acta Chir Scand (suppl) 358:10
8. Garland TA, Ramamurthy S (1987) Subclavian perivascular block: influence of location of paresthesia. ASRA 12th Annual Meeting Abstracts. Reg Anesth 12:41
9. Goldberg ME, Gregg C, Larijani GE, Norris MC, Marr AT, Seltzer JL (1987) A comparison of three methods of axillary approach to brachial plexus blockade for upper extremity surgery. Anesthesiology 66:814
10. Hempel V, v Finck M, Baumgärtner E (1981) A longitudinal supraclavicular approach to the brachial plexus for the insertion of plastic cannulas. Anesth Analg 60:352
11. Hirschel G (1911) Die Anästhesierung des Plexus brachialis bei Operationen an der oberen Extremität. Münch Med Wschr 29:1555
12. Hollmen A (1966) Axillary plexus block: a double blind study of 59 cases using mepivacaine and LAC -43. Acta Anaesth Scand 10:53
13. Kulenkampff D (1911) Die Anästhesierung des Plexus brachialis. Zentralbl Chirurgie 38:1337
14. Lanz E, Theiss D, Jankovic D (1983) The extent of blockade following various techniques of brachial plexus block. Anesth Analg 62:55–58
15. Lim EK (1979) Interscalene brachial plexus block in the asthmatic patient correspondence. Anaesthesia 34:370
16. Mc Clain DA, Finucane BT (1987) Interscalene approach to the brachial plexus Paresthesia versus nerve stimulator. Reg Anaesth 12:80
17. Partridge BL, Katz J, Benirschke K (1987) Functional anatomy of the brachial plexus sheat: implications for anesthesia. Anesthesiology 66:743
18. Pichlmayr I, Galaske W (1978) Auswertung von 821 supraclaviculären und subaxillären Plexusanästhesien in bezug auf Effektivität. Nebenerscheinungen und Komplikationen – unter Berücksichtigung der Ausbildungsverpflichtungen einer medizinischen Hochschule. Prakt Anästh 13:469
19. Schmidt E, Racenberg E, Hildebrand G, Büch U (1981) Komplikationen und Gefahren der Plexus-brachialis-Anästhesie unter besonderer Berücksichtigung von Langzeitschäden. Anästh Intensivth Notfallmed 16:346
20. Sada T, Kobayashi T, Murakami S (1983) Continuous axillary brachial plexus block. Can Anaesth Soc J 30:201
21. Selander D (1977) Catheter technique in axillary plexus block. Acta Anaesth Scand 21:324
22. Selander D, Dhuner KG, Lundborg G (1977) Peripheral nerv unjury due to injection needles used for regional anesthesia. Acta Anaesth Scand 21:182
23. Selander D, Edshage S, Waff T (1979) Paraesthesiae or no paraesthesiae. Acta Anaesth Scand 23:27
24. Thomas PS, Farah RS, Strong G (1987) Sympathetic blockade for tourniquet pain. Reg Anaesth 12:107
25. Thompson GE, Rorie DK (1983) Funtional anatomy of the brachial plexus sheats. Anesthesiology 59:117

26. Tuominen MK, Pitkänen MT, Numminen MK, Rosenberg PH (1987) Quality of axillary brachial plexus block. Anaesthesia 42:20
27. Vester-Andersen T, Christiasen C, Sørensen M, Kaaluno J, Ørgensen H, Saugbjerg P, Schultz-Møoller K: Perivascular axillary block. II. Influence of injected volume of local anaesthetic on neural blockade. Acta Anaesth Scand 27:95
28 Vester-Andersen T, Broby-Johansen U. Bro-Rasmussen F (1986) Perivascular axillary block VI: the distribution of solution injected into the axillary neurovascular sheat of cadavers. Acta Anaesth Scand 30:18
29 Winnie AP (1969) An „immobile needle" for nerve blocks. Anesthesiology 31:577
30. Winnie AP (1984) Plexus anesthesia Vol I. Perivascular techniques of brachial plexus block. Schultz Churchill Livingstone, Edinburgh London Melbourne New York
31. Winnie AP, Collins VJ (1964) The subclavian perivascular technique of brachial plexus anesthesia. Anesthesiology 25:353

Anästhesie in Gynäkologie und Geburtshilfe;
Thorax-, Herz- und Gefäßchirurgie

Die „Bupivacain-Story" in der Geburtshilfe: Müssen Konsequenzen gezogen werden?

H. Nolte

Man darf wohl davon ausgehen, daß die Problematik des Bupivacain, speziell in der Geburtshilfe, allgemein bekannt ist [1, 2, 7, 9, 15–17, 19, 21]. Die höhere Kardiotoxizität und die angebliche „Gefährlichkeit" des Bupivacain – besonders der 0,75%igen Lösung – hat dazu geführt, daß im Oktober 1983 das Anesthetic and Life Support Drugs Advisory Committe der F.D.A. in den USA folgende Empfehlung herausgab:

1. Bupivacain 0,75% sollte vom Markt zurückgezogen werden,
2. bei der Dosierung von 75 mg Bupivacain 0,5% sollte äußerste Vorsicht geboten sein und
3. 50–75 mg Bupivacain 0,5% sollten extrem langsam injiziert werden.

Inzwischen hat sich die Situation in den USA soweit stabilisiert, daß Bupivacain 0,75% vorwiegend in der Geburtshilfe nicht mehr zur Anwendung kommen soll. Hierbei wird übersehen, daß über die Hälfte der bis 1983 berichteten 26 Todesfälle nach Bupivacain in der Geburtshilfe mit Konzentrationen von 0,5% und weniger hervorgerufen wurden.

Im Jahre 1984 haben die Hersteller von Bupivacain in der Bundesrepublik, Astra Chemicals und Woelm-Pharma, auf Anraten des Bundesgesundheitsamtes auf ihren Beipackzetteln Empfehlung herausgegeben, daß Bupivacain 0,75% zur geburtshilflichen Anästhesie nicht verwendet werden sollte bzw. keine ausreichende Erfahrungen bei Schwangeren vorliegen. Diese Reaktion war unter den damals gegebenen Umständen sicherlich als vernünftig anzusehen, und es darf als positiv vermerkt werden, daß das Bundesgesundheitsamt sich der strikten Empfehlung der F.D.A. nicht angeschlossen hat.

Aus der Literatur ist inzwischen bekannt, daß die ominösen Todesfälle nach Applikation von Bupivacain, sowohl in der Geburtshilfe als auch in anderen operativen Fächern, entweder durch krasse Überdosierung oder durch nicht rechzeitig erkannte und zu spät therapierte intravasale Injektionen eingetreten sind [17, 19].

Dr. D. B. Scott, Edinburgh, hat in einem Editorial in „British Journal of Anaesthesia" [19] folgendes zu dem Problem des Bupivacain ausgeführt: „Daher befinden wir uns in einer Situation, in der eine ausländische Zulassungsbehörde aufgrund nicht öffentlicher Information und gegensätzlicher Ratschläge von vielen Autoritäten eine Kompromißentscheidung von geringem logischen Wert, aber weltweitem Effekt getroffen hat." Dieser Feststellung ist nichts hinzuzufügen.

Zur Diskussion über die Anwendung von Bupivacain in der Geburtshilfe sollte folgendes berücksichtigt werden:

1. Neben Bupivacain gibt es ander Lokalanästhetika, mit denen jede Form der Regionalanästhesie durchführbar ist. Man ist also auf Bupivacain nicht unbedingt angewiesen!
2. Diejenigen, die Bupivacain bevorzugen, haben dafür sehr gute Gründe. Diese sind die hohe analgetische Potenz und die bei 0,75% sehr gute motorische Blockade. Außerdem spielt die lange Wirkungsdauer – besonders bei kontinuierlichen Verfahren in der Geburtshilfe – aus organisatorischen Gründen eine nicht zu unterschätzende Rolle.

Um die Gefahren bei der Verwendung von Lokalanästhetika und speziell von Bupivacain zu beleuchten, sei kurz auf die wesentliche Symptomatik der Lokalanästhetikatoxizität eingegangen.

Überdosierungen von Lokalanästhetiak äußern sich am Zentralnervensystem im Prodromalstadium durch Ohrensausen, Taubheitsgefühl an den Lippen und im Mund, Augenflimmern und metallischem Geschmack. Die ersten objektiven Zeichen sind Zittern und Tremor. Diese gehen meist sehr schnell in generalisierte Krämpfe mit Bewußtlosigkeit über. Dem exzitativen Krampfstadium folgt, unbehandelt, in 1–2 min die generalisierte Depression des Zentralnervensystems. Die zentral-nervöse Toxizität von Bupivacain verhält sich zu Etidocain und Lidocain wie 4:2:1. Damit ist Bupivacain 4mal toxischer als Lidocain und 2mal toxischer als Etidocain. Die Zunahme der zentral-nervösen Toxizität entspricht aber genau der Zunahme der anästhetischen Potenz des jeweiligen Lokalanästhetikums [3, 7].

Eine primäre kardiovaskuläre Toxizität ist klinisch nicht erkennbar, da die erforderlichen Konzentrationen eines Lokalanästhetikums wesentlich höher sein müssen als für die zentral-venöse Toxizität [5, 6, 11–13]. Das bedeutet, daß bei massiven Überdosierungen die zentral-nervöse Symptomatik immer zuerst auftreten wird und damit deutlich im Vordergrund steht. Aus tierexperimentellen Untersuchungen wird für die kardiovaskuläre Toxizität angegeben, daß es nach einer kurzen Phase der Bradycardie zu Tachyarrhythmien und zum Kammerflimmern kommt [7, 8]. Es bestehen jedoch zwischen den Lokalanästhetika Unterschiede im Verhältnis kardiovaskulärer zu zentralnervöser Toxizität. Während diese Relation für Lidocain 1:6 beträgt, ist sie für Bupivacain 1:3. Das bedeutet, daß Bupivacain eine ausgeprägtere kardiovaskuläre Toxizität besitzt als Lidocain und andere Lokalanästhetika. Klinisch erscheint es jedoch völlig irrelevant, ob eine kardiovaskuläre Toxizität das 3- oder 6fache der zentral-nervösen Toxizität ausmacht. In jedem Falle ist schon bei Erreichen der niedrigsten zentralnervösen Toxizitätsgrenze die Gefährdung des Patienten immer gegeben.

Schwer zu interpretieren sind tierexperimentelle Untersuchungen über die verstärkte kardiovaskuläre Toxizität von Lokalanästhetika – und hier auch wieder speziell des Bupivacain – in der Schwangerschaft und bei Azidose [10–14]. Untersuchungen am Menschen liegen zu dieser Problematik bisher nicht vor.

Ein weiteres Problem sind dann die sog. Wiederbelebungszeiten bei kardiovaskulärem Kollaps nach Überdosierung von Lokalanästhetika. Hier ergeben sich aufgrund der Pharmakokinetik der Lokalanästhetika deutliche Unterschiede. Untersuchungen von Clarkson et al. [4] konnten zeigen, daß das Lidocain sich an den Natriumkanälen der Nerven des Myokards während des Aktionspotentials als „fast in" und in der Diastole als „fast out" Medikament verhält. Das bedeutet, daß der Einstrom des Lidocain in die Natriumkanäle und damit die Blockierung der Reizleitung sehr schnell stattfindet. Ebenso schnell verläßt das Lidocain die Natriumkanäle wieder und eine normale Funktion des Nerven ist wieder hergestellt. Demgegenüber gehört das Bupivacain zu den Medikamenten, die nach dem „fast in – slow out" Prinzip pharmakodynamisch wirksam werden. Hieraus ergibt sich, daß durch den längeren Verbleib des Bupivacain in den Natriumkanälen eine deutlich verlängerte Erholungszeit für den Nerven besteht [8]. Das bedeutet dann klinisch eine möglicherweise längere Wiederbelebungszeit.

Unsere Arbeitsgruppe hat in eigenen Untersuchungen [22–27] sowohl retrospektiv wie prospektiv nachweisen können, daß beim Vergleich von Bupivacain 0,5% und Bupivacain 0,75% zur Sectio caesarea in der Geburtshilfe keine Unterschiede im Auftreten von Nebenwirkungen bzw. Komplikationen bestehen. Mit Hilfe der Ventrikulographie konnte bei Gabe der empfohlenen Höchstdosis von 2 mg/kg KG Bupivacain – hier wurde die 0,75%ige Lösung verwendet – eine Abnahme der Herzleistung bezogen auf das Schlagvolumen und die Herzfrequenz nicht festgestellt werden [24]. Ebenso wurden bei Langzeit-EKG-Überwachung keine Rhythmusstörungen festgestellt, die in Verbindung mit dem Bupivacain gebracht werden konnten [25].

Trotz dieser positiven Untersuchungsergebnisse, die zwar erlauben, erhebliche Bedenken gegen ein Verbot des Bupivacain 0,75% in der Geburtshilfe vorzutragen, ist doch – und hier besteht kein Unterschied zu anderen Lokalanästhetika – die Möglichkeit der Überdosierung gegeben. Bereits 1984 konnten Thorburn et al. [20] über toxische Reaktionen bei der Anwendung von Bupivacain in der Geburtshilfe berichten. In den beiden berichteten Fällen wurden Konzentrationen von 0,375% und 0,5% Bupivacain injiziert. Es handelte sich hier um kontinuierliche Katheterperiduralanästhesien zur Entbindung, die in beiden Fällen mit einer Sectio caesarea beendet werden sollte. 20 min nach der letzten Injektion durch den Periduralkatheter traten Krämpfe auf, die aufgrund der kontinuierlichen Observation der Patienten mit den üblichen Methoden beherrscht werden konnten, ohne daß den Patienten ein Schaden zugefügt wurde. Es wurden in den beiden vorliegenden Fällen 4,89 mg/kg KG in 9,5 h und 6,49 mg/kg KG in 10 h verabreicht. Die höchste Konzentration und damit die größte Dosierung wurde in der letzten Stunde zur Vorbereitung für die Sectio caesarea injiziert. Im ersten Fall wurden nach bereits injizierten 258,7 mg Bupivacain in einer Stunde nochmals 98,5 mg verabreicht. Im 2. Fall wurden nach Vorgabe von 121,25 mg in den letzten 70 min insgesamt 225(!) mg injiziert. Hier wurde die zentral-nervöse toxische Reaktion ausgelöst durch die Kumulation der Plasmaspiegel aufgrund der Reinjektionen, die durch die plötzliche Erhöhung der Bupivacain-Menge zu Krämpfen führen mußten.

Im eigenen Krankengut haben wir in den letzten 1½ Jahren 3 Fälle von akzidenteller, intravasaler Injektion von Bupivacain 0,75% bei Periduralanästhesien beobachtet. In 2 Fällen wurde die Dosis über einen liegenden Katheter verabreicht und in einem Falle handelte es sich um eine Single-shot-Periduralanästhesie. Die maximale Dosis betrug 1,27, 1,63 bzw. 1,64 mg/kg KG. Coma und

Krämpfe traten nach sehr kurzem Prodromalstadium zwischen 30 und 120 s nach Injektionsende auf. Die sofortige Applikation von 100% Sauerstoff und die nachfolgende Injektion von 150–375 mg Thiopental i.v. brachte die Krämpfe innerhalb von 1–2 min zum Sistieren. In einem Fall wurde der Patient intubiert und für 10 min beatmet. Dieser Patient bekam allerdings 375 mg Trapanal i.v. verabreicht. Die anderen beiden Patienten erwachten nach 9 bzw. 16 min und der Patient mit der hohen Barbiturat-Dosis erst nach 86 min. In einem Fall wurde die geplante Curettage unter der Barbituratanästhesie durchgeführt. Die anderen beiden Operationen – Varizenexhairese und percutane Litholapaxie – wurden 2 Tage später wiederum in Periduralanästhesie mit 0,75% Bupivacain nebenwirkungsfrei durchgeführt. In dem Fall, bei dem 1,63 mg/kg KG Bupivacain intravenös injiziert wurden, haben wir etwa 5 min nach der Injektion periphervenöses Blut entnommen. Der Bupivacain-Plasmaspiegel betrug 2,05 µg/ml. Der Wert lag also über der im peripheren Blut zu erwartenden Krampfgrenze von 2 µg/ml.

Wenngleich die von uns beobachteten Fälle von zentral-venöser Toxizität nach akzidenteller, intravasaler Injektion von Bupivacain 0,75% nicht aus der Geburtshilfe stammen, so dürfte die Symptomatik und auch die daraus resultierende Behandlung absolut die gleiche sein.

Es läßt sich also feststellen, daß bei entsprechender Überwachung und Beobachtung des Patienten und dem sofortigen Einsetzen der erforderlichen Therapie diese schweren Zwischenfälle ohne Dauerschäden für die Patienten beherrschbar sind. Sogar von Mortalität zu reden, sollte überhaupt nicht nötig sein.

Es bleibt also bestehen, was wir bereits 1986 veröffentlicht haben [16, 17]: „Es ist daher nicht gerechtfertigt, ein hervorragendes Lokalanästhetikum vom Markt zu nehmen, nur weil inkompetente Therapeuten nicht in der Lage waren, dieses Medikament mit dem ihm gebührenden Respekt und der erforderlichen Sorgfalt zu handhaben."

Zusammenfassend läßt sich sagen, daß es nichts Neues bei der Problematik von Bupivacain in der Geburtshilfe festzustellen gibt. In der Hand des Erfahrenen bleibt Bupivacain 0,75% ein ideales Lokalanästhetikum zur Periduralanästhesie auch in der Geburtshilfe zur abdominellen Entbindung. Bei entsprechender Beachtung der Sicherheitsvorkehrungen sind direkte Konsequenzen aus unserer Sicht nicht zu sehen.

Literatur

1. Albright GA (1979) Cardiac arrest following regional anesthesia with etidocaine or bupivacaine. Anesthesiology 51:285 (Editorial)
2. Albright GA (1982) Maternal mortality with bupivacaine regional anesthesia. 6th European Congress of Anesthesiology 10 (Abstract)
3. Block A, Covino G (1981) Effect of local agents on cardiac conduction and contractility. Reg Anesth 6, 2, 55
4. Clarkson W, Hondeghem M (1985) Mechanism for bipivacain depression of cardiac conduction: Fast block of sodium channels during the action potential with slow recovery from block during diastole. Anesthesiology 62:396
5. De Jong RH, Ronfeld RA, De Rosa RA (1982) Cardiovascular effects of convulsant and supraconvulsant doses of amid local anesthetics. Anesth Analg 61:3

6. De Jong RH, Gamble CA, Bonin JD (1983) Bupivacaine-induced cardiac arrhythmias and plasma cation concentration in normokalemic cats. Reg Anesth 8:104
7. Hurley R, Feldman H (1986) Toxicity of local anaesthetics in obstetrics I: Bupivacaine-research and clinical aspects. Clinics in Anaesthesiology 4:1
8. Kendig JJ (1985) Clinical implications of the modulated receptor hypothesis: Local anesthetics and the heart. Anesthesiology 62:382
9. Knapp RM (1984) Bupivacaine cardiotoxicity may be more related to technique than to the drug (Letter). Anesthesiology 60:257
10. Kotelko DM, Shnider SM, Dalley PA, Brizgys RV, Levinson G, Shapiro WA, Koike M, Rosen MA (1984) Bupivacaine-induced cardiac arrhythmias in sheep. Anesthesiology 60:10
11. Liu P, Feldman HS, Covino BM, Giasi R, Covino BG (1982) Acute cardiovascular toxicity of intravenous amide local anesthetics in anesthetized ventilated dogs. Anesth Analg 61:317
12. Liu PL, Feldman HS, Giasi R, Patterson MK, Covino BG (1983) Comparative CNS toxicity of lidocaine, etidocaine, bupivacaine and tetracaine in awake dogs following rapid. Anesth Analg 62:375
13. Moore DC, Thompson GE, Crawford RD (1982) Longacting local anesthetic drugs and convulsions with hypoxia and acidosis. Anesthesiology 56:230
14. Morishima HO, Pedersen H, Finster M, Hiraoka H, Tsuji A, Feldman HS, Arthur GR, Covino BG (1985) Bupivacine toxicity in pregnant and nonpregnant ewes. Anesthesiology 63:134
15. Nolte H (1985) Bupivacain 0,75% zur geburtshilflichen Sectio caesarea: ja oder nein. Zentraleuropäischer Anaesthesiekongreß, Graz. Anaesthesist (Suppl) 34:25
16. Nolte H (1986) Quo vadis: Bupivacain 0,75%. Reg Anaesth 9:1
17. Nolte H (1986) Zur Problematik der Cardiotoxizität von Bupivacain 0,75%. Reg Anaesth 9:57
18. Ostheimer GW (1985) Persönliche Mitteilungen
19. Scott, DB (1984) Editorial: Toxicity caused by local anaesthetic agents. Br J Anaesth 56:435
20. Thorburn J, Moir DD (1984) Bupivacaine toxicity in association with extradural analgesia for caesarean section. Br J Anaesth 56:551
21. Writer WDR, Davis JM, Strunin L (1984) Trial by media: the bupivacaine story. Can Anaesth Soc J 31:1 (Editorial)
22. Bischoff U, Nolte H (1986) Bupivacain 0,5% und 0,75 zur Periduralanaesthesie bei Extremitätenoperationen. Reg Anaesth 9:60
23. Elmas C, Elmas Y (1986) Bupivacain zur Periduralanaesthesie bei Sectio caesarea. Reg Anaesth 9:64
24. Exler U, Nolte H, Milatz W (1986) Die Überwachung der Herzleistung bei Anwendung von Bupivacain 0,75% mit Hilfe der Ventrikulographie (99 m TC). Reg Anaesth 9:74
25. Pape R, Ammer W (1986) Holter-EKG-Überwachung bei Periduralanaesthesie mit Bupivacain 0,75%. Reg Anaesth 9:74
26. Stratmann D (1986) Auswahl des Anaesthesieverfahrens zur Sectio caesarea (generell versus regional). Reg Anaesth 9:94
27. Vorwerk T, Weilage D (1986) Ergebnisse unterschiedlicher Anaesthesieverfahren bei Sectio caesarea. Reg Anaesth 9:100

Häufigkeit und klinische Bedeutung der mangelhaften Bewußtseinsausschaltung während der Sectio-Narkose

C. Madler, D. Schwender und E. Pöppel

Aufwachreaktionen während Sectio-Narkose

Die Literatur der letzten Jahre läßt keinen Zweifel daran, daß Aufwachreaktionen während Sectio-Narkose überdurchschnittlich häufig auftreten [22, 24, 25]. Die Häufigkeit von Eipsoden unzureichender Narkose während geburtshilflicher Eingriffe wird von einzelnen Untersuchern mit bis zu 40% angegeben, wobei meist nicht eine mangelhafte Analgesie, sondern eine ungenügende Bewußtseinsausschaltung im Vordergrund stehen [23]. Von ähnlicher Relevanz ist dieses Problem nur in der Kardiochirurgie bei Einsatz der extrakorporalen Zirkulation [8] sowie bei der operativen Erstversorgung polytraumatisierter Patienten [1].

Folgende Umstände müssen bei der Suche nach den Ursachen für die hohe Inzidenz von Aufwachreaktionen in der geburtshilflichen Anästhesie Berücksichtigung finden:

- *Besonderheiten des Anästhesieverfahrens:* Hier sind vor allem der Verzicht auf eine Prämedikation und die unmittelbare zeitliche Aufeinanderfolge von Induktion, Intubation und Operationsbeginn zu nennen. Hinzu kommt die sparsame Dosierung von Anästhetika und die Vermeidung bestimmter Substanzen bis zur Abnabelung des Kindes unter der Maßgabe, Anästhetika-induzierte fetale Depressionen zu umgehen.

- *Psychologische Faktoren:* Frauen befinden sich unter der Geburt ohnehin in einem Zustand erhöhter Vigilanz. Wehenschmerzen, ein gerichtetes Interesse am Fortgang der Geburt sowie Besorgnis um das Wohlergehen des Kindes tragen zu dieser Steigerung des mentalen Aktivitätsniveaus bei. Dieser Zustand erhöhter Alarmbereitschaft wird weiter verstärkt, wenn – wie im Falle der Sectio – unvermittelt und unaufschiebbar ein operativer Eingriff notwendig wird.

- *Erschwerte Beurteilbarkeit der Narkosetiefe:* Herzfrequenz und arterieller Druck, bis heute die hauptsächlichen Kriterien zur Führung einer Narkose, sind bei Sectio-Narkosen häufig nur von eingeschränkter Aussagekraft. Dies ist zum einen auf physiologische Veränderungen des zirkulatorischen Systems während der Schwangerschaft zurückzuführen [9], zum anderen auf die vorbestehende endogene Katecholaminstimulation bei präoperativer situativer Ängst sowie z. T. auch auf medikamentöse Vorbehandlung mit Beta-adrenerg stimulierenden wehenhemmenden Substanzen.

- *Veränderte Nozizeption unter Schwangerschaft:* Gegen Ende der Schwangerschaft besteht eine durch humorale Faktoren hervorgerufene erhöhte Schmerztoleranz. Diese führt beispielsweise zu einer Reduktion der MAC für volatile Anästhetika [4].
Da andere Sinnesleistungen nicht gleichsinnig beeinflußt sind, mag diese Tatsache als zusätzlicher Grund für das Auftreten ungenügender Bewußtseinsausschaltung bei ausreichender Analgesie in Betracht kommen.

Die Inzidenz intraoperativer Aufwachreaktionen während Sectio-Narkose variiert erheblich von Studie zu Studie. Gründe für diese große Streubreite sind zum einen darin zu suchen, daß sich die von den einzelnen Studien untersuchten Anästhesieverfahren zum Teil wesentlich unterscheiden. Darüber hinaus wurden völlig unterschiedlich differenzierte Erfassungsmethoden für Aufwachreaktionen verwendet und vor allem besteht bislang kein Konsens darüber, was überhaupt als relevante Aufwachreaktion zu werten ist. Da Aufwachreaktionen, die mit einer ungenügenden Ausschaltung kognitiver Funktionen einhergehen, für das subjektive Erleben der Patienten von besonderer Bedeutung sind, haben wir versucht, die im englischen Schrifttum als „awareness" und „wakefulness" bezeichneten Phänomene kognitiver Restfunktionen während Sectio-Narkose möglichst differenziert zu erfassen. In diesem Zusammenhang ist nicht nur die Beobachtung spontaner Erinnerungen an reale intraoperative Begebenheiten („awareness") von Interesse. Auch das perioperative Auftreten von Träumen, Traumäquivalenten und Halluzinationen muß als Indikator für den partiellen Erhalt kognitiver Fähigkeiten angesehen werden. Darüber hinaus sind reizkorrelierte gezielte motorische Reaktionen – unabhängig davon, ob die Situation später aktiv erinnerbar ist – („wakefulness") an kognitive Funktionen gebunden.
Wir untersuchten 38 Patientinnen, die sich einer elektiven oder dringlichen Sectio caesarea unterziehen mußten. Unter Verzicht auf eine Prämedikation wurden sie nach dem Zufallsprinzip entweder mit Thiopental (Gruppe I, n = 21) oder Ketamin (Gruppe II, n = 17) den Anforderungen einer Sectio-Narkose entsprechend eingeleitet. Die Fortführung der Narkose war in beiden Gruppen identisch. Sie erfolgte bis zum Zeitpunkt der Abnabelung durch Beatmung mit 50% Lachgas in Sauerstoff und Zugabe von 0,4–0,8 Vol.-% Enfluran. Hielt der narkoseführende Anästhesist anhand herkömmlicher Zeichen die Narkosetiefe für unzureichend, wurde das Einleitungsmedikament frakioniert nachinjiziert. Die Häufigkeit, in welcher Äquivalente unzureichender Bewußtseinsausschal-

Tabelle 1. Häufigkeit unzureichender Bewußtseinsausschaltung während Sectio-Narkose

		Gruppe I Thiopental (n = 21)	Gruppe II Ketamin (n = 17)	Gesamt- kollektiv (n = 38)
Träume,	1 h postop.	42,8%	47,0%	44,7%
Halluzinationen	1 d postop.	9,5%	23,5%	15,8%
Erinnern intraop. Ereignisse		9,5%	0,0%	5,2%

tung – nämlich spontanes Erinnern sowie Träume und Halluzinationen – in beiden Gruppen auftraten, sind in Tabelle 1 dargestellt. Auffällig ist, daß in beiden Gruppen eine hohe Trauminzidenz gefunden wird, wenn man die Patientinnen unmittelbar nach Wiedererlangen der Kooperationsfähigkeit, also etwa 1 h nach Beendigung der Narkose, befragt. Ähnlich den Träumen, die während des Nachtschlafs auftreten, sind die in Narkose erlebten Träume jedoch zu einem späteren Zeitpunkt aktivem Erinnern nicht mehr in gleichem Umfang zugänglich. Während die Inzidenz von relevanten und damit im Gedächtnis bleibenden Träumen in der mit Ketamin eingeleiteten Gruppe von Patientinnen erwartungsgemäß höher liegt, ist die Erinnerung realer Bewußtseinsinhalte nur bei den mit Thiopental eingeleiteten Patientinnen beobachtet worden. Diese Ergebnisse können folgendermaßen gedeutet werden:

Es ist denkbar, daß unter Ketamin die Perzeption sensorischer Reize in ausgeprägtem Maße erhalten ist. Allerdings scheint die Fähigkeit, reale Bewußtseinsinhalte daraus zu konstruieren, gestört. Der sensorische Input wird zu Träumen, traumähnlichen Erlebnissen oder Halluzinationen verarbeitet. Thiopental dagegen führt zu einer vollständigeren Ausschaltung sensorischer Reize. Können diese – in Folge von relativer Unterdosierung – allerdings perzipiert werden, sind sie als reale Bewußtseinsinhalte erlebbar und fakultativ erinnerbar.

In der Vergangenheit wurde von mehreren Untersuchern vermutet, daß für die Wahrnehmung akustischer Reize während Narkose nicht nur die augenblickliche Wirkung der Anästhetika, sondern auch die Art des akustischen Reizes von Bedeutung sein könnte [2, 10]. Es ist vorstellbar, daß die Relevanz eines akustischen Reizes für den betreffenden Patienten vor allem auch von seinem informativen und emotionalen Gehalt abhängt.

Um diese Hypothese für den Fall der Sectio-Narkose zu überprüfen, haben wir 24 Patientinnen unter balanced anesthesia, aber ohne Muskelrelaxation, eines von 2 verschiedenen Tonbändern in randomisierter, doppelblinder Reihenfolge über Kopfhörer präsentiert. Das eine Tonband enthielt eine Passage klassischer Klaviermusik, das andere das Geschrei eines hungrigen Säuglings. Als Reaktion auf diese Reize wurden dem Reiz eindeutig zuordenbare motorische Reaktionen – Öffnen der Augen, Bewegungen von Händen, Armen und Kopf – gewertet. Während lediglich eine Patientin auf den neutraleren der beiden Reize – also die Musik – reagierte, zeigte jede 3. Patientin auf das Tonband mit Säuglingsgeschrei eindeutige Aufwachreaktionen.

Diese Ergebnisse verdeutlichen zweierlei: Erstens stellen akustische Reize relevante Stimuli während Allgemeinanästhesie dar. Sie führen unter den gegebenen Umständen zu einer unerwartet hohen Inzidenz von Aufwachreaktionen. Zweitens ruft ein Reiz mit hoher inhaltlicher und emotionaler Bedeutung in der Tat eine selektive Aufmerksamkeit hervor. Diese Beobachtung relativiert den Wert von Untersuchungen, die zur Überprüfung intraoperativer Bewußtseinsausschaltung mit neutralen – und damit für den Patienten irrelevanten Stimuli – etwa einem Wortwiedererkennungstest arbeiten.

Allgemeinanästhesie – Ausschaltung sensorischer Informationsverarbeitung

Narkose soll mit Hilfe geeigneter Medikamente und für die Dauer eines operativen Eingriffes subjektives Erleben möglichst vollständig ausschalten. Um die Effektivität einer Narkose in diesem Sinne zuverlässig beurteilen zu können, ist die Frage nach dem Zustandekommen subjektiven Erlebens von grundlegender Bedeutung. Geht man diese Frage von neuropsychologischer Seite aus an, so kann man zwischen den erlebbaren Inhalten des Bewußtseins und den für ihre Entstehung notwendigen formalen Aspekten des Bewußtseins unterscheiden [17]. Subjektives Erleben, also das Entstehen von Bewußtseinsinhalten, ist nur möglich, wenn bestimmte strukturelle Vorbedingungen und neuronale Algorithmen verfügbar sind [18]. Die bewußtseinsausschaltende Wirkung von Narkose basiert möglicherweise auf der Aufhebung dieser formalen Aspekte des Bewußtseins [11].

Wir halten die Tatsache, daß bisher kein elektroenzephalographischer Parameter verläßliche Rückschlüsse auf Bewußtseinszustände erlaubt [5], nicht für einen Mangel an technischen Möglichkeiten. Vielmehr ist bislang nicht der Versuch gemacht worden, intraoperativ ableitbare elektroenzephalographische Korrelate derjenigen neuronalen Prozesse zu finden, welche die formalen Rahmenbedingungen für das Entstehen von Bewußtseinsinhalten repräsentieren. Um qualitative und dosisabhängige Wirkungen einzelner, im Rahmen einer Allgemeinanästhesie verwendeter Substanzen auf die Fähigkeit, subjektives Erleben auszuschalten, untersuchen zu können und eine reliable Möglichkeit zur Überwachung von Bewußtseinsausschaltung zu entwickeln, soll hier eine Taxonomie subjektiven Erlebens vorgestellt werden.

Die Abbildung 1 gibt eine schematische Darstellung eines derartigen gedanklichen Modells, welches auf der Basis experimenteller Befunde das Zustandekommen von subjektivem Erleben erklärt. Bewußtseinsinhalte entstehen demnach durch eine Verarbeitung sensorischer Information. Die aus den verschiedenen Modalitäten dem zentralen Nervensystem zur Verfügung gestellte sensorische Information wird in anatomisch lokalisierbaren funktionellen Einheiten – sog. Modulen – des Kortex verarbeitet [3]. Der Ausfall einzelner solcher Module führt zu einem Verlust umschriebener Fähigkeiten – z. B. des Farbensehens, des Sprachverständnisses etc. Die große Anzahl einzelner psychischer Funktionen läßt sich in 4 wesentliche Funktionsbereiche unterteilen. Es sind dies der Bereich der *Wahrnehmung* sensorischer Information, ihrer kognitiven *Verarbeitung,* ihrer *affektiven Bewertung* und schließlich der *Intention von Reaktionen* [16]. Zur Funktionsfähigkeit dieses Reiz-Reaktions-Systems müssen jedoch 2 weitere Bedingungen erfüllt sein. Erstens muß das System durch sensorischen Input aktivierbar sein. Der Grad der Aktivierbarkeit bestimmt die Vigilanz. Zweitens kann eine komplexe Verarbeitung von aus verschiedenen Kanälen stammender sensorischer Information nur dann stattfinden, wenn diese sinnvoll miteinander in Beziehung gebracht werden kann. Voraussetzung ist also, daß die dazu notwendigen neuronalen Vorgänge einer zeitlichen Koordination unterliegen. Die Frage nach den strukturellen Vorbedingungen für bewußtes Erleben ist primär also die Frage nach einem zeitlichen Raster für Informationsverarbeitung [15]. Diese zeit-

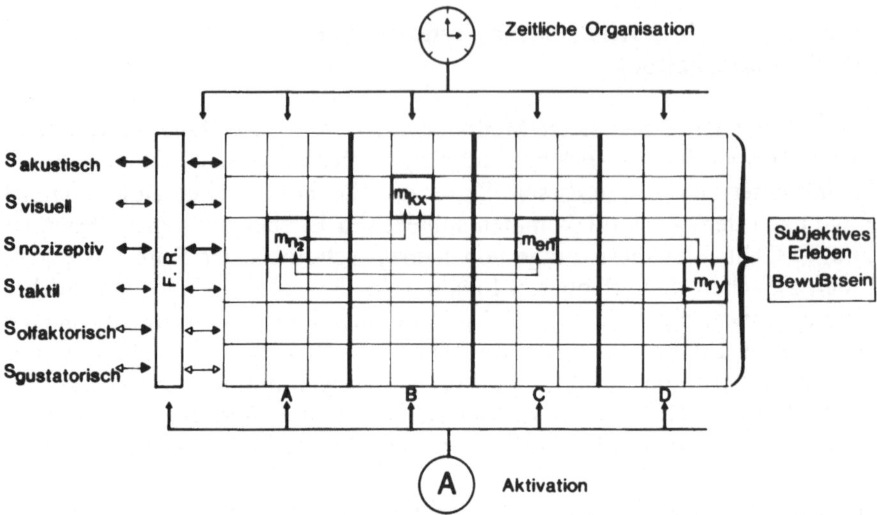

Abb. 1. Schema einer biologisch orientierten Taxonomie subjektiven Erlebens. Subjektives Erleben oder Bewußtsein ist das Resultat einer Verarbeitung sensorischer Reize im zentralen Nervensystem. Bei dem hier beschriebenem Konzept handelt es sich allerdings nicht um ein klassisches Reiz-Reaktionsmodell cartesianischer Prägung, bei welchem ein bestimmter Stimulus S eine eindeutige Reaktion hervorruft. Vielmehr ist die Wahrnehmung von einzelnen Reizen von der mentalen Eigenaktivität selbst – etwa dem Vorhandensein von Hypothesen oder dem Vorliegen einer Erwartungshaltung – geprägt. Dies soll durch Doppelpfeile im linken Teil der Abbildung veranschaulicht werden. Gerichtete Aufmerksamkeit führt zu einer Reizselektion. Mentale Prozesse beeinflussen so die Inhalte bewußten Erlebens. Die Formatio reticularis *(FR)* wirkt als „Vorverstärker" für sensorischen Input. Die kortikale Verarbeitung sensorischer Stimuli geschieht in anatomisch definierbaren modulären Einheiten. Sie sind in der Abbildung durch einzelne Quadrate symbolisiert. Die Vielzahl der kortikalen Module – jedes von ihnen repräsentiert eine spezielle mentale Funktion – läßt sich in vier wesentliche Funktionsbereiche gliedern: *A* = Perzeption, *B* = Kognition, *C* = Emotion, *D* = Intention von Reaktionen. Die Funktion dieses Systems hängt von seiner Aktivierbarkeit und seiner zeitlichen Organisation ab. Vor allem müssen die verschieden schnell arbeitenden Sinneskanäle synchronisiert werden. Dies geschieht mit Hilfe eines neuronalen Oszillators, der mit einer Taktfrequenz von 30–40 Hz arbeitet

liche Organisation wird dadurch ermöglicht, daß ein neuronaler Oszillator sensorischen Input koordiniert. Viele neuropsychologische und elektrophysiologische Einzelbeobachtungen weisen darauf hin, daß dieser Oszillator mit einer Frequenz von 30–40 Hertz arbeitet. Es ist vorstellbar, daß Narkose als globale Beeinträchtigung zerebraler Funktionen auf verschiedenen Ebenen unseres Gedankenmodells wirksam wird. Möglicherweise wirkt Narkose auch über eine Störung der zeitlichen Koordination von Informationsverarbeitung. Gelänge es nun, diesen neuronalen Oszillator sichtbar zu machen und während Narkose zu beobachten, hätte man ein sehr direktes neurophysiologisches Monitoring, um eine Grundvoraussetzung für die Entstehung von Bewußtseinsinhalten überwachen zu können.

Akustisch evozierte Potentiale – Monitoring für Bewußtseinsausschaltung während Sectio-Narkose

Wie in früheren Untersuchungen gezeigt werden konnte bildet sich in der Tat ein neuronaler Oszillator als sog. 40 Hertz-Antwort in sensorisch evozierten Potentialen ab. Er ist durch Ableitung akustisch evozierter Potentiale mittlerer Latenz in besonderem Maße sichtbar zu machen [6]. Wie eigene Untersuchungen zeigten, wird durch Allgemeinanästhesie die 40 Hertz-Antwort des akustisch evozierten Potentials supprimiert [13]. Abbildung 2 zeigt akustisch evozierte Potentiale mittlerer Latenz und die korrespondierenden Powerspectren zur Darstellung der führenden Frequenz des Potentials jeweils im Wachzustand und nach Applikation von 4 verschiedenen Anästhetika. Die Applikation anästhetisch wirkender Dosen jeder einzelner dieser Substanzen führt zur Auslöschung der im Wachzu-

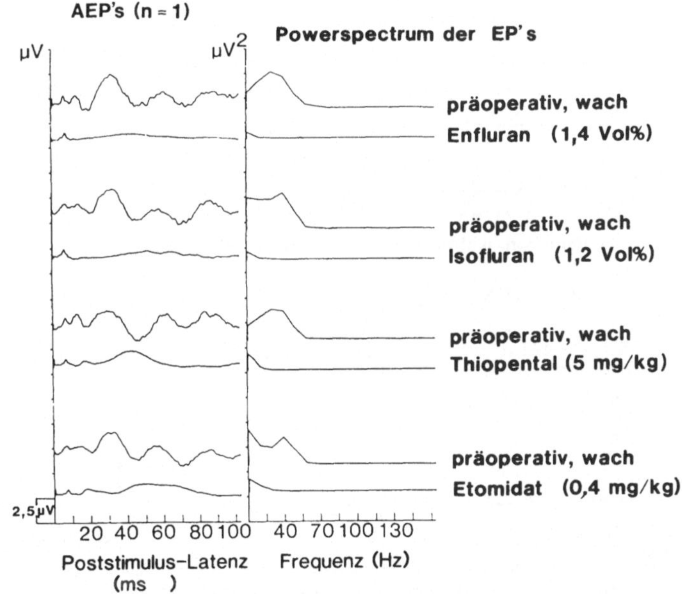

Abb. 2. Der Einfluß von Anästhetika auf akustisch evozierte Potentiale. Der *linke Teil* der Abbildung zeigt Originalregistrierungen von akustisch evozierten Potentialen (AEP) jeweils vor und nach Applikation von 4 verschiedenen Anästhetika. Im Wachzustand ist in jedem Einzelfall zwischen 20 und 100 ms nach Stimulus eine deutliche oszillatorische Komponente des AEP zu erkennen. Wie die Spektralanalysen der evozierten Potentiale (*rechte Seite* der Abbildung) verdeutlichen, liegt die führende Frequenz dieser oszillatorischen Komponente des AEP dabei immer zwischen 30 und 40 Hz. Enfluran, Isofluran, Thiopental oder Etomidat führen in anästhetischer Dosierung zu einer Aufhebung dieser für den Wachen charakteristischen rhythmischen Potentialschwankungen nach akustischem Reiz. Lediglich die innerhalb der ersten 10 ms zu beobachtenden, vom Hirnstamm generierten Potentiale bleiben erhalten. Dies bedeutet, daß der Ausfall der rhythmischen Potentialschwankungen im Bereich von 20–100 ms nicht auf eine Störung der Transformation des Reizes im Innenohr oder seiner Transduktion im Verlauf der peripheren Hörbahn zurückgeführt werden kann. Ein Charakteristikum der Allgemeinanästhesie ist also offenbar eine Aufhebung reizevozierter neuronaler Oszillationen mit einer Frequenz von 30–40 Hz

stand vorhandenen 40 Hertz-Antwort. Bemerkenswert ist, daß die im Bereich der ersten 10 ms nach Reiz auftretenden hochfrequenten Hirnstammpotentiale kaum alteriert werden – ein Indiz dafür, daß der Ausfall der rhythmischen Schwingungen im Bereich der mittleren Latenzen (10–100 ms) nicht auf eine Unterdrückung der Stimulustransformation oder Transduktion zurückgeführt werden kann. Daß eine Verarbeitung des Reizes nach Unterdrückung der 40 Hertz-Antwort des akustisch evozierten Potentials nicht mehr stattfinden kann, erscheint plausibel. Es lag daher nahe, die Methode der akustisch evozierten Potentiale als

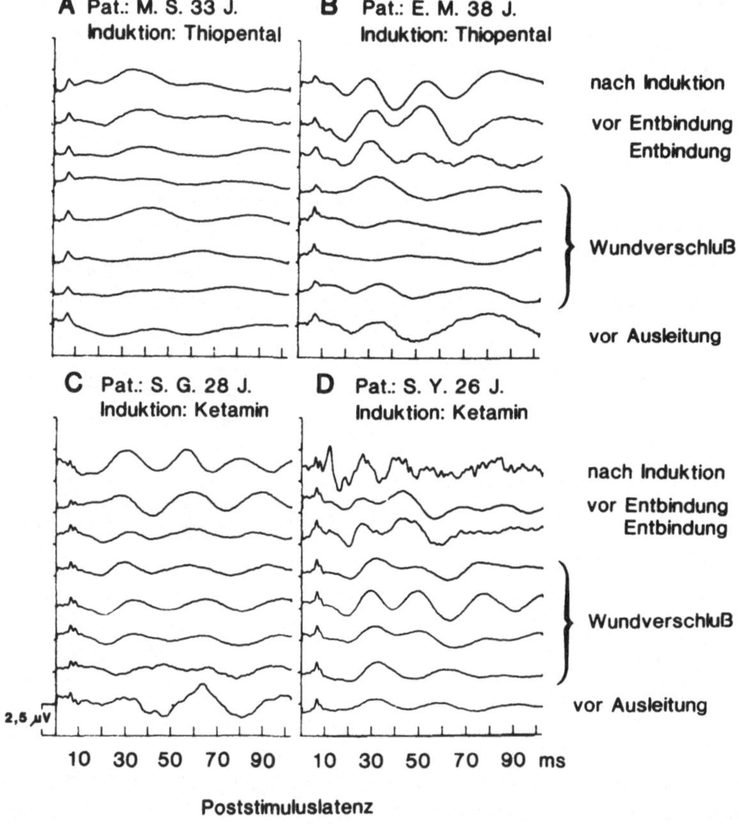

Abb. 3 A–D. Originalregistrierungen von akustisch evozierten Potentialen während Sectio-Narkosen. Die Abbildung zeigt die im Verlauf einer Sectio-Narkose zu den rechts definierten Zeitpunkten ableitbaren AEP's von 4 verschiedenen Patientinnen. Bei der in **A** dargestellten Patientin kommt es während des gesamten Eingriffes zu allen beobachteten Meßzeitpunkten zu einer Aufhebung der oszillatorischen Komponente des AEP's. Die Hirnstammantworten sind dabei erhalten. **B** zeigt einen Verlauf, bei welchem bis zum Zeitpunkt der Entbindung reizevozierte Oszillationen erhalten bleiben. Erst die Vertiefung der Narkose nach Abnabelung führt hier zu einer Supprimierung der 40-Hz-Frequenz des AEP. **C** und **D** geben Beispiele für das Persistieren einer 40-Hz-Oszillation des AEP während des gesamten Eingriffes. Diese Patientinnen, bei denen der neuronale Oszillator als wesentliche Vorbedingung akustischer Ereignisidentifikation nicht unterdrückt war, berichteten anschließend über traumartige Erlebnisse während Narkose

Überwachungsmaßnahme für die Bewußtseinsausschaltung bei Sectio-Narkosen hinsichtlich ihrer Praktikabilität und Aussagekraft zu überprüfen. Abbildung 3 zeigt exemplarische Einzelverläufe akustisch evozierter Potentiale während Sectio-Narkosen. Die Narkoseführung entspricht der auf S. 312 ff. geschilderten Technik. Während bei Patientinnen, welche die Anästhesie subjektiv als angenehm empfanden, nicht über Traumerlebnisse berichteten und auch keine anderen intraoperativen Hinweise auf unzureichende Ausschaltung kognitiver Fähigkeiten erkennen ließen, die akustisch evozierte 40 Hertz-Antwort in Narkose unterdrückt war, kam es bei nahezu allen Patienten, die motorische Aufwachreaktionen zeigten, über Träume berichteten oder aber intraoperative reale Situationen erinnern konnten, zu einem Persistieren der akustisch evozierten 40 Hertz-Antwort für die gesamte Eingriffsdauer oder während bestimmter Phasen. Besonders bis zur Abnabelung des Kindes war ein dem Wachzustand entsprechendes akustisch evoziertes Potential häufig zu beobachten. Dies bedeutet, daß während herkömmlicher Sectio-Narkosen elektrophysiologische Voraussetzungen zur Verarbeitung akustischer Information bei einer bemerkenswert hohen Anzahl von Patientinnen über weite Strecken vorhanden sind. Die Ableitung akustisch evozierter Potentiale der mittleren Latenz ist nicht nur ein – auch bei dringlichen Eingriffen – praktikables Monitoringverfahren. Sie ist darüber hinaus in der Lage, eine formale Vorbedingung für das Entstehen von subjektivem Erleben zu erfassen und bietet damit die besten Voraussetzungen für einen sinnvollen Parameter zur Beurteilung von Narkosequalität und Bewußtseinsausschaltung.

Zur Bedeutung unzureichender Bewußtseinsausschaltung während Narkose

Allgemeinanästhesie bedeutet nicht nur Ausschaltung nozizeptiver Afferenzen. Der Tatsache, daß auch eine Abschirmung von anderen sensorischen Einflüssen notwendig wird, um genügende Bewußtseinsausschaltung zu erreichen, wird in aller Regel zu wenig Rechnung getragen. Unsere Untersuchungen verdeutlichen, daß akustische Reize relevante Stimuli während Allgemeinanästhesie darstellen können. Im Einzelfall sind die Auswirkungen einer ungenügenden Abschirmung von akustischen Eindrücken für den Patienten nicht vorhersehbar. Unter welchen Umständen unzureichende Narkose zum Traum oder zum Trauma führt, kann heute nicht beurteilt werden. Kasuistiken über die Folgen unzureichender Bewußtseinsausschaltung machen jedoch deutlich, daß auf intraoperative Wachzustände gravierende traumatische Neurosen und psychotische Reaktionen folgen können [12]. Deswegen muß die prophylaktische Abschirmung von sensorischen Reizen aller Art als entscheidendes Qualitätsmerkmal jeder Allgemeinanästhesie betrachtet werden. Akustisch evozierten Potentialen kommt bei der Beurteilung, ob ein Patient während einer Narkose tatsächlich „betäubt" ist oder nicht, in Zukunft sicher ein besonderer Stellenwert zu. In diesem Zusammenhang erscheint die Überprüfung einzelner Anästhesieverfahren bezüglich ihrer Wirkung auf das akustische System von besonderem Interesse. Neben den Bestrebungen, ein effektives Monitoring für Bewußtseinsausschaltung zu entwikkeln, ist die Prophylaxe von Episoden ungenügender Narkose essentiell. Allein das Wissen um die prinzipielle Möglichkeit derartiger Phänomene sollte uns zu einer Überprüfung unseres Verhaltens narkotisierten Patienten gegenüber veranlassen. Ob es angezeigt ist, die Möglichkeit unzureichender Bewußtseinsausschaltung während Narkose zum Gegenstand der Aufklärung der Patienten zu machen, kann nicht pauschal entschieden werden. Das Wissen um neuropsychologische Zusammenhänge und damit das Zustandekommen subjektiven Erlebens sollte uns in Zukunft als Arbeitsgrundlage dienen, um uns die Beurteilung der mentalen Kompetenz unserer Patienten während Allgemeinanästhesie wesentlich sicherer zu ermöglichen.

Literatur

1. Bogetz MS, Katz JA (1984) Recall of surgery for major trauma. Anesthesiology 61:6–9
2. Cheek DB (1959) Unconscious perception of meaningful sounds during general anesthesia as revealed under hypnosis. Am J Clin Hypn 1:101–104
3. Creutzfeld O, Cortex cerebri (1985) Springer, Berlin Heidelberg New York Tokyo
4. Cullen DJ (1986) Anesthetic depth and MAC. In: Miller RD (ed) Anesthesia, vol I, 2nd edn. Churchill Livingstone, New York
5. Evans JM, Davies WL (1984) Monitoring anaesthesia. In: Sear JW (ed) Clinics in anaesthesiology: Intravenous anaesthesiology. WB Saunders
6. Galambos R, Makeig S, Talmachoff PJ (1981) A 40-Hz auditory potential recorded from the human scalp. Proc Nat Acad Sci 78:2643–2647
7. Gault FP, Leaton RN (1963) Electric activity of the olfactory system. Electroencephalogr Clin Neurophyiol 15:299–304
8. Goldman L, Shah MU, Hebden MW (1987) Memory of cardiac anaesthesia. Anaesthesia 42:596–603
9. Gutsche BB (1984) Materne physiologische Veränderungen während der Schwangerschaft. In: Shnider SM, Levinson G (Hrsg) Anästhesie in der Geburtshilfe. Gustav Fischer, Stuttgart New York
10. Levinson BW (1965) States of awareness during general anaesthesia. Br J Anaesth 37:544
11. Madler C, Pöppel E (1987) Auditory evoked potentials indicate the loss of neuronal oscillations during general anaesthesia. Naturwiss 74:42–43
12. Madler C, Seibt F, Jänicke U, Kreuzer E, Brand JC (1986) Akustisch evozierte Potentiale mittlerer Latenz während extrakorporaler Zirkulation. In: Bergmann H, Kramar H, Steinbereithner K (Hrsg) Beiträge zur Anästhesiologie und Intensivmedizin, vol 17. Wilhelm Maudrich, Wien München Bern
13. Madler C, Zimmermann K, Pichler B, Mendl G, Pöppel E (1987) Intraoperatives Monitoring mit Hilfe akustisch evozierter Potentiale - Effekte von Isoflurane und Lachgas. Anaesthesist 36 (Suppl):418
14. Meyer BC, Blacher RS (1961) A traumatic neurotic reaction induced by succinylcholine chloride. New York State J Med 61:1255–1261
15. Pöppel E (1978) Time perception. In: Held R, Leibowitz HW, Teuber HL (eds) Handbook of sensory physiology, vol VIII, p 713. Springer, Berlin Heidelberg New York
16. Pöppel E (1982) Lust und Schmerz. Grundlagen menschlichen Erlebens und Verhaltens. Severin & Siedler, Berlin
17. Pöppel E (1985) Grenzen des Bewußtseins. Über Wirklichkeit und Welterfahrung. dva, Stuttgart
18. Pöppel E (1988) Eine Taxonomie des Subjektiven auf der Grundlage eines pragmatischen Monismus. In: Böcker F, Weig W (Hrsg) Aktuelle Kernfragen in der Psychiatrie. Springer, Berlin Heidelberg New York London Paris Tokyo, S 14–26
19. Pöppel E (1970) Excitability cycles in central intermittency. Psychol Forsch 34:1–9
20. Pöppel E, Logothetis N (1986) Neuronal oscillations in the human brain. Naturwiss 73:267

21. Regan D (1968) A high frequency mechanism which underlies VEP. Electroencephalogr Clin Neurophysiol 25:231–237
22. Schultetus RR, Hill CR, Dharamraj CM, Banner TE, Berman LS (1986) Wakefulness during cesarean section after anesthetic induction with ketamine, thiopental, or ketamine and thiopental combined. Anesth Analg 65:723–728
23. Scott DL (1972) Awareness during general anesthesia. Can Anaesth Soc J 19:173–183
24. Tunstall ME (1977) Detecting wakefulness during general anaesthesia for caesarean section. Br Med J 1:321
25. Wilson J, Turner DJ (1969) Awareness during cesarean section under general anaesthesia. Br Med J 1:281–283

Monitoring bei Präeklampsie und Eklampsie

J. Neumark

Die Präeklampsie und Eklampsie gehören dem Formenkreis der EPH-Gestose (*E*dema, *P*roteinuria, *H*ypertension) an. Die Ursache der EPH-Gestose ist ungeklärt. Man ist sich heute nur darüber einig, daß für die echte EPH-Gestose oder die sogenannte PIH (*P*regnancy *I*nduced *H*ypertension) 2 Symptome pathognomonisch sind: eine generalisierte Vasokonstriktion und eine Proteinurie. Alle anderen die EPH-Gestose begleitenden Symptome und Organschäden treten entweder sekundär auf oder sind unspezifisch.

Dennoch ist die EPH-Gestose nicht so einfach abzugrenzen. Zusätzlich kompliziert sie oft vorbestehende Leiden wie Hypertonien oder präexistente Nieren- und Leberschäden. In letzter Zeit macht ein besonderes Syndrom von sich reden, bei welchem neben der Hypertonie und Proteinurie schon frühzeitig pathologische Leberbefunde und eine hochgradige Thrombopenie pathognomonisch sind. Das Auftreten dieser sogenannten HELLP-Syndrome (*H*emolysis, *E*levated *L*iver Enzymes, *L*ow *P*latelet Count) verschlechtert die Prognose der Erkrankung signifikant und erfordert erhöhte Wachsamkeit und rechtzeitiges therapeutisches Vorgehen.

Es gibt nur eine echte kausale Therapie der EPH-Gestose, die zur Restitutio ad Integrum führt: die Entbindung. Alle anderen therapeutischen Maßnahmen sind symptomatisch. Sie haben die Aufgabe, die Funktion der lebenswichtigen Organe der Patientin so lange aufrecht zu erhalten, bis nach erfolgter Entbindung der Organismus sich stabilisiert hat und eine Entgleisung nicht mehr zu befürchten ist.

Effizient symptomatische Therapie erfordert eine engmaschige Überwachung jener Parameter, die einer eventuellen Korrektur bedürfen. Da sich diese Parameter aus der primären und sekundären Symptomatik dieses Leidens ergeben, muß bei dieser Übersicht immer wieder auf den Zusammenhang von Symptomatik und Therapie hingewiesen werden.

Die Überwachung einer Patientin mit EPH-Gestose hat sich besonders auf Hämodynamik und den Flüssigkeitshaushalt zu konzentrieren. Weiter ist auf die diversen Organfunktionen zu achten. Da viele Befunde von der Lagerung der Patientin abhängig sind [14], sollte sich die Patientin mit Rücksicht auf das Aortokavale Kompressionssyndrom immer in Seitenlage oder durch Polsterung in Halbseitenlage befinden. Man beginnt mit nicht invasiven Methoden wie intermittierender RR- Puls- und Atemfrequenzmessung, Auskultation der Lunge, Messung der Harnmenge und des Proteins im Harn. Zusätzlich soll Blut abgenommen werden zur Bestimmung von Blutbild, Blutgasen, Elektrolyten, Blutgerinnung, kolloidosmotischem Druck (KOD), Serumalbumin sowie der Leber- und Nierenwerte.

Bei einer nicht vorbehandelten Patientin mit in der Schwangerschaft erstmals aufgetretener Hypertonie (RR über 150/100 mm Hg = 20/13 kPa) ist präpartal primär eine Hypovolämie anzunehmen. Hochgestellter oligurischer Harn (weniger als 30 ml/h), zentraler Hämatokrit über 36% und diastolischer RR über 110 mm Hg (14,5 kPa) bekräftigen diese Annahme. Der diastolische Druck ist nämlich durch Marx bei EPH-Gestosen umgekehrt proportional zum ZVD [13]. Die erste therapeutische Maßnahme ist Blutdrucksenkung durch Vasodilatation (Hydralazin, Labetalol, Epiduralanästhesie) mit einem darauf folgenden intravenösen Flüssigkeitsbelastungstest: 1000 ml Ringer plus 1000 ml freies Wasser (blutisotone Zuckerlösungen) innerhalb von 2 h. Sollte der Blutdruck unter 140/90 mm Hg sinken, die Harnausscheidung auf mehr als 30 ml/h ansteigen und die anderen Befunde im für Schwangere physiologischen Bereich bleiben, ist die Infusion auf 125 ml/h zu reduzieren. Es genügt dann, weiterhin Blutdruck und Harnausscheidung stündlich, die anderen Befunde täglich bis zur Entbindung zu kontrollieren. Bei starken Ödemen ist Mannit intermittierend angezeigt. Nach der Entbindung kann die physiologische intravasale Volumenvermehrung (durch Blut aus dem kontrahierten Uterus, durch Einschwemmung von Gewebsflüssigkeit sowie durch den Wegfall des plazentären Shunts) zu vermehrter Herzbelastung führen. Daher soll postpartal die Flüssigkeitszufuhr auf 75 ml/h kristalloider Infusionen reduziert und die Lungenparameter (Atemfrequenz, Auskultation, Blutgase, KOD, eventuell Lungenröntgen) engmaschiger überwacht werden. Eine pulmonale Gefährdung besteht bis zu 8 h post Partum.

Bei der Überwachung des KOD sollte man berücksichtigen, daß dieser zum Zeitpunkt der Entbindung physiologisch um etwa 15% niederer ist als außerhalb der Schwangerschaft und durch die oben erwähnte Einschwemmung von Gewebsflüssigkeit postpartal um weitere 20% absinken kann, ohne daß man daraus auf einen pathologsichen Eiweißverlust schließen darf.

Bei komplikationslosem Verlauf können 24 h nach der Geburt die antihypertensive Medikation und Flüssigkeitszufuhr auf oral umgestellt sowie Blutdruck- und Harnausscheidungskontrolle auf 1–2mal täglich reduziert werden.

Sollte die Patientin nach dem oben erwähnten Flüssigkeitsbelastungstest oligurisch bleiben, sollten BUN und Kreatinin im Blut erhöht sein, sollten massive generelle Ödeme vorhanden sein oder der KOD unter 15 torr absinken, darf weitere Flüssigkeitszufuhr und forzierte Diurese (mittels Mannit und Furosemid) nur mehr unter ZVD-Kontrolle erfolgen. Hohe Proteinausscheidung im Harn sowie stetiger Abfall von KOD [7, 9, 25] und Serumalbumin sollten Anlaß zur iv. Zufuhr von Eiweiß (Humanalbumin, FFP) oder notfalls anderen kolloidalen Lösungen (Dextran 40) geben. Sollte die Erhaltung des Gleichgewichtes schwierig sein, müßte man die Entscheidung zur Entbindung großzügiger stellen.

Wird man hingegen mit einer vorbehandelten schweren Gestose erst postpartal konfrontiert (besonders nach Sectio), ist eher an eine Überwässerung zu denken [15]. Diese Annahme muß zunächst durch entsprechende Befunde untermauert werden (niederer Hämatokrit und KOD sowie hoher ZVD). Entwässerung mit Furosemid unter ZVD-Kontrolle wird den Zusatz dann in wenigen Stunden bessern.

Obwohl eine PAP und PCWP-Messung zur Steuerung des Flüssigkeitshaushaltes wesentlich effizienter ist als nur der ZVD [4, 5, 23], kann, solange Klinik und Blutgase keinen Hinweis auf eine Beeinträchtigung der Lungenfunktion bringen, auf die Einschwemmung eines Swan-Ganz Katheters verzichtet werden. Denn selbst in schwersten Fällen ist postpartal, bei fehlender klinischer Lungenpathologie, die Prognose sehr gut. Die Erholung erfolgt meist rasch. Außerdem wird sich die Patientin während der Entbindung kaum ruhig verhalten und damit die Erhaltung der Lokalisation der Katheterspitze zur PCWP-Messung schwierig sein. Ein ständiges Dislozieren der Katheterspitze schmälert aber den Wert eines Swan-Ganz-Katheters. Somit fragt sich auch in Hinblick auf die sonst bekannten Komplikationsmöglichkeiten, ob das Risiko des Einführens eines Pulmonaliskatheters (bei fehlender oder geringer Lungenpathologie) wirklich lohnt.

Anders verhält es sich aber, wenn Klinik und Blutgase eine schwere Beeinträchtigung der Lungenfunktion vermuten lasen (Tachypnoe, basale Rasselgeräusche, $pCO_2 < 25$ mm Hg, $pO_2 < 60$, pathologisches Lungenröntgenbild). Hier ist ein Pulmonaliskatheter mit Bestimmung von PAP, PCWP, Cardiac Output und peripherem Widerstand aus folgender Überlegung hilfreich:

Bei schwerer EPH-Gestose ist es unerläßlich, zwischen Lungenversagen und Lungenödem zu unterscheiden, denn jede der folgenden 3 möglichen Ursachen erfordert ein unterschiedliches therapeutisches Procedere:

1. Die oben erwähnte Vasokonstriktion führt zu Hypertonie und Hypovolämie, zu Perfusionsstörung und folglich Hypoxie im Bereiche der Peripherie und der parenchymatösen Organe. Spätfolgen sind Schock, disseminierte intravaskuläre Gerinnung (DIC) und multiples Organversagen. So entsteht auch die Schocklunge mit Permeabilitätsstörung, Vermehrung von Lungenwasser und ARDS. Beim ARDS-bedingten Lungenversagen sind kolloidale Lösungen wie Humanalbumin nicht indiziert. Auch Diuretika sollen vor Korrektur der Hypovolämie nicht gegeben werden. Hier sind CPAP oder Beatmung mit PEEP (je nach Blutgasen) ebenso notwendig wie ausreichend Infusionen unter Kontrolle von ZVD, PAP, PCWP, KOD und Harnausscheidung.
2. Bei extremer Vasokonstriktion und damit gesteigertem Afterload kann es primär zu einem Linksherzversagen mit kardiogenem Lungenödem kommen. Dies ist durch pathologisch hohe Werte von PAP, PCWP und TPR erkennbar, wobei sich KOD und ZVD noch im Normalbereich befinden können. Im Vordergrund der Therapie steht hier die arterielle Vasodilatation mit Senkung des peripheren Widerstandes, des Blutdrucks und somit des Afterload. Man kann das Herz zusätzlich mit Digitalis, seltener mit Katecholaminen (Dopamin, Dobutamin) unterstützen. Auch die Entwässerung der Lunge (unter Beobachtung von Harnausscheidung, ZVD, PAP und PCWP) mittels Furosemid kann nützlich sein. Die Gabe von kolloidalen Lösungen ist nur bei extrem niederem KOD notwendig.
3. Proteinurie führt zu Eiweißverlust und damit zum Abfall des kolloidosmotischen Druckes. Die Folgen sind Flüssigkeitsverlust ins Gewebe und generelle Ödembildung einschließlich Lungenödem. Beim Lungenödem, bedingt durch massiven Eiweißverlust mit Abfall des KOD (wobei sich der PCWP im Rah-

men der Norm halten kann), steht die Zufuhr kolloidaler Lösungen (wie Humanalbumin, Dextran 40) und eventuell Mannit im Vordergrund. Die Entwässerung der Lunge kann mit intermittierender Gabe von Furosemid beschleunigt werden. Katecholamine und Digitalis sind meist nicht indiziert, da das Herz in diesen Fällen hyperdynam ist.

Das Lungenversagen kann natürlich auch durch eine Kombination der oben erwähnten Ursachen bedingt sein. Z. B. kann onkotisch bedingter Flüssigkeitsverlust ins Gewebe (wie in Punkt 3 beschrieben) neben den Ödemen zur intravasalen Hypovolämie und zum Schock (mit den Folgen, wie sie in Punkt 1 beschrieben wurden) führen. Auch das Herzversagen muß nicht primär, sondern kann auch parallel mit den anderen Geschehnissen auftreten. Um so eher ist daher die Überwachung über einen Swan-Ganz-Katheter notwendig, um richtige therapeutische Konsequenzen ziehen zu können.

Lungenödeme können auch ohne bzw. unabhängig von einer EPH-Gestose durch zusätzliche Faktoren auftreten. So kann z. B. Wehenhemmung mit Betamimetika zum Lungenödem führen [3, 8]. Auch durch Oxytozin ist durch dessen ADH-Wirkung eine Wasserintoxikation möglich [22]. Bei Natriumwerten im Serum unter 130 mEqu/L (oder 27 mOsm/L) sollte man Verdacht schöpfen und die weitere Zufuhr von freiem Wasser (elektrolytfreie Zuckerlösungen) stoppen.

Daß Patientinnen mit beginnendem Lungenversagen und erforderlichem Pulmonaliskatheter vom Kreißsaal auf eine Intensivstation transferiert werden sollen, wird heutzutage wohl auch der konservativste Gynäkologe einsehen.

Klagt die Patientin über einen heftigen epigastrischen Schmerz, ist meist die Leber mitbetroffen [18, 19]. In diesen Fällen kann neben der Untersuchung der alkalischen Phosphatase und der Transaminasen die Thrombozytenzählung und die Bestimmung von freien Hämoglobin ein HELLP-Syndrom rechtzeitig erkennen lassen. Nicht jede Thrombozytopenie ist gleich ein HELLP-Syndrom. Leichte Thrombozytopenien bis 100000/ml^3 [17] und Thrombozytenfunktionsstörungen [11, 21] sind bei EPH-Gestosen nicht selten. Hier sei noch darauf hingewiesen, daß bei verlängerter Blutungszeit und einer Thrombozytenzahl unter 100000/ml^3 eine Epiduralanästhesie kontraindiziert ist.

Schließlich darf bei der EPH-Gestose das ZNS mit dem eklamptischen Anfall nicht vergessen werden. Es gibt keine Korrelation zwischen dem Schweregrad der EPH-Gestose und der Eklampsie, denn die Todesursache bei schweren Gestosen ist häufig ein Herz- und Lungenversagen ohne jegliches Anfallsgeschehen. Es gibt aber eine gute Korrelation zwischen dem Auftreten eklamptischer Anfälle und der Höhe des diastolischen Blutdrucks: Ein diastolischer Druck über 110 mm Hg (14 kPa) bedeutet generell Vasokonstriktion mit Schädigung der Arteriolen und somit auch Blutungen, Hypoxie und Ödem im Bereich des ZNS. Es stehen dann die ZNS-Symptome [20] zwar im Vordergrund, aber dieser Vasospasmus betrifft in gleichem Ausmaß auch Nebenniere, Milz, Pankreas, Darm und Plazenta. Die Untersuchung des Augenhintergrundes kann helfen, das Ausmaß der Schädigung zu beurteilen.

Abgesehen von der antikonvulsiven Medikation (Magnesiumfulfat, Diazepam, Chlormethiazol, Barbiturate), der Intubation und Beatmung, steht die drastische Senkung des diastolischen Druckes im Vordergrund der Therapie. Dies kann mit Hydralazin, Labetalol, Natriumnitroprussid oder Alphablocker in eben dieser Reihenfolge erreicht werden. Nitroglyzerin ist bei erhöhtem Hirndruck nach Hood et al. [10] kontraindiziert. Zur Therapie und Prophylaxe von zerebraler Vasokonstriktion mit Permeabilitätsstörung (Hirnödem und Hirndruckanstieg) zählen Hyperventilation, Steroide und Mannitol. Sorbit ist bei Gestosen nicht indiziert [16]. Zur Früherkennung empfehlen sich regelmäßige Kontrollen des neurologischen Status und des Augenhintergrundes. Es kann auch selten zu vorübergehender Erblindung kommen. Die Prognose bei solch einer Erblindung ist, bei Fehlen anderer ZNS-Symptomatik, jedoch gut [1]. Auf Anzeichen einer Hirnnervensymptomatik, besonders des N. Abducens, sollte ebenfalls geachtet werden [2]. Da die Hirnblutung eine häufige Todesursache der Eklampsie ist [6], andererseits Sinusthrombosen und kortikale Venenthrombosen ebenfalls epileptiforme Anfälle verursachen [24], ist zur Differentialdiagnose ein CT zu empfehlen [2]. Gelegentlich ist eine intrakranielle Druckmessung angezeigt [12]. Die antikonvulsive Therapie kann bei normalem CT und fehlenden Herdzeichen 48 h nach der Geburt abgesetzt werden. Eklamptische Anfälle sind 72 h nach der Geburt nicht mehr zu erwarten.

Präpartal darf natürlich auch der Fetus nicht vergessen werden: Durch den Gynäkologen werden Plazentafunktion (HPL, Plasmaoestriol) fetales Wachstum (Ultraschall), fetale Lungenreife (Amniozentese), Wehentätigkeit und fetales Risiko (Kardiotokographie, Skalpblutgase) überwacht.

Zusammenfassend sei kurz wiederholt: Das Monitoring beinhaltet je nach Schweregrad und je nach klinischen Leitsymptomen der Erkrankung die Hämodynamik (Herzfrequenz, Blutdruck, ZVD, PAP, PCWP), die Flüssigkeitsbilanz (Harnausscheidung, Elektrolyte, Serumalbumin, KOD), die Hämatologie (Blutvolumen, Blutbild, Hämatokrit, freies Hämoglobin), die Lungenfunktion (Atemfrequenz, Auskultation, Blutgase, Lungenröntgen), die Gerinnung (aPTT, TZ, Thrombozyten, Fibrinogen, Äthanoltest, Fibrinabbauprodukte), die Nieren- und Leberfunktion, die ZNS-Funktion (Neurologie, Augenhintergrund, CT, intrakranielle Druckmessung) und schließlich den fetalen Status (Plazentafunktion, Ultraschall, Amniozentese, Kardiotokographie, Skalpblut).

Literatur

1. Arulkumaran S, Gibb DMF, Rauff M, Kek LP, Ratnam SS (1985) Transient blindness associated with pregnancy-induced hypertension. Case reports. Br J Obstet Gynecol 92:847–849
2. Beck DW, Menezes AH (1981) Intracerebral hemorrhage in a patient with eclampsia. JAMA 246:1442–1443
3. Benedetti TJ, Hargrove JC, Rosene KA (1982) Maternal pulmonary edema during premature labor inhibition. Obstet Gynecol 59:33S–37S
4. Benedetti TJ, Kates R, Williams V (1985) Hemodynamic observations in severe preeclampsie complicated by pulmonary edema. Am J Obstet Gynecol 152:330–334
5. Clark SL, Horenstein JM, Phelan JP, Montag TW, Paul RH (1985) Experience with the pulmonar artery catheter in obstetrics and gynecology. Am J Obstet Gynecol 152:374–378

6. Evans S, Frigoletto FD, Jewett JF (1983) Mortality of eclampsia: A case report and the experience of the massachusets naternal mortality study 1954–1982. NEJM 309:1644–1647
7. Gonik B, Cotton D, Spillman T, Abouleish E, Zavisca F (1985) Peripartum colloid osmotic pressure changes: Effects of controlled fluid management. Am J Obstet Gynecol 151:812–815
8. Grospietsch G, Kuhn W (1983) Tokolyse mit Betastimulatoren. Thieme, Stuttgart New York
9. Hays PM, Cruikshank DP, Dunn LJ (1985) Plasma volume determination in normal and preeclamptic pregnancies. Am J Obstet Gynecol 151:374–378
10. Hood DD, Dewan DM, James III FM, Floyd HM, Bogard TD (1985) The use of nitroglycerin in preventing the hypertensive response to tracheal intubation in severe preeclampsia. Anesthesiology 63:329–332
11. Kelton JG, Hunter DJS, Neame PB (1985) A platelet function defect in preeclampsia. Obstet Gynecol 65:107–109
12. Larsen R, Turner E, Radke E (1980) Intensivbehandlung der schweren Präklampsie-Eklampsie. Anaesthesia 29:282–288
13. Marx GF (1981) Monitoring of the parturient woman. Obstet Anaesth Digest 1:31–34
14. Neumark J (1984) Die Risikogebärende in der Intensivmedizin. In: Steinbereithner K, Bergmann H (Hrsg) Intensiv-Station, -Pflege, -Therapie. Thieme, Stuttgart New York, S 469–476
15. Neumark J (1986) Der Flüssigkeits- und Elektrolythaushalt bei EPH-Gestose. In: Hossli G, Frey P, Kreienbühl G (Hrsg) ZAK Zürich, Bd III. Springer, Berlin Heidelberg New York Tokyo (Anaesthesiologie und Intensivmedizin, Bd 189, S 201–206)
16. Retzke U, Schwartz R (1975) The regulatory effect of a combination of low molecular dextrane and osmotic infusion on hypertensive preeclamptic patients. Int J Gynaecol Obstet 13:9–12
17. Schwartz ML, Brenner WE (1983) Pregnancy-induced hypertension presenting with life-threatening thrombocytopenia. Am J Obstet Gynecol 146:756–759
18. Sibai BM, Anderson GD, McCubbin JH (1982) Eclampsia. II. Clinical significance of laboratory findings. Obstet Gynecol 59:153–157
19. Sibai BM, McCubbin JH, Anderson GD, Lipschitz J, Dilts PV (1981) Eclampsia. I.: Observations from 67 recent cases. Obstet Gynecol 58:609–613
20. Sibai BM, Spinnato JA, Watson DL, Lewis JA, Anderson GD (1985) Exlampsia. IV.: Neurological findings and future outcome. Am J Obstet Gynecol 152:784–192
21. Socol ML, Weiner CP, Louis G, Rehrberg K, Rossi EC (1985) Platelet activation in preeclampsia. Am J Obstet Gynecol 151:494–497
22. St Clair HS, Rosenberg M, Bourke D (1972) The antidiuretic effects of oxytocin. Anesthesiology Review 17:18–20
23. Strauss RG, Keefer JR, Burke T, Civetta JM (1980) Hemodynamic monitoring of cardiogenic pulmonary edema complicating toxemia of pregnancy. Obstet Gynecol 55:170–174
24. Younker D, Jones MM, Adenwala J, Citrin A, Joyce III TH (1986) Maternal cortical vein thrombosis and the obstetric anesthesiologist. Anesth Analg 65:1007–1012
25. Zinaman M, Rubin J, Lindheimer MD (1985) Serial plasma oncotic pressure levels and echoencephalography during and after delivery in severe preeclampsia. Lancet 1:1245–1247

Derzeitiger Stand der Prävention der Aspirationspneumonie bei geburtshilflichen Allgemeinnarkosen

M. Tryba

In der geburtshilflichen Allgemeinanästhesie nimmt die Aspiration von Mageninhalt einen besonderen Stellenwert ein. Sie steht seit Jahrzehnten unverändert an der Spitze tödlicher anästhesiologischer Komplikationen [23, 40]. Während bei elektiven chirurgischen Eingriffen die Inzidenz dieser Komplikation mit ca. 1:1000–2000 angegeben wird, findet sich in der Geburtshilfe eine etwa 10fach höhere Aspirationsrate [5, 24]. Diese deutlich höhere Gefährdung spiegelt sich wider, wenn man die tödlichen Komplikationen als Folge der Anästhesie analysiert. Im allgemeinen Anästhesieklientel wird die Aspiration für 6–19% aller tödlichen Komplikationen verantwortlich gemacht [20, 41]. In der Geburtshilfe dagegen schwanken die entsprechenden Zahlen zwischen 30 und fast 50% [28, 40]. Diese Zahlen lassen sich vorbehaltlos auf die Bundesrepublik übertragen [8]. 38,1% aller anästhesiologisch bedingten Todesfälle in der Geburtshilfe wurden durch die Aspiration von Mageninhalt verursacht. In 75% kam es im Verlauf der Narkoseeinleitung vor Plazierung des Endotrachealtubus zur Aspiration. Auch Maskennarkosen stellten bei solchen Eingriffen ein bedeutsames Risiko dar.

In der weit überwiegenden Zahl wird die pulmonale Schädigung durch das Eindringen von saurem Magensaft verursacht [28, 40]. Nahrungsreste führen nur in ca. 20% zu schwerwiegenden Obstruktionen der Luftwege.

Pathophysiologie

Der Mageninhalt bei Schwangeren ist im Vergleich zu Normalpatienten deutlich vermehrt [12, 34]. Auch bei Einhaltung einer Nüchternkarenz von 6 h finden sich häufig mehr als 100 ml [12, 34], in Extremfällen bis zu 3 l. Besonders gefährdet erscheinen Patientinnen mit Übergewicht und solche mit einer Nahrungsaufnahme nach Wehenbeginn, da ab diesem Zeitpunkt die Magen-Darm-Passage deutlich verzögert ist [34]. Die während der Geburt häufig applizierten Opiate verlangsamen die Magenentleerung zusätzlich [30].

Der extrem vergrößerte Uterus führt über einen erhöhten intraabdominalen Druck auch zu einer Steigerung des intragastralen Druckes. Gleichzeitig kommt es in der Spätschwangerschaft häufig zu einer funktionellen Hiatushernie, was sich bei diesen Patientinnen in Sodbrennen äußert. Die in der Narkoseeinleitung gebräuchlichen Anästhetika führen zudem sämtlich zu einer weiteren Senkung des Verschlußdrucks am distalen Ösophagussphinkter [38]. Zusammen senken diese Mechanismen den sog. „barrier-pressure" während der Narkoseeinleitung und erklären so die hohe Rate von Aspirationen bei diesen Patienten. Bei Maskennarkosen bleibt die Aspirationsgefahr auch während der Narkose bestehen, zudem kommt es häufig zu Luftinsufflation in den Magen mit zusätzlicher Erhöhung des intragastralen Drucks.

50–80% aller Schwangeren weisen zur Narkoseeinleitung einen Magensaft-pH unter 2,5 auf [41]. Dringt saurer Mageninhalt in die Lunge, kommt es innerhalb weniger Sekunden zu einer Schädigung tiefer Lungenabschnitte. Dyspnoe und Zyanose, Bronchospasmus, Lungenödem, respiratorische und metabolische Azidose, Hypoxie, Tachykardie und Hypotension sind typische Zeichen einer Aspiration. Röntgenologische Veränderungen finden sich nicht selten erst nach mehreren Stunden.

Experimentell findet man nach Instillation von saurem Magensaft Bronchospasmus, fleckförmige Hämorrhagien und Ödeme mit entsprechenden histologischen Veränderungen [10, 14, 15, 41]. Oberhalb eines pH von 2,5 werden nur noch geringfügige Lungenveränderungen beobachtet [10, 41]. Diese experimentellen Befunde werden durch klinische Fallberichte und Untersuchungen unterstützt [3, 45]. Die Aspiration von Magensaft mit einem pH > 2,5 hat bisher zu keinem tödlichen Ausgang geführt, während bei einem pH < 1,75 eine 100%ige Letalität beobachtet wurde, die bei einem pH zwischen 1,75 und 2,5 auf 25% sank [41]. Die pulmonale Funktionseinschränkung nach Aspiration von Nahrungsresten wird durch sauren Magensaft erheblich vergrößert. Die 24-Stunden-Letalität erhöhte sich von 33% bei pH 5,9 auf 100% bei pH 1,8 [41].

Auch die Menge des aspirierten Materials beeinflußt das Ausmaß der pulmonalen Schädigung. Schwere Aspirationspneumonien treten, wie experimentell nachgewiesen werden konnte, erst auf, wenn ein Grenzwert von 0,4 ml/kg überschritten wird [34]. Dies entspricht ca. 25 ml beim Erwachsenen.

Maßnahmen zur Prophylaxe

Trotz zahlreicher Vorschläge zur Verminderung der Aspirationsgefahr konnte in der Vergangenheit die Häufigkeit tödlicher Aspirationen nicht gesenkt werden. Viele Maßnahmen sind in ihrer Wirkung unsicher, andere erfordern manuelle Versiertheit und Vertrautheit mit der speziellen Methodik. Nur von einer Prophylaxe, die jeder Anästhesist ohne besondere Übung zu jeder Zeit durchzuführen vermag, kann jedoch eine wirksame Verminderung der Häufigkeit von Aspirationspneumonien erwartet werden.

Eine *Nahrungskarenz* von mindestens 6 h bietet keine Gewähr für einen leeren Magen. Auch nach dieser Zeit können gerade bei Schwangeren exzessiv hohe Magenvolumina auftreten [34].

Zwar reduziert das Absaugen des Mageninhalts über eine Sonde das Volumen u. U. entscheidend, durch Kompartimentierung des Magen können jedoch immer noch hohe Restvolumina verbleiben. Eine liegende *Magensonde* kann den Verschlußdruck am distalen Ösophagussphinkter vermindern [42]. In Einzelfällen kann die Plazierung der Magensonde für die Patienten außerordentlich belastend sein. Die Reizung des Rachenraums direkt vor der Narkoseeinleitung stimuliert das Brechzentrum. Wird aus kindlicher Indikation eine notfallmäßige

Sectio erforderlich, kann die Zeitverzögerung durch das Legen der Magensonde den Zustand des Kindes verschlechtern. Dies gilt insbesondere dann, wenn die Patientin würgt und preßt, da dann die Placentaperfusion abnimmt. Das Legen einer Magensonde empfiehlt sich dann, wenn eine hierfür erforderliche Zeitverzögerung ohne Bedenken für den Feten in Kauf genommen werden kann und wenn diese Maßnahme von der Schwangeren gut toleriert wird.

Durch *Hochlagerung des Oberkörpers um 40°* kann das Risiko einer Regurgitation vermindert werden. Kommt es jedoch zum Erbrechen, kann eine Aspiration kaum mehr verhindert werden.

Die *Oberkörpertieflage von mindestens 40°* verhindert sicher das Eindringen von Mageninhalt in den Bronchialtrakt, erschwert jedoch die Intubation. Viele Operationstische lassen sich gar nicht oder nicht schnell genug ausreichend neigen. Im Kreißsaal entfällt diese Lagerungsform grundsätzlich. Eine Kopftieflage mit einer geringeren Neigung als 40° erhöht das Regurgitationsrisiko, ohne jedoch eine Aspiration verhindern zu können. Als Grundregel sollte der Anästhesist die Lagerung wählen, die die schnellste Intubation gewährleistet.

Der *Krikoiddruck* kann nur dann ausreichend sicher eine Regurgitation verhindern, wenn ein genügender Druck ausgeübt wird. Mehrere Todesfälle trotz Gebrauch dieser Maßnahme werden berichtet [45]. Im Fall von Erbrechen muß der Krikoiddruck gelöst werden, um die Gefahr einer Ösophagusruptur zu vermeiden. Ein adäquat eingesetzter Krikoiddruck gehört jedoch zu den effektivsten Methoden der Aspirationsprophylaxe.

Die *Wachintubation* kann das Risiko einer Aspiration entscheidend reduzieren, ist jedoch für den Patienten äußerst belästigend und erschwert dem Anästhesisten die Intubation erheblich. Diese Intubationsform sollte deshalb ausreichend sicher beherrscht werden, bevor sie in der Notfallsituation eingesetzt wird.

Metoclopramid beschleunigt über eine Tonussteigerung am distalen Ösophagussphinkter und eine Erschlaffung des Pylorus die Magenentleerung und erschwert gleichzeitig die retrograde Magenentleerung. Schon 30 min nach der Injektion findet man eine signifikante Volumenverminderung [41]. Die Tonussteigerung am distalen Ösophagussphinkter tritt innerhalb weniger Minuten nach intravenöser Injektion ein und hält über mindestens 60 min an.

Säurereduktion: Alle säurereduzierenden Maßnahmen haben das Ziel, den Magensaft-pH auf mindestens 2,5 anzuheben.

Vor allem im angloamerikanischen Raum haben *Antazida* zur Prämedikation weite Verbreitung gefunden. Die Anzahl tödlicher Aspirationspneumonien ließ sich hierdurch jedoch nicht beeinflussen. Im Gegenteil, die überwiegende Zahl der geburtshilflichen Aspirationstodesfälle hatte vor Narkosebeginn ein Antazidum erhalten [28, 40]. Es stellte sich heraus, daß partikuläre Antazida selbst Lungenschäden bewirken, die schwerer ausfallen als die Aspiration von saurem Magensaft allein [10].

Flüssige Puffersubstanzen wie *Natriumzitrat* sollen frei von dieser Nebenwirkung sein und finden derzeit zunehmend Aufmerksamkeit [10, 21]. Eine Analyse der vorliegenden Untersuchungen über die Wirksamkeit von Natriumzitrat zur präoperativen Anhebung des Magensaft-pH läßt erkennen, daß eine ausreichende Effektivität nur unter folgenden Kautelen erwartet werden kann: Konzentration 0,3 molar, Dosis 20–30 ml, Intervall zwischen Applikation und Narkoseeinleitung 10–45 min [1, 6, 7, 9, 11–13, 16, 25, 26, 32, 33, 36, 37, 43, 44, 46]. Selbst unter Berücksichtigung dieser Voraussetzungen werden bei geburtshilflichen Patientinnen Versagerquoten (pH <2,5) bis zu 30% berichtet. In den meisten Untersuchungen jedoch ließ sich sowohl bei elektiver als auch dringlicher Sectio cesarea bei über 95% der Schwangeren der pH über 2,5 anheben. In einer eigenen Untersuchung bestätigte sich die Effektivität einer Natriumzitratprämedikation bei notfallmäßiger Sectio im Vergleich zu einer unbehandelten Kontrollgruppe (Abb. 1). Als theoretischer Nachteil der Antazidamedikation muß die zwangsläufige Volumenvermehrung angesehen werden [12, 31]. Sie hat sich jedoch in den bisherigen Untersuchungen als klinisch unbedeutend erwiesen.

Histamin-H_2-Rezeptorantagonisten reduzieren die Magensaftazidität auf pharmakologischem Weg. Aufgrund ihrer Wirkungsweise beeinflussen sie nicht den im Magen befindlichen Inhalt. Um eine effektive pH-Anhebung zur Narkoseeinleitung zu erreichen, ist deshalb ein ausreichendes, von der Applikationsroute abhängiges Zeitintervall zur Narkoseeinleitung erforderlich [4, 22]. H_2-Antagonisten reduzieren andererseits nicht nur die Wasserstoffionen-, sondern auch die Magensaftsekretion. Mittlerweile liegt eine ganze Reihe von Studien [41] zur Wirksamkeit von Cimetidin und Ranitidin als Prämedikation bei elektiven (Tabelle 1) und dringlichen (Tabelle 2) geburtshilflichen Eingriffen vor. Bei elektiven Eingriffen führt die vorabendliche und morgendliche Applikation zu deut-

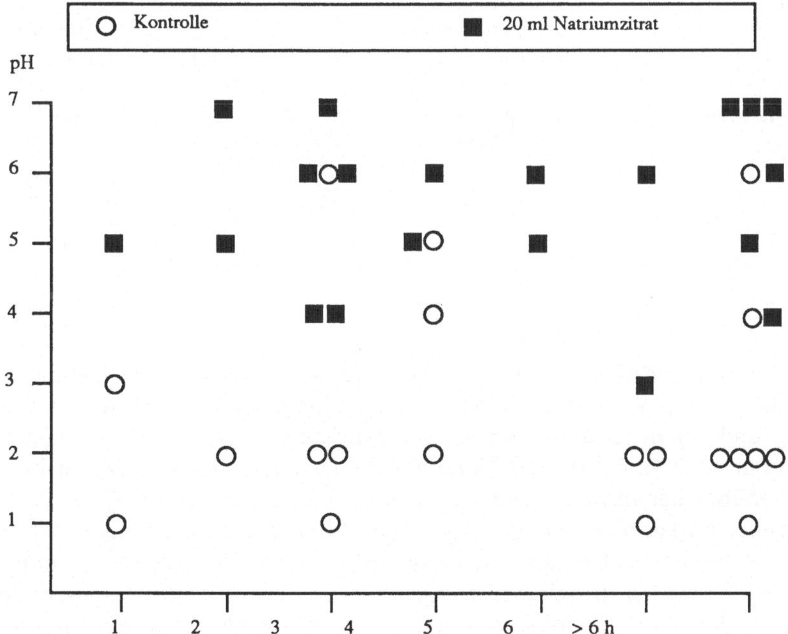

Abb. 1. Magensaft-pH bei dringlichen Sectiones in Abhängigkeit von der letzten Nahrungsaufnahme und der Prämedikation mit Natriumzitrat

Tabelle 1. Wirksamkeit von H_2-Antagonisten zur präoperativen Anhebung des Magensaft-pH bei elektiver Sectio caesarea (Sammelstatistik; C = Cimetidin, R = Ranitidin)

Applikation	Dosis	pH < 2,5	[%]
Oral	C: 400 mg	16/115	13,9
	C: 400 mg	2/ 20	10,0
	C: 400 mg	4/ 40	10,0
	R: 150 mg	3/ 80	3,8
	C: 400 + 400 mg	1/ 20	5,0
Intravenös	C: 200–300 mg	9/ 56	16,1
	R: 100 mg	1/ 15	6,7
	R: 100 mg	4/ 31	12,0
Intramuskulär	C: 200 mg	3/ 15	20,0
	C: 300–400 mg	5/106	4,7
	C: 300 + 300 mg	0/ 48	0,0
	C: 400 + 200 mg	0/ 14	0,0
	C: 400 + 400 mg	2/ 36	5,6
		49/596	8,2

Tabelle 2. Wirksamkeit von H_2-Antagonisten zur präoperativen Anhebung des Magensaft-pH bei dringlicher Sectio caesarea in Abhängigkeit von Applikationsmodus und -intervall (Sammelstatistik; C = Cimetidin, R = Ranitidin)

Applikation	Dosis	Intervall	pH < 2,5	[%]
Oral	C: 400 mg	< 90 min	5/ 9	56
	C: 400 + 200 mg	120 min	2/ 61	3
	C: 400 + 200 mg	> 60 min	0/ 9	0
	C: 400 mg	< 120 min	5/ 12	42
Intravenös	C: 200 mg	?	12/ 30	40
	R: 50 mg	< 60 min	11/ 44	25
	R: 50 mg	< 60 min	2/ 6	33
	R: 50 mg	> 60 min	1/ 46	2
			38/216	18

lich sicherer pH-Anhebung als die alleinige morgendliche Gabe des H_2-Antagonisten [41]. Während die abendliche Einnahme oral erfolgen kann, sollte aufgrund der Besonderheiten bei Schwangeren (s. o.) am Operationsmorgen der parenteralen Injektion der Vorzug gegeben werden. Die intramuskuläre führt gegenüber der intravenösen Gabe zu einer nur unwesentlich verzögerten Resorption und kann problemlos durch das Pflegepersonal erfolgen. Sie hat sich mittlerweile bei vielen tausend Patienten als komplikationslos durchführbar erwiesen. Selbst bei dringlichen Eingriffen konnten keine Unterschiede in der Sicherheit der pH-Anhebung zwischen intravenöser und intramuskulärer Applikation festgestellt werden, im Gegenteil, es zeigte sich ein Trend zu effektiverer Säuresuppression über einen längeren Zeitraum nach i. m. Gabe. Aufgrund dieser Ergebnisse kann auch bei dringlichen geburtshilflichen Eingriffen auf eine intravenöse Injektion verzichtet werden, ggf. kann jedoch ein liegender Zugang benutzt werden.

Die Zahl von Patientinnen in kontrollierten Studien bei dringlichen geburtshilflichen Eingriffen ist derzeit noch begrenzt, eine Analyse der Ergebnisse erlaubt trotzdem die Aussage, daß unter Beachtung einer ausreichend hohen Dosierung und eines genügenden Zeitintervalls bei ca. 95% der Patientinnen ein pH meist über 2,5 erzielt werden kann.

Die Kombination von H_2-Antagonisten und Natriumzitrat erscheint eine logische Weiterentwicklung um die Effektivität einer säuresupprimierenden Prämedikation noch zu verbessern. In mittlerweile 3 Studien [17, 22, 39] konnte diese Hypothese bei über 300 meist dringlichen Sectiones bestätigt werden (Tabelle 4).

Welche Dosierungen sind erforderlich und wie groß muß das Zeitintervall zwischen Applikation und Narkoseeinleitung sein, um eine sichere pH-Anhebung bei Schwangeren zu erzielen?

Übereinstimmend findet sich in den Untersuchungen bei elektiver Sectio mit vorabendlicher oraler und morgendlicher intramuskulärer Cimetidinmedikation eine Versagerquote von maximal 6% (Tabelle 1). Die vorabendliche Dosis sollte mindestens 400 mg Cimetidin (oder äquivalente Dosierungen mit anderen H_2-Antagonisten) betragen. Bei einer Morgendosis von ebenfalls 400 mg i.m. erscheint aufgrund unserer Untersuchung bei über 1000 elektivchirurgischen Patienten eine Zeitspanne von 2–4 h zwischen der morgendlichen Gabe und Narkoseeinleitung als optimal.

Bei dringlichen geburtshilflichen Eingriffen (Tabelle 2) hat sich ein Intervall von mindestens 60 min als notwendig erwiesen, um eine signifikante pH-Anhebung zu erzielen. Bis zu 2 h nach Applikation einer entsprechenden Dosis Cimetidinäquivalent (400 mg) muß jedoch noch mit einer Versagerquote von ca. 10% gerechnet werden.

Die Prämedikation mit H_2-Antagonisten führt aber nicht nur zu einer pH-Anhebung, sondern auch zu einer signifikanten Volumenreduktion. Alle vergleichenden Untersuchungen mit Antazida belegen diesen wichtigen Begleiteffekt (Tabelle 3). Während fast alle Patientinnen nach Antazidamedikation ein Magensaftaspirat weit über der kritischen Grenze von 25 ml aufweisen – mit Spit-

Tabelle 3. Mittleres Magensaftvolumen zur Narkoseeinleitung bei Sectio caesarea in Abhängigkeit von der Prämedikation. (Aus [41])

Autor		H_2-Antagonist (ml)	Antazidum (ml)
Frank (1984)	elekt.	10	49
Frank (1984)	akut	23	45
Johnston (1982)	elekt.	10	42
Hodgkinson (1983)	elekt.	11	33
Ostheimer (1982)	elekt.	8	22

zenwerten deutlich über 100 ml –, finden sich unter Cimetidin oder Ranitidin häufig keine aspirierbaren Magensaftvolumina. Die Mittelwerte liegen in der Regel um mehr als 50% unter dem kritischen Grenzwert. Es ist also zu erwarten, daß die Prämedikation mit H_2-Antagonisten nicht nur die Folgen einer Aspiration mindern kann, sondern auch die Häufigkeit der Aspiration selbst. Hierin unterscheidet sich diese Prophylaxe entscheidend von der Antazidamedikation. Eine weitere Reduktion der Aspirationsinzidenz läßt sich erwarten, da ein alkalischer Magensaft den Tonus des distalen Ösophagussphinkter erhöht.

Die trotz adäquater Dosierung von H_2-Antagonisten insbesondere bei dringlichen geburtshilflichen Eingriffen immer noch bestehende Versagerquote von etwa 10% auch bei einem Intervall von mehr als einer Stunde hat Untersuchungen initiiert, ob durch kombinierte Prämedikation von Natriumzitrat und H_2-Antagonisten die Sicherheit der pH-Anhebung noch weiter erhöht werden kann [17]. Die vorliegenden Ergebnisse unterstützen diese Vermutung hinreichend. Die Erfolgsrate ließ sich durch eine solche Kombination auf etwa 98% anheben, wobei der volumenreduzierende Effekt der H_2-Antagonisten im wesentlichen erhalten blieb (Tabelle 4).

Während bei längerfristiger Medikation von Cimetidin oder Ranitidin mittlerweile eine ganze Anzahl von Nebenwirkungen bekannt geworden sind, ist die 1- oder 2malige orale oder intramuskuläre Applikation bisher nebenwirkungsfrei. Wir konnten bei nunmehr fast 20 000 Patienten mit Cimetidinprämedikation keine unerwünschten Wirkungen verifizieren. Obwohl sowohl Cimetidin als auch Ranitidin die Placentaschranke überschreiten, ließen sich in mehreren Untersuchungen keine nachteiligen Wirkungen auf den Feten nachweisen [19, 27, 35]. Auch der Geburtsverlauf selbst wird durch H_2-Antagonisten nicht beeinflußt [45]. Bei aller notwendigen Vorsicht, die die Applikation von Medikamenten während der Geburt erfordert, ergeben sich keine Hinweise auf mögliche Kontraindikationen der Prämedikation mit H_2-Antagonisten in der Geburtshilfe.

Klinische Ergebnisse

Während bisher nur Untersuchungen zur Wirksamkeit der Prämedikation mit H_2-Antagonisten auf die Magensaftazidität vorlagen, können heute auch Ergebnisse hinsichtlich der Aspirationsinzidienz vorgelegt werden. Seit Einführung der Intubationsnarkose wird in der Literatur zusammenfassend eine Aspirations-

Tabelle 4. Wirksamkeit der Kombination von H_2-Antagonisten und Natriumzitrat zur präoperativen Anhebung des Magensaft-pH bei Sectio caesarea (C = Cimetidin, R = Ranitidin)

Autor	H_2-Antagonist	Natriumzitrat	pH < 2,5	[%]
Johnston et al. (1983) [22]	C: 400 + 200 mg/2 h p. os.	15 ml 0,3 m	5/135	3,7
Gillett et al. (1984) [17]	R: 150 mg/6 h p. os.	30 ml 0,3 m	0/ 99	0,0
Thorburn u. Moir (1987) [39]	C: 200 mg i. m.	30 ml 0,3 m	0/100	0,0
			5/334	1,5

inzidenz von ca. 1:200 bei geburtshilflichen Eingriffen angegeben [5, 24, 29]. Bei ca. 300 geburtshilflichen Allgemeinnarkosen pro Jahr in den letzten 5 Jahren vor Einführung der Prämedikation mit Cimetidin sahen wir fast jedes Jahr mindestens eine Aspiration. Unter Einschluß von über 1000 eigenen geburtshilflichen Narkosen mit Cimetidinprämedikation wurde bei 2500 elektiven und dringlichen geburtshilflichen Allgemeinnarkosen innerhalb prospektiver Studien keine einzige Aspiration beobachtet. Vergleicht man dieses Ergebnis mit den vorliegenden Zahlen ohne spezifische Prämedikation (Tabelle 5), wird bei allen Vorbehalten gegenüber einem solchen Vergleich die Wirksamkeit einer Prämedikation von H_2-Antagonisten ersichtlich. Dieses Resultat bestätigt die weiter oben geäußerte Vermutung, daß eine solche Prophylaxe nicht nur die Folgen, sondern auch die Häufigkeit der Aspiration selbst entscheidend reduzieren kann.

Empfehlungen

Grundvoraussetzung für die Entwicklung einer Aspirationspneumonie ist das Eindringen einer genügend großen Menge sauren Magensaftes in das Tracheobronchialsystem. Folgerichtig muß das primäre Ziel aller prophylaktischen Maßnahmen darin liegen, diese Faktoren möglichst zu eliminieren. Da alle Methoden, die dieses Ziel anstreben, keine absolut sichere Gewähr bieten, muß parallel hierzu alles unternommen werden, um zu verhindern, daß es im Fall einer Regurgitation oder von Erbrechen zur Aspiration kommt.

Bei elektiven Eingriffen in der Spätschwangerschaft und in der Geburtshilfe (im wesentlichen Cerclage, Sectio cesarea) bietet die vorabendliche Prämedikation mit 800 mg Cimetidin (bzw. entsprechenden Äquivalenzdosierungen) und 400 mg Cimetidin intramuskulär 2 bis max. 4 h vor Narkosebeginn ausreichende Gewähr, daß praktisch kaum noch Risikopatientinnen (pH $<2,5+$ Volumen >25 ml) zu erwarten sind. Von besonderer Bedeutung erscheint die Tatsache, daß nur noch extrem selten Restvolumina über 100 ml beobachtet werden. Aus diesem Grund kann die Prämedikation mit Natriumzitrat bei diesen Patientinnen nur als 2. Wahl angesehen werden. Zwar wird durch diese Maßnahme der pH mit der gleichen Sicherheit angehoben wie durch H_2-Antagonisten, jedoch unter Inkaufnahme einer möglichen Volumenzunahme.

Dringliche geburtshilfliche Eingriffe sind mit einer besonders hohen Aspirationsgefahr verbunden. Gleichzeitig muß sowohl nach Prämedikation mit H_2-

Tabelle 5. Häufigkeit von Aspirationen bei geburtshilflichen Allgemeinnarkosen in Abhängigkeit von der Prämedikation ohne oder mit H_2-Antagonisten

Krantz u. Edwards (1973), [24]	1: 430 (n = 3076)
Crawford u. Opit (1976), [5]	1: 112 (n = 2472)
Müller u. Hempelmann (1981), [29]	1: 26 (n = 53)
Total	**1: 180** (n = 5601)
Prämed. H_2-Antagonisten (+ Natriumzitrat)	**0:2400**

Antagonisten als auch Natriumzitrat mit einer höheren Versagerquote im Vergleich zu elektiven Eingriffen gerechnet werden. Es erscheint deshalb sinnvoll, bei diesem besonderen Risikoklientel die anhaltende säure- und volumenreduzierende Wirkung der H_2-Antagonisten mit der schnellen, jedoch nur begrenzten, Säureneutralisation von Natriumzitrat zu verbinden. Dies um so mehr, da mit dieser Kombination in der Regel keine wesentliche Volumenvermehrung, aber eine effektivere pH-Anhebung erzielt wird. Da die Wirksamkeit der Prämedikation mit H_2-Antagonisten entscheidend von einem ausreichenden Zeitintervall zwischen Applikation und Narkoseeinleitung abhängt, andererseits sich der Anästhesist nur in den wenigsten Kliniken ständig im Kreißsaal aufhält, wurde in Zusammenarbeit mit den Gynäkologen eine Indikationsliste erarbeitet, bei welchen Patienten mit einer H_2-Antagonistenprophylaxe so früh wie möglich begonnen werden sollte. Hierzu zählen: *protrahierte Geburt, schwierige Kindslage, bekanntes Mißverhältnis, vorhergehende Sectio, Dezelerationen, Totgeburt, Adoption.* Sobald eine dieser Indikationen bekannt wird, veranlaßt der Geburtshelfer oder die Hebamme von sich aus die sofortige Applikation von Cimetidin entweder als intramuskuläre Injektion (400 mg) oder bei liegender Venenverweilkanüle als Kurzinfusion der gleichen Dosis in 50–100 ml Infusionslösung. Alternativ kann auch die langsame Injektion über ca. 5 min durchgeführt werden. Repetitionsgaben werden nach ca. 3–4 h durchgeführt.

Patientinnen, die tatsächlich einer Allgemeinnarkose bedürfen, erhalten 10–15 min vor Narkoseeinleitung 20 ml Natriumzitrat 0,3 molar (Tabelle 6). Diese Lösung muß von der Krankenhausapotheke zusammengestellt werden, da sie derzeit noch nicht im Handel erhältlich ist *(20 ml Natriumzitrat 0,3 molar + 0,5 g Succ. liquirit. 1 + 1).* Zur Geschmacksverbesserung wird Lakritzöl zugesetzt. Abgefüllt als Einzelportion in lichtundurchlässigen Flaschen, hält sich eine solche nicht

Tabelle 6. Prämedikationsschema zur Prophylaxe der Aspirationspneumonie

	Cimetidin	Metoclopramid (MCP)	Natriumzitrat (0,3 molar)
Elektive Sectio	800 mg p.os. + 400 mg i.m. (2–4 h präop.)	0	0
Dringliche Sectio	400 mg i.m.	10 mg i.v.	20 ml i.v.

Zusätzlich: (Magensonde), Cricoiddruck, Crash-Einleitung

Kommentar: Cimetidin i.v. wirkt nur unwesentlich schneller als i.m., deshalb keine Notwendigkeit der i.v.-Applikation.
Liegen zwischen Injektion von Cimetidin und Narkoseeinleitung weniger als 90 min, ist keine ausreichende Wirkung vorhanden.
Säureneutralisation bei diesen OP durch 20 ml Natriumzitrat (0,3 mol), puffert ca. 300 ml Magensaft mit pH 1,5 auf mind. 3, wenn ca. 10–15 min vor Narkoseeinleitung gegeben, wirkt jedoch nur ca. 45 min.
MCP erhöht Tonus des distalen Ösophagussphinkter innerhalb von 2–3 min um 100%.
Hält mindestens 1 h an. Beschleunigt Magenentleerung bedeutsam, wenn zwischen Injektion und Einleitung mindestens 30 min liegen.

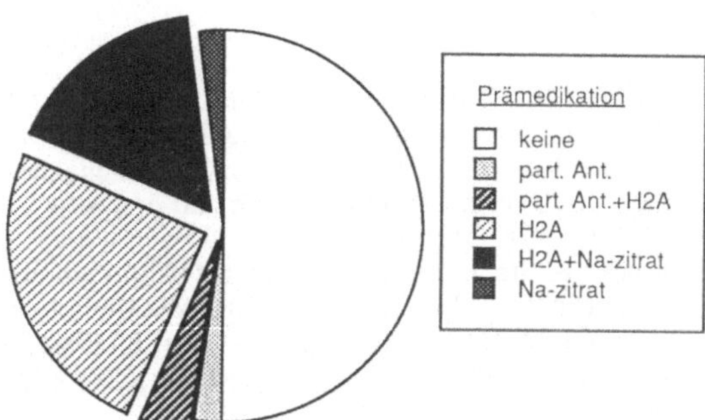

Abb. 2. Häufigkeit des Einsatzes säurereduzierender Maßnahmen im Rahmen der präoperativen geburtshilflichen Vorbereitung in der BRD 1987

steril zubereitete Lösung im Kühlschrank etwa 3 Monate, ggf. kann ein Konservierungsmittel zugesetzt werden.

Eine Analyse der Sectio-Eingriffe zeigt, daß unter Berücksichtigung obiger Indikationsliste bei über 90% aller Schwangeren meist deutlich mehr als 60 min zwischen Indikationsstellung und Narkoseeinleitung verbleiben, so daß auch in der weit überwiegenden Zahl der dringlichen Eingriffe ein Effekt der H_2-Antagonisten erwartet werden kann. Lediglich bei den wenigen wirklich akuten Notfällen verbleibt Natriumzitrat als alleiniges Medikament zur pH-Anhebung.

Eine zusätzliche medikamentöse Beschleunigung kann durch frühzeitige Applikation von Metoclopramid erreicht werden. Bei dringlichen geburtshilflichen Eingriffen werden mit der ersten Cimetidindosis gleichzeitig 10 mg Metoclopramid injiziert. Liegen zwischen dieser Injektion und Operationsbeginn mehr als 60 min oder wurde kein Metoclopramid appliziert, werden ca. 5 min vor Narkoseeinleitung weitere 10 mg intravenös gegeben. Hierdurch kann der barrier-pressure um bis zu 100% angehoben werden und somit die Regurgitationsgefahr erheblich gesenkt werden. Nebenwirkungen unter dieser kurzfristigen Medikation sind nicht zu erwarten und wurden auch in mehreren kontrollierten Studien nicht beobachtet.

Neben dieser medikamentösen Prävention sollten alle gesicherten Maßnahmen der Ileuseinleitung zum Einsatz kommen, um eine Aspiration zu vermeiden. Hierzu zählen unter allen Umständen ein adäquat durchgeführter Krikoiddruck sowie die Blitzintubation.

Bei konsequenter Beachtung dieser Empfehlungen sollten schwerwiegende Aspirationspneumonien fast sicher zu vermeiden sein. Selbst wenn, was in der klinischen Situation nicht ausgeschlossen werden kann, die eine oder andere prophylaktische Maßnahme nicht durchgeführt wurde, kann eine entscheidende Reduktion dieser Komplikation erwartet werden. Allein die säurereduzierenden Maßnahmen lassen eine Verminderung schwerer Aspirationspneumonien um mehr als 90% möglich erscheinen. In einer 1984 durchgeführten Erhebung an fast 300 geburtshilflichen Kliniken in Großbritannien sahen fast alle Anästhesisten die Notwendigkeit einer medikamentösen Prophylaxe zumindest bei dringlichen geburtshilflichen Eingriffen. Eine von uns durchgeführte Befragung aller anästhesiologisch betreuten geburtshilflichen Abteilungen in der Bundesrepublik bestätigt, daß die medikamentöse Prophylaxe der Aspirationspneumonie auch bei uns zum Standard geworden ist (Abb. 2).

Literatur

1. Abboud TK, Curtis J, Earl S, Henriksen EH, Hughes SC, Levinson G, Shnider SM (1984) Efficacy of clear antacid prophylaxis in obstetrics. Acta Anaesthesiol Scand 28:301
2. Aldrete JA (1974) Clinical implications of magnesium therapy. In: Shnider SM, Moya F (eds) The anesthesiologist, mother and newborn. Williams and Wilkins, Baltimore, pp 128–135
3. Bond VK, Stoelting RK, Gupta CD (1979) Pulmonary aspiration syndrome after inhalation of gastric fluid containing antacids. Anesthesiology 51:452
4. Boschi S, Di Marco MG, Pigna A, Rossi R (1984) The effect of ranitidine on gastric pH and volume in patients undergoing cesarean section: possible relationship to mendelson's syndrome. Curr Ther Res 35:654
5. Crawford JS, Opit LJ (1976) A survey of the anaesthetic services to obstetrics in the Birmingham region. Anaesthesia 31:56
6. Dewan DM, Floyd HM, Thistlewood JM, Bogard TD (1984) Sodium citrate premedication for elective cesarean section. Anesth Analg 63:203
7. Dewan DM, Writer WDR, Wheeler AS, James FM, Floyd HM, Bogard TD, Rhyne L (1982) Sodium citrate premedication in elective cesarean section patients. Can Anaesth Soc J 29:355
8. Dick W, Traub E, Baur H, Konietzke D (1985) Anaesthesiebedingte mütterliche Mortalität während der Geburt. Anaesthesist 34:481
9. Duffy BL, Woodhouse PC (1982) Sodium citrate and gastric acidity in obstetric patients. Med J Aust 2:37
10. Eyler SW, Cullen BP, Murphy ME, Welch WD (1982) Antacid aspiration in rabbits: A comparison of mylanta and bicitra. Anesth Analg 61:288
11. Foulkes E, Jenkins LC (1981) A comparative evaluation of cimetidine and sodium citrate to decrease gastric acidity: effectiveness of the time of induction of anaesthesia. Can Anaesth Soc J 28:29
12. Frank M, Evans M, Flynn P, Aun C (1984) Comparison of the prophylactic use of magnesium trisilicate mixture B.P.C., sodium citrate mixture or cimetidine in obstetric practice. Br J Anaesth 56:355
13. Gibbs CP, Banner TC (1984) Effectiveness of Bicitra as a preoperative antacid. Anesthesiology 61:97
14. Gibbsd CP, Hempling RE, Wynne JW, Hood CJ (1979) Antacid pulmonary aspiration. Anesthesiology 51:S290
15. Gibbs CP, Schwartz DJ, Wynne JW, Hood CJ, Kuck EJ (1979) Antacid pulmonary aspiration in the dog. Anesthesiology 51:380
16. Gibbs CP, Spohr L, Schmidt D (1982) The effectiveness of sodium citrate as an antacid. Anesthesiology 57:44
17. Gillett GB, Watson JD, Langford RM (1984) Ranitidine and single-dose antacid therapy as prophylaxis against acid aspiration syndrome in obstetric practice. Anaesthesia 39:638
18. Hester JB, Heath ML (1977) Pulmonary acid aspiration syndrome: should prophylaxis be routine? Br J Anaesth 49:595
19. Howe JP, McGowan WAW, Moore J, McGaughey W, Dundee JW (1981) The placental transfer of cimetidine. Anaesthesia 36:731
20. INSERM (1982) Enquête épidémiologique sur les anaesthesis. Inst Nat de la Santé et de la Recherche Médical, Paris
21. James CF, Gibbs CP (1983) An evaluation of sodium citrate solution. Anesth Analg 62:241
22. Johnston JR, Moore J, McCaughey W, Dundee JW, Howard PJ, Toner W, McClean E (1983) Use of cimetidine as an oral antacid in obstetric anesthesia. Anesth Analg 62:720
23. Kaunitz AM, Hughes JM, Grimes DA, Smith JC, Rochat RW, Kafrissen ME (1985) Causes of maternal mortality in the United States. Obstet Gynecol 65:603–612
24. Krantz ML, Edwards WL (1973) The incidence of nonfatal aspiration in obstetric patients Anesthesiology 39:359
25. Lahiri SK, Thomas TA, Hodgson RMH (1973) Single-dose antacid therapy for the prevention of Mendelson's syndrome. Br J Anaesth 45:1143

26. Lim HS, Tan PL (1981) Sodium bicarbonate, injection, U.S.P. as an oral antacid for emergency cesarean section patients. Anesthesiology 55:A339
27. McAuley DM, Moore J, McCaughey W, Donnelly D, Dundee JW (1983) Ranitidine as an antacid before elective caesarean section. Anaesthesia 38:108
28. Moir DD (1980) Maternal mortality and anaesthesia. Br J Anaesth 52:1
29. Müller H, Hempelmann G (1981) Vollnarkose in der Geburtshilfe – Vergleich zur Periduralanaesthesie. In: Zenz M, Weitzel H (Hrsg) Anaesthesie und Geburtshilfe. Springer, Berlin Heidelberg New York, S 29
30. Nimmo WS, Wilson J, Prescott LF (1975) Narcotic analgesics and delayed gastric emptying during labour. Lancet I:890–893
31. Okasha AS, Motaweh MM (1983) Cimetidine – antacid combination as premedication for elective caesarean section. Can Anaesth Soc J 30:593
32. O'Sullivan GM, Bullingham RES (1984) Does twice the volume of antacid have twice the effect in pregnant women at term? Anesth Analg 63:752
33. O'Sullivan GM, Bullingham RES (1985) Noninvasive assessment by radiotelemetry of antacid effect during labor. Anesth Analg 64:95
34. Roberts RB, Shirley MA (1974) Reducing the risk of acid aspiration during cesarean section. Anesth Analg 53:859
35. Sacco T, Corinaldesi R, Mignoli M, Accorsi A, Moretti G, Baravelli A, Malagodi M (1986) The prevention of mendelson's syndrome. Clin Trials J 23:193
36. Schmidt JS, Jorgensen BC (1984) The effect of metoclopramide on gastric contents after preoperative ingestion of sidum citrate. Anesth Analg 63:841
37. Schmidt JF, Schierup L, Banning A-M (1984) The effect of sodium-citrate on the pH and the amount of gastric contents before general anaesthesia. Acta Anaesthesiol Scand 28:263
38. Sehati-Chafai G (1979) Zum Problem der Aspiration bei der Narkose. Springer, Berlin Heidelberg New York
39. Thorburn J, Moir D (1987) Antacid therapy for emergency caesarean section. Anaesthesia 42:352
40. Tomkinson JS, Turnball AC, Robson G, Dawson I, Cloake E, Adelstein AM, Ashley J (1982) Report on confidential enquiries into maternal deaths in England and Wales 1976–1978. Rep Hlth Soc Subj, HM Stationary Office, London
41. Tryba M (1985) H2-Antagonisten in der Prämedikation. Springer, Berlin Heidelberg New York Tokyo (Anaesthesiologie und Intensivmedizin, Bd 172)
42. Tryba M, Zenz M, Mlasowsky B, Huchzermeyer H (1983) Erleichtert eine Magensonde die Regurgitation in der Narkose? Anaesthesist 32:407
43. Viegas OJ, Ravindran RS, Shumacker CA (1981) Gastric fluid pH in patients receiving sodium citrate. Anesth Analg 60:521
44. Viegas OJ, Ravindran RS, Stoops CA (1982) Duration of efficacy of sodium citrate as an antacid. Anesth Analg 61:220
45. Whittington RM (1979) Fatal aspiration (Mendelson's syndrome) despite antacids and cricoid pressure. Lancet 2:228
46. Wrobel J, Koh TC, Saunders JM (1982) Sodium citrate: an alternative antacid for prophylaxis against aspiration pneumonitis. Anaesth Intens Care 10:116

Die präoperative Befundung bei thoraxchirurgischen Patienten

W. F. List

Trotz einer weltweit festgestellten *Zunahme* der Frequenz des Lungenkarzinoms ist es in den meisten Spitälern zu einer *Abnahme* der lungenchirurgischen Eingriffe gekommen. *Ursache* dafür scheinen einerseits das Verschwinden der Tuberkulose, andererseits aber auch schlechte Langzeitresultate der Karzinomchirurgie, Chemotherapie und Bestrahlung zu sein. Es gibt allerdings auch eine *große Zahl von Indikationen* für thoraxchirurgische Eingriffe wie periphere Neoplasmen oder benigne Tumoren, Bronchiektasen, massive Blutungen aus der Lunge, z. B. durch Bronchialadenome oder traumatische Verletzungen des Bronchialbaumes und Noteingriffe wie Schuß- oder Stichverletzungen. Die *präoperative Befunderhebung* dient einerseits der Feststellung des Resektionsausmaßes, andererseits der Tauglichkeit des Patienten in kardiopulmonaler Hinsicht für einen geplanten Eingriff. Die *klinischen Befunde* beim Lungenpatienten, bestehend aus Anamnese, körperliche Untersuchung und Feststellung der Risikofaktoren, sind meist uncharakteristisch, chronischer Husten, Reizhusten, seltener Hämoptoe. Das *Thoraxröntgen ap* und seitlich im tiefen Exspirium, die *Tomographie* und evtl. *Bronchographie* können den Befund erhärten. Die *Bronchoskopie* ist nach Klinik und Röntgen eine weiterer Weg, um pulmonale Erkrankungen zu diagnostizieren. Die Bronchoskopie ist für die exakte Abklärung des chirurgischen *Resektionsausmaßes* und für die *Histologie* oder *Cytologie* des Tumors von Bedeutung.

Indikationen für Bronchoskopien sind Tumorverdacht, therapieresistenter Husten, wiederholte Pneumonien, Hämoptoen (innerhalb 24 h) und Thoraxtraumen, Hämoptoe, Pneumohämatothorax oder Hautemphysem (Bronchusabriß).

Jeder Thorakotomie sollte vor allem bei Verwendung eines Doppellumentubus eine Bronchoskopie vorausgehen, um sowohl anatomische Strukturen, Histologie, Cytologie und Lokalisation des Erkrankungsprozesses als auch anatomische Abweichungen kennenzulernen.

In *seltenen Fällen* kann der rechte Oberlappen-Segmentbronchus (1–2%) direkt von der unteren Trachea anstelle vom rechten Oberlappenbronchus abgehen. Bei Verwendung eines Doppellumen-Endobronchialtubus würden die Oberlappensegmente 1 und 2 nicht beatmet und daher atelektatisch.

Die kardiopulmonale Funktionsbeurteilung (Abb. 1): Die folgenden Größen können für eine Funktionsbeurteilung indiziert sein:
Spirometrie: VC, FEV_1, RV, TLV, R, C, MBC
Bronchospirometrie: FEV_1, VC

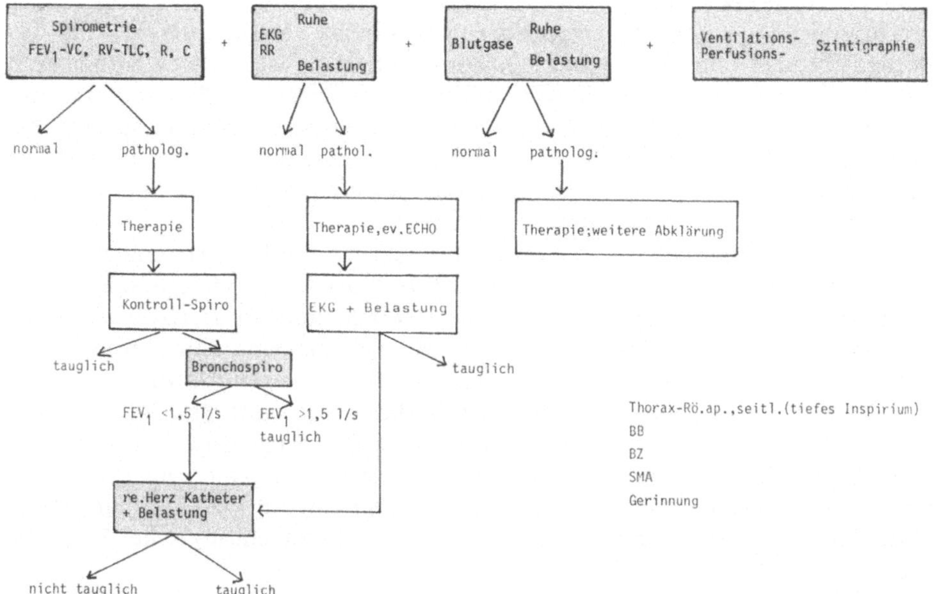

Abb. 1. Präoperativer Untersuchungsgang für die kardiopulmonale Funktionsbeurteilung vor Lungenoperationen

Blutgase: pO_2, pCO_2 (Ruhe und Belastung)
Ventilations/Perfusionsszintigraphie (Kr, XE)
EKG in Ruhe und Belastung (50–100 Watt)
Rechtsherzkatheter unter Belastung

Spirometrische Grenzwerte bei Lungenchirurgie [2]
FEV_1 von weniger als 1,2 l: inoperabel
FEV_1 1,2–1,5 l: erhöhtes Risiko
FEV_1/VC weniger 50%: erhöhtes Risiko
RV/TLC mehr als 50%: erhöhtes Risiko
MBC weniger als 50%: erhöhtes Risiko

Bronchospirometrie: Unter *Lokalanästhesie* kann entweder ein *Doppellumentubus* oder ein *Bronchialblocker* eingeführt werden, um sowohl *statische* als auch dynamische Funktionsgrößen des Patienten mit Pneumonektomie kennenzulernen. Der *Doppellumentubus* ermöglicht die Feststellung der *Vitalkapazität* auf beiden Seiten der Lunge. Bei Patienten, bei denen eine Pneumonektomie vorhergesehen wird, kann die Größe der übrigbleibenden Lungenoberfläche exakt gemessen werden. Wegen des hohen Flow-Widerstandes im Doppellumen sind die dynamischen Flowgrößen FEV_1 jedoch nicht aussagekräftig. Die bronchospirometrische Feststellung der VC wurde seit der Einführung der V/P-Szintigraphie aufgegeben.

Bronchialblocker (Fogartykatheter) werden mit Hilfe eines Fibroskopes oder mit Röntgen eingeführt und ermöglichen eine direkte Messung des *FEV₁* in der übrigbleibenden Lunge. Beide bronchospirometrischen Methoden erlauben eine globale Beurteilung und werden vor allem bei Patienten mit *Pneumonektomien* angewendet. Der *Blockadetest* der erkrankten Lunge ist nicht so aussagekräftig, da der Blutfluß der blockierten Lunge zwar eingeschränkt, aber trotzdem weiter bestehen bleibt und ein Nichtvertragen auch noch keine Aussage über die Verträglichkeit einer Pneumonektomie ermöglicht.

Blutgase: Erhöhte hohe Werte von pCO_2 über 40 mm bzw. verminderte pO_2-Werte einer Belastung – vor allem aber in Ruhe – deuten auf ein erhöhtes Risiko wegen einer zusätzlich obstruktiven Atemwegserkrankung an. *Hypoxie und metabolische Azidose* unter Belastung sind ein Hinweis auf eine sehr geringe Toleranzbreite und die Möglichkeit einer postoperativen Lungeninsuffizienz.

EKG in Ruhe und unter Belastung ist der beste und einfachste Weg, um die kardiopulmonale Kompetenz der präoperativen Phase nachzuweisen. Zusätzliche Blutgase können einen Hinweis auf die kardiopulmonale Funktionsbreite geben. Ein kürzlich erfolgter Myokardinfarkt oder eine schwere koronare Herzerkrankung können eine Kontraindikation für thoraxchirurgische Eingriffe sein.

Swan-Ganz-Katheter: In sehr seltenen ausgewählten Fällen von unklarer Toleranz einer pulmonalen Resektion kann die Einführung eines Swan-Ganz-Katheters in der *präoperativen und operativen Phase* notwendig werden. Die einseitige Okklusion der Pulmonalarterie (funktionelle Pneumonektomie) kann ein erhöhtes operatives Risiko andeuten, wenn die *Mittelwerte des Pa-Druckes* über *35–40 mm Hg* ansteigen. Unter *Streßbedingungen* sollte der mittlere Pa-Druck nicht *über 45 mm HG* ansteigen, sonst wird damit ein erhöhtes operatives Risiko angezeigt [2].

Eine *exakte und quantifizierte* präoperative Beurteilung der Lungenfunktion bei Patienten, die sich einer Lappen- oder Segmentresektion unterziehen, ist nicht möglich, wenn Bronchospirometrie, Rechtsherzkatheter und Blockade nicht gleichzeitig unternommen werden (funktionelle Pneumonektomie), ist eine exakte Austestung der Pneumonektomietoleranz ebenfalls unmöglich.

Die präoperative Vorhersage der Resektionstauglichkeit eines Patienten wird daher trotz zahlreicher Quantifizierungsmethoden immer auch eine persönliche Beurteilung und klinische Erfahrung bleiben.

Präoperative Maßnahmen: Rauchen einstellen, Behandlung der Bronchitis z. B. mit Antibiotika, Behandlung spastischer Komponente (B2 Sympathomimetika), Adrenokortikoide, Methylxantin, Mukolytika, Physiotherapie mit tiefen Atemzügen, Husten (Inzentivspirometrie), präoperative Digitalisierung, Behandlung der Hypertension: β-Blocker, Kalziumantagonisten, Clonidin; Kaliumsubstitution bei Mangel, Hydratation und parenterale Ernährung.

Die Wahl des Tubus ist eine wichtige Entscheidung bei thoraxchirurgischen Eingriffen. Die meisten europäischen Zentren, die häufig Lungenchirurgie durchführen, verwenden endobronchiale Doppellumentuben wie den Carlenstubus oder den Robershawtubus [3]. Nach einer Übersicht von Silvay [1] verwenden nur 39 von 100 wesentlicher medizinischer Zentren in den USA, die häufig

Lungenchirurgie durchführen, den Dopellumentubus in mehr als 50% ihrer Patienten. 33 Zentren verwenden für Lungenresektion ausschließlich Endotrachealtuben und nicht Dopellumentuben. In Graz verwenden wir seit der routinemäßigen Einführung der Lungenchirurgie im Jahre 1952 ausschließlich Doppellumentuben für lungenchirurgische Eingriffe und Ösophaguschirurgie bei Erwachsenen. Die Indikationen für den Doppellumentubus können absolut oder relativ sein.

Absolute Indikationen sind:
- die feuchte Lunge,
- massive Lungenblutungen,
- die bronchopleurale Fistel,
- Lavage bei alveolärer Proteinose.

Relative Indiktionen:
- Pneumonektomie
- Lobektomie
- Segmentresektionen
- Thoraxaneurysmen
- Ösophaguschirurgie.

Eine exakte Lagekontrolle sowohl nach der Einführung als auch nach der Operationslagerung ist dringend geboten. Bei Patienten, die eine Pneumonektomie bei liegendem Carlenstubus bekommen sollen, muß der Tubus mit seinem Haken über die Carina hochgezogen werden. Bei linker Pneumonektomie ist sogar ein Wechsel des Tubus und eine endobronchiale Intubation rechts angezeigt. Der Tubuswechsel muß allerdings in Seitenlage erfolgen, kann aber mit chirurgischer Hilfe in die rechte Lunge dirigiert werden.

Literatur

1. Silvay G, Eisenkraft JB, Weinreich AI (1983) The anesthetic management of pulmonary resection: survey and recomendation. The Mount Sinai J Medicine 50:236-237
2. Taube K, Konietzko N (1980) Predication of postoperative cardiopulmonary function in patients undergoing pulmonectomy. Thorac Cardiovasc Surg 28:348-351
3. Pappin JC (1979) The current practice of endobronchial intubation. Anaesthesia 34:57-64

Oxygenation During One-Lung Anaesthesia

G. Hedenstierna and C. Klingstedt

Abstract

Arterial oxygenation is regularly impaired during one-lung anaesthesia, that is ventilation only in the dependent lung with the patient in the lateral position. This has often been attributed to persisting blood flow through the nondependent lung and efforts have been avocated to minimize this blood flow. However, success has been limited, indicating additional causes of gas exchange impairment, residing in the dependent lung. Recently, prompt collapse of dependent lung regions has been demonstrated on induction of general anaesthesia. The collapsed area has been named compression atelectasis to indicate that it is not caused by closure of airways and slow resorption of gas but rather to reduction of thoracic volume. The atelectasis causes shunt which may be the only or the major cause of gas exchange impairment during anaesthesia. Positive end-expiratory pressure applied to the nondependent lung forces blood flow to the dependent lung and may increase perfusion of the atelectatic region. PEEP to the dependent lung to counter lung collapse will force blood flow to the nondependent, nonventilated lung. Thus, measures to improve arterial oxygenation during one-lung anaesthesia should be directed towards both lungs, reducing blood flow through the upper, nonventilated lung and countering collapse in the dependent lung. The way to achieve this remains to be found.

It is well known that one-lung anaesthesia, that is ventilation of the dependent lung only with the patient in the lateral position, is accompanied by impaired arterial oxygenation, and sometimes lifethreatening hypoxemia may develop. This gas exchange impairment has often been attributed to a persisting blood flow through the nondependent, nonventilated lung, wich acts as a shunt path [2]. Different procedures have therefore been proposed to reduce this shunt flow, but an optimum gas exchange has not been reached. This has raised the question whether there are additional factors that impair gas exchange, residing in the dependent lung. In the following we will review some studies that have aimed at improving arterial oxygenation during one lung anaesthesia, and analyse what mechanisms may act in impeding gas exchange.

The most obvious way of improving arterial oxygenation during one lung anaesthesia is to use high inspired oxygen concentrations [13, 16]. In addition, intermittent two-lung ventilation may be required if severe hypoxemia persists [9]. Selective application of positive end-expiratory pressure of 10 cm H_2O by means of 100% oxygen (O_2 PEEP) to the nondependent, nonventilated lung has been shown to increase arterial oxygen tension (PaO_2) [4]. A quite different approach to improve the matching of ventilation and perfusion was proposed by Alfery et al. [1] by nonocclusive inflation of a balloon at the tip of a catheter positioned in the pulmonary artery of the nonventilated lung. By this means the blood flow was diverted from the nonventilated to the ventilated lung, thereby improving paO_2.

The 2 techniques (O_2 PEEP and pulmonary artery balloon inflation) were compared in an animal study and some interesting obsvervations were made that will be dealt with in more detail here. Alfery et al. [1] ventilated the dependent lung of anaesthetized dogs and applied O_2 PEEP of 0, 5, 10 and 15 cm H_2O to the non-dependent lung. Initial two-lung ventilation in the lateral position resulted in high arterial oxygenation but it was still far from the ideal value during ventilation with pure oxygen, and a shunt as large as 23% of cardiac output was found. During one lung ventilation with no PEEP to the nondependent lung PaO_2 was markedly reduced and shunt was appr. 50%. With O_2 PEEP of 5, 10 and 15 cm H_2O similar increases in paO_2 and reduction in shunt were noted, the values being similar to what was seen during two-lung ventilation. Thus the O_2 PEEP improved gas exchange but it did not completely eliminate the shunt, one fifth of cardiac output still perfusing nonventilated and nonoxygenated regions. Blood flow to the nondependent lung, as measured by electromagnetometry, averaged 40% during one-lung ventilation with no O_2 PEEP, and was essentially unaffected by an O_2 PEEP of 5 cm H_2O, and increasingly reduced with 10 and 15 cm H_2O O_2 PEEP. Also, inflation of the balloon of the catheter in the nondependent pulmonary artery did not further improve arterial oxygenation despite the fact that it reduced further the blood flow to the nondependent lung. Thus non-dependent lung blood flow was only appr. 5% of total pulmonary blood flow when both 15 cm H_2O PEEP and balloon inflation were used. Despite these measures pulmonary shunt remained at 20%. These procedures did not significantly alter the cardiac output wich remained more or less constant throughout the experiment. One can thus conclude that the redistributed blood flow from the nondependent to the dependent lung moved from one possible shunt zone, i.e. the non-dependent lung, to another zone residing somewhere in the dependent lung.

Observations such as those described above made Katz et al. to analyse in anaesthetized humans the effect of large tidal volumes and PEEP to the dependent lung while the nondependent lung was allowed to collapse [83]. The assumption was that collapse might occur even in the dependent lung and that it could be counteracted by means of either large tidal volumes or PEEP. However, their results were disappointing in so far that PEEP worsened arterial oxygenation and a minimal positive effect was seen when large tidal volumes were used. This was also similar to the absence of any effect of large volumes that Khanam and Branthwaite [10] and Flacke et al. [6] had seen, as well as the absence of any positive effects when applying PEEP [4, 14]. Thus measures to counteract gas exchange impairment in the dependent lung had no positive effect on over-all gas exchange.

Why the various techniques during one-lung ventilation have failed to optimize gas exchange and sometimes even have worsened it might be better understood today in view of recent observations on the development of atelectasis during anaesthesia. Thus, using computed tomography, prompt formation of atelectatic regions in the most dependent parts of the lungs can be seen on induction of anaesthesia, whether the anaesthetic agent is given intravenously or via the airways, and whether the subject is breathing spontaneously or is paralysed and mechanically ventilated [3, 12]. Such atelectasis can be seen in appr. 95% of all patients during anaesthesia. The shunt that can be regulary seen in anaesthetized subjects correlates strongly to the size of the atelectatic area [15], and in the absence of atelectasis gas exchange may be more or less normal. This suggests that the dependent atelectasis is the major, if not the only, cause of impaired arterial oxygenation in the anaesthetized lung healthy subject. Interestingly, application of general PEEP reduces the atelectatic area but does not, on the average, reduce shunt [15]. This may appear unexpected but it has been found that an increased intrathoracic pressure forces pulmonary blood flow to dependent lung regions [17]. By this means a larger share of the total pulmonary blood flow goes through the most dependent regions and if atelectasis remains during PEEP, although reduced in size, this zone may have a larger fractional lung perfusion than without PEEP. Presumably, the PEEP must be large enough to completely eliminate the atelectasis in order to ensure improved arterial oxygenation. On the other hand this may require high pressures, impeding cardiac output and increasing the danger of barotrauma. These observations may anyway help us understanding why PEEP to the nondependent lung may produce as large a shunt as 20% (as mentioned earlier), by forcing blood flow to dependent atelectatic regions.

The poor, or even negative effect of applying PEEP to the dependent lung may in part be explained of a persisting shunt region in the dependent lung but also, and presumably more important, by redistribution of blood flow to the nondependent, non-ventilated lung. Thus, in a study on anaesthetized humans, using radioactive isotopes, the application of PEEP only to the dependent lung diverted blood flow to the nondependent lung so that fractional flow to the upper lung increased from base-line (two-lung ventilation in lateral position) 35–40% to 50% [7]. It is obvious that such measures will increase shunt unless attempts are made to reduce shunt in the upper lung simultaneously with the manipulation of the dependent lung.

The formation of atelectasis in the anaesthetized subject in the lateral position has recently been studied using CT-scanning as described above (Klingstedt et al, under publication). A CT-scan is shown in Fig. 1. In the awake subject no densities, indicating atelectasis, can be seen and has not been seen in any of the 120 subjects that have been studied so far. During anaesthesia and muscle paralysis atelectasis can be seen in both lungs. When the patient is moved on his left side the atelectasis remains in the dependent lung whereas it is eliminated in the non-dependent lung, the latter being reasonably explained by the increase in non-dependent lung volume compared to the supine position [3]. Finally, Fig. 1 shows the effect of applying PEEP of 10 cm HP selectively to the dependent lung. This reduces the atelectatic area but does not completely eliminate it. It can also be seen that the mediastinum is moved upwards. It has been proposed earlier that medistinal organs will rest upon the dependent lung, thus compressing it

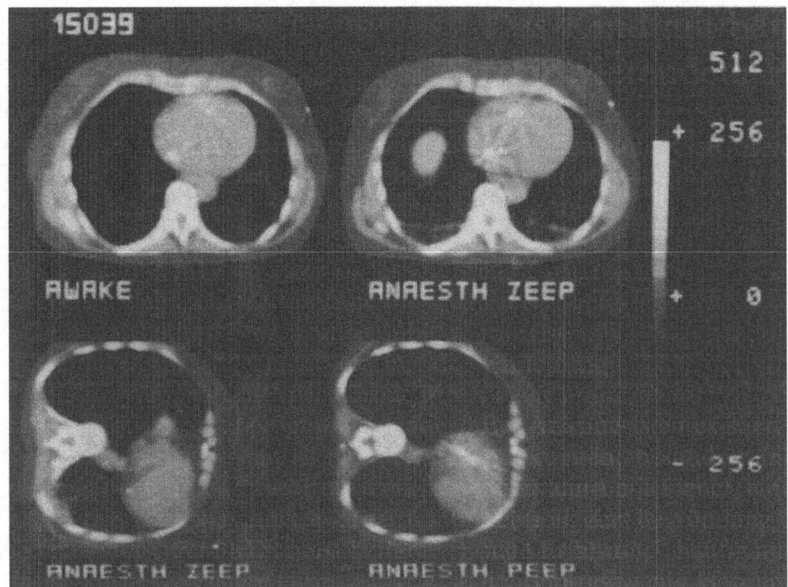

Fig. 1. Transverse CT-scans of the chest at the level of the diaphragm, awake, and during enflurane anaesthesia and muscle paralysis in a 48-year-old lung-healthy patient. Note the appearance of densities in the dependent regions of both lungs during anaesthesia in the supine position. These densities are interpreted as atelectasis. During anaesthesia the top of the diaphragm can also be seen in the middle of the right hemithorax (to the left in the scan) because of a cranial shift of the diaphragm. In the lateral position the atelectasis has disappeared in the non-dependent lung but remains in the dependent lung. Selective positive and expiratory pressure of 10 cm H_2O to the dependent lung moves the mediastinum upwards and reduces the atelectasis

and adding to the formation of atelectasis [5]. The CT-scan was obtained with an intact chest and a normally inflated upper lung. The results can therefore not be directly translated to an open chest patient. However, an open chest can be presumed to increase the likeliness of developing dependent atelectasis by the further reduction in lung volume that such situation produces.

As mentioned earlier, measures to improve arterial oxygenations during one-lung anaesthesia should be directed towards both lungs, reducing blood flow through the upper non-ventilated lung and countering collapse in the dependent lung. A review of the literatur showed only one study that addressed this issue. Thus, Obara et al. [11] applied a PEEP of 5 cm H_2O to the dependent lung and an O_2 PEEP of 10 cm H_2O to the non-dependent, non-ventilated lung. The dependent lung was ventilated with a gas mixture with 50% O_2. However this combined use of PEEP did not increase paO_2 much beyond what was obtained by upper lung PEEP only (28,6 versus 26,1 kPa). A likely explanation to this minimal effect is that PEEP of 5 cm H_2O to the dependent lung is insufficent to eliminate atelectasis in this lung so that the shunt is more or less maintained. However, it can also be assumed that a higher PEEP level in the dependent lung will increase blood flow to the non-dependent lung further which therefore must be well oxygenated, and that the dependent lung may be overexpanded – it has already to receive the total minute ventilation. The ideal ventilatory technique during one-lung anaesthesia is therefore still an unresolved question. The goal is clear, reduced or no perfusion of the upper lung and prevention of atelectasis in the dependent lung. The way to achieve this remains to be found. that route may be compared with sailing between Scylla and Charybd, keeping out of one increases the threat of the other.

Acknowledgements: This study has been supported by grants from the Swedish Medical Research Council No. 5315, and the Swedish Medical Association.

References

1. Alfery DD, Benumof JL, Trousdale FR (1981) Improving oxygenation during one-lung ventilation in dogs: The effects of positive end-expiratory pressure and blood flow restriction to nonventilated lung. Anesthesiology 55:381–385
2. Björk VO (1953) Circulation through atelectatic lung in man. J Thorac Surg 26:533–543
3. Brismar B, Hedenstierna G, Lundquist H, Strandberg A, Svensson L, Tokics L (1985) Pulmonary densities during anesthesia with muscular relaxation – a proposal of atelectasis. Anesthesiology 62:422–428
4. Capan LM, Turndorf H, Patel C (1980) Optimization of hypoxemia and intrapulmonary shunting during one-lung anesthesia. Anesth Analg (Cleve) 59:847–851
5. Craig JOC, Bromley LL, Williams R (1962) Thoracotomy and contralateral lung. A study of the changes occurring in the dependent and contralateral lung during and after thoracotomy in lateral decubitus. Thorax 17:9–15
6. Flacke JW, Thompson DS, Read RC (1976) Influence of tidal volume and pulmonary artery occlusion on arterial oxygenation during endobronchial anesthesia. South Med J 69:619–626
7. Hedenstierna G, Baehrendtz S, Klingstedt C, Santesson J, Söderborg B, Dahlborn M, Bindslev L (1984) Ventilation and perfusion of each lung during differential ventilation with selective PEEP. Anesthesiology 61:369–376
8. Katz JA, Laverne RG, Fairley HB, Thomas AN (1982) Pulmonary oxygen exchange during endobronchial anesthesia: Effect of tidal volume and PEEP. Anesthesiology 56:164–171
9. Kerr JH (1982) Physiological aspects of one-lung (endobronchial) anesthesia. Int Anesthesiol Clin 10:61–78
10. Khanam T, Branthwaite MA (1973) Arterial oxygenation during one-lung anesthesia (1): a study in man. Anaesthesia 28:132–138
11. Obara H, Tanaka O, Hoshino Y, Kaetsu H, Maekawa N, Iwai S (1986) One-lung ventilation. The effect of positive end expiratory pressure to the nondependent and dependent lung. Anaesthesia 41:1007–1010
12. Strandberg A, Brismar B, Hedenstierna G, Lundquist H, Tokics L (1986) Atelectasis during anaesthesia and in the postoperative period. Acta Anaesthesiol Scand 30:154–158
13. Tharhan S, Lundborg RO (1968) Blood gas and pH studies during use of the Carlens catheter. Can Anaesth Soc J 15:458–467
14. Tharhan S, Lundborg RO (1970) Effects of increased expiratory pressure on blood gas tensions and pulmonary shunting during thoracotomy with use of the Carlens catheter. Can Anaesth Soc J 17:4–11
15. Tokics L, Hedenstierna G, Stransberg A, Brismar B, Lundquist H (1987) Lung collapse and gas exchange during general anesthesia – effects of spontaneous breathing, muscle paralysis and positive end-expiratory pressure. Anesthesiology 66:157–167
16. Torda TA, McCulloch CH, O'Brien HD (1974) Pulmonary venous admixture during one-lung anesthesia. The effect of inhaled oxygen tension and respiration rate. Anaesthesia 29:272–279
17. West JB, Dollery CT, Naimark C (1964) Distribution of blood flow in isolated lung: relation to vascular and alveolar pressure. J Appl Physiol 19:713–724

Kinderanästhesie

Das Kind mit banalem Infekt resp. mit rezidivierendem Pseudokrupp – Eine Übersicht

S. Fanconi

Die Bedeutung akuter respiratorischer Infekte für das Gesundheitswesen kann nicht genug betont werden. Es wird meist nicht realisiert, daß Infekte der Atemwege und des Gastrointestinaltraktes die wichtigsten Ursachen vermeidbarer Todesfälle in der Welt sind. Von verschiedenster Seite hat man das Problem der Magendarminfekte erkannt und entsprechende prophylaktische und therapeutische Maßnahmen eingeleitet. Bei den Atemwegsinfekten dagegen steckt man noch in den Anfängen [2]. Es ist nicht erstaunlich, daß die Mortalität an Infekten bei unterernährten Säuglingen etwa 12mal häufiger ist. Die Todesfälle an akuten Atemwegsinfektionen bei Säuglingen und Kindern unter 5 Jahren sind, vor allem in den unterentwickelten Ländern, sehr hoch [1]. Leider existiert keine Statistik über die Mortalität und Morbidität bei banalen Infekten während oder nach einer Narkose. Grundsätzlich handelt es sich um ein häufiges Problem: Fast die Hälfte aller kranken Kinder, die von einem Hausarzt gesehen werden, haben eine akute Atemwegserkrankung. Viele Kinder haben 6 bis 8 akute Infekte pro Jahr, wobei eine eindrückliche Altersabhängigkeit besteht. Diese ist eine direkte Folge der noch fehlenden Antikörper und zellulären Immunität [4].

Die häufigsten pathogenen Bakterien in diesen Altersgruppen sind Streptokokken (Pharyngitis), Hämophilus Influenzae (Pneumonie, Epiglottitis, Meningitis) und Pneumokokken (Pneumonie). Die Problematik dieser Erreger liegt vor allem darin, daß sie auch bei Gesunden vorkommen können [4]. Mykoplasma Pneumoniae andererseits ist die wichtigste Ursache von Atemwegsinfekten im Schulalter. Akute Luftwegserkrankungen sind aber beim Kind vorwiegend Virusinfekte. Dabei ist die klinische Manifestation mit Fieber, Husten, Pharyngitis und Otitis häufig kaum von bakteriellen Infekten zu unterscheiden. Virusantigen kann im Nasopharyngeal-Sekret von akut erkrankten Kindern und Säuglingen etwa in 30% der Fälle nachgewiesen werden. Dabei sind Respiratory Syncitial Viren (RSV) (54%), Parainfluenza-Viren (20%), Influenza-A-Viren (12%) und Adeno-Viren (10%) die häufigsten Pathogene. Typisch für RSV-Infektionen sind bronchopulmonale Infekte im Säuglings- und frühen Kleinkindesalter. Parainfluenza-Viren sind die typischen Erreger des Pseudokrupps und bronchopulmonaler Infekte im Kleinkindesalter, und Influenza-A-Viren verursachen typischerweise bronchopulmonale Infektionen bei älteren Kleinkindern und Schulkindern. Adenoviren sind andererseits die häufigsten Erreger einer Tonsillitis, während die anderen Symptome keinem spezifischen Erreger zugeteilt werden können [9]. Diese Altersspezifizität der einzelnen Erreger mit ihrem jeweilig typischen Krankheitsbild ist pathophysiologisch unklar, erklärt aber weitgehend die typische Altersverteilung des Pseudokrupps (Kleinkindesalter), der Bronchiolitis (Säuglingsalter) und schwererer nicht spastischer bronchopulmonaler Infekte im frühen Schulalter.

Beim viralen Pseudokrupp ist die besondere Anatomie der Atemwege im Kleinkindesalter mit der subglottisch engsten Stelle phathogenetisch sicher entscheidend, während beim häufig rezidivierenden spastischen Pseudokrupp (Spasmodic Croup, recurrent Croup, allergischer Krupp) eine Allergie wahrscheinlich eine zentrale Rolle spielt [11]. Seit einigen Jahren wird der mögliche Einfluß der Luftverschmutzung auf die Häufigkeit von Pseudokrupp diskutiert (Verdreifachung der Frequenz im letzten Dezennium), ohne daß dies bisher eindeutig hätte bewiesen werden können [10].

Die Reaktion der Schleimhäute im Bereiche der Luftwege ist weitgehend einheitlich: sie besteht in einer Hyperämie, Schwellung und Hypersekretion. Es kommt zu einer Störung der mukoziliaren Clearance durch Schädigung der Zilien. Neben dem Husten spielen also die mukoziliare Clearance, die Makrophagen-Aktivität und die lokale Immunabwehr (besonders die IgA) eine große Rolle.

Beim banalen Infekt sind Fieber, Husten und vielleicht eine Rachenrötung mit oder ohne Tonsillitis klassische Symptome. Aber es kann sich dabei auch um eine ernsthafte bakterielle Erkrankung handeln, wie zum Beispiel Pneumonie, Meningitis, Angina bei Scharlach oder Diphterie, oder um das Prodromalstadium einer viralen „Kinderkrankheit" wie Masern, Varizellen oder Mumps. Husten ist andererseits das Leitsymptom ernsthafter Atemwegserkrankungen wie Krupp, Epiglottitis, Bronchiolitis, Pneumonie und Asthma. Aber auch ein Fremdkörper oder eine Mukoviszidose können zu Hustenanfällen führen. Die Unterscheidung ist aber bei genügender pädiatrischer Erfahrung mit der Anamnese und dem klinischen Bild ohne weiteres möglich. Wird ein Wahleingriff wegen eines Infektes der Luftwege verschoben, so soll er nicht schon nach wenigen Tagen, sondern frühestens nach Ablauf von 4 bis 5 Wochen wieder angesetzt werden, denn sowohl die erhöhte Irritabilität der Luftwege wie die meßbaren Lungenfunktionsstörungen überdauern die klinische Symptome oft um mehrere Wochen [3, 5]. Bei Patienten nach Bronchiolitis findet man sogar 10 Jahre nach der letzten Episode abnorme pO_2 und Lungenfunktionstest [6]. Eine Untersuchung von Kindern mit unerwarteter Lungendysfunktion während der Anästhesie zeigte, daß bei allen präoperativ asymptomatischen und klinisch unauffälligen Patienten doch innerhalb der letzen 4 Wochen vor der Narkose ein akuter Infekt der Luftwege aufgetreten war [7]. Routinemäßige präoperative Röntgenbilder in symptomlosen pädiatrischen Patienten haben andererseits gezeigt, daß 4,7% einen absolut unerwarteten aber signifikanten radiologischen Befund aufwiesen und daß aufgrund dieser Bilder in 3,8% die Operation gestrichen oder verschoben wurde [8]. Aufgrund dieser Daten scheint es gerechtfertigt zu sein, ein 4wöchiges symptomfreies Intervall sowie bei auffälliger Anamnese oder klinischer Untersuchung eine Röntgenabklärung zu verlangen und dann, aufgrund dieser Befunde, die Operation evtl. zu verschieben. Ob, in Anbetracht der Seltenheit von intraoperativen Zwischenfällen, dieses Procedere für den einzelnen und für die Gesamtheit der Patienten wirklich gerechtfertigt ist, muß allerdings noch bewiesen werden.

Literatur

1. Bulla A, Hitze KL (1978) Acute respiratory infections: a review. Bull WHO 56:481–98
2. Chretien J, Holland W, Macklem P, Murray J, Woolock A (1984) Acute respiratory infections in children – A global public-health problem. N Engl J Med 310:982–984
3. Empey DW, Laitinen LA, Jacobs L, Gold WM, Nadel JA (1976) Mechanisms of bronchial hyperreactivity in normal subjects after upper respiratory tract infection. Am Rev Respir Dis 113:131–139
4. Glezen WP, Denny FW (1973) Epidemiology of acute lower respiratory disease in children. N Engl J Med 288:498–505
5. Hall JH, Douglas RG, Hyde RW, Roth FK, Cross AS, Speers DM (1976) Pulmonary mechanics after uncomplicated influenza A infection. Am Rev Respir Dis 113:141–147
6. Kattan M, Keens CM, Lapierre J-G, Levison H, Bryan AC, Reilly BJ (1977) Pulmonary function abnormalities in symptom-free children after bronchiolitis. Pediatrics 59:683–688
7. McGill WA, Coveler LA, Epstein BS (1979) Subacute upper respiratory infection in small children. Anesth Analg 58:331–333
8. Sane SM, Worsing RA, Wiens CW (1977) Value of preoperative chest x-ray examinations in children. Pediatrics 60:669–672
9. Schopfer K, Germann D, Eggenberger K, Bächler A, Wunderli W (1986) Virale respiratorische Infektionen bei Kindern: neue diagnostische Methode zur Früherfassung. Schweiz Med Wschr 116:502–507
10. Wemmer U, Spelger G, Kirschner Ch (1976) Laryngotracheobronchitis und Luftverschmutzung durch SO_2. Mschr Kinderheilk 124:241–243
11. Zach M, Erben A, Olinsky A (1981) Croup, recurrent croup, allergy, and airways hyperreactivity. Arch Dis Child 56:336–341

Das Kind mit banalem Infekt resp. mit rezidivierendem Pseudokrupp – Anästhesieprobleme

P. Dangel und G. Rintelen

Einleitung

Bei Anästhesisten existiert allgemein die Meinung, daß bei Kindern mit akuten Infektionen, besonders mit solchen der oberen Luftwege, aber auch einfach beim Kind mit Fieber, eine elektive Allgemeinanästhesie besser vermieden werden soll. Zur Begründung dieser Haltung werden neben dem Hinweis auf „klinische Erfahrung" häufig nur anekdotische Überlieferungen vorgebracht. Tatsächlich gibt es wenig klare und allgemein gültige Informationen darüber, bei welcher Infekt-Symptomatologie eine Anästhesie noch oder nicht mehr zulässig ist und welches die zu vermeidenden Gefahren sind; nicht einmal die optimale Rekonvaleszenzdauer ist klar definiert, nach welcher gefahrlos wieder eine Narkose gemacht werden darf.

Die häufigsten Symptome solcher Infekte sind Fieber, Schnupfen, Husten, Störung des Allgemeinbefindens und Inappetenz. Solche Infekte der oberen Luftwege sind im Kleinkindesalter besonders häufig und können beim gleichen Kind mehrmals im Jahr vorkommen. Virusinfekte sind offenbar viel häufiger als bakterielle Infektionen (> 90%). Der Kinderanästhesist ist fast jeden Tag mit solchen „kranken" Patienten konfrontiert.

Für die Anästhesie schafft vor allem die Reaktion der Luftwege auf einen Infekt zusätzliche Probleme. Diese Reaktion besteht uniform in Hyperämie und Schwellung der Schleimhaut, begleitet von Hypersekretion, Husten und einer höheren Neigung zu Laryngospasmus mit oder ohne signifikante Störung des Mukoziliarapparates und der Expektoration [17]. Fieber und Erbrechen sind nicht immer Zeichen einer Infektion: sie kommen präoperativ auch nur schon bei Angst und Erregung, z. B. nach der Trennung von der Mutter, vor und bedeuten deshalb per se nicht unbedingt eine Kontraindikation für die Anästhesie. Vorbestehendes Fieber erhöht auch nicht die Neigung zur „malignen Hyperthermie" [5]. Auch Schnupfen gibt es ohne Infektion, z. B. als Symptom einer Allergie oder als dünnflüssiger Ausfluß beim Weinen. Der Glaube, daß Virusinfektionen unter Allgemeinanästhesie exazerbieren und daß deshalb ein erhöhtes Risiko für intra- und postoperative Probleme bestehe, ist keineswegs belegt. Im Gegenteil gibt es aus der Erfahrung bei Kindern mit chronischem Mittelohrkatarrh sogar Hinweise darauf, daß die Verabreichung von Halothan an Patienten mit unkomplizierten Infekten der oberen Luftwege einen günstigen Effekt auf den Krankheitsverlauf haben kann [18].

Die durch den Infekt hervorgerufenen zusätzlichen Risiken

Bei den Schwierigkeiten, welche beim Kind mit Infekt zusätzlich entstehen können, handelt es sich nicht um besondere, sondern um in der Kinderanästhesie alltägliche Probleme, welche allerdings bei Infekten der Luftwege gehäuft und akzentuiert auftreten.

Der Anästhesist wird bei diesen Patienten vor allem mit folgenden Risiken konfrontiert:

1. *Fieber:* Gesteigerter Sauerstoffbedarf, geringere Hypoxie-Toleranz, Gefahr des weiteren Temperaturanstieges während der Narkose.
2. *Defizite im Wasser- und Elektrolythaushalt:* Hervorgerufen durch Appetitlosigkeit, Zufuhr elektrolytarmer Getränke, Übelkeit und Erbrechen.
   Verschlimmerung im Rahmen der Anästhesie ist möglich, besonders bei zu langer Nüchternzeit.
3. *Atemwegsprobleme:* Vermehrte Sekretion, erhöhte Atelektasen- und Infektneigung, Hyperreagibilität der entzündeten Atemwege, Husten, Apnoe, Laryngo-Bronchospasmus.
   Schleimhautschwellung, dadurch erhöhter Strömungswiderstand und verminderte Conductance der tiefen Luftwege, vor allem beim Säugling, generell aber bei Kindern bis zum Alter von etwa 5 Jahren [10]; Abnahme aller spirometrischer Parameter schon bei klinisch auf die oberen Luftwege lokalisierten Infekten [4].
   Obstruktion der Nasenatmung, besonders gefährlich beim jungen Säugling [7].
   Größere Gefahr der Hypoxie; Abnahme der arteriellen Sauerstoffsättigung beim Husten und Pressen, solange Foramen ovale noch offen [15].
   Bei Atemwegsobstruktion sind höhere Beatmungsdrücke nötig, die Gefahr von Magenblähung und darauffolgender Regurgitation und Aspiration von Mageninhalt („silent aspiration") nimmt zu [2].
   Erhöhte Verletzungsgefahr ausgetrockneter Schleimhäute.
   Postoperative Atemprobleme: Stridor und Einziehungen bei subglottischer Schwellung (sogenannter „Post-Intubations-Croup").
4. *Allgemeines Unwohlsein und Schmerzen:* Kind fühlt sich schlechter.
   Zusätzliche Schmerzen durch Anästhesiemanipulation (Güdeltubus, Absaugen, Intubation).
   Druckzunahme im Mittelohr, vor allem bei Lachgasnarkose.
   Schmerzen im Operationsgebiet werden bei starkem Husten verstärkt.

Angesichts dieser Tatsachen ist deshalb die Feststellung richtig, daß eine Allgemeinanästhesie beim Kind mit Infekt mindestens theoretisch *gefährlich* ist.

Beurteilungsgrundlagen

Bei subjektiv und objektiv kranken Kindern mit ausgeprägten Zeichen eines Infektes und mit bei *wiederholter* Messung hohem Fieber ($>39,0°$), besonders wenn gleichzeitig eitrige Sekretionen bestehen, wird es weder den Eltern noch dem Chirurgen oder dem Anästhesisten schwer fallen, auf eine Operation zu verzichten. Manchmal aber beinhaltet der Aufschub eines geplanten Eingriffes Nachteile für das Kind oder ungerechtfertigte Schwierigkeiten und Unkosten für die Eltern. In solchen Fällen werden dann die Vorteile für Kind und Familie gegen die Höhe des tatsächlichen Risikos abgewogen und die Beurteilung folgt nicht mehr strikt medizinischen Fakten [3].

Patienten, deren Operation wegen eines Infektes verschoben wurde, zeigen beim nächsten Eintritt nicht selten immer noch oder schon wieder Zeichen eines Infektes. Die Unsicherheit darüber, was jetzt am besten zu tun ist, nimmt bei jeder weiteren Hospitalisation zu und schließlich reißt die Geduld der Eltern oder diejenige des Chirurgen und der Eingriff wird trotz Infektsymptomatologie durchgeführt. Wir kennen dies besonders bei Kindern zur Tonsillektomie und bei solchen mit Lippen-, Kiefer- und Gaumenspalten.

Kein Anästhesist wird bei einem Kind mit Zeichen eines floriden Infektes die Allgemeinanästhesie verweigern, wenn es sich um einen dringlichen oder gar um einen lebenswichtigen Eingriff handelt (z. B. zur Wundversorgung, Frakturreposition, bei inkarzerierten Hernien, Hodentorsion, Appendizitis, Invagination) und wenn eine regionale Anästhesietechnik aus chirurgischen Gründen nicht in Frage kommt oder dem Kind nicht zumutbar ist.

Die „Erfahrung" zeigt, daß bei sachgemäßem Vorgehen Kinder mit Infekten die Anästhesie oft erstaunlich gut ertragen. Die Komplikationsgefahr ist offenbar nicht so groß, daß die generelle Ablehnung einer Allgemeinanästhesie für elektive Chirurgie gerechtfertigt wäre. Daraus zieht der Chirurg gelegentlich den etwas voreiligen Schluß, daß eine Narkose beim Kind mit Infekt risikolos sei. Auch daraus ist aber keine Regel zu machen! Vielmehr ist in jedem Einzelfall abzuwägen, ob ein Absetzen des Eingriffes nötig bzw. eine Narkose noch verantwortbar ist. Das gilt auch bei Kindern mit milderen Zeichen eines unkomplizierten Infektes, wenn der Eingriff (z. B. Tonsillektomie, Operation von Lippen- und Gaumenspalten) nicht immer wieder verschoben werden kann.

Wenn man sich aber trotz eines akuten oder chronischen Infektes zur Durchführung des Eingriffes entschließt oder wenn letzterer unaufschiebbar ist, sind Narkosevorbereitung und Führung so zu gestalten, daß die voraussehbaren Risiken klein gehalten und vermeidbare Komplikationen möglichst verhindert werden.

Bei jedem Kind mit Infekt-Symptomatologie muß an das Vorliegen einer ernsthaften bakteriellen Erkrankung, wie z. B. Pneumonie, Meningitis, Angina (Scharlach! Diphtherie!) oder Harnwegsinfektion, und an eine im Prodromalstadium vorliegende virale „Kinderkrankheit" (Masern, Varizellen, Mumps usw.) gedacht und aktiv nach spezifischen Symptomen gesucht werden. Dazu sind genügend eigene pädiatrische Erfahrung oder das Konsilium durch einen Pädiater unerläßlich.

Wird der Eingriff wegen eines (in der Regel virusbedingten) Infektes der oberen Luftwege verschoben, soll er nicht schon nach einigen Tagen, sondern frühestens nach Ablauf von 4–5 Wochen wieder angesetzt werden, denn sowohl die erhöhte Irritabilität der Luftwege wie auch sichtbare radiologische Befunde

(Atelektase, Infiltrat) und meßbare Lungenfunktionsstörungen überdauern die klinischen Symptome der Krankheit oft um mehrere Wochen [6, 9, 14, 18].

Empfehlungen für das Vorgehen bei Kindern mit Infekt-Symptomatologie

Auf Grund des bisher gesagten lassen sich folgende *Empfehlungen zur Narkoseführung beim Kind mit banalem Infekt* formulieren:

Voruntersuchung: Bei jedem Kind wird eine gewissenhafte Erhebung der Anamnese, u.a. auch zum Ausschluß eines Infektes im Verlaufe der letzten 1–2 Monate, und eine sorgfältige physikalische Untersuchung des *vollständig entkleideten Kindes* durchgeführt; letztere ist bekanntlich bei unkooperativen, schreienden und zappelnden Kindern gar nicht leicht auszuführen! Routinemäßige Röntgenbilder oder Laboruntersuchungen in jedem Fall sind nicht indiziert. Vielmehr ist bei jedem Kind neu zu entscheiden, welche Untersuchungen nötig sind. Wenn man aber z.B. eine Thoraxaufnahme als notwendig erachtet, dann muß dem Beurteiler auch ein seitliches Bild vorgelegt werden. Ein pathologischer radiologischer Lungenbefund wird im allgemeinen auf die sofortige Durchführung eines Wahleingriffes in Allgemeinanästhesie verzichten lassen, obschon nicht bei jedem im Röntgenbild sichtbaren Lungenbefund mit respiratorischen Komplikationen zu rechnen ist. Andererseits schließt ein normales Röntgenbild das Auftreten von Komplikationen während der Narkose, z.B. durch vermehrte Sekretion, nicht aus. Diese präoperativen Untersuchungen haben nicht nur Alibi-Funktion zugunsten des Anästhesisten! Sie sind nur sinnvoll, wenn Beurteilung und gemeinsame Besprechung der Resultate, Abklärung eventueller pathologischer Befunde und Einleitung sinnvoller therapeutischer Maßnahmen noch vor Narkosebeginn stattfinden [16].

Vorbereitung: Die Nüchternzeit soll nicht länger als 4 h betragen; wenn ein Flüssigkeits- oder Elektrolytdefizit besteht, ist dieses vor Narkosebeginn zu korrigieren. Fieber kann mit genügender Zufuhr von gekühlter intravenöser Flüssigkeit, mit physikalischen Maßnahmen und/oder mit Hilfe von Antipyretika (cave: Aspirin kann die Thrombozytenfunktion hemmen) gesenkt werden [5]. Bei Fieber und bei Exsikkose ist die vagolytische Prämedikation kontraindiziert [20].

Einleitung: Bei starker Sekretion wird das Kind zur Einleitung der Narkose in Seitenlage gebracht. Alle Manipulation im Rachen und im Larynx sollen möglichst schonend und nicht vor Erreichen eines genügend tiefen Narkosestadiums erfolgen. Die Konzentration des Inhalationsanästhetikums wird langsam gesteigert, um Schleimhautreizung und Abwehrreflexe zu vermeiden. Isofluran wird bei Infekten der Luftwege wegen seiner ausgeprägten schleimhautreizenden Wirkung besser vermieden; es besteht kein Zweifel, daß Halothan gerade in diesen Fällen am besten akzeptiert wird. Hinweise dafür, daß sich die Häufigkeit von Laryngospasmus durch intravenöse Verabreichung von Lidocain verhindern lasse, werden kontrovers beurteilt [13, 19]. Es steht hingegen fest, daß eine vagolytische Prämedikation die Frequenz von Laryngospasmus nicht senken kann.

Wenn es zum *Laryngospasmus* kommt, wird dieser durch kräftiges, Schmerzen verursachendes Anheben der Kieferwinkel (analog dem Esmarch'schen Handgriff) und durch Beatmen mit reinem Sauerstoff unter genügend hohem Inspirationsdruck und mit hohem PEEP bei gleichzeitiger Vertiefung der Narkose behoben. Es ist kaum je nötig, zur Überwindung des Spasmus Muskelrelaxanzien einzusetzen [8]. Der Kinderanästhesist ist gewohnt, mit dieser Komplikation umzugehen, welche gar nicht selten auch beim ganz gesunden Kleinkind auftritt.

Intubation: Die Intubation ist selbstverständlich auch beim Kind mit Infekt der oberen Luftwege möglich und ihre Indikation folgt den gleichen Regeln wie bei jeder Narkose. Man verwendet einen etwas dünneren Tubus, als der Altersnorm entspricht, und bemüht sich, besonders atraumatisch vorzugehen. Wie ganz allgemein bei Kindern im Alter von weniger als 10 Jahren werden ausschließlich *manschettenlose Tuben* benützt. Ob in tiefer Inhalationsnarkose oder mit Hilfe von Muskelrelaxanzien intubiert wird, entscheidet die Ausbildung und Erfahrung des betreffenden Anästhesisten. Maskennarkosen sind nur bei sicher ganz kurz dauernden Eingriffen zulässig.

Unterhalt: Halothan ist das am wenigsten irritierende Inhalationsanästhetikum und wirkt spasmolytisch auf die Bronchialmuskulatur.

Die Narkosegase sollen feucht gehalten werden, was am wirksamsten und auch am einfachsten mit dem halbgeschlossenen, für Kinder adaptierten Kreissystem [1] erreicht wird. Jede unnötige Stimulation der Atemwege ist zu vermeiden.

Flüssigkeitstherapie: Kinder mit Infekten sind nicht selten exsikkotisch, deshalb ist für ausreichende Hydrierung zu sorgen. Die Indikation zur i.v.-Flüssigkeitszufuhr soll großzügig gestellt werden. Die Infusion wird auch für die unmittelbar postoperative Phase belassen, bis das Kind gut trinkt.

Überwachung und Monitoring: Es gelten die für jede Narkose gültigen Regeln. Bei jeder Kindernarkose werden Herzaktion und Atemgeräusch mit dem präkordialen Stethoskop überwacht. Die Blutdruckmessung und heute auch der Einsatz eines Pulsoxymeters gehören zum Routinemonitoring bei jedem Kind. Eine Überwachung nur mit EKG ist auch bei kurzen Narkosen unzulässig! Auch bei kurzen Eingriffen soll die Körpertemperatur kontinuierlich gemessen werden.

Wenn während der Narkose einmal *respiratorische Komplikationen* auftreten, darf mit der Durchführung einer *arteriellen* Blutgasanalyse und einer Thoraxaufnahme nicht gezögert werden. Die Einleitung der notwendigen Therapie und die Überprüfung deren Wirksamkeit hat noch vor Narkoseende und Extubation zu erfolgen. Stellt sich unerwartet eine starke Bronchialsekretion ein, soll Sekret zur bakteriellen Untersuchung abgenommen werden, solange das Kind noch intubiert ist.

Bei der *Ausleitung* ist noch einmal mit den gleichen Schwierigkeiten wie bei der Narkoseeinleitung, mit vermehrter Neigung zu Husten, Apnoe, Hypersekretion und Laryngospasmus, zu rechnen und es besteht Aspirationsgefahr. Jede unnötige Reizung der Atemwege ist zu vermeiden, sobald die Narkosetiefe zu oberflächlich geworden ist. Das Absaugen der Atemwege, wenn überhaupt nötig, und auch die Extubation sollen am noch schlafenden Kind vor dem Erscheinen der zum Spasmus führenden Reflexe erfolgen. Ganz allgemein ist eine möglichst sanfte Rückkehr zum Wachzustand anzustreben.

Postoperative Überwachung: Säuglinge im Alter von weniger als 3–5 Monaten sind noch obligatorische Nasenatmer und können bei durch Sekret und Schleimhautschwellung verlegten Nasengängen in gefährliche Atemnot kommen [7]. Der Erhaltung freier oberer Atemwege ist besondere Aufmerksamkeit zu schenken. Eine wichtige Voraussetzung dazu ist genügende Hydrierung. Bei Bedarf sind abschwellende Mittel in geeigneter Dosierung anzuwenden. Meistens genügt es, in stündlichen Abständen 0,9% Kochsalzlösung einzuträufeln. Solche Kinder sind unbedingt durch pädiatrisch geschultes Personal zu überwachen! Sedativa und Analgetika sind mit Zurückhaltung einzusetzen, denn sie können neben der gewünschten Wirkung das Offenhalten der oberen Luftwege und die Expektoration kompromittieren und die neurologische Beurteilung des Patienten erschweren. In geeigneten Fällen kann zur postoperativen Analgesie und zur Ermöglichung von schmerzfreiem Husten schon während der Narkose eine Regionalanästhesie (beispielsweise eine Sakralanästhesie) angelegt werden, was gut auch bei ambulanten Patienten möglich ist.

Immer wird möglichst frühzeitig wieder mit oraler Flüssigkeitszufuhr begonnen, denn (Klein-)Kinder leiden besonders stark unter dem Ernährungsverbot. Wir sehen immer wieder, daß das Gestatten von oraler Flüssigkeitszufuhr eine bessere sedierende und analgetische Wirkung besitzt als entsprechende Pharmaka.

Kinder mit rezividierendem Pseudokrupp lassen den zu wenig erfahrenen Anästhesisten immer wieder bei der Indikationsstellung zur Intubation zögern. Dabei ist der „Post-Intubations-Krupp" selten, auch bei Kindern, welche regelmäßig zu Krupp-Anfällen neigen, schonende Intubation und richtige Tubuswahl vorausgesetzt [12]. Dies gilt besonders für Kinder im Alter von weniger als 1 Jahr. In unserem eigenen Patientengut (>4000 Anästhesien pro Jahr) haben wir ernsthafte Komplikationen seit Jahren nicht mehr gesehen, nie mußte ein Kind reintubiert oder gar tracheotomiert werden. Bei Kindern mit rezidivierendem Krupp ist die vagolytische Prämedikation absolut kontraindiziert, da ausgetrocknete Schleimhaut besonders leicht verletzt wird. Die Laryngoskopie hat möglichst atraumatisch und immer erst nach Erreichen einer genügenden Narkosetiefe, resp. unter Muskelrelaxation, zu erfolgen. Husten und Pressen, aber auch alle unsanften Bewegungen des Kopfes oder des Tubus, sind strikt zu vermeiden. Der Tubusdurchmesser wird 1–2 Größen kleiner als dem Alter entsprechend gewählt. Niemals darf ein dichter Tubussitz in Kauf genommen oder gar angestrebt werden: wenn bei einem Beatmungsdruck von 20 cm H_2O nicht hörbar Luft neben dem Tubus austritt, ist unverzüglich auf einen dünneren Tubus zu wechseln. Der sogenannte Post-Intubations-Krupp tritt, wenn überhaupt, innerhalb von 30 min nach der Extubation auf, nie später als nach 2 h. Auch ambulant behandelte Kinder, welche anamnestisch an rezidivierendem Pseudokrupp gelitten haben, können deshalb 2 h nach der Extubation entlassen werden [11].

Zusammenfassung

Zusammenfassend kann festgestellt werden, daß die Gefährdung durch eine Narkose bei Vorliegen eines interkurrenten Infektes theoretisch zwar erhöht ist. Besonders wenn das Kind sich präoperativ krank fühlt, wird man ihm mit der Durchführung eines nicht dringenden Eingriffes mindestens zusätzliches Ungemach und Schmerzen zufügen. Wer aber aus diesen Tatsachen eine starre Regel macht und eine Narkose bei jedem Kind mit Zeichen eines Infektes ablehnt, kann andere Probleme für den Patienten und seine Familie schaffen. Er wird sich zudem nicht selten gezwungen sehen, ein mehrmals zurückgestelltes Kind schließlich trotz des immer noch bestehenden oder schon wieder rezidivierenden Infektes zu behandeln. Es gibt also keine starren Regeln.

Entschließt man sich trotz der Infektsymptomatologie zum Eingriff, müssen Vorbehandlung, Wahl des Anästhesieverfahrens, Durchführung der Narkose und postoperative Maßnahmen unter Berücksichtigung aller durch den Infekt zusätzlich gegebenen Gesichtspunkte so optimal als möglich erfolgen. Die Erfahrung zeigt, daß bei diesem Vorgehen eine solche Narkose und die postoperative Phase in den allermeisten Fällen ohne gefährliche Komplikationen verlaufen. Dies gilt auch für das Kind mit Pseudokrupp-Anamnese. Der Anästhesist muß deshalb beim Vorliegen eines banalen Infektes nicht stur jede Allgemeinanästhesie ablehnen, er darf aber auch nicht fahrlässig an den objektiven Risiken vorbeisehen. Er soll zusammen mit dem Pädiater und den Kollegen der operativen Fächer bei der Beurteilung sowohl der somatischen wie auch der psychologischen Seite des Falles teilnehmen und dabei neben der fachlichen Argumentation auch die für jede vernünftige Entschlußfindung notwendige Portion gesunden Menschenverstandes in die Waagschale legen.

Literatur

1. Altemeyer KH (1985) Narkose- und Überwachungssysteme für die Kinderanästhesie. Springer, Berlin Heidelberg New York Tokyo (Anästhesiologie und Intensivmedizin, Bd 170)
2. Berry FA (1986) The child with the runny nose. In: Berry FA (ed) Anesthetic management of difficult and routine pediatric patients. Churchill Livingstone, New York, p 349
3. Brown TCK, Fisk GG (1979) Anaesthesia for children. Blackwell Scientific Publications, London, p 104
4. Collier AM, Pimmel RL, Hasselblad V, Clyde WA, Knelson JH, Brooks JG (1978) Spirometric changes in normal children with upper respiratory infections. Am Rev Resp Dis 117:47–53
5. Cote CJ, Todres ID (1986) The Preoperative evaluation of pediatric patients. In: Ryan JF, Todres ID, Cote CJ, Goudsouzian NG (eds) A practice of anesthesia for infants and children. Grune & Stratton Inc, Orlando, p 29
6. Empey DW, Laitinen LA, Jacobs L, Gold WM, Nadel JA (1976) Mechanisms of bronchial hyperreactivity in normal subjects after upper respirtory tract infection. Am Rev Resp Dis 113:131–139
7. Goudsouzian NG (1987) Anatomy and physiology in relation to pediatric anesthesia. In: Katz J, Steward DJ (eds) Anesthesia and uncommon pediatric diseases. Saunders, Philadelphia, p 4
8. Gregory GA (1983) Induction of anesthesia. In: Gregory GA (ed) Pediatric anesthesia, vol 1. Churchill Livingstone, New York, p 448

9. Hall WJ, Douglas RG, Hyde RW, Roth FK, Cross AS, Speers DM (1976) Pulmonary mechanics after uncomplicated influenza-A infection. Am Rev Resp Dis 113:141–147
10. Hogg JC, Williams J, Richardson JB, Macklem PT, Thurlbeck WM, Path MC (1970) Age as a factor in the distribution of lower-airway conductance and in the pathologic anatomy of obstuctive lunge disease. N Engl J Med 282:1283–1287
11. Johnson GG (1983) Day care surgery for infants and children. Can Anaesth Soc J 30:553–557
12. Koka BV, Jeon IS, Andre JM, MacKay I, Smith RM (1977) Postintubation group in children. Anesth Analg 56:501–505
13. Leicht P, Wisborg T, Chraemmer, Jorgenson B (1985) Does intravenous lidocain prevent laryngospasmus after extubation in children? Anesth Analg 64:1193–1196
14. McGill WA, Coveler LA, Epstein BS (1979) Subacute upper respiratory infection in small children. Anesth Analg 58:331–333
15. Moorthy SS (1987) Transient hypoxemia from a transient right-to-left shunt in a child during emergence from anesthesia. Anesthesiology 66:234–235
16. Sane SM, Worsing RA, Wiens CW, Sharma RK (1977) Value of preoperative chest X-ray examinations in children. Pediatrics 60:669–671
17. Stephan U (1985) Akute Atemwegserkrankungen der Kinder. Medwelt 36:1157–1159
18. Tait AR, Ketcham MPH, Klein MJ, Knight PR (1983) Perioperative respiratory complications in patients with upper respiratory tract infections. Anesthesiology 59:A433
19. Yukioka H, Yoshimoto N, Nishimura K, Fudjimori M (1985) Intravenous lidocain as a suppressant of coughing during tracheal intubation. Anesth Analg 64:1189–1192
20. Zideman DA, Steward DJ (1987) Infectious disease. In: Katz J, Steward DJ (eds) Anesthesia and uncommon pediatric diseases. Saunders Co, Philadelphia, p 34

Das Kind mit angeborenem (operiertem oder nicht operiertem) Herzvitium – Eine Übersicht

H. Singer

Häufigkeit und Verlauf angeborener Herzfehler

Fast 1% aller Neugeborenen hat einen angeborenen Herzfehler, wobei der morphologische und hämodynamische Schweregrad unterschiedliche Verlaufsrichtungen bewirkt. Bei etwa 30% der betroffenen Kinder ist die Angiokardiopathie hämodynamisch bedeutungslos; zumindest im Kindes- und Jugendalter ist keine Verschlechterung zu erwarten, so daß sich eine Korrekturoperation erübrigt. Die körperliche Leistungsfähigkeit und Lebenserwartung sind kaum oder nicht beeinträchtigt. Den günstigsten Verlauf in dieser Patientengruppe erfahren Säuglinge mit Ventrikelseptumdefekt, bei denen es in bis zu 50% zum Spontanverschluß des Defektes kommen kann. Bei etwa 50–60% aller Neugeborenen mit angeborenem Herzfehler ist die Hämodynamik erheblich belastet, so daß sich im weiteren Verlauf Symptome einstellen können. Eine progrediente Zunahme der ungünstigen Folgen des Herzfehlers auf das Herz- und Gefäßsystem ist zu erwarten. Die Lebenserwartung ist eingeschränkt. Hier ist die Korrekturoperation notwendig, der Termin kann allerdings in gewissen Grenzen gewählt werden. Die verbleibenden 10–20% der Neugeborenen mit angeborenem Herzfehler entwickeln schon in den ersten Lebenswochen und -monaten eine kardiale Notfallsituation und bedürfen der sofortigen operativen Therapie. Ursache für die oft schlagartig einsetzende lebensbedrohliche Situation ist meistens der plötzliche Verschluß der fetalen Kurzschlußverbindungen wie Ductus arteriosus, Foramen ovale und sehr selten des Ductus venosus. Dem Verschluß oder der Verkleinerung des Foramen ovale wird schon während der Herzkatheteruntersuchung mit der Ballonatrioseptostomie nach Rashkind begegnet. Ein sich verschließender Ductus arteriosus wird medikamentös durch die intravenöse Gabe von Prostaglandin E_1 (Minprog-Päd. als DTI: 0,05 µg/kg KG/min) wiedereröffnet bzw. weitgestellt. Diese Notfallsituationen manifestieren sich entweder in einer schweren Zyanose oder in den Zeichen der globalen Herzinsuffizienz oder in einer Kombination aus beiden.

Sowohl für den akuten kardialen Notfall als auch für die sich langsamer entwickelnden Folgen des angeborenen Herzfehlers stellt die Hypoxie zentrales Ereignis und gleichzeitig Abschluß dar. Sie wird im wesentlichen auf 2 Wegen erreicht: Beim primär zyanotischen Herzfehler führt die Hypoxämie aufgrund des mehr oder wenigen großen Anteils venösen Blutes im arteriellen Gefäßsystem zur Hypoxie und damit zur Schädigung des Herzmuskels und anderer Organsysteme. Das gleiche gilt für jene Herzfehler mit erhöhter Lungendurchblutung

und pulmonalem Hochdruck, die über eine Eisenmenger-Reaktion (=zuneh-
mende obstruktive Erkrankung der kleinen und kleinsten Lungenarterien mit
progredientem Anstieg des Lungengefäßwiderstandes) eine Shuntumkehr erfahren. Bei den nicht zyanotischen, hämodynamisch bedeutsamen angeborenen
Herzfehlern stehen primär die Druck- und Volumenbelastung des Herzens mit
nachfolgender Hypertrophie und Dilatation des Myokards im Vordergrund.
Über die Herzinsuffizienz mit ungenügendem Herzzeitvolumen entwickelt sich
eine erhebliche Hypoxie. Diese Folgen von hämodynamisch sehr wirksamen
Herzfehlern werden natürlich nicht nur vom hämodynamischen und morphologischen Schweregrad, sondern ganz wesentlich vom Zeitfaktor entscheidend beeinflußt. Eine möglichst frühzeitige und erfolgreiche Korrekturoperation kann
viele der ungünstigen Auswirkungen auf Herz-Kreislaufsystem und andere Organe verhindern. Eine Vorstellung von der Belastung des Gefäßsystemes bei einer schweren Aortenisthmusstenose gibt die angiokardiographische Darstellung
(Abb. 1). Die Dilatation der Gefäße, die Gefäßknäuel mit siphonartiger Schlän-
gelung lassen für die Gefäßwände, die sämtlich unter hohem Druck stehen, er-

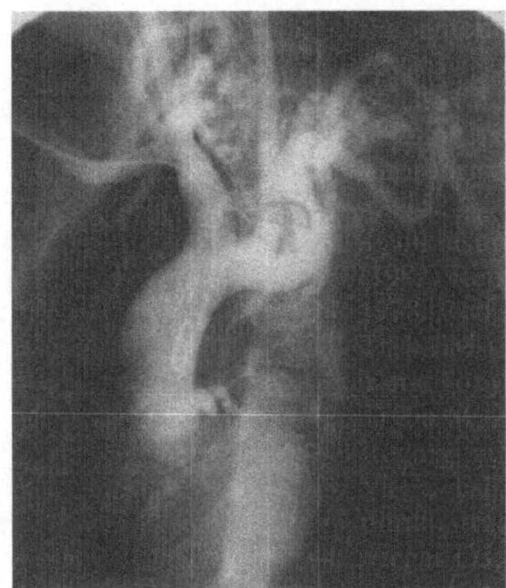

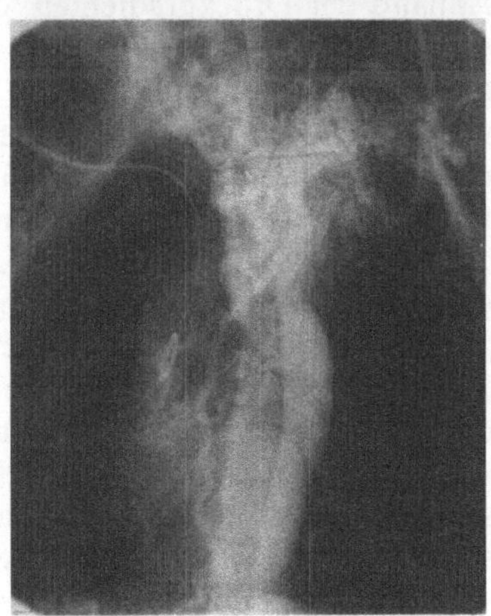

Abb. 1. Angiokardiographie: Isolierte Aortenisthmusstenose mit stark ausgeprägtem Kollateralkreis-
lauf. *Oben:* Frühphase der Kontrastmittelinjektion;
Unten: Spätphase mit Füllung der Aorta descendens über Kollateralarterien

hebliche Schädigungen erwarten. Aneurysmen der Hirngefäße können rupturieren und zu tödlichen Hirnblutungen führen.

Anästhesiologisches Krankengut

Die Möglichkeiten und Erfolge der operativen Behandlung solcher Herzfehler haben zu einer ganz entscheidenden Änderung in der Zusammensetzung des Krankengutes geführt, mit dem sich der allgemein-klinisch tätige Anästhesist beschäftigt. Ein beträchtlicher Teil der Kinder hat Herzfehler ohne hämodynamische Bedeutung oder aber die Fehlbildung ist bereits mit sehr gutem bzw. gutem Ergebnis korrigiert worden. Patienten, bei denen nur ein befriedigendes oder gar schlechtes Operationsergebnis erreicht werden konnte, müssen hinsichtlich ihres Narkoserisikos denjenigen Patienten zugerechnet werden, die noch auf die Korrektur ihres Herzfehlers warten. Auch Kinder nach Palliativoperationen haben eine erheblich belastete, bei der Narkose zu berücksichtigende Störung der Hämodynamik. Für die Durchführung einer Narkose grenzwertig ist die Situation bei Kindern und vor allem bei Jugendlichen bzw. jungen Erwachsenen, bei denen der angeborene Herzfehler nicht korrigiert werden konnte, nicht selten aufgrund einer weit fortgeschrittenen Pulmonalsklerose. Praktisch alle diese Patienten weisen eine erhebliche Zyanose mit kompensatorischer Polyglobulie (Hb-Werte bis 25 g/dl, Hämatokrit-Werte über 75% n. W.) und eine Hypoxämie mit Werten für den arteriellen Sauerstoffpartialdruck bis zu 35 mm Hg und für die arterielle Sauerstoffsättigung bis zu 60 Sättigungsprozent auf. Die Blutgerinnung ist häufig erheblich gestört. Für unsere Fragestellung, wie sich ein angeborener Herzfehler auf die Narkoseleitung auswirkt, ist allerdings eine noch differenziertere Betrachtung notwendig.

Hämodynamischer Schweregrad angeborener Herzfehler

Anhand der Druckgradienten, des Shuntverhältnisses und des Lungengefäßwiderstandes ist in Tabelle 1 eine orientierende Klassifizierung dreier Schweregradkategorien aufgeführt. Die häufigsten Herzfehler sind einzeln dargestellt, während die oft außerordentlich komplexen Herzfehler in der Gruppe der zyanotischen Vitien zusammengefaßt sind. Dabei wird diese Gruppe nach dem Lungendurchfluß und dem Lungengefäßwiderstand nochmals unterteilt. So ist etwa die Fallot-Tetralogie in die 1. Gruppe (Lungendurchfluß vermindert, Lungengefäßwiderstand normal oder erniedrigt) einzuordnen. Die Transposition der großen Arterien zählt als Vertreter eines zyanotischen Herzfehlers mit vermehrter Lungendurchblutung, während in der 3. Gruppe mit vermindertem Lungendurchfluß und stark angehobenem Lungengefäßwiderstand alle Patienten mit Eisenmenger-Reaktion einzuordnen sind. Ihre Hämodynamik ist immer als besonders schwer gestört zu betrachten. Die Vermeidung unerwünschter und oft sogar gefährlicher Narkosenebenwirkungen ist um so notwendiger, je schwerwiegender die hämodynamische Störung beurteilt werden muß.

Tabelle 1. Anästhesie bei angeborenen Herzfehlern (AHF)

Hämodynam. Schweregrad	Bedeutungslos bis gering	Mäßig gradig	Schwer
AHF			
Aortenstenose	$\Delta P \leqslant 30$ (–50)	$50 \to 80$	$\Delta P \geqslant 80$ mm Hg
Aortenisthmusstenose	$\Delta P \leqslant 20$	$20 \to 50$	$\Delta P \geqslant 50$ mm Hg
Pulmonalstenose	$\Delta P \leqslant 50$	$50 \to 80$	$\Delta P \geqslant 80$ mm Hg
ASD	Qp:Qs $< 1,5:1$	$1,5 \to 2:1$	Qp:Qs $> 2:1$, m̅ PA (↑)
VSD, PDA	Qp:Qs $< 1,5:1$	$1,5 \to 2:1$, m̅ PA (↑)	Qp:Qs $> 2:1$, m PA ↑
			Qp:Qs ↓→, Rp ↑
			Qp:Qs < 1, Rp ↑↑ ($>$ Rs)
cAVC	–	–	wie VSD
Zyanotische AHF			
– Qp ↓ Rp (↓)	–	pO$_2$ > 35, SO$_2$ > 75	pO$_2$ < 35, SO$_2$ < 75
– Qp ↑ Rp (n→(↑))	–	Qp:Qs $< 2:1$	Qp:Qs $\gg 2:1$
Qp ↓ Rp ↑↑	–	–	Qp $<$ Qs, Rp $>$ Rs
Klinik	Herzgeräusch, O	O → Belastbarkeit	Ruhesymptome → HI, Zyanose
EKG	O	O → diskrete Belastungszeichen	pathologisch
Rö-Thorax	O	O → geringe Veränderungen	pathologisch
Echo	O	→ Dg. + Veränderungen	pathologisch
Blutgasanalyse	O	O → pathologisch	pathologisch

ΔP = Druckgradienten; ASD = Vorhofseptumdefekt; VSD = Ventrikelseptumdefekt; PDA = Ductus arteriosus Botalli; $cAVC$ = kompletter Atrioventrikularkanal; $Qp(s)$, $Rp(s)$ = pulmonaler (systemischer) Durchfluß und Widerstand; HI = Herzinsuffizienz; SO_2 = arterielle Sauerstoffsättigung; pO_2 = arterieller Sauerstoffpartialdruck

Die 2 wichtigsten Palliativeingriffe – nämlich der aortopulmonale Shunt zur Verbesserung einer kritisch verminderten Lungendurchblutung und die Bandelierung der Pulmonalarterie bei Lungenüberflutung – verbessern zwar die Hämodynamik entscheidend und ermöglichen oft erst ein Überleben des Kindes über das Säuglingsalter hinaus (Abb. 2). Gleichzeitig belasten sie jedoch das Herz. Der Shunt über eine Volumenbelastung, vor allem des linken Ventrikels und das Pulmonalisbändchen über eine Druckbelastung des rechten Ventrikels. Eine entsprechende Berücksichtigung dieser Zustände bei der Narkose ist notwendig.

Postoperativer Zustand

Auch nach der erfolgreichen operativen Korrektur eines angeborenen Herzfehlers weicht der Zustand mehr oder weniger stark von dem eines gesunden Herzens ab. Schon die mechanische Traumatisierung des operierten Herzens durch Kardiotomie, Muskelresektion, Naht, Einbringung von Plastikflicken, Klappen oder ganzer klappentragender Konduits verhindert, daß man ein solcherart behandeltes Herz als gesund ansehen kann. Unterbrechungen in der Koronarzirkulation verstärken den negativen Effekt des Myokardtraumas. Der postoperative Zustand wird zunächst bestimmt vom Schweregrad des Herzfehlers und wie lange seine Folgen auf Myokard, Gefäße und andere Organsysteme eingewirkt haben. Entscheidend ist dann natürlich, inwieweit es gelungen ist, ein morphologisch und hämodynamisch ideales Operationsergebnis zu erzielen. Vielfach wird das durch bestehenbleibende Residuen, hinzutretende Operationsfolgen oder gar Komplikationen der Operation verhindert. Bei den Residuen handelt es sich um irreversible Lungengefäßveränderungen, bestehenbleibende Rest-Druckgradienten, Restdefekte, eine persistierende Kardiomegalie sowie die bleibende Anfälligkeit gegenüber einer Endokarditis, um die wichtigsten zu nennen. Bei den Operationsfolgen führt die Operation zu traumatisch verursachten Reizleitungsstörungen, Klappeninsuffizienzen und Myokardnarben. Noch nach Jahren können sich erneute Stenosen (z.B. Recoarctationen) oder Klappeninsuffizienzen entwickeln. Die für die Zukunft beunruhigendste Frage ist der Einfluß der Myokardischämie auf den natürlichen Verlauf nach zunächst erfolgreicher Korrek-

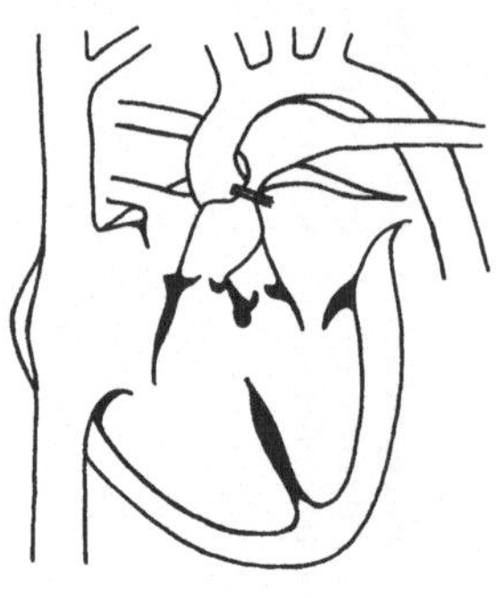
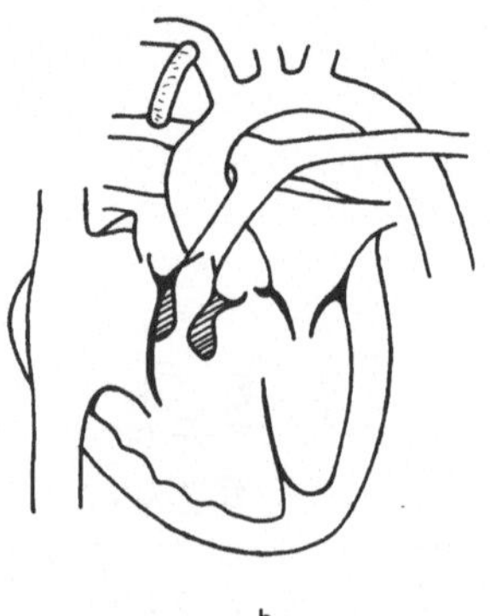

Abb. 2a, b. Häufige Palliativoperationen: a Pulmonalis-Bandelierung zur Drosselung der Lungendurchblutung bei großem Ventrikelseptumdefekt. b Modifizierter (Goretex-) Blalock-Taussig-Shunt zur Verbesserung der Lungendurchblutung bei Fallot-Tetralogie

a   b

turoperation. Die präoperative Ischämie aufgrund der Ventrikelüberlastung bzw. aufgrund der Hypoxämie wirkt mit der intraoperativen Ischämie während der extrakorporalen Zirkulation zusammen und beeinträchtigt die Herzfunktion. Bis zu welchem Ausmaß die einmal gesetzten, meist fibrotischen Veränderungen progredient sein werden, muß heute noch abgewartet werden. Auch sich oft Jahre nach der Operation entwickelnde und in ihrem Schweregrad zunehmende Herzrhythmusstörungen beeinträchtigen das Operationsergebnis.

Somit erfordert auch das Ergebnis der Korrekturoperation eine Klassifizierung für den Anästhesisten (Tabelle 2). Sehr gute und gute Operationsergebnisse erfordern keine, das befriedigende und besonders das schlechte Operationsergebnis erfordern besondere Vorsichtsmaßnahmen bei der Narkoseleitung. Die hier vorgelegte Tabelle berücksichtigt nur die Hämodynamik und muß den Ischämiefaktor außer acht lassen, da er augenblicklich nicht quantifizierbar ist. Eine allerdings gute und rasche Möglichkeit zur Beurteilung zumindest der links-ventrikulären Funktion bietet die Bestimmung der Verkürzungsfraktion des linken Ventrikels mittels M-mode-Echokardiographie. Auch eine einfache Rö.-Thoraxaufnahme gibt einen guten Einblick in die Hämodynamik eines bekannten angeborenen Herzfehlers. So findet sich nach der Korrekturoperation einer Fallot-Tetralogie idealerweise nur eine geringe oder mäßige Kardiomegalie, während eine hochgradige Pulmonalinsuffizienz zu einer ganz erheblichen Vergrößerung des rechten Herzens und damit des Herzschattens führt (Abb. 3).

Anästhesiologische Konsequenzen

Nach diesem Überblick über die angeborenen Herzfehler und ihre Folgen ist zu fragen, was der Anästhesist nun bei den häufigsten operierten und auch nicht operierten angeborenen Herzfehlern vermeiden soll. Hämodynamisch wirksame Aortenstenosen können zur kritischen Myokardischämie führen: bei negativer Inotropie, bei starken Herzfrequenzschwankungen, beim Absinken des systemischen Widerstandes, bei Verlust des Sinusrhythmus und auch bei Volumenmangel. Letzteres betrifft in noch vermehrtem Maße Patienten mit Eisenmenger-Physiologie, die durch Volumenmangel und jede zusätzliche, auch nur kurzfristige Hypoxie gefährdet sind. Für Patienten mit noch bestehender oder ungenügend korrigierter Aortenisthmusstenose kann jede Blutdrucksteigerung eine Gefahr sowohl hinsichtlich einer Aneurysmaruptur als auch für ein akutes Linksherzversagen bedeuten. Die negative Inotropie gilt es bei Herzfehlern mit erheblicher Volumenbelastung ebenso zu vermeiden wie eine zu ausgiebige und vor allem zu rasche Volumengabe. Dies gilt für Patienten mit großem Vorhof- und Ventrikelseptumdefekt, aber auch für palliativ operierte Patienten mit gut funktionierendem aortopulmonalem Shunt, der eine erhebliche Volumenbelastung des linken Ventrikels verursacht.

Die Fallot-Tetralogie mit Ventrikelseptumdefekt sowie infundibulärer und valvulärer Pulmonalstenose stellt ein besonderes Narkoseproblem dar (Abb. 4).

Eine rasche Zunahme der Inotropie verstärkt die anatomische Infundibulumstenose bis zu einem regelrechten Infundibulumspasmus und führt zu einer kritischen Minderperfusion der Lunge mit Zunahme des Rechts-Links-Shunts, Ab-

Tabelle 2. Richtwerte für die hämodynamische Beurteilung des Operationserfolges bei angeborenen Herzfehlern

Bewertung AHF	Sehr gut – gut	Befriedigend	Schlecht
Aortenstenose	$\Delta P \leqslant 30$ mm Hg	$\Delta P = 31–50$ mm Hg ± geringe Aorteninsuffizienz	$\Delta P > 50$ mm Hg ± erhebliche Aorteninsuffizienz
Aortenisthmusstenose	$\Delta P \leqslant 20$ mm Hg RR normal (($\uparrow$))	$\Delta P > 20$ mm Hg RR $\uparrow$	$\Delta P > 30$ mm Hg RR $\uparrow\uparrow$
Pulmonalstenose	$\Delta P \leqslant 20$ mm Hg (± Pulmonalinsuffizienz)	$\Delta P = 21–50$ mm Hg ± Pulmonalinsuffizienz	$\Delta P > 50$ mm Hg ± Pulmonalinsuffizienz
ASD	Qp:Qs = 1:1 (<1,5:1)	Qp:Qs = 2:1	Qp:Qs > 2:1
VSD	Qp:Qs = 1:1 (<1,5:1) m̄ PA, Rp normal	Qp:Qs = 2:1 m̄ PA, Rp normal	Qp:Qs > 2:1 m̄ PA $\uparrow$, Rp $\uparrow\rightarrow$ Rp $\uparrow\uparrow$
cAVC	Qp:Qs = 1:1 (<1,5:1)	Qp:Qs = 2:1 ± geringe Mitralinsuffizienz	Qp:Qs > 2:1 ± Mitralinsuffizienz, ± Mitralstenose
PDA	–	–	mPA $\uparrow$, Rp $\uparrow\rightarrow$ Rp $\uparrow\uparrow$
FALLOT-Tetralogie	Qp:Qs = 1:1 (<1,5:1) $\Delta P \leqslant 20$ mm Hg ± geringe Pulmonalinsuffizienz	Qp:Qs = 1,5–2:1 $\Delta P = 21–50$ mm Hg ± mäßige Pulmonalinsuffizienz	Qp:Qs > 2:1 (<1:1) $\Delta P > 50$ mm Hg ± Pulmonalinsuffizienz, Trikuspidalinsuffizienz, Aorteninsuffizienz

Abk. wie Tabelle 1. *mPA* = pulmonal-arterieller Mitteldruck

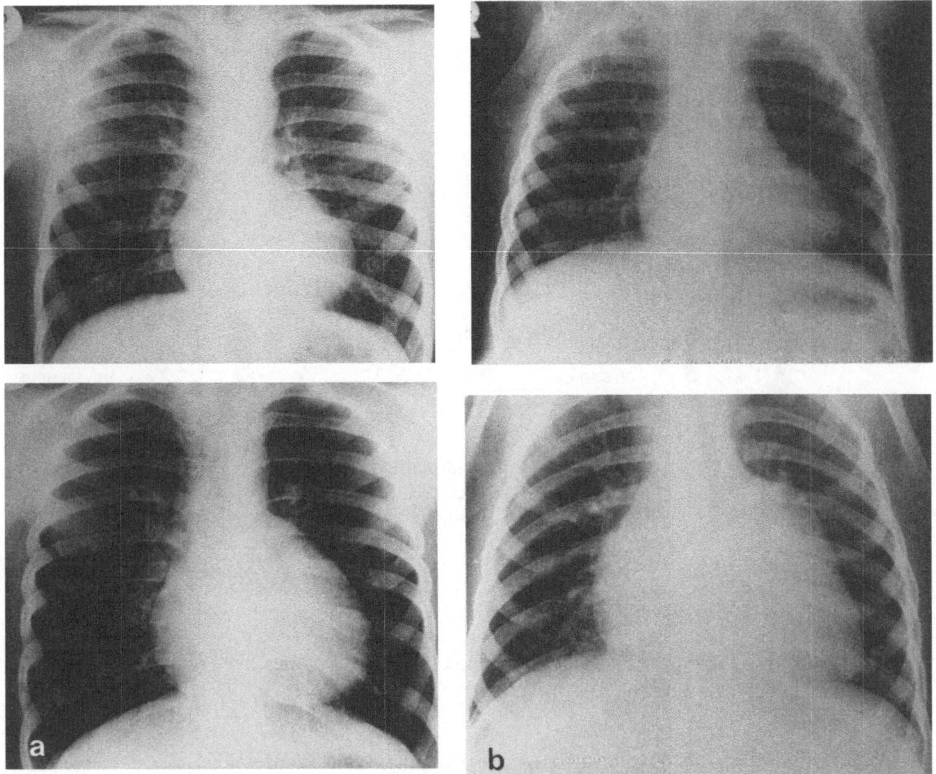

Abb. 3a, b. Prä- (oben) und postoperative (unten) Röntgen-Thoraxaufnahmen zweier Kinder mit Fallot-Tetralogie. **a** Geringe Pulmonalinsuffizienz. **b** Erhebliche Pulmonalinsuffizienz mit Kardiomegalie

nahme der O_2-Sättigung und des O_2-Partialdruckes sowie zur metabolischen Azidose. Lebensrettend ist hier die sofortige Gabe eines Betarezeptorenblockers wie z. B. Propranolol (Dociton i. v.: 0,05–0,1 mg/kg KG). Der bei solchen Kindern unbedingt notwendige Pulsoximeter zeigt über die rasche Zunahme der Sauerstoffsättigung im großen Kreislauf die Aufhebung des Infundibulumspasmus an. In der Phase der Hyperventilation kann Morphin in einer Dosierung von 0,1 mg/kg KG hilfreich sein. Die gleichzeitige Korrektur der mehr oder minder schweren metabolischen Azidose ist selbstverständlich.

Besondere Narkoseprobleme

Eine dazu gegensätzliche Situation besteht dann, wenn ein herzinsuffizientes Kind notfallmäßig anästhesiert und operiert werden muß bzw. wenn sich im Verlauf der Operation eine *Herzinsuffizienz* entwickelt (Tabelle 3). Fest etabliert hat sich hierbei auch in der Pädiatrie die Gabe von sog. Inodilatoren wie Dopamin, meist in Kombination mit Dobutrex, und die Beeinflussung des Gefäßwi-

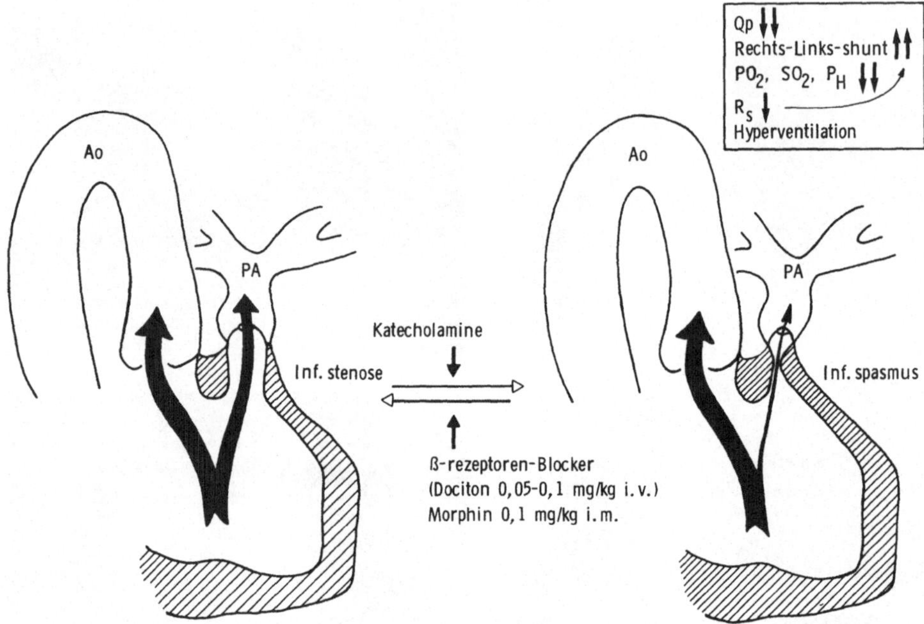

Abb. 4. Pathophysiologie und Therapie des hypoxämischen Anfalles bei Fallot-Tetralogie

Tabelle 3. Behandlung der Herzinsuffizienz im Säuglings- und Kindesalter

1. Diuretika:	Lasix 0,5–1 mg/kg ED, DTI bis 6 mg/kg/Tag
	Hydromedin 1 mg/kg ED
	Mannit 0,5 mg/kg ED
	Aldactone 2–5 mg/kg/Tag
2. Vasodilatation:	Perlinganit 0,1–1 µg/kg/min
	NPN 5 µg/kg/min
	Bei pulmonalen Hochdruck (Cave RR, nicht bei fixiertem pulmonalen Hochdruck): Priscol 0,5–1 mg/kg/h
3. Katecholamine:	Dobutrex 5–10 µg/kg/min
	Dopamin 1,5–3 µg/kg/min
4. Digitalis:	Digoxin (z. B. Lanitop, Novodigal) 1 mg/m² KOF (Sättigungsdosis)
5. Amrinone:	Wincoram 5–10 µg/kg/min

derstandes mittels Vasodilatoren. Die Abnahme der Atemarbeit durch Relaxation und Ventilation und die oft erhebliche Verbesserung der Oxygenisierung durch die O₂-Zufuhr sind schon von vorne herein außerordentlich wirksame Maßnahmen, um einer vorhandenen oder drohenden Herzinsuffizienz entgegenzuwirken.

Kompliziert werden kann die Narkoseleitung bei Kindern mit angeborenen Herzfehlern auch durch plötzlich auftretende *Herzrhythmusstörungen.* Einige Kommentare sind zu der vorliegenden, auf die wichtigsten Herzrhythmusstörungen beschränkte Tabelle notwendig (Tabelle 4). Bei Tachyarrhythmien soll vor allem dann mit der Kardioversion nicht gezögert werden, wenn das Kind in einem hämodynamisch schlechten Zustand ist. Die Dosis von 2, allerhöchstens 3 Ws/kg KG sollte nicht überschritten werden. Den bereits digitalisierten Patienten verabreicht man einige Minuten vor der Kardioversion Xylocain (z. B. Lidocain: 0,5–1,0 mg/kg KG i.v.), womit eine risikoarme Kardioversion auch bei diesen Patienten ermöglicht wird. Betarezeptorenblocker zur intravenösen Behandlung bestimmter Formen von supraventrikulärer Tachykardie sollten nur in Schrittmacherbereitschaft verabreicht werden.

Tabelle 4. Therapie perioperativer Herzrhythmusstörungen

	Extra-systolen (SVES, VES)	Vorhof-flattern (Vorhof-flimmern)	SVT	VT	Kammer-flattern Kammer-flimmern
Digoxin, (Lanitop, Novodigal) SD: Neugeb. 0,025–0,03 mg/kg ält. Kinder 1 mg/m² KOF		+	+		
Propafenon (Rytmonorm) 0,5–1,0 mg/kg o. 0,2 mg/kg alle 10 min (max. D. 2 mg)	+	+	+ +	+	+
Verapamil (Isoptin) 0,1–0,2 mg/kg, max. D. 5 mg		+	+ +		
Ajmalin (Gilurytmal) 0,5 mg/kg	+		+		
Lidocain (Xylocain) 1 mg/kg				+	+
Propranolol (Dociton) 0,05–0,1 mg/kg, → PM			+		
Kardioversion 1–2 Ws/kg		+	+ +	+ +	+ +
„overdrive paceing" (oesophageal)			+ +		

SVES, VES = Supraventrikuläre, ventrikuläre Extrasystolen; *SVT, VT* = Supraventrikuläre, ventrikuläre Tachykardie

Tabelle 5. Eingriffe mit erhöhtem Endokarditisrisiko bei angeborenen Herzfehlern

Intubation

1. HNO – ärztliche Operationen (ATE)
2. Korrektur extrakardialer Fehlbildungen (Urologie)
3. Unfallchirurgische Eingriffe
4. Abdominale Operationen
5. Aufwendige Zahnsanierung
6. Andere operative Eingriffe
7. Abszeßspaltung
8. Blasenkatheter, Cytoskopie
9. Rektoskopie, Kolonoskopie
10. Bronchoskopie

Dem Anästhesisten kommt in der Prävention der Endokarditis bei angeborenem Herzfehler oft die entscheidende Rolle zu. Die Entstehung einer Endokarditis verläuft hier über mehrere Stufen. Anatomische und hämodynamische Voraussetzungen für das erhöhte Endokarditisrisiko sind Druckgradienten zwischen einer Hochdruck- und Niederdruckkammer bzw. zwischen Gefäßabschnitten mit hohem und niederem Druck. Über den Venturi-Effekt, aber auch durch den Aufprall des Jet-Strahls auf das gegenüberliegende Gewebe kommt es zur Endokard- bzw. Endothelläsion. Durch die Ablagerung von Thrombozyten und Fibrin in das veränderte Gewebe entsteht zunächst eine Vegetation, die im Falle der Bakteriämie mit Bakterien besiedelt werden kann. Ähnliche, oft durch sog. Totwasserzonen noch besonders geschützte „Ankerplätze" für Bakterien sind Plastikflicken, wie sie z. B. beim Verschluß des Ventrikelseptumdefektes verwendet werden, und mehr noch künstliche Herzklappen sowie Konduits, die beide das höchste Endokarditisrisiko in sich tragen. Eingriffe mit dem Risiko der Bakteriämie sind in der Tabelle 5 zusammengestellt. Häufige extrakardiale Fehlbildungen in bis zu 40% der Patienten mit angeborenem Herzfehler komplizieren die Situation und erfordern häufigere operative Eingriffe als bei gleichaltrigen Kindern ohne Angiokardiopathie. Wichtig ist der vereinfachende Hinweis, daß praktisch jede Intubation schon in sich die Gefahr einer Bakteriämie birgt. Das praktische Vorgehen zur Endokarditisprophylaxe ist in der Tabelle 6 nach Vorschlägen von Schreiber aus dem Deutschen Herzzentrum zusammengestellt. Wichtig ist, daß bei Manipulationen im Urogenital- und unteren Verdauungstrakt dem besonderen Keimspektrum (gramnegative Keime) Rechnung getragen wird. Bei Konduit- und Kunstklappenträgern mit einem sehr hohen Endokarditisrisiko wird die Anwendung eines zusätzlichen Breitspektrumantibiotikums dringend empfohlen.

Für den Anästhesisten bedeutet das Vorliegen eines angeborenen Herzfehlers bei einem Patienten, den er narkotisieren muß, nicht automatisch ein wesentlich vergrößertes Narkoserisiko. Bei Kenntnis der exakten Diagnose, des hämodynamischen Schweregrades und eventueller zusätzlicher Risikofaktoren ist es in den

Tabelle 6. Parenterale Durchführung der gezielten Endokarditisprophylaxe

Zahnbehandlung HNO Intubation	30–60 min vor Beginn: i.v. Penicillin G 50000 E/kg KG initial →25000 E/kg KG alle 8 h für 48 h
	Konduit/künstliche Herzklappen: + Amikazin 10 mg/kg KG initial, u. 8 h p.o.
	Penicillinunverträglichkeit: Erythromycin 3 × 20 mg/kg KG/Tag
Eingriffe im Gastrointestinal- oder Urogenitalbereich	30–60 min vor Beginn: i.v. Ampicillin 50 mg/kg KG + Gentamicin 2 mg/kg KG (≤ 80 mg/Tag) →gleiche Medikation nach 8 u. 16 h
	Ampicillinunverträglichkeit: Erythromycin + Gentamicin

meisten Fällen möglich, eine sichere Narkose durchzuführen. Die Beachtung besonderer Vorsichtsmaßnahmen, die fehlergerechte Auswahl eines bestimmten Narkoseverfahrens tragen zur Sicherheit dieser Patienten entscheidend bei.

Literatur

1. Anderson HA, Macartney FJ, Shinebourne EA, Tynan M (eds) (1987) Paediatric cardiology, vol 1/2. Churchill Livingstone, Edinburgh
2. Bisno AL (1981) Antimicrobial prophylaxis of infective endocarditis. In: Bisno AL (ed) Treatment of infective endocarditis. Grune & Stratton, New York, pp 281–318.
3. Engle MA, Perloff JK (eds) (1983) Congenital heart disease after surgery. Yorke Medical Books.
4. Gutheil H, Singer H (1982) Herzrhythmusstörungen im Kindesalter. Thieme, Stuttgart
5. Kirklin JW, Barratt-Boyes BG (1986) Cardiac surgery. Wiley & Sons, New York
6. Morris JH, McNamara DG (1975) Residua, sequelae, and complications of surgery for congenital heart disease. In: Rosenthal A, Sonnenblick EH, Lesch M (eds) Postoperative congenital heart disease. Grune & Stratton, New York
7. Naganuma M, Matsuo N (1980) Specific associations between congenital heart disease and extracardiac malformations. In: Praagh R v, Takao A (eds) Etiology and morphogenesis of congenital heart disease. Futura Publishing Co, New York
8. Opie LH (ed) (1987) Drugs for the heart. 2nd edn. Grune & Stratton
9. Reichelt W (Hrsg) (1982) Hämodynamik der häufigsten Herzfehler. Thieme, Stuttgart New York
10. Rosenthal A (1981) Treatment and prevention of infective endocarditis in infants and children. In: Bisno AL (ed) Treatment of infective endocarditis. Grune & Stratton, New York, pp 269–280
11. Roxas R, Jewell M (1985) Pediatric cardiac anesthesia. In: Arciniegas E (ed) Pediatric cardiac surgery. Year Book Med Publishers Inc, Chicago
12. Schreiber R, Schumacher G, Bühlmeyer K (1983) Endokarditis-Prophylaxe bei angeborenen Herzfehlern. Herz und Gefäße 3:394–400
13. Schumacher G, Bühlmeyer K (1980) Diagnostik angeborener Herzfehler, Bd 2. Systematik der angeborenen Herzfehler. Perimed, Erlangen
14. Tarnow J (1983) Anästhesie und Kardiologie in der Herzchirurgie. Grundlagen und Praxis. Springer, Berlin Heidelberg New York Tokyo

Das Kind mit angeborenem (operiertem oder nicht operiertem) Herzvitium – Narkoseprobleme

G. B. Kraus

0,8% aller Kinder kommen mit einem angeborenen Herzfehler zur Welt. Dementsprechend hoch ist die Wahrscheinlichkeit für einen Anästhesisten, bei solch einem Kind eine Narkose für einen nicht herzchirurgischen Eingriff wie Adenotonsillektomie, Appendektomie etc. durchführen zu müssen.

Die Vielzahl unterschiedlichster Herzfehler bzw. deren Kombinationen können für klinische Zwecke auf 3 pathophysiologisch definierte Hauptgruppen reduziert werden (Tabelle 1):

- (vorwiegend) Links-Rechts-Shunt mit dem Hauptsymptom drohender oder manifester Herzinsuffizienz;
- (vorwiegend) Rechts-Links-Shunt mit dem Hauptsymptom Hypoxämie;
- Obstruktion des Blutflusses auf supra-, infra- oder valvulärer Ebene.

Tabelle 1

L-R-Shunt:	VSD
	offener Duktus Botalli
	Aorto-pulm. Fenster
	Truncus arteriosus
	ASD
R-L-Shunt:	Fallot
	Transposition der gr. Gefäße
	Pulmonalstenose + VSD
	Pulmonalatresie
	Tricuspidalatresie
	Pulmonalstenose + DORV
	Ebstein-Anomalie
	Single Ventricle
Obstruktion des Ausflußtraktes:	
Linker Ventrikel	Aortenisthmusstenose
	Aortenstenose/-atresie
	IHSS
	Mitralstenose/-atresie
	Hypoplast. Linksherz
Rechter Ventrikel	isolierte supra-, infra-, valv. Pulmonalstenose
	pulmonale Hypertonie

Daraus ergeben sich folgende Fragen:

- Welche klinischen Folgen haben die durch Shunts oder Obstruktionen hervorgerufenen abnormalen kardialen Druck- oder Volumenbelastungen und
- welche Konsequenzen bestehen für den pulmonalen und systemischen Gefäßwiderstand bzw. für den pulmonalen und systemischen Blutfluß?
- Wie wirken sich die Operation selbst und
- speziell unsere Narkotika auf das veränderte Herz-Kreislaufsystem aus?

Sämtliche Überlegungen bezüglich Prämedikation, Einleitung, Narkoseführung, Beatmung, Flüssigkeitsbilanzierung, Monitoring, Einsatz von Katecholaminen bzw. Vasodilatatoren haben sich an diesen grundlegenden Fragen zu orientieren, um das veränderte, labile kardiovaskuläre Gleichgewicht zu erhalten [6].

Je mehr Informationen über den zugrunde liegenden Herzfehler bekannt sind, desto mehr kann die Narkose an die pathophysiologischen Gegebenheiten angepaßt werden. Heutzutage kann durch die Kindervorsorgeuntersuchungen davon ausgegangen werden, daß durch einen Telefonanruf im betreuenden kinderkardiologischen Zentrum die genaue Diagnose, der Schweregrad, die Leistungsreserve und die unterschiedlichen Druck- bzw. Volumenbelastungen der einzelnen Kreislaufabschnitte in Erfahrung zu bringen sind. Zusätzliche Information bringt die gründliche klinische Untersuchung des Kindes unter besonderer Berücksichtigung der Auskultation von Herz und Lunge, die Bestimmung der Lebergröße, die Beurteilung der Haut und Schleimhäute sowie die Messung von Puls und Blutdruck (Tabelle 2). Das auf das Alter bezogene Körpergewicht bzw. die Körpergröße wie auch z.B. die Anzahl der Mahlzeiten bei Säuglingen korrelieren ebenso mit dem Schweregrad des Herzfehlers wie die kardiopulmonale

Tabelle 2. Angeborene Herzfehler. Besonderheiten der klinischen Untersuchung und Anamnese

---

Puls, Blutdruck
Auskultation von Herz und Lunge
Lebergröße
Haut- und Schleimhäute
Körpergewicht/Alter
Kardiovaskuläre Belastbarkeit (Spiel, Sport, Infekte)
Bei Säuglingen: Anzahl der Mahlzeiten

Tabelle 3. Angeborene Herzfehler. Präoperative Laboruntersuchungen

---

Kleines Blutbild (Hb, Hk, Leuco)
Blutgruppe
Urinstatus (Eiweiß, Zucker, Sediment)
Kalium
Gerinnungsstatus (Quick, PTT, PTZ)
Thrombozyten
BGA
Rö-Thoraxaufnahme
EKG

Belastbarkeit bei Spiel und Sport und bei fieberhaften Infekten mit hierfür erforderlichem erhöhten Herzzeitvolumen.

Neben dem Basislabor, bestehend aus kleinem Blutbild, Blutgruppe und Urinstatus, sollten die Kaliumbestimmung, ein Gerinnungsstatus mit Thrombozyten und eine Blutgasanalyse durchgeführt werden; eine Röntgenthoraxaufnahme und ein EKG sind zur Dokumentation des aktuellen Zustandes in der perioperativen Diagnostik und Therapie äußerst wertvoll (Tabelle 3).

Digitalis, β-Blocker und Antiarrhythmika werden perioperativ weitergegeben, Marcumarpräparate wenn möglich auf Heparin umgestellt, Azetylsalizylsäurepräparate möglichst 4 Tage präoperativ abgesetzt (Tabelle 4). Wegen der eingeschränkten Toleranzbreite im Flüssigkeitshaushalt dieser Kinder sollten die präoperativen Karenzzeiten knapp gehalten, evtl. bereits präoperativ eine Infusion gelegt werden.

Durch die häufigen Krankenhausaufenthalte sind gerade Herzkinder und ihre Eltern hoch sensibilisiert und benötigen im besonderen Maße Zuwendung und Zuspruch. Trotzdem wird man in aller Regel zusätzlich eine starke Prämedikation einsetzen müssen, um eine streßinduzierte Kreislaufbelastung zu vermeiden. Wir haben in dieser Hinsicht gute Erfahrungen mit Benzodiazepinen, besonders mit Flunitrazepam gemacht, welches in einer Dosis von 0,05–0,1 mg/kg KG sublingual zu einer optimalen Sedierung des Kindes führt.

Die zur Narkoseeinleitung und -durchführung benötigten Pharmaka müssen nun insbesondere hinsichtlich ihrer hämodynamischen Beeinflussung von Herzfrequenz, arteriellem Blutdruck, Herzminuten- und Schlagvolumen, Kontraktilität, peripherem und pulmonalem Gefäßwiderstand sowie dem myokardialen O_2-

Tabelle 4. Angeborene Herzfehler. Procedere bei chronischer Medikation

Digitalis-Präparate β-Blocker Antiarrhythmika	Perioperativ weitergeben
Marcumar-Präparate → (Wenn möglich) auf Heparin umstellen	
Azetylsalizylsäure → Möglichst 4 Tage präoperativ absetzen	

Tabelle 5. Inhalationsnarkotika: Herz-Kreislaufwirkungen

	HF	$RR_{art.}$	HZV	SV	Kontr.	SVR	PVR	O_2-Verbr. myok.
Halothan (1 MAC)	–	⇩	↓	↓	↓	⇩	⇩	⇩
Enfluran (1 MAC)	⇧	⇩	↓	↓	↓	⇩	⇩	⇩
Isofluran (1 MAC)	↑	↓	–	⇩	↓	↓	⇩	⇩
Lachgas	⇧	–	–	–	–	–	⇧ / –	–

Verbrauch überprüft und unter Berücksichtigung des Eingriffs, der OP-Dauer und den postoperativen Überwachungsmöglichkeiten ausgewählt werden.

Die Inhalationsnarkotika Halothan, Enfluran und Isofluran zeichnen sich alle mehr oder minder durch eine Blutdrucksenkung, bedingt durch einen Abfall des peripheren Widerstandes, einer Kontraktilitätsabnahme mit Schlagvolumenabfall, Herzzeitvolumenabfall, Erniedrigung des pulmonalen Gefäßwiderstandes und konsekutiv mit einem verminderten myokardialen Sauerstoffverbrauch aus [12]. Dies kann zur Ökonomisierung der Herzarbeit durchaus vorteilhaft sein. Sie ist allerdings nur von Nutzen, wenn ein ausreichendes Herzzeitvolumen aufrechterhalten, eine stärkere Senkung des koronaren Perfusionsdruckes sowie ein kompensatorischer Anstieg der Herzfrequenz vermieden wird (Tabelle 5).

Dem Lachgas wird nur eine geringe kardiodepressive Wirkung zugeschrieben. In Kombination mit den halogenierten Inhalationsnarkotika dagegen tritt ein zentral ausgelöster sympathomimetischer Effekt auf, der die myokarddepressiven Wirkungen von Halothan, Enfluran und Isofluran deutlich vermindert [12]. Bei bereits erhöhtem pulmonalen Gefäßwiderstand wurde bei Erwachsenen durch Lachgas ein weiterer signifikanter Anstieg beobachtet, inwieweit dieser Effekt auch bei Kindern eintritt, ist bis jetzt nicht hinreichend untersucht [9, 15]. Dagegen konnte Hickey kürzlich zeigen, daß Säuglinge mit flowbedingtem erhöhtem pulmonalen Gefäßwiderstand nach Zusatz von 50% Lachgas keine weitere Zunahme zeigten [8].

Betrachtet man die Inhalationsnarkotika bezüglich ihrer Eignung für die 3 zuvor definierten Gruppen, so ergeben sich folgende Gesichtspunkte (Tabelle 6): Aufgrund ihrer myokarddepressiven Wirkung sind sie bei herzinsuffizienten bzw. herzinsuffizient gefährdeten Kindern, d.h. vor allem bei Links-Rechts-Shunt, als alleinige Anästhetika nicht geeignet, gut geeignet dagegen bei myokardkontraktionsinduzierten Obstruktionen des rechten oder linken Ausflußtraktes, wie sie z.B. beim Morbus Fallot und bei der idiopathischen hypertrophen Subaortenstenose vorkommen. Zu beachten ist ferner, daß sich die Anflutungszeiten der Inhalationsnarkotika bei einem Rechts-Links-Shunt verzögern können, bei Vorliegen eines Links-Rechts-Shunts sich dagegen verkürzen.

Von den Injektionsnarkotika hat Etomidat die geringsten Kreislaufwirkungen, Herzfrequenz, Schlagvolumen, Kontraktilität ändern sich nicht wesentlich. Nachteilig ist lediglich der Injektionsschmerz sowie die reversible Depression der Nebennierenrindenhormonsynthese [13].

Tabelle 6. Empfehlungen zum Einsatz von Inhalationsnarkotika

	L-R-Shunt	R-L-Shunt	Obstruktion
Halothan	−	+ / −	+
Enfluran	−	+ / −	+
Isofluran	−	+ / −	+
Lachgas	+	+ / −	+

Die Barbiturate Methohexital und Thiopental haben eine Herzzeitvolumen-, Schlagvolumen- und Kontraktilitätsreduzierende Wirkung bei gleichzeitigem Anstieg von Herzfrequenz und systemischen Gefäßwiderstand. Ketamin hingegen ist das einzige i.v.-Anästhetikum, das eine Stimulation des Herz-Kreislaufsystems hervorruft. Herzfrequenz, arterieller Mitteldruck und peripherer Widerstand, Herzzeitvolumen und Kontraktilität nehmen deutlich zu, dementsprechend auch der myokardiale Sauerstoffverbrauch, während der pulmonale Gefäßwiderstand bei adäquater Ventilation unverändert bleibt [7, 13].

Die Benzodiazepine Diazepam, Flunitrazepam und Midazolam haben in üblicher Dosierung nur eine geringe kardiovaskuläre Wirkung mit geringfügigem Abfall von arteriellem Mitteldruck und Kontraktilität bei gleichbleibendem Puls, Schlagvolumen, Herzzeitvolumen, myokardialem Sauerstoffverbrauch und Koronardurchblutung (Tabelle 7).

Tabelle 7. Injektionsnarkotika: Herz-Kreislaufwirkungen

	HF	RR$_{art.}$	HZV	SV	Kontr.	SVR	PVR	O$_2$-Verbr. myok.
Etomidat 0,2 mg/kg	–	–	–	–	–	–	–	–
Methohexital 1 mg/kg	↑	–	–	↓	⇩	–	–	⇧
Thiopental 4 mg/kg	↑	⇩	⇩	↓	⇩	⇧	–	⇧
Ketamin 1 mg/kg	↑	↑	↑	⇩	⇧	↑	–	↑
Diazepam 0,1 mg/kg	–	⇩	–	–	–	–	⇩	↓
Flunitrazepam 0,015 mg/kg	–	⇩	–	–	–	↓	–	↓
Midazolam 0,1 mg/kg	⇧	⇩	–	⇩	⇩	–	–	⇩

Tabelle 8. Empfehlungen zum Einsatz von Injektionsnarkotika

	L-R-Shunt	R-L-Shunt	Obstruktion
Etomidat	+ +	+ +	+ +
Methohexital	–	(+)	+
Thiopental	–	(+)	+
Ketamin	+	+ +	–
Benzodiazepine Diazepam Rohypnol Midazolam	+	+	+

Bezogen auf die 3 pathophysiologisch definierten Gruppen eignet sich bei Links-Rechts-Shunt, also bei drohender Herzinsuffizienz, besonders Etomidat; bei Rechts-Links-Shunt dagegen vor allem Ketamin, um durch die periphere Widerstandserhöhung die Lungendurchblutung zu steigern und damit den Rechts-Links-Shunt zu verringern. Bei Obstruktionen des Ausflußtraktes dagegen sollte wegen der kontraktilitätssteigernden Wirkung auf Ketamin verzichtet und eher ein leicht negativ inotrop wirkendes Narkotikum eingesetzt werden (Tabelle 8).

Die Opiate Fentanyl und Alfentanil beeinflussen in üblicher Dosierung das kardiovaskuläre System nur minimal, sieht man von der Herzfrequenzerniedrigung ab, die durch Atropin oder die gleichzeitige Gabe von Pancuronium oder Ketanest verhindert werden kann. Morphin dagegen kann durch seine evtl. ausgeprägte Histaminliberation zur Blutdrucksenkung führen (Tabelle 9) [16]. Der Einsatz von Opiaten ist also generell für alle Gruppen gut geeignet (Tabelle 10).

Bei dem depolarisierenden Muskelrelaxans Succinylcholin ist aufgrund seiner Wirkungen im autonomen Nervensystem mit Sinusbradykardie, Knotenrhythmus und evtl. ventrikulären Arrhythmien zu rechnen, die durch eine Sensibilisierung des Myokards auf Katecholamine hervorgerufen werden [11]. Dies tritt besonders nach Repetitionsdosen auf und kann durch Atropin und Präkurarisierung verhindert werden.

Von den nicht depolarisierenden Muskelrelaxanzien haben Vecuronium und Pipecuronium keine kardiovaskulären Nebenwirkungen. Pancuronium besitzt eine zum Teil ausgeprägte kardiovaskulär stimulierende Wirkung. Klinisch manifestiert sie sich in Herzfrequenzsteigerung, Herzzeitvolumen- und Blutdruckerhöhung: Ursache ist die Hemmung muskarinartiger Rezeptoren

- am Vagus,
- an inhibitorischen, wahrscheinlich dopaminergen Interneuronen sowie
- direkt am postganglionären Sympathikus,

Tabelle 9. Angeborene Herzfehler. Opiate: Herz-Kreislaufwirkungen

	HF	$RR_{art.}$	HZV	SV	Kontr.		SVR	PVR	O_2-Verbr. myok.
Fentanyl	(↓)	–	–	–	–		–	–	–
Alfentanil	(↓)	–	–	–	–		–	–	–
Morphin*	↓	↓/–	↑/–	↑/–	–		↓	–	↓

* Histaminfreisetzung möglich!

Tabelle 10. Empfehlungen zum Einsatz von Opiaten

	L-R-Shunt	R-L-Shunt	Obstruktion
Fentanyl	+ +	+ +	+ +
Alfentanil	+ +	+ +	+ +
Morphin	+	+	+

aus der eine vermehrte Freisetzung von Katecholaminen resultiert. Zusätzlich wird die Wiederaufnahme von freigesetztem Noradrenalin in die adrenerge Nervenendigung durch Pancuronium blockiert [4, 11] (Tabelle 11). Für klinische Zwecke sind damit Vecuronium und Pipecuronium universell anwendbar, der Einsatz von Pancuronium ist besonders dort gut geeignet, wo eine zusätzliche sympathische Stimulation erwünscht ist, wie z. B. bei Kindern mit Links-Rechts-Shunt. Vorsicht sollte dagegen bei Obstruktionen des Ausflußtraktes geübt werden (Tabelle 12).

Generell ist bei allen intravenös applizierten Medikamenten beim Vorliegen eines Rechts-Links-Shunts mit einer verkürzten Anschlagszeit zu rechnen, eine Bolusgabe kann hier die Toxizitätsschwelle überschreiten. Daß für alle kardiovaskulär instabilen Patienten die Narkoseeinleitung besonders langsam und mit Vermeidung selbst kleinster Luftbläschen, die zu Embolien führen können, durchgeführt werden muß, versteht sich von selbst.

Das Standardmonitoring bei Kindern besteht aus Blutdruckmessung, dem präkordialen Stethoskop, der Temperaturmessung und dem EKG zur Diagnose von Herzrhythmusstörungen, die zu einer deutlichen Verminderung des HZV führen können. Besonders geeignet ist hier die Ableitung 2, bei der die p-Welle am größten ist. Bei Herzkindern ist das Pulsoximeter eine wesentliche zusätzliche Hilfe, auch wenn in unserer Erfahrung bei zyanotischen Kindern die SO_2-Werte häufig falsch zu hoch angezeigt werden.

Die transkutan gemessenen pO_2-/pCO_2-Werte ermöglichen ein optimiertes Beatmungsregime, das durch punktuelle kapilläre oder arterielle Blutgasanalysen ergänzt werden kann. Die endexspiratorische pCO_2-Messung dagegen ist nur bei ausgeglichenen Ventilations-Perfusions-Verhältnissen aussagekräftig.

Tabelle 11. Muskelrelaxanzien: Herz-Kreislaufwirkungen

	HF	$RR_{art.}$	HZV	SV	Kontr.	SVR	PVR	O_2-Verbr. myok.
Succinylcholin	−	↓/−	↓	↓		↓		
Vecuronium	−	−	−	−	−	−	−	−
Alcuronium	↑/−	↓	↓	↓	↓	↓	↓	−
Pipecuronium	−	−	−	−	−	−	−	−
Pancuronium	↑	↑	↑	↑	↑	↑	↑	↑

Tabelle 12. Angeborene Herzfehler. Empfehlungen zum Einsatz von Muskelrelaxanzien

	L-R-Shunt	R-L-Shunt	Obstruktion
Succinylcholin	+	+	+
Vecuronium	+ +	+ +	+ +
Alcuronium	(+)	(+)	+
Pancuronium	+ +	+	−
Pipecuronium	+ +	+ +	+ +

Die arterielle Blutdruckmessung bietet die Möglichkeit einer jederzeit durchzuführenden arteriellen Blutgasanalyse und die kontinuierliche beat-to-beat-Aufzeichnung des arteriellen Druckes. Darüber hinaus kann anhand der beatmungsabhängigen Fluktuation des arteriellen Druckes der Volumenstatus des Kindes beurteilt werden. Sie sollte daher in Abhängigkeit vom Zustand des Kindes, dem operativen Eingriff und den Erfordernissen einer optimalen postoperativen Überwachung vor allem dort angewendet werden, wo instabile prä-, intra- oder postoperative Kreislaufverhältnisse vorliegen bzw. auftreten können. Die gleichen Überlegungen gelten für die ZVD-Messung: Durch Messung des ZVD ist es möglich, die Vorlast des rechten Herzens zu bestimmen und perioperativ durch entsprechende Flüssigkeitssubstitution konstant zu halten.

Eine Urinausscheidung von 1–2 ml/kg/h KG spricht für ein ausreichendes Herzzeitvolumen und sollte als zusätzlicher sensibler Indikator registriert werden.

Im Einzelfall ist neben der engmaschigen Kontrolle des Säure-Basen-Haushaltes durch die Blutgasanalyse die Kontrolle von Elektrolyten, inklusive Kalzium, Glukose, Laktat, Hämatokrit und Gesamteiweiß angezeigt, um die intraoperative Substitution zu steuern (Tabelle 13).

Ein wichtiger Punkt zum perioperativen Management dieser Kinder betrifft die Flüssigkeitssubstitution: Mit Ausnahme des manifest linksinsuffizienten Kindes mit Lungenödem ist auf eine ausreichende sowohl prä- wie intraoperative Flüssigkeitszufuhr zu achten, um durch eine genügende Preload-Erhöhung die Herzfunktion zu optimieren. Einmal erfordert der narkosebedingte Wegfall des normalerweise leicht erhöhten Sympathikotonus mit Aufhebung der Vasokonstriktion ein höheres zirkulierendes Blutvolumen, um HZV und Blutdruck konstant zu halten. Zum anderen trägt die ausreichende Volumensubstitution zur Vermeidung von PVR-Anstiegen bei. Besonders Kinder mit Eisenmengersyndrom sind durch ihren hohen Hämatokrit bei Volumenmangel akut durch

Tabelle 13. Angeborene Herzfehler

Obligat:	• Präkord. Stethoskop
	• Blutdruckmessung
	• EKG (Ableitung II!)
	• Temperaturmessung
	• Pulsoximeter
Fakultativ:	• Transkutan pO_2/pCO_2
	• Arterielle oder kapilläre Blutgasanalyse
	• endexsp. pCO_2 (?)
	• Arterielle Blutdruckmessung
	• ZVD-Messung
	• Urinausscheidung (1–2 ml/kg/h)
	• Intraoperative Überwachung
	– SBH → BGA
	– Elektrolyte (Na^+, K^+, Ca^{++})
	– Blutverlust → Hk
	– Blutzucker

periphere oder zerebrale Thrombosierungen gefährdet und benötigen ein adäquates zirkulierendes Blutvolumen.

Über die Beatmung kann nicht nur erheblicher Einfluß auf die Ventilation, sondern in ganz besonderem Maß auf die Lungenperfusion und damit auf die gesamte Herzkreislaufsituation genommen werden. Kinder mit angeborenen Herzfehlern haben sich, bedingt durch anatomische und physiologische Adaptationen eine stark ausgeprägte Reagibilität des pulmonalen Gefäßbettes bewahrt (Tabelle 14), [6]. Hypoxie, Hyperkarbie, Azidose, eine Hyperinflation, aber auch Atelektasen, eine Sympathikusstimulation sowie ein hoher Hämatokrit können den PVR drastisch ansteigen lassen [1, 17]. Das bedeutet bei Vorliegen eines Rechts-Links-Shunts eine zusätzliche Verminderung des pulmonalen Blutflusses mit Vertiefung der Zyanose, beim Links-Rechts-Shunt dagegen eine Abnahme des pulmonalen Blutflusses, bei Vorliegen einer isolierten Obstruktion im rechten Herzen die akute Afterloaderhöhung mit Gefahr der Rechtsherzdekompensation.

Darüber hinaus kommt es durch die positive Druckbeatmung über die Abnahme des transmuralen Druckes zu einer Afterloadsenkung für den linken Ventrikel, während durch den erhöhten intrathorakalen Druck es zu einer Afterloaderhöhung für den rechten Ventrikel kommen kann. Schließlich verringert die Beatmung per se den Metabolismus des herzkranken Kindes um rund 15% und sollte mit Ausnahme sehr kurzer Eingriffe unter 10 min Dauer allen Herzkindern zukommen [5, 18].

Eine hohe inspiratorische Sauerstoffkonzentration ermöglicht nicht nur die bestmögliche Oxygenierung des Blutes, sondern kann – über die PVR-Senkung – zu einer deutlichen Besserung des pulmonalen Blutflusses beitragen. Auch die Hyperventilation, z.T. bis zu einem $paCO_2$ von 20 mm Hg, führt über die PVR-Senkung zu einem vermehrten pulmonalen Blutfluß, der lediglich bei Links-Rechts-Shunt nicht erwünscht ist. Mit dem Beatmungsmuster sollte eine möglichst normale funktionelle Residualkapazität erhalten werden, da eine Hyperinflation wie auch Atelektasen zu einer Erhöhung des pulmonalen Gefäßwiderstandes führen [17].

Trotz optimalen Managements kann gerade bei diesen Kindern der Einsatz von inotropen Medikamenten oder Vasopressoren zur Unterstützung oder zur schnellen Wiederherstellung der Kreislauffunktion indiziert sein. Bei der Aus-

Tabelle 14

PVR-Erhöhung	PVR-Erniedrigung
– Hypoxie	– Sauerstoff
– Hyperkarbie	– Hypokarbie
– Azidose	– Alkalose
– Hyperinflation	– Normale FRC
– Atelektase	
– Sympath. Stimulation	– Blockierung sympathischer Reize
– Hoher Hämatokrit	– Niedriger Hämatokrit

wahl muß man sich über die spezifischen Wirkungen auf das Herz und die peripheren Gefäße im klaren sein (Tabelle 15), [6].

Isoproterenol hat einen starken inotropen und chronotropen Einfluß und führt zu einer peripheren und pulmonalen Vasodilatation.

Adrenalin hat in niedriger Dosierung einen ebenfalls vasodilatierenden Effekt, der bei höheren Dosen verschwindet und einer Vasokonstriktion Platz macht. Dopamin hat mit steigender Dosierung einen ebenfalls steigenden vasokonstriktorischen Effekt, wobei Neugeborene und junge Säuglinge oft höhere Dosen benötigen als Erwachsene, um den gleichen Effekt zu erzielen [3, 10]. Die Berichte zur Beeinflussung des pulmonalen Gefäßwiderstandes sind in der Literatur widersprüchlich. Dobutamin hat einen deutlich positiv inotropen Effekt, die Chronotropie ist nicht so ausgeprägt und der pulmonale Gefäßwiderstand wird nicht erhöht [14]. Norepinephrin ist vorwiegend als Vasokonstriktor mit mittleren inotropen Eigenschaften einsetzbar.

Tabelle 15. Katecholamine

		Peripher-vaskulärer Effekt:			Kardialer Effekt:		PVR
		α Vasokonstriktion	β_2 Vasodilatation	δ	β_1	β_2	
Isoproterenol	0,1–0,5 µg/kg/min	0	4+	0	4+	4+	↓
Adrenalin	0,1 µg/kg/min	2+	1–2+	0	2–3+	2+	↓
	0,2–0,5 µg/kg/min	4+	0	0	4+	3+	↑
Dopamin	2– 4 µg/kg/min	0	0	2+	0	0	—
	4– 8 µg/kg/min	0	2+	2+	1–2+	1+	↓
	>10 µg/kg/min	2–4+	0	0	1–2+	2+	↑
Dobutamin	2–10 µg/kg/min	1+	2+	0	3–4+	1–2+	—
Norepinephrin	0,1–0,5 µg/kg/min	4+	0	0	2+	0	↑

Tabelle 16. Vasodilatatoren

	Dosis (i. v.)	Effekt Arterieller Widerstand	Venöse Kapazität	
Sodiumprussidnatrium	0,5 –5 µg/kg/min	3+	3+	Direkte Relaxation der glatten Muskulatur
Hydralazin	0,1 –0,3 mg/kg (Bolus)	3+	1+	
Nitroglyzerin	0,25–1,0 µg/kg/min	1+	3+	
Phentolamin	20 µg/kg/min	3+	1+ → α-Blocker	
PGE	0,1 µg/kg/min	2+	2+ → Direkte Relaxation, speziell Duktusgewebe!	

Vasodilatatoren wie Nitroprussidnatrium, Hydralazin, Nitroglyzerin und Phentolamin zeigen im systemischen und pulmonalen Gefäßbett gleichartige Wirkungen (Tabelle 16). Lediglich Prostaglandin E1 ist als selektiver pulmonaler Vasodilatator zu bezeichnen [2]. Außerdem ermöglicht die Infusion von Prostaglandin E1 das lebensnotwendige Offenhalten des Duktus bei Kindern mit nicht ausreichender Durchmischung von venösem und arteriellem Blut.

Postoperativ wird der überwiegende Anteil herzkranker Kinder nach Antagonisierung der Muskelrelaxanzien und ggf. der Opiate zu extubieren und auf der Aufwachstation zu überwachen sein. Bestehen Bedenken hinsichtlich einer suffizienten Spontanventilation oder eines suffizienten Kreislaufes, so ist vorübergehend eine postoperative Beatmung angezeigt. Kinder mit angeborenen Herzfehlern sind aufgrund ihrer eingeschränkten Toleranzbreite im Herzkreislaufsystem m. E. nicht für ambulante Operationen geeignet und sollten zumindest für eine Nacht stationär verbleiben.

Pathophysiologische Überlegungen und die Pharmakokinetik relevanter Narkotika bei herzkranken Kindern sind die Basis für eine sichere Narkoseführung.

Literatur

1. Bancalari E, Jesse MJ, Gelband H, et al (1977) Lung mechanics in congenital heart disease with increased and decreased pulmonary blood flow. J Pediatr 90:192–195
2. Donahoo JS, Roland JM, Ken J, et al (1981) Prostaglandin E_1 as an adjunct to emergency cardiac operation in neonates. J Thorac Cardiovasc Surg 81:227–231
3. Driscoll DJ, Gillette PC, Ezrailson EG, et al (1978) Inotropic response of the neonatal canine myocardium to dopamine. Pediatr Res 12:42–45
4. Durant NN, Katz RL (1983) Non-neuromuscular effects of vecuronium and other competitive muscle relaxants. Excerpta Medica Current Clinical Practice Series 11:33–43
5. Field S, Kelly SM, Macklem PT (1982) The oxygen cost of breathing in patients with cardiorespiratory disease. Am Rev Respir Dis 126:9–13
6. Hickey PR, Wessel DL (1987) Anesthesia for treatment of congenital heart disease. In: Kaplan JA (ed) Cardiac anesthesia, 2nd edn. Grune & Stratton, New York London, pp 635–723
7. Hickey PR, Hansen DD, Cramolini GM, et al (1985) Pulmonary and systemic hemodynamic responses to ketamine in infants with normal and elevated pulmonary vascular resistance. Anesthesiology 62:287–293
8. Hickey PR, Hansen DD, Stafford M, et al (1986) Pulmonary and systemic hemodynamic effects of nitrous oxide in infants with normal and elevated PVR. Anesthesiology 65:374–378
9. Hilgenberg JC, McCammon RL, Stoelting RK (1980) Pulmonary and systemic vascular responses to nitrous oxide in patients with nitrous oxide and pulmonary hypertension. Anesth Analg 59:323–326
10. Lang P, Williams RG, Norwood WI, et al (1980) The hemodynamic effects of dopamine in infants after corrective cardiac surgery. J Pediatr 96:630–634
11. Lebowitz PW, Savarese JJ (1980) Cardiovascular and autonomic effects of neuromuscular blockers. ASA Refresher Courses 8:103–114
12. Lowenstein E, Reiz S (1987) Effects of inhalation anesthetics on systemic hemodynamics and coronary circulation. In: Kaplan JA (ed) Cardiac anesthesia, 2nd edn. Grune & Stratton, New York London, pp 3–35

13. Reves JG, Flezzani P, Kissin J (1987) Pharmacology of intravenous anesthetic induction drugs. In: Kaplan JA (ed) Cardiac anesthesia, 2nd edn. Grune & Stratton, New York London, pp 125–150
14. Schranz D, Stopfkuchen H, Jüngst B-K, Clemens R, Emmrich P (1982) Hemodynamic effects of dobutamine in children with cardiovascular failure. Europ J Pediatr 139:4–7
15. Schulte-Sasse U, Hess W, Tarnow J (1982) Pulmonary vascular responses to nitrous oxide in patients with normal and high pulmonary vascular resistance. Anesthesiology 57:9–13
16. Sebel PS, Bovill JG (1987) Opioid analgesics in cardiac anesthesia. In: Kaplan JA (ed) Cardiac anesthesia, 2nd edn. Grune & Stratton, New York London, pp 67–123
17. West JB (1979) Blood flow. In: West JB (ed) Respiratory physiology. Blackwell Scientific Publications, Oxford London Edinburgh Melbourne, pp 32–50
18. Wilson RS, Sullivan SF, Malm JR, Bowman FO (1973) The oxygen cost of breathing following anesthesia and cardiac surgery. Anesthesiology 39:387–393

Das retardierte Kind – Eine Übersicht

U. A. Hunziker

Einleitung

Die geistige Entwicklungsverzögerung des Kindes ist durch ein Zurückbleiben des Entwicklungsalters gegenüber dem chronologischen Alter gekennzeichnet. Diese Diskrepanz läßt sich mittels des Entwicklungsquotienten festhalten, welcher dem Verhältnis vom Entwicklungsalter zu chronologischem Alter multipliziert × 100 entspricht. Ein Entwicklungsquotient von über 75 entspricht einer normalen, ein solcher von 50–75 einer leicht retardierten und ein solcher von unter 50 einer schwer retardierten, geistigen Entwicklung. Konkret heißt das für ein 10jähriges Kind mit einem Entwicklungsalter von 2 Jahren, daß seine kognitiven emotionellen und verhaltensmäßigen Leistungen mit denjenigen eines 2jährigen Kindes zu vergleichen sind. Dieses Kind drückt auch Gefühle wie ein 2jähriges aus, reagiert auf seine Umgebung wie ein 2jähriges und kann mit seinem Verständnis nicht mehr als ein 2jähriges Kind aufnehmen. Dieser Tatsache muß man sich besonders bewußt sein, wenn ein solches Kind einer neuen Situation und ihm fremden Personen ausgesetzt wird.

Der geistige Entwicklungsrückstand ist, je nachdem, ob leicht oder schwer, unterschiedlich häufig. Die leichte geistige Behinderung ist in allen Altersgruppen gleich verteilt und betrifft 3% der Population sowohl bei den Neugeborenen wie auch bei den Erwachsenen. Die schwere geistige Behinderung ist seltener, bei den Neugeborenen etwa in 1,3–2%, bei den Erwachsenen nur noch in 0,4% der Fälle.

Die Ursachen des geistigen Entwicklungsrückstandes können folgendermaßen gruppiert werden (Tabelle 1):

1. pränatale bis zur 28. Gestationswoche;
2. perinatale von der 28. intrauterinen bis zur 4. postpartalen Woche;
3. postpartale ab der 4. Woche nach Termin und
4. idiopathische.

Der leichte Entwicklungsrückstand kommt mit 58% am häufigsten in der 4. Gruppe vor; somit kann bei rund ⅔ der Kinder mit leichtem Entwicklungsrückstand keine Ursache ermittelt werden. 67% der Kinder mit schwerem Entwicklungsrückstand sind schon pränatal beeinträchtigt. Entsprechend der ausgeprägten Hirnschädigung, die einem schweren geistigen Entwicklungsrückstand zugrunde liegen muß, sind bei solchen Kindern andere ZNS-Störungen wie Epi-

Tabelle 1. Ursachen des geistigen Entwicklungsrückstandes

Pränatal	Genetisch:	Tris. 21, frag. X, ...
	Erworben:	TORCH, HIV, ...
	Unbekannt:	Williams-Beuren, ...
Perinatal	Asphyxie, Hirnblutung, Hypoglykämie, Frühgeburtlichkeit?	
Postnatal	ZNS-Infektionen, Trauma, Toxikose	
Unbekannt	Familiär	

lepsie, zerebrale Bewegungsstörungen und Mikrozephalie häufig assoziiert. Im Gegensatz dazu sind diese neurologischen Komplikationen bei Kindern mit leichtem geistigen Entwicklungsrückstand weniger häufig vertreten.

Pränatale Ursachen

In ⅔ der Fälle mit schwerem geistigem Entwicklungsrückstand sind pränatale Ursachen verantwortlich: genetische, erworbene und unbekannte Mißbildungssyndrome wie z.B. das Williams-Beuren-Syndrom. Für 35% aller schweren geistigen Behinderungen ist eine Chromosomenaberration, am häufigsten die Trisomie 21, verantwortlich. Die Trisomie 21 ist ein typischer Vertreter einer *chromosomalen* Störung mit einem viele Organe betreffenden Dysmorphiemuster, bereits intrauterin einsetzender Verminderung des somatischen Wachstums und einer globalen Störung des Gehirns mit Mikrozephalie, geistiger Retardierung und muskulärer Hypotonie. Das neben dem Gehirn am häufigsten und folgenschwersten betroffene Organ ist das Herz. Von vielen dieser Kinder geht eine außerordentlich starke emotionelle Attraktivität aus. Das mag einer der vielen Gründe sein, warum diese Kinder in den jeweiligen Familien sehr geliebt und umsorgt werden.

Nach der Trisomie 21 ist das fragile X-Syndrom die häufigste Ursache eines schweren geistigen Entwicklungsrückstandes beim Knaben. Der Entwicklungsrückstand beim fragilen X-Syndrom wird mit zunehmendem Alter ausgeprägter. Das Verhalten dieser Kinder ist durch Hyperaktivität, Aggressivität und autistische Züge geprägt. Beim Neugeborenen, v.a. aber beim adulten Patienten ist ein Makroorchidismus diagnostisch, welcher beim präpubertären Knaben allerdings oft fehlt.

Pränatale Infekte des Foeten – wie Toxoplasmose, Zytomegalie, Herpes simplexund Rubeolen – können eine schwere foetale Enzephalitis verursachen. Mikrozephalie durch Substanzverlust oder Makrozephalie durch Hydrozephalus infolge Verklebungen des Liquorsystems, Entwicklungsrückstand, zerebrale Bewegungsstörung und Epilepsie, sind Komplikationen, die einzeln oder kombiniert in den darauffolgenden Jahren auftreten können.

Neurdings gewinnt das pädiatrische AIDS an Bedeutung. Im Rahmen dieser Erkrankung ist die Enzephalopathie als Folge einer konnatalen HIV-Infektion zu erwähnen. Diese Enzaphalopathie manifestiert sich im Verlauf der ersten 3

Lebensjahre mit Stillstand der geistigen Entwicklung, progredienten neurologischen Symptomen und geistigem Verfall der Kinder. Sie ist die häufigste Todesursache von Kindern HIV-positiver Mütter.

Perinatale Ursachen

In der Perinatalzeit können Komplikationen wie Asphyxie, Hirnblutung und Hypoglykämie zu späteren Störungen der geistigen Entwicklung führen. Oft wird die *Frühgeburtlichkeit* als perinatales Risiko für spätere geistige Fehlentwicklungen genannt. Tatsächlich aber sind es bei den frühgeborenen Kindern nicht perinatale, sondern hauptsächlich pränatale und postnatale Faktoren, welche die spätere Entwicklung determinieren. Die nachfolgenden Ergebnisse stammen aus der 2. Zürcher Longitudinal-Studie, in welcher termingeborene und frühgeborene Kinder von Geburt bis ins Erwachsenenalter verfolgt werden. Die geistige – intellektuelle Entwicklung wird vor allem in der *Post*natalzeit durch Umweltfaktoren wie Sozioökonomischer Status geprägt. Die neurologische Entwicklung wird wohl durch perinatale Faktoren wie Gestationsalter und Geburtsgewicht beeinflußt, zu einem viel größeren Ausmaß allerdings durch *prä*natale Faktoren. Erstaunlich ist, daß perinatale Faktoren wie Geburts – und neonatale Optimalitätsscores für die spätere neurologische und geistige Entwicklung kaum ins Gewicht fallen.

Postnatale Ursachen

Zu den postnatalen Ursachen zählen die infektiösen Erkrankungen des Gehirns Meningitis und Enzaphalitis, Folgen von Traumata und Komplikationen von akuten Toxikosen. Zahlenmäßig sind diese Ursachen bei den schweren und leichten geistigen Retardierungen mit 3 resp. 2% nur schwach vertreten.

Idiopathische Ursachen

Solche liegen vor allem bei Kindern mit leichtem geistigen Entwicklungsrückstand vor und sind in bis zu 50% der Fälle familiär begründet.

Begleitende neurologische Störungen

Die häufigsten assoziierten neurologischen Symptome des schweren Entwicklungsrückstandes sind die hypotone oder hypertone Bewegungsstörungen, die Epilepsie und Hirnatrophie. Letztere führt zur Mikrozephalie und Hydrozephalie e vacuo.

Antiepileptika

Die einzelnen Formen von Bewegungsstörungen und Epilepsie können hier nicht besprochen werden. Hingegen sollen die häufigsten Antiepileptika gestreift werden, welche zur Behandlung der verschiedenen Epilepsieformen eingesetzt werden (Tabelle 2). Es sind dies die Barbiturate, die Benzodiazepine, die Phenytoine, das Valproat, die Carbamacepine und das Ethosuximid. Grundsätzlich ist es möglich, die *Serumspiegel* all dieser Substanzen zu bestimmen. Besonders wichtig ist die Serumspiegelbestimmung der Phenytoine wegen ihrer engen *therapeutischen Breite*. Bezüglich therapeutischer Breite sind die Barbiturate mit Sicherheit am günstigsten: Ihre therapeutische Breite ist sehr groß und die am meisten gefürchtete Nebenwirkung, die respiratorische Depression, tritt erst bei sehr hohen Spiegeln auf. Die therapeutische Breite der Benzodiazepine und des Ethosuximid ist mittelgroß, diejenige der Phenytoine, des Valproats und der Carbamazepine ist klein.

Die *Nebenwirkungen* (Tabelle 3) der Antiepileptika sind ausgesprochen vielfältig: bei den Benzodiazepinen sind es die muskuläre Hypotonie, Schluckstörungen und Hypersalivation; bei den Phenytoinen umfassen sie eine lange Liste – u.a. von zerebellär-vestibulärer Ataxie, Gingivahyperplasie, Hypertrichose, Leberschädigung und Leukopenie; beim Valproat sind es vor allem gastrointestinale Symptome, Leberschädigungen und Knochenmarksdepression; beim Car-

Tabelle 2. Antiepileptika: Übersicht

Substanz	Serumspiegel	Therapeutische Breite
Phenobarbital	+	
Benzodiazepine	(+)	
Phenytoine	+	
Valproat	+	
Carbamazepine	+	
Ethosuximid	+	

Tabelle 3. Wichtigste und häufigste Nebenwirkungen der Antiepileptika

Substanz	Nebenwirkungen
Phenobarbital	Verhaltensstörungen, Enzyminduktion, Exanthem
Benzodiazepine (Clonazepam)	Muskelhypotonie, Ataxie, Hypersalivation, Schluckstörungen
Phenytoine	Zerebellär-vestibulär, Gingiva, Exanthem, Haare +, Leber, Folsäure −, Knochen −, Leukopenie, Lymphadenopathie
Valproat	Appetit +, Haare −, GI, Leber, Thrombozytopenie, Lymphozytopenie
Carbamazepin	GI-Trakt, Ataxie, Psyche, Exanthem, Leber, Leukopenie, Anämie
Ethosuximid	GI-Trakt, Appetit −, Psyche, Exanthem, Anämie, Leukopenie

bamazepin Leber- und Knochenmarksschäden und schließlich beim Ethosuximid gastrointestinale Symptome und ebenfalls Knochenmarkshemmung.

Das geistig retardierte Kind stellt große Anforderungen an die betreuende Umwelt. Überforderungen sind bei den Eltern und beim medizinischen Personal sehr häufig. Die Eltern sind mit ihrem behinderten Kinde oft eng verbunden und pflegen es mit größter Liebe und Sorgfalt. Diese engen Bindungen gilt es als Arzt zu erkennen, zu respektieren und in die jeweiligen medizinischen Handlungen so weit als möglich mit einzubeziehen.

Literatur

1. Opitz JN (1980) Mental retardation: Biologic aspects of concerns to pediatricians. Ped Rev 2(2):41–50
2. Largo RH (1987) Kinder mit Entwicklungsrückstand: Warum, Wie und Worauf abklären? Pädiatrische Praxis
3. Largo RH, Schnizel A (1985) Development and behavioural disturbances in 13 boys with fragile X syndrome. Eur J Ped 143:269–275
4. Chudley AE, Hagerman RJ (1987) Fragile X syndrome. J Ped 110(6):821–831
5. Baird PA, Sadovnick AD (1987) Life expectancy in down syndrome. J Ped 110:849–854

Das retardierte Kind – Narkoseprobleme

T. Fösel, U. Schirmer und C. Wick

Einleitung

Für die Gruppe der retardierten Kinder trifft die Aussage ganz besonders zu: „Es gibt zwar kleine Operationen, aber keine kleinen Narkosen".

In vielen Fällen müssen Anästhesien für kleine operative oder diagnostische Eingriffe nur deshalb durchgeführt werden, weil eine Kooperationsfähigkeit der Patienten nicht vorhanden ist. Für den Anästhesisten gilt es deshalb besonders, sich mit dem vorliegenden Krankheitsbild auseinanderzusetzen, um potentielle Probleme frühzeitig zu erkennen.

Besonderes Augenmerk muß dabei auf die Dauermedikation und die anästhesiespezifischen Risiken des vorliegenden Krankheitsbildes gerichtet werden.

Ganz allgemein gilt, daß durch chronische Medikation die Enzymsysteme der Leber induziert sein können und mit einem schnelleren Medikamentenabbau zu rechnen ist. Für die Vorbereitung zu einer Anästhesie ist die Absprache mit den behandelnden Pädiatern sehr wichtig, da gerade von ihm die Einzelheiten über das vorliegende Krankheitsbild in Erfahrung zu bringen sind.

Diese Übersicht über Narkoseprobleme beim retardierten Kind kann keinesfalls auf alle Einzelheiten dieser sehr heterogenen Patientengruppe eingehen. Die Definition der Retardierung, die Incidence und die Ätiologie werden in der Arbeit von U. Hunziker dargestellt. Aus Praktikabilitätsgründen sollen diese Patienten in 4 Gruppen eingeteilt werden, wobei Kinder durchaus mehreren Gruppen angehören können (Tabelle 1).

Tabelle 1. Besonderheiten der Narkoseführung beim retardierten Kind

Gruppe I:	ohne weitere neurologische oder somatische Symptome
Gruppe II:	mit begleitender Epilepsie
Gruppe III:	mit Paresen – hypotoner Muskeltonus – hypertoner Muskeltonus
Gruppe IV:	kombiniert mit weiteren organischen oder metabolischen Störungen

Kinder ohne begleitende neurologische oder somatische Symptome

Bei diesen Kindern sind für die Voruntersuchung in der Regel keine Besonderheiten erforderlich. Sind diese Kinder aber wegen Aggressivität mit Sedativa wie z. B. Phenothiacin-Präparaten oder Butyrophenon-Präparaten vorbehandelt, so müssen mögliche Nebenwirkungen dieser Präparate abgeklärt werden. Bei chronischer Medikation mit Phenothiazinen kann es zu Leberparenchymschäden mit Cholestase kommen [8], in seltenen Fällen sind auch sudden death-Syndrome [8] beschrieben. Bei den Butyrophenonen ist insbesondere auch die α-blockierende Wirkung mit zu bedenken. Ganz allgemein verstärken diese Präparate der zentralwirksamen Medikamente wie Opiate oder Benzodiazepine.

Für die Prämedikation gibt es bei Kindern dieser Gruppe keine besondere Prävalenz. Sie sollte nach Dauer und Art des Eingriffes ausgesucht werden. Bei Kindern, die chronisch mit Sedativa behandelt sind, sollten diese in üblicher Dosierung zur Prämedikation verwendet werden.

Auch für die Narkoseeinleitung und Durchführung ergeben sich keine Besonderheiten. Handelt es sich um sehr unkooperative Kinder, die auch bei ausreichender Prämedikation nicht zugänglich sind, kann die Einleitung auch mit einer intramuskulären Injektion von Ketamin in der Dosierung von 5 mg/kg KG oder Methohexital in der Dosierung von ebenfalls 5 mg/kg KG erfolgen. Auch in der postoperativen Phase sind bei unkompliziertem Verlauf keine Besonderheiten zu erwarten.

Kinder mit Epilepsie

Diese Kinder können besondere Probleme mit Anfallsleiden aufwerfen, wobei ein Anfalleiden jedoch nicht obligat auch mit einer geistigen Retardierung verbunden ist. Jedoch ist bei 50% der Kinder mit einem Anfallsleiden mit einer Retardierung zu rechnen [2].

Von ganz besonderer Bedeutung ist chronische Therapie mit antikonvulsiven Medikamenten.

Von der Vielzahl der Antiepileptika seien nur die wichtigsten mit ihrer anästhesiologischen Relevanz herausgesucht (Tabelle 2). Dabei sind Nebenwirkungen [2, 7] und spezielle Voruntersuchungen bei Einnahme dieser Medikamente dargestellt.

Gerade bei einer Dauertherapie mit antikonvulsiven Medikamenten ist es besonders wichtig, mit dem behandelnden Pädiater oder Neurologen die perioperative Medikation abzusprechen, insbesondere wenn eine längere postoperative Nüchternheit erforderlich ist. Nur Barbiturate, Benzodiazepine und Phenytoin können parenteral appliziert werden. Wenn möglich, sollten die antikonvulsiven Medikamente zur Prämedikation gegeben werden, wobei wegen der besseren Resorption bei nüchternem Magen eine Wirkungsverstärkung möglich ist. Dies ist insbesondere bei der Applikation weiterer sedierender Medikamente zur Prämedikation zu bedenken. Hält man eine zusätzliche Sedierung für notwendig, so eignen sich insbesondere Benzodiazepine, evtl. aber auch Barbiturate. Auf Neu-

Tabelle 2. Antikonvulsive Medikamente

	Nebenwirkungen	Präoperative Untersuchungen
Barbiturate	Enzyminduktion	Keine
Benzodiazepine	Atemdepression bei i.v.-Gabe Hypersalivation	Keine
Phenytoin	Bradykardie bei i. v.-Gabe, Leberschäden, Blutbildveränderung	Transaminasen, Bilirubin, Blutbild mit Differentialblutbild, evtl. EKG
Valproinsäure	Leberschäden (v. a. bei Kindern <2 Jahre), Blutbildveränderungen, selten Pankreatitis	Transaminasen, Bilirubin, Blutbild mit Differentialblutbild
Carbamazepin	Aggravierung einer bestehenden Herzinsuffizienz, Leberschäden	Evtl. EKG, Röntgen-Thorax, Transaminasen, Bilirubin
Ethosuximid	Blutbildveränderungen, Leberschäden	Blutbild mit Differentialblutbild, Transaminasen, Bilirubin

roleptika, insbesondere vom Butyrohenon-Typ, sollte verzichtet werden, da sie die Anfallsneigung verstärken können.

Zur intravenösen Einleitung eignet sich besonders Thiopental, alternativ kann auch eine Inhalationseinleitung mit Halothan-Sauerstoff-Lachgas durchgeführt werden. Von den intravenösen Hypnotika sollte auf Methohexital oder Ketamin [5] verzichtet werden, da eine Steigerung der zerebralen Erregbarkeit bekannt ist und entsprechende Alternativen vorhanden sind. Zur Narkoseführung eignet sich ein Halothan-Lachgas-Sauerstoff-Gemisch, alternativ kann auch Isofluran eingesetzt werden. Während der Narkosebeatmung sollte auch für eine Normoventilation gesorgt werden, da eine Hyperventilation Krampfanfälle auslösen kann. Unter Enflurannarkosen wurden Krämpfe beobachtet, ihre Relevanz ist sicher nicht endgültig abgeklärt [4]. Da aber alternative Inhalationsanästhetika vorliegen, sollte auf dieses Medikament verzichtet werden.

Eine vorbestehende Erhöhung der Leberenzyme durch eine chronische Medikation mit Antikonvulsiva stellt keine Kontraindikation für Halothan dar, bei erhöhten Leberenzymen ist nicht mit einer erhöhten Häufigkeit einer Halothanhepatopathie zu rechnen [5].

Postoperativ sollte unbedingt darauf geachtet werden, daß die antikonvulsive Medikation zeitgerecht einsetzt.

Kinder mit Paresen

Wir müssen eine zerebrale spastische Parese von hypotonen Paresen mit schlaffem Muskeltonus unterscheiden.

Bei Kindern mit spastischer Parese können häufig zusätzlich Kiefer- und Zahnmißbildungen auftreten. Bei der Voruntersuchung müssen gerade bei diesen Kindern mögliche Intubationsprobleme vorher abgeklärt werden. Außerdem neigen diese Kinder häufig zu einem erhöhten gastroösophagealen Reflux.

Diese Kinder können auch mit zentral-wirksamen Muskelrelaxanzien wie z. B. Baclofen vorbehandelt sein.

Zur Prämedikation eignen sich Benzodiazepine, da sie ebenfalls eine zentral-wirksame Muskelrelaxierung aufweisen, wobei allerdings eine Wirkungsverstärkung mit einem vorbestehenden zentralen Muskelrelaxans zu beachten ist. Bei Kindern mit spastischer Parese ist eine Intubationsnarkose in jedem Fall wegen der Refluxneigung empfehlenswert. Bei jeder Parese ist wegen einer Denervierungshypersensitivität der Muskelmembranen mit der Möglichkeit einer Hyperkaliämie durch die Gabe von Succinylcholin zu rechnen [3], so daß das Risiko bei einer erhöhten Kaliumfreisetzung gegenüber dem Risiko der Aspiration abgewogen werden muß. Bei der Narkoseführung und der postoperativen Überwachung ergeben sich keine Besonderheiten.

Kinder mit hypotonem Muskeltonus neigen sehr häufig zu bronchopulmonalen Infekten und zu Hypersalivation, womöglich bedingt durch eine gestörten Husten und Schlußmechanismus. In der Prämedikation empfiehlt sich deshalb die Gabe von Atropin oder anderer Antisialoga, um die Salivation zu hemmen. Benzodiazepine sind wegen ihrer zentralen muskelrelaxierenden Wirkung bei diesen Kindern nicht angezeigt.

Bei der Narkoseführung sollte die Indikation zur Intubation großzügig gestellt werden. Bei der Verwendung von nichtdepolarisierenden Muskelrelaxanzien empfiehlt sich Zurückhaltung, da auch bei einer Antagonisierung der nichtdepolarisierenden Muskelrelaxanzien mit Cholinesterasehemmern die Hypersalivation besondere Probleme hervorbringen kann.

Diese Kinder müssen postoperativ länger überwacht werden, und erst wenn Husten und Schluckreaktion vollständig wieder hergestellt sind sowie eine vollständige Vigilanz vorhanden ist, aus der Überwachung entlassen werden.

Kinder mit weiteren somatischen oder metabolischen Störungen

Bei einem Teil der retardierten Kinder liegen auch zusätzliche Mißbildungen oder Stoffwechselstörungen vor, die für die Anästhesie erhebliche Relevanz aufweisen können. Ätiologisch können dabei Chromosomenaberrationen wie bei Trisomie 21 oder Stoffwechselstörungen wie bei Glykogenspeicherkrankheiten vorhanden sein. Häufig sind diese Zustände auch rein deskriptiv als Syndrome zusammengefaßt. Es ist unmöglich, in diesem Rahmen alle seltenen Mißbildungssyndrome und ihre anästhesiologische Relevanz aufzuzählen. Eine Zusammenfassung wichtiger Syndrome und ihrer anästhesiologischen Relevanz findet sich im deutschsprachigen Schrifttum im Manual 5: Kinderanästhesie [1].

Beispielhaft sei die Trisomie 21, das Down-Syndrom, behandelt. Bei diesem Syndrom können neben der obligaten Retardierung den bekannten Stigmata wie Epikanthus, 4-Finger-Furche- und Makroglossie häufig auch Herzfehler oder gastrointestinale Mißbildungen auftreten. Bekanntermaßen neigen diese Kinder auch zu einer erhöhten Infektanfälligkeit, insbesondere im bronchopulmonalen Bereich. Dies ist wohl auch auf die Tendenz zu einer muskulären Hypotonie zurückzuführen. Alle diese bekannten Faktoren sollten vor der Narkose im Rahmen der Voruntersuchung abgeklärt sein.

Die Prämedikation richtet sich dann im wesentlichen nach der Kooperationsfähigkeit dieser Kinder und dem körperlichen Zustand, wobei diese Kinder häufig gutmütig und unproblematisch sind.

Bei der Intubation können durch Makroglossie und Mikrolarynx Probleme auftreten.

Für die Narkoseführung und der postoperativen Überwachung gelten im wesentlichen die Anforderungen, die für Kinder mit einem hypotonen Muskeltonus erhoben wurden, nämlich die Zurückhaltung bei Dauerrelaxierung und Antagonisierung sowie eine gute postoperative Überwachung.

Zusammenfassend läßt sich sagen, daß die Anästhesie bei retardierten Kindern eine besondere Herausforderung an den Anästhesisten stellt. Er muß sich mit häufig unkooperativen Patienten auseinandersetzen. Es besteht eine intensive Eltern-Kind-Beziehung, die sehr viel Einfühlungsvermögen durch den Anästhesisten bedarf. Diese Patienten unterliegen einer Dauermedikation, die spezifische Nebenwirkungen, aber auch Interaktionen mit den Anästhetika haben kann. Zudem können neben der zerebralen Retardierung andere somatische oder metabolische Probleme mit der Anästhesie interferieren.

Literatur

1. Ahnefeld FW, Altemeyer K-H, Fösel TH (1987) Kinderanästhesie, Manual 5. Kohlhammer, Stuttgart
2. Aicardi J (1986) Epilepsy in children. Raven Press, New York
3. Donati F, Bevan RD (1985) Suxamethonium – current state. In: Norman J (ed) Clinics in anaesthesiology. Neuromuscular Blockade 3:2
4. Roizen M (1986) Anesthetic implications of concurrent disease. In: Miller RD (ed) Anesthesia. Churchill Livingstone, New York Edinburgh London Melbourne
5. Stock JGL, Strunin L (1985) Unexplained hepatitis following halothane. Anesthesiology 63:424
6. Verspohl EJ (1986) Narkotika. In: Ammon HPT (Hrsg) Arzneimittelneben- und Wechselwirkungen. Wissenschaftliche Verlagsanstalt, Stuttgart
7. Verspohl EJ (1986) Antieleptika. In: Ammon HPT (Hrsg) Arzneimittelneben- und Wechselwirkungen. Wissenschaftliche Verlagsanstalt, Stuttgart
8. Verspohl EJ (1986) Neuroleptika. In: Ammon HPT (Hrsg) Arzneimittelneben- und Wechselwirkungen. Wissenschaftliche Verlagsanstalt, Stuttgart

Das Kind mit neuromuskulärer Krankheit – Übersicht

E. Boltshauser, W. Lang, T. Gallmann und U. Arbenz

Einleitung

Bei folgenden Problemen wird der Anästhesist hauptsächlich mit neuromuskulären Krankheiten im Kindesalter konfrontiert:

I.   *Diagnostische Muskel- (Nerven-) Biopsie*   (Diagnose meist noch unklar, bei der häufigsten neuromuskulären Krankheit, der Duchenne Muskeldystrophie, aufgrund der Klinik und Zusatzuntersuchungen praktisch im voraus sicher)

II.   *Wahleingriff bei bekannter Diagnose*   (Beispiele: Tonsillektomie, Frakturreposition)

III.   *Palliativoperation im Spätstadium*   (v. a. orthopädische Eingriffe wegen Skoliose, Kontrakturen)

Bei I und II geht es v. a. um die Frage eines allenfalls erhöhten Risikos für maligne Hyperthermie (MH). Bei III muß neben der Operabilität (Gefahr postoperativer Ateminsuffizienz? Vorliegen einer Kardiomyopathie?) die Prognose (funktionell und quoad vitam) berücksichtigt werden.

Bemerkungen zum MH-Risiko

Allgemeines MH-Risiko: In der Literatur wird das allgemeine Risiko für Kinder mit 1:14000, für Erwachsene mit 1:50000 angegeben [1, 12, 17].

Familien mit erhöhtem MH-Risiko: In gewissen Familien besteht ein offensichtlich erhöhtes Risiko für MH. In einigen Sippen wird eine autosomal dominante Vererbung vermutet [1, 13]. Offenbar ist aber die Penetranz nicht immer vollständig bzw. die Expressivität variabel.

MH-Risiko bei neuromuskulären Krankheiten (Zusammenfassung in Tabelle 1):

- Spinale Muskelatrophien, Neuropathien und Myasthenia gravis gehen ohne erhöhtes MH-Risiko einher.
- Muskeldystrophien
  Die häufigste Dystrophie – die progressive *Muskelsystrophie Duchenne* – stellt eindeutig ein stark erhöhtes Risiko dar [5, 14, 16, 18]. Bei dieser Krankheit ist

Tabelle 1. Neuromuskuläre Krankheiten – Risiko für Maligne Hyperthermie

Krankheit	Lokalisation der Läsion	Häufigkeit	MH Risiko* erhöht
Spinale Muskelatrophien (versch. Formen)	Motorische Vorderhornzelle	1:25 000	–
Neuropathien (versch. genet. Formen)	Peripherer Nerv mit Axon Schwann' Zellen		–
Myasthenia gravis	Motorische Endplatte	1:20 000	–
Muskeldystrophien	Muskel		
– Duchenne		1: 3 500 ♂	+ +
– Becker		1:15 000 ♂	(+) (s. Text)
– Myotone Dystrophie (Steinert)		1:10 000	–
– Kongenitale Dystrophien			–
Kongenitale Myopathien			
– central core disease			+
– andere Formen			?
Metabolische Myopathien		selten	–
Myotonia congenita			?
Chondrodystrophe Myotonie (Schwartz-Jampel)			+

* Vgl. auch Erläuterungen im Text
– : MH Risiko nicht erhöht
+ : MH Risiko erhöht
?: Literaturangabe spärlich/kontrovers

die CK bereits im präklinischen Stadium etwa 20 bis 100fach erhöht. Bei der langsamer verlaufenden *Muskeldystrophie Becker* ist theoretisch (aufgrund positiver Kontraktionstests) ebenfalls eine erhöhte MH-Suszeptibilität zu erwarten, bisher wurde aber unseres Wissens keine entsprechende Beobachtung mitgeteilt [11]. Für die weniger klar umschriebene *kongenitale Muskeldystrophie* (genetisch und klinisch keine Entität) liegen unseres Wissens keine positiven Berichte über MH vor. Mitteilungen über die dominant vererbte *myotone Dystrohpie (Steinert)* weisen auf verschiedene Anästhesie-Risiken hin (wie Ateminsuffizienz, Rhythmusstörungen), erwähnen jedoch die MH nicht [2].

- Als kongenitalen Myopathien faßt man eine Gruppe mit strukturell nachweisbaren histologischen Veränderungen zusammen [8]. Bei einer bestimmten Form, der *Central core disease,* wurde MH wiederholt beobachtet [9, 10]. Die Diagnose ist nur histologisch definitiv zu stellen, setzt also eine Biopsie voraus.
- Das *King-Denborough Syndrom* ist schlecht definiert und nicht ohne weiteres klinisch auszumachen [1, 19].
- *Metabolische Myopathien* (z. B. Glykogenosen, Lipidspeichermyopathien, Mitochondriale Myopathien) prädisponieren offenbar nicht für MH, es fehlen ensprechende positive Literaturberichte.
- Die *Myotonia congenita* wird gelegentlich unter den zu MH disponierenden Myopathien genannt [11, 13]. Vermutlich wird dieses Risiko überschätzt; in

der umfangreichen genetisch orientierten Studie von Becker (an über 150 Familien mit über 250 Betroffenen) fand sich kein Individuum mit anamnestischen Hinweisen für MH [3].
- Beim *Schwartz-Jampel Syndrom* (chondrodystrophe Myotonie) wurden Einzelfälle mit MH beobachtet [6, 15]. Klinische Hinweise für diese sehr seltene Affektion sind Kleinwuchs, Kontrakturen, ausgeprägte Myotonie.

Bemerkungen zu Suchtests für MH

Leider gibt es keine zuverlässigen einfachen Suchtests für MH: Sowohl die Bestimmung der CK wie auch die Muskelhistologie sind nicht verläßlich, d.h. normale Befunde sprechen nicht gegen eine erhöhte MH-Bereitschaft [1, 12].

Für die Prüfung der MH-Suszeptibilität gilt der in vitro Halothan-Kontraktionstest als am zuverlässigsten [11, 12, 17]. Die praktische Bedeutung dieses Tests ist u. E. insofern gering, als er eine offene Biopsie voraussetzt und nur in wenigen Speziallabors durchgeführt werden kann. Im Zweifelsfall wird man sich in praxi bei Myopathien mit möglicherweise erhöhtem MH-Risiko selbst bei unauffälligem Kontraktionstest für ein Narkoseverfahren wie bei MH-gefährdeten Personen entschließen.

Bemerkungen zur Muskelbiopsie

Vor einer Muskelbiopsie soll nach Möglichkeit das Potential anderer nicht-invasiver Zusatzuntersuchungen ausgeschöpft werden (Serumenzyme, Nervenleitgeschwindigkeit, Elektromyographie, evtl. Tensilontest, evtl. EKG, Echo-Kardiographie). Auf Einzelheiten kann hier nicht eingegangen werden. Wir möchten lediglich darauf hinweisen, daß bei den langsam verlaufenden spinalen Muskelatrophien offenbar konstant im EKG (besonders in den Extremitäten-Ableitungen) ein „Muskelzittern" registriert werden kann [7].

In diagnostischer Hinsicht lassen sich die meisten klinischen Fragestellungen mit einer Nadelbiopsie beantworten. Am Kinderspital Zürich führen wir seit wenigen Jahren primär Nadelmuskelbiopsien in Lokalanästhesie und allenfalls Sedierung durch [4]. Nur bei seltenen, komplexen Fragestellungen (z. B. Lipidspeicherung, Mitochondriopathie) ist eine offene Biopsie notwendig, um genügend Gewebe zu erhalten.

Für einen in vitro Kontraktionstest ist ebenfalls eine offene Biopsie notwendig (vgl. Abschnitt Suchtests).

Bemerkungen zur Klinik

Auf einzelne neuromuskuläre Krankheiten kann in diesem Rahmen nicht näher eingegangen werden (Übersichtsreferenz: [8]).

Da keine Labor-Suchtests für MH zur Verfügung stehen, kommt der Anamnese und der klinischen Beobachtung größte Bedeutung zu. Es ist jedoch zu erwähnen, daß Eltern betroffener Kleinkinder (mit Muskelschwächen) sich des Problems oft selbst nicht bewußt sind. Die Auffälligkeiten der grobmotorischen Entwicklung werden nicht realisiert, verdrängt oder als harmlose „Verzögerung" angesehen.

Neuromuskuläre Krankheiten äußern sich oft durch folgende Symptome, die bei gezielter Untersuchung in kurzer Zeit überprüft werden können:

- Auffällige Mimik (Ptose, offener Mund, evtl. Ophthalmoplegie);
- Zunge: zum Teil auffallend voluminös;
- Atrophien oder Hyperthrophien von Muskeln (besonders achten auf Waden-hypertrophie);
- Mühe, aus Rückenlage den Kopf zu heben und (ohne Seitendrehung!) aufzu-sitzen;
- Auffälliger Gang. Achten auf Hyperlordose, „Watscheln", Auftreten auf Vor-fuß;
- Mühe/Unmöglichkeit, aus Hocke/ vom Boden aufzustehen, auf Stuhl zu stei-gen, Treppen zu steigen, zu hüpfen.

Auffälligkeiten können auf eine neuromuskuläre Krankheit hinweisen und soll-ten vor einer Wahloperation abgeklärt werden.

Literatur

1. Aldrete JA, Britt BA (eds) (1978) Malignant hyperthermia. Grune & Stratton, New York San Francisco London
2. Aldridge LM (1985) Anaesthetic problems in myotonic dystrophy. Br J Anaesth 57:1119–1130
3. Becker PE (1977) Myotonia congenita and syndromes associated with myotonia. Thieme, Stuttgart
4. Boltshauser E, Lang W, Varga E (1986) Erfahrungen mit der perkutanen Nadel-Muskelbio-psie in der Pädiatrie: Alternative zur offenen Biopsie? Schweiz Med Wschr 116:396–399
5. Brownell AKW, Paasuke RT, Elash A, Fowlow SB, Seagram CGF, Diewold RJ, Friesen C (1983) Malignant hyperthermia in Duchenne muscular dystrophy. Anesthesiology 58:180–182
6. Cook JD, Henderson-Tilton AC (1985) Malignant hyperthermic reaction to nifedipine in a child with Schwartz-Jampel syndrome. Ann Neurol 18:402
7. Dawood AA, Moosa A (1983) Hand and ECG tremor in spinal muscular atrophy. Arch Dis Child 58:376–378
8. Dubowitz V (1978) Muscle disorders in childhood. WB Saunders, London Philadelphia To-ronto
9. Eng GD, Epstein BS, Engel WK, McKay DW, McKay R (1978) Malignant hyperthermia and central core disease in a child with congenital dislocating hips. Arch Neurol 35:189–197
10. Frank JP, Harati Y, Butler IJ, Nelson TE, Scott CI (1980) Central core disease and malig-nant hyperthermia syndrome. Ann Neurol 7:11–17
11. Heiman-Patterson TD, Natter HM, Rosenberg HR, Fletcher JE, Tahmoush AJ (1986) Ma-lignant hyperthermia susceptibility in X-linked muscle dystrophie. Pediatr Neurol 2:356–358
12. Jantzen JPAH, Gottmann S (Hrsg) (1986) Maligne Hyperthermie: Rückblick, derzeitiger Stand, Entwicklungen. Thieme, Stuttgart New York
13. King JO, Denborough MA, Zapf PW (1972) Inheritance of malignant hyperpyrexia. Lancet I:365–370

14. Miller ED, Sanders DB, Rowlingson JC, Berry FA, Sussman MD, Epstein RM (1978) Anesthehisa-induced rhabdomyolysis in a patient with Duchenne's muscular dystrophy. Anesthesiology 48:146–148
15. Seay AR, Ziter FA (1978) Malignant hyperpyrexia in a patient with Schwartz-Jampel syndrome. J Pediatr 93:83–84
16. Seay AR, Ziter FA, Thompson JA (1978) Cardiac arrest during induction of anesthesia in Duchenne muscular dystrophy. J Pediatr 93:88–90
17. Sessler DI (1986) Malignant hyperthermia. J Pediatr 109:9–14
18. Smith CL, Bush GH (1985) Anesthesia and progressive muscular dystrophy. Br J Anaesth 57:1113–1118
19. Steenson AJ, Torkelson RD (1987) King's syndrome with malignant hyperthermia. Am J Dis Child 141:271–273

Das Kind mit neuromuskulärer Krankheit – Narkoseprobleme

E. Breucking

Kinder mit neuromuskulären Erkrankungen können dem Anästhesisten in allen operativen Fachbereichen begegnen. Die Schwierigkeiten beginnen häufig schon damit, daß – vor allem bei Säuglingen und Kleinkindern im 2. und 3. Lebensjahr – vorerst nur ein dringender Verdacht besteht, die Krankheit also noch nicht einer der großen Gruppen (progressive Muskeldystrophien, kongenitale Myopathien, zerebromuskuläre Systemerkrankungen, spinale und neurale Muskelatrophien) zugeordnet und die Diagnose gesichert wurde. In dieser Situation kann man natürlich einen Wahleingriff aufschieben, bis die neuromuskuläre Grundkrankheit abgeklärt ist. Man kann aber auch – und das muß man bei allen dringenden Operationsindikationen – die Anästhesie so führen, daß man alle relevanten Narkoserisiken kalkuliert und berücksichtigt, so wie es bei den diagnostischen Maßnahmen (z.B. Muskelbiopsien) in jedem Fall notwendig ist [15].

4 Probleme sind von besonderer Wichtigkeit:

1. Die Auslösung einer malignen Hyperthermie muß als Komplikationsmöglichkeit immer unterstellt werden. Natürlich sind Kinder mit Myopathien erheblich mehr gefährdet [4, 6–8, 10, 11, 13, 15, 18] als Kinder mit spinalen Muskelatrophien. Im eigenen Krankengut der letzten 3½ Jahre sahen wir 135 Patienten zur Muskelbiopsie für den in-vitro Koffein-Halothan-Kontraktionstest (Prof. W. Mortier, Kinderklinik Wuppertal). Von den 75 Patienten, bei denen der positive Test die Disposition zur MH bewies, hatten 37 auch eine Myopathie, 4 eine neurogene Schädigung und 34 keine strukturelle Muskelerkrankung. Auch wenn man nur die zentronukleäre Myopathie herausgreift, liegt das Risiko einer Disposition zur malignen Hyperthermie bei ungefähr 50%. Bei der central core disease, die in unserem Krankengut sehr viel seltener vorkommt, liegt das Risiko aber noch etwas höher. Deshalb sollte man in allen Verdachtsfällen die bekannten „Triggersubstanzen" zur Auslösung einer MH, nämlich Succinylcholin, Halothan, Ethran und Isofluran meiden. Bei bekannter bzw. muskelbioptisch nachgewiesener Disposition zur malignen Hyperthermie ist zusätzlich die pränarkotische intravenöse Dantrolen-Applikation notwendig [5, 15, 16].
In der Literatur findet man viele Berichte über die Anwendung von Inhalationsnarkotika und Succinylcholin bei Patienten mit neuromuskulären Erkrankungen. Es gibt komplikationslose Verläufe [1, 10] ebenso wie schwere Hyperthermiereaktionen [4, 9, 11]. Das Risiko ist im Einzelfall ohne den in-

vitro Kontraktionstest nicht abschätzbar, so daß ich in Übereinstimmung mit anderen Autoren [3, 4, 15, 16] vom Gebrauch der Triggersubstanzen dringend abrate.

2. Kinder mit Muskeldystrophien können im Rahmen dieser Erkrankung auch eine Kardiomyopathie haben, die sich mit verschiedenartigen Rhythmusstörungen oder Blockbildern im EKG oder als Herzinsuffizienz manifestieren kann. Intra- und postoperative Herzstillstände sind bei solchen Patienten beschrieben worden [3, 4, 9, 10, 17], v. a. unter Halothananästhesie. Eine präoperative kardiologische Voruntersuchung mit EKG sowie die kontinuierliche intraoperative EKG-Überwachung und die Vermeidung kardiodepressiver Narkotika sind in diesen Fällen unabdingbar.

3. Als Folge der Muskelhypotonie, der progredienten Muskelschwäche sowie des zunehmenden Muskelschwundes kommt es im Verlaufe der schweren neuromuskulären Erkrankungen zu respiratorischen Problemen, die häufig auch für den letalen Ausgang der Erkrankung verantwortlich sind. Kinder mit spinalen Muskelatrophien sind davon oft schom im Säuglingsalter („floppy baby") betroffen. Bei den Muskeldystrophien treten die pulmonalen Probleme meist später in Erscheinung, beim Duchenne im Schulkind- bis Jugendalter, bei der myotonen Dystrophie Curschmann-Steinert oft erst im Erwachsenenalter. Der Schluckakt ist dann gestört, Husten als Schutzreflex nicht ausreichent wirksam. Die Folgen sind Sekretverhalt, Aspiration, Infektion und Hypoventilation. Bei diesen Patienten besteht die große Gefahr, daß durch die Nachwirkungen der Anästhetika eine bis dahin noch eben kompensierte Atemfunktion dekompensiert, und daraus eine therapiebedürftige postnarkotische respiratorische Insuffizienz resultiert, die viele Stunden andauern kann und deren Prognose nicht immer gut ist [2, 10, 12]. Eine postoperative Nachbeatmung muß also bei jeder Narkose bei Kindern mit neuromuskulären Erkrankungen einkalkuliert werden. Der Anästhesist muß sich aber im klaren darüber sein, daß die Entwöhnung vom Respirator schwierig sein kann.

4. Als letztes noch ein Hinweis auf die myotonen Reaktionen, die bei Patienten mit Myotonia congenita (Thomson) oder Myotonia dystrophica (Curschmann-Steinert), ausgelöst werden können. Ursachen sind außer Kälte und kräftigen Muskelanspannungen (z. B. Hände drücken) auch Anästhesieadjuvanzien. Succinylcholin und Cholinesterasehemmer können bei disen Patienten so schwere myotone Reaktionen aller Muskeln auslösen, daß die spontane Atmung ebenso wie die künstliche Beatmung schwer behindert bzw. gar unmöglich gemacht werden [1, 4, 5, 10, 14].

Zu einer sicheren Narkoseführung bei Kindern mit neuromuskulären Erkrankungen muß man die folgenden Regeln beachten:

– Jeder Anästhesist muß mit dem Krankheitsbild der malignen Hyperthermie vertraut sein (Tabelle 1). Die bekannten „Triggersubstanzen" Succinylcholin, Halothan, Ethran und Isofluran sind zu vermeiden. Wenn eine Disposition zur MH nachgewiesen ist, muß Dantrolen vor der Narkose intravenös verabreicht werden (Tabelle 2).

Tabelle 1. Maligne Hyperthermie, Diagnose. (Nach [15])

Symptome, die den Verdacht auf MH nahe legen

1.1. Bei spontan atmenden Patienten: abnormes Ansteigen von Atemfrequenz und Atemzugvolumen;

1.2. bei vollrelaxierten und apparativ beatmeten Patienten: Anstieg der exspiratorischen Kohlensäure-Konzentration bis über 10%, abnormes Erwärmen des CO_2-Absorbers

2. Ungeklärte Tachykardie; Zyanose, Schwitzen

3. Hypoxie, respiratorische und metabolische Azidose (venöses Blut bei den zu erwartenden Extremwerten zunächst ausreichend: BE > − 10 mmol/l, pCO_2 > 60 mm Hg)

4. Anstieg der Körpertemperatur (häufig Spätsymptom)

5. Mangelhafte oder fehlende Erschlaffung von Skelettmuskulatur (v. a. der Kiefermuskulatur) nach Succinylcholin (nur in etwa ⅔ der Fälle)

Weitere Symptome:

6. Arrhythmie, instabiler Blutdruck

7. Myoglobinämie, Myoglobinurie

8. Anstieg der Kreatinphosphokinase (CK) im Plasma

9. Verbrauchskoagulopathie

Tabelle 2. Narkose bei MH-gefährdeten Patienten. (Nach [15])

1. Starke Prämedikation: z. B. Midazolam 0,1–0,2 mg/kg i. m.

2. Intravenöse Prophylaxe mit Dantrolen: 45 min vor Anästhesiebeginn 2,5 mg/kg als Infusion in 20 min

3. Intravenöses Dantrolen in Bereitschaft

4. Für die Anästhesie können folgende Substanzen nach derzeitiger Ansicht mit einem hohen Sicherheitsgrad eingesetzt werden:
   - Barbiturate,
   - Opiate,
   - Benzodiazepine,
   - Lachgas,
   - Pancuronium und Vecuronium.
   Auslösung einer MH jedoch nicht ausgeschlossen!

5. Die Regionalanästhesie bietet sich bei einer Reihe operativer Eingriffe an, der wache Patient kann dennoch eine MH entwickeln („human stress syndrome")

- Auf Muskelrelaxanzien sollte man möglichst verzichten. Die Intubation gelingt bei Kindern mit neuromuskulären Erkrankungen fast immer ohne derartige Medikamente. Man erspart dem Patienten die Probleme des Relaxansüberhangs in der postoperativen Phase.
- Erfordert der Eingriff eine Relaxation oder gelingt die Intubation nicht ohne Relaxation, können kompetitive, nicht depolarisierende Muskelrelaxanzien gegeben werden. Von ihnen sollte aber sehr sparsam Gebrauch gemacht werden, da die Wirkung nicht abschätzbar verlängert und wegen der reduzierten Muskelmasse auch verstärkt ist. Ein Viertel bis die Hälfte der üblichen Menge reichen im allgemeinen aus. Wir bevorzugen Vecuronium.

- Wenn das Kind am Narkoseende nicht ausreichend atmet, ist es nicht sinnvoll, das Muskelrelaxans zu antagonisieren. Durch die Antagonisierung läßt sich nämlich leider die postoperative Ateminsuffizienz nicht sicher verhindern. Es kann dagegen bei prädisponierten Patienten sogar zu einer Verschlechterung der Atmung durch myotone Reaktionen kommen [13]. In diesen Situationen muß man großzügig und ausreichend lange nachbeatmen.
- Bei Kindern mit neuromuskulären Erkrankungen gehört zu den üblichen Voruntersuchungen auch ein EKG sowie bei den bereits pulmonal affektierten ein Röntgen-Thorax-Bild und eine Blutgasanalyse.
  Intra- und postoperativ müssen engmaschig Körpertemperatur, EKG, Blutdruck und Blutgase überwacht werden. Es empfiehlt sich das kontinuierliche Monitoring des endexspiratorischen CO_2-Gehaltes der Atemluft.

Kinder mit neuromuskulären Erkrankungen sind sowohl in als auch nach einer Narkose gefährdet. Regionale Anästhesiemethoden können in einzelnen Fällen eine gute Alternative zur Allgemeinanästhesie auch in jungen Lebensalter sein. Unter Beachtung der aufgezeigten Regeln sind jedoch auch Narkosen sicher durchführbar. Wir sahen in den letzten 4 Jahren bei 248 Narkosen zur Muskelbiopsie, 190 davon bei Kindern unter 14 Jahren, keine schwerwiegenden Komplikationen.

Wir verwendeten Etomidat, Fentanyl, Lachgas und Sauerstoff. Einige dieser Kinder mußten weiteren Narkosen bei Operationen in den Fachbereichen Chirurgie, HNO und Urologie unterzogen werden. Wir benutzten außer den o. g. Medikamenten bei diesen Anästhesien auch Benzodiazepine und Vecuronium. Alle diese Narkosen verliefen komplikationslos. Postoperative Probleme erlebten wir leider in einem Fall. Ein Kind mit MELAS-Syndrom mußte nach einr Ileus-Operation nachbeatmet werden und verstarb 5 h nach Narkoseende an einer schweren metabolischen Azidose.

Literatur

1. Aldridge LM (1985) Anaesthetic problems in myotonic dystrophy. Br J Anaesth 57:1119–1130
2. Backer M de, Bergmann P, Perissino A, Gottignies P, Kahn RJ (1976) Respiratory failure and cardiac disturbance in myotonic dystrophy. Eur J Intens Care Med 2:63–67
3. Boba A (1970) Fatal postanesthetic complications in two muscular dystrophy patients. J Pediat Surg 5:71–75
4. Brown TCK, Fisk GC (1985) Kinderanästhesie. Fischer, Stuttgart
5. Eberlein HJ, Schulte-Sasse U (1986) Diagnose und Therapie der malignen Hyperthermie, Narkoseführung bei MH-gefährdeten Patienten. In: Jantzen JPAH, Gottmann S (Hrsg) Maligne Hyperthermie. Thieme, Stuttgart New York, S 133–134
6. Fitzal S (1984) Vorbereitung und Durchführung der Anästhesie bei Störungen der neuromuskulären Reizübertragung. In: Halmagyi M, Beyer J, Schuster HP (HRSG) Der Risikopatient in der Anästhesie, 3. Stoffwechselstörungen. (Klinische Anästhesiologie und Intensivtherapie, Bd 28, S 55–67) Springer, Berlin Heidelberg New York Tokyo
7. Gullota F, Spieß-Kiefer C (1983) Muskelbioptische Untersuchungen bei maligner Hyperthermie. Anästh Intensivther Notfallmed 18:21–27
8. Helms U (1979) Maligne Hyperthermie. Anästh Intensivmed 20:309–316

 9. Kepes ER, Martinez LR, Andrews IC, Arkins RE, Jadwat CM, Radnay PA, Stark DCC
    (1972) Anesthetic problems in hereditary muscular abnormalities. NY State J Med
    72:1051–1053
10. Miller J, Lee C (1981) Muscle diseases. In: Katz J, Benumof J, Kadis LB (eds) Anesthesia
    and uncommon diseases. Saunders, Philadelphia London Toronto Sydney, pp 530–561
11. Miller ED, Sanders DB, Rowlingson JC, Berry FA, Sussmann MD, Epstein RM (1978)
    Anesthesia – induced rhabdomyolysis in a patient with Duchenne's muscular dystrophy.
    Anesthesiology 48:146–148
12. Milne B, Rosales JK (1982) Anaesthetic considerations in patients with muscular dystrophy
    undergoing spinal fusion and Harrington rod insertion. Can Anaesth Soc J 29:250–253
13. Pfaff G, Beyer A (1981) Maligne Hyperthermie. Anästh Intensivmed 22:67–74
14. Punt-van Manen JA, Müller H, Kalenda Z (1984) Anaesthesie bei Dystrophia Myotonica
    mit Hilfe des Kapnogramm. Anaesthesist 33:348–355
15. Schulte-Sasse U, Eberlein HJ (1986) Neue Erkenntnisse und Erfahrungen auf dem Gebiet
    der malignen Hyperthermie. Anaesthesist 35:1–9
16. Schulte-Sasse U, Eberlein HJ (1986) Was bedeutet ungeklärte maligne Hyperthermie –
    Empfindlichkeit für Arzt und Patient? Anaesthesist 35:705–707
17. Seay AR, Ziter FA, Thompson JA (1978) Cardiac arrest during induction of anesthesia in
    Duchenne muscular dystrophy. J Pediat 93:88–90
18. Sporn P, Mauritz W, Steinbereithner K (1986) Diagnostik der malignen Hyperthermie. In:
    Jantzen JPAH, Gottmann S (Hrsg) Maligne Hyperthermie. Thieme, Stuttgart New York, S
    40–51
19. Stefan H (1987) MELAS-MERF-KSS, Neurologische Syndrome mit transienten, episodi-
    schen oder Anfallssymptomen bei mitochondrialen Zytopathien. Dt Ärztebl 84:708–711

Narkose für Laryngo-, Tracheo-, Bronchoskopie und Bronchographie bei Kindern – Narkoseprobleme

H. D. Hagemann, S. Piepenbrock und W. Müller

Zusammenfassung

Die Probleme der Anästhesie für die diagnostische und therapeutische Endoskopie der luftführenden Wege sind eng korreliert mit der Problematik der Untersuchung – vor allem bei Kindern. Sie werden diktiert durch das Krankengut, die verschiedenen Indikationen und das notwendige „time-sharing" von Anästhesist und Operateur im Tracheo-Bronchial-System. Oberstes Gebot ist deshalb eine gute Kooperation und eine sichere Technik, um die vital nötige Oxigenierung und CO_2-Elimination auch unter schwierigen Bedingungen zu sichern. Für unseren Arbeitsplatz haben wir deshalb einige Thesen aufgestellt, deren Vor- und Nachteile diskutiert werden.

Möglichkeiten der Anästhesie und Ventilation

Die Art und das Procedere einer geeigneten Anästhesie für Laryngo-, Tracheo-, Bronchoskopie werden seit Jahren kontrovers diskutiert. Dabei steht evtl. gar nicht die Entscheidung für ein bestimmtes Verfahren, wie z. B. Lokalanästhesie oder deren Kombination mit Prämedikation oder Basissedierung [10, 12, 21], Anästhesie mit volatilen Anästhetika [3, 4, 13, 15], balancierte intravenöse Narkose [2, 16, 19], apnoische Oxigenation [11, 13] oder die Diskussion einer adäquaten O_2-Applikation über Tubus, Skope, Kanüle oder Jet [6, 8, 20] im Vordergrund.

Vielmehr ist primär eine gute Kooperation zwischen Operateur und Anästhesist anzustreben, die beide mehr oder weniger, mit wechselnden Prioritäten, die Atemwege des kleinen Patienten beanspruchen [1, 5, 11, 22].

Auch die unterschiedlichen Erfahrungen über Vor- und Nachteile der Fiberoptik [3, 6, 7, 10, 17, 18] oder des starren Bronchoskops [1, 9, 12, 14] sind diesem Zusammenwirken von Anästhesist und Operateur mit dem Ziel der Wiederherstellung, Erhaltung und Sicherung vitaler Funktionen unterzuordnen.

Die sichere Ventilation mit ausreichender Oxigenierung und CO_2-Elimination ist von einem eingespielten Team – mit beinahe allen Kombinationen der diskutierten Methoden und unter fast allen kritischen Situationen – zu erreichen.

Einzelne bronchoskopische Indikationen, die ein bestimmtes Management erfordern, favorisieren aber gewisse Methoden der Narkoseführung und Ventilation:

Mikrochirurgische Maßnahmen erfordern ein weitgehend ruhiggestelltes OP-Feld, wie es nur mit apnoischer Oxigenation oder unter HFJV erreicht wird.

Langdauernde Manipulationen, wie bei der Extraktion älterer Fremdkörper, sollten wegen der hohen Arbeitsplatzkontamination nicht ausschließlich über volatile Anästhetika gesteuert werden, zumal gerade bei diesem Procedere (Zangeneinsatz, Absaugmanöver) große Leckagen im und um das Bronchoskop vorhanden sind (Tabelle 1).

Akut vital bedrohliche Notfälle, oft unbekannter Ätiologie, erfordern oft eine „crush-induction" und primäre Intubation durch den Anästhesisten, ehe die Bronchoskopie erfolgt.

Standard ist bei uns deshalb eine exakte Absprache des geplanten Procedere von Operateur und Anästhesist. Auch so bleiben noch genügend Risiken und Komplikationsmöglichkeiten.

Problematik/Risiken der Bronchoskopie und Anästhesie

Das kindliche Patientengut bietet eine Reihe von Besonderheiten, die zu Problemen bei der Bronchoskopie führen, das Risiko erhöhen und die Entscheidung für das operative und anästhesiologische Vorgehen erschweren (Tabelle 2). Hauptproblempunkte sind dabei die anatomischen und physiologischen Besonderheiten des Kindes, vor allem des Säuglings rigide Epiglottis, subglottische (physiologische) Stenose, Radien der luftführenden Wege (Endoskop-Größe, Resistance), pulmonale und thorakale Elastizität, Atemfrequenz und Atemzugvolumen (Oxigenation, CO_2-Elimination).

Tabelle 1. Kontamination des Arbeitsplatzes mit volatilen Anästhetika

- Leckage um das Bronchoskop (< oder > je nach Position)
- Leckage im Bronchoskop (bei Manipulationen = FK-Extraktion, PE, Lavage)
- Entsprechend hoher „flow" erforderlich
- Messungen der volatilen Anästhetika-Konzentration am Operateur/Anästhesisten:
  115–1680 mg/m^3 = 15–210 ppm
  MAK (Maximale-Arbeitsplatz-Konzentration) für Halothan: 40 mg/m^3 = 5 ppm
  MAK für Isofluran: nicht definiert

Tabelle 2. Spezielle Probleme der Kinderbronchoskopie

- Anatomische und physiologische Besonderheiten (v.a.) des Säuglings (Compliance, Resistance → r^4, AF, Thorax, Epiglottis)
- Grundkrankheit des Patienten (polymorbide Säuglinge)
- Spezielle Problematik = Indikation zur Skopie
- Risiken des operativen Procedere (Pneu, Blutung)
- Anästhetika-Wirkungen (inotrop, chronotrop, bathmotrop, vasomotorisch)

Erschwerend hinzu kommen die Grundkrankheiten der kleinen Patienten: z. B. Mucoviszidose, polymorbide Kinder, kardiopulmonale Fehlbildungen und die spezielle Problematik, die gleichzeitig die Indikation zur Bronchoskopie darstellt (Abb. 1).

Schließlich komplizieren additiv die Risiken der Bronchoskopie selbst (Perforation, Pneu, Blutung) und der Anästhesie (negative Inotropie, positive Chronotropie, Vasodilatation, Katecholaminausschüttung) das Verfahren (Tabelle 2).

Postoperativ führen die zarte Schleimhaut, die kleinen Radien der luftführenden Wege, die ausgeprägte Neigung zur Ödembildung v. a. bei Frühgeborenen und Neugeborenen, sehr schnell zu Stridor, Laryngo- und Bronchospasmus.

Deshalb ist die Indikation zum operativen Vorgehen sehr streng zu stellen, ein geübter Untersucher ist conditio sine qua non. Die dennoch relativ hohe Komplikationsrate findet durch die anatomischen und physiologischen Besonderheiten bei zusätzlicher Irritation durch Fremdkörper, Bronchoskop, Kontrastmittel bei Bronchographie, Lavagen, volatile Anästhetika und adjuvante Manipulationen hier ihre Erklärung.

Dazu kommt die hohe Reflexogenität und adrenerge Stimulationsmöglichkeit des Arbeitsgebietes.

Thesen zur Anästhesie bei Bronchoskopie und -graphie bei Kindern

Aufgrund dieser Gefahrenquellen haben wir einige Verfahrensprinzipien für unseren Arbeitsplatz aufgestellt.

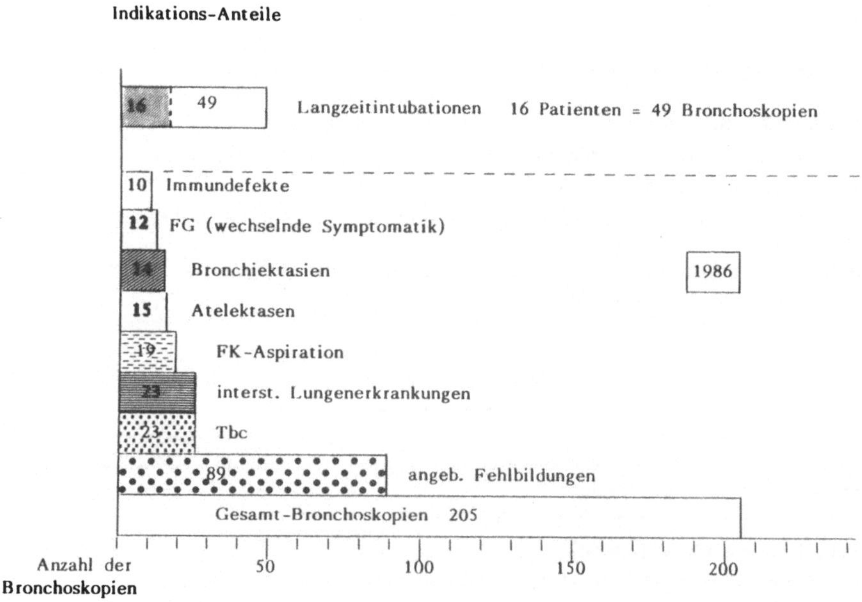

Abb. 1. Hauptindikationen zur Laryngo-, Tracheo-, Bronchoskopie beim Kind/MHH

1. Trotz eines häufig kurzen Eingriffs muß eine tiefe Narkose erreicht werden.
2. Wegen der zumeist abrupten Beendigung der Skopie sollte sie gut steuerbar sein.
   a) Wegen der begrenzten Aufnahmekapazität der Überwachungseinrichtungen müssen unsere Kinder zurück auf die Normalstation;
   b) eine Antagonisierung empfiehlt sich beim Säugling nicht;
   c) eine reine NLA bedeutet ungenügende Reflexdämpfung und Risiko des Überhangs.
3. Eine volatile Anästhesie bietet sich daher an.
   a) Die hohe Belastung des Arbeitsplatzes spricht allerdings gegen diese Anästhesieform;
   b) eine adjuvante i.v.-Gabe von Analgetika und Muskelrelaxanzien wurde je nach Bedarf vorgenommen.
4. Die resultierende „balanced anesthesia", als Schwerpunkt volatil gesteuert, ist deshalb bei uns Standard.
5. Die zur diagnostischen Laryngoskopie obligate Spontanatmung wird nicht in der Einleitungsphase angeboten. Erst in tiefer (volatiler) Narkose plus topischer Lokalanästhesie erfolgt bei sicherer Spontanatmung die Beurteilung von Stimmbandbeweglichkeit und/oder pathologischen Bewegungen von Epiglottis, Aryknorpel und Tumor (Gefäßanomalie);
   a) der Sicherheitsaspekt steht im Vordergrund;
   b) die Untersuchung dauert dadurch länger.
6. Eine Fremdkörperextraktion ist auf maximal 1 h beschränkt, weiter notwendige Manipulationen erfolgen in einer 2. Sitzung;
   a) Stammbronchien müssen selbstverständlich frei sein;
   b) die postoperative Komplikationsrate steigt rapide mit der Dauer (Ödem, Verletzung, Spasmus).
7. Vor der bronchoskopischen Intubation und vor der Bronchographie wird gut oxigeniert.
8. Während der Kontrastmittelapplikation wird durch hochfrequente, druckgeminderte Ventilation KM gespart, da weniger in die Alveolarbereiche befördert wird. Die teilweise üblichen Apnoephasen halten wir (vor allem bei den vielfach multimorbiden Patienten) für nicht gerechtfertigt; sie führen vor allem bei Frühgeborenen und Neugeborenen sehr schnell zur Hypoxie.
9. Nach der Bronchographie erfolgt eine sorgfältige, ausgedehnte Absaugung, bei Bedarf Lavage oder/und Röntgenkontrolle.
10. Die Extubation erfolgt immer in tiefer Narkose. Husten, vor allem nach KM-Applikation, Würgereiz, Laryngo- und Bronchospasmus werden dadurch limitiert.

Patienten und Indikationen

Unter diesen Basisbedingungen haben wir seit 1979 in unserer Kinderklinik mehr als 1500 Bronchoskopien in Allgemeinnarkose mit starren Endoskopen durchgeführt (Abb. 2). Seit 1982 liegt die Zahl derartiger Eingriffe konstant um 200/anno.

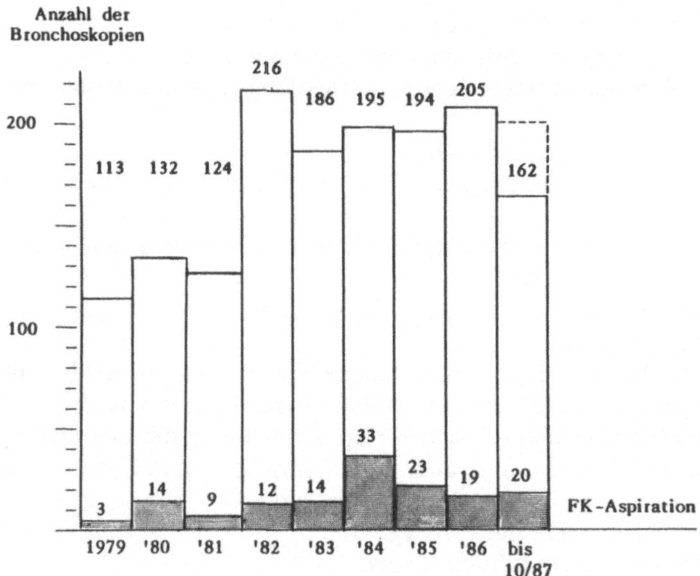

Abb. 2. Anzahl der Bronchoskopien jährlich, von 1979 bis Okt. 1987; schraffiert = Anteil der Fremdkörper-Aspirationen

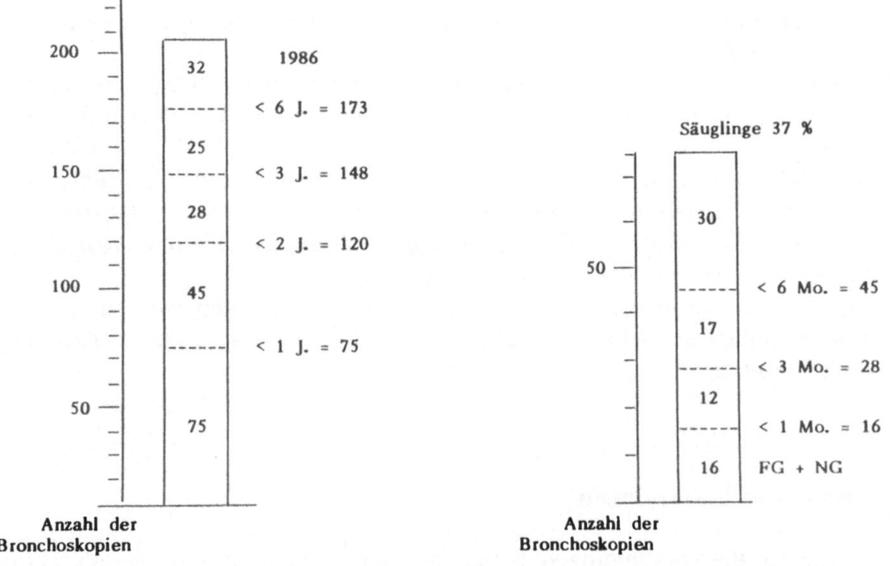

Abb. 3. Altersverteilung der kindlichen Bronchoskopien/MHH am Beispiel 1986

Der Anteil der Kleinkinder liegt in unserem Patientengut mit etwa 80% sehr hoch, wobei das Säuglingsalter noch mit einem Gesamtanteil von 37% vertreten ist (Abb. 3). Wie überhaupt auffällt, daß der Bereich der Kleinsten, wohl bedingt durch den hohen Anteil von angeborenen Fehlbildungen und die konsequente Versorgung auch extremer Frühgeborener (~ 550 g), immer stärker in den Vordergrund tritt. Bei den Säuglingen ist der Anteil jünger als 6 Monate über 60% hoch und die FG und NG sind in dieser Altersklasse mit über 21% vertreten.

Die Hauptindikationen, in Abbildung 1 anhand von 1986 dargestellt, haben sich in diesem Zeitraum nur unwesentlich über die Jahre verschoben, mit einer Ausnahme: 1987 haben wir bisher nur 2 Kinder wegen tuberkulöser Komplikationen bronchoskopiert.

Den Hauptanteil mit zunehmender Tendenz machen angeborene Fehlbildungen des Larynx und der oberen Luftwege aus (44%). Die nächst häufigeren Indikationen sind interstitielle Lungenerkrankungen verschiedener Genese und Fremdkörperaspirationen mit etwa 10%. Ebenfalls etwa 10% aller Eingriffe erfolgen wegen des Verdachts auf Bronchiektasen zusammen mit einer Bronchographie, vorwiegend in der Altersgruppe der Schulkinder. Die restlichen Indikationen mit Anteilen < 10% aller Eingriffe verteilen sich auf Kinder mit aktiver Tuberkulose mit endobronchialem Befall, akute und länger bestehende Atelektasen und Immundefekte zur transbronchialen Probeentnahme und Erregerisolierung. Diese Gruppe von Kindern zeigt deutlich steigende Tendenz, da die Zahl interstitieller Prozesse der Lunge bei immunsupprimierten Patienten, Patienten nach Organ- und Knochenmark-Transplantation, sowie bisher noch in seltenen Fällen infolge sekundärer Immundefizienz (HIV-I-Infektion) zunimmt.

Wahl des Endoskopie-Verfahrens

Diese Indikationsliste zusammen mit der Altersverteilung in unserem Patientengut (s. Abb. 3) zeigen, warum die flexible Endoskopie des Respirationstraktes bei uns nicht durchgeführt wird.

Beim Säugling (37%) eignet sich nach Ansicht auch anderer Untersucher [7, 9, 18, 21] ausschließlich ein starres Bronchoskop, und die genannten Indikationsgruppen eignen sich im Kindesalter ebenfalls nicht zu einer primären Untersuchung in Sedierung mit einem flexiblen Endoskop. Bei den meisten Untersuchungen sind neben einer adäquaten Ventilation unter Relaxierung fast immer Manipulationen notwendig, die über ein flexibles Gerät nicht ausreichend durchführbar sind: Fremdkörperzange, transbronchiale PE unter Durchleuchtung, Abtragung von Granulationen und tuberkulösen endobronchialen Prozessen. Auch Fehlbildungen der oberen Atemwege, die gemeinhin für die Domäne der flexiblen Endoskopie im Säuglingsalter gehalten werden, lassen sich nur unzureichend diagnostizieren, wenn der Untersucher sich nicht mit oberflächlichen Beschreibungen der anatomischen Verhältnisse zufrieden gibt. Die Darstellung tracheo-ösophagealer Fisteln oder die Lagebeziehung von Tracheal- und Bronchusstenosen zu kardialen und Gefäß-Fehlbildungen lassen sich nur klären, wenn das ganze diagnostische Potential angiographischer und bronchographischer Darstellungsmöglichkeiten in einer gemeinsamen Sitzung ausgenutzt wird.

Hierzu ist unbedingt die adäquate Ventilation über längere Zeit und die Benutzung starrer Geräte notwendig. Im Kindesalter bleibt damit für die primäre Planung einer Bronchoskopie mit flexiblen Geräten die Gruppe von Patienten übrig (<5%), bei denen voraussehbar nur eine Inspektion des Bronchialsystems mit broncho-alveolärer Lavage zur Zelldifferenzierung und Erregerisolierung, aber ohne Histologie der Lungenstruktur notwendig ist.

Schlußbetrachung

Bei der geringen Zahl der Komplikationen, über die aus den verschiedenen Zentren und in der Literatur berichtet wird, darf nicht in Vergessenheit geraten,

- daß die Laryngo-, Tracheo-, Bronchoskopie im Kindesalter an einem problematischen Patientengut (Abb. 3, Tabelle 2) mit komplikationsreichen Grunderkrankungen, die oft gleichzeitig Indikation zur Endoskopie sind (Abb. 1), durchgeführt wird,
- daß für die überwiegende Zahl der Indikationen eine Allgemeinanästhesie notwendig ist,
- daß sie damit als ein risikoreiches invasives Verfahren (gleichzeitige Manipulation von Untersucher und Anästhesist) an einem vitalen Organ eingestuft werden muß,
- daß ihre potentiellen Risiken und Komplikationen erst durch enge Kooperation von Untersucher und Anästhesist beherrschbar sind,
- daß deshalb die Indikation sorgfältig und kritisch zu stellen ist.

Aus diesen Gründen erscheint es uns notwendig, daß dieses Verfahren nicht nur gelegentlich an einer Insitution durchgeführt wird, sondern durch ständiges Training (100–150 Skopien/anno) ausreichende Erfahrung der Beteiligten und Kooperation des Teams erreicht und erhalten wird.

Literatur

1. Benjamin B (1986) The role of the paediatric endoscopist. J Laryngol Otology 100:1397–1411
2. Berry FA (1981) Pediatric anesthesia. In: The otolaryngologic clinics of North America. Symposium on anesthesia in head and neck. Surgery 14:533–556
3. Brown TCK, Clark CM (1983) Inhaled foreign bodies in children. Med J Aust 2:322–326
4. Bush GH (1983) Anesthesia for endoscopy in infants and children. Int J Pediatr Otorhinolaryngology 5:195–197
5. Cohen SR, Geller KA (1981) Anesthesia and pediatric endoscopy: The surgeon's view. In: The otolaryngologic clinics of North America. Symposium on anesthesia in head and neck. Surgery 14:705–713
6. Dalens B, Labbe A, Haberer JP (1982) Respiratory assistance secured by jet-ventilation during bronchofiberscopy in 49 infants. Anesthesiology 57:551
7. Godfrey S, Springer C, Maayan Ch, Avital A, Vatashky E, Beling B (1987) Is there a place for rigid bronchoscopy in the management of pediatric lung disease? Pediatric Pulmonology 3:179–184
8. Heidelbach J-G, Weber F, Simon E (1986) Kritische Wertung der Jet-Ventilation aus der Sicht des Endoskopikers. Z Erkrank Atm 166:208–209

9. Hofmann A (1986) Erfahrungsbericht über 25000 Bronchoskopien von 1974–1985. In: Wangener Tag '86. Symposium über chron. obstrukt. Atmungserkrankungen
10. Labbe A, Dalens B, Lusson JR, Dechelotte P, Meyer M (1984) Flexible bronchoscopy in infants and children. Endoscopy 16:13–15
11. Lutz H (1984) Anästhesiologische Praxis. Springer, Berlin Heidelberg New York Tokyo
12. Marialigeti T, Szekely E (1986) Zwanzigjährige Narkoseerfahrung in der Kinderbronchologie. Z Erkrank Atm 166:170–174
13. Miller RD (1986) Anesthesia for ear, nose and throat surgery. In: Miller RD (ed) Anesthesia. Churchill-Livingstone
14. Minnigerode B, Caspary F (1982) Neuere Gesichtspunkte der direkten Laryngo-Tracheo-Bronchoskopie im Neugeborenen- und Kleinkindesalter. Laryng Rhinol Otol 61:204–206
15. Minnigerode B, Meißner R, Caspary F (1982) 5-Jahres-Erfahrungen mit der Tranquanalgesie bei laryngo-tracheo-bronchoskopischen Eingriffen im Neugeborenen- und Säuglingsalter. Z Kinderchir 36:43–46
16. Mueller B, Briest HJ, Opitz J (1986) Erfahrungen mit der Anwendung von „Ketamin" bei kinderbronchologischen Untersuchungen. Z Erkrank A 166:221–222
17. Ruesling N, Irrmann C, Mehl JJ, Avolos S (1979) La bronchofibro scopie chez l'enfant: Modalités techniques et indications. Rev Fr Mal Resp 7:591
18. Sherman JM (1987) Rigid or flexible bronchoscopy in children. Pediatr Pulmonology 3:141–144
19. Shulman D, Beardsmore CS, Aronson HB, Godfrey S (1985) The effect of ketamine on the functional residual capacity in young children. Anesthesiology 62:551–556
20. Sloan IAJ, McLeod ME (1985) Technical report: Evaluation of the jet injector in paediatric fibreoptic bronchoscopes. Can Anaesth Soc J 32:79–81
21. Shmalhout B (1979) Das dyspnoische Kind – die Bronchoskopie zur Diagnose und Behandlung. Thomae
22. Stehling LC (1987) Special pediatric airway problems. Contemp Anesth Pract 9:97–113

Der medikamentös vorbehandelte Patient

Was wissen wir wirklich über unsere Arzneimittel?

H. Lüllmann

Als ein Schwerpunkt des diesjährigen Anästhesisten-Kongresses wurde das Thema „Der medikamentös vorbehandelte Patient" gewählt. Dies zeigt, welche Bedeutung dem Einfluß von Arzneimittel auf die Reaktion von Patienten zukommt, die einem narkotischen Verfahren unterworfen werden. Als Pharmakologe, dem die Ehre zuteil wird, zu diesem Thema einleitende Bemerkungen zu machen, möchte ich mich nicht über die typischen Werkzeuge der Anästhesisten, nämlich die Narkotika und typische Prä-Medikamente, auslassen. Ich möchte vielmehr über eine Arzneimittelgruppe sprechen, deren Wirkmechanismus wohl etabliert erscheint, deren Wirkmechanismus mit schlagwortartiger Formulierung belegt ist und die entsprechend ohne Arg Anwendung findet.

Kürzlich erschien im Current Contents eine Karikatur, die in der Abbildung 1 reproduziert ist. Sie zeigt, wie die Zoopaläontologen aus einem Minimum an (Be-)Funden und einem Maximum an Phantasie eine imponierende Entität schaffen, die allerdings von einigen Experten in Zweifel gezogen wird. Der Anflug von Überheblichkeit, der mir als Experimental-Mediziner kommen wollte, verflog sehr schnell bei der Überlegung, ob wir in der Medizin eigentlich besser

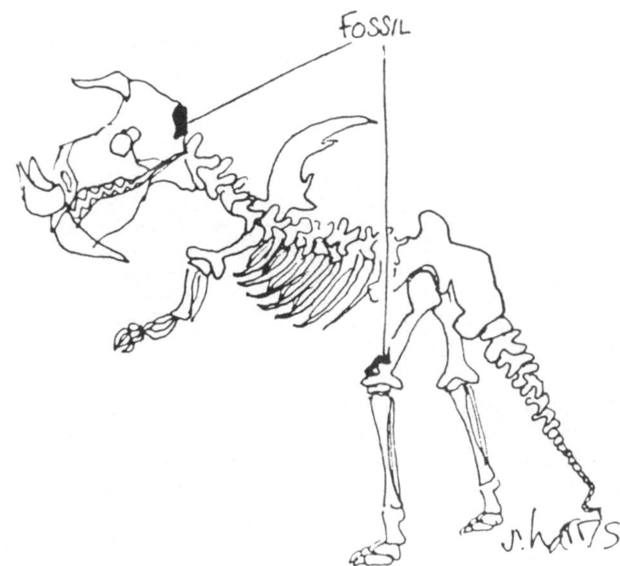

Abb. 1. Rekonstruktion eines Dinosauriers aus 2 Fundstükken (Karikatur aus Current Contents)

daran sind als die Kollegen aus der Vorzeit-Forschung. Mir kommt dabei zum Beispiel die Arzneimittelgruppe der „Kalzium-Antagonisten" in den Sinn, die ja auch als „Ca-Influx-Blocker" oder „Ca-Kanal-Blocker" bezeichnet werden. Letztere Bezeichnungen nehmen schon einen Wirkmechanismus vorweg.

Um ins Detail zu gehen: Die einfachste Art, einen „Ca-Antagonismus" zu demonstrieren, besteht darin, den negativ inotropen Effekt einer Substanz durch Erhöhung der extrazellulären Ca^{++}-Konzentration aufheben zu können. Für diesen einfachen Antagonismus ist ein Beispiel in Abbildung 2 wiedergegeben; die Kontraktionskraft eines elektrisch-gereizten isolierten Meerschweinchen-Vorhofs wird durch etwas Narkose-Äther reduziert, die Erhöhung der extrazellulären Ca^{++}-Konzentration kompensiert die Beeinträchtigung der Kontraktionskraft. Ist Äther jetzt ein Ca-Antagonist? Wirkt er spezifisch?

Wohl jeder wird sagen, Nein! Leider sind eine ganze Reihe von Substanzen im Prinzip wohl nicht besser untersucht als hier im Beispiel Äther, und doch werden sie dann als Ca-Antagonisten (oder gar „Ca-channel-blocker") in den Handel gebracht.

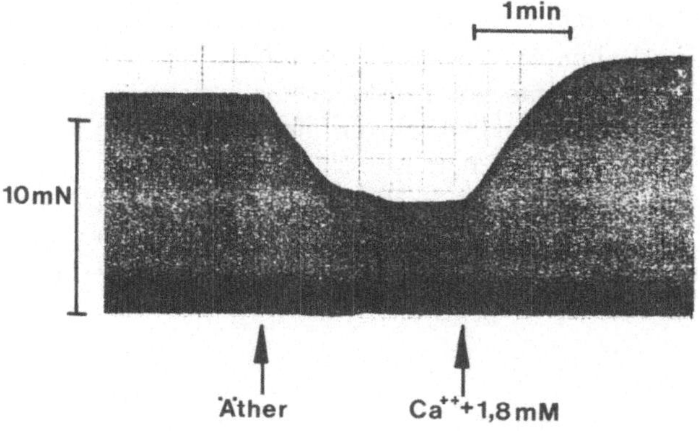

Abb. 2. Mechanogramm eines isolierten linken Vorhofs eines Meerschweinchens, der mit einer Frequenz von 3 Hz gereizt wird. Nach Zusatz von 2 Tropfen Narkose-Äther zu dem 20 ml fassenden Organbad nimmt die Kontraktionskraft ab. Die Kontraktionskraft-Abnahme kann durch Erhöhung der Ca^{++}-Konzentration (2. Pfeil) kompensiert werden

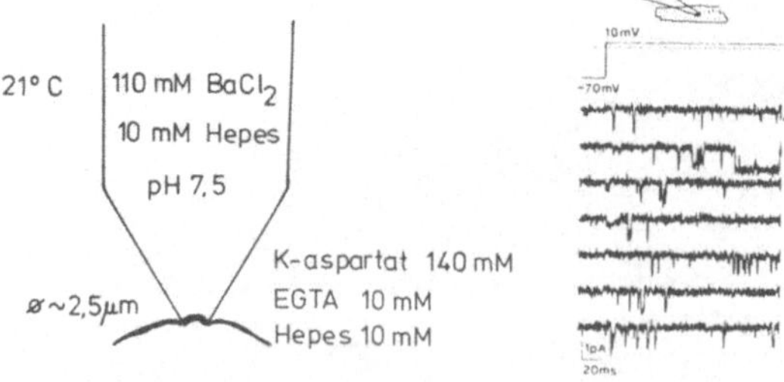

Abb. 3. Schematische Darstellung der „patch-clamp"-Methode (links) und eine typische Registrierung (rechts). In die Spitze einer Glaspipette wird ein Stückchen Plasmalemm angesogen, es entsteht eine elektrische Isolierung zwischen Pipetten-Innenraum und Umgebung. Diese beiden Räume enthalten unterschiedliche Ionen-Milieus unphysiologischer Zusammensetzung. Auf der rechten Seite sind die sprungförmigen Stromflüsse aufgezeichnet, wie sie nach depolarisierenden Impulsen (oben) auftreten. Diese Stromflüsse werden als Folge der Öffnung von Ca-Kanälen interpretiert

Eine sehr komplizierte, anspruchsvolle Methodik, die nur von einigen Experten durchgeführt wird, besteht darin, mittels eines „patch-clamp"-Verfahrens einzelne „Ca-Kanäle" in der Zellmembran nachzuweisen und den Einfluß von Pharmaka auf die Kanäle zu untersuchen. Die Technik ist schematisch in der Abbildung 3 dargestellt. Mir ist nicht bekannt, wie viele Kollegen, die die Resultate der Untersuchungen mit der „patch-clamp-Technik" aufnehmen und verwerten, sich die Mühe machen, das methodische Vorgehen zu durchschauen. Mit einer Glaspipette (Durchmesser 2–5 μm) wird ein Stück Zellmembran angesogen und auf dem Rand festgesaugt („giga seal"). Um „Ca-Kanäle" nachzuweisen, dürfen im Ionenmilieu, das an den beiden Seiten der Membran liegt, keine Na^+- und keine K^+-Ionen vorhanden sein! Dagegen muß das Milieu 100–120 mM Ba^{++} enthalten, denn der Durchtritt von Ba^{++} wird als Strom gemessen, sobald die Membran von einem hohen auf ein niedrigeres Membranpotential geklemmt wird. Was bedeuten Befunde, die unter derartig abartigen Bedingungen erhoben worden sind? Es handelt sich um ein Milieu, das für die intakte Zelle momentan tödlich gewesen wäre. Ist die Extrapolation dieser Ba^{++}-Fluxe auf Ca-Flux-Werte unter in vivo-Bedingungen etwas anderes als die Dinosaurier-Rekonstruktion?

Zweifel an der Vorstellung, daß Ca-Ionen nur durch spezifische Ca-Kanäle während einer Depolarisation in die Zelle eintreten können, werden ebenfalls genährt durch folgenden Befund: Auch in ruhender Herzmuskulatur, bei der also keine Depolarisationen stattfinden, ist ein ständiger Austausch von zellulärem mit extrazellulärem Ca nachweisbar (Abb. 4), der nur langsamer abläuft als

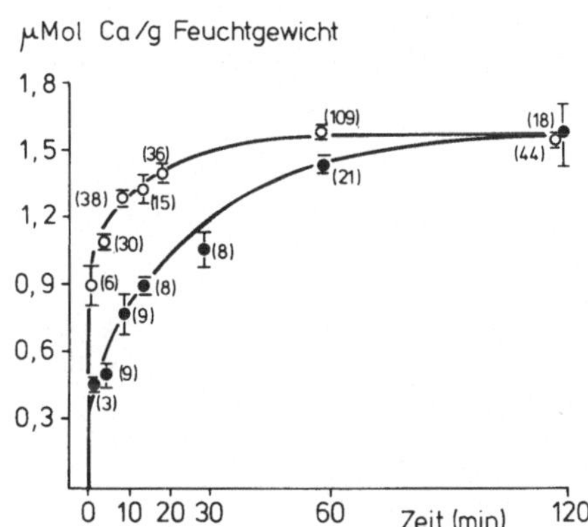

Abb. 4. Aufnahme von ^{45}Ca durch Herzmuskulatur im Ruhe-Zustand (untere Kurve) und bei einer Kontraktionsfrequenz von 2,5 Hz (obere Kurve). Linken Vorhöfen von Meerschweinchen (ruhend oder elektrisch gereizt) wurde zum Zeitpunkt O radioaktives Ca in Spurenmengen zugesetzt. Nach unterschiedlichen Zeiten wurden die Vorhöfe vom Organbad entnommen und die aufgenommene Menge ^{45}Ca bestimmt (ausgedrückt als μMole Ca/g F.G. entsprechend der eingesetzten spezifischen Aktivität). Die Anzahl n der Vorhöfe pro Zeitpunkt ist in Klammern angegeben, Mittelwerte $\pm s\bar{x}$. Die ^{45}Ca-Aufnahme entspricht einem Austausch der im Vorhof enthaltenen Ca-Menge, die gleichzeitig vorgenommene chemische Bestimmung des Gewebs-Ca ergab eine Konstanz über den Versuchszeitraum [1]. Dieser Versuch zeigt, daß auch eine Zellmembran, auf der keine elektrischen Erregungen entlang laufen, Kalzium in beiden Richtungen durchtreten läßt

bei kontrahierendem Herzen [1]. Hinzu kommt, daß Ca-Antagonisten in pharmakologisch wirksamen Konzentrationen nicht in der Lage sind, ^{45}Ca-Fluxe zu hemmen [6], was sie tun sollten, wenn die Mittel den einzigen Zutrittsweg von Ca in die Zelle blockieren würden (Abb. 5).

Weitere Zweifel an der so sicher erscheinenden Vorstellung von der Wirkung der Ca-Antagonisten leiten sich aus dem methodischen Vorgehen ab, das zur „Messung von Ca-Fluxen" mit der Lanthan-Methode [7] und der EGTA-Methode [5] verwendet wird. Nach einer kurzfristigen Markierung der Muskulatur durch ^{45}Ca wird der Muskel einer drastischen Spülung für 40–60 min ausgesetzt: Die Lösung ist Ca-frei, enthält einige Millimolar La^{+++} oder EGTA (Ca-Komplex-Bildner). Unter dieser Bedingung verliert der Muskel 90–95% seines Ca-Gehaltes (in μMol/g FG). Von dem verbleibenden Rest wird auf Fluxe extrapoliert, die 40–60 min vorher stattgefunden haben. Diese Methode mißt nicht die Ca-Fluxe, sondern die Extrahierbarkeit von fester gebundenem Ca (eine ausführliche Diskussion s. [4].

Ein weiterer Punkt, der zur Verwirrung über Ca-Antagonisten beiträgt, ist folgender Befund: In einer ganzen Reihe von Publikationen wird über hochaffine Bindungsstellen für Ca-Antagonisten vom Dihydropyridin-Typ berichtet, so wer-

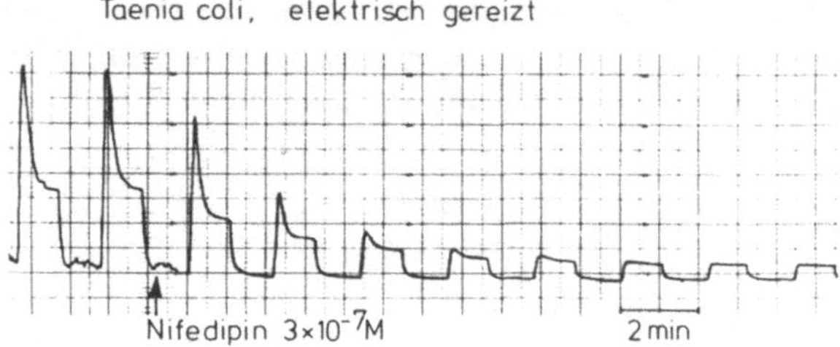

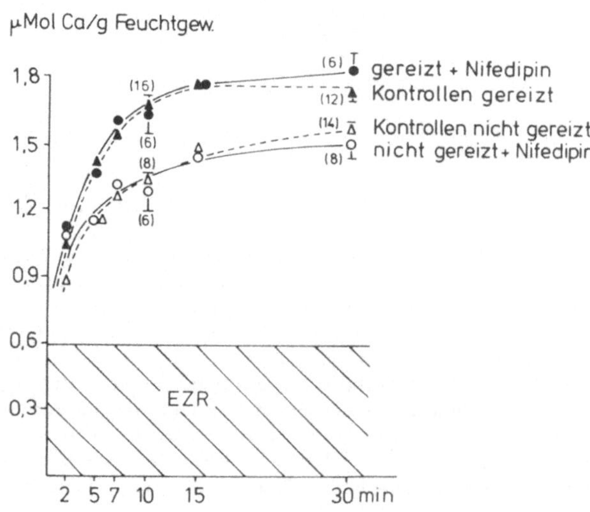

Abb. 5. Einfluß von Nifedipin auf die Kontraktionskraft und den Ca-Austausch von glatter Muskulatur. Oben: Mechanogramm eines Taenia coli-Präparates vom Meerschweinchen. Auf einen Reizzug von 1 min (Impulsbreite 5 ms, Frequenz 20 Hz) folgt eine Ruhepause von 1 min. Die elektrisch ausgelöste mechanische Aktivität des Muskels wird durch Nifedipin $3 \cdot 10^{-7}$ M bis auf einen kleinen Rest gehemmt. Unten: Messung der ^{45}Ca-Aufnahme in nicht stimulierte und in elektrisch gereizte (Bedingungen wie im Beispiel oben) Taenia coli-Präparate. Nifedipin $3 \cdot 10^{-7}$ M hat weder auf den transmembranen Ca-Flux nicht gereizter noch gereizter Muskelpräparate einen meßbaren Einfluß, obwohl die Kontraktionen fast völlig unterdrückt wurden. (Aus [6])

den K_D-Werte für Nitrendipin im Bereich $2 \cdot 10^{-10}$ M für Herz- und Skelettmus-, kulatur berichtet. Pharmakologische Effekte (Abnahme der Kontraktionskraft) lassen sich am Herzmuskel erst mit 100fach höheren Konzentrationen auslösen, am Skelettmuskel ist überhaupt keine Wirkung nachweisbar. Gibt es eigentlich einen biologisch sinnvollen Zusammenhang zwischen hochaffiner Bindung und Wirkung? Wenn man sich nun die Bindungsexperimente näher ansieht, stellt man fest, daß die hochaffine Bindungsstelle immer in Muskelhomogenaten oder depolarisierten bzw. abgetöteten Einzelzellpräparaten nachgewiesen worden ist (näheres s. [3]). Werden nun Bindungsversuche mit einem Dihydropyridin-Derivat an intakter Herzmuskulatur unternommen, stellt sich heraus, daß eine hochaffine Bindungsstelle nicht nachweisbar ist. Die Bindung von Nitrendipine erfolgt vielmehr konzentrationsproportional von 10^{-10} M bis $3 \cdot 10^{-6}$ M, dabei findet bei jeder Konzentration eine ca. 120fache Anreicherung in der Herzmuskulatur statt (Abb. 6). Da für eine 50% Reduktion der Kontraktionskraft $3 \cdot 10^{-7}$ M Nitrendipin notwendig ist, enthält die Herzmuskelzelle bei dieser Bedingung schon mehr als $3 \cdot 10^{-5}$ M Nitrendipin [3]. Auch hier wieder die Frage, was bedeutet die „hochaffine Bindungsstelle", die nur unter artifiziellen Bedingungen vorhanden zu sein scheint und der kein pharmakologischer Effekt entspricht. Ist auch hier wieder ein Dinosaurier-Effekt im Spiel?

Ich möchte keinen Zweifel daran aufkommen lassen, daß die sog. Ca-Antagonisten außerordentlich wirksame Substanzen sind. Die Dihydropyridine lassen glatte Muskulatur in sehr niedrigen Konzentrationen erschlaffen, die amphiphilen Antagonisten wie Verapamil beeinflussen neben der glatten Muskulatur auch die Herzmuskulatur. Letztere werden ebenfalls in der Muskulatur stark angereichert [2]. Die Frage ist nur, auf welche Art und Weise der Ca-Stoffwechsel der Muskelzellen beeinflußt wird. Neben einer Interferenz mit einem hypothetischen Ca-Kanal könnte auch eine Beeinflussung der Ca-Bindung an die oder

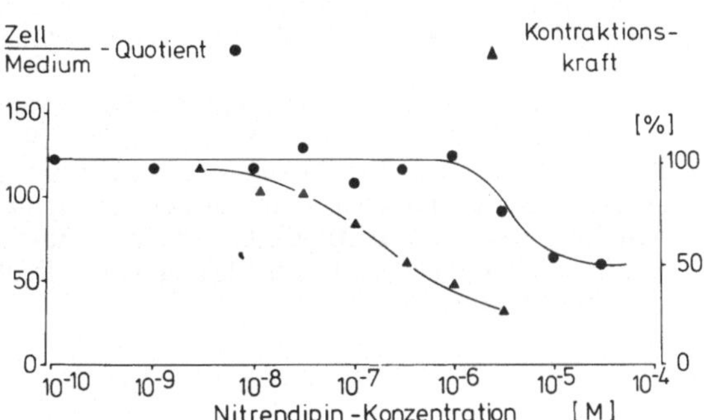

Abb. 6. Bindung von ^{3}H-Nitrendipin durch intakte, elektrisch gereizte Vorhöfe von Meerschweinchen (linke Ordinate) und gleichzeitig auftretende Hemmung der Kontraktionskraft (rechte Ordinate); Abszisse: Konzentration von Nitrendipin. Beachte: Nitrendipin wird konzentrationsproportional im Bereich von 10^{-10} M bis 10^{-6} M von den Herzmuskelzellen um den Faktor 120 angereichert. Eine hochaffine Bindungsstelle ist nicht nachweisbar. Die Konzentration, die zu einer 50%igen Reduktion der Kontraktionskraft benötigt wird, liegt bei $3 \cdot 10^{-7}$ M im Organbad, was einer Konzentration von mehr als $3 \cdot 10^{-5}$ M in den Zellen entspricht. (Aus [3])

in der Zellmembran, eine Beeinträchtigung der Ca^{++}-Freisetzung durch den Erregungsprozeß, eine Hemmung der plasmalemmalen Ca-Pumpe und einige andere Mechanismen die entscheidende Bedeutung haben. Oder um auf den Dinosaurier zurückzukommen: Es mag sein, daß die Extrapolation tatsächlich ein richtiges Bild dieses Lebewesens geliefert hat. Ebenso gut kann die Zukunft aber zeigen, wie falsch diese Interpretation war.

Aus der Betrachtung über dasjenige, was wir wirklich über die zellulären und molekulären Mechanismen der Ca-Antagonisten wissen, lassen sich einige allgemein gültige Regeln ableiten:

1. Die Prägung eingängiger Schlagworte ist keine Information über einen biologischen Wirkungsmechanismus.
2. Die kritiklose Wiederholung eines „slogan" bringt keinen Gewinn an Erkenntnis.
3. Ein Ergebnis sollte nur dann anerkannt und verallgemeinert werden, wenn das methodische Vorgehen, das dem Resultat zugrunde liegt, verstanden ist und – mit gesundem Menschenverstand geprüft – als vernünftig angesehen werden kann.
4. Überwertige Ideen kommen nicht nur in der Mode und der Politik, sondern auch in der Medizin und der Therapie vor. Man sollte sie als solche erkennen und sich von ihnen freihalten.

Literatur

1. Hoditz H, Lüllmann H (1964) Die Calcium-Umsatzgeschwindigkeit ruhender und kontrahierender Vorhofmuskulatur in vitro. Pflügers Arch 280:22–29
2. Lüllmann H, Timmermans PBMWM, Ziegler A (1979) Accumulation of drugs by resting or beating cardiac tissue. Eur J Pharmac 60:277–285
3. Lüllmann H, Mohr K (1987) High and concentration-proportional accumulation of [³H]-nitrendipine by intact cardiac tissue. Br J Pharmac 90:567–573
4. Lüllmann H, Ziegler A (1987) Calcium, cell membrane, and excitation-contraction coupling. J Cardiovasc Pharm 10 (suppl):S2–S8
5. Meisheri KD, Hwang O, van Breemen C (1981) Evidence for two seperate Ca^{2+} pathways in smooth muscle plasmalemma. J Membrane Biol 59:19–25
6. Petry A (1983) Über den Wirkungsmechanismus von „Ca-Antagonisten". Untersuchungen an der Taenia Coli des Meerschweinchens. Inauguraldissertation, Med. Fakultät Kiel, 1983
7. Van Breemen C, Farinas BR, Gerba P, McNaughton ED (1972) Excitation-contraction coupling in rabbit aorta studied by the lanthanum method for measuring cellular calcium influx. Circ Res 30:44–54

Spezielle Anästhesieprobleme bei neurologisch Kranken

P. Marx und H. P. Vogel

Neurologische Erkrankungen machen oft Modifikationen oder auch Einschränkungen anästhesiologischer Maßnahmen notwendig. Im folgenden soll auf einige besonders relevante Erkrankungen des zentralen und peripheren Nervensystems sowie der Muskulatur eingegangen werden.

Von den zentral-nervösen Störungen erfordern die Epilepsien, das Parkinson-Syndrom, die intrakranielle Drucksteigerung und zerebrovaskuläre Erkrankungen besondere anästhesiologische Aufmerksamkeit.

Epilepsien

Epilepsien zeigen sehr unterschiedliche klinische und elektroenzephalographische Krampfmuster, deren Differenzierung nicht nur klinisch, sondern auch therapeutisch von Bedeutung ist, da je nach Anfallstyp unterschiedliche Antiepileptika wirksam sind. Tabelle 1 gibt eine Kurzfassung der Klassifizierung epileptischer Anfälle wieder (Commission on Classification and Terminology of the International Liga Against Epilepsy 1981).

Für die Therapie aller fokalen Anfälle einschließlich der in Generalisation übergehenden eignen sich Phenytoin, Carbamazepin und Barbiturate (Primidon, Phenobarbital) gleichermaßen. Da mit Ausnahme von Carbamazepin alle Medikamente auch parenteral applizierbar sind, ergeben sich vor und nach einer Nar-

Tabelle 1. Klassifikation epileptischer Anfälle

I. Fokale (partielle) Anfälle
 – Einfache fokale Anfälle
 – Komplex-fokale Anfälle
 – Generalisierende fokale Anfälle

II. Generalisierte Anfälle
 – Absencen
 – Myoklonische Anfälle
 – Klonische Anfälle
 – Tonische Anfälle
 – Tonisch-klonische Anfälle
 – Atonische Anfälle

III. Unklassifizierbare Anfälle

---

kose keine Notwendigkeiten einer Umstellung, man setzt einfach auf eine i.v.-Medikation um.

Schwieriger ist die Situation bei Carbamazepin, das nur in oraler Form zur Verfügung steht. Handelt es sich um Eingriffe, bei denen der Patient nach wenigen Stunden wieder oral Nahrung zu sich nehmen kann, wird man das Intervall durch geschickte Wahl des letzten Einnahmezeitpunktes und evtl. Applikation eines jetzt zur Verfügung stehenden Retardpräparates ohne Schwierigkeiten überbrücken können. Ist jedoch eine orale Applikation für längere Zeit nicht möglich, muß eine Umstellung auf ein anderes Antiepileptikum erfolgen. Hierfür bieten sich in erster Linie Phenytoin oder Phenobarbital an. Da die Eliminationshalbwertszeit von Carbamazepin bei chronisch behandelten Epileptikern nur etwa 12 h beträgt, kann die Umstellung rasch, also z.B. am Morgen nach der letzten abendlichen Einnahme, erfolgen. Man muß dann auch kaum Rücksicht auf eine Restwirkung des Carbamazepins nehmen. Um eine rasche Aufsättigung mit Phenytoin zu erreichen, beginnt man mit einer intravenösen Gabe von 250 mg und schließt dieser eine langsame Infusion von 750 mg Phenytoin über 4–8 h an. Hierunter erreicht man schon nach dieser Zeit therapeutische Plasmaspiegel in der Größenordnung von 15 µg/ml. Am nächsten Tag geht man dann auf eine Erhaltungsdosis von etwa 5 mg/kg (300 bis 400 mg/die für den Erwachsenen) über (Tabelle 2). Selbstverständlich wird man die i.v.-Injektion langsam durchführen, um nicht Herzrhythmusstörungen zu provozieren, und in der Umstellungsphase auf klinische Intoxikationszeichen ebenso achten müssen wie auf einen ausreichenden Anfallsschutz. Wegen der anfänglich schwankenden Plasmakonzentration sind die Spiegelbestimmungen in dieser Phase nur von begrenztem Wert und sollten – außer in besonderen Problemsituationen – unterbleiben.

Phenytoin-Suppositorien sind nicht zu empfehlen, gleiches gilt auch für die intramuskuläre Gabe, die zur Bildung kristalliner Depots im Muskel führt mit verzögerter Resorption und verlängerter Ausscheidungszeit. Da Phenytoin fast ausschließlich in der Leber metabolisiert wird und als glukoronidierter 5-Hydroxymetabolit im Urin ausgeschieden wird, ist bei Leber- und Nierenerkrankungen eine Dosisadaption nach enger Kontrolle der Plasmakonzentration notwendig (zusammenfassende Darstellung bei [28].

Ist eine Umstellung auf Phenytoin nicht möglich, sollte Carbamazepin durch Phenobarbital ersetzt werden. Da es ähnlich wie bei Phenytoin bei oraler Appli-

Tabelle 2. Phenytoin

Orale Applikation	
Ther. Dosis	5 mg/kg
Plasmahalbwertzeit	20–40 h (nicht linear)
Steady State nach	5–15 Tagen
Ther. Plasmakonz.	10–20 (30) µg/ml
Schnelle Sättigung	
250 mg i.v., anschl. 750 mg/4–8 h per inf.	

kation 2 bis 3 Wochen bis zum Erreichen eines steady state dauert, muß man auch hier präoperativ oder in Notfallsituationen parenteral rasch aufsättigen, wofür sich eine i. v.- oder auch i. m.-Applikation eignet. Dabei beginnt man mit 2- bis 3mal 200 mg i. m. oder i. v. und geht nach 1 bis 2 Tagen auf eine Erhaltungsdosis von ca. 2 mg/kg über. Phenobarbital wird vorwiegend durch die Nieren ausgeschieden. Forcierte Diurese führt zu beschleunigter Ausscheidung, Niereninsuffizienz zu verringerter Elimination.

Soll nach Beendigung der perioperativen Phase wieder auf Carbamazepin umgestellt werden, sind die langen Eliminationshalbwertszeiten von Phenytoin oder Phenobarbital zu beachten, die bei vorbehandelten Epileptikern für Phenytoin 20 bis 40, für Phenobarbital 23 bis 141 h betragen.

Ein wichtiges Prinzip jeder Epilepsiebehandlung besteht darin, möglichst mit einem Medikament auszukommen. Eine Medikamentenkombination mit den oft schwierig zu kontrollierenden Interaktionen – Enzyminduktion, Veränderung der Eiweißbindung etc. – ist erst gerechtfertigt, wenn durch eine Monotherapie trotz hoher, d. h. an die Grenze zur Intoxikation gesteigerter und ausreichend langer Applikation kein ausreichender Anfallsschutz erreicht wird (Ausnahme Status epilepticus siehe unten).

Eine zwischen Anästhesisten und Neurologen oft kontrovers geführte Diskussion bezieht sich auf die Notwendigkeit der unmittelbaren Therapie eines ablaufenden Anfalls. Da ein generalisierter tonisch-klonischer Anfall üblicherweise innerhalb von 2–3 min abläuft, ist die oft geübte i. v.-Gabe eines Antiepileptikums meist Augenwischerei, da der „beobachtete Effekt" nichts anderes ist als die Beobachtung des Spontanverlaufes. Insbesondere in Situationen, in denen die Genese des Anfalls und der Gesamtzustand des Patienten nicht gut bekannt sind (also z. B. bei Notfällen) kann die i. v.-Gabe z. B. eines Benzodiazepins sogar gefährlich und schädlich sein. Man denke nur an die atemdepressive Wirkung oder unerwünschte Herzkreislaufreaktionen bei vorgeschädigten Patienten. Darüber hinaus verschleiert die sedierende Wirkung die Beurteilung der Aufwachphase des Anfallskranken und erschwert somit die Aufklärung der Ätiologie des Krampfanfalls.

Eine sofortige medikamentöse Intervention ist aus neurologischer Sicht erst nötig bei Serien von Anfällen und insbesondere im Status epilepticus – also dem Zustand, bei dem mehrere Anfälle ablaufen, ohne daß der Patient zwischenzeitlich das Bewußtsein wiedererlangt. Hier empfiehlt sich wegen des raschen Wirkungseintritts die langsame intravenöse Gabe von 10 mg Diazepam (2 mg/min). Da bei einmaliger Gabe von Diazepam die Plasmakonzentration infolge der raschen Verteilung mit einer Distributionshalbwertszeit von 1,1 Stunde absinkt [17] – die wesentlich längere Eliminationshalbwertszeit von 20–90 h und mehr spielt hierbei keine Rolle – ist mit raschem Wirkungsverlust zu rechnen. Es empfiehlt sich daher immer die unmittelbar anschließende i. v.-Gabe von 250 mg Diphenylhydantoin und – falls noch keine antiepileptische Einstellung vorliegt – die übliche Aufsättigung mit 750 mg Diphenylhydantoin per infusionem über 4–6 h. Mit diesen Maßnahmen sind ca. 80% der Status epileptici zu beherrschen. Gelingt dies nicht, ist unter intensivmedizinischen Bedingungen eine Dosiserhöhung (v. a. wiederholte i. v.-Injektion von Diazepam, Clonazepam oder Midazolam) und in besonders schweren Fällen auch eine Barbituratnarkose indiziert.

Auf weitere symptomatische Maßnahmen kann hier aus Platzgründen nicht eingegangen werden. Erwähnt sei lediglich, daß eine Muskelrelaxation nicht darüber hinwegtäuschen darf, daß zerebral weiterhin Krampfaktivität herrschen kann.

Auch beim ebenfalls sofort und konsequent behandlungspflichtigen Status fokaler oder komplex-fokaler Anfälle empfehlen sich Benzodiazepine und Diphenylhydantoin. Von den generalisierten kleinen Anfällen sei hier nur der oft verkannte Absence-Status erwähnt, der meist gut auf Benzodiazepine anspricht. Erwähnt sei jedoch, daß Benzodiazepine wegen der ihr eigenen Toleranzentwicklung meist nicht für die Langzeittherapie von Epilepsien geeignet sind.

Epileptische Anfälle können provoziert werden. Besonders effektiv sind Antiepileptika-, Alkohol- und Schlafentzug und im Kindesalter Fieber. Auch einige Pharmaka haben eine – wenn auch meist nur schwache – anfallsfördernde Wirkung (Tabelle 3).

Auf die häufigen durch Antidiabetika provozierten hypoglykämischen Krampfanfälle sei besonders hingewiesen. Da die Hypoglykämie eine der häufigsten Ursachen für Gelegenheitskrampfanfälle in einer Notfallambulanz sind, ist eine sofortige Blutzuckerbestimmung bei jedem zerebralem Krampfanfall unbekannter Genese obligat.

Die anderen in Tabelle 3 erwähnten Medikamente haben in therapeutischen Dosen nur schwache anfallsfördernde Wirkung. Aus Sicherheitsgründen kann man Phenothiazine in der Prämedikation bei Epileptikern durch Benzodiazepine ersetzen.

Parkinson-Syndrom

Der Medikamentenentzug beim Parkinson-Patienten kann schwere akinetische Krisen hervorrufen, die von Unerfahrenen gelegentlich auch als reine Bewußtseinsstörung verkannt werden. Leider steht die heute weitgehend übliche Substitutionsbehandlung der Erkrankung durch L-Dopa plus peripher wirkender Decarboxylasehemmer nicht in parenteraler Applikationsform zur Verfügung. Gleiches gilt für den L-Dopa-Agonisten Bromocriptin.

Tabelle 3. Medikamente mit anfallsfördernder Wirkung

Antidiabetika
Aminophyllin
Phenothiazine
Trizykl. Antidepressiva
Fentanyl
Lidocain
Penicillin
Amipaque intrathekal

Ersatzmedikamente sind Biperiden und vor allem Amantadinsulfat, das als 500 ml-Infusion in einer Dosis von 200 mg angeboten wird. Die Infusion kann 1- oder 2mal wiederholt werden. Nebenwirkungen und Kontraindikationen entsprechen denen anderer Anticholinergika. Bei einer Niereninsuffizienz ist Dosisreduktion entsprechend den Retentionswerten angezeigt.

Wenn die Infusion von Amantadin wegen der Volumenbelastung Schwierigkeiten bereitet oder keinen ausreichenden Effekt aufweist, ist evtl. eine Kombination mit Biperiden angezeigt. Noch nicht im Handel – also nur als Versuchsmuster erhältlich – ist der wasserlösliche Dopamin-Agonist Lisurid. Unabhängig von der Medikation ist bei jedem Parkinson-Patienten eine frühzeitige sachgerechte Krankengymnastik obligat.

Erwähnt sei in diesem Zusammenhang noch, daß Biperiden das Mittel der Wahl bei allen Dystonien und Dyskinesien ist, die durch Neuroleptika ausgelöst wurden.

Auf die speziellen Probleme der Narkose und der postoperativen Behandlung von Patienten mit intrakraniellen Drucksteigerungen und solchen mit zerebrovaskulären Erkrankungen kann hier nicht eingegangen werden.

Erkrankungen des peripheren Nervensystems

Von den vielfältigen Erkrankungen des peripheren Nervensystems haben insbesondere Polyneuropathien mit symmetrischem Verteilungstyp und Beteiligung des autonomen Nervensystems anästhesiologische Bedeutung. Sie sollen hier kurz gestreift werden, auch wenn dieses Thema etwas am Rande des Generalthemas „Der medikamentös vorbehandelte Patient" liegt. Derartige vegetative Polyneuropathien sind viel häufiger als vermutet. Eine nach ätiologischen Gesichtspunkten geordnete, gewiß unvollständige Auflistung von Polyneuropathien mit autonomer Beteiligung ist in Tabelle 4 dargestellt.

Klinisch ist eine Polyneuropathie mit vegetativer Beteiligung an kutanen Vasomotorenstörungen, vermehrter oder aufgehobener Schweißsekretion und tro-

---

Tabelle 4. Polyneuropathien mit autonomer Beteiligung

Metabolisch
- Diabetes mellitus
- Beri Beri
- Amyloid

Entzündlich
- Polyradikulitis

Toxisch
- Alkohol
- INH, Barbiturate
- Tri-Aryl-Phosphat, Thallium

Sonstige
- Hereditäre sens. Polyneurophatie
- Idiopath. Dysautonomie

---

phischen Störungen an den Akren schon beim ersten Blick zu vermuten. Magen-Darm-Motilitäts- und Blasenentleerungsstörungen sind leicht anamnestisch zu erfragen. Die besonders bedeutsamen Störungen der Herzinnervation und der orthostatischen Regulationsfähigkeit bedürfen jedoch häufig gezielter, wenn auch einfach durchführbarer Testuntersuchungen (Tabelle 5), [11, 15, 16].

Ihr gezielter Einsatz gibt Auskunft über Art und Ausmaß der vegetativen Regulationsstörung, was für jede Narkosedurchführung durchaus relevant ist.

Für den Anästhesisten ergeben sich aus der Kenntnis vorbestehender vegetativer Störungen mehrere Aspekte [32]:

1. Erhöhte kardiovaskuläre Instabilität unter der Narkose [3, 30].
2. Schwer vorhersehbare Reaktion auf Medikamente, die in den vegetativen Neurotransmitterstatus eingreifen sowie auf Narkotika.
3. Gefahr unvorhergesehener Atemdepression [27, 32].
4. Erschwerte Narkoseüberwachung durch Störungen der Pupillenreaktionen, der Schweiß- und Thermoregulation sowie der Tränensekretion etc. [24].
5. Fehlende oder verminderte Schmerzempfindung bei Koronarinsuffizienz und Herzinfarkt („stummer Herzinfarkt") sowie bei akuten abdominellen Läsionen („stummes akutes Abdomen").

Neuromuskuläre Übertragungsstörungen

Die medikamentöse Beeinflussung der neuromuskulären Übertragung gehört zu den geläufigsten Tätigkeiten in der Anästhesie. Von neurologischer Seite beansprucht in diesem Themenzusammenhang besonders die Myasthenia gravis pseudoparalytica praktisches und theoretisches Interesse. Die Myasthenie ist die erste Erkrankung in der Neurologie, bei der ein Autoimmunmechanismus als Ursache der Störung identifiziert werden konnte [9, 10, 21, 33], wodurch sich auch völlig neue therapeutische Aspekte eröffnet haben [25].

Bei der Myasthenia gravis besetzt ein Autoimmunantikörper den Acetylcholin-(ACH)-Rezeptor und behindert dadurch die cholinerge Übertragung. Vernetzung blockierter Rezeptoren durch den Antikörper und nachfolgende Endozytose führen zur Vernichtung und damit zur Verminderung der ACH-Rezeptoren an der postsynaptischen Membran.

Tabelle 5. Testung autonomer Funktionen

Parasympathikus	Beat to Beat Variation
	30:15 Ratio
	Valsava
Sympathikus	Orthostase-Belastung
	Isometrische Anpassung
	Psychostreß

Je nach Ausdehnung und Ausmaß des Muskelbefalls unterscheidet man verschiedene Schweregrade der Myasthenie, wofür meist die Osserman-Klassifikation (Tabelle 6) benutzt wird [26].

Die Therapie der Myasthenie beruht auf 2 Prinzipien: Das erste ist rein symptomatisch und versucht durch Anhebung der ACH-Konzentration im synaptischen Spalt die muskuläre Schwäche zu verbessern, das zweite beruht auf einer Immunsuppression.

Für die rein symptomatische Therapie stehen mehrere Cholinesterasehemmer zur Verfügung (Tabelle 7). Von ihnen eignet sich Edrophonium (Tensilon) wegen seiner kurzen Wirkdauer nicht zur Langzeitbehandlung, sondern ausschließlich als Testsubstanz. Der Tensilon-Test ist auch heute noch der erste und wichtigste Test in der Diagnostik der Myasthenie. Er eignet sich v.a. aber auch zur Differenzierung der myasthenen von der cholinergen Krise bei schon vorbehandelten Patienten: Verbesserung der Muskelfunktion signalisiert myasthene Funktionsstörung und somit die Möglichkeit einer weiteren Dosissteigerung des ansonsten zur Therapie verwendeten Cholinesterasehemmers. Verschlechterung der Funktion zeigt einen Depolarisationsblock an und somit die cholinerge Krise. Leider kommt es bei schweren Myasthenien jedoch auch zu dyskordanten Reaktionen, d.h. einige Muskeln oder Muskelgruppen reagieren positiv, während andere sich funktionell verschlechtern. Ein derartiges Verhalten signalisiert immer eine grenzwertig hohe Cholinesterasehemmerdosierung, die nicht überschritten werden kann. In kritischen Fällen sollte der Tensilontest nur unter Beatmungsbereitschaft durchgeführt werden.

Medikamente zur Langzeittherapie sind Pyridostigmin (Mestinon) und Neostigmin (Prostigmin). Vor Operationen ergibt sich üblicherweise die Notwendigkeit, von oraler auf parenterale Applikation überzugehen. Die dabei zu wählenden Äquivalenzdosen sind in der Tabelle 7 dargestellt.

Tabelle 6. Klassifikation der Myasthenia gravis. (Aus [26])

1.   Okuläre Myasthenie
2.1. Milde generalisierte M.
2.2. Mittelschwere generalisierte M.
3.   Akute und rasch progr. M.
4.   Chron. schwere Myasthenie

Tabelle 7. Cholinesterasehemmer

	Orale	i.v.-Dosis	Wirkungseintritt	Wirkungsdauer
Edrophonium (Tensilon)	–	10 mg (1 mg)	1–2 min	10 min
Neostigmin (Prostigmin)	15 mg	0,5–1,5 mg (1 ml)	5 min	2–3 h
Pyridostigmin	60 mg	2,5–5,0 mg	5–10 min	3–6 h

Alle hier aufgezeigten Cholinesterasehemmer haben muskarinartige Nebenwirkungen, die ggf. mit Atropin antagonisiert werden können.

Für die praktische Anästhesie ist die Tatsache von besonderer Bedeutung, daß eine Reihe von Medikamenten myasthene Symptome hervorrufen oder verstärken kann, wobei man zwischen Verstärkung einer vorbestehenden Myasthenie, der Demaskierung einer vorher nicht bekannten Myasthenie und einer ausschließlich medikamentös induzierten, d. h. nach Abklingen der Wirkung reversiblen myasthenen Reaktion unterscheiden kann [2]. Die kritischste Folge ist die postoperative Atemdepression.

Substanzen mit derartigen Wirkungen sind in Tabelle 8 angegeben, die keinen Anspruch auf Vollständigkeit erhebt. Sie umfaßt ein weites Spektrum von Medikamenten.

Wirksam sind Aminoglykoside wie Gentamicin (Refobacin), Neomycin (Bykomycin, Neomycin), Streptomycin, Tobramycin (Gernebcin) und andere Antibiotika wie Clindamycin und Colistin.

Von den Herzkreislaufmitteln sind Lidocain, Chinidin und Beta-Blocker wie Propanolol (Dociton) und Oxprenolol (Trasicor) zu erwähnen.

Malariamittel und Antirheumatika wie Chloroquin und d-Penicillamin spielen wahrscheinlich seltener eine Rolle als Psychopharmaka wie Lithium, Promazin und Chlorpromazin (Megaphen) und das Antiepileptikum Phenytoin.

Von den Hormonen sind es insbesondere die Glukokortikoide, die eine Myasthenie akut verschlechtern oder zum Ausbruch bringen können, bevor ihr immunsuppressiver Effekt zur Geltung kommt.

Daß Myastheniker auf curareartige Muskelrelaxanzien besonders empfindlich und lang anhaltend mit neuromuskulärer Überleitungsblockierung reagieren, ist bekannt und wird in besonderen Zweifelsfällen auch als Provokationstest für die Myasthenie benutzt.

D-Tubocurarin und der Autoantikörper der Myasthenie sind klassische Vertreter der an der postsynaptischen Membran angreifenden Blocker. Wirkungen an dieser Stelle wurden für einige Antibiotika sowie Propanolol und Procainamid postuliert bzw. aufgezeigt [14, 34–36].

Postsynaptische Rezeptorblockierung ist jedoch keineswegs der einzige Mechanismus, der einen neuromuskulären Block hervorrufen bzw. bestärken kann. Eine präsynaptische Behinderung des Aktionspotentials wird für Lokalanästhe-

Tabelle 8. Medikamente, die myasthene Symptome verstärken

Antibiotika	Aminoglycoside
	Clindamycin
	Colistin
	Tetracycline
Herz-Kreislauf-Mittel,	Lidocain
Antiarrhythmika	Procainamid
	Chinidin
	Ajmalin
	Betablocker
Muskelrelaxanzien	Curare

tika, aber auch für Propanolol und Chloroquin angenommen. Von größerer klinischer Bedeutung sind Mechanismen, die die Freisetzung von ACH aus den präsynaptischen Vesikeln behindern. Eine derartige Verringerung bzw. Behinderung der ACH-Freisetzung wird für Phenytoin, Chlorpromazin und Aminoglykoside angenommen. Erwähnt sei an dieser Stelle, daß auch das Toxin des Clostridium botulinum eine irreversible Bindung an dieser Membranseite eingeht und die Freisetzung von ACH durch Exozytose verhindert.

Lambert-Eaton-Syndrom

Auch ein der Myasthenie sehr ähnliches Krankheitsbild, das Lambert-Eaton-Syndrom, scheint zumindest bei vielen Kranken auf einer funktionellen präsynaptischen Endplattenblockade durch Tumortoxine zu beruhen (ca. 70% der Erkrankten leiden an einem kleinzelligen Bronchialkarzinom [7, 13, 19, 20, 31].

Klinisch manifestiert sich das Krankheitsbild durch Schwäche und vorzeitige Ermüdbarkeit, insbesondere der proximalen Extremitätenmuskeln, speziell des Beckengürtels und der Oberschenkelmuskulatur. Männer sind häufiger betroffen als Frauen.

Elektromyographisch findet man bei Einzelstimulation eines Nerven ein niederamplitudiges Muskelaktionspotential, dessen Amplitude sich bei Repetitivreizen mit Frequenzen um 10–20/s deutlich erhöht (Increment). Auch bei diesem Krankheitsbild besteht eine erhöhte Empfindlichkeit gegenüber curareartigen Muskelrelaxanzien. Neostigmin und Prostigmin verbessern die klinische Symptomatik meist nicht so gut wie bei der echten Myasthenie. Wirksam sind auch Guanidin [18], 4-Aminopyridin [22] und 3,4-Diaminopyridin [23].

Eine Behinderung der postsynaptischen Ionenleitfähigkeit an der Muskelmembran scheint, soweit ersichtlich, keine wesentliche klinische Bedeutung zu haben.

Für die Anästhesie ergeben sich aus dieser kurzen Zusammenfassung neuromuskulärer Übertragungsstörungen mehrere Konsequenzen:

1. Sorgfältige präoperative Anamneseerhebung, die nicht nur kardiovaskuläre Gesichtspunkte und vorherige Medikation, sondern auch die gezielte Frage nach auffälliger muskulärer Schwäche oder vorzeitiger Ermüdbarkeit beinhalten sollte.
2. Möglichst Vermeidung von langwirkenden Muskelrelaxanzien.
3. Besondere prä-, peri- und postoperative Überwachung. Bei Patienten mit bekannter Myasthenie ist postoperativ jeweils eine individuelle Dosisanpassung nach Maßgabe des klinischen Befundes und des Tensilon-Testes notwendig.

Muskelerkrankungen

Am Schluß sollen noch einige Muskelerkrankungen erwähnt werden, die besonderes anästhesiologisches Interesse verdienen, auch wenn diese Patienten präoperativ häufig keine gezielte medikamentöse Therapie ihres Leidens erfahren.

Dies gilt in erster Linie für die von allen Anästhesisten mit Recht gefürchtete maligne Hyperthermie. Diese dominant erbliche Anomalie scheint auf einer Störung des Kalziumstoffwechsels der Muskelzellen zu beruhen. Offenbar blockieren bei diesen Kranken Inhalationsnarkotika wie Halothan die Kalziumaufnahme im sarkoplasmatischen Retikulum aus dem Myoplasma. Dies führt zu verstärkter Kontraktion, meßbar an der Rigidität der Muskulatur, die durch Succamethonium noch weiter verstärkt werden kann. Diese Muskelkontraktion führt zu Hyperthermie, Azidose, Mangel an energiereichen Phosphaten und schließlich auch zur Rhabdomyolyse ([8], Zusammenfassungen bei [4, 29]).

Ein einfacher Test zum sicheren Ausschluß der malignen Hyperthermie existiert offenbar nicht. Wichtig sind sorgfältige Anamneseerhebung (Narkosezwischenfälle in der Verwandtschaft!), die Erfassung von Skelettanomalien wie Kyphoskoliose, hoher Gaumen, Gelenks- und Patellarluxationen und Hinweise auf muskuläre Störungen wie Ptose, Strabismus etc. Eine Erhöhung der CPK ist ein weiterer strenger Hinweis, sie ist jedoch nicht obligat. Der Koffeinkontraktionstest erfordert eine Muskelbiopsie und bleibt wohl nur speziellen Zentren überlassen.

Da die Prognose des Patienten von der Dauer und Höhe der Temperatursteigerung abhängt, kommt es auf die Früherfassung von Symptomen während der Anästhesie entscheidend an.

Die unphysiologische Stoffwechselsteigerung macht sich erkennbar am Anstieg der Körpertemperatur, durch Aktivitätssteigerung des sympathoadrenalen Systems mit Tachykardie, Blutdruckanstieg und Hyperglykämie sowie Hypoxämie und respiratorischer und metabolischer Azidose. Die erhöhte Muskelrigidität ist dagegen unter den Bedingungen der Operation gelegentlich nur schwer zu erfassen.

Die Therapie besteht in der sofortigen Beendigung der Zufuhr der Triggersubstanzen wie Halothan, Enfluran und Succamethonium. Als Mittel der Wahl hat sich die intravenöse Gabe von Dantrolen bewährt, die die Letalität des Leidens signifikant gesenkt hat.

Selbstverständlich wird man bei bekannter oder vermuteter Disposition zur malignen Hyperthermie die bekannten Triggersubstanzen in der Narkose vermeiden und statt dessen auf Barbiturate, Opioide, Benzodiazepine und als Inhalationsnarkotikum N_2O zurückgreifen; als Muskelrelaxans empfiehlt sich Pancuronium.

Ein Syndrom der malignen Hyperthermie ist auch bei der Central Core-Krankheit beschrieben worden [12].

Neben der malignen Hyperthermie verursachen auch andere Muskelerkrankungen besondere anästhesiologische Probleme. Auf die Gefahr der Myoglobinurie bei Narkosen mit Succamethonium ist 1984 von Coleman bei McArdle's Disease und bei der Muskeldystrophie vom Typ Duchenne hingewiesen worden, der auch einige andere anästhesiologisch wichtige Gesichtspunkte in diesem Zusammenhang diskutiert [5].

Depolarisierende Relaxanzien wie Succamethonium können auch bei Patienten mit Myotonia congenita oder Dystrophia musculorum myotonica (Curshmann-Steinert) zu Problemen führen, indem eine Muskelrigidität auftritt, die unter Umständen die Intubation erheblich erschweren kann. Auch die Antagonisierung einer Curaremedikation mit Neostigmin wird beeinflußt und kann zum Depolarisationsblock in der Ausleitungsphase einer Anästhesie führen.

Schließlich ist bei der dystrophen Myotonie (Curshmann-Steinert) in einigen Fällen auch eine pathogenetisch offensichtlich nicht eindeutig geklärte Sensitivität gegen Thiopental berichtet worden (Zusammenfassung bei [1]).

Literatur

1. Aldridge LM (1985) Anaesthetic problems in myotonic dystrophy. Br J Anaesth 57:1119–1130
2. Argov Z, Mastaglia FL (1979) Disorders of neuromuscular transmission caused by drugs. N Engl J Med 301:409–413
3. Bevan DR (1979) Shy-Drager syndrome. A review and a description of anaesthetic management. Anaesthesia 34:866–873
4. Büch U, Büch HP (1985) Maligne Hyperthermie. Anästh Intensivmed 26:49–58
5. Coleman P (1984) McArdle's disease. Problems of anaesthetic management for Caesarean section. Anaesthesia 39:784–787
6. Commission on Classification and Terminology of the International League Against Epilepsy (1981) Proposal for revised clinical and electroencephalographic classification of epileptic seizures. Epilepsia 22:489–501
7. Dau PC, Denys EH (1982) Plasmapheresis and immunosuppressive drug therapy in the Eaton-Lambert syndrome. Ann Neurol 11:570–575
8. Denborough MA, Lovell RRH (1960) Anaesthetic deaths in a family. Lancet II/45
9. Engel AG, Lambert EH, Howard FM (1977) Immune complexes (IgG and C 3) at the motor end-plate in myasthenia gravis: ultrastructural and light microscopic localization and electrophysiological correlations. Mayo Clinic Proc 52:267–280
10. Engel AG (1984) Myasthenia gravis and myasthenic syndromes. Ann Neurol 16:519–534
11. Ewing DJ, Campbell IW, Clarke BF (1980) Assessment of cardiovascular effects in diabetic autonomic neuropathy and prognostic implications. Ann Int Med 92,2:309–311
12. Frank JP, Harati Y, Butler IJ, Nelson TE, Scott CI (1980) Central core disease and malignant hyperthermia syndrome. Ann Neurol 7:11–17
13. Fukunaga H, Engel AG, Osame M, et al (1982) Paucity and disorganization of presynaptic membrane active zones in the Lambert-Eaton myasthenic syndrome. Muscle Nerve 5:686–697
14. Galzigna L, Manani G, Mamano S, et al (1972) Experimental study on the neuromuscular blocking action of procaine amide. Agressologie 13:107–116
15. Hilsted J (1982) Pathophysiology in diabetic autonomic neuropathy: cardiovascular, hormonal, and metabolic studies. Diabetes 31:730–737
16. Hilsted J (1983) Autonomic neuropathy: the diagnosis. Acta Neurol Scand 67:193–201
17. Klotz U, Antonin KH, Bieck PR (1976) Comparison of the pharmacokinetics of diazepam after single and subchronic doses. Europ J Clin Pharmaco 10:121
18. Lambert EH (1966) Defects of neuromuscular transmission in syndromes other than myasthenia gravis. Ann N Y Acad Sci 135:367–384
19. Lambert EH, Elmqvist D (1971) Quantal components of end-plate potentials in the myasthenic syndrome. Ann N Y Acad Sci 183:183–199
20. Lang B, Newsom-Davis J, Wray D, et al (1981) Autoimmune etiology for myasthenic (Eaton-Lambert) syndrome. Lancet 2:224–226
21. Lindstrom J, Seybold ME, Lennon VA, et al (1976) Antibody to acetylcholine receptor in myasthenia gravis. Neurology (Minneap.) 26:1054–1059
22. Lundh H, Nilsson O, Rosén I (1977) 4-Aminopyridine: a new drug tested in treatment of Eaton-Lambert syndrome. J Neurol Neurosurg Psych 4:1109–1112
23. Lundh H, Nilsson O, Rosén I (1984) Treatment of Lambert-Eaton syndrome: 3,4-Diaminopyridine and pyridostigmine. Neurology (Cleveland) 34:1324–1330

24. Meridy HW, Creighton RE (1971) General anaesthesia in eight patients with familial dysautonomia. Can Anaesth Soc J 18:563–570
25. Mertens HG, Hertel G, Reuther P, et al (1981) Effect of immunosuppressive drugs (azathioprine). Ann N Y Acad Sci 377:691–699
26. Osserman KE (1958) Myasthenia gravis. Grune & Stratton, New York
27. Page MM, Watkins PJ (1978) Cardiorespiratory arrest in a diabetic autonomic neuropathy. Lancet I:14–16
28. Schmidt D (1984) Behandlung der Epilepsie (2. Aufl). Stuttgart
29. Schulte-Sasse U, Eberlein HJ (1983) Die maligne Hyperthermie. Anaesthesist 32:141
30. Stirt JA, Frantz RA, Gunz EF, Connoly ME (1982) Anaesthesia, catecholamines, and hemodynamics in autonomic dysfunction. Anaesth Analg 61:701–704
31. Streib FW, Rothner AD (1981) Eaton-Lambert myasthenic syndrome: long-term treatment of three patients with prednisolone. Ann Neurol 10:448–453
32. Sweeney BP, Jones S, Langford RM (1985) Anaesthesia in dysautonomia: further complications. Anaesthesia 40:783–786
33. Toyka KV, Drachman DB, Griffin DE, et al (1977) Myasthenia gravis: study of humoral immune mechanisms by transfer to mice. N Engl J Med 296:125–131
34. Warner WA, Sanders E (1971) Neuromuscular blockade associated with gentamicin therapy. JAMA 215:1153–1154
35. Werman R, Wislicki L (1971) Propranolol, a curariform and cholinomimetic agent at the frog neuromuscular junction. Comp Gen Pharmacol 2:69–81
36. Wright JM, Collier B (1976) The site of the neuromuscular block produced by polymyxin B and rolitetracycline. Can J Physiol Pharmacol 54:926–936

Anästhesie bei Hypertonikern: Welche Gesichtspunkte verdienen besondere Beachtung?

K. H. Rahn

Beim Erwachsenen wird eine Hypertonie dann angenommen, wenn bei Messungen an mindestens 3 verschiedenen Tagen Blutdruckwerte von 140/90 mm Hg oder höher gefunden werden. Eine häufig verwendete Einteilung des Bluthochdrucks in verschiedene Schweregrade richtet sich nach der Höhe der diastolischen Blutdruckwerte. Bei einem diastolischen Blutdruck zwischen 90–104 mm Hg wird von einer leichten Hypertonie gesprochen, bei Blutdruckwerten von 105–114 mm Hg von einer mittelschweren Hypertonie und bei Blutdruckwerten von 115 mm Hg und höher von einer schweren Hypertonie.

Man kann davon ausgehen, daß 10–15% der Erwachsenen in unserer Bevölkerung Hypertoniker im Sinne der eingangs gegebenen Definition sind. Narkosen bei Hochdruckkranken sind daher häufig.

Große Statistiken, insbesondere von Lebensversicherungsgesellschaften, haben deutlich gemacht, daß die Lebenserwartung eines Hypertonikers deutlich geringer ist als die eines Normotonikers. Hierfür sind vor allem 3 Prozesse verantwortlich, die durch eine länger bestehende Blutdruckerhöhung ausgelöst werden. Diese Prozesse haben auch Bedeutung für die beim Hypertoniker während der Narkose zu erwartenden Komplikationen. Es handelt sich um die Herzhypertrophie, die Mediahypertrophie der Gefäße und die Arteriosklerose. Von letzterer sind insbesondere die Zielorgane der Hypertonie, nämlich Gehirn, Herz und Nieren, betroffen. Zum Einschätzen des Operationsrisikos beim Hypertoniker sollte man sich mit Hilfe eines EKG, einer Röntgenaufnahme der Thoraxorgane sowie einer Serumkreatininbestimmung Aufschluß über das Ausmaß der genannten Vorgänge verschaffen.

Die genannten, durch den Hochdruck verursachten Veränderungen sind keineswegs nur bei schwerer Hypertonie zu erwarten. Mit Hilfe ausreichend empfindlicher Untersuchungsmethoden kann beispielsweise eine Mediahypertrophie im Bereich der Arteria carotis bereits bei jüngeren Hypertonikern mit nur marginal erhöhten Blutdruckwerten nachgewiesen werden ([3], im Druck).

Hypertonie ist lediglich ein Symptom. Vor einer therapeutischen Intervention und auch vor einer Narkose sollte man sich Klarheit über die beim Patienten vorliegende Hochdruckform verschaffen. Beim Erwachsenen ist die bei weitem häufigste Hochdruckform die essentielle Hypertonie. Man kann davon ausgehen, daß diese Form der Hypertonie bei etwa 90% der Erwachsenen mit Blutdruckerhöhung vorliegt. Eine renal-parenchymatöse Hypertonie findet man bei etwa 8% der Hochdruckkranken. Mit insgesamt 2% sind die übrigen Hochdruckformen wie renovaskuläre Hypertonie, Phäochromozytom, Conn Syndrom,

Cushing Syndrom und Aortenisthmusstenose verhältnismäßig selten. Zusammen mit der renal-parenchymatösen Hypertonie werden diese Hochdruckformen unter dem Begriff sekundäre Hypertonie zusammengefaßt und der primären, nämlich der essentiellen Hypertonie gegenübergestellt. Trotz der relativen Seltenheit der sekundären Hochdruckformen hat die genaue Abklärung dieser Krankheitsbilder auch für eine evtl. durchzuführende Anästhesie Bedeutung.

Dies gilt insbesondere für das Conn Syndrom, für das neben der Blutdruckerhöhung eine manchmal ausgeprägte Hypokaliämie kennzeichnend ist. Die Hypokaliämie macht präoperativ eine Kaliumsubstitution dringend erforderlich. Auch beim Cushing Syndrom ist mit einer behandlungsbedürftigen Hypokaliämie zu rechnen. Außerdem ist dabei ein Diabetes mellitus zu erwarten. Nach operativer Korrektur einer Aortenisthmusstenose treten nicht selten in den ersten Stunden bis Tagen nach der Operation paradoxe Blutdrucksteigerungen auf, die einer medikamentösen Behandlung bedürfen. Offenbar kann eine bereits präoperativ eingeleitete Therapie mit Beta-Rezeptorenblockern das Ausmaß dieser paradoxen Blutdruckerhöhungen vermindern. Beim Phäochromozytom können vor und während der operativen Entfernung des chromaffinen Tumors krisenhafte Blutdrucksteigerungen auftreten. Zur Behandlung dieser Hochdruckkrisen hat sich insbesondere der Alpha-Rezeptorenblocker Phentolamin (Regitin) bewährt. Wenn eine Empfindlichkeit des Patienten mit Phäochromozytom gegenüber Phentolamin nicht bekannt ist, sollte als Initialdosis 2,5 mg i.v. verabreicht werden. In Abhängigkeit vom Blutdruckverhalten können danach eine oder mehrere Bolusinjektionen von 5 mg intravenös gegeben werden. Eventuell gleichzeitig mit der abrupten Blutdrucksteigerung auftretende, tachykarde Herzrhythmusstörungen können mit Hilfe eines Beta-Blockers behandelt werden, beispielsweise mit Propranolol (Dociton) in Dosen von 1–10 mg i.v. An Stelle von Phentolamin kann auch Nitroprussidnatrium (Nipride, Nipruss) infundiert werden. Um insbesondere während der Operation und der dabei erforderlichen Manipulation am chromaffinen Tumor krisenhafte Blutdrucksteigerungen zu verhindern, ist eine Vorbehandlung der Phäochromozytompatienten mit einem Alpha-Blocker erforderlich. Hierzu eignet sich eine 10- bis 14tägige Therapie mit Phenoxybenzamin (Dibenzyran) in Dosen von 10–80 mg täglich per os. Außer der Verhinderung von Blutdruckkrisen hat diese Vorbehandlung auch das Ziel, das bei Phäochromozytom infolge der chronischen Vasokonstriktion erniedrigte Plasmavolumen zu normalisieren. Dadurch läßt sich der sonst nach Entfernung des chromaffinen Tumors zu erwartende abrupte Blutdruckabfall verhindern oder zumindest mildern. Auch bei Patienten mit Phäochromozytom liegt häufig eine diabetische Stoffwechselstörung vor. Diese bedarf jedoch meist keiner besonderen Therapie.

Praktisch von großer Bedeutung ist der Fragenkomplex der antihypertensiven Therapie in der perioperativen Phase. Leider gibt es hierzu keine gut kontrollierten Studien an ausreichend großen Patientenkollektiven, so daß Empfehlungen aufgrund von Analogieschlüssen gegeben werden müssen. In einer Studie mit insgesamt 22 Patienten mit mittelschwerer bis schwerer Hypertonie beobachteten Prys-Roberts et al. [2] bei mit Antihypertensiva behandelten Hypertonikern einen weniger starken Blutdruckabfall während der Narkose und weniger häufig Erregungsrückbildungsstörungen im EKG als bei Hochdruckkranken, die keine blutdrucksenkenden Medikamente erhielten. Andererseits hatte in einer Studie von Goldman und Caldera [1] das Blutdruckniveau vor der Narkose keinen Einfluß auf das Blutdruckverhalten während der Anästhesie sowie auf die Häufigkeit von kardialen und renalen Komplikationen während und nach der Operation.

Mehrere Gesichtspunkte sprechen für die Fortsetzung einer früher begonnenen antihypertensiven Therapie beim Hochdruckkranken auch während der perioperativen Phase, insbesondere wenn es sich um eine mittelschwere oder schwere Hypertonie handelt. Die Blutdruckschwankungen während der Narkose sind geringer. Es sind weniger Erregungsrückbildungsstörungen im EKG zu erwarten. Man braucht nicht mit Entzugsphänomenen zu rechnen. Entzugsphänomene mit extrem hohen Blutdruckwerten sind insbesondere bei plötzlichem Beenden einer Therapie mit Clonidin (Catapresan) zu erwarten. Nach Absetzen einer Behandlung mit Beta-Blockern kommt es nicht zu krisenhaften Blutdruckanstiegen. Bei Patienten mit koronaren Durchblutungsstörungen können jedoch schwere Anfälle von Angina pectoris und evtl. bedrohliche Herzrhythmusstörungen auftreten. Insgesamt erscheint daher die Empfehlung sinnvoll, bei einem medikamentös gut eingestellten Hypertoniker die antihypertensive Behandlung auch in der perioperativen Phase fortzusetzen.

Das Vorgehen bei bislang nicht behandelten Hochdruckkranken sollte von der Höhe des Blutdrucks abhängig gemacht werden. Bei Patienten mit diastolischen Blutdruckwerten bis zu 105–110 mm Hg und ohne Zeichen hochdruckbedingter Organkomplikationen stellt die Narkose kein wesentliches Risiko dar. Eine Einleitung einer antihypertensiven, medikamentösen Behandlung vor einem kurzfristig geplanten operativen Eingriff ist daher nicht erforderlich. Bei höheren Blutdruckwerten oder dem Vorliegen hochdruckbedingter Organkomplikationen sollte zunächst eine antihypertensive Behandlung erfolgen, falls der Operationstermin aufgeschoben werden kann. Für diese Vorbereitung mit Antihypertensiva genügen notfalls 3–6 Tage. Falls die Operation sofort ausgeführt werden muß, ist mit einem erhöhten Narkoserisiko zu rechnen. Dennoch sollte man in einer derartigen Situation nicht eine Blutdrucksenkung innerhalb weniger Stunden vor dem operativen Eingriff anstreben. Eine rasche Blutdrucksenkung in weniger als einer Stunde ist nur indiziert beim Vorliegen einer hypertensiven Krise. Diese ist gekennzeichnet durch extrem hohe Blutdruckwerte, diastolisch 120 mm Hg und höher, in Verbindung mit Zeichen einer akuten hochdruckbedingten Organschädigung wie Enzephalopathie, akute Linksherzinsuffizienz und akutes Nierenversagen.

Für die Behandlung einer Hochdruckkrise vor einem dringlichen operativen Eingriff kommen Antihypertensiva mit einem raschen Wirkungseintritt in Frage [4]. Hierzu gehören insbesondere das Clonidin (Catapresan), das Dihydralazin (Nepresol), Diazoxid (Hypertonalum) und Nitroprussidnatrium (Nipride, Nipruss). Diese Substanzen können auch zur Behandlung abrupter Blutdrucksteigerungen während der Narkose eingesetzt werden.

Bei vielen Patienten mit hypertensiver Krise ist der Kalziumantagonist Nifedipin (Adalat) ausreichend wirksam. Die Substanz kann sublingual, oral oder auch intravenös verabreicht werden. Als Initialdosis per os sollte 5 mg, intravenös 0,5 mg gewählt werden.

Für die medikamentöse Langzeittherapie der Hypertonie werden heute im allgemeinen Stufenschemata verwendet. Dabei beginnt die Behandlung in Form einer Monotherapie. Hierfür werden in erster Linie Beta-Blocker verwendet. Als Alternativen kommen Diuretika, Kalziumantagonisten und neuerdings in zunehmendem Maße Angiotensinkonversionsenzym-Inhibitoren in Frage. Gelingt es mit dieser Monotherapie nicht, den Blutdruck auf Werte unter 150/100 mmHg, im Sitzen gemessen, zu senken, wird in einer 2. Stufe eine Zweierkombination eingesetzt. Hierfür eignet sich insbesondere die Kombination von Beta-Blockern mit einem Diuretikum. Als Alternativen kommen die Kombinationen von Diuretikum mit Kalziumantagonist, Diuretikum mit Angiotensinkonversionsenzym-Inhibitor sowie Beta-Blocker mit Kalziumantagonist vom Nifedipintyp in Frage. Bei ungenügender Wirksamkeit auch dieser Zweierkombination wird eine Dreierkombination eingesetzt. Hierzu eignet sich die Kombination von Beta-Blockern und Diuretikum mit entweder Dihydralazin oder einem Kalziumantagonisten vom Nifedipintyp oder einem Hemmstoff des Angiotensinkonversionsenzyms ([5], im Druck).

Einige Nebenwirkungen der genannten Medikamente für die Langzeittherapie der Hypertonie haben Bedeutung für die Anästhesie. Im Falle der Beta-Rezeptorenblocker sind es die negativ inotrope Wirkung und bradykarde Herzrhythmusstörungen, insbesondere AV-Überleitungsstörungen. Diuretika können zu unerwünschten Stoffwechseleffekten führen. Im Vordergrund stehen die Hypokaliämie und die Hyperglykämie. Hemmstoffe des Angiotensinkonversionsenzyms können Nierenfunktionsstörungen verursachen. Präoperativ sollten mit Hilfe geeigneter Untersuchungen derartige Nebenwirkungen aufgespürt und gegebenenfalls behandelt werden.

Literatur

1. Goldman L, Caldera DL (1979) Risks of general anesthesia and elective operation in the hypertensive patient. Anesthesiology 50:285–292
2. Prys-Roberts C, Meloche R, Foëx P (1971) Studies of anaesthesia in relation to hypertension I: Cardiovascular responses of treated and untreated patients. Brit J Anaesth 43:122–137
3. van Merode T, Hick PJJ, Hoeks APG, Rahn KH, Reneman RS (im Druck) Vessel wall properties of the carotid artery in normotensive and borderline hypertensive young male volunteers. J Hypertension
4. Rahn KH (1987) Die hypertensive Krise. Therapiewoche 37:572–580
5. Rahn KH (im Druck) Medikamentöse Therapie der arteriellen Hypertonie. Verhandlungen der Deutschen Gesellschaft für Innere Medizin

Anästhetika und Begleitmedikation – Gibt es klinisch relevante Interaktionen?

K. Taeger

Mit der Möglichkeit des Auftretens von klinisch relevanten Arzneimittelinteraktionen, d.h. der wechselseitigen Beeinflussung pharmakologischer Wirkungen
von Arzneimitteln, muß jederzeit gerechnet werden, wenn 2 oder mehr Pharmaka in einem solchen zeitlichen Abstand verabreicht werden, daß sie in wirksamer Form vorliegen. Das Resultat einer solchen Interaktion kann erwünscht
oder unerwünscht, harmlos oder gefährlich, vorhersehbar oder nicht vorhersehbar sein, häufig aber auch zum Vorteil eines Patienten genutzt werden. Die Möglichkeiten für das Auftreten von Arzneimittelinteraktionen sind grenzenlos. In
der Anästhesie ist ihre Wahrscheinlichkeit besonders hoch. Dies hat folgende
Ursachen: Zum einen ist die Behandlung von Patienten durch mehr als ein
Medikament allgemeine medizinische Praxis. Zum zweiten erhalten Patienten,
die sich einer Operation unterziehen müssen und sich oft schon in einer akuten
Verschlechterung ihres Gesundheitszustandes befinden, häufig bereits mehrere
Medikamente. Zudem befinden sich Patienten, die einer Notoperation unterzogen werden müssen, nicht selten in äußerst kritischem Zustand. Eine minimale
Beeinträchtigung der Funktion von z.B. Herz und Kreislauf dieser Patienten
kann katastrophale Folgen haben. Zum dritten ist es in der Anästhesie üblich,
für die Durchführung einer Narkose bis zu 10 verschiedene Medikamente zu
kombinieren: 1–3 Pharmaka zur Prämedikation, ein Barbiturat zur Narkoseeinleitung, 2 Relaxanzien, 2 Inhalationsanästhetika, ein Opioid, evtl. ein Neuroleptikum, Antagonisten, spezifische Medikamente, z.B. zur Therapie von Rhythmusstörungen, usw. Und zum vierten greift die Anästhesie tief in lebenswichtige
Funktionssysteme ein; die Wirkstärke der dazu verwendeten Medikamente
schließt im Falle unvorhergesehener Wirkungen auch lebensbedrohliche Folgen
ein. Vom Moment der Applikation eines Arzneimittels, in der Anästhesie üblicherweise parenteral, bis zum resultierenden Effekt läuft eine Kette von Reaktionen ab, die Gelegenheit zu Interaktionen auf jeder Ebene gibt (Abb. 1). Diese

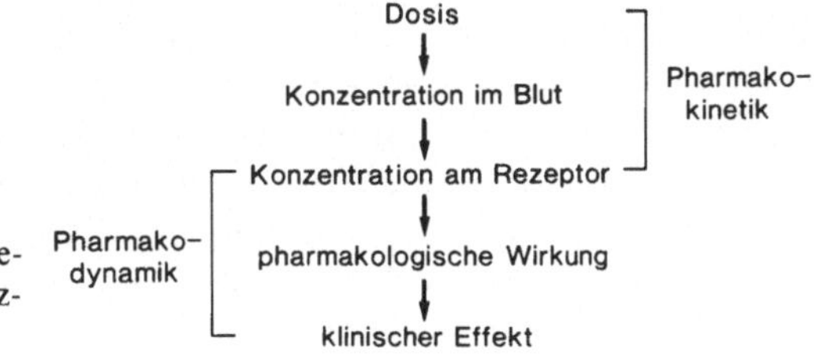

Abb. 1. Pharmakokinetik und -dynamik beeinflussen die klinischen Effekte einer Arz-
neimitteldosis

Reaktionskette liefert die heute üblicherweise verwendete Einteilung der Arzneimittelinteraktionen in solche auf pharmakokinetischer Basis und in solche auf pharmakodynamischer Basis [4]. Ihnen müssen pharmazeutische Interaktionen vorausgestellt werden, d. h. im Falle der Anästhesie bevorzugt die Inkompatibilität von Injektionslösungen und Infusionen. Hierzu nur ein Beispiel: Die simultane Injektion von Thiopental und Succinylcholin zur Ileuseinleitung kann durch Ausfällung der wasserunlöslichen Thiopentalsäure zur Verstopfung des venösen Zugangs und dadurch zu einer unangenehmen Störung einer a priori problematischen Narkoseeinleitung führen. Ganz allgemein unterscheiden sich Interaktionen auf pharmakokinetischer und pharmakodynamischer Basis dadurch, daß die ersten weniger gut vorhersehbar sind, während pharmakodynamische Interaktionen über den häufig ähnlichen Wirkungsmechanismus artverwandter Pharmaka nicht selten mehr oder weniger leicht erklärbar und entsprechend berechenbar sind [11]. Um Interaktionen auf pharmakokinetischer Basis handelt es sich, wenn ein Arzneimittel Distribution, Umsetzung zu besser wasserlöslichen Verbindungen oder Exkretion eines anderen, oftmals nicht artverwandten Arzneimittels mit ganz anderem Wirkungsmechanismus beeinflußt. Sehen wir anhand ausgewählter Beispiele, wie Begleitmedikation und Anästhetika auf dem Gebiet der Kinetik interferieren können. Eine klinisch relevante Einflußnahme der Arzneimitteldistribution im Blut ist nur bei solchen Medikamenten zu erwarten, deren Konzentration nahe an der Sättigungsgrenze ihrer Bindungsstellen im Blut ist und die sich durch eine kleine therapeutische Breite auszeichnen, d. h. einen nur geringen Sicherheitsabstand zwischen effektiver und toxischer Dosis [16]. Ein solches Medikament ist Thiopental. Eine Verdrängung dieses Barbiturats aus seinen Bindungsstellen, z. B. durch entzündungshemmende Medikamente und Sulfonamide, ist mehrfach beschrieben worden [1, 17]. Wir haben bei der Beobachtung der Thiopentaldistribution im Plasma von Intensivpatienten, die zahlreiche und ganz unterschiedliche Medikamente erhalten hatten, innerhalb weniger Tage ganz erhebliche Fluktuationen der Proteinbindung des Barbiturats beobachtet, die bis zu einer Verdoppelung des freien Anteils im Plasmawasser führte (Abb. 2, [15]). Eine derart ausgeprägte Interaktion, für die möglicherweise auch Veränderungen der Albuminkonzentration und Störungen des Säure-Basen-Status mitverantwortlich waren, dürfte sich bei der Verabreichung von Thiopental zur Narkoseeinleitung eines Intensivpatienten spürbar im Sinne einer höheren Thiopentalempfindlichkeit auswirken. Eine Interaktion im Bereich der Distribution von Anästhetika im Blut wird, wenn man sich an die in der Praxis übliche Dosierung nach Wirkung hält, keine überragende Bedeutung haben. Als Begleitfaktor scheinen uns Störungen der Thiopentaldistribution im Blut jedoch von einer gewissen Relevanz.

Intravenös injiziert, müssen Medikamente vor Erreichen des großen Kreislaufs das Kapillarbett der Lunge passieren. Wie zahlreiche Untersuchungen gezeigt haben, ist die Lunge nicht nur ein Ort, an dem körpereigene und körperfremde Stoffe in beachtlichem Umfang synthetisiert, biotransformiert und gespeichert werden, sondern auch ein Organ, an dem klinisch relevante Arzneimittelinteraktionen ablaufen können [13]. Dazu einige Beispiele:

Wie viele Basen wird auch Propranolol in der Lunge in erheblichem und interindividuell sehr unterschiedlichem Maße gespeichert: $75 \pm 13\%$ eines intrave-

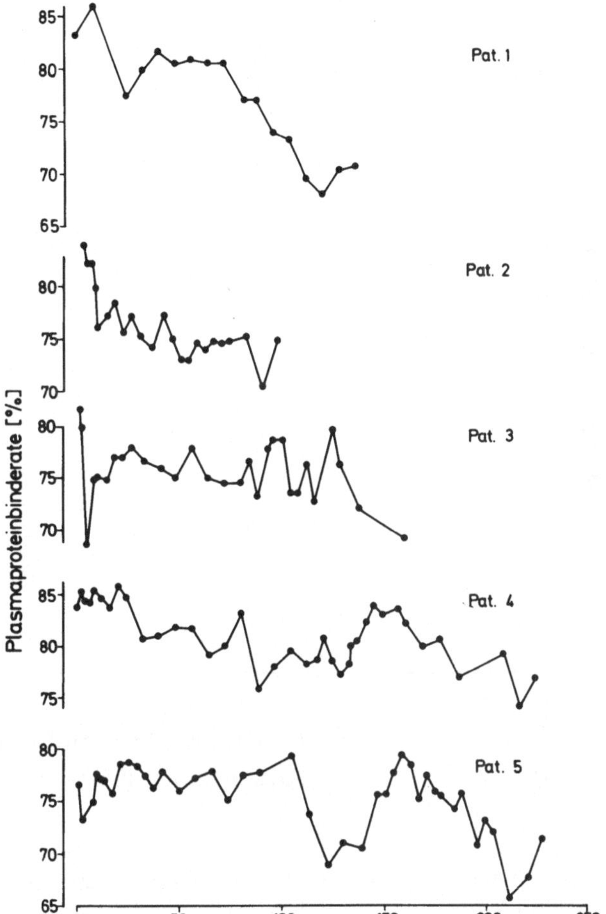

Abb. 2. Veränderungen der Plasmaproteinbinderate des Thiopentals mit der Zeit, untersucht an 5 Intensivpatienten. (Nach [15])

nösen Bolus werden bei der ersten Passage der Lungenstrombahn gebunden. Patienten hingegen, die mit Propranolol behandelt waren, speicherten nur noch $33 \pm 12\%$ eines intravenösen Bolus [13]. Statt 25 gelangten im Mittel 67% des Bolus ins arterielle Blut. In einem Fall therapeutisch wirksam, könnte ein identischer Bolus bei mit Propranolol vorbehandelten Patienten zu toxischen Effekten führen. Auch Lidocain, Mepivacain, morphinartige Analgetika und zahlreiche andere Basen werden in der Lunge hoch angereichert [5]. Verdrängungsphänomene gespeicherter Basen wurden mehrfach berichtet. So führte z.B. ein Lidocainbolus bei Patienten, die zuvor Mepivacain erhalten hatten, zur Freisetzung von Mepivacain aus der Lunge, kenntlich an einem sekundären Konzentrationsanstieg im arteriellen Blut (Abb. 3, [5]). Ähnliche Phänomene scheinen bei Opioiden wie Fentanyl und Alfentanil ohne weiteres denkbar.

Die Möglichkeit der Beeinflussung des pulmonalen Austausches von Inhalationsanästhetika durch bronchokonstriktorisch oder bronchodilatatorisch wirkende Medikamente soll hier nur erwähnt werden.

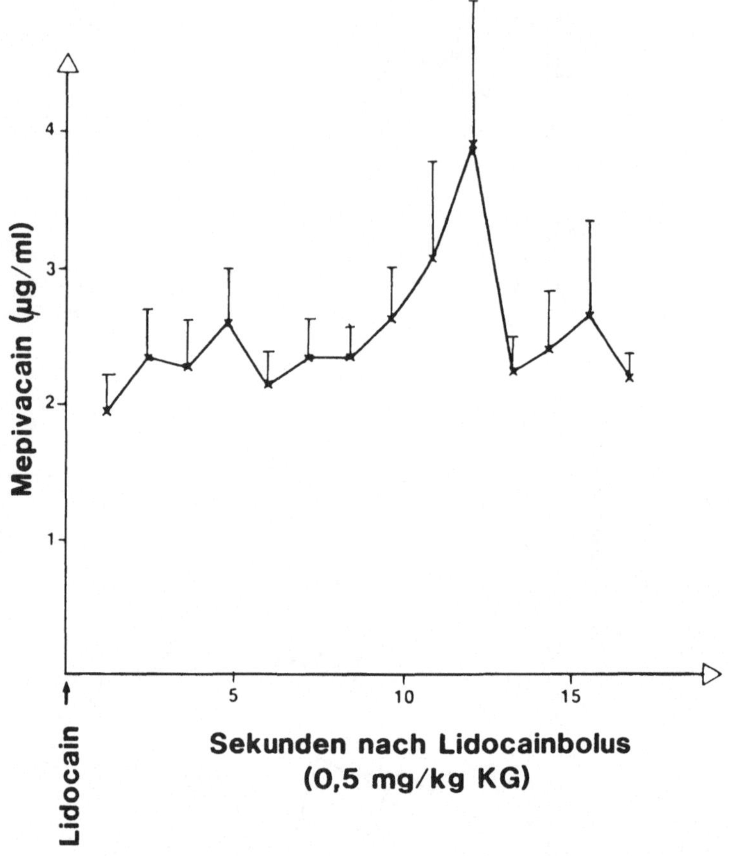

Abb. 3. Sekundärer Anstieg der Mepivacainkonzentration im arteriellen Blut nach Lidocainbolus durch Verdrängung aus Bindungsstellen im Bereich der pulmonalen Strombahn. (Nach [5])

Größe und Distribution des Herzzeitvolumens auf die Gewebe ebenso wie Interferenzen an den unspezifischen Bindungsstellen der speichernden Gewebe liefern weitere Möglichkeiten pharmakokinetischer Interaktionen [10, 11]. Das Gehirn erhält normalerweise etwa 15% des Herzzeitvolumens (Abb. 4). Von Säuren wie Thiopental, die in der Lunge nicht wesentlich angereichert werden, ge-

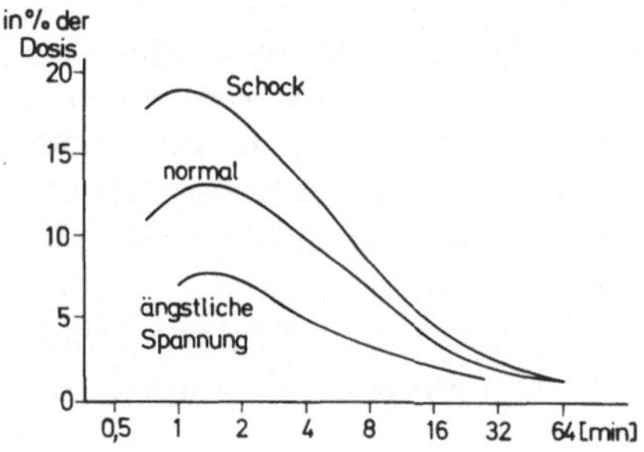

Abb. 4. Abhängigkeit des Thiopentalangebots am Gehirn vom Anteil des Gehirns am Herzzeitvolumen

langen folglich ca. 15% einer Dosis zum Gehirn. Würde ein Begleitmedikament das HZV verdoppeln, hätte dies zur Folge, daß der Thiopentalanteil des Gehirns auf die Hälfte absinkt, da ja dank der Autoregulation des Gehirns die Hirnperfusion gleich bleibt. Wird umgekehrt das HZV durch die Begleitmedikation erheblich reduziert, wächst der Dosisanteil des Gehirns entsprechend an [12]. So könnte beispielsweise durch eine therapeutische Dosis Propranolol das hohe Herzzeitvolumen eines nervös gespannten, ängstlichen Patienten normalisiert, der erhöhte Thiopentalbedarf zur Narkoseeinleitung dieses Patienten erheblich reduziert werden. Natürlich kann auch durch Interferenz mit den Autoregulationsmechanismen des Gehirns, beispielsweise durch Inhalationsanästhetika, der Narkotikaanteil des Gehirns wesentlich beeinflußt werden. Interaktionen zwischen Anästhetika und Begleitmedikation an unspezifischen Bindungsstellen im speichernden Gewebe und die Beeinflussung der Perfusion dieser Gewebe können zumindest theoretisch deutliche Effekte auf die Anästhetikakonzentration im Blut und an den spzifischen Rezeptoren haben, doch liegen unseres Wissens hierüber keine gesicherten Erkenntnisse vor.

Bis eine zur Einleitung einer Narkose übliche Thiopentaldosis in unveränderter Form eliminiert wäre, würde es ca. 20 Jahre dauern [14]. Intravenöse Anästhetika müssen daher, damit sie ausgeschieden werden können, in besser wasserlösliche Verbindungen biotransformiert werden, insbesondere durch die Cytochrome P^{450}. Diese Enzyme sind durch eine Vielzahl von Medikamenten und in der Umwelt vorkommende Chemikalien induzierbar, durch andere Verbindungen auch hemmbar [11]. Eine Neubildung von Cytochrom P^{450}-Molekülen indu-

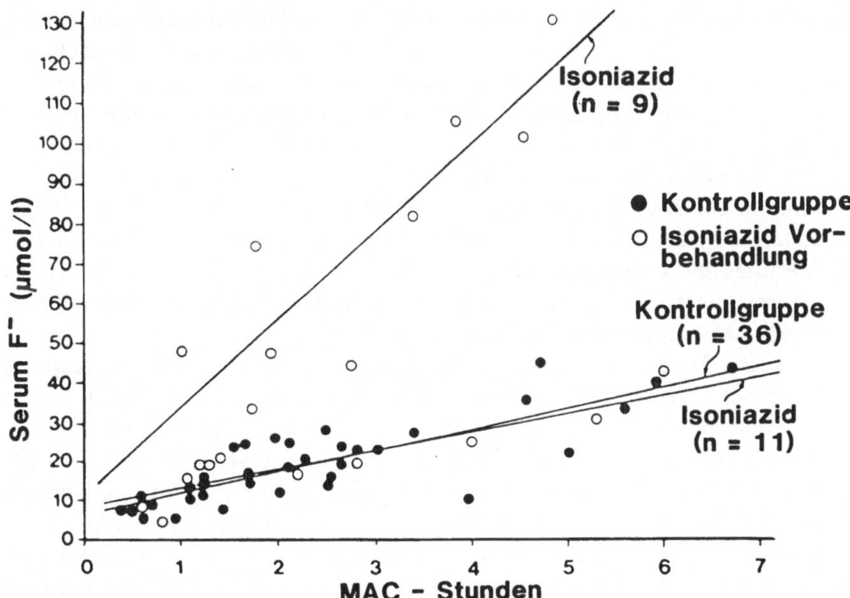

Abb. 5. Beeinflussung der Fluoridfreisetzung bei der Verstoffwechselung von Enfluran durch Isoniazid-Vorbehandlung. Nur bei einem Teil der vorbehandelten Patienten trat eine erheblich gesteigerte Fluoridfreisetzung auf. (Nach [6])

zieren beispielsweise Phenobarbital und andere Barbiturate, Phenytoin, Carbamazepin, aber auch Äthanol und sogar die dampfförmigen Inhalationsanästhetika. Die Induktion erfordert Tage bis Wochen und kann – je nach Substanz – für Tage bis Wochen nach Absetzen des Enzyminduktors anhalten. An 2 Beispielen soll die mögliche Bedeutung einer Enzyminduktion für die Anästhesie erläutert werden. 1966 wurde die nephrotoxische Wirkung des Methoxyflurans beschrieben [2]. Ursächlich für die Schädigung der Nierentubuli ist das bei der mehr als 50%igen Biotransformation freiwerdende anorganische Fluorid [3]. Postnarkotische Fluoridkonzentrationen von mehr als 100 µmol/l sind nephrotoxisch. Enfluran wird durchschnittlich nur zu 2,6% biotransformiert, eine Schädigung der Nierentubuli durch Fluorid erscheint daher primär unwahrscheinlich. Mazze et al. [6] wiesen 1982 in einer Untersuchung an 56 Patienten, von denen 20 mit Isoniazid vorbehandelt waren, nach, daß bei 9 dieser Patienten in Abhängigkeit von der Dauer der Enflurananwendung Serumfluoridkonzentrationen auftraten, die definitiv den nephrotoxischen Bereich erreichten (Abb. 5). Daß die 11 anderen, mit Isoniazid vorbehandelten Patienten keine vom Vergleichskollektiv abweichende Fluoridkonzentrationen aufwiesen, wurde auf das Faktum zurückgeführt, daß nur ein Teil der Bevölkerung Isoniazid rasch azetyliert. Bei der Biotransformation von Isoniazid entsteht Hydrazin, das die Neubildung von Cytochrom P^{451}-Molekülen induziert und dadurch Anlaß zur verstärkten Fluoridfreisetzung aus Enfluran gibt. Nur im Falle der raschen Azetylierer wird für eine effektive Enzyminduktion ausreichend viel Hydrazin gebildet. Das 2. Beispiel betrifft die Hepatotoxizität des Halothans. Von den 2 Formen der Halothan-Hepatitis geht die seltene schwerwiegende Form mit zirkulierenden Antikörpern einher, die gegen Leberzellmembranbestandteile gerichtet sind und deren Entstehung auf den oxidativen Stoffwechselweg der Halothanbiotransformation zurückgeführt werden. Obwohl der Mechanismus dieser immunologischen Schädigung der Leber durch Halothan, die für einen Patienten tödlich enden kann, bis heute nicht vollständig aufgeklärt ist, wird einer Enzyminduktion bei der Pathogenese dieses Krankheitsbildes eine wesentliche Bedeutung zugeschrieben [4].

Eine Enzyminduktion wird nur bei Medikamenten niedriger und mittlerer Clearance zu einer Steigerung der Clearance und einer Abnahme der Eliminationshalbwertszeit führen, während bei Substanzen mit hoher Clearance nur eine Steigerung der Leberperfusion, z.B. durch Phenobarbital, die Biotransformationsrate steigern kann, da Substanzen mit hoher Clearance a priori bei der Passage der Leber nahezu vollständig aus dem Blut extrahiert werden.

Auch die Hemmung der Biotransformation von Arzneistoffen resp. eine Reduktion der Leberperfusion können Anlaß für klinisch bedeutsame Arzneimittelinteraktionen sein. Es resultieren höhere Arzneimittelkonzentrationen im Blut, die langsamer über die Zeit abfallen. Cimetidin beispielsweise führt zu einer Abnahme der Clearance von Diazepam von im Mittel 19,9 auf 11,4 ml/min, der Clearance von Lidocain von im Mittel 766 auf 576 ml/min [11]. Die gleichzeitige Anwendung von Succinylcholin und Lokalanästhetika vom Ester-Typ führt durch Konkurrenz um das gemeinsame, abbauende Enzym, die Pseudocholinesterase im Serum, zu einer verlängerten Succinylcholinwirkung und einer Steigerung der systemischen Toxizität des Lokalanästhetikums [11].

Als letztes Beispiel einer pharmakokinetischen Arzneimittelinteraktion sei die renale Exkretion nichtdepolarisierender Relaxanzien aufgeführt. Vielleicht im Gegensatz zur Erwartung, verstärkt Furosemid die Wirkung dieser Gruppe von Relaxanzien [7]. Die Furosemid-induzierte Diurese hat keinen Einfluß auf die Geschwindigkeit der renalen Relaxansexkretion, da diese polaren Moleküle im Tubulussystem weder reabsorbiert noch aktiv sezerniert werden, ihre Ausscheidung folglich nur von der glomerulären Filtrationsrate bestimmt wird [7, 8]. Medikamente, die die glomeruläre Filtrationsrate steigern oder vermindern, sei es durch einen Einfluß auf das Herzzeitvolumen oder den renalen Anteil am Herzzeitvolumen, z. B. Dopamin, werden die renale Exkretion nichtdepolarisierender Relaxanzien beeinflussen.

Pharmakodynamische Interaktionen sind für die Praxis alleine deshalb von überragender Bedeutung, weil Pharmaka im allgemeinen mehrere Effekte aufweisen, von denen jeder für sich zum Ausgangspunkt einer Interaktion werden kann. Diese Form der Interaktion kann am gleichen Rezeptor, an unterschiedlichen Rezeptoren, die die gleiche Funktion bedienen, oder ohne Rezeptorvermittlung im Sinne einer physikochemischen Interaktion, ablaufen [14]. Rezeptoren existieren nur für physiologische Substrate wie beispielsweise Neurotransmitter oder Hormone. Strukturverwandte Arzneimittel interagieren mit diesen Rezeptoren und lösen agonistische oder antagonistische Effekte aus. So ist die Antagonisierung einer Opiatwirkung durch Naloxon ebenso eine Rezeptor-vermittelte Arzneimittelinteraktion wie die Verstärkung einer durch Propranolol induzierten Bronchokonstriktion durch ein Histamin freisetzendes Arzneimittel, z. B. Morphin.

Als ein Beispiel einer Arzneimittelinteraktion, die unterschiedliche Rezeptoren betrifft, könnte man den blutdrucksenkenden Effekt von Thiopental und eine durch ein Diuretikum hervorgerufene Hypovolämie anführen. In dieser Situation kann die Narkoseeinleitung mit dem Barbiturat zu einem Kreislaufzusammenbruch führen. Als Beispiel einer nicht Rezeptor-vermittelten, physikochemischen Interaktion sei schließlich die Reduktion der MAC dampfförmiger Inhalationsanästhetika durch Lachgas angeführt, einer Kombination, die sich im übrigen weniger kreislauf- und atemdepressiv auswirkt als die äquipotente Konzentration des dampfförmigen Inhalationsanästhetikums allein [14].

Wie unübersichtlich und unvorhersehbar auch pharmakodynamische Interaktionen sein können, sei an folgendem Beispiel erläutert (Tabelle 1). Aus der Tabelle geht hervor, daß alle angeführten Antibiotika die neuromuskuläre Blockade von d-Tubocurarin verstärken und mit einer Ausnahme, soweit bekannt, auch den relaxierenden Effekt von Succinylcholin. Die Aufhebung der kombinierten Effekte von nichtdepolarisierendem Relaxans und Antibiotikum durch Neostigmin gelingt keineswegs immer, ist in einem Fall sogar von einer Verstärkung der neuromuskulären Blockade gefolgt [8]. Es überfordert sicherlich die Merkfähigkeit eines jeden Anästhesisten, jederzeit zu wissen, ob die neuromuskuläre Blockade, resultierend aus nichtdepolarisierendem Relaxans und Antibiotikum, durch Neostigmin antagonisiert werden kann oder nicht. Zudem tauchen ständig neue Antibiotika auf, deren Interaktion mit Muskelrelaxanzien im einzelnen erst geprüft werden müßte. An diesem Beispiel mag vielleicht am deutlichsten werden, daß, abgesehen von wenigen gut dokumentierten und klinisch

Tabelle 1. Interaktionen verschiedener Antibiotika mit den Wirkungen von d-Tubocurarin und Succinylcholin und Antagonisierbarkeit der neuromuskulären Blockade durch Antibiotikum und d-Tubocurarin. (Aus [8])

	Verstärkung der neuromuskulären Blockade durch:		Antagonisiert Neostigmin die neuromuskuläre Blockade durch d-Tubocurarin und Antibiotikum?
	d-Tubocurarin	Succinylcholin	
Neomycin	Ja	Ja	Meist
Streptomycin	Ja	Ja	Meist
Gentamicin	Ja	?	Manchmal
Kanamycin	Ja	Ja	Manchmal
Paromomycin	Ja	?	Ja
Viomycin	Ja	?	Ja
Polymyxin A	Ja	?	Nein
Polymyxin B	Ja	Ja	Nein, Block verstärkt!
Colistin	Ja	Ja	Nein
Tetracyclin	Ja	Nein	Teilweise
Lincomycin	Ja	?	Teilweise
Clindamycin	Ja	?	Teilweise

bedeutsamen Arzneimittelinteraktionen, z. B. die Sensibilisierung des Myokards gegenüber Katecholaminen durch Halothan, die meisten Interaktionen nur durch sorgfältige Beobachtung des Patienten erkannt, die mögliche Gefährdung des Patienten durch Aufmerksamkeit und vorsichtige, am Effekt orientierte Dosierung der Anästhetika umgangen werden kann.

Andererseits scheint uns das Gefahrenpotential durch Arzneimittelinteraktionen auch leicht überschätzt. Bedenkt man, daß mit der Veränderung der Alterspyramide und den häufig bei Intensivpatienten erforderlichen chirugischen Interventionen in erheblichem Umfang Patienten anästhesiert werden müssen, die eine große Zahl der unterschiedlichsten Medikamente erhalten, dann kann die klinische Relevanz der zahlreichen und unvermeidlichen Interaktionen nicht sehr groß sein, ist sie auf jene Fälle beschränkt, bei denen die Interaktion bedrohliche Folgen haben kann oder wo der Patient sich in einem so schlechten Zustand befindet, daß an und für sich unbedeutende Interaktionen gefährliche Folgen nach sich ziehen können.

Literatur

1. Chaplin MD, Roszkowski AP, Richards RK (1973) Displacement of thiopental from plasma proteins by nonsteroidal antiinflammatory agents. Proc Soc Exp Biol Med 143:667–671
2. Crandell WB, Pappas SG, MacDonald A (1966) Nephrotoxicity associated with methoxyflurane anesthesia. Anesthesiology 27:591–607
3. Dyke RA van (1982) Metabolism of anesthetic agents: toxic implications. Acta Anesthesiol Scand (Suppl) 75:7–9
4. Halsey MJ (1987) Drug interactions in anaesthesia. Br J Anaesth 59:112–123

5. Jorfeldt L, Lewis DH, Löfström JB, Post C (1983) Lung uptake of lidocaine in man as influenced by anaesthesia, mepivacaine infusion or lung insufficiency. Acta Anaesthesiol Scand 27:5-9
6. Mazze RJ, Woodruff RE, Heerdt ME (1982) Isoniazid – induced enflurance defluorination in humans. Anesthesiology 57:5-8
7. Merin RG, Bastron RD (1981) Diuretics. In: Smith NT et al (eds) Drug interactions in anesthesia. Lea & Febiger, Philadelphia
8. Miller RD (1981) Neuromuscular blocking agents. In: Smith NT et al (eds) Drug interactions in anesthesia. Lea & Febiger, Philadelphia
9. Ohnhaus EE (1979) Arzneimittelwechselwirkungen durch Beeinflussung der Plasmaeiweißbindung. Internist 20:225-228
10. Oldendorf WH (1976) Certain aspects of drug distribution to brain. Adv Exp Med Biol 69:103-109
11. Pond SM (1984) Pharmacokinetic drug interactions. In: Benet LZ et al (eds) Pharmacokinetic basis for drug treatment. Raven Press, New York
12. Price HL (1960) A dynamic concept of the distribution of thiopental in the human body. Anesthesiology 21:40-45
13. Roth RA jr (1984) The lungs and metabolic drug clearance in health and disease. In: Benet LZ et al (eds) Pharmacokinetic basis for drug treatment. Raven Press, New York
14. Smith NT, Miller RD, Corbascio AN (eds) (1981) Drug interactions in anesthesia. Lea & Febiger, Philadelphia
15. Taeger K, Murr R, Schmiedeck P, Jensen U, Peter K (1986) Thiopentalkinetik bei hochdosierter Anwendung. Anästh Intensivther Notfallmed 21:237-244
16. Tozer TN (1984) Implications of altered plasma protein binding in disease states. In: Benet LZ et al (eds) Pharmacokinetic basis for drug treatment. Raven Press, New York
17. Yu HY, Sawada Y, Sugiyama Y, Iga T, Hanano M (1981) Effect of sulfadimethoxine on thiopental distribution and elimination in rats. J Pharm Sci 70:323-326

Anästhesie bei diagnostischen Eingriffen

Anästhesie bei der angiologischen Diagnostik

W. Abbushi, R. Brosch und B. Allgayer

Zusammenfassung

Im breiten Spektrum der angiologischen Diagnostik spielt die radiologische Katheterangiographie eine entscheidende Rolle. In besonderen Fällen ist dabei eine allgemeine oder regionale Anästhesie erforderlich. Welches Anästhesieverfahren im Einzelfall am geeignetsten ist, hängt vor allem vom Patienten und der Art der Untersuchung, aber auch der Intention des Untersuchers sowie Ausbildungsstand und Erfahrung des beteiligten Anästhesisten ab. Patienten, die angiographiert werden, leiden teils an arteriosklerotischen Veränderungen, teils handelt es sich um Tumorkranke oder frisch traumatisierte Patienten. Sie sind vielfach als anästhesiologische Risikopatienten zu betrachten. Nur ein Teil von ihnen wird der Untersuchung im Rahmen eines stationären Aufenthalts unterzogen, der Rest sucht die Klinik ambulant auf. Wir berichten über die Anwendung unterschiedlicher Narkoseverfahren bei Patienten mit Gefäßverschlüssen in der Beckenstrombahn vor geplanten potenzwiederherstellenden Eingriffen. Unsere Erfahrung zeigt, daß eine generelle Empfehlung für ein bestimmtes Anästhesieverfahren nicht möglich ist. Danach stellt zwar die Inhalationsanästhesie für die meisten Eingriffe in der angiologischen Diagnostik, bei denen die Mitarbeit des Anästhesisten erforderlich ist, das am besten geeignete Verfahren dar, i.v.- und Regionalanästhesie haben jedoch ihre unbestrittenen Indikationen.

In dem breiten Sektor der angiologischen Diagnostik ist es in erster Linie die radiologische Katheterangiographie, welche die Mitarbeit des Anästhesisten erfordert. Das Problem der Schmerzbekämpfung bei der Angiographie ist so alt wie die erste intravasale Kontrastmitteluntersuchung am Patienten [1, 27]. Der durch die Injektion des Kontrastmittels verursachte Schmerz wurde jedoch durch die Entwicklung kontrastgebender Lösungen niedrigerer Osmolarität [9, 27] bzw. die Herabsetzung der benötigten Kontrastmittelkonzentrationen [7, 9] heute so weit reduziert, daß sich bei kooperationsfähigen Patienten mit stabilen Vitalfunktionen eine durch den Untersucher vorgenommene Infiltrationsanästhesie an der Punktionsstelle des Gefäßes in der überwiegenden Mehrheit der Fälle als völlig ausreichend erweist. Zum Teil wird auch die Zumischung von Lokalanästhetika zur Kontrastmittellösung praktiziert [17, 18, 28].

Vollnarkosen und rückenmarksnahe Regionalanästhesien, Verfahren also, welche die Mitarbeit eines Anästhesisten erforderlich machen, sind nur noch bei einem relativ kleinen Prozentsatz aller Angiographien notwendig. In unserem eigenen Haus sieht die Verteilung etwa folgendermaßen aus:

- Angiographien in Lokalanästhesie   97%
- Angiographien in Vollnarkose   2%
- Angiographien in Spinal-/Epiduralanästhesie   < 1%.

Patienten, die angiographiert werden, leiden teils an arteriosklerotischen Veränderungen, teils handelt es sich um Tumorkranke oder Frischtraumatisierte. Nur ein Teil von ihnen wird der Untersuchung im Rahmen eines stationären Aufenthalts unterzogen, der Rest sucht die Klinik ambulant auf [16]. Die Indikation zur Durchführung einer Vollnarkose bzw. einer rückenmarksnahen Regionalanästhesie ergibt sich bei eingeschränkter Kooperationsfähigkeit oder instabilen Vitalfunktionen des zu untersuchenden Patienten sowie bei spezifischen diagnostischen Fragestellungen oder dringlichem Patientenwunsch (Tabelle 1).

Ziel des Anästhesisten muß es sein, die Durchführung der Untersuchung auf eine für den Patienten möglichst sichere und schonende Weise unter für den Untersucher optimalen Verhältnissen zu gewährleisten. Dafür stehen – in Abhängigkeit von der Lokalisation des darzustellenden Gefäßbereiches – prinzipiell die in Tabelle 2 aufgelisteten Verfahren zur Verfügung.

Jedes dieser Verfahren ist bekanntermaßen mit typischen Vor- und Nachteilen bzw. Risiken behaftet, auf die in diesem Zusammenhang nur summarisch eingegangen werden kann und soll (Tabelle 3).

Tabelle 1. Gründe für die Hinzuziehung des Anästhesisten zur angiographischen Diagnostik

Mitarbeit des Anästhesisten erforderlich bei:

Notfallpatienten
- Polytraumatisierte
- Internistische Notfallpatienten

Eingeschränkter Kooperationsfähigkeit
- Zerebralsklerose
- Oligophrenie
- Tremor

Kindern

Speziellen diagnostischen Fragestellungen
- Morbus Raynaud
- Erektile Dysfunktion

Ausdrücklichem Patientenwunsch

Tabelle 2. Anästhesieverfahren bei der radiologischen Katheterangiographie

1. Vollnarkose [2, 24]
   - Inhalationsanästhesie
   - i.v.-Anästhesie

2. Rückenmarksnahe Regionalanästhesie [24] (nur bei Gefäßdarstellungen der kaudalen Körperhälfte)
   - Spinalanästhesie
   - Epiduralanästhesie [13, 21]

Tabelle 3. Vor- und Nachteile der verschiedenen Anästhesieverfahren bei angiographischen Untersuchungen

Verfahren	Vorteile	Nachteile
Inhalationsanästhesie	Völlige Schmerzlosigkeit Muskelrelaxation Gefäßerweiterung Mögliche Unterscheidung zwischen normalen und Tumorgefäßen im Cerebrum Abschwächung anaphylaktoider Kontrastmittelreaktionen	Beeinträchtigung des kardiovaskulären und respiratorischen Systems Verlust der Schutzreflexe
i.v.-Anästhesie	Völlige Schmerzlosigkeit Muskelrelaxation Gefäßerweiterung	Eingeschränkte Steuerbarkeit Verlust der Schutzreflexe (z. T.) Bei Opiatgabe mehrstündige postnarkotische Überwachung erforderlich
Rückenmarksnahe Regionalanästhesie	Völlige Schmerzlosigkeit Muskelrelaxation (z. T.) Sympathikusblockade mit Gefäßerweiterung Bewußtsein erhalten	Evtl. zusätzliche Ruhigstellung erforderlich Zeitaufwand bei Epiduralanästhesie Keine ambulanten Patienten

Dabei sind in jedem Fall die besonderen Schwierigkeiten in Rechnung zu stellen, mit denen sich der Anästhesist bei der Durchführung von Narkosen außerhalb des OP-Bereichs, speziell in Röntgenabteilungen, konfrontiert sieht (Tabelle 4).

Welches anästhesiologische Verfahren im Einzelfall am geeignetsten ist, hängt somit von einer Vielzahl veränderlicher Faktoren ab:

1. von dem zu untersuchenden Patienten, seiner spezifischen Befindlichkeit und seinem situationsbedingten Zustand;
2. von der Art der beabsichtigten Untersuchung und den sich daraus ergebenden Erfordernissen (Lokalisation des Zugangs, Lagerung);
3. vom Untersucher, seiner Erfahrung und seiner Intention sowie
4. vom beteiligten Anästhesisten, dessen Ausbildungsstand und Erfahrung.

Tabelle 4. Erschwerende Umstände bei der Durchführung von Anästhesien in Röntgenabteilungen. (Nach [27])

- Schlechte Lichtverhältnisse
- Kleine, oft schlecht ventilierte Räume
- Fehlende Absauganlagen
- Behinderung durch Röntgengeräte und Strahlenschutzvorrichtungen
- Schwierige Lagerung des Patienten

Welche Komponenten sind es nun im einzelnen, die die Entscheidung für das eine oder andere Anästhesieverfahren beeinflussen?

Beginnen wir bei uns selbst, beim Anästhesisten: Jeder Anästhesist sollte unter den erschwerenden äußeren Bedingungen, wie sie in der Regel in Röntgenabteilungen vorliegen [27], ein Verfahren wählen, in dem er ausreichend Sicherheit und Routine besitzt. Die speziellen Gegebenheiten bei Angiographien sind besonders ungeeignet, den persönlichen Erfahrungsschatz durch kühnes Beschreiten noch unvertrauter Pfade zu erweitern.

Hinsichtlich der Länge des Eingriffs und damit der erforderlichen Anästhesiedauer spielen Erfahrung und manuelle Fertigkeit des die Untersuchung durchführenden Röntgenologen eine entscheidende Rolle; nicht zuletzt hängt auch die insgesamt benötigte Kontrastmittelmenge und damit die Wahrscheinlichkeit des Auftretens nichtanaphylaktoider Nebenwirkungen dieser Substanzen [26] von seiner Geschicklichkeit ab.

Die Lokalisation der darzustellenden Gefäße, der Zugangsweg und die erforderliche Lagerung sind dagegen relativ feststehende Faktoren. Sie schränken z. T. zwingend das Spektrum der zur Verfügung stehenden Anästhesieverfahren ein.

Im Zentrum des Entscheidungsprozesses stehen jedoch die individuell völlig verschiedenen Gegebenheiten beim einzelnen Patienten. Erst aus dessen besonderer Befindlichkeit leitet sich ja in der Regel die Notwendigkeit zur Hinzuziehung des Anästhesisten zu angiographischen Untersuchungen ab. Der Patient, der zur Angiographie eine Anästhesie benötigt, ist häufig als anästhesiologischer Risikopatient zu betrachten.

Besonders augenfällig ist dies beim traumatologischen wie internistischen Notfallpatienten: Jeder Notfallpatient befindet sich in einem zumindest potentiell vital bedrohlichen Zustand, seine Homöostase ist zumeist hochgradig gestört. Im Rahmen seiner Betreuung stellt die Tätigkeit des Anästhesisten vor allem einen therapeutischen Beitrag dar, der den Patienten während der angiographischen Untersuchung vor weiteren, u. U. deletären Funktionsausfällen bewahren und möglichst dem physiologischen Gleichgewichtszustand wieder annähern soll.

Dies schließt in der Regel die Intubation und kontrollierte Beatmung mit einem bedarfsadaptierten F_iO_2 ein. Zu Analgesie und Sedierung werden sowohl i. v.- Analgetika und -Anästhetika als auch Inhalationsanästhetika eingesetzt. Die Anwendung volatiler Anästhetika ist jedoch bei Patienten mit erhöhtem Hirndruck limitiert, obschon ihre erweiternde Wirkung auf die Zerebralgefäße durch mäßiggradige Hyperventilation oder gleichzeitige Barbituratgabe zumindest partiell aufgehoben werden kann [23].

Während Traumatisierte in der Mehrheit der Fälle jüngere Patienten ohne wesentliche Vorerkrankungen sind, handelt es sich bei internistischen Notfallpatienten wie auch bei Patienten, bei denen die Mitarbeit des Anästhesisten aufgrund eingeschränkter Kooperationsfähigkeit erforderlich wird, häufig um sogenannte „klassische Gefäßpatienten", bei denen krankhafte Veränderungen des gesamten Gefäßsystems zu Funktionseinschränkungen zahlreicher Organsysteme geführt haben. Neben der zerebrovaskulären Insuffizienz stehen Veränderungen an Koronarien und renalen Gefäßen im Vordergrund.

Tabelle 5 gibt anhand von Patienten mit Bauchaortenaneurysmen einen Überblick über die häufigsten Erkrankungskombinationen dieses Patientenkollektivs.

Vom Anästhesisten wird in diesen Fällen ein Vorgehen zu wählen sein, das dem häufig herabgesetzten Anästhetikabedarf dieser Patienten und der Funktionseinschränkungen vitaler Organsysteme Rechnung trägt.

Bei angiographischen Untersuchungen kindlicher Patienten wird die Tätigkeit des Anästhesisten entweder wie bei Erwachsenen aufgrund der akuten Situation bzw. besonderer Grunderkrankungen erforderlich oder sie ergibt sich aus der altersbedingt eingeschränkten Kooperationsfähigkeit der Kinder. Als Verfahren der Wahl ist die Allgemeinanästhesie zu betrachten.

Ein besonderes Problem für Untersucher wie Anästhesisten stellt bei angiographischen Untersuchungen die Tatsache dar, daß intravasal applizierte Kontrastmittellösungen mit einer Reihe lokaler wie allgemeiner Nebenwirkungen behaftet sind, die auf ihren physiochemischen und pharmakologischen Eigenschaften beruhen. Die häufigste lokale Nebenwirkung bildet neben dosisabhängigen, in der Regel passageren Organfunktionsdefiziten [25] der Schmerz bei Injektion des Kontrastmittels.

Ausschlaggebend für die Schmerzhaftigkeit eines Kontrastmittels ist in erster Linie sein osmotischer Druck. Kontrastmittel mit einer Osmolarität unter 600 mosm/l sind weitgehend schmerzlos, während oberhalb dieser Grenze bald eine deutliche Zunahme der Schmerzhaftigkeit zu beobachten ist [20]. Als Ursache des Schmerzes wird in Übereinstimmung mit diesen Befunden zumindest partiell eine durch die Kontrastmittelinjektion hervorgerufene Gewebshypoxie angesehen, wobei neben der Perfusionsreduktion durch das Kontrastmittelvolumen selbst dem Wassereinstrom aus dem Interstitium, der vom Grad der Hyperosmolarität abhängt, eine entscheidende Rolle zugesprochen wird („osmotischer Pfropf" [9]).

Bei Verwendung niederosmolarer Kontrastmittel wird nur noch bei Injektion sehr großer Kontrastmittelmengen, beispielsweise bei der Phallographie, die Hinzuziehung des Anästhesisten erforderlich.

Neben der Schmerzprovokation wird eine Reihe weiterer Nebenwirkungen mit der Verwendung hochosmolarer Kontrastmittel in Verbindung gebracht (Tabelle 6).

Tabelle 5. Häufigkeit von Begleiterkrankungen bei Patienten mit Bauchaortenaneurysma. (Nach [10])

Koronare Herzkrankheit	65%
Hypertonie	40%
Periphere Gefäßerkrankungen	30%
Lungenerkrankungen	30%
Nieren- und urologische Erkrankungen	20%
Zerebrovaskuläre Insuffizienz	13%
Leber- und sonstige gastrointestinale Erkrankungen	13%
Diabetes	7%

Tabelle 6. Kontrastmittelnebenwirkungen, die zumindest teilweise der Hyperosmolarität zugeschrieben werden. (Nach [26])

Schmerz
Endothelläsionen
Thrombose
Vasodilatation
Hypervolämie
Anstieg des Pulmonalarteriendrucks
Gesteigerte Diurese
Störung der Blut-Hirn-Schranke

Während diese osmolaritätsbedingten Reaktionen durch die Einführung niederosmolarer Kontrastmittel in den Hintergrund getreten sind, haben die sog. anaphylaktoiden Nebenwirkungen der Kontrastmittel nicht an Bedeutung verloren. Sie umfassen – bei fließenden Übergängen – ein weites Spektrum allgemeiner Reaktionen und Organmanifestationen. Ihre Häufigkeit wird mit 1 bis 5% beziffert [3, 9, 19], die Manifestationsrate bei wiederholter Exposition mit 15 bis 60% [3, 19].

Die Pathophysiologie dieser Phänomene ist nicht völlig geklärt, doch scheint es sich um nicht-immunologische, pseudoallergischer Vorgänge ohne eigentliche Antigen-Antikörper-Reaktion zu handeln, wie die direkte Freisetzung vasoaktiver Mediatoren, eine Aktivierung der Komplementkaskade sowie Interaktionen

Tabelle 7. Allgemeine Nebenwirkungen und Komplikationen intravasal applizierter Kontrastmittel. (Mod. nach [26])

	Leicht	Schwer
Haut/Schleimhäute	Flush Juckreiz Urtikaria Lidödem	Quinke-Glottisödem
Respiratorisch	Tachypnoe Hyperpnoe Hustenreiz	Dyspnoe Bronchospasmus, Asthma Lungenödem Atemstillstand
Kardiovaskulär	Mäßiger RR-Anstieg oder -Abfall Bradykardie Tachykardie	Hypertone Krise Pektangiöse Beschwerden Schock Herzrhythmusstörung Herzstillstand
ZNS/vegetativ	Salivation Schweißausbruch Nausea, Erbrechen Nervosität, Unruhe Hitzegefühl Frieren, Schüttelfrost Gähn-, Niesreflex Schwindel, Ohrensausen Kopfschmerzen	Schwere Exzitation Tonisch-klonische Krämpfe Lähmungen Hirnödem Bewustlosigkeit, Koma

mit dem Gerinnungs- und/oder Kallikrein-Kinin-System [14]. Sie haben nichts oder nur wenig mit der Osmolarität des Kontrastmittels zu tun und treten auch nach der Verabreichung sehr geringer Mengen verdünnter Kontrastmittellösung auf (Tabelle 7).

Eine „Idiosynkrasie" des Patienten gilt nach wie vor als Voraussetzung für die Manifestation derartiger Komplikationen, wobei die Anwendung dieses Begriffs aus der altgriechischen Medizin andeutet, daß eine zufriedenstellende wissenschaftliche Erklärung aussteht [9].

Lalli [8] stellte, ausgehend von der Analyse von 228 Todesfällen nach Kontrastmittelgaben, die Hypothese auf, daß der „wesentliche Faktor die vor der Untersuchung bestehende Furcht des Patienten vor einer evtl. eintretenden Komplikation" sei (Neurodysregulationshypothese). Dies spiegelt das zum anästhesiologischen Allgemeingut gehörende Wissen wider, daß Furcht und Aufgeregtheit des Patienten vor Eingriffen jedweder Art ungünstige, potentiell risikoerhöhende Phänomene darstellen, denen durch eine adäquate Prämedikation begegnet werden muß (Tabelle 8).

Wie ersichtlich, stellt Promethazin (Atosil) als Neuroleptikum mit H_1-Rezeptoren-antagonistischer Wirkung einen wesentlichen Bestandteil unseres üblichen Prämedikationsschemas dar, von dem auch eine gewisse Schutzfunktion gegenüber kontrastmittelprovozierten pseudoallergischen Reaktionen erwartet werden kann, da bei diesen Histamin als wesentlicher Mediator gilt. Sind derartige Reaktionen aus der Vorgeschichte des Patienten bekannt oder zu vermuten, verabreichen wir jedoch zusätzlich Kortikosteroide bzw. alternativ eine Kortikosteroid-H_1-H_2-Blocker-Kombination. Schwere anaphylaktoide Reaktionen haben wir unter diesem – auch von anderer Seite [4, 5, 11, 14, 15] als wirksam beschriebenen – Prophylaxisschema niemals beobachtet.

Zur Zeit führen wir Untersuchungen über die Anwendung unterschiedlicher anästhesiologischer Verfahren bei Phallographien zum Ausschluß von Gefäß-

Tabelle 8. Prämedikation vor angiographischen Untersuchungen unter Anästhesiebeteiligung

Erwachsene		*Kinder*	
Ambulant	Stationär	Ambulant	Stationär
0,5 mg Atropin i.v.	*Vollnarkose:* 0,5 mg Atropin + 25–50 mg Atosil + 25–50 mg Dolantin i.m.	0,01 mg/kg KG Atropin i.v.	0,01 mg/kg KG Atropin + 1 mg/kg KG Atosil + 1 mg/kg KG Dolantin i.m.
	Regionalanästhesie: 0,5 mg Atropin + 25–50 mg Atosil i.m. oder 0,5 mg Atropin + 1–2 mg Rohypnol i.m.		oder 0,04 mg/kg KG Atropin + 0,04 mg/kg KG Rohypnol oral

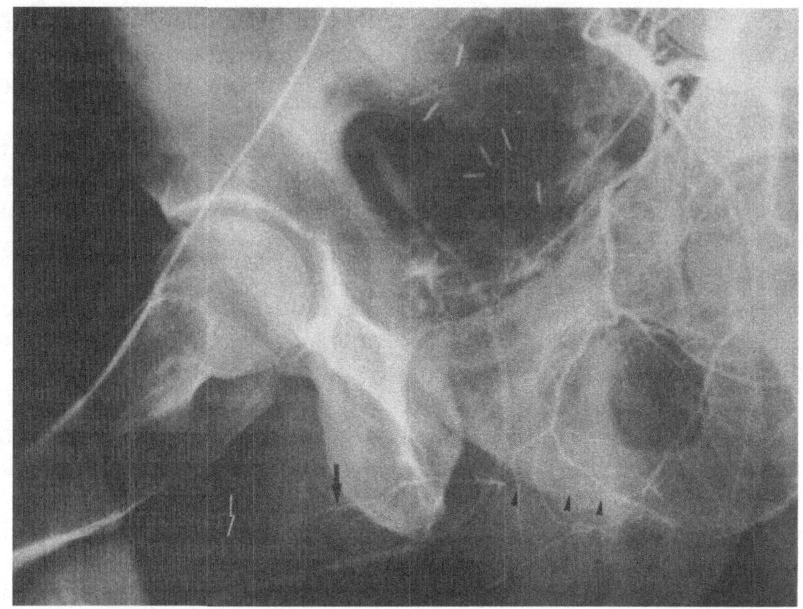

Abb. 1. Kontrastmitteldarstellung vor Halothananästhesie

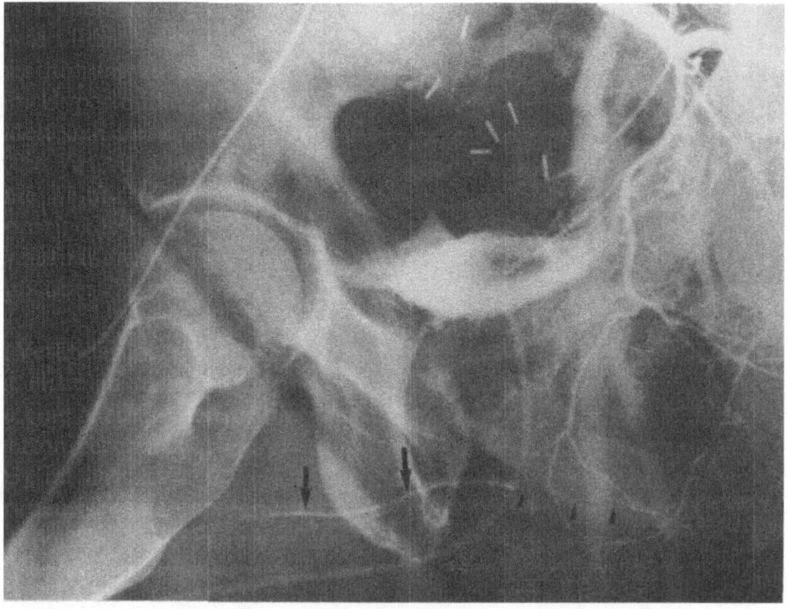

Abb. 2. Kontrastmitteldarstellung während Halothananästhesie

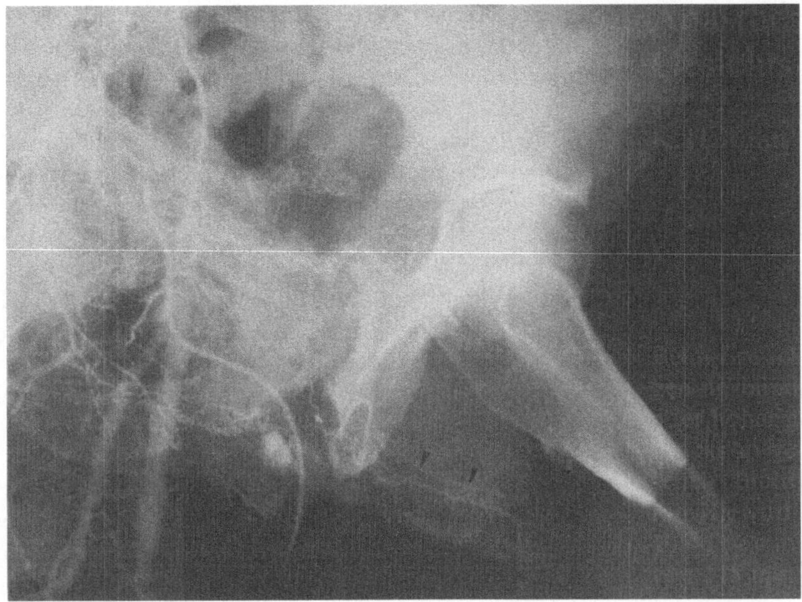

Abb. 3. Kontrastmitteldarstellung vor Epiduralanästhesie

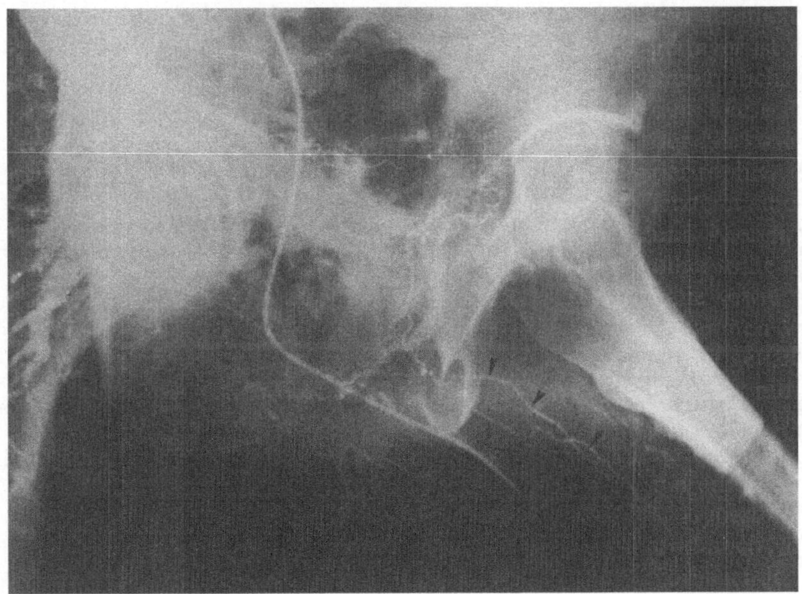

Abb. 4. Kontrastmitteldarstellung während Epiduralanästhesie

verschlüssen vor geplanten potenzwiederherstellenden Eingriffen [22] durch. Die zur Darstellung von a. pudenda, a. profunda penis und a. dorsalis penis erforderliche Kontrastmittelinjektion in die ipsilaterale a. iliaca interna ist sehr schmerzhaft und wird ohne Anästhesie nur schwer toleriert. Zudem ist es durch die Anwendung anästhesiologischer Verfahren möglich, eventuelle Gefäßspasmen aufzuheben und dadurch von arteriosklerotischen Stenosen zu differenzieren. Dies sei anhand eines Falles demonstriert. Abbildung 1 zeigt eine Kontrastmitteldarstellung der a. iliaca interna ohne Anästhesie. Die a. pudenda ist sehr enggestellt, in Höhe des Sitzbeinastes läßt sich eine zusätzliche Stenose erkennen. Unter Inhalationsanästhesie mit Halothan, Lachgas und Sauerstoff (Abb. 2) kann diese Stenose eindeutig als arteriosklerotisch bedingt identifiziert werden, da sie ihre Lumeneinschränkung bei jetzt deutlich weitergestellten übrigen Gefäßen beibehält. Ein entsprechender Effekt läßt sich auch bei Durchführung einer Epiduralaanästhesie nachweisen (Abb. 3, 4).

Zusammenfassend stellen wir fest, daß in Anbetracht der Vielzahl veränderlicher Größen in dem äußerst komplexen System, das von Patient, Untersucher und Anästhesist gebildet wird, eine generelle Empfehlung für das eine oder andere Anästhesieverfahren bei der Durchführung angiographischer Untersuchungen, insbesondere von Katheterangiographien, nicht gegeben werden kann. Unseres Erachtens stellt zwar die Inhalationsanästhesie aufgrund ihrer ausgezeichneten Steuerbarkeit und Anpassungsfähigkeit an unterschiedliche und sich rasch ändernde Situationen für die meisten Eingriffe in der angiologischen Röntgendiagnostik, die eine Mitarbeit des Anästhesisten erfordern, das am besten geeignete Verfahren dar, i.v.- und Regionalanästhesie haben jedoch im Einzelfall ihre unbestrittene Indikation.

Literatur

1. Anger P, Wenz W (1981) Aus der Pionierzeit der Arteriographie. Radiologie 21:65–71
2. Birkner R, Oldenburg K (1972) Ist die Angiographie mit hohen Kontrastmitteldosen ohne Vollnarkose zu verantworten? Münch Med Wschr 114:1793–1796
3. Greenberger PA (1984) Contrast media reactions. J Allergy Clin Immunol 74:600–605
4. Greenberger PA, Patterson R, Radin RC (1984) Zwo pretreatment regimes for high-risk patients receiving radiographic contrast media. J Allergy Clin Immunol 74:540–543
5. Greenberger PA, Patterson R, Simon R, Lieberman P, Wallace W (1981) Pretreatment of high-risk patients requiring radiographic contrast media studies. J Allergy Clin Immunol 67:185–187
6. Koch P, Müller C, Schierholt KD (1974) EKG- und Blutdruckveränderung während translumbaler Aortographie in Intubationsnarkose. Prakt Anaesth 9:425–430
7. Lackner K, Harder T, Herter M, Köster O (1985) Gefäßdiagnostik der Extremitäten. Konventionelle Angiographie – digitale Subtraktionsangiographie. Dtsch Med Wschr 110:1130–1131
8. Lalli AF (1980) Contrast media reactions: Data analysis and hypothesis. Radiology 134:1–12
9. Lange S (1981) Die lokale Schmerzreaktion bei der Extremitätenarteriographie und ihre Abhängigkeit von der Kontrastmittelkonzentration. Röntgen-Bl 34:231–233
10. Larsen R (1985) Anästhesie bei Operationen von Bauchaortenaneurysmen und peripheren Gefäßen. In: Larsen R (Hrsg) Anästhesie. Urban & Schwarzenberg, München Wien Baltimore, S 582–584

11. Lasser EC, Lang J, Sovak M, Kolb W, Lyon S, Hamlin AE (1977) Steroids: Theoretical and experimental basis for utilization in prevention of contrast media reactions. Radiology 125:1-9
12. Lutz H, Wenz W, Winkler J, Heilmann F (1968) Röntgenkontrastdarstellung des Gefäßsystems in Allgemeinanästhesie. Dtsch Med Wschr 93:291-295
13. Miller PA, Fagraeus L, Johnsprude IS, Jackson DC, Mills SR (1980) Epidural anesthesia in aortofemoral arteriography. Ann Surg 192:227-231
14. Myers GE, Bloom FL (1981) Cimetidine (Tagamet) combined with steroids and H_1 antihistamines for the prevention of serious radiographic contrast material reactions. Catheter Cardiovasc Diagn 7:65-69
15. Ring J, Rothenberger K-H, Clauss W (1985) Prevention of anaphylactoid reactions after radiographic contrast media infusion by combined histamine H_1-and H_2-receptor antagonists: Results of a prospective controlled trial. Int Arch Allergy Appl Immun 78:9-14
16. Saint-Georges G, Aube M (1985) Safety of outpatient angiography: A prospective study. AJR 144:235-236
17. Schmidt KR, Pfeifer KJ, Welter H, Ingrisch H, Heyde G (1979) Untersuchungen zur Schmerzverminderung bei der Extremitätenangiographie. Fortschr. Röntgenstr 30:200-204
18. Schmidt KR, Pfeifer KJ (1980) Effektivität von intraarteriellem Lidocain in der Schmerzbekämpfung bei Arm- und Beinarteriographien. Münch Med Wschr 122:1159-1162
19. Shehadi WH (1982) Contrast media adverse reactions: Occurence, recurrence, and distribution patterns. Radiology 143:11-17
20. Speck U, Mützel W, Weinmann H-J (1983) Chemistry, physicochemistry and pharmacology of known and new contrast media for angiography, urography and CT enhancement. In: Taenzer V, Zeitler E (eds) Contrast media in urography, angiography and computerized tomography. Thieme, Stuttgart New York, pp 2-10
21. Spigos DG, Akkineni S, Tan W, Espinoza G, Flanigan DP, Winnie A (1980) Epidural anesthesia: Effective analgesia in aortoiliofemoral arteriography. AJR 134:335-337
22. Stief C-G, Bähren W, Gall H, Scherb W, Altwein J-E (1987) Erektile Dysfunktion. Dtsch Ärztebl 84:B862-B867
23. Van Aken H, Hauss G-M, Brüssel T, Fitch W (1987) The influence of volatile anesthetics on cerebral blood flow and cerebral autoregulation. In: Peter K, Brown BR, Martin E, Norlander O (eds) Inhalation anesthetics. New aspects. Springer, Berlin Heidelberg New York London Paris Tokyo. Anaesthesiologie und Intensivmedizin, vol 185, pp 52-59
24. Viehweger G, Plötz J (1974) Vergleichende angiographische Untersuchungen in Lokal-, Regional- und Allgemeinanästhesie der oberen Extremitäten. Fortschr Röntgenstr 121:303-309
25. Vogel H, Bartsch L, Pientka C, Rejzek T (1986) Arteriographie. In: Vogel H (Hrsg) Risiken der Röntgendiagnostik. Urban & Schwarzenberg, München Wien Baltimore, S 29-78
26. Vogel H, Düring A (1986) Intravenöse Kontrastmittelgabe. In: Vogel H (Hrsg) Risiken der Röntgendiagnostik. Urban & Schwarzenberg, München Wien Baltimore, S 4-28
27. Wenz W, Wiemers K, Schlürmann D, Reinbold WD, Anger P (1983) Anaesthesia problems in angiographie with special reference to modern contrast media. In: Taenzer V, Zeitler E (eds) Contrast media in urography, angiography and computerized tomography. Thieme, Stuttgart New York, pp 92-101
28. Zeitler E (1978) Risiko der Arteriographie in Lokalanaesthesie. Münch Med Wschr 120:129-130

Anästhesie bei der gynäkologischen Diagnostik

E. Traub und J. Kilian

Eine Übersicht über die häufigsten diagnostischen Eingriffe in der Gynäkologie ist in Tabelle 1 summarisch dargestellt. Die Narkose zur Durchführung von Narkoseuntersuchungen, Abrasiones, Konisationen, Hysteroskopien, Probeexzisionen sowie bei Explorativlaparotomien oder Eingriffen im Bereich der Mammachirurgie beinhalten für den erfahrenen Anästhesisten kaum schwerwiegende Probleme und gehört längst zur klinischen Routine. Die Laparoskopie, 1929 durch Kalk als Verfahren zur Leberdiagnostik eingeführt, erlangte in der Gynäkologie durch technische Verbesserung des Instrumentariums, so insbesondere der Einführung des Kaltlichtes und des kontrollierten Pneumoperitoneums, erst nach 1970 zunehmend Bedeutung. Mit den in den letzten Jahren neu geschaffe-

Tabelle 1. Diagnostische Eingriffe in der Gynäkologie

- Narkoseuntersuchung
- Abrasio
- Konisation
- Hysteroskopie
- Probeexzision (Vulva, Vagina, Zervix)
- Zysto-Rektoskopie
- Ultraschallgesteuerte Punktionen (Ovarialzysten, Follikelpunktion)
- Pelviskopie
- Explorativ-Laparotomie
- Mamma-de

Tabelle 2. Indikationen zur Durchführung einer Pelviskopie

- Unklare abdominelle Schmerzen
- Verdacht auf Extrauteringravidität
- Verdacht auf Endometriose
- Tumorsuche
- Endokrinopathien
- Mißbildungen
- Sterilität
- Funktionsdiagnostik der Ovarien für die in-vitro-Fertilisation
- Second-Look-Pelviskopie nach Endometriose- oder Karzinomtherapie
- Kontrolle nach Sterilitätsoperationen

nen gynäkologisch endoskopischen Operationsmöglichkeiten ist die Anzahl der diagnostisch operativen Pelviskopien sprunghaft angestiegen. Diese Entwicklung führte dazu, daß die Laparotomiefrequenz insbesondere an größeren Kliniken mit guter technischer Ausrüstung nach Semm [25] um über 40% gesenkt werden konnte. In Tabelle 2 sind die wesentlichsten Indikationen zur Durchführung einer diagnostischen Laparo-Pelviskopie zusammengefaßt.

Eine spezielle Problematik (Tabelle 3) für den Anästhesisten ergibt sich durch das zur besseren Übersicht der Beckenorgane sowie zur sicheren Plazierung der Insufflationsnadel und des Optiktrokars erforderliche Pneumoperitoneum. Unter den in Frage kommenden Gasen wie Luft, Sauerstoff, Lachgas, Kohlensäure sowie eine Mischung von Kohlensäure, Sauerstoff und Stickstoff sind Luft und Sauerstoff wegen der bei längerer Operationsdauer bestehenden Emboliegefahr unbrauchbar. Das in den USA teilweise gebräuchliche Lachgas stellt aufgrund seiner sehr langsamen Resorption von der peritonealen Oberfläche ein für den Patienten nicht abwägbares Risiko dar. Die in Deutschland endoskopisch tätigen Gynäkologen benutzen heute nur noch die leicht in Blut und Gewebe lösliche und rasch wieder ausgeschiedene Kohlensäure als Insufflationsgas. Das Risiko einer Gasembolie ist hier nur in geringem Maße gegeben. So kann nach Lindemann [16] die intravenöse oder intraarterielle Injektion von 100 ml/min Kohlensäuregas direkt in ein menschliches Gefäß injiziert werden, ohne daß auf längere Zeit schwere Störungen im Blutgas- und Säuren-Basen-Haushalt beobachtet werden. Bei einem offenen Foramen ovale hingegen – etwas 30% aller Foramina sind für Gas funktionell offen – besteht auch bei intravasaler CO_2-Insufflation Emboliegefahr. Wie entsprechende tierexperimentelle Untersuchungen an Hunden zeigen, treten erst nach einer Insufflationsmenge über 400 ml/min Hypoxie und Hyperkapnie sowie ein Kreislaufversagen auf [16]. Graff et al. [9] fanden bei einmaliger intravenöser Verabreichung von Kohlensäuregas bei Hunden eine mittlere letale Dosis von 25 ml/kg; dies würde beim Menschen einem Volumen von etwa 1 l entsprechen.

Die rasche Resorption von CO_2 von der peritonealen Oberfläche birgt die Gefahr der Hyperkapnie mit entsprechenden kardiorespiratorischen Störungen in sich. Die von zahlreichen Untersuchern während Pelviskopien gemessenen arteriellen pCO_2-Werte zeigten teilweise widersprüchliche Ergebnisse. Während einige Autoren [2, 3, 7] sowohl unter Lokalanästhesie wie auch unter Allgemeinanästhesie keinen Anstieg der arteriellen pCO_2-Werte beobachteten, konnten die Mehrzahl der Untersucher [1, 17, 22, 29] sowohl unter Spontanatmung wie in Allgemeinanästhesie signifikante pCO_2-Anstiege nachweisen. Mit hoher Wahrscheinlichkeit sind diese widersprüchlichen Befunde Folge unterschiedlicher

Tabelle 3. Faktoren, die zur Erhöhung des Narkoserisikos bei der Pelviskopie führen

Pneumoperitoneum	→ Gesteigerter intraabdomineller Druck →	Beeinträchtigung der
Kopftieflagerung	Zwerchfellhochstand	kardiovaskulären und
	Eingeschränkte Beweglichkeit	respiratorischen Funktionen
		Gefahr der Regurgitation
Insufflation von CO_2 →	Hohe Absorptionsrate von CO_2	→ Hyperkapnie

Operationszeiten und Insufflationsmengen von Kohlensäuregas. Erhöhter intraabdomineller Druck und Kopftieflagerung führen zu Zwerchfellhochstand und eingeschränkter Beweglichkeit des Zwerchfells, der intrathorakale Druck steigt an, die totale respiratorische Compliance ist vermindert, die funktionelle Residualkapazität um ca. 20% erniedrigt.

Die Beeinflussung der hämodynamischen Parameter hängt ganz wesentlich von der Höhe des intraabdominellen Druckes ab. Werte über 25 mm Hg führen zu einem Anstieg des zentral-venösen und des Femoralvenendruckes sowie in der Regel zu Blutdruckanstieg und Tachykardie. Mit Hilfe tierexperimenteller Untersuchungen an Hunden konnte gezeigt werden, daß bei einem intraabdominellen Druck von über 40 mm Hg der Cardiac output und Flow in der Vena cava inferior um mehr als 60% vermindert werden und der periphere Widerstand um annähernd 200% ansteigt [12]. Ist der venöse Rückstrom über eine längere Zeitdauer durch einen zu hohen intraabdominellen Druck reduziert, kommt es zum Pooling von Blut in den unteren Extremitäten und damit zu einem Anstieg des Afterload und zur Abnahme des Preload. Bei Untersuchungen an Patientinnen fanden einige Autoren [15, 18] eine Reduktion des Cardiac output zwischen 30 und 60%, andere wiederum bei entsprechendem intraabdominellen Druck von 20–25 mm Hg keine signifikante Änderung oder eher einen 20- bis 25%igen Anstieg des Cardiac output [11, 17, 27, 29]. So beobachteten Kelman et al. [13] bei Kopftieflagerung von 25° und steigenden intraabdominellen Drücken zunächst eine Zunahme des Cardiac output um im Mittel 1 l bei erheblicher interindividueller Streubreite, ein Abfall trat erst bei Drücken von über 40 cm H_2O auf.

Ähnlich wie bei Beurteilung der respiratorischen Veränderungen mögen auch hier unterschiedliche Operationsbedingungen und Meßmethoden – zur Bestimmung des Cardiac output wurde in den meisten Fällen die Impedanzkardiographie, die nur sehr ungenaue Meßergebnisse gibt, angewandt – diese widersprüchlichen Ergebnisse verursachen. Eine Hypovolämie oder Halothananästhesie führte bei tierexperimentellen Untersuchungen an Hunden bei einem intraabdominellen Druck von 40 mm Hg zu drastischen Abfällen des Cardiac output, wobei beim Zusammenwirken beider Faktoren ein additiver Effekt zu beobachten war [8].

Eine Pelviskopie stellt für eine Patientin keinen sogenannten Minimaleingriff dar. Als Beweis hierfür können erhebliche Erhöhungen der Streßparameter gelten. So fanden mehrere Autoren [6, 19] übereinstimmend signifikante Anstiege von Kortisol und Prolaktin. Als verursachender Faktor kommt eine Azidose im Rahmen der Hyperkapnie in Frage. Durch adäquate Ventilation kann dies jedoch ausgeschlossen werden. Somit muß als wesentlicher Stimulus für diese Streßreaktion das Pneumoperitoneum gelten.

Interessant sind in diesem Zusammenhang Untersuchungen von Neumark [19] über den Einfluß einer Allgemeinanästhesie auf den Hormonhaushalt der Frau im Rahmen der in vitro-Fertilisation. Dieses Verfahren hat in den letzten Jahren erheblich an Bedeutung gewonnen und ist inzwischen an relativ vielen Kliniken etabliert. In dem Bemühen, die Fertilisierungsrate zu steigern, wird unter den zahlreichen möglichen Störfaktoren auch die Narkose, die zur Gewinnung von Eizellen in der Regel benötigt wird, in Betracht gezogen. Die Hormone LH, FSH, Östradiol, Testosteron und Progesteron zeigten weder nach Gabe verschiedener Einleitungshypnotika wie Thiopental, Ketamin, Etomidat und Flunitrazepam noch nach Anwendung einer Inhalationsbzw. Neuroleptanästhesie in der intra- oder postoperativen Phase eine signifikante Änderung. Bei Prolaktin fielen intraoperativ hohe Werte auf, bei Kortisol hingegen waren postoperativ deutliche Anstiege zu beobachten. Von zumindest gleichrangiger Bedeutung wie in der operativen Phase dürften die Hormonspiegel zum Zeitpunkt des Embryotransfer sein. Zum Vergleich zogen wir hier ultraschallkontrollierte Follikelpunktionen heran, die ohne Anlegen eines Pneumoperitoneums unter Dormicum-Ketanest-Anästhesie von vaginal durchgeführt wurden. Bezüglich der Hormone Progesteron und Östradiol konnten wir intra- und postoperativ bis zu 14 Tagen – der Embryotransfer findet ca. 48 h nach der Eizellentnahme statt – zwischen den Gruppen keine signifikanten Unterschiede finden. Während und unmittelbar nach dem operativen Eingriff beobachteten wir bei den pelviskopierten Patientinnen massive Anstiege von Prolaktin (Abb. 1) und von ACTH (Abb. 2) als dem empfindlichsten Streßparameter sowie der Betaendorphine. Bei ultraschallkontrollierten Punktionen, die ja eine höhere Fertilisierungsrate aufweisen, waren derartige Veränderungen nur in geringem Maße ausgeprägt. Zum Zeitpunkt des Transfers hingegen lagen die Meßwerte beider Gruppen etwa auf demselben Niveau.

Die Frage, inwieweit bestimmte Anästhetika die Narkosedauer sowie die während der Anästhesie aufgetretenen hormonellen Veränderungen, insbesondere

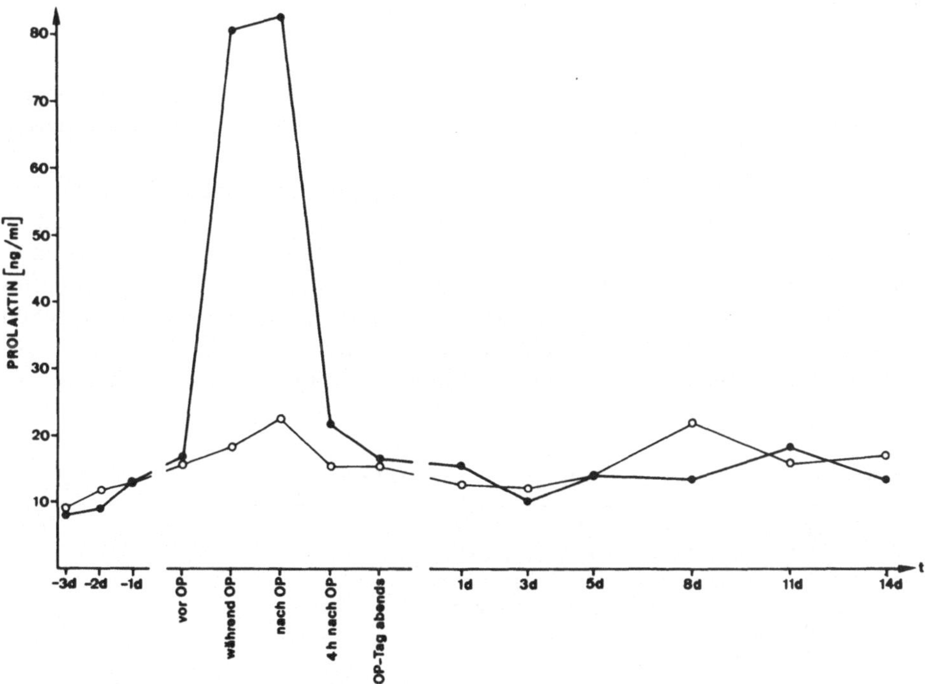

Abb. 1. Prä-, intra- und postoperativer Verlauf des Prolaktins (Mittelwerte); ●—● Pelviskopie (n = 13), o—o Ultraschall-kontrollierte Follikelpunktion (n = 15)

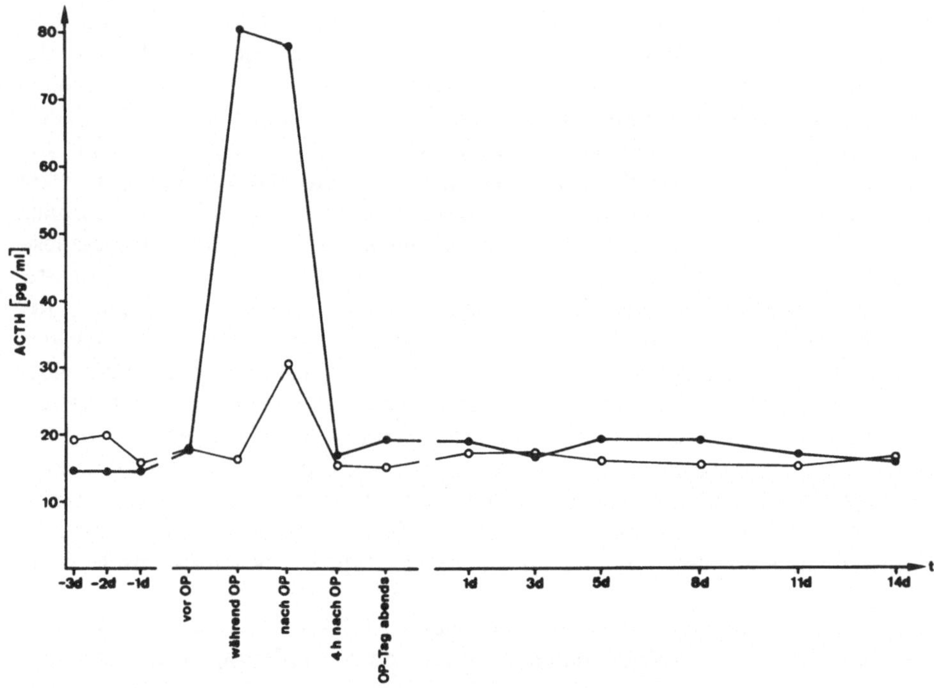

Abb. 2. Prä-, intra- und postoperativer Verlauf von ACTH (Mittelwerte); ●—● Pelviskopie
(n = 13), ○—○ Ultraschall-kontrollierte Follikelpunktion (n = 15)

die passagere Hyperprolaktinämie tatsächlich auf die Funktion der Eizelle und
die erfolgreiche Entwicklung des Embryos einen Einfluß haben, kann zu diesem
Zeitpunkt noch nicht beantwortet werden.

Zu den relativ wenigen absoluten Kontraindikationen (Tabelle 4) zur Durchführung einer Pelviskopie gehört neben der hämorrhagischen Diathese vor allem
ein Schockzustand der Patientin, z. B. verursacht durch eine rupturierte Extrauteringravidität mit massivem Blutverlust. Da der überwiegende Teil der Patientinnen, die sich einer Endoskopie unterziehen müssen, einer Altersgruppe zwischen
20 bis 45 Jahren zugehört, stellen schwere kardiopulmonale oder zerebrovaskuläre Vorerkrankungen nur selten eine Kontraindikation dar. Bei großen Tumo-

Tabelle 4. Kontraindikationen zur Durchführung einer Pelviskopie

Absolut:	Schock
	Schwere kardiovaskuläre Vorerkrankungen
	Schwere zerebrovaskuläre Vorerkrankungen
	Schwere pulmonale Vorerkrankungen
	Hämorrhagische Diathese
	Oberbauchperitonitis
Relativ:	Zwerchfellhernien
	Große Tumoren

ren, falls es sich nicht um einfache Ovarialzysten handelt, ist in der Regel eine Laparotomie unumgänglich. Zählten in früheren Jahren die Unterbauchperitonitis, schwere Verwachsungen nach Voroperationen sowie große Hernien zu den absoluten Kontraindikationen, so stellt nach Semm [25] eine Zwerchfellhernie bei Trendelenburg-Lage von 15° und Begrenzung des intraabdominellen Drukkes auf max. 10 mm Hg unter Anwendung einer Allgemeinanästhesie heute allenfalls eine relative Kontraindikation dar. Bei akuter oder subakuter Unterbauchperitonitis, etwa zur Klärung der Differentialdiagnose Appendizitis-Adnexitis, gilt die Pelviskopie sogar als Verfahren der Wahl.

Für den Anästhesisten von entscheidender Bedeutung sind Kenntnis und Symptomatik möglicher chirurgischer Komplikationen (Tabelle 5). Die Komplikationsrate hängt wesentlich vom Erfahrungsstand des Operateurs und einer intakten technischen Ausrüstung ab. Der größte Teil der Zwischenfälle bei der Pelviskopie tritt beim Einstich mit der Insufflationsnadel oder dem Optiktrokar sowie beim Anlegen des Pneumoperitoneums auf. Die intraabdominelle Verletzung großer Gefäße durch Insufflationsnadel oder Trokar steht an erster Stelle lebensbedrohlicher Komplikationen. Die Gefäßläsion führt primär nur zu einem retroperitonealen Hämatom und nicht zum Austritt von Blut in die freie Bauchhöhle und täuscht somit den Operateur in bezug auf das Ausmaß des Blutverlustes. Nach den gutachterlichen Erfahrungen bei Todesfällen im Rahmen von Pelviskopien [25] erweist sich diese Tatsache häufig als besonders verhängnisvoll und führt zunächst zu der Fehlinterpretation „Narkosezwischenfall". Die einzig richtige Therapie, die sofortige Laparotomie, wird mit erheblicher Zeitverzögerung durchgeführt. Die Häufigkeit derartiger Läsionen gibt Semm [25] mit 1–3‰ an.

Nicht erkannte Darm- und Ureterverletzungen, nach Semm [25] die zweithäufigste Komplikation, können bei zu spätem Eingreifen zu Peritonitis und Sepsis führen.

Bei Blähung des Magens durch die Maskenbeatmung vor der Intubation kann der Einsicht der Verrisnadel oder des Trokar zur Magenperforation führen. Eine Entleerung des Magens vor Beginn des operativen Eingriffs beseitigt diese Gefahr.

Bei Fehllagen der Insufflationsnadel kann sich ein subkutanes, präperitoneales oder in sehr seltenen Fällen auch ein Mediastinalemphysem ausbilden. Kongenitale Defekte im Diaphragma ermöglichen den Durchtritt von Kohlensäuregas in die Pleurahöhle. Ein Pneumothorax wird meist linksseitig, aber auch

Tabelle 5. Chirurgische Komplikationen bei Durchführung einer Pelviskopie

Intraabdominelle Gefäßverletzung
Verletzung intraabdominell liegender Organe (Darm, Magen, Uterus, Blase, Ureter)
Pneumomediastinum, Pneumothorax
Gasembolie
Verbrennung
Infektion, Sepsis
Laparotomierate 2–3‰ (Semm)

rechtsseitig oder bilateral beschrieben. Bei jeder respiratrorischen Insuffizienz in der postoperativen Phase sollte diese Komplikationsmöglichkeit bedacht werden.

Es gibt nur wenige Berichte über klinisch gesicherte Gasembolien. Häufig werden nur Vermutungsdiagnosen gestellt. Die Insufflation größerer Mengen von Kohlensäuregas in ein versehentlich punktiertes Gefäß führt zu dieser Komplikation. Das eindringende Gas erzeugt im Bereich der Pulmonalarterie eine akute Erhöhung des Gefäßwiderstandes, ein rasch auftretendes Rechtsherzversagen kann die Folge sein. Eine massive Embolie mit weitgehender Verlegung der Arteria pulmonalis führt zu Hypoxie und Herzstillstand. Kleinere Gasembolien verursachen einen Anstieg des pulmonalen Gefäßwiderstandes, eine Vasokonstriktion der Lungenkapillaren mit Eröffnung präkapillärer Anastomosen. Frühzeichen einer protrahierten Gasembolie sind eine Erhöhung des venösen Drukkes, Abfall des arteriellen Druckes, ventrikuläre Extrasystolen und ein Abfall des pO_2. Über dem rechten Vorhof ist infolge der Gasansammlung ein kratzendes Geräusch wahrnehmbar. Zu den therapeutischen Maßnahmen gehören die sofortige Beendigung der Insufflation, die Linksseitenlagerung der Patientin sowie die Beatmung mit reinem Sauerstoff und PEEP. Das Absaugen des Gases über einen zentralen Venenkatheter als Notfallmaßnahme dürfte kaum realisierbar sein.

Verbrennungen sollten bei sachgemäßer Handhabung der Instrumente und entsprechender technischer Ausrüstung heute vermeidbar sein.

Die Ursachen schwerer kardiovaskulärer Komplikationen (Tabelle 6) bis zum Herzstillstand sind neben Blutungsschock und der Kohlensäuregasembolie vor allem Herzrhythmusstörungen. Die Manipulationen am Peritoneum lösen über eine vermehrte vagale Stimulation Bradykardien aus. Wie gezeigt werden konnte, sind die Streßparameter unter der Pelviskopie wesentlich erhöht. Die Hyperkapnie führt zu einer weiteren Katecholaminausschüttung. Da Inhalationsanästhetika, insbesondere Halothan, das Myokard gegen Katecholamine sensibilisieren, wurden ventrikuläre Arrhythmien unter Holathananästhesie bei spontan atmenden Patientinnen in einer Häufigkeit bis zu 27% beobachtet [14, 24]. Unter Anwendung von Enfluran unter Spontanatmung reduzierte sich die Arrhythmiefrequenz auf 11% [10]. Eine adäquate Ventilation ist als beste Maßnahme anzusehen, um derartigen Gefahren entgegenzuwirken.

Die Angaben über Morbidität und Mortalität entstammen relativ wenigen großen Zusammenfassungen aus England und vor allem aus den Vereinigten Staaten. Dort wird die Laparoskopie zur Durchführung der Tubensterilisation millio-

Tabelle 6. Ursachen für schwere kardiovaskuläre Komplikationen während der Pelviskopie

Herzrhythmusstörungen: Bradykardien (Vagusreflex)
                          Ventrikuläre Arrhythmien (Hyperkapnie)
Kompression der Vena cava inferior
Hämorrhagischer Schock
Gasembolie

nenfach durchgeführt. Die Zahlen differieren aufgrund der verschiedenen Operations- und Anästhesietechniken. Faßt man operative und diagnostische Pelviskopien zusammen, ergibt sich eine Mortalitätsrate zwischen 2,5 und 10 pro 100 000 Eingriffe [4, 21]. In Deutschland sanken nach einer Periode der Entwicklung der Laparoskopie in der Gynäkologie vom Beginn der 60er Jahre bis 1978 die tödlichen Zwischenfälle von 1:100 auf 1:100 000 [25]. Einer Erhebung von Petersen et al. [20] zufolge, die ca. 3 Millionen Tubensterilisationen erfaßt, beträgt die Mortalitätsrate ca. 3,6 auf 100 000. Bei der Analyse der Ursachen von 29 erfaßten Todesfällen lagen überraschenderweise anästhesiebedingte Komplikationen – und hier insbesondere die Hypoventilation unter Allgemeinanästhesie – an erster Stelle. Die Angaben über die Häufigkeit schwerer Komplikationen differieren erheblich. Sie dürften zwischen 3 und 5‰ liegen [21]. Die Regurgitation oder Aspiration infolge erhöhtem intraabdominellem Druck sowie die Trendelenburg-Steinschnittlage als mögliche Ursache von Zwischenfällen wird wohl eher überschätzt. So fand Scott [24] aus Großbritannien bei 50 000 Pelviskopien – 5000 Patientinnen waren nicht intubiert – keinen einzigen Fall.

Das ganze Spektrum von Anästhetika und Anästhesiemethoden wurde zur Durchführung von Pelviskopien erprobt und empfohlen. Neben Infiltration von Lokalanästhetika an der Einstichstelle in Verbindung mit Sedierung oder Analgosedierung oder in Kombination mit intraperitonealer Applikation von Lokalanästhetika oder sogar Parazervikalblockaden erfreut sich die Periduralanästhesie großer Beliebtheit. Unseres Erachtens ist die Indikation zu diesem Narkoseverfahren jedoch sehr eingeschränkt und vor allem durch die in der Regel erforderliche Zeitdauer des Eingriffs limitiert. Die rein diagnostische Pelviskopie verliert zunehmend an Bedeutung, zumindest an größeren Zentren schließt sich der Klärung der Diagnose in vielen Fällen die endoskopische Operation an, die unter Umständen mehrere Stunden dauern kann. Zu den weiteren Nachteilen einer Lokalanästhesie zählen die häufige Notwendigkeit einer Supplementierung von Sedativa und aufgrund des oftmals geklagten Schulterschmerzes von Analgetika, die fehlende Möglichkeit zur Überwachung der Ventilation, die schlechtere Relaxation sowie die erhöhte Gefahr von Verbrennungen, falls die Patientin während der Koagulation sich bewegt oder tief atmet. Schließlich muß jederzeit die Notwendigkeit zu einer Laparotomie unter Notfallbedingungen ins Kalkül gezogen werden. Als Verfahren der Wahl gilt somit die Allgemeinanästhesie. Obwohl einige Untersucher unter Maskennarkose sowie spontan atmenden intubierten Patientinnen keine ernstlichen Komplikationen beobachteten, gibt nur die kontrollierte Beatmung unter Anwendung von Muskelrelaxanzien die nötige Sicherheit, der Gefahr der Hyperkapnie zu begegnen und optimale Operationsbedingungen zu schaffen.

Bei der Prämedikation müssen die psychische Situation der Patientin und die vermehrte vagale Stimulation während des Eingriffs berücksichtigt werden. Eigenen Untersuchungen zufolge zeigten präoperativ oral verabreichte Benzodiazepine einen besseren anxiolythischen Effekt als die herkömmliche intramuskuläre Injektion mit Promethazin/Piritramid. Bei entsprechender Anamnese wird die Gabe von H_2-Rezeptorenblockern zur Prophylaxe des Aspirationssyndroms empfohlen.

Unter den Inhalationsanästhetika wird in der Literatur Enfluran und Isofluran gegenüber Halothan der Vorzug gegeben. Unter suffizienter Beatmung und nicht zu oberflächlicher Anästhesie – als günstig erweisen sich hier kleine Fentanylgaben zur Narkoseeinleitung –, sind Arrhythmien auch unter Halothan kaum zu befürchten.

Wir verglichen bei insgesamt 60 Patientinnen die Wirksamkeit einer Succinylcholininfusion mit der von Vecuronium, einem nichtdepolarisierenden Muskelrelaxans. Angesichts großer Streubreite von Vecuronium hinsichtlich der Wirkzeit und von Succinylcholin bezüglich der Wirkdosis läßt sich die Forderung nach maximaler intraoperativer Muskelrelaxierung nur unter gleichzeitiger Überwachung der neuromuskulären Funktion erfüllen. Nur so ist in der Ausleitungsphase nach Succinylcholininfusion ein Phase-2-Block und seine Therapiebedürftigkeit erkennbar. Im Gegensatz zu Vecuronium kann die Antagonisierung eines Phase-2-Blocks unter Succinylcholin nach einer Applikation über eine längere Zeitdauer einen protrahierten Verlauf aufweisen – in unserer Studie bis zu 45 min. Es kann also angesichts dieser Problematik in bezug auf gute Steuerbarkeit Succinylcholin als Infusion bei längerdauernden Pelviskopien nicht empfohlen werden. Darüber hinaus sind aufgrund seiner kardialen Effekte, insbesondere nach Bolusgabe, häufiger Arrhythmien zu befürchten.

Die kontrollierte Ventilation muß die ansteigenden pCO_2-Werte während der Insufflation berücksichtigen. Um einen endexspiratorischen pCO_2 von 35 mm Hg aufrechtzuerhalten (Abb. 3), war bei unseren Patientinnen während des Pneumoperitoneums eine Steigerung des Atemminutenvolumens um ca. ein Drittel gegenüber dem Ausgangswert nach Einleitung der Anästhesie erforderlich.

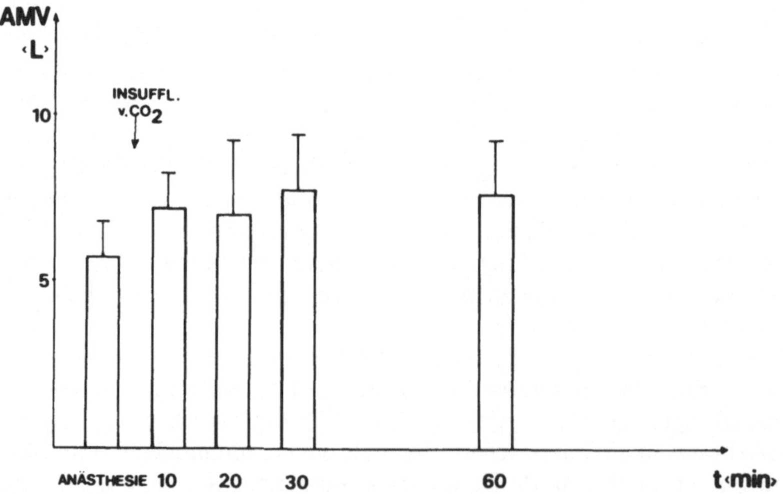

Abb. 3. Veränderungen des Atemminutenvolumens nach Anlegen des Pneumoperitoneums bei konstantem endexspiratorischen pCO_2 von 35 mm Hg unter Allgemeinanästhesie (Mittelwerte und Standardabweichungen)

Die Hospitalisierungszeit nach pelviskopischen Eingriffen ist außerordentlich kurz, teilweise werden diese ambulant durchgeführt. Somit kommt den zahlreichen, in der postoperativen Phase geklagten Beschwerden wie Bauch-, Schulter-, Nacken-, Muskelschmerzen, Erbrechen, Übelkeit, Husten, eine größere Bedeutung zu. Sie variieren in Abhängigkeit von dem angewandten Anästhesieverfahren und gaben Anlaß zu zahlreichen Untersuchungen. Beim Vergleich der verschiedenen Inhalationsanästhetika traten im Gegensatz zu Halothan und Enfluran nach Isofluran in höherem Maße Kopfschmerzen, Übelkeit, Husten und Schwindel auf [28]. Bei Gabe nichtdepolarisierender Muskelrelaxanzien scheint die Inzidienz postoperativer Beschwerden von der Wirkungsdauer abzuhängen, sie war größer nach Alcuronium als nach Vecuronium [5]. Atracurium und Vecuronium erwiesen sich zur Durchführung einer Pelviskopie gleichermaßen geeignet, wenngleich die Patientinnen nach Vecuronium in hohem Maße über Bauchschmerzen klagten [26].

Die Wahl des Narkoseverfahrens wie der zur Anwendung kommenden Anästhetika hängt ganz wesentlich von der Dauer des Eingriffs sowie den vom Operateur geforderten Bedingungen, also vom Ausmaß des Pneumoperiotoneums und der Trendelenburg-Lage ab. Um schwerwiegende Komplikationen zu vermeiden, sollte der intraabdominelle Druck 20 mm Hg keinesfalls übersteigen. Die Allgemeinanästhesie gilt als das sicherste Verfahren, insbesondere bei längerer Opertationsdauer, und bietet dem Operateur optimale Bedingungen. Den Gefahren von Hypoxie und Hyperkapnie ist durch eine adäquate Ventilation zu begegnen. Das Monitoring sollte deshalb neben EKG- und Blutdruckkontrolle die Überwachung des endexspiratorischen CO_2 mit einschließen. Bei Blähung des Magens nach Maskenbeatmung ist die Entleerung mittels Magensonde unerläßlich. Um Gasembolien rasch zu erkennen, wird die kontinuierliche Überwachung mittels präkordialem oder Ösophagusstethoskop empfohlen.

Literatur

1. Alexander TD, Noe FE, Brown M (1969) Anesthesia for pelvic laparoscopy. Anaesth Analg 48:14
2. Baratz RA, Karis JH (1974) Blood gas studies during laparoscopy under general anaesthesia. Anesthesiology 38:84
3. Brown DR, Fisburne JI, Robertson V C (1976) Ventilatory and blood gases changes during laparoscopy with local anaesthesia. Am J Obstet Gynecol 124:741
4. Carron Brown JA, Chamberlain GVP, Jordan JA et al (1978) Gynaecological laparoscopy. The report of the working part of the confidential enquiry into gynaecological laparoscopy. Conducted by The Royal College of Obstetricians and Gynaecologists
5. Collins KM, Plantevin OM, Docherty PW (1984) Comparison of atracurium and alcuronium in day-case gynaecological laparoscopy. Anaesthesia 39:1130
6. Cooper GM, Scoggins AM, Ward ID, Murphy D (1982) Laparoscopy – a stressful procedure. Anaesthesia 37:266
7. Diamant M, Benumof JL, Saidman LJ, et al (1977) Laparocopic sterilization with local anaesthesia; complications and blood gases changes. Anaesth Analg 56:344
8. Diamant M, Benumof JL, Saidman LJ (1978) Hemodynamics of increased intra-abdominal pressure: Interaction with hypovolemia and halothane anesthesia. Anesthesiology 48:23

9. Graff TD, Arbegast NR, Phillips OG (1959) Gas embolism: A comparative study of air and carbon dioxide as embolic agents in systemic venous system. Am J Obstet Gynecol 78:259

10. Harris MNE, Plantevin OM, Crowther A (1984) Cardiac arrhythmias during anaesthesia for laparoscopy. Br J Anaesth 56:1213

11. Hodgson C, McClelland RMA, Newton JR (1970) Some effects of peritoneal insufflation of carbon dioxide in laparoscopy. Anaesthesia 25:382

12. Ivanovich AD, Albretch RF, Miletich DJ, et al (1975) Cardiovascular effects of intraperitoneal insufflation with carbon dioxide and nitrous oxide in dogs. Anesthesiology 42:281

13. Kelman GR, Swapp GH, Smith I, Benzie RJ, Gordon NLM (1972) Cardiac.output and arterial blood-gas tension during laparoscopy. Br J Anaesth 44:1155

14. Kurer FC, Welch DB (1984) Gynaecological laparoscopy: clinical experiences of two anaesthetic techniques. Br J Anaesth 56:1207

15. Lenz RJ, Thomas TA, Wilkins DG (1976) Cardiovascular changes during laparoscopy. Studies of stroke volume and cardiac output using impedance cardiography. Anaesthesia 31:4

16. Lindemann H-J (1980) Atlas der Hysteroskopie. Fischer, Stuttgart

17. Marshall RL, Jebson PJR, Davie IT, Scott DB (1972) Circulatory effects of carbon dioxide insufflation of the peritoneal cavity for laparoscopy. Br J Anaesth 44:680

18. McKenzie R, Wadhwa RK, Bedger RC (1980) Noninvasive measurement of cardiac output during laparoscopy. J Reprod Med 24:247

19. Neumark J, Sandtner W, Hammerle A, Ilias W, Kemeter P, Feichtinger W, Szalay S (1982) Der Einfluß der Allgemeinnarkose zum Zeitpunkt des Follikelsprungs auf den Hormonhaushalt der Frau. In: Brückner JB (Hrsg) Der Anaesthesist in der Geburtshilfe. Springer, Berlin Heidelberg New York (Anaesthesiologie und Intensivmedizin, Bd 152, S 149)

20. Peterson HB, Destefano F, Rubin GL, et al (1983) Deaths attributable to tubal sterilization in the United States 1977 to 1981. Am J Obstet Gynecol 146:131

21. Phillips J, Huka J, Keith D, et al (1977) Laparoscopic procedures: a national survey for 1975. J Reprod Med 18:219

22. Pillalamarri ED, Bhangdia P, Rudin RS, Chadhry RM, Tadoori PR, Abadir AR (1983) Effect of CO_2 pneumoperitoneum during laparoscopy on A.B.G.'s, end-tidal CO_2 and cardio vascular dynamics. Anesthesiology 59:A424

23. Scott DB (1970) Some effects of peritoneal insufflation of carbon dioxide at laparoscopy. Anaesthesia 25:590

24. Scott DB (1980) Regurgitation during laparoscopy. Br J Anaesth 52:559

25. Semm K (1984) Operationslehre für endoskopische Abdominal-Chirurgie. Operative Pelviskopie – Operative Laparoskopie. Schattauer, Stuttgart New York, S 2, 4, 33, 135, 210

26. Sengupta P, Skacel M, Plantevon OM (1987) Post-operative morbidity associated with the use of atracurium and vecuronium in day-case laparoscopy. Europ J Anaesth 4:93

27. Smith I, Benzie RJ, Gordon J (1971) Cardiovascular effects of peritoneal insufflation of carbon dioxide for laparoscopy. Br Med J 3:410

28. Tracey JA, Holland AJC, Unger L (1982) Morbidity in minor gynaecological surgery: A comparison of halothane, enflurane and isoflurane. Br J Anaesth 54:1213

29. Versichelen L, Serreyn R, Rolly G, Vanderkerckhove D (1984) Physiopathologic changes during anesthesia administration for gynecologic laparoscopy. J Reprod Med 29:697

Anästhesie für Bronchoskopie, Bronchographie und Mediastinoskopie

K. Wiedemann

Bronchoskopie

Die Einführung der Bronchoskopie mit dem starren Rohr durch Killian im Jahre 1898 [23] war selbstverständlich mit lokaler Analgesie verbunden. Das Für und Wider von Lokal- und Allgemeinanästhesie ist bis zum heutigen Tag nicht entschieden. Die Diskussion wurde wachgehalten durch die Erfindung des flexiblen Bronchoskopes.

Lokalanästhesie

Meist wird das Lokalanästhetikum zur stufenweisen Anästhesie mit einem Spray-Gerät zunächst auf die hervorgezogene Zunge, auf die Uvula, die Rachenhinterwand und schließlich auf Glottis und Epiglottis aufgebracht. Die Anästhesie der oberen Luftwege gelingt am besten durch tiefe Einatmung des im Rachen erzeugten Anästhetikumnebels. Während der Passage des Bronchoskopes in die Trachea wird Lokalanästhetikum in 1–2 ml-Mengen durch den Instrumentier- und Absaugkanal injiziert. Die provozierten Hustenstöße verbreiten die Substanz leicht in die tiefen Atemwege. Auch starre Bronchoskope [13] und orotracheale Tuben zur Bronchoskopie [20, 38] werden unter dieser lokalanästhetischen Methode eingeführt.

Um schnelle Resorption und hohe Blutspiegel des Lokalanästhetikums zu vermeiden, sollte die Applikation über 10–15 min gestreckt werden.

Mit verschiedenen *Inhalationstechniken* eröffnen sich Möglichkeiten schonender Lokalanästhesie für die Bronchoskopie.

Bei Applikation von Lokalanästhetika-Aerosolen über Mundstück oder Nasensonde (Abb. 1) [25] regnen Aerosolpartikel in den oberen Luftwegen aus, so daß die alveoläre Resorption mit Sicherheit vermieden wird. Bei der *Ultraschallverneblung* von Lokalanästhetika (Abb. 2) werden Partikel unter 5 µm erzeugt [41]. Die Ablagerung in den Atemwegen kann mit hohem inspiratorischem Flow bevorzugt in den oropharyngeo-trachealen Bereich gesteuert werden, so daß eine zu große Resorptionsfläche mit Gefahr toxischer Lokalanästhetikaspiegel umgangen werden kann [15]. Bereits 1959 von Pickroth [39] beschrieben, wurde die Methode von Renz et al. [43] ausführlich untersucht. Nach 2–3 min Inhalation von 10% Xylocain konnte das Bronchoskop eingeführt und bei 59 von 100 Pati-

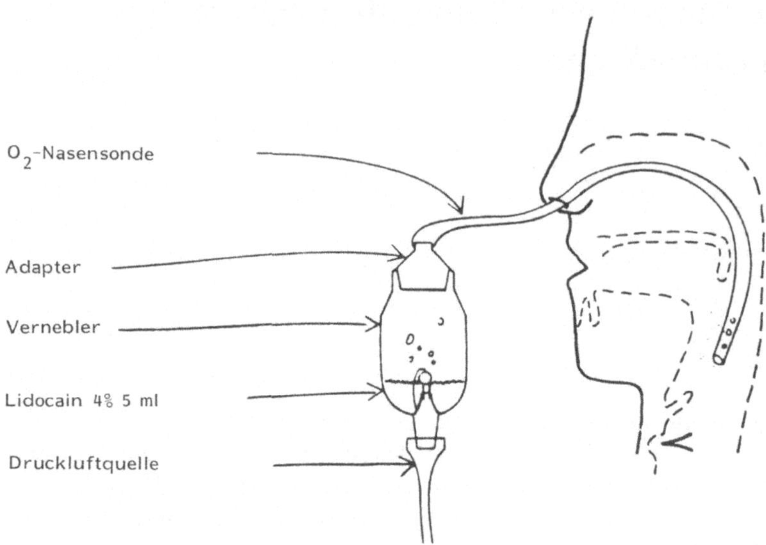

Abb. 1. Aerosolverneblung von Lokalanästhetika zur Bronchoskopie. (Aus [25])

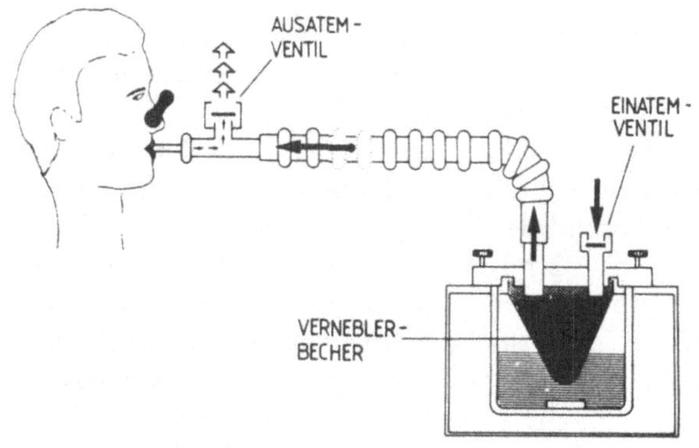

Abb. 2. Ultraschallverneblung von Lokalanästhetika zur Bronchoskopie (HICO-Ultrasonat 706 E, Fa. Hirtz, Köln). (Aus [43])

enten eine problemlose Untersuchung durchgeführt werden. Von der vernebelten Menge gehen ⅓ des Aerosols durch Exhalation verloren, die Hälfte über den Magen-Darm-Trakt [17], so daß von 500 mg Lidocain nur etwa 100 mg im Atemtrakt resorbiert werden.

Für den Patienten erscheint das Inhalationsverfahren angenehmer, wie Palva et al. 1975 an einem Kollektiv zeigten, das beiden Anästhesiemethoden ausgesetzt war [37]. Darüber hinaus fanden Korttila et al. [24], daß nach Verneblung von 15 ml 4%igem Lidocain geringere Spitzenspiegel erreicht werden als nach etwa 4–5 ml Lidocain 10% in Sprayform.

Die Inhalationsmethode kann als bequemer, unabhängiger vom Geschick des Arztes und deshalb praktikabel angesehen werden. Wegen höherer Plasmaanästhetikakonzentrationen ist das Spray-Verfahren als möglicherweise risikoreicher anzusehen. So fanden 1983 Labedzki et al. bis zu 90 min nach Applikation von

480–720 mg Lidocain bis zu 7,4 ng/ml im Plasma [27]. Bei dieser Konzentration sind toxische Symptome durchaus zu erwarten. Aber auch die Ultraschallverneblung kann zu erheblichen Nebenwirkungen führen. Nakhosteen et al. [35] fanden unter 620 Patienten 2 schwere bronchokonstriktorische Reaktionen und 2 reversible Asystolien, weshalb nurmehr 4%ige Xylocainlösungen empfohlen werden. Bei obstruktiven Atemwegserkrankungen sollten Betaadrenergika und Vagolytika zugesetzt werden (Tabelle 1). Eine medikamentöse Prämedikation mit Benzodiazepinen, möglichst mit Amnesie für die Einführung des Bronchoskops, ist empfehlenswert. Umfang der Vorsichts- und Überwachungsmaßnahmen ergeben sich aus den Komplikationsmöglichkeiten und den ventilatorischen und kardiorespiratorischen Funktionsbeeinträchtigungen: Ein venöser Zugang ist unerläßlich. Sauerstoffinsufflation und Intubation müssen vorbereitet sein. EKG- und Blutdruckkontrolle sind obligat, die pulsoximetrische Kontrolle der Sauerstoffsättigung äußerst vorteilhaft. Ein Defibrillator sollte vorgehalten werden.

Allgemeinanästhesie

Bei der *Allgemeinanästhesie* bei der Bronchoskopie teilen sich Anästhesist und Operateur die Luftwege.

Die *apnoeische Oxygenation* am muskelrelaxierten und anästhesierten Patienten ist wegen respiratorischer Azidose, Hypertension und Arrhythmie obsolet.

Tabelle 1. Verfahren und Vorsichtsmaßnahmen bei topischer Anästhesie zur Bronchoskopie

1. Prämedikation

Atropin	0,01 mg/kg i.v.		
Diazepam	0,25 mg/kg i.v.		
Flunitrazepam	0,01 mg/kg i.v.		
Midazolam	0,1 mg/kg i.v.		

2. Lokalanästhesie

a) Spray

Tetracain	(Pantocain)	1–2%	max. 80 mg
Oxybuprocain	(Novesine)	1%	max. 100 mg
Lidocain	(Xylocain)	4%	max. 400 mg

b) Inhalation:

Lidocain	(Xylocain)	4%	max. 400 mg
Zusätze:			
Salbutamol	(Sultanol)		1,8 mg
Ipratropiumbromid	(Itrop)		0,5 mg

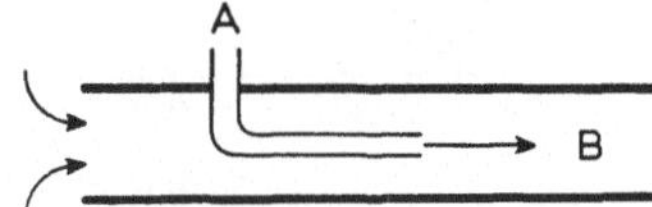

Abb. 3. Prinzip der Jet-Beatmung zur Bronchoskopie nach Sanders. (Aus [51])
A: Jet-Kanüle für Hochdrucksauerstoffeinblasung
B: Bronchoskoprohr, von Gemisch aus eingesogener Raumluft und Sauerstoff durchströmt

Das *Ventilations-Bronchoskop* erlaubt, wenigstens zwischen den Arbeitsphasen des Untersuchers, den anästhesierten und muskelrelaxierten Patienten zu beatmen. Die Untersuchungsschritte müssen jedoch kurz gehalten werden, eine besonders bei Fremdkörpersuche oder Blutstillung lästige Einschränkung. Sanders schlug 1967 mit seinem *Jet-Adapter* (Abb. 3) die Beatmung über das Venturi-Prinzip vor, nämlich Injektion eines Hochdruck-Sauerstoffstrahles in das Bronchoskoprohr, der zusammen mit der eingesogenen Außenluft das Ventilationsvolumen ergibt. Die Größe des maximalen Flusses durch ein Jet-Bronchoskop hängt vom zunehmenden Bronchoskopdruchmesser ab, ebenfalls steigt der maximale Fluß bei größerem Durchmesser der Jet-Nadel (Abb. 4), [51].

Von Systemen mit Handbetrieb hat sich die *Jet-Ventilation* mit Automaten zur heute noch weit gebrachten Beatmungstechnik bei starren Bronchoskopien entwickelt. Beatmungsfrequenzen von 60–100/min bei einer Inspirationsdauer von 60% des Jet-Zyklus werden bevorzugt. Wesentliche Verlängerung der Inspirationszeit allerdings führt zu einem Atemgasstau im inspiratorischen Plateau, während Frischgas zum Operateur hin abfließt. Mit fallender Compliance und steigendem Atemwegswiderstand fällt einerseits das Atemhubvolumen, andererseits nimmt mit dadurch nachlassendem Venturi-Effekt die Sauerstoffkonzentration des Gemisches zu [14].

Bereits Carden hatte durch Vergrößerung der Jet-Kanüle und Verlagerung zum Seitenarm des Bronchoskopes die Einsaugung von Raumluft nahezu vollständig verhindern können [7]. Sjöstrand [49] konnte durch Verbindung eines Hochfrequenzventilators mit dem Bronchoskopseitenarm ohne Injektionskanüle bei Beatmungsfrequenzen von 60/min und Inspirationsdauer von 22% des Zyklus die Ansaugung von Umgebungsluft sicher verhindern. Mit diesem *„pneuma-*

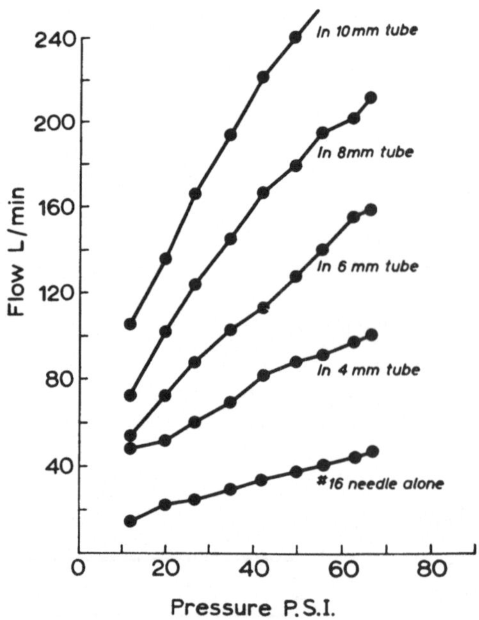

Abb. 4. Gesamtdurchfluß durch Endotrachealtuben verschiedenen Durchmessers bei Jetinjektion unter Drücken von 20 bis 70 p.s.i. (1,4–4,8 atm) durch eine Kanüle mit 1,16 mm Durchmesser. (Aus [51])

tischen Ventil" (Abb. 5) können sowohl die inspiratorische Sauerstoffkonzentration kontrolliert als auch jede Mischung mit Stickoxydul verabreicht werden. Bei niedrigen Atemwegsdrücken um 20 cmH$_2$O ist unter Vergrößerung der funktionellen Residualkapazität ein sicherer Gasaustausch auch bei Patienten mit obstruktiven und restriktiven Atemwegserkrankungen möglich [11].

Die Unterschiede zwischen dieser Hochfrequenzpositivdruckbeatmung und der Jet-Ventilation über den Seitenarm des Bronchoskopes sind in Tabelle 2 zusammengefaßt.

Die Beatmung des Kleinkindes oder gar des Säuglings während der Bronchoskopie gelingt grundsätzlich mit denselben Verfahren. Allerdings entstehen mit schwindendem Durchmesser des Bronchoskops Probleme bei der Instrumentation, die in steigenden endexspiratorischen Drücken und Gefahr des Barotrau-

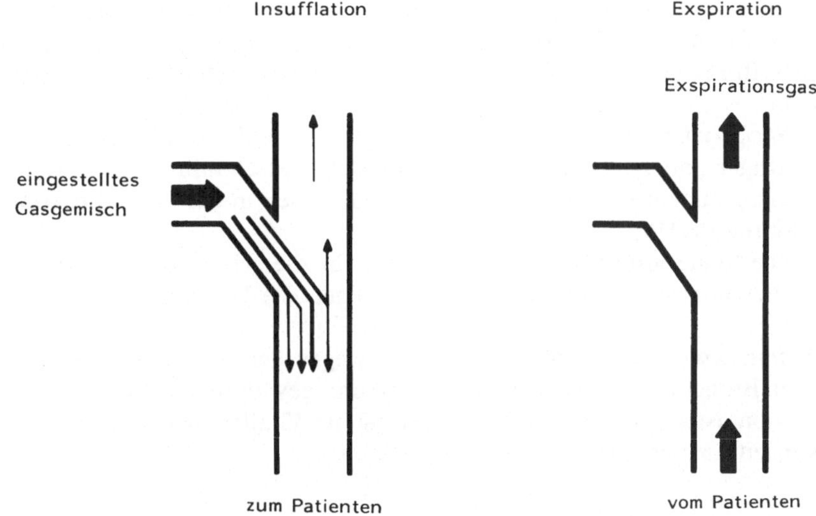

Abb. 5. Schema des „pneumatischen Ventils" von Sjöstrand: Bei hinreichend großem Durchmesser des Seitenarms und hinreichend hohem Fluß gelangt nur Beatmungsgemisch zum Patienten; geringe Mengen davon strömen nach außen ab. Während der Exspiration ist der Ausatmungsweg offen. (Aus [49])

Tabelle 2. Funktionelle Unterschiede zwischen HFPPV und Jet-Injektor-Ventilation zur Bronchoskopie. (Aus [5])

	HFPPV	Jet-Injektion
Außenluftzumischung	Nein	Ja
Kontrollierte Atemgas-(Anästhesiegas)-Mischung	Ja	Nein
Endexspiratorischer Druck	Leicht positiv	Atmosphärisch
Ventilatorische Reserve	Beträchtlich	Gering
Beatmung während Instrumentation	Kaum beeinflußt	Beeinträchtigt
Gasfluß durch Larynx (Inspiration)	Auswärts	Auswärts
Standardisierte Ventilation (Nomogramm)	Ja	Nein

mas gipfeln. Peinliche Regelung des Arbeitsdruckes in kleinsten Schritten zu effektiver Beatmung nach klinischen Kriterien ist notwendig, um ein Barotrauma zu vermeiden, dessen Risiko allein schon durch das fast fehlende Leck zwischen Atemwegen und Bronchoskop beim Kind sehr hoch ist. In der Testlunge maßen Sloan u. McLeod [50] bei einem Arbeitsdruck von 30 Psi = 2 Atm. Drücke bis zu 75 cm H_2O.

Hochfrequente Beatmung durch den Absaugkanal mit Jet-Generatoren wird beim Kind ebenfalls erfolgreich angewendet [9].

Bei allen Beatmungstechniken über das Fiberbronchoskop selbst ist aber während der Untersuchung in Stamm- und Hauptbronchien die Ventilation zu unterbrechen, da sonst ein Barotrauma entstehen kann.

Anästhesieverfahren: Aus den erörterten Beatmungstechniken ergibt sich, daß das Atemgasgemisch stets über ein mehrfach undichtes System zugeführt werden muß. Die *volatilen Anästhetika* eignen sich wegen der Umgebungsbelastung nicht für die Routinebronchoskopie. Allenfalls können sie bei Beatmung über den Bronchoskopseitenarm bei Gelegenheitsbronchoskopien verwendet werden.

Stickoxydul ist aus umwelthygienischen Gründen und wegen unkontrolliert niedriger Sauerstoffanteile im Gasgemisch und Gefahr latenter Hypoxie abzulehnen. Zudem ist verdünntes Stickoxydul auch in der Bronchoskopie ziemlich wirkungslos [19].

Die totale intravenöse Anästhesie ist für die schonende Narkoseführung bei bronchologischen Eingriffen die befriedigendste Methode (Tabelle 3).

Prämedikation: Zur Prämedikation ist wegen verstärkter Salivation und möglicher Bronchorrhoe ein Anticholinergikum, gewöhnlich Atropin, i.v. nötig. Von Atropin ist zusätzlich eine Vergrößerung der Vitalkapazität und der 1-Sekundenkapazität zu erwarten.

Tabelle 3. Allgemeinanästhesie zur Bronchoskopie: Dosierungsvorschlag zur Boluseinleitung und Fortsetzung mit Infusion

Prämedikation:		
Atropin	0,01 mg/kg	
Midazolam	0,05 mg/kg	
Hypnotikum		
Etomidat	0,22 mg/kg	0,025 mg/kg min
Thiopental	3–5 mg/kg	12 mg/kg min
Methohexital	1 mg/kg	0,020 mg/kg min
Ketamin	1 mg/kg	2 mg/min
Analgetikum		
Alfentanil	0,015 mg/kg	0,001 mg/kg min
Fentanyl	0,001 mg/kg	
Muskelrelaxans		
Succinylcholin	1 mg/kg	0,070 mg/kg min
Vecuronium	0,1 mg/kg	0,002 mg/kg min

Als *Hypnotika* stehen kurzwirkende Barbiturate und Etomidate zur Verfügung.

McIntosh et al. [32] verglichen Methohexital und Etomidate bei Bronchoskopienarkosen, bei kumulativer Applikation und nach klinischer Erfordernis. Nach dem Barbiturat waren die Zeiten bis zum Augenöffnen, voller Erholung und Aufrechtsitzen um 2-3 min kürzer als nach Etomidat. Zusatz von Fentanyl 0,07-0,15 mg änderte an diesem Unterschied nichts. Laryngospasmus in 12% nach Methohexital, in 2% nach Etomidat, macht aber diesen Vorteil von Methohexital gerade bei Bronchoskopienarkosen wett. Neben Bolusapplikationen bietet sich für bronchologische Verfahren die Infusion kurz wirkender Hypnotika an.

Nach Etomidat, kombiniert mit Alfentanil, tritt vollständiges Erwachen nach 8½ min ein. Auch nach Thiopentalinfusion ist nach 10 min das Erwachen vollständig. Ketamin ist wegen höherer Blutdrucke bei der Einführung des Instrumentes weniger geeignet [2].

Analgesie im eigentlichen Sinne ist während bronchologischer Eingriffe nicht notwendig, Analgetika bringen keine Ersparnis an Hypnotika [32]. Diese Substanzen werden vielmehr zur Unterdrückung der Blutdruck- und Herzfrequenzsteigerung bei Einführung des Instrumentes verwendet.

Allerdings sind die Opioiddosen, die kardiovaskuläre Nebenwirkungen sicher unterdrücken, nicht für die ambulante Anästhesie bei Patienten mit Atemwegserkrankungen geeignet: 0,5 mg Fentanyl oder 1,25 mg Alfentanil, um den arteriellen Mitteldruck rund 30 mm Hg niedriger als unter reiner Thiopental-Succinyl-Technik halten zu können [54].

Alfentanil erscheint immerhin vorteilhafter, denn auch nach Infusion von 1 ng/kg/min Alfentanil konnten Scheck u. Mallios [46] Spontanatmung innert 6,4 min und adäquate Reaktion nach 8,5 min beobachten.

Die *Muskelrelaxation* bei bronchologischer Diagnostik wird weitgehendmit Succinylcholin bewerkstelligt [16, 32, 46, 54]. Infusionsregime mit 0,1%iger Succinylcholinlösung werden genannt, wir bevorzugen, wie viele, die intermittierende Bolusinjektion von 10-20 mg. Die unbestreitbaren Nachteile liegen im Zusammentreffen der muskarinartigen Nebenwirkung des Succinylcholins mit vagaler Reaktion bei Manipulation in den Atemwegen oder besonders im vorderen Mediastinum sowie den häufigen Muskelschmerzen, gerade beim ambulanten Patienten.

Unter den kurzwirkenden kompetitiven Muskelrelaxanzien wäre Vecuronium einsetzbar, ein Infusionsregime für diagnostische Eingriffe [36] wird angegeben.

Komplikationen und Überwachungsmaßnahmen bei der Bronchoskopie (Tabelle 4): Während *flexibler Bronchoskopie* wird Hypoxämie beobachtet [42] nicht durch Hypoventilation, sondern durch Irritation der Bronchialschleimhaut, Bronchospasmus und eingebrachtes Anästhetikum [31].

Tabelle 4. Komplikationen der Bronchoskopie

Pulmologische Komplikationen
1. Senkung des paO_2
2. Verminderung der FEV_1
3. Bronchospasmus
4. Laryngospasmus
5. Luftwegsverlegung
6. Pneumothorax

Kardiovaskuläre Komplikationen
1. Dysrhythmie
2. Blutdruckanstieg
3. Pulmonalarterielle Hypertension
4. Koronare Ischämie

Belen et al. [3] wiesen eine Verminderung der exspiratorischen Flußgrößen, besonders FEV_1 und FVC nach, verstärkt nach topischer Lidocain-Instillation, und in die Erholungsphase überdauernd.

Die hämodynamischen Wirkungen von Laryngoskopie und Intubation im weitesten Sinne sind auf eine sympathoadrenerge Reaktion auf Stimulation im oberen Respirationstrakt zurückzuführen [54].

Deutliche Herzrhythmusstörungen wurden in 11% von 70 Patienten unter flexibler Bronchoskopie gefunden, allerdings ohne hämodynamische Konsequenzen [48]. Weder vorherige Koronarkrankheit noch chronisch obstruktive Lungenerkrankungen oder Arrhythmieneigung trugen zum Auftreten bei. Jedoch häuften sich neue Arrhythmien nach der Untersuchung, wenn der paO_2 unter 60 mm Hg blieb.

Unter topischer Anästhesie bei flexibler Bronchoskopie sahen Lundgren et al. [30] bei Mitteldruckanstieg um 30% eine Frequenzsteigerung um 43%, Erhöhung des Herzindex um 28% und Anstieg des pulmonal-kapillären Verschlußdruckes um 86%. 3 von den 10 untersuchten Patienten entwickelten ST-Segment-Veränderungen. Hieraus muß bezweifelt werden, ob die topische Lokalanästhesie die schonendere Methode für den kardialen Risikopatienten ist.

Für *Bronchoskopie unter Allgemeinanästhesie* sind kardiovaskuläre Störungen bei der Einführung des Bronchoskopes wie auch myokardiale Ischämie bei der Intubation im allgemeinen bekannt [12]. Auch mit dem Sanders-Ventilationszusatz werden noch Rhythmusstörungen und Systemdruckanstiege beobachtet sowie Mitteldrucksteigerungen von 27% und Erhöhung des Rate pressure products um 55% [54].

Prophylaxe und Therapie der hämodynamischen Störungen während Bronchoskopiebeginn umfassen:
- ausführliche topische Anästhesie der Stimmlippen,
- systemische Lidocaininjektion,
- Bolusapplikation von Opioiden.

Hydralazin, Alpha- und Beta-Rezeptorenblockade, Nitrat, injektionen, Urapidil und Labetalol sind empfohlen worden.

Im Vergleich flexibler Bronchoskopie in Lokalanästhesie und starrer Bronchoskopie in Allgemeinanästhesie darf die Möglichkeit, mit modernen Beatmungsverfahren den Gaswechsel sicherzustellen, nicht zu gering geschätzt werden. Andererseits ist eine ungenügende Anästhesietechnik eine signifikant häufigere Komplikationsquelle der Narkosebronchoskopie (Tabelle 5). Dem steht in der prospektiven Untersuchung von Lukomski et al. [28] die höhere Komplikationsrate durch das Lokalanästhetikum selbst gegenüber. Die höhere Komplikationsrate der starren Bronchoskopie an sich ist allerdings dem chirurgischen Vorgehen, Blutung und grober Biopsietechnik zuzurechnen. Vom Standpunkt des Anästhesisten ist die starre Bronchoskopie bei technisch sicherer Ventilation in allen bronchologischen Notfällen, und bei therapeutisch-diagnostischen Untersuchungen die sicherere Methode, die er dem Patienten anbieten kann. Die Überwachungsanforderungen sind dieselben wie bei Lokalanästhesie (Tabelle 1).

Bronchographie

Die Bronchographie vermittelt übersichtliche Bilder der Trachea bis zu den Ästen der Subsegmente bei Tumordiagnostik, Beurteilung von Bronchiektasen, Mißbildungen, chronischer Bronchitis und Fremdkörperaspiration.

Sie umfaßt die Instillation einer gewebsisotonen, wäßrigen, körperwarmen Kontrastmittelsuspension (Hytrast) in den Bronchialbaum, in aller Regel nur einer Lunge. Die röntgenkontrastgebende Fraktion wird fermentativ gespalten, resorbiert, der Rest zum größten Teil ausgehustet und langsam renal ausgeschieden [55]. Die Instillation wird beim Erwachsenen in der Regel nach lokaler An-

Tabelle 5. Komplikationen bei flexibler (FFB) und starrer (StB) Bronchoskopie. (Gekürzt und unverändert nach [28])

Art	FFB		StB	
[n]	877		2229	
Ursachen	[n]	[%]	[n]	[%]
Anästhesie	15	1,71	53	2,38
Anästhetika	13	1,48*	4	0,18*
Anästhesie inkompl.	2	0,23*	42	1,88*
Hypoxämie	–	–	5	0,22
Sonstiges	–	–	2	0,09
Bronchoskopie	16	1,82	35	1,57[a]
Einführung	4	0,46	–	–
Diagnostik	5	0,57	19	0,85[a]
Medikation	7	0,80	16	0,72
Summe	31	3,53	88	3,95[a]

* $p < 0,05$
[a] Höhere Rate größerer Komplikationen in Untergruppe diagnostischer StB

ästhesie wie bei Bronchoskopie über einen flexiblen Katheter mit lenkbarer Spitze durchgeführt. Beim Kind wird die Bronchographie in Intubationsanästhesie mit volatilen Anästhetika bewerkstelligt, der Instillationskatheter durch das Diaphragma des Anästhesiekreiskonnektors eingebracht.

Der Röntgenologe erwartet zur effektiven Verteilung und vollständigem Beschlag der untersuchten Bronchusabschnitte einen langsamen Transport des Kontrastmittels. Hierzu sind kurze, flache, kontrollierte Atemhübe notwendig. Bei tiefen Atemhüben und hohem Druck besteht die Gefahr, mit dem Kontrastmittel die Alveolen zu füllen und den Gasaustausch einerseits zu erschweren, andererseits die Qualität der Röntgenaufnahme zu mindern und schließlich eine Pneumonitis mit Ateminsuffizienz zu provozieren.

Komplikationen und Sicherheitsmaßnahmen: Während der Bronchographie kann mit Einbringen des Kontrastmittels sowohl in Lokalanästhesie als auch in Allgemeinanästhesie [47, 52] leichte bis mittelschwere Hypoxämie auftreten, so mit pO_2-Abfall auf 86% des Ausgangswertes. Die Erholung kann über 24 h dauern. Bei Allgemeinanästhesie trägt zur Hypoxie das Phänomen des *Pulmonary loss of volume* bei [44], nämlich segmentale Atelektasenbildung. Ursache ist die alveoläre Resorption von Sauerstoff und auch Stickoxydul aus Segmenten, deren Bronchiolen mit Kontrastmittelresten oder durch Schleimhautschwellungen verschlossen sind. Nicht selten wird eine kombinierte restriktiv-obstruktive Ventilationsstörung, auch unter Lokalanästhesie mit Maximum am 2. Tag und 3–6 Tagen Dauer beobachtet [26, 47].

Für die Bronchographie sind Vorbereitungs- und Sicherheitsmaßnahmen notwendig. Je nach Krankheitsbild sind Atemgymnastik und Bronchusdrainage, Antibiotikatherapie und Steroidmedikation über ausreichende Zeit vorzuschalten.

Während fieberhafter pulmonaler Erkrankungen sollte eine Bronchographie verschoben werden.

Während des Eingriffes sind venöser Zugang, EKG-Überwachung und Sauerstoffsättigungsmessung zu empfehlen.

Mediastinoskopie

Die Mediastinoskopie dient dem Zugang zum vorderen, oberen Mediastinum (Abb. 6, 7) nach Hautschnitt und stumpfer Präperation entlang der Vorderwand der Trachea bis in die Nähe der Carina. Nach Einsetzen des Mediastinoskopes sind weitere Präparation und Biopsie möglich. Hierzu ist Lagerung mit überstrecktem Hals und Operation vom Kopf des Patienten aus erforderlich.

Aus der Abbildung können bereits die meisten der anästhesiologisch-chirurgischen Probleme entnommen werden:

Pneumothorax, Recurrensschädigung links, Tumorverschleppung, Phrenicusschaden, Chylothorax, Infektionen. Für die Führung der Anästhesie bedeutsam sind kardiovaskuläre Störungen, Atemwegsstörungen, Blutungen und Luftembolien.

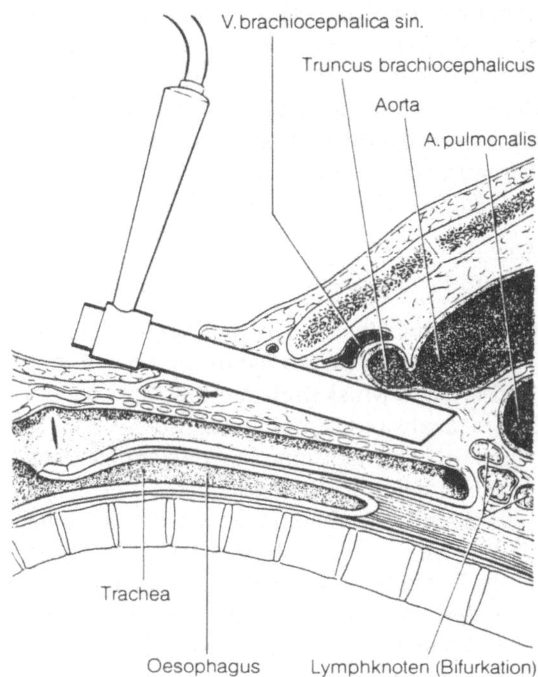

Abb. 6. Mediastinoskopie: Schema der topographischen Bezüge nach Einführung des Instruments zur Darstellung der Lymphknoten in der Trachealbifurkation. (Aus [18])

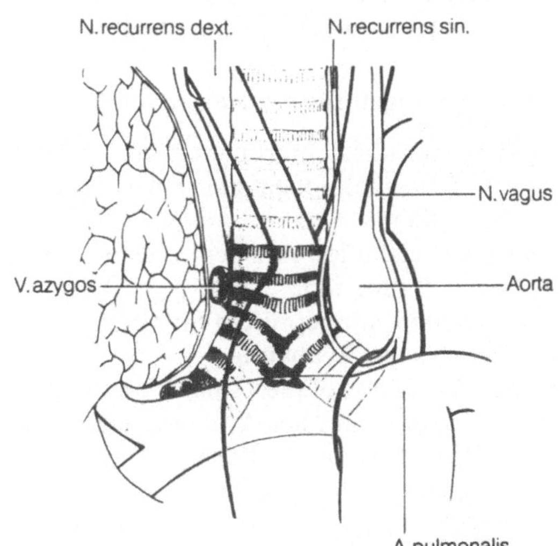

Abb. 7. Mediastinoskopie: Topographie des vorderen Mediastinums in der Aufsicht. (Aus [18])

Kardiovaskuläre Störungen kommen besonders bei Präparation des Aortenbogens vor [1] in Form von Bradycardie und Blutdruckabfall bis zum Herzstillstand. Störung der Erregungsrückbildung wird bei Präparation an Bifurkation und Aortenbereich beobachtet [10]. Hypotensive und hypertensive Episoden treten besonders bei älteren Patienten mit Karzinomen auf. Atropin 0,3–0,4 mg i. v., unmittelbar vor der Trachealpräparation, kann die vagalen Reaktionen verhindern [8]. Die *technisch* bedingten Anästhesiezwischenfälle werden auf Dislokation des Tubus während Trachealpräparation und Hustenattacken zurückgeführt. Nachbuhr u. Mayer [34] fanden unter 509 Eingriffen 2mal eine Tubusdislokation mit Kreislaufstillstand, dessen Folgen nur bei einem Patienten behoben werden konnten. Ungefähr die Hälfte tödlicher Zwischenfälle in den Sammelstatistiken bis 1979 betrifft Atemwegs- und Kreislaufversagen.

Aus der sorgfältigen Anamnese und präoperativen Befundsichtung können weitere Probleme abgesehen werden:

1. Bei *mediastinalen Tumoren,* besonders bei malignen, sollten bei Verdacht eines myasthenischen Syndroms sowohl depolarisierende als auch nichtdepolarisierende Muskelrelaxantien vermieden werden [34, 53].
2. Trachealwandimpressionen oder Verlagerungen im Röntgenbild können bei Anästhesieeinleitung in vollständige Atemwegsverlegung münden. Verzicht auf sedierende Prämedikation, Intubation in tiefer Inhalationsnarkose oder Fiberendoskopie am wachen Patienten nach Lokalanästhesie müssen geplant werden.
3. Bei Verdacht auf Kompression der Vena cava superior ist ein venöser Zugang in der unteren Körperhälfte sinnvoll, um große Blutverluste dennoch ersetzen zu können. Grundsätzlich müssen für Mediastinoskopien Blutkonserven gekreuzt werden.
4. Der Luftemboliegefahr wird durch die intermittierend positive Druckbeatmung begegnet. Spontanatmung oder gar Mediastinoskopie in Lokalanästhesie sind aus diesem Grunde bedenklich.

Als Folgerungen für die Anästhesieführung ergeben sich:

1. Tiefe Anästhesieführung mit Inhalationsanästhetika, ergänzt durch Opioide.
2. Bei Reflexreaktionen statt Anästhesievertiefung, spezifische Medikation mit Vagolytika.
3. Muskelrelaxation nur bei sicherem Zugang zu den Luftwegen oder nach erfolgter Intubation.
4. Intubation mit geprüften Spiraltuben.
5. Kontrollierte Beatmung.
6. Bei Blutdruckabfällen sind 3 Ursachen zu bedenken:
   a) Kompression der Arteria anonyma mit Pulslosigkeit des rechten Armes,
   b) Kompression der Vena cava superior,
   c) Blutung.

Obwohl die Gesamtkomplikationsrate unter 1,5% liegt und die Letalität im eigenen Krankengut nur 0,11% beträgt [29], verlangt Anästhesie zur Mediastinoskopie größte Aufmerksamkeit und, da im abgedunkelten Raum ausgeführt, Überwachung der vitalen Funktionen mit EKG, präkordialem Stethoskop, endexspiratorischer CO_2-Messung und Atemwegsdrucküberwachung mit Alarmgebung.
Die Blutdruckmessung sollte am linken Arm vorgenommen werden, um Fehler durch Kompression der Arteria anonyma zu vermeiden. Die pulsoximetri-

sche Kontrolle der Sauerstoffsättigung am *rechten* Arm hingegen kann diese Komplikation und ihre Dauer zuverlässig anzeigen.

Literatur

1. Akovbiantz A (1977) Die Mediastinoskopie. Aktuelle Probleme in Chirurgie und Orthopädie, Bd 3. Huber, Bern
2. Baer G, Rorarius M, Schavikin L, Väyrynen T (1983) Die Aufwachphase nach Ketamine – Diazepam und Thiopental – Fentanyl-Infusionsanästhesie bei Injektorbeatmung zur Laryngomikroskopie. Anaesthesist 32:117
3. Belen J, Neuhaus A, Markowitz D, Rotman HH (1981) Modification of the effect od fiberoptic bronchoscopy on pulmonary mechanics. 79:516
4. Boralessa H, Senior DF, Whitwam JG (1983) Cardiovascular response to intubation. A comparative study of thiopentone and midazolam. Anaesthesia 38:623
5. Borg U, Eriksson I. Sjöstrand U (1980) High-frequency positive-pressure ventilation (HEPPV): A review based upon its use during bronchoscopy and for laryngoscopy and microlaryngeal surgery under general anesthesia. Anesth Analg 59:594
6. Carden E (1973) Positive-pressure ventilation during anesthesia for bronchoscopy: a laboratory evaluation of two recent advances. Anesth Analg 52:402
7. Carden E (1978) Recent improvements in techniques for general anesthesia for bronchoscopy. Chest 73:697
8. Cozanitis DA (1971) Anaesthesia for mediastinoscopy. Anaesthesist 20:144
9. Dalens B, Labbe A, Haberer JP, Vanneuville G (1984) Ventilation par jet-ventilation au cours des fibroscopies bronchiques chez l'enfant de moins que cinq ans. Cah Anesth 32:557
10. Dietzel K, Steps HJ (1969) Mediastinoskopie und Kreislauf. Z Erkr. Atm 130:269
11. Eriksson I, Sjöstrand U (1977) Experimental and clinical evaluation of high-frequency positive-pressure ventilation (HEPPV) and the pneumatic valve principle in bronchoscopy under general anaesthesia. Acta Anaesthesiol Scand 64:83
12. Fox EJ, Sklar GS, Hill CH, Villaneva R, King BD (1979) Complications related to the pressor response to endotracheal intubation. Anesthesiology 47:524
13. Fry WA (1978) Techniques of topical anesthesia for bronchoscopy. Chest 73:694
14. Gebert E, Deilmann M, Pedersen P (1979) Die Injektbeatmung bei der Bronchoskopie. Anaesthesist 28:378
15. Gebhart J, Heyder J, Stahlhofen W (1978) Deposition von Aerosolteilchen im menschlichen Atemtrakt bei therapeutischer Applikation von Aerosolen. Atemwegs- u. Lungenkr 4:384
16. Godden DJ, Willey RF, Fergusson RJ, Wright DJ, Crompton GK, Grant IW (1982) Rigid bronchoscopy under intravenous general anaesthesia with oxygen Venturi ventilation. Thorax 37:532
17. Gottschalk B, Leupold E, Wolter P (1978) Deponierung von Aerosolen in den oberen und unteren Atemwegen. Atemwegs- u Lungenkr 4:378
18. Hamelmann H, Thermann M (1987) Eingriffe am Mediastinum. In: Pichlmaier H, Schildberg FW (Hrsg) Thoraxchirurgie. Springer, Berlin Heidelberg New York London Paris Tokyo
19. Hinds CJ, Ellis RH, Saloojee Y (1978) Blood levels of nitrous oxide during bronchoscopy. Anaesthesia 33:784
20. Homolka J, Bohut Y, Votava Y, Voslarova Z (1986) Bronchoskopie bei älteren Patienten in Lokalanaesthesie. Prax Klin Pneumol 40:61
21. Jenkins DV (1976) Electrocardiographic findings during bronchoscopy. Use of Sander's ventilating attachment. Anaesthesia 31:548
22. Karvonen S, Jokinen K, Karvonen P, Hollmen A (1976) Arterial and venous blood lidocaine concentrations after local anaesthesia of the respiratory tract using an ultrasonic nebulizer. Acta Anaesthesiol Scand 20:156
23. Killian G (1898) Über directe Bronchoskopie. Münch Med Wschr 27:844

486   K. Wiedemann

24. Korttila K, Tarkkanen J, Tarkkanen L (1981) Comparison of laryngotracheal and ultrasonic nebulizer administration of lideocaine in local anaesthesia for bronchoscopy. Acta Anaesthesiol Scand 25:161
25. Krumpe PE, Marcum R, Del Rio G, Hung ST (1982) Simplified aerosol anesthesia for liberoptic bronchoscopy (letter). Chest 82:388
26. Kurgan J (1971) Ventilationsstörungen infolge einer in örtlicher Betäubung durchgeführten Bronchographie. Z Erkr Atmungsorgane 135:239
27. Labedzki L, Ochs HR, Abernethy DR, Greenblatt DJ (1983) Potentially toxic serum lideocaine concentrations following spray anesthesia for bronchoscopy. Klin Wschr 61:379
28. Lukomsky GI, Ovchinnikov AA, Bilal A (1981) Complications of bronchoscopy: comparison of rigid bronchoscopy under general anesthesia and flexible fiberoptic bronchoscopy under topical anesthesia. Chest 79:316
29. Lüllig H, Hewera K, Vogt-Moykopf I (1977) Die Mediastinoskopie – Indikation und Aussagekraft. Prax Pneumol 31:25
30. Lundgren R, Haegmark S, Reiz S (1982) Hemodynamic effects of flexible fiberoptic bronchoscopy performed under topical anesthesia. Chest 82:295
31. Matsushima Y, Jones RL, King EG, Moysa G, Alton JD (1984) Alterations in pulmonary mechanics and gas exchange during routine riberoptic bronchoscopy. Chest 86:184
32. McIntosh BM, Lumley J, Morgan M, Stradling P (1979) Methohexitone and etomidate for bronchoscopy. Anaesthesia 34:239
33. Miyasaka K, Sloan JA, Froese AB (1980) An evaluation of the jet injector (Sanders) technique for bronchoscopy in paediatric patients. Can Anaesth Soc J 27:117
34. Nachbuhr B, Mayer F (1976) Komplikationen bei Mediastinoskopien. Helv Chir Acta 43:49
35. Nakhosteen JA, Dohrn GA, Wassermann K, Oevrenes A (1985) Schwere Komplikationen nach topischer Inhalationsanaesthesie mit 10% Lidocain für Bronchoskopien in Lokalanaesthesie. Prax Klin Pneumol 39:307
36. Newton DEF (1983) Vecuronium-continuous infusion in clinical practice. In: Agoston S, Bowman WC, Miller RD, Viby-Mogensen J (eds) Clinical experiences with norcuron. Excerpta Medica Amsterdam, p 109
37. Palva T, Jokinen K, Saloheimo M, Karvonen P (1975) Ultrasonic nebulizer in local anesthesia for bronchoscopy. J Otorhino-Laryng Int 37:306
38. Perry LB (1978) Topical anesthesia for bronchoscopy. Chest 73:691
39. Pickroth G (1959) Beitrag zur Inhalationsanästhesie des Tracheobronchialbaumes. Z Tuberk 114:44
40. Pickroth G (1969) Die topische Inhalationsanästhesie der Atemwege mit Ultraschall-Aerosolen. Dtsch Gesundh Wes 24:1940
41. Pickroth G, Kandt D (1970) Topische Inhalationsanaesthesie. Z Erkr Atmungsorgane 133:474
42. Randazzo GP, Wilson AR (1976) Cardiopulmonary changes during flexible fiberoptic bronchoscopy. Respiration 33:143
43. Renz D, Brandt L, Endell W, Pokar H. Polonius MJ, Renz G (1982) Die topische Inhalationsanaesthesie mit Ultraschall-Aerosolen: Eine sichere und bewährte Alternative für Bronchoskopien in Lokalanaesthesie. Prax Klin Pneumol 36:62
44. Robinson AE, Hall KD, Yokoyama KN, Capp MP (1971) Pediatric bronchography: the problem of segmental pulmonary loss of volume. Invest Radiol 6:89
45. Sanders RD (1967) Two ventilating attachments for bronchoscopes. Delaware Med J 39:170
46. Scheck PA, Mallios C (1984) Peroral endoscopies using intravenous anesthesia and high-frequency ventilation. Crit Care Med 12:803
47. Sehm G (1972) Das Verhalten der Blutgase während und nach der Durchführung der Bronchographie. Prax Pneumol 26:178
48. Shrader DL, Lakshminarayan S (1978) The effect of fiberoptic bronchoscopy on cardiac thythm. Chest 73:821
49. Sjöstrand U (1977) Review of the physiological rationale for and development of high-frequency positive-pressure ventilation-HFPPV. Acta Anaesthesiol Scand (Suppl) 64:7

50. Sloan IA, McLeod ME (1985) Evaluation of the jet injector in paediatric fiberoptic bronchoscopes. Can Anaesth Soc J 32:79
51. Spoerel WE, Grant PA (1971) Ventilation during bronchoscopy. Can Anaesth Soc J 18:178
52. Tulga M (1975) Bronchographie: Das Verhalten der Blutgase und Säure-Basen-Status in der Lokalanästhesie oder Allgemeinnarkose. Prax Pneumol 29:448
53. Vaughan RS (1978) Anaesthesia for mediastinoscopy. Anaesthesia 33:195
54. Wark KJ, Lyons J, Feneck RO (1986) The haemodynamic effects of bronchoscopy. Effect of pretreatment with fentanyl and alfentanil. Anaesthesia 41:162
55. Wenz W, Commentz K4HJ (1972) Die Bronchographie im Kindesalter. Radiologe 12:333

Anästhesie bei diagnostischen Eingriffen in der Pädiatrie

G. B. Kraus

Die Zahl diagnostischer Eingriffe im Kindesalter nimmt ständig zu. Ist bei Erwachsenen im allgemeinen eine Sedation oder Lokalanästhesie ausreichend, so benötigen Säuglinge und Kleinkinder, z. T. auch Schulkinder, meist für die gleichen Untersuchungen eine Vollnarkose. Diagnostische Eingriffe sind oftmals nur wenig schmerzhaft und zum großen Teil ambulant durchzuführen.

Schwerpunktmäßig werden vor allem in der Radiologie bei der Computertomographie, Arteriographie, Herzkatheteruntersuchung, Lymphangiographie, Myelographie, Pneumenzephalographie und Bronchoskopie bzw. -graphie eine Narkose erforderlich. Ein weiteres Einsatzgebiet stellen die allgemeindiagnostischen Eingriffe wie Knochenmarkspunktionen, Nadelbiopsien der verschiedenen Organe, die endoskopischen Verfahren mit Ösophago-, Gastro-, Colo-, Cytoskopie und Tracheoskopie, die Kernspintomographie und spezielle augenärztliche Untersuchungen wie die Augeninnendrucksmessung, das Retinogramm und Nachuntersuchungen des Retinoblastoms dar. Hierbei muß der gleiche Standard bezüglich Vorbereitung mit vollständiger Anamnese, klinischer Untersuchung, Laborbefunden, Einverständniserklärung und Nüchternheit des Patienten sowie eine adäquate postnarkotische Nachsorge gewährleistet sein wie für stationär durchzuführende Eingriffe.

Bei jedem Kind ist eine gründliche klinische Untersuchung, die sich außer den allgemeinen Daten auf die Beurteilung von tastbaren Lymphknoten, von Haut und Schleimhäuten, Kopf, Hals, Thorax, Abdomen und Neurostatus erstreckt, unabdingbar (Tabelle 1).

Ist das Kind gesund, so reicht als Basislabor der Hämoglobin- bzw. der Hämatokritwert im Blut und ein Urinstatus, bei größeren Eingriffen die Bestimmung der Blutgruppe aus, empfohlen wird darüber hinaus die Blutungszeit. Die Befunde sollten in aller Regel nicht älter als 14 Tage alt sein.

Bei Infekten der oberen Luftwege mit typischem Auskultationsbefund, Fieber und Leukozytenanstieg ist eine Narkoseverschiebung angezeigt. Ergeben sich aus der klinischen Untersuchung Hinweise auf Störungen, so können weitergehende Untersuchungen indiziert sein (Tabelle 2). Die bisher angesprochenen Punkte könnten am sinnvollsten im Rahmen einer Anästhesieambulanz verwirklicht werden.

Je jünger das Kind ist, desto mehr leidet es an Hunger und Durst. Doch nicht nur aus subjektiven Erwägungen heraus sollte die Nahrungs- und Flüssigkeitskarenz zeitlich limitiert werden: Einmal können besonders Kinder unter 4 Jahren aufgrund ihrer geringen Glykogenreserven rasch eine Hypoglykämie entwickeln

Tabelle 1. Erforderliche klinische Untersuchung

Allgemein	Gewicht + Größe Puls + Blutdruck (mgl. an beiden oberen + evtl. einer unteren Extremität) Temperatur Tastbare Lymphknoten
Haut- und Schleimhäute	Ausschläge, Zyanose, Ikterus, Exsikkose, Ödeme
Kopf	Waldeyerscher Rachenring (Nasenatmung?) Ohr (Otitis?)
Thorax: Herz, Lunge	Herztöne, Herzgeräusche Perkussions- und Auskultationsbefund, Dyspnoe (Nasenflügeln? Einziehungen?), Stridor
Abdomen	Meteorismus Pathologische Resistenzen, Druckschmerz Hepato-Splenomegalie
Neurostatus	Motorik, Tonus Reflexe Meningismus

Tabelle 2. Ergänzende Untersuchungen bei Hinweisen auf Störungen

Hinweise auf Störungen im Bereich	Zusätzliche Untersuchungen
Herz, Lunge	Röntgen: Thorax EKG, Echokardiographie Lungenfunktionsprüfung Blutgasanalyse
Obere Atemwege (Chron. Beschwerden)	Röntgen: Nasennebenhöhlen Ig-Konzentration
Magen – Darm	Serumelektrolyte (K, Na, Cl, bei Säuglingen auch Ca) Gesamt-Eiweiß Blutgasanalyse
Leber/Galle	Bilirubin Transaminasen Gerinnungswerte Albumin
Niere	Harnstoff, Kreatinin Evtl. zur Abklärung: Röntgen (Abdomen-Übersicht, Urogramm, Pyelogramm) Szintigramm Clearance-Messungen etc.
Muskulatur	CPK, Myoglobin i. Urin Evtl. Muskelbiopsie
Stoffwechsel	Glucose i. Serum, Harnsäure Schilddrüsenhormone etc.
Gerinnung	Quick, PTT, Thrombinzeit Fibrinogen, Thrombozyten Evtl. Faktorenanalyse

Tabelle 3. Präoperative Karenzzeiten

	Feste Nahrung/Milch	Gezuck. Tee oder 10% Glukoselösung oral
Säuglinge < 6 Monate	8 h	4 h
Säuglinge > 6 Monate	8 h	6 h
Kleinkinder	8 h	6 h
Schulkinder	8 h	6–8 h

Indikation zur präoperativen Infusion

- Alle Früh- und Neugeborenen
- Störungen im:
    Wasser- und Elektrolythaushalt
    Säure-Basen-Haushalt
    Stoffwechsel
- Fieber
- Intestinale Erkrankungen
- Organisationsbedingte OP-Verzögerungen

[12], zum anderen gerät das Kind wegen des höheren täglichen Flüssigkeitsumsatzes wesentlich schneller in eine bedenkliche Hypovolämie, die durch Narkose, Operation und den evtl. Einsatz hyperosmolarer Kontrastmittel verstärkt werden kann [1, 10]. Die Karenzzeiten sollten deshalb knapp gehalten und der Untersuchungszeitpunkt dementsprechend verbindlich festgelegt werden (Tabelle 3) [6]. Eine Infusion bereits in der präoperativen Phase bekommen alle Früh- und Neugeborenen, Kinder mit Störungen im Wasser-, Elektrolyt- und Säurebasen-Haushalt und Stoffwechsel sowie Kinder mit erhöhter Temperatur, bei intestinalen Erkrankungen sowie bei organisationsbedingten OP-Verzögerungen.

Einer der wesentlichsten Punkte für eine optimale Narkoseeinleitung und dementsprechenden Narkoseverlauf ist die Schaffung eines soliden Vertrauensverhältnisses zwischen Anästhesist und Kind. Unter Berücksichtigung altersspezifischer Ängste sollte eine dem Kind angepaßte ehrliche Aufklärung erfolgen. Die umfassende Information der Eltern über den geplanten Eingriff hat mittelbar eine sehr beruhigende Wirkung auf das Kind. Die medikamentöse Prämedi-

Tabelle 4. Prämedikationsvorschläge

	Präparat	Oral	Rektal	i. m.
< 6– 8 kg (6 Mo.)	Ø			
6–30 kg	Valiquid	0,3 mg/kg		
	Dormicum	0,2 mg/kg	0,5 mg/kg	
	Rohypnol	0,05–0,1 mg/kg		
> 30 kg	Dormicum	0,1 mg/kg		
	Rohypnol	0,05–0,1 mg/kg		
	Dolantin			1 mg/kg

kation darf kein Ersatz für eine mangelnde psychologische Vorbereitung sein. Die zahlreichen Präparate, Kombinationen und Applikationsformen legen ein beredtes Zeugnis davon ab, daß es das „ideale Prämedikationsmittel" für alle Kinder nicht gibt. Jeder Änesthesist muß für die ihm gegebenen Voraussetzungen der Klinik, des Organisationsablaufes, der Anästhesieform und für den einzelnen Patienten sein Idealmittel auswählen. Da Spritzen im Kindesalter äußerst unbeliebt sind, sollte die Prämedikation wenn irgend möglich oral oder rektal erfolgen, bei liegender Infusion bietet sich auch die intravenöse Applikation an. In letzter Zeit haben sich zunehmend die neueren Benzodiazepine Midazolam und Flunitrazepam bewährt, mit denen ein Sedierungseffekt innerhalb von 30 min erzielt werden kann. Bei Patienten unter 6 Monaten erübrigt sich meist eine Prämedikation. Bei Kindern bis 30 kg KG bieten sich die orale Gabe von Valiquid, Dormicum oder bei länger dauernden Eingriffen Rohypnol sublingual an, eine Alternative ist die rektale Applikation von Dormicum. Bei größeren Kindern kann neben der oralen Prämedikation von Dormicum bzw. Rohypnol auch die intramuskuläre Injektion von Dormicum zu zufriedenstellenden Resultaten führen (Tabelle 4). Möchte man ein schlafendes Kind zur Narkose bekommen, so kann man Chlorprothixen 1,5 mg/kg KG oral mit gutem Erfolg einsetzen. Nachteilig ist hierbei der frühe Applikationszeitpunkt ca. 2 h vor Narkosebeginn, der lange Nachschlaf und die Überdosierungsgefahr durch die relativ geringe therapeutische Breite. Nachdem bei Kindernarkosen die Vagolyse, weniger die sekretionshemmenden und sedierenden Eigenschaften der Parasympathikolytika im Vordergrund stehen, ist Atropin das Mittel der Wahl. Es ist Bestandteil der Narkoseeinleitung, einmal wegen der sicheren Wirkung nach intravenöser Gabe und um dem Kind die unangenehme präoperative Mundtrockenheit zu ersparen.

Auch die Narkoseeinleitungsverfahren werden neben den patientenspezifischen Erfordernissen stark von äußeren Gegebenheiten abhängen. Prinzipiell sollen bei unseren kleinen Patienten unnötige Wartezeiten vermieden und das Kind erst in den Einleitungsraum gebracht werden, wenn alles vorbereitet ist. Dazu gehören neben dem üblichen, der Größe des Kindes angepaßten Instrumentarium und der Medikamente auch von Beginn an Maßnahmen zur Verhinderung von Wärmeverlusten, die oft gerade bei Säuglingen und Kleinkindern in der Einleitungsphase beträchtliche Ausmaße annehmen können.

Ob die Eltern bis zum Einschlafen ihres Kindes anwesend sein können und auf es beruhigend wirken, hängt wieder stark von den örtlichen Gegebenheiten und den Eltern selbst ab.

Außer für sehr kurze Eingriffe unter ausschließlicher Verwendung eines einzigen Anästhetikums ist die moderne Kombinationsnarkose mit Einsatz von Anästhetika, Muskelrelaxanzien und ggf. Analgetika auch in der pädiatrischen Anästhesie zu bevorzugen.

Wenn keine Kontraindikation vorliegt, wird eine Inhalationseinleitung vom Kind noch am ehesten akzeptiert: Durch die Schwerkraft wirkt das Lachgas-Sauerstoffgemisch, welches über das Gesicht des Kindes geleitet wird, schon nach kurzer Zeit auch bei nicht aufgesetzter Maske, so daß nach 1–2 min Halothan, Ethran oder Isofluran in steigender Konzentration zugegeben werden können. Neuere Entwicklungen, wie die Produktion durchsichtiger statt schwarzer

Masken und die Anwendung von aromatischen Duftstoffen, erleichtern den Kindern diese Art der Narkoseeinleitung sehr.

Die intravenöse Narkoseeinleitung ist zweifellos die sicherste Methode (Tabelle 5). Sie bietet sich an, wenn der kleine Patient bereits mit liegender Infusion zur Operation kommt. Ist das Kind kooperativ, so hat man die Möglichkeit, eine gut sichtbare Vene mit einer kleinen Kanüle zu punktieren oder einen Zugang in Lokalanästhesie zu legen. Zur Narkoseeinleitung werden am häufigsten Thiopental bzw. Methohexital eingesetzt. Etomidat ist durch seine Kreislaufstabilität sehr geeignet, störend ist jedoch der Injektionsschmerz, besonders bei den dünnen Venen der Kinder, sowie die Myoklonien bei nicht prämedizierten Patienten. Ketamin sollte in jedem Fall mit einem niedrig dosierten Benzodiazepin kombiniert werden, um die durch äußere Stimuli provozierten unangenehmen Träume und Zwangsvorstellungen in der Aufwachphase auszuschalten. Aufgrund seiner langen Nachwirkung kann es nicht routinemäßig als Einleitungsnarkotikum empfohlen werden, kontraindiziert ist es fernerhin bei erhöhtem intrakraniellen Druck. Benzodiazepine haben sich zur Narkoseeinleitung bei Kindern nicht durchsetzen können: Die relativ hohe Einschlafdosis ist von Kind zu Kind verschieden, der Effekt nicht voraussehbar und die Wirkdauer fast doppelt so lang wie beim Erwachsenen.

In ausgewählten Fällen bietet sich eine intramuskuläre Narkoseeinleitung, z. B. bei retardierten, unkooperativen Kindern an (Tabelle 6): Hier stehen Ketamin, wieder in Kombination mit Benzodiazepinen, oder 5%iges Methohexital zur Verfügung [3]. Die Injektion beider Medikamente ist allerdings schmerzhaft und damit wenig beliebt.

Tabelle 5. Intravenöse Einleitung

1. *Barbiturate:*		
Thiopental:	(<1 J.)	3–4 mg/kg KG
	(>1 J.)	5–6 mg/kg KG
Methohexital:		1–2 mg/kg KG
2. *Etomidat:*		0,2–0,3 mg/kg KG
3. *Ketamin:*	(<4 J.)	4 mg/kg KG
	(>4 J.)	2 mg/kg KG
(Kombination mit Benzodiazepinen empfohlen!)		
(4. *Benzodiazepine:*)		
Valium:		0,4 mg/kg KG
Dormicum:		0,1–0,2 mg/kg KG

Tabelle 6. Intramuskuläre Einleitung

1. Ketanest:	4–8 mg/kg KG
(Kombination mit Benzodiazepinen empfohlen!)	
2. Methohexital:	5 mg/kg KG
5%ige Lösung	

Als weitere Möglichkeit insbesondere für ambulante Operationen bei Kindern im Vorschulalter – einer bekannt schwierigen Gruppe – kann die rektale Gabe einer 10%igen Methohexitallösung, evtl. im Beisein der Eltern gegeben, zu einer für alle Seiten befriedigenden Narkoseeinleitung führen (Tabelle 7), [7].

Zur Muskelrelaxation stehen depolarisierende und nicht depolarisierende Muskelrelaxanzien zur Verfügung (Tabelle 8). Bei der Dosierung ist einerseits das bei Kindern größere Verteilungsvolumen, andererseits der Eindruck erhöhter Empfindlichkeit auf nicht depolarisierende Muskelrelaxanzien im Säuglingsalter, der mit anatomisch physiologischen Besonderheiten des frühkindlichen Organismus erklärt werden kann, zu berücksichtigen. Die analgetische Komponente wird intraoperativ durch das Lachgas und das verwendete Inhalationsnarkotikum abgedeckt. Will man ganz auf ein Inhalationsnarkotikum verzichten, so bietet sich die intraoperative Gabe von initial 5–10 µg/kg KG Fentanyl oder die entsprechenden Äquivalenzdosen anderer Opioide an, wobei eine postoperative

Tabelle 7. Rektale Einleitung

Methohexital (10%ige Lösung) 25 mg/kg KG	
Erfolgsquote:	90%
Einschlafzeit:	5–10 min
Nebenwirkungen:	20% Stuhldrang
	10% Absetzen von Stuhl
Kontraindikationen:	Alter <1 Jahr
	Entzündungen im Darmbereich
	Darmoperation
	Schock
	Anämie
	Nicht nüchterne Kinder

Tabelle 8

1. Depolarisierende Muskelrelaxanzien
Succinylcholin:
<2. LJ: 2 mg/kg KG i.v.
>2. LJ: 1 mg/kg KG i.v.

Gefahr des Dual-Blockes:
a) intermitt. Dosen ab 5–8 mg/kg KG
b) Succinylcholin-Infusion ab 3 mg/kg KG

2. Nicht depolarisierende Muskelrelaxanzien
Pancuronium: 0,08 mg/kg KG i.v.
Alcuronium: 0,15 mg/kg KG i.v.
Vecuronium: 0,08 mg/kg KG i.v.

Antagonisierung (bei Kindern obligat!)
Atropin: 0,01 mg/kg KG i.v.
Neostigmin: 0,04–0,08 mg/kg KG i.v.
   oder
Pyridostigmin: 0,10–0,20 mg/kg KG i.v.

Beatmung einkalkuliert werden muß. Ist nur eine Supplementierung mit Opioiden vorgesehen, so kann die Gabe von 5 µg/kg KG Fentanyl den Bedarf an Inhalationsnarkotika um durchschnittlich 30% reduzieren, damit zu einer Verminderung unerwünschter Nebenwirkungen beitragen und eine Analgesie bis in die postoperative Phase hinein aufrechterhalten. Des weiteren bietet sich in geeigneten Fällen die Durchführung einer Lokalanästhesie zur intra- und postoperativen Schmerzausschaltung an.

Die Inhalationsnarkose unter Einsatz von Lachgas, Halothan, Enfluran und Isofluran ist heute noch bei Kindern als Basis anzusehen.

Hier bestehen jedoch 2 generelle Unterschiede zum Erwachsenen:

1. Das hohe Atemminutenvolumen, das hohe Herzzeitvolumen und der höhere Anteil gefäßreicher Gewebe führt bei Kindern zu wesentlich schnelleren An- und Abflutungszeiten für Inhalationsnarkotika. Der rasche Anstieg der alveolären, dann der Blutkonzentration kann jedoch bei Kindern zu einer raschen Überdosierung und daraus resultierender Kreislaufdepression führen.
2. Der MAC-Wert ist altersabhängig: Bei Halothan liegt er für Erwachsene bei 0,7 Vol.-%, bei Säuglingen bis 6 Monate bei 1,2 Vol.-%, bei Neugeborenen aber nur bei 0,87 Vol.-% [8]. Für Isofluran und Enfluran ist die gleiche Altersabhängigkeit der MAC beschrieben. Mit Ausnahme von Lachgas führen alle Inhalationsnarkotika zu einer zentralen Atemdepression, so daß in jedem Fall eine assistierte oder kontrollierte Beatmung durchgeführt werden muß, dieses gilt um so mehr, je jünger die Kinder sind. Die Auslösung von Rhythmusstörungen bei Verwendung von adrenalinhaltigen Pharmaka ist bei Halothan ausgeprägter als bei Isofluran und Enfluran, im Kindesalter aber deutlich weniger zu beobachten als bei Erwachsenen.

Als Basismonitoring ist ein präkordiales Stethoskop, das EKG, die Messung des Blutdrucks und eine Temperaturmessung zu fordern. Sehr bewährt hat sich zur unterstützenden Beurteilung von Ventilation und Perfusion ein Pulsoximeter, welches zusätzlich bei der für manche Eingriffe erforderlichen absoluten Dunkelheit die übliche Beurteilung der Hautfarbe ersetzen kann. Wünschenswert wären darüber hinaus die endexspiratorische CO_2-Messung, eventuell die Überwachung der neuromuskulären Blockade.

Die Organisation diagnostischer Eingriffe wird oftmals durch die baulichen Voraussetzungen mit eingeschränkten Platzverhältnissen, einem schwierigen Zugang zum Patienten, Strahlenbelastung und evtl. erforderlicher absoluter Dunkelheit während des Untersuchungsvorganges erschwert. Die zur Narkose notwendigen Gerätschaften wie Beatmungsgerät, Absaugung, Monitoringequipment und Anästhesiewagen müssen in dem oft nicht für den OP-Betrieb ausgelegten Räumen regelmäßig auf ihre Funktionsfähigkeit überprüft werden. Darüber hinaus müssen Untersucher, Anästhesist, Anästhesiepflegekraft, die Verfügung über den Untersuchungsraum, die Station und der Patiententransport so koordiniert werden, daß eine zügige Narkoseeinleitung und Untersuchung durchgeführt werden kann.

Die Narkosemethode ist abhängig vom Alter und von zusätzlichen klinischen Problemen des Patienten, vor allem einer eventuell bestehenden Herzinsuffizienz, einem erhöhten intrakraniellen Druck, dem Ort der Untersuchung und der verfügbaren Ausrüstung sowie von den Anforderungen der Untersuchung bezüglich Dauer, Lagerung des Patienten, Zugang zum Patienten sowie der Schmerzhaftigkeit des Eingriffes.

Ein besonderes Augenmerk muß der Lagerung des kleinen Patienten gelten, um Lagerungsschäden durch die teilweise extreme Positionierung zu vermeiden.

Postnarkotisch sollten alle Kinder auf einer Aufwacheinheit so lange überwacht werden, bis sie wach, orientiert und die Kreislaufparameter stabil sind.

Bei radiologischen Untersuchungen und Bestrahlungen ist zur Minimierung der Strahlenbelastung eine absolute Ruhigstellung des Kindes erforderlich, die oft den Einsatz von Muskelrelaxanzien und evtl. eine kurze Apnoephase erfordert. Hier ist die optimale Interaktion von Untersucher und Anästhesist wichtig.

Die Auswirkungen der in der Radiologie verwendeten Kontrastmittel müssen in die Überlegungen zum perioperativen Management mit einfließen (Tabelle 9a, b): Die sogenannten Negativ-Kontrastmittel Luft, Sauerstoff, Lachgas und Kohlendioxyd können Kopfschmerzen, evtl. eine Luftembolie hervorrufen. Bei Einsatz von Lachgas ist mit einer Erweiterung oder einer Druckerhöhung von gashaltigen Räumen zu rechnen. Bei den jodhaltigen Kontrastmitteln spielt die Hyperosmolarität eine wichtige Rolle: Kinder sollten aus diesem Grund zwar unter Beachtung der für das Alter entsprechenden Karenzzeit zur Untersuchung kommen, keinesfalls aber dehydriert sein, da die Applikation hyperosmolarer Flüssigkeiten zu einer intrazellulären Dehydratation, einer akuten Hypervolämie und einer osmotischen Diurese führt. Desweiteren ist immer mit anaphylaktischen Reaktionen zu rechnen, die allerdings während der Narkose und besonders bei nicht ionischen jodhaltigen Kontrastmitteln insgesamt oft abgeschwächt ablaufen können. Prädisponiert sind dagegen Patienten bei der Darstellung der Gallengänge, da durch die Eiweißbindung des Kontrastmittels die Anaphylaxiegefahr wesentlich erhöht wird. Bei allen Angiographien muß besonders der Blutverlust durch die Punktion und erforderliche Laborproben im Auge behalten und entsprechend limitiert werden.

Bei der mancherorts noch durchgeführten Pneumoenzephalographie sollte wegen der Gefahr intrakranieller Druckerhöhung auf Lachgas verzichtet werden. Die mehrfachen Umlagerungen des Patienten in Narkose erfordern eine ausreichende Flüssigkeitssubstitution, evtl. auch das Wickeln der Beine, um Hypotensionen durch Versacken des Blutes verhindern zu können. Postoperativ empfiehlt sich die Gabe eines Antiemetikums.

Bei der Computertomographie sind eine Vollnarkose unter Relaxierung und eine evtl. Überwachung von außen anzustreben. Auch hier ist bei der Auswahl der Narkotika auf eine mögliche intrakranielle Druckerhöhung Rücksicht zu nehmen.

Die Narkose für allgemeindiagnostische Eingriffe wie Knochenmarkspunktionen und Nadelbiopsien sowie bei endoskopischen Verfahren sind in aller Regel ohne Besonderheiten durchzuführen, sieht man von möglichen Elektrolytverschiebungen ab, die durch forciertes Abführen, Einläufe oder perorale Darmspülungen zur Koloskopie hervorgerufen werden können.

Tabelle 9a, b. Kontrastmittel in der Röntgendiagnostik

a Kontrastmittel	Untersuchung	Mögl. Probleme
Luft Sauerstoff Lachgas Kohlendioxid	Enzephalographie Myelographie Ventrikulographie	Kopfschmerz Luftembolie Erweiterung/Druckerhöhung in gashaltigen Räumen durch N_2O
Bariumsulfat	Gastrointestinaltrakt Darstellung von Hirnabszessen/-Höhlen	Obstipation Aspiration → granulomatöse Pneumonie Rückresorption aus Körperhöhlen

b Jodhaltige Kontrastmittel	Untersuchung	Mögl. Probleme
1. *Ionisch:*		
Urografin	Angiographie	
Conray	i. v.-Urographie intraoperative Cholangiographie	Hyperosmolarität Geringe Reaktionen wie Hitzegefühl, Hautrötung etc. Anaphylakt. Reaktionen
2. *Nicht ionisch:* Omnipaque Ultravist Solutrast		
3. Gastrografin	Gastrointestinaltrakt	
4. Biligrafin Hytrast wasserlöslich	Cholangio-, Cholezystographie	
5. Dionosil Aquosum	Bronchographie	Überwässerung der Atemwege-Hypoxie
6. Amipaque	Ventrikulo-, Myelographie	Tonische und klonische Spasmen, Schmerzen
7. Lipiodol Ultra-Fluid	Lymphangiographie	Mikrofettembolien b. Abbau

Besonderheiten bietet auch die ophthalmologische Diagnostik [5]: Das Retinoblastom, ein autosomal vererbbarer maligner Tumor des kindlichen Auges, stellt für den Anästhesisten das typische Beispiel für häufig erforderliche Narkosen, seien es die täglichen Bestrahlungen oder die Nachuntersuchungen, dar. Neben einer optimalen psychologischen Führung bieten sich hier Ketamin oder Methohexital an.

Das angeborene Glaukom tritt häufig mit anderen Augenerkrankungen oder Entwicklungsstörungen wie z. B. Röteln und retrolentaler Fibroplasie auf, deshalb sind eine eingehende Anamnese und gegebenenfalls ausgedehntere Voruntersuchungen notwendig. Die konservative Glaukomtherapie ist für die Narkose von Bedeutung (Tabelle 10). Epinephrin lokal angewendet kann zu systemischen Reaktionen führen.

Tabelle 10. Medikamentöse Glaukomtherapie

Medikament	Anästhesierelevante Besonderheiten
Epinephrin 0,25–2% lokal	System. Reaktion möglich Vasokonstriktion, Hypertension, Arrhythmie
Timololmaleat 0,25–0,5% lokal	Bradykardie, Bronchospasmus, Exaberration obstrukt. bronchopulm. Erkrankungen Apnoegefahr postop. bei Säuglingen
Ecothiophatiodid 0,03–0,25% lokal	Langwirkende Anticholinesterase Verlängerte Wirkung von Succinylcholin und Lokalanästhetika (Estertyp)
Acetazolamid (Diamox)	Dehydratation, Hypokaliämie, Gastrointest. Erscheinungen, Metabol. Azidose
Osmotherapeutika (Mannit)	Allergische Reaktion (selten)

Timololmaleat, ein nichtselektiver Betablocker, kann zu Bradykardie und Bronchospasmus, zu Exazerbation einer obstruktiven Atemwegserkrankung und bei Frühgeborenen zur postoperativen Apnoe führen, die systemische Wirkung dieses lokal angewendeten Pharmakons dauert bis zu 48 h [2, 4, 11]. Bei der Behandlung mit Ecothiopat, einer langwirkenden Anticholinesterase, ist mit einer Beeinträchtigung der Pseudocholinesterase von 4–6 Wochen Dauer nach Therapieende zu rechnen: Succinylcholin und Lokalanästhetika vom Estertyp haben deshalb eine stark prolongierte Wirkung [9]. Eine Acetazolamid-Therapie kann neben gastrointestinalen Erscheinungen zu Dehydratation, Hypokaliämie und metabolischer Azidose führen, während Osmotherapeutika wie Mannit meist nur beim akuten Glaukomanfall eingesetzt werden.

Durch die Erhöhung des Augeninnendruckes, der zu Optikusatrophie, Hornhauttrübung und zu einer eingeschränkten Sehfähigkeit führt, sind oft mehrere Druckmessungen in Narkose notwendig. Um reproduzierbare Ergebnisse zu bekommen, muß das Anästhesieverfahren für die einzelnen Kontrollen identisch sein. Barbiturate, Tranquillizer, Narkotika und Inhalationsanästhetika sind hierfür geeignet, Succinylcholin und Ketamin mit ihren IOP-steigernden Wirkungen sollte man vermeiden. Da die Messung nur kurz dauert, ist eine Maskennarkose im allgemeinen ausreichend, in jedem Fall sollte aber die Messung vor einer evtl. durchzuführenden Intubation erfolgen, die ihrerseits zu Augeninnendrucksteigerungen führt.

Bei der Durchführung eines Retinogramms ist auf die Verwendung zusätzlicher Monitore mit leuchtender Digitalanzeige zu achten.

Die Anästhesie bei diagnostischen Eingriffen erfordert neben guten Kenntnissen der Physiologie und Pathophysiologie des kindlichen Organismus, dem Eingehen auf die Psyche des kleinen Patienten eine große Portion Organisationstalent und die Fähigkeit, auch unter erschwerten Bedingungen eine optimale, den Bedürfnissen des Untersuchers wie auch der Sicherheit des Kindes befriedigende Narkose durchzuführen.

498 G. B. Kraus

Literatur

1. Ahnefeld FW (1978) Prä-, intra- und postoperative Infusionstherapie. In: Dick W, Ahnefeld FW (Hrsg) Kinderanästhesie. Springer, Berlin Heidelberg New York, S 71
2. Bailey PL (1984) Timolol and postoperative apnea in neonates and young infants. Anesthesiology 61:622
3. Bauer-Miettinen U, Palas T (1980) Narkoseeinleitung bei Kindern durch intramuskuläre Verabreichung von Methohexital. Anästh Intensivther Notfallmed 15:237
4. Jones FL, Eckberg NL (1980) Exacerbation of obstructive airway disease by timolol. JAMA 244:2730
5. Knutsen FN (1983) Anesthesia for pediatric ophthalmologic surgery. In: Gregory GA (ed) Pediatric anesthesia, vol 2, pp 773–801
6. Kraus G (1981) Untersuchung zur präoperativen Flüssigkeitskarenz bei Säuglingen. Anästh Intensivther Notfallmed 16:103–106
7. Kraus G, Taeger K (1982) Methohexital zur rektalen Narkoseeinleitung bei Kindern. Anästh Intensivther Notfallmed 17:285–289
8. Lerman J, Robinson S, Willis MM, Gregory GA (1983) Anesthetic requirements for halothane in young children 0–1 month and 1–6 months of age. Anesthesiology 59 (Suppl), A 446
9. Pantuck EJ (1966) Ecothiopate iodide eye drops and prolonged response to suxamethonium. Br J Anaesth 38:406–407
10. Rackow HE, Salanitre E, Green LT (1961) Frequency of cardiac arrest associated with anesthesia in infants and children. Pediatrics 28:679
11. Schoene RB, Martin TR, Charan NB, Franch CL (1981) Timololinduced bronchospasm in asthmatic bronchitis. JAMA 245:1460–1461
12. Thomas DKM (1974) Hypoglycaemia in children before operation: its incidence and prevention. Br J Anaesth 46:66–68

Physikalisch-technische Prinzipien
der Kernspintomographie

P. Bösiger

Einleitung

Die Phänomene der magnetischen Kernresonanz wurden 1946 vom Zürcher Felix Bloch [1] an der Stanford University und von Edward Purcell [10] an der Harvard University unabhängig voneinander entdeckt. Die beiden Forscher erhielten für ihre fundamentalen Arbeiten 1952 gemeinsam den Nobelpreis. Seit ihrer Entdeckung wurden die magnetischen Kernresonanzverfahren unter ständiger Weiterentwicklung in der Chemie und der Physik eingesetzt hauptsächlich für die Aufklärung der Strukturen von Molekülen und Kristallgittern, zur Analyse von chemischen Lösungen und für Untersuchungen des Ablaufs von chemischen Reaktionen. Mit zunehmendem Interesse an der Chemie und der Physik von biologischen Prozessen werden die Verfahren seit rund 20 Jahren zum Studium von organisierten biologischen Systemen beigezogen. Sie liefern wertvolle Erkenntnisse über Stoffwechselprozesse, sowohl von einfachen Organismen als auch von isolierten Organen höherer Lebewesen. Seit 1972 sind mit den Namen Lauterbur [7], Damadian [3] und Kumar, Welti und Ernst [6] u. a. m. Techniken in Entwicklung, die eine räumliche Zuordnung der Kernresonanzsignale innerhalb der untersuchten Strukturen zulassen. Doch erst mit dem Bau von Ganzkörpermagneten wurden die Verfahren von grundlegendem Interesse für die Medizin, ermöglichen sie doch praktisch risikofrei nichtinvasive Untersuchungen von strukturellen Veränderungen und von biochemischen Vorgängen im Innern des menschlichen Körpers.

Eines dieser Verfahren wird als Kernspintomographie oder auch als Magnetic Resonance Imaging bezeichnet. Es ist heute technisch so weit entwickelt, daß es in zunehmendem Maße in der Diagnostik nutzbringend eingesetzt wird. Es erzeugt Schnittbilder durch den menschlichen Körper in beliebigen Richtungen, insbesondere auch parallel zur Körperachse. Im Gegensatz zur Röntgentomographie oder zur Ultraschallechographie, wo Absorptionskoeffizienten der Röntgenstrahlung oder Streueigenschaften des Gewebes für Ultraschallwellen im Bild wiedergegeben werden, gewinnt man bei der Kernspintomographie Informationen über die Verteilungsdichten und die Relaxationszeiten der den medizinischen Anwendungen besonders leicht zugänglichen Wasserstoffkerne. Die Vorteile der Kernspintomographie im Vergleich zu den konventionellen bildgebenden Verfahren sind heute neben der Risikofreiheit und der beliebigen Lage der Schnittebenen ein wesentlich besserer Weichteilkontrast und vor allem bei Untersuchungen in der hinteren Schädelgrube und im Beckenbereich das Fehlen jeglicher Knochenartefakte. Die Bilder erlauben deshalb eine wesentlich differenziertere Beurteilung der anatomischen Strukturen im Körperinnern, wie das an den 3 Beispielen von Abbildung 1 gezeigt werden soll.

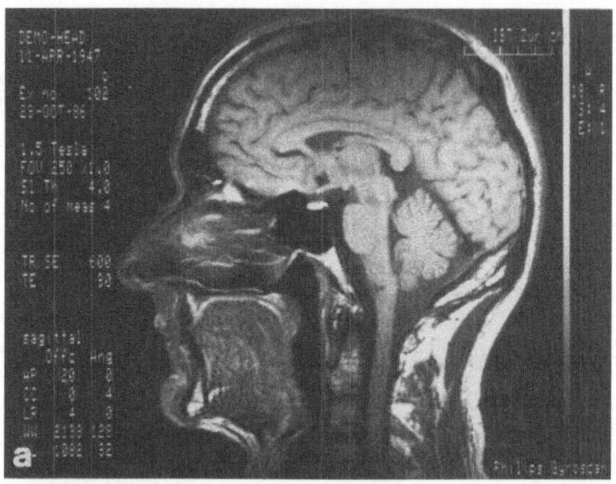

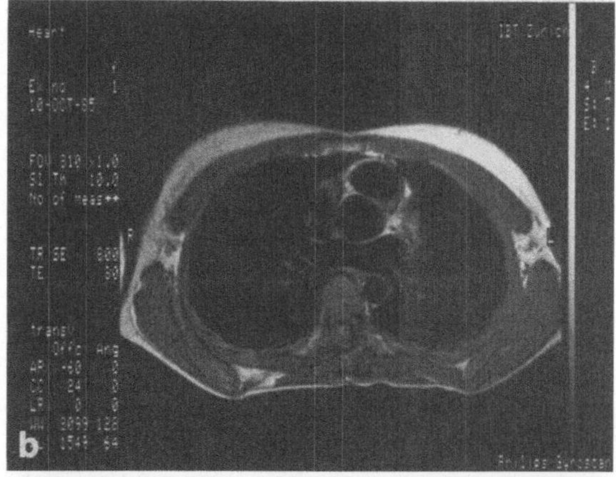

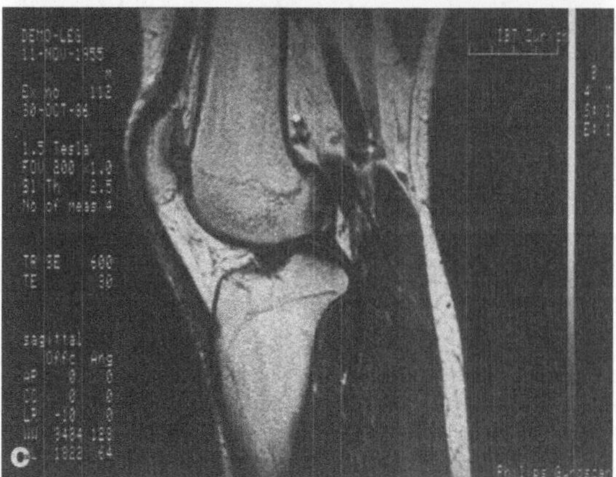

Abb. 1. a Sagittalschnitt des Kopfes, Spin-Echo SE 600/30 m Schichtdicke 4 mm; **b** Transversalschnitt des Herzens, SE 800/30 m, EKG-getriggert, Schichtdicke 10 mm; **c** Sagitalschnitt des Kniegelenkes, SE 600/30 m, Schichtdicke 2,5 mm

Abbildung 1a zeigt einen zentralen Sagitalschnitt eines Kopfes, wie er in 8 min Meßzeit mit 6 weiteren Schnittbildern außerhalb des Zentrums erzeugt wurde. Deutlich grenzen sich auf dem Magnetresonanz-Bild die verschiedenen Strukturen gegeneinander ab. Man erkennt das Großhirn, das Kleinhirn, das verlängerte Rückenmark, den Pons, das Corpus callosum, einen Ventrikel, den Nasen-Rachen-Raum und die Schädeldecke. Typischerweise sind auf Magnetresonanzbildern keine kompakten Knochenstrukturen erkennbar.

Abbildung 1b zeigt einen transversalen Schnitt durch den Thorax auf der Höhe des obersten Teils des Herzens. Während das von vielen Luftbläschen durchsetzte Lungengewebe praktisch nicht sichtbar ist, erkennt man infolge einer Synchronisation der Bildabtastung auf das Elektrokardiogramm deutlich die großen Gefäße, die vom Herzen weggehen, also die aufsteigende und die absteigende Aorta, den Truncus pulmonaris, die vena cava superior, den linken Vorhof, die Lungengefäße und andere Gefäße mehr. Hinten ist die Wirbelsäule mit dem Rückenmark sichtbar und Teile der Stützmuskulatur.

In Abbildung 1c ist ein sehr dünner Sagitalschnitt durch das Kniegelenk dargestellt. Der spongiöse Knochen und das Muskelgewebe sind deutlich erkennbar. Auch kleinere Strukturen wie Gefäße und Teile der Kreuzbänder lassen sich klar abgrenzen.

Spezielle Techniken erlauben auch eine Darstellung oder eine Quantifizierung des Blutflusses in größeren Gefäßen [12, 8].

Was ist die magnetische Kernresonanz?

Die magnetische Kernresonanz basiert auf der Tatsache, daß eine Reihe von Atomkernen wie ^{1}H, ^{13}C, ^{23}Na, ^{31}P u.a.m. einen Eigendrehimpuls oder Spin aufweisen [6]. Gekoppelt mit diesem Drehimpuls zeigen die Kerne ein kleines magnetisches Dipolmoment. Man kann sich also jeden Kern als kleines Stabmagnetchen oder als elementare Kompaßnadel vorstellen. Unter der Wirkung eines äußeren Magnetfeldes richten sich diese Stabmagnetchen unter ständiger Präzession um die Feldrichtung parallel oder antiparallel zu dieser Feldrichtung aus [2]. Die Frequenz der Präzession, die sog. Larmorfrequenz

$$\omega_o = \gamma\, B_o$$

ist proportional zum Magnetfeld B_o am Ort des Kernes. γ ist eine kernspezifische Proportionalitätskonstante.

Da sich eine kleine Mehrheit der Spins in die Richtung des äußeren Feldes einstellt, tritt in einer makroskopischen Probe ein resultierendes Dipolmoment, die sog. Magnetisierung auf. Beim magnetischen Kernresonanzexperiment wird diese Magnetisierung durch einen Radiowellenpuls beispielsweise um 90° gedreht. Der Name Kernresonanz kommt daher, daß die Kernmomente mit den Radiowellen in Resonanz treten müssen, was nur dann möglich ist, wenn die Frequenz dieses Pulses genau mit der Larmorfrequenz der Kernmomente übereinstimmt. Die Magnetisierung präzessiert anschließend an diesen Puls in einer Ebene senkrecht zum äußeren Feld und induziert in der Empfängerspule ein

Signal, welches infolge von Relaxationseffekten wieder verschwindet mit Zeitkonstanten, die charakteristisch sind für die verschiedenen Arten von Gewebe.

Beim klassischen Kernresonanzexperiment wird das detektierte Signal durch die Gesamtheit der Kernspins im untersuchten Probenvolumen induziert; eine räumliche Zuordnung wird nicht vorgenommen. Erzeugt man durch sog. Gradientenspulen Zusatzfelder zum statischen Magnetfeld z.B. so, daß die Feldstärke von links nach rechts zunimmt, zeigen die Kerne ganz links im Objekt die kleinste Larmorfrequenz. Nach rechts steigt sie entsprechend der zunehmenden Feldstärke an. Die in der Empfangsspule induzierten Signalanteile lassen sich einerseits aufgrund ihrer Frequenzen schichtweise den Kernmomenten in der Probe zuordnen. Wirkt umgekehrt bereits während der Anregungsphase ein Gradient gleichzeitig mit einem schmalbandigen Anregungspuls, so ist die Resonanzbedingung nur für eine einzige Schicht im Objekt erfüllt. Nur die Kernmomente dieser Schicht werden angeregt; es erfolgt eine schichtselektive Anregung. Durch geeignete Wahl der Gradientenstärke und der Richtung des Gradienten sowie durch entsprechende Wahl der Frequenz des Anregungspulses kann jede beliebige Schicht angeregt werden. Basierend auf diesen beiden Prinzipien wurden verschiedene Verfahren entwickelt, die 2dimensionale Schichtbilder von Körpern erzeugen. Die Intensität der Signale und damit die Grauwerte der Bildpunkte hängen im allgemeinen in komplizierter Weise von der Kernspindichte des entsprechenden Gewebes, von den Relaxationszeiten dieser Kerne und von einer Reihe experimentell wählbarer Parameter ab, welche die Anregungspulssequenz definieren.

Abbildung 2 zeigt eine Ganzkörper-Magnetresonanz-Anlage Gyroscan S15 (1,5 Tesla) von Philips. Der große supraleitende Magnet ist zwecks Kühlung mit flüssigem Helium aufgefüllt. Ein einmal induzierter Strom bleibt in der supralei-

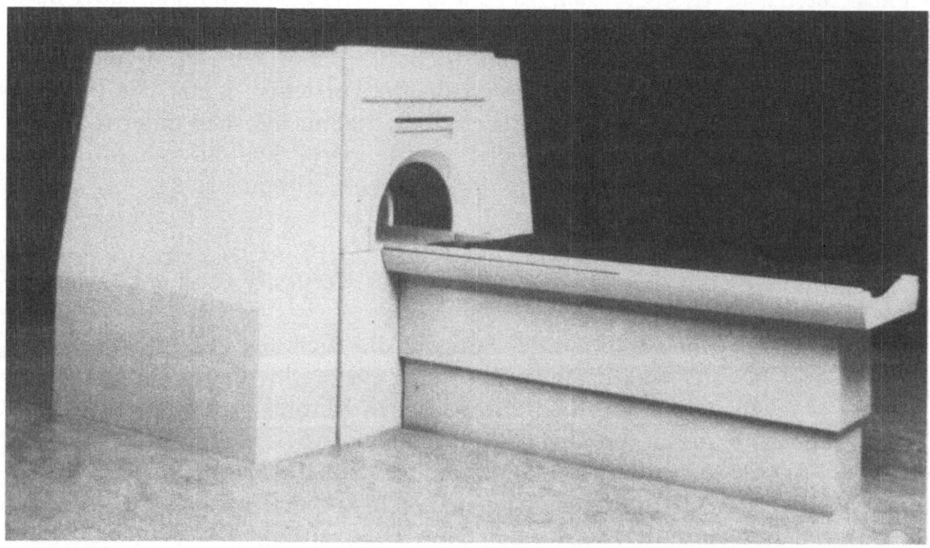

Abb. 2. MR-Ganzkörpermagnet Gyroscan S15 von Philips; Feldstärke 1,5/2,0 Tesla

tenden Spule ohne weitere Energiezufuhr über Jahre und Jahrzehnte praktisch unverändert erhalten und erzeugt damit ein außerordentlich stabiles Magnetfeld. Die Magnetöffnung, in welche der Patient für die Untersuchung eingeschoben wird, ist genügend groß, um darin einen Durchschnittspatienten komfortabel zu lagern.

Die Magnete erzeugen in ihrer Umgebung magnetische Streufelder. Sie beeinflussen einerseits die Funktionsweise verschiedenster Geräte in der Umgebung. Insbesondere werden magnetische Datenträger gelöscht, analoge Anzeigegeräte zerstört und Herzschrittmacher betriebsunfähig. Andererseits bewirkt jede Veränderung dieser Streufelder durch ferromagnetische Materialien eine Verschlechterung der Homogenität des Feldes im Magneten und übt damit einen Einfluß auf die Bildqualität aus. Aus diesen Gründen sind die Bedienungskonsole sowie die gesamte Meß- und Streuelektronik in separaten Räumen untergebracht.

Eine kernspintomographische Untersuchung dauert heute je nach Problemstellung etwa 30–90 min, während denen sich der Patient im Tunnel des Magneten aufhält. Dieser Tunnel weist je nach Gerätetyp und Feldstärke eine Länge von bis zu 2,8 m auf. Eine einzelne Mehrschichtaufnahme benötigt in der Regel 5–15 min Meßzeit. Schnelle Abbildungsverfahren, die eine Erzeugung von Übersichtsbildern zur optimalen Schichtwahl innert weniger Sekunden ermöglichen, stehen auf vielen Geräten ebenfalls zur Verfügung.

Auswirkungen auf Monitoring und maschinelle Ventilation

Erste Probleme bezüglich des Monitorings und der maschinellen Ventilation ergeben sich daraus, daß sich der Patient während der Untersuchung im Tunnel des Magneten befindet. Dadurch wird der Zugang erschwert und die visuelle Überwachung verunmöglicht. Für jegliche Manipulationen am Patienten muß dieser vorerst aus dem Tunnel gezogen werden. Dies ist im Notfall zwar innert weniger Sekunden möglich, hat aber den Abbruch der laufenden Untersuchung und einen allfälligen Neubeginn zur Folge.

Im Tunnel wirken auf den Patienten das statische Magnetfeld zur Ausrichtung der Kernmomente (0,2 ... 1,5 Tesla), die schnell geschalteten Gradientenfelder für die räumliche Zuordnung der Signale und die gepulsten Radiofrequenzfelder (je nach Feldstärke des Magneten 8 ... 60 MHz für ^{1}H-Kerne) zur Anregung der Momente. Die apparative Überwachung von EKG, Blutdruck, Herzfrequenz, Temperatur, Respiration und der O_2- und CO_2-Partialdrücke ist dadurch ebenfalls erschwert, weil den Signalen durch diese Felder induzierte Störsignale überlagert werden. Ein Beispiel für eine extreme Veränderung des EKGs eines gesunden Probanden unter dem Einfluß eines statischen Magnetfeldes von 1,5 Tesla ohne weitere Störsignale zeigt Abbildung 3.

Wegen des statischen Magnetfeldes und der Streufelder dürfen im Bereich des Magneten keine ferromagnetischen Materialien eingesetzt werden. In der unmittelbaren Nähe des Magneten und in der Patientenöffnung wirken auf ferromagnetische Gegenstände (Scheren, Nadeln, Gasbehälter, Ventile, elektronische

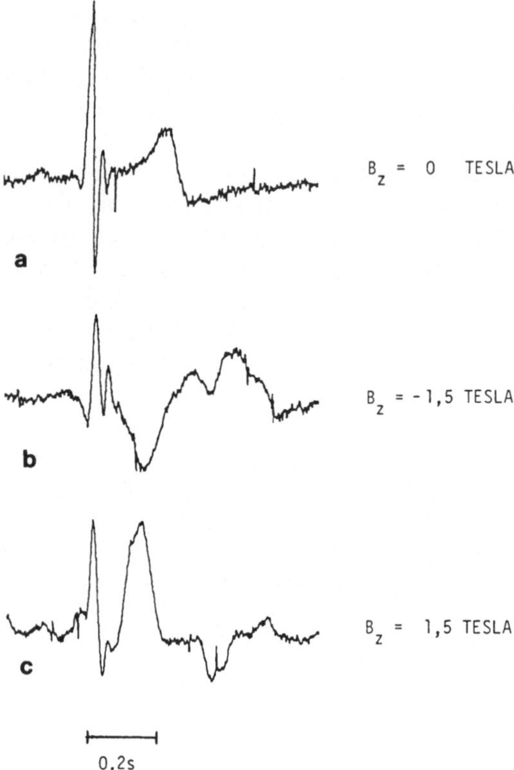

Abb. 3a–c. Extreme Veränderung des EKGs unter der Wirkung eines 1,5 Tesla Magnetfeldes: **a** Patient außerhalb des Magnetfeldes; **b** Patient im Magnetfeld mit Kopf vorne und **c** mit Füßen vorne (Bild von S. Maier, Institut für Biomedizinische Technik der Universität Zürich und ETHZ)

Geräte, Pumpen, Stethoskope, Infusionsständer, Betten etc.) sehr hohe Kräfte, die für den Patienten und das Personal lebensgefährlich werden können.

Herkömmliche kommerzielle Anästhesie- und Überwachungsgeräte enthalten an verschiedenen Stellen ferromagnetische Materialien. Sie müssen daher entweder in genügendem Abstand vom Magneten, d. h. mindestens außerhalb der 0,5 mT-Streufeldlinie aufgestellt werden. Bei Hochfeldgeräten ist dies meist außerhalb des Untersuchungsraumes. Dies führt zu erheblichen Betriebsproblemen [4] und kann umfangreiche zusätzliche Vorkehrungen zur Aufrechterhaltung der Patientensicherheit nach sich ziehen. Die 2. Lösung, die für die Zukunft wohl die Methode der Wahl sein wird, besteht in der Verwendung von Geräten, die keine ferromagnetischen Materialien enthalten. Bei den konventionellen Anlagen bedingt dies eine sorgfältige Auswahl der Geräte und umfangreiche Umbauarbeiten [5], bei denen Eisenteile weitestgehend gegen solche aus rostfreiem Stahl oder Aluminium ersetzt werden. Zeigerinstrumente sind gegen digitale Anzeigeelemente auszutauschen. Es ist zu hoffen, daß die Industrie diesen speziellen Anforderungen baldmöglichst Rechnung tragen wird und MR-taugliche Geräte für Anästhesie und Patientenmonitoring anbietet.

Im weiteren verursachen jegliche metallische Gegenstände im Bereich der untersuchten Körperregion wegen der Einflüsse auf die Radiofrequenzfelder und die Gradientenfelder Bildartefakte, die eine Befundung erschweren oder verunmöglichen. Deshalb sollen in diesen Bereichen ausschließlich Kunststoffteile eingesetzt werden, wie sie für maschinelle Ventilation und auch für Monitoring kommerziell weitgehend verfügbar sind.

Literatur

1. Bloch F, Hansen WW, Packard M (1946) The nuclear induction experiment. Phys Rev 70:476
2. Bösiger P (1985) Kernspin-Tomographie für die medizinische Diagnostik. BG Teubner, Stuttgart
3. Damadian R (1972) Apparatus and method for detecting cancer in tissue. US Patent No 3789832
4. Hipp R, Nusser H, Eisler K, Tempel G, Kolb E (1987) Anästhesie bei der Kernspintomographie (KST). Anaesthesist 36(19):22
5. Karlik S, Heatherley T, Pavan F, Rutt B, Lebron F, Carey L (1987) Patient anesthesia and monitoring at 1.5 Tesla. S.M.R.M. Sixth Annual Meeting, p 182
6. Kumar A, Welti D, Ernst RR (1975) NMR fourier zeugmatography. J Magn Reson 18:69
7. Lauterbur PC (1973) Image formation by induced local interactions: examples employing nuclear magnetic resonance. Nature 242:190
8. Meier D, Maier S, Bösiger P, Moser U, Vieli A (1987) A competitive study of blood flow measurements with MR and doppler ultrasound. S.M.R.M. Sixth Annual Meeting, Works in Progress, p 48
9. Nixon C, Hirsch NP, Ormerod IEC, Johnson G (1986) Nuclear magnetic resonance. Anaesthesia 41:131–137
10. Purcell EM, Torrey HC, Pound RV (1946) Resonance absorbtion by nuclear magnetic moments in a solid. Phys Rev 69:37
11. Roth JL, Nugent M, Gray JE, Julsrud PR, Berquist TH, Sill JC, Kispert DB (1985) Patient monitoring during magnetic resonance imaging. Anesthesiology 62:80–83
12. van Dijk P (1984) Direct cardiac NMR imaging of heart wall and blood flow velocity. J Comput Assist Tomogr 8 (3):429

EKG-Veränderungen bei der Kernspintomographie

A. Weikl, D. Hentschel und R. Schittenhelm

Einleitung

Wie jedes neue Verfahren in der Medizin wurde auch die Kernspintomographie
auf mögliche Risiken und Nebenwirkungen geprüft [1–7]. Obwohl die technische
Realisierung des Meßprinzipes komplex ist, sind die Grundkräfte, die auf den
Menschen einwirken, einfach und in ihren Dimensionen genau definiert. Mögliche Schädigungen können durch das statische Magnetfeld die wechselnden Gradientenfelder und die Hochfrequenzfelder bedingt sein. Besonderer Beachtung
bedürfen bewegte elektrische Ladungen innerhalb eines statischen Magnetfeldes. In den großen Arterien werden dabei Potentialdifferenzen von 16 mV pro
Tesla induziert [1, 3]. Bereits bei Feldstärken von 0,3 Tesla sind Veränderungen
des Elektrokardiogramms erkennbar [2]. Ziel dieser Untersuchung ist es, elektro-
kardiographische Veränderungen bei Einwirken einer Magnetfeldstärke von 0,5
bis 4,0 Tesla aufzuzeigen.

Modelluntersuchungen

Physiologische Kochsalzlösung wurde aus einem Glasreservoir über ein
Schlauchsystem durch eine Meßkammer geleitet (Abb. 1). Die Messungen erfolgten innerhalb und außerhalb des statischen Magnetfeldes, wobei die Strömungsrichtung sowohl parallel als auch senkrecht zum Magnetfeld gewählt wurde. Die Flußrate betrug 500 ml/min über eine Untersuchungszeit von 2 min. Es
wurden dabei Strömungsgeschwindigkeiten von 6 cm/s erreicht. In physiologi-

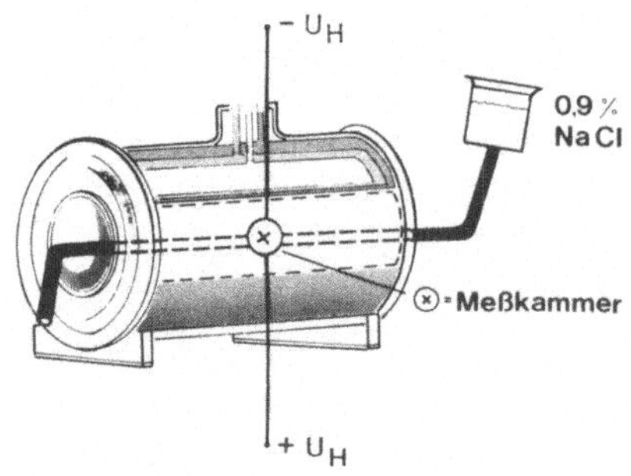

Abb. 1. Anordnung der Meßkammer im statischen Magnetfeld: Die Messungen wurden vorgenommen sowohl bei parallel als auch bei
senkrecht zum elektrischen Magnetfeld strömen-
der Elektrolytlösung

scher Kochsalzlösung, die senkrecht zum statischen Magnetfeld mit einer Geschwindigkeit von 6 cm/s fließt, wird eine Spannung von 1,75 mV induziert (Abb. 2a). Wird die Strömungsrichtung der Ladungsträger parallel zum statischen Magnetfeld angeordnet, entsteht nur eine Spannung von 0,75 mV (Abb. 2b).

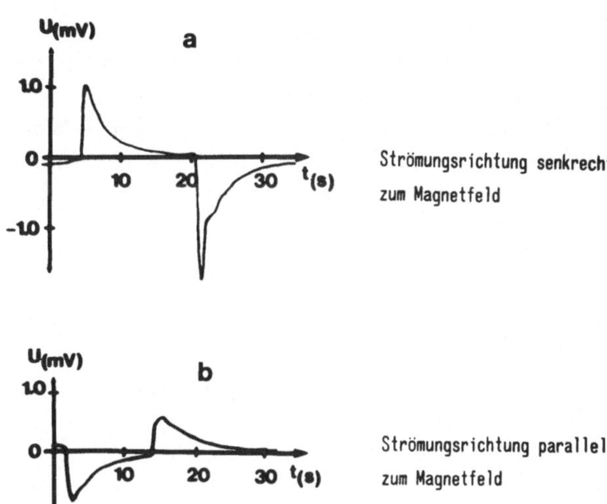

Abb. 2. Induktion einer Spannung durch fließenden elektrischen Leiter innerhalb eines statischen Magnetfeldes: Bei Flußgeschwindigkeiten von 6 cm/s physiologischer Kochsalzlösung wird in der Meßkammer eine Spannung von 1,75 mV erzeugt, wenn die Strömungsrichtung senkrecht zum Magnetfeld gerichtet ist (**a**). Bei Strömung des Elektrolyten parallel zum Magnetfeld entsteht eine elektrische Spannung von 0,75 mV (**b**)

Tabelle 1. Patienten der EKG-Untersuchungen unter dem Einfluß eines statischen Magnetfeldes von 0,5 bis 1,5 Tesla

Initialen	Geschlecht	Alter	Diagnose
O.W.	m	59	KHK N/D 3, d IV, c II, r I
R.L.	m	54	KHK N/D 3, d III, c IV, r IV
L.A.	m	64	KHK N/D 4, l III, d III, c III, r IV
K.L.	m	51	KHK L/D 3, d I, c III, r III
T.H.	m	66	KHK N/D 3, d III, c I, r IV
I.H.	m	54	KHK N/D 3, d II, c II, r III
M.A.	m	60	KHK N/D 3, d I, c I, c I, r II
E.G.	m	62	Arterielle Hypertonie
R.G.	m	40	KHK N/D 1, d II
G.E.	m	47	Aortenstenose Grad II
R.E.	m	37	Gesunder Proband
M.W.	m	35	Gesunder Proband

KHK = koronare Herzkrankheit, klassifiziert nach de Bakey

Patientenuntersuchungen bis 1,5 Tesla

Methode

Bei 12 Freiwilligen (Tabelle 1) wurde das Routine-EKG in 6 Extremitäten und 6 Brustwandableitungen ohne den Einfluß des Magnetfeldes und unter 0,5, 1,0 und 1,5 Tesla-Magnetfeldstärke untersucht. Die Registrierung der Kurven erfolgte außerhalb des Magnetfeldes.

Sämtliche Patienten wurden in Nord-Süd-Richtung und in Süd-Nord-Richtung des statischen Magnetfeldes gemessen.

P-Welle, QRS-Gruppe, ST-Strecke und T-Welle sowie Rhythmusstörungen wurden von 2 Kardiologen unabhängig voneinander ausgewertet. Mittels eines Punktescores wurden die einzelnen Abschnitte des Elektrokardiogrammes mit

0 = normal,
1 = leicht eingeschränkt beurteilbar,
2 = deutlich eingeschränkt beurteilbar,
3 = nicht beurteilbar

gewertet. Nach diesem Score wurden die einzelnen Parameter graphisch dargestellt.

Ergebnisse

Unter dem Einfluß statischer Magnetfelder werden in Abhängigkeit von der Feldstärke Veränderungen der P-Welle, ST-Strecke und T-Welle sichtbar. Es zeigt sich, daß bei normaler Patientenlage, d.h. mit dem Kopf voran, im Magneten eine Anhebung der ST-Strecke und zum Teil der T-Welle resultiert, während die QRS-Gruppe weitgehend unverändert bleibt. Die P-Welle ist schon bei niedrigen Feldstärken nicht mehr abgrenzbar.

Wird der Patient um 180° gedreht positioniert, d.h. in Süd-Nord-Richtung des Magnetfeldes, so zeigen sich gegenüber erster Anordnung gegenläufige Veränderungen, d.h. es resultiert eine Depression der ST-Strecke und des Anfangteiles der T-Welle, die in ihrem Ausmaß direkt von der Stärke des Magnetfeldes abhängig ist. Die QRS-Gruppe bleibt nahezu unverändert und klar erkennbar. Auch in dieser Position sind P-Wellen ab 0,5 Tesla nicht mehr abgrenzbar.

Unabhängig von diesen niederfrequenten Veränderungen werden in Abhängigkeit von der Feldstärke hochfrequente Überlagerungen erkennbar, die besonders in den Extremitätenableitungen deutlich werden. Das kann bei unruhigen Patienten soweit führen, daß das EKG nicht mehr verwertbar ist (Abb. 3).

Entsprechend dem o.a. Punktescore wurden getrennt nach P-Welle, QRS-Gruppe, ST-Strecke und T-Welle die Beurteilbarkeit der Elektrokardiogramme bewertet. Einzelwerte, Mittelwerte und Streubreite gehen aus Tabelle 2 hervor. In Abbildung 4a–d ist die Entwicklung des Scores in Abhängigkeit von der Feldstärke getrennt für P-Welle, QRS-Gruppe, ST-Strecke und T-Welle aufgetragen. Es zeigt sich, daß schon bei geringen Feldstärken P-Welle, ST-Strecke und T-Welle signifikant gegenüber den Ausgangswerten verändert werden und daß

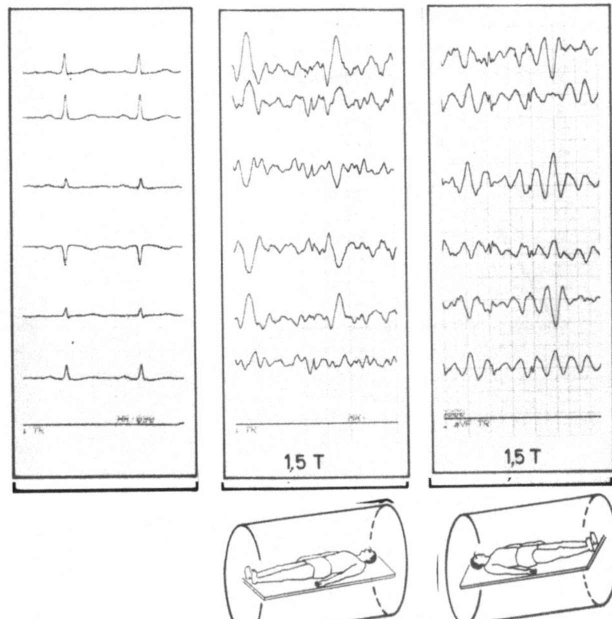

Abb. 3. Extremitätenelektrokardiogramm eines 57jährigen Koronarkranken im Magnetfeld von 1,5 Tesla ohne HF-Einstrahlung. Die außerhalb des Magnetfeldes registrierten Elektrokardiogramme zeigen keine wesentlichen Bewegungsartefakte. Bei 1,5 Tesla werden durch minimale Bewegungen Spannungen induziert, die eine Beurteilung des EKG nicht mehr zulassen

Tabelle 2. Punktescore der EKG-Abschnitte, P-Welle, QRS-Gruppe, ST-Strecke und T-Welle unter dem Einfluß von 0,0, 0,5, 1,0 und 1,5 Tesla. Angegeben sind die Mittelwerte, die Streubreite und das Signifikanzniveau

Feldstärke (Tesla)															
0,0	0,5	1,0	1,5	0,0	0,5	1,0	1,5	0,0	0,5	1,0	1,5	0,0	0,5	1,0	1,5
P-Welle				QRS-Komplex				ST-Strecke				T-Welle			
0	1	3	3	0	0	0	1	0	1	2	3	0	1	3	3
0	1	3	3	0	0	0	2	0	1	3	3	0	1	3	3
0	2	3	2	0	0	0	1	0	1	3	3	0	2	3	3
0	1	3	3	0	0	1	1	0	1	2	3	0	1	3	3
0	3	3	3	0	1	1	2	0	3	2	3	0	3	2	3
0	2	3	3	0	1	1	1	0	2	3	3	0	2	3	3
0	2	3	3	0	1	1	2	0	2	2	3	0	2	2	3
0	1	3	3	0	0	0	1	0	1	3	3	0	1	3	3
0	2	3	3	0	0	1	1	0	1	2	3	0	1	3	3
0	1	3	2	0	1	1	2	0	2	3	3	0	2	3	3
0	2	3	3	0	0	0	2	0	2	2	3	0	2	2	3
0	1	3	3	0	1	1	2	0	1	2	3	0	2	3	3
Mittelwert															
0,0	1,58	3,0	2,8	0,0	0,42	0,58	1,50	0,0	1,5	2,42	3,0	0,0	1,67	2,75	3,0
Streubreite															
0,0	0,67	0,0	0,39	0,0	0,5	0,51	0,52	0,0	0,67	0,51	0,0	0,0	0,0	0,35	0,0
Signifikanzniveau															
	0,01	0,01	n.s		0,05	0,02	0,01		0,1	0,1	0,1		0,01	0,01	n.s

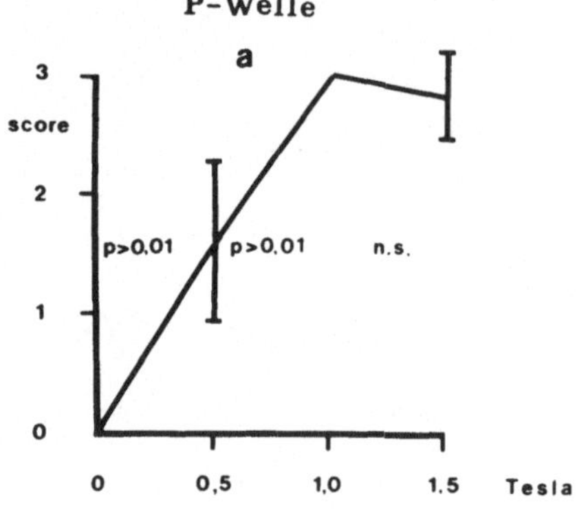

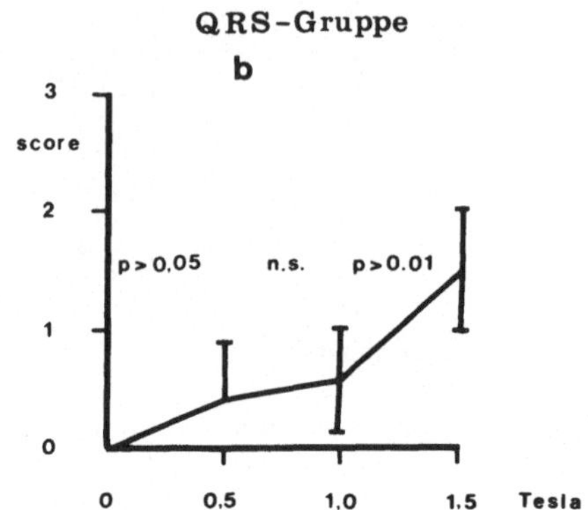

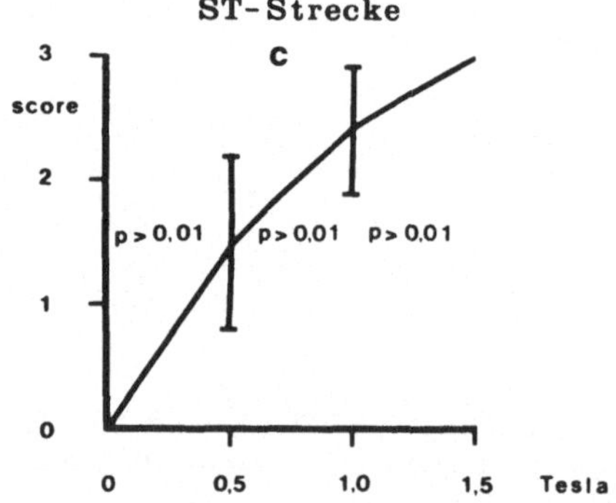

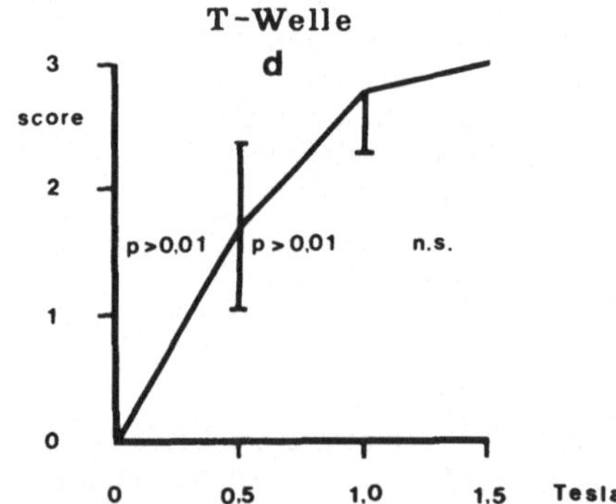

Abb. 4a–d. Beurteilbarkeit der P-Welle **(a)**, QRS-Gruppe **(b)**, ST-Strecke **(c)** und T-Welle **(d)** unter dem Einfluß von 0,5, 1,0 und 1,5 Tesla-Magnetfeldstärke. Die Beurteilbarkeit der P-Welle ist bei 0,5 Tesla deutlich reduziert und bei 1,0 und 1,5 Tesla nicht mehr möglich. Im Gegensatz dazu ist die Beurteilbarkeit der QRS-Gruppe bis 1,0 Tesla nahezu unbeeinträchtigt und selbst bei 1,5 Tesla nur leicht eingeschränkt. Ähnlich der T-Welle zeigt sich das Verhalten des Punktescores der ST-Strecke und T-Welle. Bereits bei Feldstärken von 0,5 Tesla aufwärts sind sowohl ST-Strecke wie T-Welle für diagnostische Zwecke nicht mehr verwendbar

diese Parameter einer EKG-Beurteilung unter dem Einfluß von 0,5 Tesla Feldstärke aufwärts nicht mehr zugänglich sind. Lediglich die QRS-Gruppe ist unter 0,5 und 1,0 Tesla nur geringfügig beeinträchtigt und selbst bei 1,5 Tesla noch ausreichend beurteilbar.

Untersuchungen an freiwilligen Probanden bei 4,0 Tesla

Im Anschluß an tierexperimentelle Untersuchungen an einem gesunden Schäferhund unterzogen sich 5 freiwillige Probanden einer elektrokardiographischen Untersuchung im 4,0 Ganzkörpermagneten (Tabelle 3). Beim Patienten H. D. lag eine derzeit mit einem Beta-Blocker ideal eingestellte arterielle Hypertonie

Tabelle 3. Freiwillige, die sich der elektrokardiographischen Untersuchung im 4,0 Tesla-Magneten unterzogen

Initialen	Geschlecht	Alter	Besonderheiten
H. D.	m	35	Arterielle Hypertonie, WHO I (Beta-Blockade)
B. H.	m	33	Keine
Sch. R.	m	63	Arterielle Hypertonie, WHO II (Zustand nach Nephrektomie re.)
L. R.	m	27	Allergie in der Anamnese
S. R.	m	25	Keine

(WHO I) vor, bei Patient Sch. R. eine arterielle Hypertonie WHO II. Die ergometrischen Untersuchungen, die bei sämtlichen Probanden vor der Magnetexposition durchgeführt wurden, waren frei von myokardialen Ischämiezeichen oder Rhythmusstörungen.

Methode

Das Elektrokardiogramm wurde mittels Monitorelektroden abgenommen, die in Richtung der elektrischen Herzachse angelegt waren. Der Untersuchungsgang erfolgte nach folgendem Schema:

EKG
- Monitorisierung außerhalb des Magnetfeldes auf der Untersuchungsliege,
- Monitorisierung in der Öffnung des Magnetfeldes (Feldstärke ca. 2,5 Tesla),
- Monitorisierung im Magnetfeld (4 Tesla).

Die Probanden H. D. und Sch. R. wurden in Nord-Süd-Richtung und Süd-Nord-Richtung im statischen Magnetfeld gelagert.

Ergebnisse

Es zeigt sich, daß bei normaler Patientenlage, d. h. mit dem Kopf voran, im Magneten eine Anhebung der ST-Strecke und zum Teil der T-Welle resultiert. Bei Lagerung mit den Beinen voran im Magneten kommt es zu einer Absenkung der ST-Strecke und zum Teil der T-Welle, demonstriert in Abbildung 5a, b. Zusätzliche Rhythmusstörungen waren nicht nachzuweisen.

Diskussion

Während der Untersuchung mittels Kernspinresonanz entstehen zum EKG zusätzliche Spannungen durch im Körper mit der Blutströmung bewegte positive

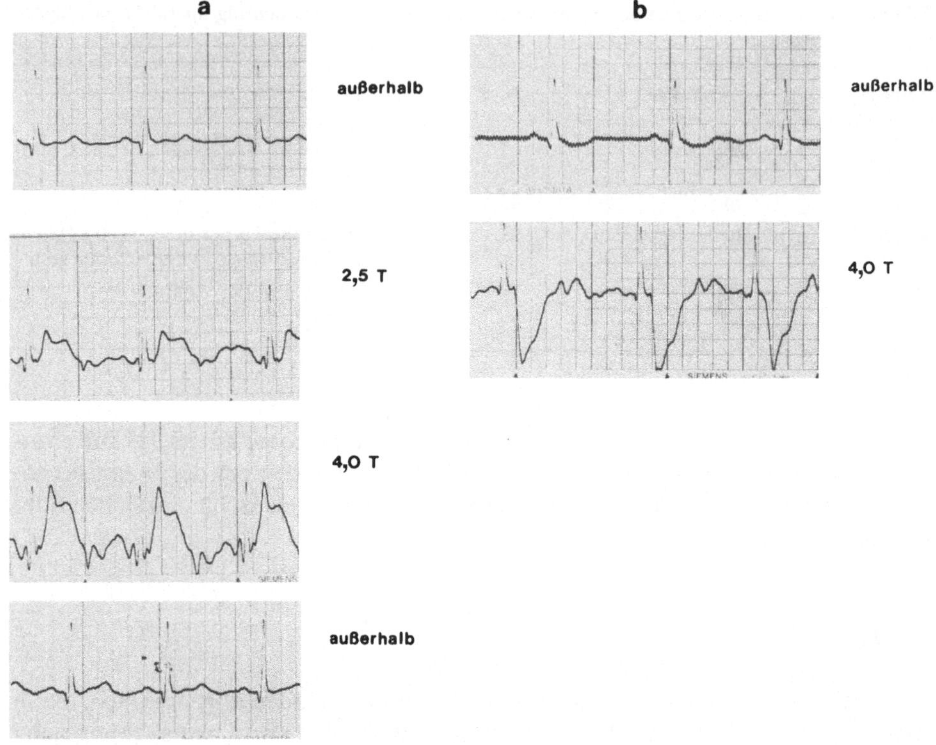

Abb. 5a, b. EKG-Untersuchung bei einem freiwilligen Probanden im 4,0 Tesla-Magneten: Außerhalb des Magnetfeldes erscheint das EKG unauffällig. Im Eingang des Magneten ist eine ST-Anhebung bei Lagerung mit dem Kopf voran zu erkennen, die bei 4,0 Tesla die Höhe der R-Zacke erreicht. Außerhalb des Magneten sind die Veränderungen reversibel **(a)**. Bei Lagerung des Probanden mit den Beinen voran im Magnetfeld entsteht eine Absenkung der ST-Strecke, die der ST-Anhebung bei Lagerung mit dem Kopf voran im Magneten entspricht **(b)**

und negative Ladungsträger. Auch die Bewegungen der Elektrodenkabel im Magnetfeld führen durch Induktion zu Artefakten, die sich dem EKG überlagern.

Die durch den Blutstrom erzeugte Spannung wird durch die Gleichung 1

$$U(t) = |\vec{E}(t)| \cdot d = |\vec{v}| \cdot |\vec{B}| \cdot \sin \theta \cdot d \tag{1}$$

U = Spannung
$\vec{E}$ = Elektrisches Feld
d = Gefäßdurchmesser
$\vec{v}$ = Geschwindigkeit
$\vec{B}$ = magnetische Induktion
θ = Winkel zwischen E und B

beschrieben.

Diese im Magnetfeld auftretende Ladungstrennung im strömenden Blut entspricht dem aus der Festkörperphysik bekannten „Hall-Effekt" [2, 3]. Die Größe der Spannung richtet sich nach den Geschwindigkeits- und Feldkomponenten senkrecht zur Verbindungslinie zwischen den Elektroden [1]. Liegt die Strömung oder das Feld parallel zur Verbindungslinie der Elektroden, resultiert eine kleinere Spannung. Eine Umkehr der Strömungs- oder Feldrichtung kehrt auch die Vorzeichen der Spannung um. Bei Annahme eines zeitkonstanten Magnetfeldes resultiert die Zeitabhängigkeit der Spannung aus der Strömungsgeschwindigkeit oder aus der Bewegung.

Aus der Modelluntersuchung ist ableitbar, daß unter physiologischen Bedingungen, d. h. unter Strömungsgeschwindigkeiten bis 100 cm/s und Feldstärken bis 2,0 Tesla, Spannungen bis 15 mV entstehen, vorausgesetzt die Blutströmung erfolgt genau senkrecht zum Magnetfeld. Entsprechend höher sind die Spannungen, die im 4,0 Tesla-Magneten entstehen können. Diese im Experiment denkbar ungünstigste Bedingung ist in vivo nicht gegeben, so daß die natürlich auftretende Spannung bis 10 mV angenommen werden muß. Bei pathologischen Strömungsgeschwindigkeiten oder bei höheren Magnetfeldern können Spannungen entstehen, die 30 mV übersteigen. Die durch die Blutströmung im Körper induzierte lokale Spannung erreicht an der Körperoberfläche Werte bis 1,5 mV, wobei die elektrische Spannung, die am Herzen wirkt, nicht kalkulierbar ist, so daß bei Verwendung höherer Feldstärken als 2,0 Tesla kontinuierliche EKG-Monitorisierung erforderlich erscheint [1, 3].

Zusätzlich zu den Spannungen, die durch die im Blut bewegten Ladungsträger entstehen, werden auch durch Bewegung elektrischer Leiter im statischen Magnetfeld, d. h. durch Bewegung der Elektroden und der Elektrodenkabel, Spannungen induziert. Sie entstehen nach der aus der allgemeinen Elektrizitätslehre bekannten Formel für die Induktion 2.

$$U_{ind} = 1 \cdot |\vec{v}| \cdot |\vec{B}| \tag{2}$$

U = Spannung
l = Länge des Elektrodenkabels
$\vec{v}$ = = Geschwindigkeit
$\vec{B}$ = magnetische Induktion.

Die elektrischen Potentiale entstehen dabei im Leiter und erreichen retrograd die Oberfläche des Patienten über die Elektroden. Nach mathematischen Schätzungen treten dabei Spannungen in der Größenordnung von 5–6 Volt auf. Sie sind, da sie retrograd auf den Patienten aufgebracht sind, irrelevant, können aber unter Umständen die EKG-Triggerung des Tomographen beeinflussen.

Schlußfolgerung

Die im Rahmen dieser Untersuchung erzielten Ergebnisse erlauben den Schluß, daß die unter Feldeinwirkung an Patienten und Probanden beobachteten Veränderungen des Elektrokardiogrammes reversibel sind. Eine Gefährdung des Probanden erscheint, da Rhythmusstörungen nicht auftraten, nicht wahrscheinlich. Auch kardial Erkrankte können im 4,0 Tesla-Magneten untersucht werden, sofern aus Voruntersuchungen, wie z. B. Langzeit-EKG oder Ergometrie, keine malignen Rhythmusstörungen der Klasse IV oder V nach Lown bekannt sind. Bei

Patienten mit gravierenden Rhythmusstörungen ist eine subtile ärztliche Überwachung notwendig.

Bernhardt u. Kossel [1] empfehlen bei Exposition von statischen Magnetfeldern über 2,0 Tesla eine ärztliche Überwachung der Herzkreislauffunktion.

Literatur

1. Bernhardt JH, Kossel F (1984) Gesundheitliche Risiken bei der Anwendung der NMR-Tomographie und In-vivo Spektroskopie. Fortschr Röntgenstr 141:251–258
2. Budinger ThF (1981) Potential medical effects and hazards of human NMR-studies. In: Kaufman L, Crooks LE, Margulis R (eds) NMR imaging in medicine. Igahn-Shoin, New York, pp 207–231
3. Budinger ThF (1981) In vivo studies: Known tresholds for health effects. J Comput Assist Tomogr 5:800–811
4. Bundesgesundheitsamt (der Bundesrepublik Deutschland) (1984) Empfehlung zur Vermeidung gesundheitlicher Risiken, verursacht durch magnetische und hochfrequente elektromagnetische Felder bei der NMR-Tomographie und in vivo Spektroskopie. Bundesgesundheitsblatt 27:92–96
5. Demmer W (1986) Wirken starke Magnetfelder auf Lebewesen und chemische Reaktionen? Electromedica 54:86–88
6. Diepoldt JR (1978) The influence of electrostatic and magnetic fields on mutation of drosophila melanogaster spermatozoa. Mutation research 57:169–174
7. Saunders RD (1982) Biologic effects of NMR clinical imaging. Applied Radiology 9:44–46
8. Willis RJ, Brooks WM (1984) Potential hazards of NMR-imaging: No evidence of the possible effects of static and changing magnetic fields of cardiac function of the rat and guinea pig. Mag Resonance Imaging 2:89–94

Anästhesiologische Aspekte bei der Kernspintomographie

R. Hipp, H. Nusser und K. Eisler

Die Kernspintomographie, die jüngste der bildgebenen Techniken, bietet völlig neuartige Darstellungsmöglichkeiten von Gewebestrukturen und Stoffwechsel [2, 9, 10, 12, 13, 16, 18, 20]. Wegen des zur Bilderstellung notwendigen Magnetfelds können jedoch einige Personen derzeit nicht untersucht werden. Bei Patienten mit ferromagnetischen Implantaten wie z.B. Herzschrittmachern, Neurostimulatoren, Infusionspumpen oder ferromagnetischen Clips sollte keine Untersuchung durchgeführt werden [3, 5, 17]. Eine weitere Patientengruppe bereitet wegen der langen Meßzeiten, die zur Bilderstellung nötig sind, Probleme.

Untersuchungsserien, bei der bis zu 30 Schichten simultan aufgezeichnet werden, benötigen bis zu 30 min Meßzeit. Im Durchschnitt dauert eine kernspintomographische Untersuchung über 1 h. Während dieser Zeit muß der Patient ruhig liegen. Dies verlangt vom Patienten Einsicht und Kooperation. Die Kernspintomographie konnte deshalb bei Patienten, die verwirrt oder nicht ansprechbar sind, an bestimmten neurologischen oder psychiatrischen Erkrankungen leiden oder bei Schmerzzuständen, die längeres Liegen nicht ermöglichen, sowie bei kleinen Kindern bisher nicht zufriedenstellend durchgeführt werden. Zudem

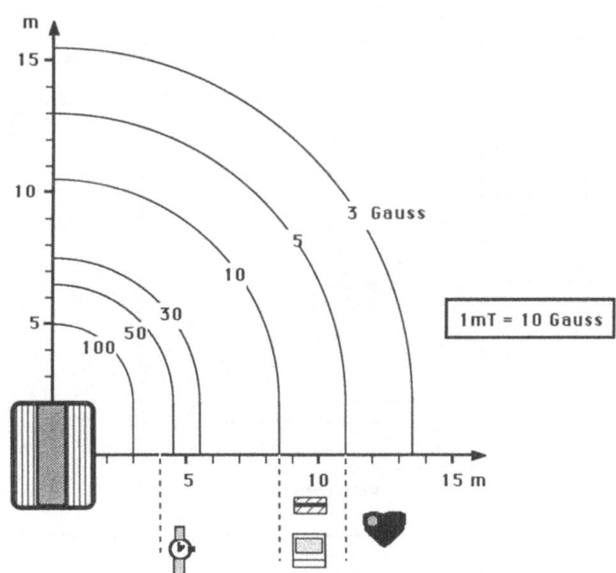

Abb. 1. Magnetfeldstärken bei einem 2 Tesla Magneten

verhindert bei 2–6% der Patienten eine Klaustrophobie die Durchführung der Untersuchung. So stellte sich nach Beginn der klinischen Erprobung der Kernspintomographie die Problematik, ein sicheres anästhesiologisches Management für die Durchführung der Untersuchung zu entwickeln. Für die Narkose bei der Kernspintomographie müssen bestimmte Gegebenheiten des Untersuchungsverfahrens berücksichtigt werden [9, 13–15, 19]. Für die Ausrichtung der magnetischen Drehimpulse wird ein starkes Magnetfeld benötigt. Die derzeit verwendeten Magnetfelder liegen in der Größenordnung von 0,15–4 Tesla. Abbildung 1 zeigt die Feldstärke in Abhängigkeit von der Entfernung. Es muß für sämtliche ferromagnetischen Gegenstände eine bestimmte Entfernung vom Zentrum des Magneten eingehalten werden. Nach den von der FDA aufgestellten Richtlinien dürfen sich innerhalb des 1-m-Teslabezirkes keine beweglichen Eisenteile befinden, die in den Magneten gezogen werden können. Innerhalb des 0,5 m Teslabereichs sollen elektronische Geräte nicht betrieben werden. Das bedeutet, Geräte, wie Narkoseapparat und Monitore, die üblicherweise am Kopf des Patienten positioniert sind, müssen in weiter Entfernung aufgestellt werden. Im Untersuchungsraum darf keinerlei ferromagnetisches Material verwendet werden, wie z. B. Laryngoskop oder andere Instrumente. Dies könnte vom Magneten angezogen werden und würde sowohl für den Patienten als auch für das Personal eine Gefahr darstellen. Statt dessen können nur nicht ferromagnetische Materialien wie z. B. Plastik oder Edelstahl zum Einsatz kommen. Für die Anregung der Kerne im Magnetfeld wird ein starkes Hochfrequenzsignal verwendet, dies muß nach außen abgeschirmt werden. Die Kernspinresonanz andererseits erzeugt nur ein sehr schwaches Hochfrequenzsignal, so daß der Patient sehr sorgfältig gegen Hochfrequenzstörfelder von außen abgeschirmt werden muß. 2 Varianten zur Abschirmung der Hochfrequenzfelder finden derzeit Verwendung (s. auch Abb. 2a, b).

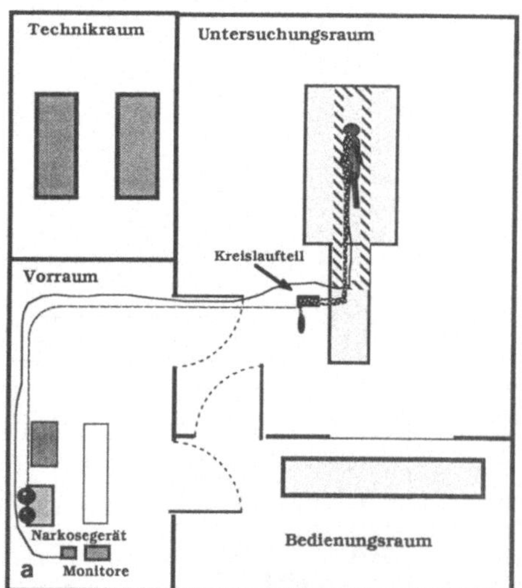

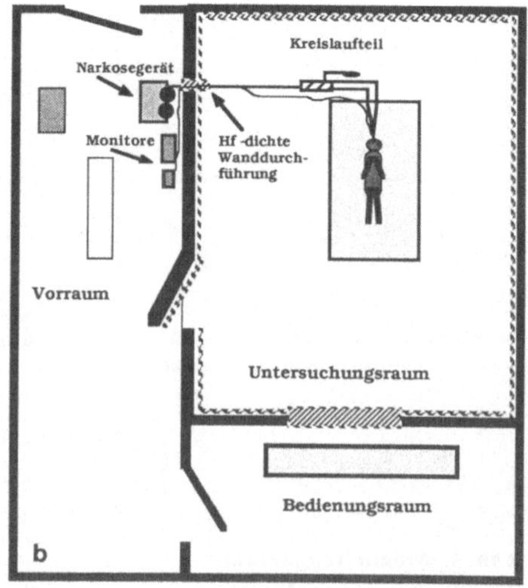

Abb. 2. a Abschirmung geräteintegriert; **b** Abschirmung durch Faraday'schen Käfig

Bei der geräteintegrierten Abschirmung ist der Meßtunnel durch Verlängerung mit einem Schirmgitter gegen Hochfrequenz geschützt. Die andere Möglichkeit besteht darin, den gesamten Meßraum, in dem der Magnet steht, als Faraday'schen Käfig zu bauen. Wände und Decken werden mit Kupferfolie ausgekleidet, Türen und Fenster müssen durch Kontakte bzw. Wabeneinsätze hochfrequenzdicht verschlossen werden. Diese Form der Abschirmung bringt für den Anästhesisten den Nachteil, daß man während der Messung den Raum nicht betreten und verlassen kann. Bei geöffneter Tür würde zum einen die Messung gestört und zum anderen ist der Betrieb des Kernspintomographen mit offener Tür nicht gestattet.

Bei der Ausbildung als Funkschutzkabine muß bei Betreten und Verlassen des Meßraums die Messung abgebrochen werden. Deshalb sind hier zur Durchführung einer Narkose immer 2 Anästhesisten nötig, einer bleibt drinnen beim Patienten, der andere draußen bei den Monitoren und dem Narkosegerät.

Tabelle 1 zeigt eine Aufstellung der momentan am Markt befindlichen Geräte mit den zur Anwendung kommenden Magnet- und Abschirmungssysteme.

Bei Anästhesieverfahren für diagnostische Eingriffe muß suffizientes und kontinuierliches Monitoring gewährleistet sein [1, 8, 21]. Da die Distanz Patient – Überwachungsgerät je nach Feldstärke bis zu 12 m betragen muß, sind die verwendeten Geräte entsprechend zu modifizieren und auf störungsfreie Funktion zu überprüfen.

Die Überwachung des Blutdruckes kann problemlos mittels eines automatischen oszillometrischen Blutdruckmeßgeräts, z. B. des Critikon-Dinamap erfolgen, wenn die Meßleitung entsprechend verlängert wird.

Zur Überwachung des EKG ist für bestimmte Aufnahmetechniken, z. B. herzgetriggerte Aufnahmen, ein EKG-Monitor vorhanden, der mitbenutzt werden kann. Dabei ist besonders zu beachten, daß zur Ableitung des EKG nur die speziell dafür vorgesehenen Verbindungskabel und Elektroden verwendet werden, da diese hochfrequent getrennt sind und bei Verwendung eines normalen Kabels Artefakte auftreten. Bei bestimmten Meßsequenzen ist jedoch die Beurteilung des EKG nur eingeschränkt möglich. Zur kontinuierlichen Überwachung von Puls sowie Sauerstoffsättigung ist die Pulsoximetrie von Vorteil, je nach Gerätetyp und Feldstärke des Kernspintomographen sind dazu jedoch teilweise um-

Tabelle 1. Geräteübersicht

Hersteller	Art	Feldstärke [Tesla]	Abschirmung
Bruker	Eisen/Kryo	0,28/1,5	Integriert/Faraday
CGR Koch & Sterzel	Kryo	0,5	Faraday
Elscint	Kryo	0,5–2	Integriert u. Faraday
General Electric	Kryo	0,5–1,5	Faraday
Phillips	Kryo	0,5–2	Integriert
Picker	Eisen/Kryo	0,28/0,5–2	Integriert
Siemens	Kryo	0,5–2	Faraday
Toshiba	Eisen	0,22	Faraday

fangreiche Modifikationen des Pulsoximeters notwendig. CO_2- und O_2 sowie Anästhetikakonzentrations-Monitoring ist durch ein Kapnometer, z. B. den Datex-Multikap, problemlos möglich, der außerhalb des Meßraums aufgestellt ist. Die Ansaugleitung muß entsprechend verlängert werden. Die Anzeige ist dabei verzögert, bei 12 m Meßleitung ca. 16 s.

Alle bisher beschriebenen Verfahren zur Anästhesie beruhen auf einer intravenösen Analgosedierung und einer mehr oder weniger kontrollierten Beatmung mit Luft-Sauerstoff im halboffenen System [4, 6, 11, 22]. Wir benützen ein serienmäßiges Kreislaufteil Typ „8" der Fa. Dräger, das auf einem eigens gefertigten Edelstahlständer montiert ist und über 3 m lange Silikonfaltenschläuche der Fa. Rüsch mit dem Patienten verbunden ist. Die Kontrolle der Ventilation ist durch das im Kreislaufteil befindliche Volumeter wie in üblicher Weise gewährleistet. Bei der Verwendung eines Beamtungsdruckanzeigers ist sicherzustellen, daß dieser keine ferromagnetischen Teile enthält, die neueren Ausführungen mit Diskonnektionsalarm sind deshalb nicht geeignet. Diese Teile des Kreislaufteilsystems können in direkter Nähe des Magneten aufgestellt werden, sie sind nicht ferromagnetisch. Das Narkosegerät selbst jedoch enthält sehr viel Eisen und muß daher außerhalb des Untersuchungsraums aufgestellt werden. Die Mischgaszufuhr zum Kreislaufteil erfolgt über einen langen Schlauch, der durch eine spezielle, beim Faraday'schen Käfig hochfrequenzdichte, Öffnung in der Wand in den Untersuchungsraum führt. Über die gleiche Öffnung werden die überschüssigen Narkosegase abgesaugt sowie die Schlauchverbindungen für Kapnometrie, Blutdruckmonitoring und Pulsoxymetrie durchgeführt. Für Kinder verwenden wir zur Vermeidung zu hoher Totraumvolumina Silikonfaltenschläuche mit kleinerem Lumen. Für Säuglinge haben wir ein Kuhnsystem leicht modifiziert, so daß Kapnometrie möglich ist. Auch hier erfolgt die Mischgaszufuhr durch einen langen Schlauch von außen. Die Narkoseeinleitung erfolgt außerhalb des Untersuchungsraums auf einer Aluminiumtrage. Zur leichteren Umlagerung liegt der Patient auf einem Bergetuch. Wir legen einen intravenösen Zugang, präcurarisieren mit Alcuronium, leiten die Narkose mit Thiopental ein, relaxieren mit Succinyl, intubieren orotracheal mit einem Einmaltubus nach Rae und beatmen mit einem Lachgas-Sauerstoffgemisch unter Zusatz von Isofluran. Gegebenenfalls relaxieren wir den Patienten mit Alcuronium. Der Patient wird nun von einem Anästhesisten unter Beatmung mit einem Atembeutel in den Untersuchungsraum gebracht, im Kernspintomographen gelagert und an das dort befindliche Kreislaufteil angeschlossen. Der andere Anästhesist bleibt außerhalb des Untersuchungsraums, bedient und überwacht die Geräte und gibt die Daten nach innen weiter. Zwischen den beiden ist jederzeit über installierte Gegensprechanlagen Kontakt möglich. Die Untersuchung kann bei Auftreten von Problemen jederzeit abgebrochen werden. Bei Kernspintomographen, die keinen RF-geschützten Untersuchungsraum benötigen, ist ein direkter Kontakt zwischen beiden immer gegeben. Auf dieselbe Weise narkotisieren wir Kleinkinder, wir leiten hier die Narkose, sofern es das Alter zuläßt, per Inhalationen ein. Intubation, Aufrechterhaltung sowie Überwachung und Ausleitung erfolgt analog dem oben Beschriebenen.

Das Verfahren eignet sich für ambulante Patienten, jedoch verbleiben die meisten Patienten bei uns am Untersuchungstag stationär. Mit dem von uns verwendeten Regime ist es möglich, Patienten zur kernspintomographischen Untersuchung mit einfachen, im Routinebetrieb meist vorhandenen Mitteln ohne erhöhtes Risiko zu narkotisieren. Die Kernspintomographie kann damit auch in der Akutdiagnostik und bei Intensivpatienten eingesetzt werden. Das Problem für die Anästhesie besteht darin, sicherzustellen, daß keinerlei ferromagnetisches Material im Untersuchungsraum verwendet wird. Alle Teile müssen diesbezüglich vorher einzeln überprüft werden. Die unterschiedlichen örtlichen Besonderheiten sowie technische Gegebenheiten der verschiedenen Kernspintomographen erfordern zum Teil maßgeschneiderte Problemlösungen. Eine enge Zusammenarbeit mit den für das Gerät zuständigen Technikern ist zu empfehlen.

Unser Management gewährleistet eine für den Patienten sichere Narkose, die den Einsatz bei einem diagnostischen Verfahren rechtfertigt.

Literatur

1. Abel M, Freidburg H (1987) Medikation und Überwachung junger pädiatrischer Patienten bei NMR-Untersuchungen. Anaesthesist 36:137–139
2. Anacker H, Allgayer B, Einsiedel H von, Reiser M, Rupp N, Halbsguth A, Lochner V, Graul H (1985) NMR-Tomographie. Deutsches Ärzteblatt 82:2963
3. Bernhardt HJ, Kossel F (1984) Gesundheitliche Risiken bei der Anwendung der NMR-Tomographie und In-vivo-NMR-Spektroskopie. Fortschr Röntgenstr 141:251
4. Boutros A, Pavlicek W (1987) Anaesthesia for magnetic resonance imaging. Anesth Analg 66:367
5. Budinger TF (1981) Nuclear magnetic resonance (NMR in vivo studies: Known thresholds for health effects. Journal of Computer Assisted Tomography 5:800
6. Geiger RS, Cascorbi HF (1984) Anaesthesia in an NMR scanner. Anesth Analg 63:622–623
7. Gelb AW, Fuller J, Karlik S (1986) Anaesthetics and sedatives alter proton NMR relaxation properties. Anesth Analg 65:56
8. Hipp R, Nusser H, Eisler K, Tempel G, Kolf E (1986) Anaesthesie bei der Kernspintomographie. Anaesthesist 35:19–22
9. Knüttel B, Müller W (1985) Magnetsysteme für die NMR-Tomographie- Technische Eigenschaften und Betriebskosten. Deutsches Ärzteblatt 82:1002
10. Lauterbur P (1981) NMR-zeugmatographic imaging. Journal of Computer Assisted Tomography 5:285
11. Liao JC, Belani KG, Mikhail S, Rinker RM, Larsen RH, Lund GP, Buckley JJ (1986) Use of new anesthesia circuit for remote ventilation during magnetic resonance imaging. Anesth Analg 65:88
12. Löffler W, Oppelt A (1981) Physical principles of NMR tomography. Europ J Radiol 1:338
13. Luiten A (1981) Nuklearmagnetische Resonanz: Eine Einführung. Röntgenstrahlen 46:36
14. Nixon C, Hirsch NP, Omerod IEC, Johnson G (1986) Nuclear magnetic resonance – Its implications for the anaesthesist. Anaesthesia 41:131–137
15. Nixon C (1986) Magnetic resonance imaging. Can Anaesth Soc J 33:420
16. Partain L, James E, Watson T, Price R, Coulam C, Rollo D (1980) Nuclear magnetic resonance and computered tomography. Radiology 136:767
17. Pavlicek W, Geisinger M, Castle L, Borkowski G, Meaney T, Bream B, Gallagher J (1983) The effects of nuclear magnetic resonance on patients with cardiac pacemakers. Radiology 147:149
18. Pfannenstiel P, Meves M (1985) Die NMR-Tomographie: Klinischer Einsatz und Wirtschaftlichkeit. Thieme, Stuttgart New York

520   R. Hipp et al.

19. Rinck P, Petersen S, Muller R (1983) NMR-Ganzkörpertomographie – Anforderungen an
    Geräte und Räumlichkeiten. Radiologe 23:347
20. Rinck P, Petersen S, Muller R (1983) NMR-Ganzkörpertomographie – Eine neue bildge-
    bende Methode. Radiologe 23:341
21. Roth JL, Nugent M, Gray JE, Julsrud PR, Berquist TH, Sill JC, Kispert DB (1985) Patient
    monitoring during magnetic resonance imaging. Anesthesiology 62:80–83
22. Smith DS, Askey P, Young ML, Kressel HY (1986) Anaesthetic management of acutely ill
    patients during magnetic resonance imaging. Anesthesiology 65:710–711

Intravenöse Narkose zur Kernspintomographie (KST)

J. N. Meierhofer und L. Herb

Einführung in die Problematik

Die Kernspintomographie (KST) oder Magnetic Resonance Imaging (MRI), wie sie neuerdings im anglo-amerikanischen Sprachraum auch genannt wird, ist aus der Reihe der modernen bildgebenden Verfahren der radiologischen Diagnostik nicht mehr wegzudenken.

Zur Verdeutlichung einige Zahlen: Es gibt derzeit weltweit 950 Kernspintomographieanlagen, 54 davon stehen in Deutschland. Sie verteilen sich wie folgt: 17 stehen an Universitätskliniken oder Forschungsinstituten, 14 an großen Krankenhäusern und 23 werden in privaten Radiologiepraxen betrieben.

Unsere Untersuchungen fanden an einem Picker Vista MR mit 0,15 Tesla Feldstärke und einem Siemens Magnetom mit 0,5 Tesla Feldstärke statt.

Der außergewöhnliche Aufschwung, den dieses Verfahren in den letzten Jahren erlebt hat, liegt in seinen Vorteilen begründet; beispielsweise in der hohen Bildauflösung, die v. a. bei Prozessen in ZNS zum Tragen kommt.

Jakobi et al. [14] haben daher bereits Anfang diesen Jahres in einem Artikel im Deutschen Ärzteblatt für bestimmte Krankheitsbilder eine primäre Kernspintomographie in der Diagnostik empfohlen.

Abbildung 1 zeigt einen paramedianen Sagittalschnitt durch das Gehirn eines 14 Monate alten Mädchens mit einem malignen Gehirntumor, der zu einem Verschlußhydrozephalus geführt hat. Die helle sichelartige Struktur entspricht einem paraventrikulären Hirnödem.

Ein weiterer gravierender Vorteil ist die Möglichkeit der Funktionsdarstellung am Herzen, den großen Gefäßen oder den Lungen durch EKG- oder atemgetriggerte Aufnahmetechniken.

Das Verfahren ist nicht invasiv, so daß es eigentlich beliebig oft wiederholt werden kann, und es ist mit keiner ionisierenden Strahlenbelastung verbunden. Soweit dies bis heute bekannt ist, sind von der Kernspintomographie durch die statischen Magnetfelder bis zu 1,5 Tesla Stärke und die verwendeten Hochfrequenzimpulse keine gesundheitlichen Schäden zu erwarten. Hiervon ausgenommen sind nur Patienten mit metallischen Implantaten, z. B. Clips, die dislokationsgefährdet sind, oder Herzschrittmacherträger und Patienten mit metallischen Gelenkimplantaten, die sich erwärmen können.

Die Kernspintomographie hat aber auch gewisse Nachteile. Hier sind von seiten der Geräte v. a. die hohen Investitions- und Betriebskosten zu nennen. Nachteilig für den Patienten sind die immer noch langen Untersuchungszeiten von bis

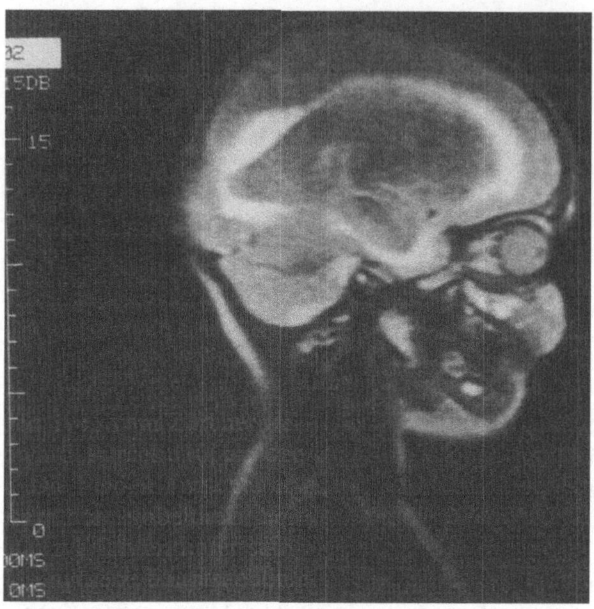

Abb. 1. Sagittales MR-Schnittbild durch den Kopf eines gut 1jährigen Mädchens mit Verschlußhydrozephalus (weitere Erklärung im Text)

zu 30 min pro Aufnahmesequenz, die aber durch die Verwendung stärkerer Magneten in letzter Zeit deutlich reduziert werden konnten.

Störend für den Patienten ist die Plazierung in einer engen tunnelartigen Röhre, die Irritation durch Kälte und Geräusche sowie die Notwendigkeit des absolut ruhigen Liegens für die Dauer der Untersuchung, um Bewegungsartefakte so gering wie möglich zu halten.

Diese Probleme schlossen bis vor kurzem unkooperative Kranke, Kleinkinder, Säuglinge oder neurologisch Erkrankte und beatmete Intensivpatienten von dieser Untersuchung weitgehend aus.

Als Hilfsmittel ist die tiefe Sedierung wegen der noch sehr langen Untersuchungszeiten sowie der schlechten Zugänglichkeit des Patienten und der damit erheblich eingeschränkten Überwachungsmöglichkeit nur schwer praktikabel.

Der Durchführung einer üblichen Allgemeinnarkose zur Lösung des Problems steht jedoch entgegen, daß die dazu gebräuchlichen Gerätschaften aufgrund ihres Gehalts an ferromagnetischem Metall in der näheren Umgebung eines Kernspintomographen nicht verwendet werden können, da sie einerseits durch die dort herrschenden starken Magnetfelder in ihrer Funktion erheblich beeinträchtigt werden oder überhaupt nicht funktionieren, und andererseits ihre bloße Präsenz den Bildaufbau stören kann. Dies gilt für Kernspintomographieanlagen mit einer äußeren Funkabschirmung ebenso wie für Typen, die ohne eine solche arbeiten.

Patienten und Methodik

Wir haben uns mit diesem Problem beschäftigt und bisher eine ganze Reihe von Patienten in einer intravenösen Vollnarkose kernspintomographiert. Diese Untersuchungen fanden in 2 Münchener Radiologie-Praxen statt, in den verständlicherweise keine ausgerüsteten Narkoseplätze zur Verfügung standen. Die Narkosen wurden deshalb als intravenöse Vollnarkosen durchgeführt und dabei die Patienten über ein spezielles Schlauchsystem beatmet.

Untersucht wurden 43 Patienten, 20 männlichen und 23 weiblichen Geschlechts, im Alter zwischen 4 Wochen und 70 Jahren. Um gut verwertbare Bilder zu erhalten, waren für die Untersuchungen Narkosen zwischen 1,5 und 7 h Dauer nötig (Tabelle 1).

Die Patienten wurden in der Regel prämediziert und in einem geeigneten Vorraum bzw. im Untersuchungsraum eingeleitet. Als Narkotika verwendeten wir Fentanyl und Diazepam. Der durchschnittliche Verbrauch lag bei 0,005 mg/kg KG und Stunde für Fentanyl und bei 0,3 mg/kg KG und Stunde Diazepam. Diese Mengen liegen deutlich unter den für eine modifizierte Neuroleptanästhesie normalerweise verwendeten Mengen. Dies ist dadurch zu erklären, daß die Untersuchung mit keinerlei Schmerzen verbunden ist. Die Patienten wurden nach Einleitung zur Intubation und vollkommenen Ruhigstellung mit Vecuronium relaxiert. Der Relaxanzienverbrauch lag bei 0,1 mg/kg KG und Stunde.

Nach Umlagerung auf den Untersuchungstisch und exakter Fixation der Zuleitungen wurden die Patienten über ein langes Schlauchsystem, das mit einem Ambu-Nichtrückatem-Ventil an den Tubus angeschlossen wurde, durch einen Oxylog der Firma Dräger mit einem Luft-Sauerstoffgemisch kontrolliert beatmet (Abb. 2). Lediglich Patienten mit einem Körpergewicht unter 7 kg wurden mit einem Kinder-Ambubeutel und einer Schlauchverlängerung von Hand beatmet.

Als EKG-Monitore kamen bei der Pickeranlage die Monitortriggerunit 2000 von Schwarzer, bei der Siemensanlage ein Sirecust 404 zur Anwendung.

Der Blutdruck wurde durch die oszillometrisch arbeitenden Geräte Dinamap bzw. Sentron gemessen. Ferner wurde die Körpertemperatur intermittierend registriert sowie prä-, intra und postnarkotisch Laborkontrollen einschließlich des freien Eisens durchgeführt (Tabelle 2).

Tabelle 1. Durchführung von MR-Untersuchungen in i. v.-Narkose

Anzahl:	43 (δ = 20, $\circ$ = 23)
Alter:	4 Wochen bis 70 Jahre (32 Kinder unter 5 Jahren)
Anästhesiedauer:	1,5–7 h (2,5 h)
Prämedikation:	ggf. Atropin, Promethazin und Pethidin
Anästhesie:	Fentanyl ~0,005 mg/kg KG/h Diazepam ~0,3 mg/kg KG/h
Relaxierung:	Vecuronium ~0,1 mg/kg KG/h
Beatmung:	Sauerstoff/Preßluftgemisch 50:50 oder reiner Sauerstoff

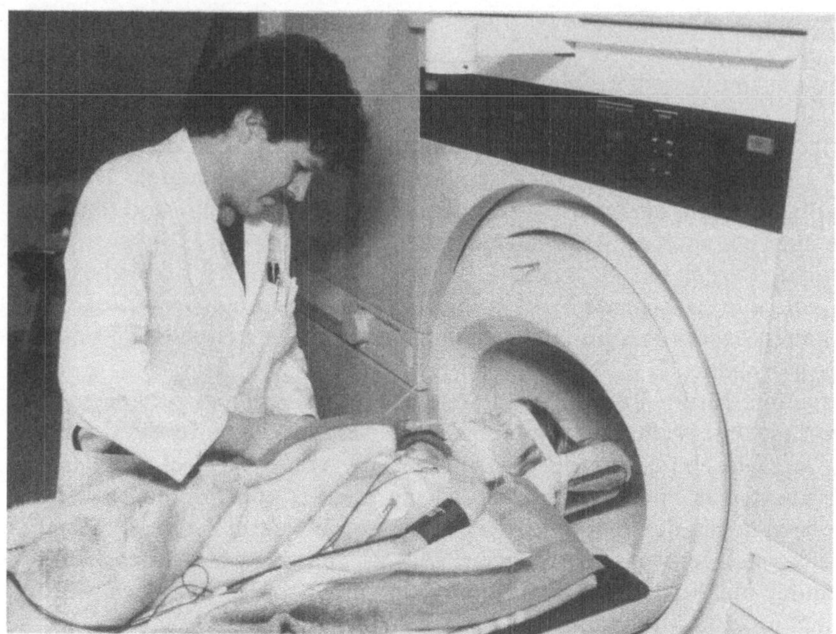

Abb. 2. Narkotisierter 4jähriger Junge auf dem Untersuchungstisch des Picker Vista MR vor dem Einbringen in die Untersuchungsröhre des Magneten

Tabelle 2. Geräte zur MR-Untersuchung in i.v.-Narkose

Beatmungsgerät:	Oxylog (Fa. Dräger) Typ 8404440 langes Schlauchsystem (7,5 m) AMBU-PAEDI-Ventil
EKG:	Schwarzer (Fa. Picker) Monitortriggerunit Typ 2000 Sirecust (Fa. Siemens) Typ 404
Blutdruckmonitor:	DINAMAP (Fa. Critikon) Vital Datenmonitor Typ 1846 SENTRON (Fa. Bard Biomedical) Typ 17-1206

Die Narkosen wurden nach Beendigung der Untersuchungen ausgeleitet, die Patienten in aller Regel, wenn sie nicht schon vor der Untersuchung krankheitsbedingt intubiert waren, extubiert und in den meisten Fällen auf die Intensivüberwachungseinheit einer Münchener Kinderklinik verlegt.

Ergebnisse und Diskussion

Alle Narkosen verliefen unproblematisch, die Bildergebnisse waren durch die absolute Ruhigstellung hervorragend. Hinsichtlich der während der Untersuchung überwachten Parameter Herzfrequenz, Blutdruck und Temperatur sowie der kontrollierten Laborparameter ergaben sich keine pathologischen Abweichungen, so daß man davon ausgehen kann, daß es durch die Kernspintomographie in Allgemeinnarkose zu keiner KST-spezifischen Beeinflussung der Vitalfunktionen und des Stoffwechsels kommt.

Bei den 43 Untersuchungen standen 29mal pathologische Prozesse des Gehirns, 11mal des Gehirns und Spinalkanals und 3mal des Abdomens im Vordergrund (Tabelle 3).

Bei 17 Patienten ergab der Befund eine Raumforderung im Sinne eines Tumors oder einer Mißbildung. Abbildung 3 zeigt im Sagittalschnitt ein tumorinfiltriertes Myelon in seinem thorakalen Abschnitt bei einem 4jährigen Jungen.

Tabelle 3. Ergebnisse der MR-Untersuchungen in i.v.-Narkose

Anzahl der Untersuchungen:	43
Untersuchte Region:	29 × Kopf
	11 × Spinalkanal + Kopf
	3 × Abdomen
Befunde:	17 × Tumor/Mißbildung
	7 × Blutung/Infarkt
	5 × Entzündung
	4 × andere
	10 × kein pathologischer Befund

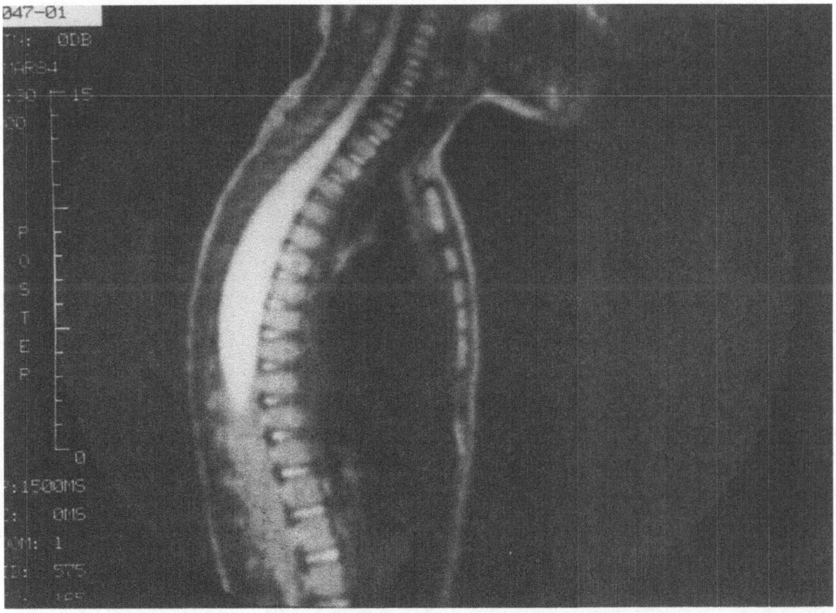

Abb. 3. Sagittales MR-Schnittbild des thorakalen Myelons eines 4jährigen Jungen mit Rückenmarkstumor (weitere Erklärung im Text)

Bei 7 Patienten fanden sich Blutungen oder Infarkte. Abbildung 4 zeigt das Bild eines 65jährigen Patienten, der auf dem Boden einer Basilaristhrombose einen Stammhirninfarkt entwickelte. Die helleren Gewebeabschnitte im oberen Ponsbereich und im Kleinhirn sind deutlich zu erkennen.

5mal wurden Befunde im Sinne einer entzündlichen Veränderung erhoben. Abbildung 5 zeigt das Bild eines infizierten Hämatoms im Spinalkanal des Halses einer 70jährigen Patientin.

Bei 4 Patienten wurden andere Befunde erhoben. Abbildung 6 zeigt die Sagittalaufnahme des kraniozervikalen Übergangs eines gut 3 Jahre alten Kindes mit einer angeborenen Mukopolisacharidose. Die bei dieser Krankheit gehäuft auftretende Instabilität von Gelenken führte bei starker Anteflexion des Kopfes zu einer Kompression des Halsmarks und löste so rezidivierend Atemstillstände aus.

Lediglich bei 10 Patienten konnten keine pathologischen Befunde erhoben werden.

Zusammenfassend kann also festgestellt werden, daß es mit dem vorgestellten Procedere möglich ist, Patienten, die bisher der nuklearmagnetischen Resonanzdiagnostik nicht unterzogen werden konnten, dieser Untersuchung zuzuführen. Aufwand und mögliches Risiko erscheinen dabei durch die erreichten Ergebnisse und die häufig daraus folgenden therapeutischen Konsequenzen als gerechtfertigt.

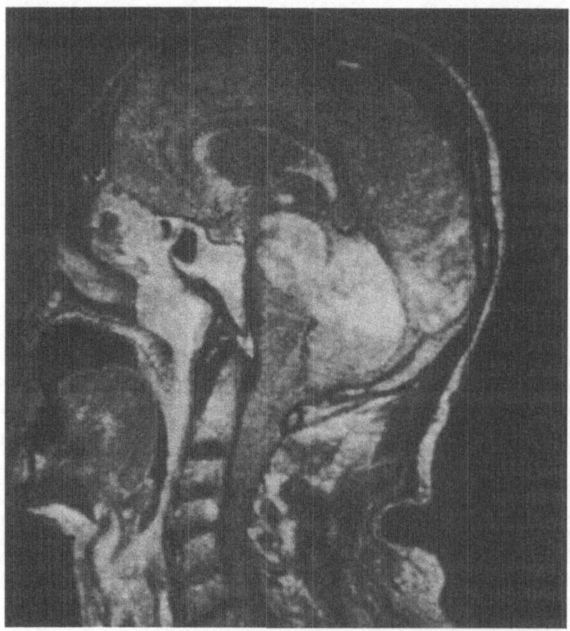

Abb. 4. Sagittales MR-Schnittbild durch das Gehirn eines 65jährigen Patienten mit Basilaristhrombose (weitere Erklärung im Text)

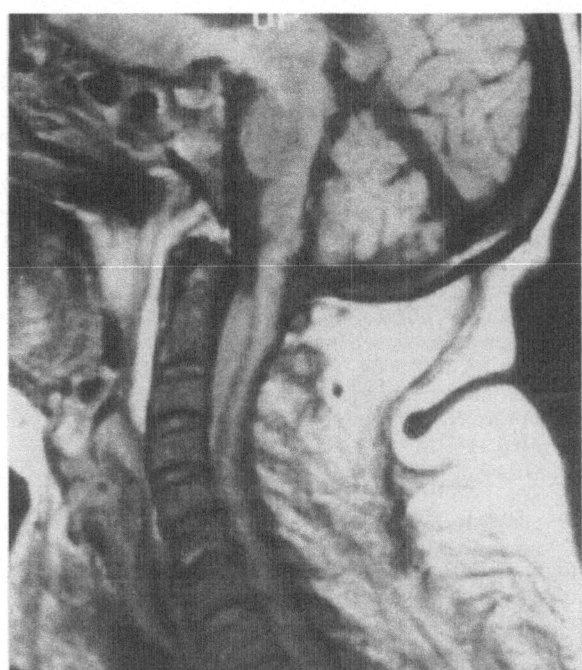

Abb. 5. Sagittales MR-Schnittbild des Halsmarks einer 70jährigen Patientin mit intraspinaler Raumforderung (weitere Erklärung im Text)

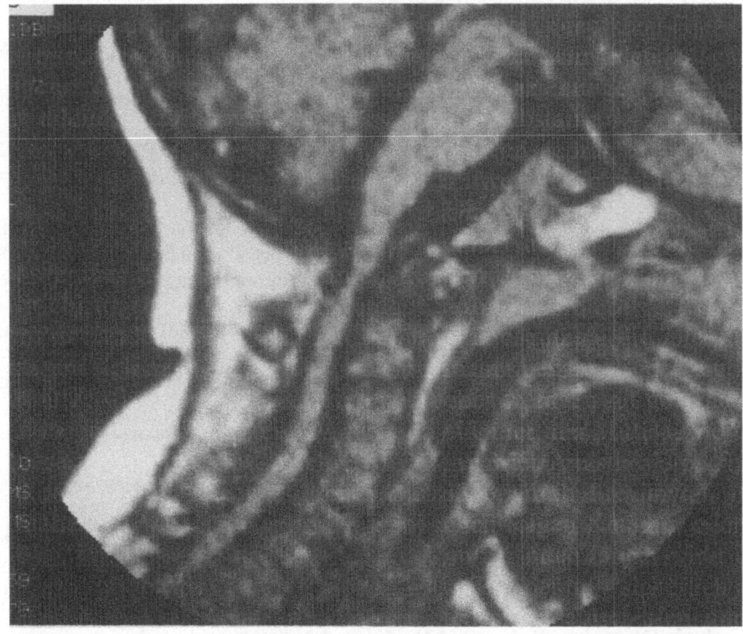

Abb. 6. Sagittales MR-Schnittbild des kraniozervikalen Übergangs in starker Anteflexion des Kopfes bei einem 3jährigen Jungen mit angeborener Mukopolysacharidose Typ IV (Morbus Morquio); (weitere Erklärung im Text)

Literatur

1. Abel M, Friedburg H (1987) Medikation und Überwachung junger pädiatrischer Patienten bei NMR (nuclear magnetic resonance)-Untersuchungen. Anaesthesist 36:137-139
2. Anacker H, Allgayer B, Einsiedel H von, Reiser M, Rupp N, Halbsgut A, Lochner B, Graul EH (1985) NMR-Tomographie. Dt Ärzteblatt 82:2963-2970
3. Budinger TF (1981) Nuclear magnetic resonance (NMR) in vivo studies; known thresholds for health effects. Journal of Computer Assisted Tomography 5:800-811
4. Davis PL, Crooks L, Arakawa M, McRee R, Kaufmann L, Margulis MR (1981) Potential hazards in NMR imaging: heating effects of changing magnetic fields and RF fields on small metallic implants. AJR 137:857-860
5. Dunn V, Coffman CE, McGowan JE, Ehrhardt JC (1985) Mechanical ventilation during magnetic resonance imaging. Magnetic resonance imaging 3:169-172
6. Ellis JH, Dallas CS, Russell RJ (1983) Communication device for patients undergoing nuclear magnetic resonance imaging. Radiology 149:855
7. Fowler JR, terPenning B, Syverud SA, Levy RC (1986) Magnetic field hazard. N Engl J Med 314:1517
8. Geiger RS, Cascorbi HF (1984) Anaesthesia in an NMR scanner. Anesth Analg 63:623-624
9. Glaser R, Fisher DM (1985) Respiratory monitoring for children undergoing radiation therapy. Anesthesiology 63:123-124
10. Gremmel H, Wendhausen H, Wunsch F (1986) Gesundheitliche Risiken bei der NMR-Tomographie? Dt Ärzteblatt C 83:789-791
11. Gutenberg KH (1984) Kernspintomographie (KST) in der Pädiatrie. Pädiatr u Pädol 19:1-13
12. Han JS, Benson JE, Kaufmann B, Rekate HL, Alfidi PJ, Huss RG, Sacco D, Vonand YS, Morrison SC (1985) MR imaging of pediatric cerebral abnormalities. Journal of Computer Assisted Tomography 9:103-114
13. Hipp R, Nußer H, Eisler K, Tempel G, Kolb E (1987) Anaesthesie bei der Kernspintomographie (KST). Anaesthesist 36:19-22
14. Jacobi C, Stichnoth F-A, Knaak G, Leitzel L, Felgenhauer K (1987) Kernspintomographie: Indikationen bei ZNS-Erkrankungen. Dt Ärztebl 84, 3, B 65-68
15. Johnson MA, Bydder GM (1984) NMR imaging of the brain in children. Br Med Bull 40:175-178
16. Meaney TF (1983) Magnetic resonance without nuclear. Radiology 150:277
17. Meierhofer JN, Landauer B (1986) Narkose zur Kernspintomographie. Anaesthesist 35:140
18. New PFJ, Rosen BR, Brady TJ, Buonanno BS, Kistler JP, Butt CT, Hinshaw WS, Newhouse JH, Pohost GM, Taveras JM (1983) Potential hazards and artefacts of ferromagnetic and nonferromagnetic surgical and dental materials and devices in nuclear magnetic resonance imaging. Radiology 147:139-148
19. Nixon C, Hirsch NP, Ormerod IEC, Johnson G (1986) Nuclear magnetic resonance: Its implications for the anaesthetist. Anaesthesia 41:131-137
20. Pavlicek W (1985) Safeguards help minimize potential MRI hazards. Diagn Imaging 7:166-169, 250
21. Purcell EM, Torrey HC, Pound RV (1946) Resonance absorption by nuclear magnetic moments in a solid. Physical Review 69:37-38
22. Reid A, Smith FW, Hutchison JMS (1982) Nuclear magnetic resonance imaging and its safety implication: follow-up of 181 patients. Br J Radiol 55:784-786
23. Roth JL, Nugent M, Gray JE, Julsrud PhDPR, Berquist TH, Sill JC, Kispert DB (1985) Patient Monitoring during Magnetic Resonance Imaging. Anesthesiology 62:80-83
24. Saunders RD, Smith H (1984) Safety aspects of NMR clinical imaging. Br Med Bull 40:148-154
25. Smit DS, Askey P, Young ML, Kressel HY (1986) Anesthetic management of acutely ill patients during magnetic resonance imaging. Anesthesiology 65:710-711

26. Smith F, Cherryman GR, Redpath TW, Crosher GA, Lloys DL (1985) Magnetic resonance tomography (MRT) at 3,4 MHZ for the diagnosis or intracranial disease in children. Magnetic Resonance Imaging 3:173
27. Steiner RE (1987) Nuclear magnetic resonance imaging. Br Med J 5:282-284
28. Tenfordf TS, Gaffey CT, Bayer BR, Budinger TF (1983) Cardiovascular alterations in Macaca monkeys exposed to stationary magnetic fields; experimental observations and theoretical analysis. Bioelectromagnetics 4:1-9
29. Weber F, Scheid KF, Wallnöfer K (1985) Erweiterung bildgebender Diagnostik durch die Kernspintomographie. Radiologische Praxis 10:12-25
30. Weinreb JC, Maravilla K, Peshock R, Payne J (1984) Magnetic resonance imaging: Improving patient tolerance and safety. AJR 143:1285-1287

Der ambulante Patient

Besonderheiten der ambulanten Anästhesie

F. Frei

Historische Gegebenheiten

Die ersten ambulant durchgeführten Anästhesien führen zurück ins letzte Jahrhundert, als Dr. Morton 1846 in seiner Praxis Zahnextraktionen unter Ätheranästhesie ausführte.

Die erste große Publikation, die sich mit ambulanter Chirurgie und Anästhesie befaßt, wurde 1909 im British Medical Journal veröffentlicht [4]. Der Chirurge James H. Nicoll berichtet darin über seine Erfahrungen mit ambulant operierten Kindern, die er zwischen 1899 und 1909 machte. Diese Publikation ist insofern erstaunlich, als Dr. Nicoll in dieser Zeit fast 9000 Operationen ambulant ausführte und daß fast die Hälfte der Kinder weniger als 3 Jahre alt waren. Wahrscheinlich handelte es sich dabei vorwiegend um Chloroformanästhesien. Leider werden in dieser Publikation weder Angaben über Chloroformtoxizität noch über die Morbidität oder Mortalität dieser Eingriffe gemacht.

Die erste „Anästhesiepraxis" wurde 1919 von Ralph M. Waters beschrieben [9]. In seiner „Down Town Anesthesia Clinic", wie er sie nannte, konnten Zahnärzte und Chirurgen ihre Patienten behandeln, die anschließend nach Hause entlassen wurden. Interessanterweise wurde diese Form der ambulanten Chirurgie und Anästhesie in den folgenden Jahren nicht weiter ausgebaut, obwohl sie sicherlich beträchtliche organisatorische Vorteile bietet. In Zentraleuropa existiert im Moment zumindest eine Klinik, die dieselbe Organisationsstruktur aufweist. Dr. Povysil berichtete am Zentraleuropäischen Anästhesiekongreß in München 1987 über seine diesbezüglichen Erfahrungen [6].

Nach den Berichten von Waters 1919 dauerte es mehr als 40 Jahre, bis die Idee wieder zunehmend aktuell wurde. Vor allem Bettenmangel bewog die beiden Kanadier Webb und Graves 1959, die ambulante Chirurgie und Anästhesie wieder zu fördern und ihre Erfahrungen mitzuteilen.

Aktuelle Gegebenheiten

Seit den Berichten von Webb und Graves erleben wir eine explosionsartige Zunahme der ambulant durchgeführten chirurgischen Eingriffe [10]. Es gibt verschiedene Lehrbücher [11, 12] zu diesem Thema und im Moment sind unsere amerikanischen Kollegen daran, eine Zeitschrift über ambulante Anästhesie zu veröffentlichen. In den Vereinigten Staaten wird „ambulante Anästhesie" als diejenige Subspezialität angesehen, die sich am schnellsten ausbreitet, und es existiert bereits eine „Society for ambulatory anesthesia". Es wird geschätzt, daß in den USA 1987 ca. 40–50% aller Operationen ambulant durchgeführt werden, währenddem es 1977 noch etwa 5% waren. Die Verhältnisse bei uns in Zentraleuropa sind unterschiedlich. Es wird geschätzt, daß im Moment ungefähr 5–10% aller Eingriffe ambulant durchgeführt werden.

Zukunft

Es darf angenommen werden, daß auch bei uns mit einer starken Zunahme der ambulanten Anästhesie und Chirurgie zu rechnen ist. Aus verschiedenen Gründen ist jedoch eine vergleichbare Entwicklung, wie sie in den USA im Moment stattfindet, wohl nicht anzunehmen. Grundsätzlich wird das Ausmaß der Zunahme abhängig sein von den Interessen der einzelnen betroffenen Personengruppen. Bei der folgenden Diskussion dieser Interessen muß von einer Tatsache ausgegangen werden, die grundlegend und allgemein akzeptiert ist: Ambulante Chirurgie und Anästhesie sind, volkswirtschaftlich gesehen, billiger als die stationäre Betreuung und wirken deshalb kostendämpfend.

Sicht des Versicherers

Aus der obengenannten Feststellung wird auch die Forderung der Versicherer verständlich: „So viel ambulant wie möglich, so wenig stationär wie nötig" [7]. In Zukunft werden also die chirurgisch und anästhesiologisch tätigen Ärzte von dieser Seite ohne Zweifel vermehrt Anreize erhalten bzw. unter Druck gesetzt werden, die Patienten vermehrt ambulant zu betreuen.

Sicht des Patienten

Die Tatsache, daß ein Patient weniger in seinem gewohnten Lebensrhythmus gestört wird, wenn ein kleiner chirurgischer Eingriff ambulant durchgeführt wird, ist wohl unbestreitbar. Auf der anderen Seite ist auch Verständnis für den Wunsch des Patienten aufzubringen, sich nach einer erfolgten Operation im Spital pflegen zu lassen und nicht im Zustand der verminderten körperlichen Integrität für sich selber sorgen zu müssen. Viele Patienten können sich nicht mit der Tatsache anfreunden, nach einer Operation zuhause selber für sich sorgen zu müssen, nachdem sie während Jahren oder sogar während Jahrzehnten hohe Versicherungsprämien bezahlt haben.

Sicht des Chirurgen

Für den Chirurgen, der vorwiegend auf kleine, periphere und ambulant durchführbare Eingriffe spezialisiert ist, besteht natürlich ein Interesse an einem Ambulatorium. Er muß sich dabei nicht um die ganze komplexe Infrastruktur der stationären Chirurgie kümmern und ist demzufolge unabhängig von Spitalbetten. Dies ermöglicht einen rationelleren Ablauf seiner Tätigkeit. Zudem ist die Infektionsrate bei ambulant operierten Patienten niedriger, als wenn sie im Spital bleiben. Allerdings ist die unmittelbare Nachkontrolle des ambulant operierten Patienten erschwert. Zudem muß sich ein ambulant operierender Chirurge dem wirtschaftlichen und politischen Umfeld des betreffenden Landes bzw. Region anpassen [8].

Sicht des Anästhesisten

Wie soll sich nun der Anästhesist in diesem von verschiedenen Interessen gekennzeichneten Problem verhalten? Es ist klar, daß für uns die Sicherheit und das Wohlergehen des Patienten während und nach der Operation im Vordergrund stehen. Ambulante Anästhesie kann dieser Forderung unter bestimmten Bedingungen Folge leisten. Diese Bedingungen sind zum Teil klar und sollen den Chirurgen, Patienten, Spitaladministratoren und Versicherungsträgern bekanntgemacht werden. Leider gibt es aber verschiedene Punkte, die nicht klar sind und zu Diskussionen Anlaß geben. Aus den folgenden Beiträgen dieses Symposiums geht hervor, welche Bedingungen erfüllt sein müssen und wo noch Unklarheiten bestehen. Im nachfolgenden Teil dieses Beitrages sollen stichwortartig Fragen gestellt werden. Der Leser muß, wenn er ambulante Anästhesien ausführt, diese Fragen beantworten können. Dabei ist ganz klar, daß die Beantwortung sehr stark von den baulichen, finanziellen, versicherungstechnischen, personellen und juristischen Gegebenheiten abhängig ist.

Unterschiede gegenüber der stationären Anästhesie

Gegenüber stationär durchgeführten Anästhesien bestehen bei der ambulanten Anästhesie für folgende Phasen Besonderheiten (Tabelle 1).

Auswahl der Patienten

Vorerst muß man sich klar darüber werden, welche Patienten für welche Operationen geeignet sind. Es ist erstaunlich zu hören, daß in den USA auch „major

Tabelle 1. Besonderheiten der ambulanten Anästhesie

1. Auswahl der Patienten und Operationen
2. Präoperative Abklärungen
3. Prämedikation
4. Anästhesietechnik
5. Postoperative Betreuung

surgery" bei Patienten, die in der ASA Klasse II und III klassifiziert sind, durchgeführt wird [2]. Es ist u.a. auch unsere Verantwortung, daß bei der Auswahl der Patienten und der Art der Operationen nicht auf Kosten der Sicherheit und des Wohlergehens des Patienten Geld gespart wird.

Fragen

- Welcher Gesundheitszustand eines Patienten kann noch akzeptiert werden für einen ambulanten Eingriff (ASA Klasse)?
- Bestehen Alterslimiten (Greise Säuglinge)?
- Wo wohnt der Patient (Kann der Patient beim Auftreten einer Komplikation die Klinik innert nützlicher Frist erreichen)?
- Wie zuverlässig ist der Patient (Mit welcher Wahrscheinlichkeit werden Instruktionen für das postoperative Verhalten, wie z.B. der Verzicht auf Autofahren innerhalb 24 h postoperativ, eingehalten)?
- Wie groß ist der chirurgische Eingriff (Intraabdominelle und intrathorakale Eingriffe gelten als relative Kontraindikationen für ambulante Eingriffe)?
- Wie lange dauert die Operation voraussichtlich (Sollen Eingriffe, die länger als 1 h dauern, ambulant durchgeführt werden)?
- Lokalisation des chirurgischen Eingriffes (Eingriffe an den oberen Atemwegen gelten vielerorts als relative Kontraindikation)?
- Ist postoperativ eine Immobilisierung notwendig (Orthopädische Eingriffe an den unteren Extremitäten können häufig deswegen nicht ambulant durchgeführt werden)?
- Sind evtl. Bluttransfusionen notwendig (Sollte der Blutverlust derart groß sein, so empfiehlt es sich wahrscheinlich, den Eingriff stationär durchzuführen)?
- Sind evtl. postoperativ Schwierigkeiten zu erwarten, die die baldige Entlassung schwierig machen (Blutung, Erbrechen z.B. bei Strabismus Chirurgie, starke Schmerzen)?

Präoperative Abklärungen

Bei den präoperativen Abklärungen sollte als Bedingung gestellt werden, daß der Patient gesehen und untersucht werden soll, *bevor* er auf dem Operationstisch liegt. Das heißt, es muß ein Ort vorhanden sein, wo der Patient mit einem Anästhesisten ein Gespräch führen kann und wo eine Untersuchung stattfinden kann. Desgleichen sollte auch die Infrastruktur für Laboruntersuchungen, Röntgen und EKG gegeben sein.

Präoperativ soll der Patient unbedingt über verschiedene Sachen aufgeklärt werden. Dies kann zum Beispiel mittels eines Merkblattes geschehen. So soll ihm mitgeteilt werden, daß eine zuverlässige Begleitperson bei seiner Entlassung zugegen sein muß. Des weiteren muß er wissen, daß ein Autofahrverbot für mindestens 24 h besteht und daß keine lebenswichtigen Entscheide während dieser Zeit gefällt werden sollen. Eine genaue Schilderung des Ablaufes am Operationstag gehört zur Information. Dies ist vor allem bei Kindern wichtig.

Fragen

- Wann soll der Patient gesehen werden (Ist es akzeptabel, den Patienten gleichentags, z. B. 1–2 h vor dem geplanten Eingriff, zum ersten Mal zu sehen? Idealerweise wird der Patient wohl 1–2 Tage vor dem Eingriff gesehen werden. Ist eine Evaluation 2–3 Wochen vor dem Eingriff sinnvoll)?
- Durch wen soll der Patient präoperativ gesehen werden (Durch denjenigen Anästhesisten, der die Anästhesie auch ausführt, durch einen anderen Anästhesisten, durch den Chirurgen)?
- Welche Laboruntersuchungen sind routinemäßig erforderlich?
- Bei welchen Patienten ist ein EKG oder ein Thoraxbild routinemäßig notwendig?
- Ist es zulässig, einen Patienten ohne Labor, EKG oder Röntgenuntersuchungen zu anästhesieren?
- Wer führt Labor-, EKG- oder Röntgenuntersuchungen durch (Hausarzt, Chirurg, Anästhesist)?
- Wie gelangen die Resultate in den Besitz des Anästhesisten, der die Anästhesie ausführt?

Prämedikation

Für den Patienten ist es wichtig, daß er sich vor der Operation in einer angenehmen Umgebung aufhalten kann. Begleitung von Verwandten oder Freunden im Warteraum trägt zur Beruhigung des Patienten bei. Ein kurzes Gespräch mit dem Anästhesisten vermindert ebenfalls die Spannung, in der sich der Patient präoperativ befindet [3].

Fragen

- Ist die routinemäßige Verabreichung von Anxiolytika und/oder Sedativa notwendig bzw. wünschenswert?
- Ist der Patient wirklich nüchtern? Ist wegen diesem Unsicherheitsfaktor evtl. die Verabreichung von Antacida, Histaminblockern oder Gastrokinetika notwendig?
- Sollen bei gewissen Operationen (Strabismuseingriffe) prophylaktisch Antiemetika verabreicht werden (z. B. transdermales Scopolamin, DHB)?

Anästhesietechnik

Es versteht sich von selbst, ist aber gegenüber Chirurgen, Spitaladministratoren und Versicherern nicht genügend zu betonen, daß bei ambulanten Operationen die Sicherheit des Patienten genauso im Zentrum unserer Bemühungen stehen soll wie bei stationär durchgeführten Eingriffen. Dies bedeutet konkret, daß die ambulante Anästhesie wahrscheinlich nicht billiger ist als die Anästhesie bei stationären Patienten. Weiterhin ist ebenfalls selbstverständlich, daß die Qualität bezüglich intraoperativer Amnesie, Schmerzfreiheit für den Patienten und gute Operationsbedingungen für den Chirurgen genauso gut sein soll wie bei stationär operierten Patienten. Ein wesentlicher Unterschied zur Anästhesie bei stationären Eingriffen besteht darin, daß eine möglichst kurze Zeit nach dem Eingriff verstreichen soll, bis der Patient entlassungsfähig ist. Dies bedeutet, daß bestimmte Anästhesietechniken bevorzugt werden sollen.

Fragen

- Welches sind die idealen Anästhetika für ambulante Anästhesien, gibt es diese überhaupt? Sind Inhalationsanästhetika gegenüber intravenösen Anästhetika zu bevorzugen?
- Ist eine intravenöse Anästhesie mit Benzodiazepinen, Opiaten und Relaxanzien ideal, da ja für diese Medikamente Antagonisten vorhanden sind?
- Was ist der Platz der neueren intravenösen Hypnotika wie Propofol, Etomidat und Midazolam gegenüber den älteren wie Thiopental und Methohexital?
- Welche Regionalanästhesietechniken können problemlos bei ambulant operierten Patienten angewendet werden? Sollen Spinal- und Epiduralanästhesien routinemäßig angewendet werden?

Postoperative Phase

Vorerst gelten wiederum einige Prinzipien, die gleich sein sollen wie bei stationären Patienten: Es müssen Überwachungsmöglichkeiten in Form eines Aufwachraumes mit qualifiziertem Personal vorhanden sein. Vor der Entlassung sollte der Patient unbedingt nochmals von einem Arzt gesehen und beurteilt werden, es kann sich dabei um den Chirurgen oder den Anästhesisten handeln. Folgende allgemeine Entlassungskriterien sollen gelten: Der Patient hat einen stabilen Kreislauf, eine normale Atmung, die Orientierung bezüglich Ort, Zeit und Person ist adäquat, er kann perorale Flüssigkeit zu sich nehmen und es sind keine Komplikationen aufgetreten. Eine Begleitperson ist zugegen. Dem Patienten sollen Schmerzmittel mitgegeben werden. Dem Patienten werden folgende Instruktionen erteilt: Während den ersten 24 h nach dem Eingriff soll kein Auto gefahren, keine Maschine bedient, kein Alkohol getrunken und keine wichtigen Entscheidungen getroffen werden. Der Patient muß eine ärztliche Kontaktperson haben, an die er sich wenden kann, sollten unvorhergesehen Probleme auftreten (Telefonnummer). Der Patient soll, wenn möglich, die ersten 24 h nach dem Eingriff nicht allein verbringen. Der Patient soll einen Termin haben, an dem er sich wieder bei seinem Chirurgen für eine Nachkontrolle einfinden soll.

Fragen

- Wie erfolgt die Kommunikation postoperativ? Soll der Patient aufgefordert werden, von sich aus in jedem Fall innerhalb der ersten 24 h den Chirurgen oder den Anästhesisten über den Verlauf zu orientieren oder genügt ein Telefon nur bei Schwierigkeiten?

- Soll der Chirurge oder der Anästhesist von sich aus innerhalb der ersten 24–48 h den Patienten telefonisch nach seinem Befinden anfragen? Kann diese Maßnahme evtl. von einer Pflegeperson übernommen werden?
- Soll dem Patienten ein Entlassungsschreiben mit Informationen mitgegeben werden? Muß der Patient dieses Instruktionsblatt unterschreiben, um den Arzt rechtlich abzusichern (die Zuverlässigkeit der Patienten ist nicht 100%, s. [1, 5])?

Organisatorische Aspekte

Beim Studium der vorausgehenden Zeilen wird klar ersichtlich, daß viele wesentliche Punkte, die zu einem zufriedenstellenden Ablauf von ambulant durchgeführten Operationen beitragen, nur durch eine gute Organisation erreicht werden können. Von Anästhesieseite aus soll eine hauptverantwortliche Person bestimmt werden, die zusammen mit dem Chirurgen und der Spitaldirektion für eine optimale Organisation besorgt ist (Abb. 1). Es muß dabei eine gute Kommunikation zwischen den einzelnen Parteien herrschen, ebenso sollte das Funktionieren in regelmäßigen Abständen evaluiert werden.

An vielen Kliniken wird z. T. erst damit begonnen, ambulante Eingriffe überhaupt durchzuführen, an anderen Kliniken werden diese Eingriffe in der Zukunft zunehmen. In beiden Fällen sind viele Mitarbeiter nicht mit diesem Konzept vertraut und brauchen Informationen und Richtlinien. Es ist Aufgabe der 3 oben genannten Personen, in ihrem Verantwortungsbereich diese Richtlinien und Informationen zu geben und auch dafür besorgt zu sein, daß sie korrekt ausgeführt werden. Zudem muß von der Anästhesieseite her daran gedacht werden, daß des öfteren auch Zuweisungen von nichtchirurgischer Seite kommen: So werden zum Teil Anästhesien verlangt für computertomographische, nuklearmedizinische oder kernspintomographische Abklärungen. Auch für ambulante Gastroskopien, Coloskopien oder andere diagnostische Untersuchungen werden manchmal Anästhesien benötigt. Schließlich kommt es auch vor, daß Patienten für radiotherapeutische Eingriffe ambulant anästhesiert werden müssen. Für alle diese speziellen Indikationen müssen die zuweisenden Ärzte über das richtige Vorgehen orientiert werden. Wenn solche organisatorischen Instruktio-

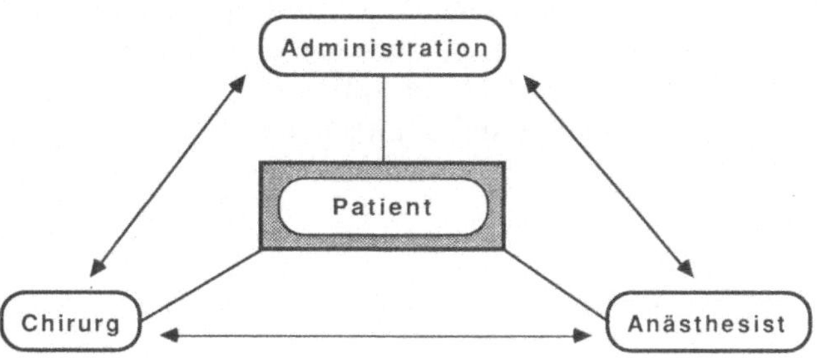

Abb. 1. Der Ablauf der ambulanten Anästhesie ist wesentlich von einer guten Organisation abhängig. Eine gute Kommunikation zwischen Spitaladministration, Chirurg und Anästhesist ist Voraussetzung für das Lösen der anfallenden organisatorischen Probleme. Im Zentrum aller Bemühungen steht der Patient

nen nicht richtig durchgeführt werden, führt das unweigerlich zu Unzufriedenheiten und Frustrationen auf Seite der Anästhesie, des zuweisenden Arztes oder des Patienten.

Juristische Aspekte

Auch bei rechtlichen Aspekten sind Besonderheiten in der ambulanten Chirurgie und Anästhesie zu berücksichtigen. Diese Aspekte variieren jedoch nach den im betreffenden Lande vorhandenen Gesetzen und dem vorherrschenden rechtlichen Klima. Es braucht an dieser Stelle nicht im Detail darauf hingewiesen werden, wie schwierig die Verhältnisse für den Anästhesisten diesbezüglich in den Vereinigten Staaten sind. Es ist anzunehmen, daß auch in Zentraleuropa mit einer Verhärtung des rechtlichen Klimas zu rechnen ist.

Eine Besonderheit bei der ambulanten Anästhesie liegt darin, daß häufig nicht genügend Zeit für das korrekte Durchführen einer präoperativen Anamnese und Untersuchung zur Verfügung steht, ja daß eine solche Evaluation nicht einmal honoriert wird. Das kann zu ungenügender Information über den Patienten und zu Komplikationen führen, die nachher rechtlich geahndet werden.

Eine 2. Besonderheit liegt naturgemäß darin, daß der Anästhesist die Hauptverantwortung für die Entlassung des Patienten trägt. Somit kann er für postoperativ auftretende Probleme evtl. haftbar gemacht werden. Dies hat an einigen Orten dazu geführt, daß der Patient unterzeichnen muß, daß er Anweisungen über korrektes Verhalten (Unterlassen von Autofahren während den ersten 24 h etc.) und über evtl. auftretende Komplikationen erhalten hat.

Zusammenfassung

Es wurden in dieser Arbeit Faktoren besprochen, die das Ausmaß der zukünftig zu erwartenden ambulant durchgeführten Operationen beeinflussen. Insgesamt ist in den nächsten Jahren eine deutliche Zunahme zu erwarten. Ambulante Anästhesie unterscheidet sich in gewissen Punkten nicht von stationärer Anästhesie (Sicherheit und Wohlergehen des Patienten). Besonderheiten der ambulanten Anästhesie finden sich vor allem bei den präoperativen Abklärungen und während der postoperativen Phase. Hier sind auch die juristischen Probleme anders gelagert als bei der stationären Anästhesie.

Es wird auf die Wichtigkeit einer guten Organisation hingewiesen, ein hauptverantwortlicher Arzt der Anästhesieequipe soll für die ambulante Anästhesie zuständig sein. Es werden verschiedene Fragen zur Auswahl von Patienten und zum Ablauf der Anästhesie aufgeworfen. Diese müssen von jedem Anästhesisten, der regelmäßig ambulante Patienten betreut, gemäß der vorhandenen Gegebenheiten des betreffenden Krankenhauses, beantwortet werden.

Literatur

1. Blackwell B (1976) Treatment adherence. Br J Psychiatry 129:510–514
2. Davis JE, Sugioka K (August 1987) Selecting the patient for major ambulatory surgery – surgical and anesthesiology evaluations. Surg Clin North Am Vol 67, N° 4
3. Egbert LD, Battit GE, Turndorf H, et al (1963) The value of the preoperative visit by an anesthetist. JAMA 185:553
4. Nicoll JH (1909) The surgery of infancy. Br Med J September 18:753–754
5. Ogg TW (1972) An assessment of post-operative outpatient cases. Br Med J 4:573–576
6. Povysil J, Bergman H (1987) Narkose in der ärztlichen Praxis. Der Anästhesist 36(Suppl):150
7. Richner C (1987) Ambulante Chirurgie: Stellungnahme aus der Sicht des Versicherers. Schweiz Aerztezeitung 68:1457–1462
8. Sennwald G, Segmüller G (1987) Die ambulante Chirurgie im wirtschaftlichen und politischen Umfeld. Schweiz Aerztezeitung 68:1772–1776
9. Waters RM (1919) The down-town anesthesia clinic. Am J Surg 39(Suppl):71–73
10. Webb E, Graves H (1959) Anesthesia for the ambulatory patient. Anesth Analg 38:359–363
11. Weintraub HD, Levy ML (1987) Outpatient anesthesia. Anesthesiol Clin North Am Vol 5, N° 1
12. Wetchler BV (1985) Anesthesia for ambulatory surgery. J. B. Lippincott Company, Philadelphia

Voruntersuchungen des ambulanten Patienten

J. Kilian

Unabdingbare Forderung und Voraussetzung für das ambulante Operieren (in der Praxis und im Krankenhaus) ist, die gleiche Sicherheit für den Patienten perioperativ zu gewährleisten, wie sie bei einer im stationären Bereich durchgeführten Operation sichergestellt ist [14, 17]. Diese Forderung bedingt, bestimmte Regeln sowohl prä- als auch intra- und postoperativ einzuhalten. Primär muß klar sein, daß das gesamtoperative Risiko bestimmt wird durch die Art des operativen Eingriffs, durch die Anästhesie bzw. das gewählte Anästhesieverfahren und durch die Vorerkrankungen des Patienten (Abb. 1). Die operativen Fächer haben für alle Spezialdisziplinen Kataloge von ambulant durchführbaren Operationen zusammengestellt, wonach 20–40%, ja sogar 50% aller Eingriffe ambulant möglich sein müßten (z. B. [2, 3, 6, 13]). Zu diesen Zusammenstellungen ist kritisch zu sagen, daß sie zwar die Komplexität des Eingriffs und die Wahrscheinlichkeit postoperativer Komplikationen berücksichtigen, jedoch nichts aussagen über den Gesamtzustand des Patienten und damit zur eigentlichen Frage, der Eignung des Patienten für einen ambulanten Eingriff. Im Sinne der zwischen den operativen Fächern und unserem Berufsverband vereinbarten strikten Arbeitsteilung ist der Anästhesist zuständig für die Planung und Durchführung des Betäubungsverfahrens sowie für die Überwachung und Aufrechterhaltung der vitalen Funktionen [15]. Eine gewissenhafte Planung schließt die präoperative Untersuchung des Patienten zweifelsohne mit ein. Wer Verantwortung übernimmt, muß die Voraussetzung definieren, unter denen er bereit ist, sie zu übernehmen.

Ist die Frage nach dem „Ob", d. h. der Notwendigkeit einer Voruntersuchung, leicht mit Ja zu beantworten, so wird eine Stellungnahme nach dem „Wieviel" und „Durch wen" schon schwieriger zu formulieren sein. Allgemein anerkannt ist, daß sich aus anästhesiologischer Sicht nur Patienten der Risikogruppen ASA

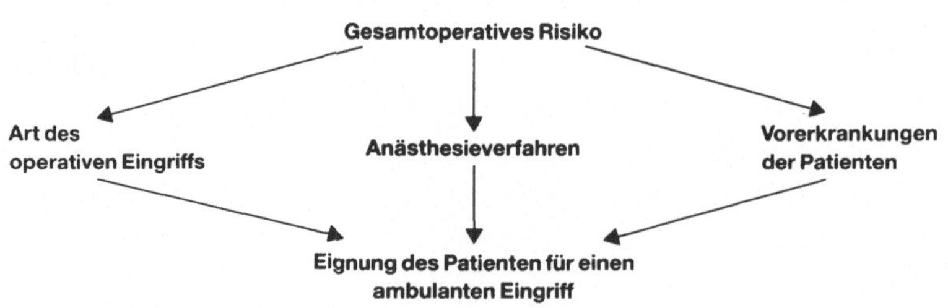

Abb. 1

I und ASA II für ambulante Narkosen eignen. Bezogen auf die Frage nach dem Umfang präoperativer Untersuchungen stellt sich das Problem dementsprechend eigentlich einfach: Was benötige ich an Informationen, um einen Patienten eindeutig diesen Risikogruppen zuordnen zu können bzw. um zu entdecken, daß er in eine höhere Risikogruppe eingruppiert werden muß und damit nur stationäre operiert werden sollte. Es scheint eine Binsenweisheit, dennoch muß noch einmal festgestellt werden, daß der Allgemeinzustand eines Patienten einen deutlich ausgeprägten Einfluß auf das Risiko der Anästhesie besitzt. Die Komplikationsrate steigt von Risikogruppe zu Risikogruppe kontinuierlich an [9].

Erste unstrittige Forderung ist daher die sorgfältige Untersuchung, die Erhebung einer anästhesierelevanten Anamnese und die daraus resultierende Beurteilung der Narkosesicherheit bei jedem zur Narkose anstehenden Patienten. Daß diese Aufgabe vom Anästhesisten wahrzunehmen ist, gilt für stationäre Patienten uneingeschränkt. Für praxisambulante Eingriffe oder in Belegabteilungen stellt sich jedoch häufig die Frage, ob diese Aufgabe im Sinne einer weiteren Aufteilung der Verantwortung auch delegiert werden kann. Kann z.B. ein Internist aufgrund sorgfältig erhobener Befunde und anamnestischer Angaben diese Beurteilung abgeben, kann der Anästhesist sich allein auf diese Angaben stützen, ohne den Patienten selbst vor der Narkose gesehen zu haben? Gerade im Bereich der praxisambulanten Narkose böte sich dieses Verfahren an. Die klinische Realität läßt von diesem Vorgehen dringend abraten. Zu häufig haben wir schon erlebt, daß bei einem internistisch als narkosefähig bezeichneten Patienten bei einer abschließenden anästhesiologischen Beurteilung schwerwiegende Risiken aufgedeckt wurden, und seien es „nur" anatomische Gegebenheiten, die eine schwierige Intubation erwarten ließen. Die erste Konsequenz muß also lauten: Ein Anästhesist muß vor einem geplanten Eingriff Patient und Befunde sehen und eine eigene Bewertung abgeben [5, 16]. Diese Forderung muß selbstverständlich auch für ambulante Eingriffe gelten. Dies schließt die internistische Untersuchung und die laborchemischen Kontrollen bei niedergelassenen Kollegen natürlich nicht aus. Es besagt nur, daß die Narkosefähigkeit vom Anästhesisten selbst unter Verwendung aller erhobener Daten und Befunde konstatiert werden muß.

Tabelle 1. Basisinformationen zur Narkosevorbereitung. (Nach [8])

Anästhesiebezogene Anamnese

Leistungsanamnese

Klinische Untersuchung

Laborbefunde:

– Hämoglobin	Transaminasen (SGPT, Gamma-GT)
– Erythrozytenzahl	Kreatinin
– Blutzucker	Quick-Wert
– Serumprotein oder Albumin	Blutgruppe
– Elektrolyte (Kalium, Natrium)	Urinstatus

Elektrokardiogramm

Röntgenaufnahme der Lunge

Die 2. Frage lautet: Welche Befunde benötigt der Anästhesist, um den Zustand eines Patienten sicher beurteilen zu können? Hier gehen die Meinungen auch innerhalb der Anästhesie noch auseinander. Es bieten sich 2 Vorgehensweisen an: Zum einen das unter anderem von Lutz geforderte Screening-Verfahren, das eine Prüfung der wesentlichsten Organsysteme durch ein orientierendes, möglichst breit gefächertes Untersuchungsprogramm fordert [9], (Tabelle 1). Eine andere Möglichkeit, auf die im weiteren anhand eigener Zahlen eingegangen werden soll, besteht darin, neben einem schmalen Routineprogramm nur gezielt Untersuchungen durchzuführen, wenn dies aufgrund anamnestischer Angaben oder klinisch erhobener Befunde geboten erscheint.

Anhand einer Auswertung von über 2500 Prämedikationsprotokollen haben wir zum einen überprüft, wie oft anästhesierelevante Risikofaktoren anamnestisch und klinisch nachzuweisen waren und zum anderen, wie oft ein begleitendes apparatives und laborchemisches Untersuchungsprogramm pathologische Abweichungen ergab [1].

Die Ergebnisse zeigen, daß die Anamnese und die klinischen Untersuchungen bei dieser Patientengruppe, die ambulant und stationär zu operierende Patienten umfaßte, in 1115 Fällen (=44%) auffällige, d.h. weiter abzuklärende Befunde ergab. Das EKG war bei 374 Patienten (=15%) und die Röntgenaufnahme der Lunge bei 215 oder 8,5% der Fälle von der Norm abweichend. Pathologische Werte bei den Laboruntersuchungen waren häufig bei den Bestimmungen der Gamma-GT (9,5%) und der Blutglukose (6,5%), seltener bei der SGPT (3,5%), Hämatokrit (3,5%), Kalium (2%) und Gesamteiweiß (2%).

Tabelle 2. Häufigkeit anomaler Befunde

	Gesamtkollektiv (n = 1531) [%]	„Gesunde" Patienten (n = 830) [%]
EKG	9,5	2,8
Röntgenthorax	8,6	0,6
Gamma-GT	11,5	11,0
GPT	4,4	0,0
Hämatokrit	3,9	2,7
Blutzucker	2,8	0,0
Kalium	1,8	0,0

Tabelle 3. Routineuntersuchungsprogramm bei klinisch gesunden Patienten. (Nach [1])

Anästhesiebezogene Anamnese

Klinische Untersuchung

Laborbefunde:
  - Hämatokrit   Blutzucker
  - Kalium   GPT
Elektrokardiogramm

Entscheidend für den Umfang eines Routineuntersuchungsprogramms ist nun aber die Frage, wie oft Abweichungen von der Norm in einem anamnestisch und klinisch unauffälligen Kollektiv auftreten. Wir überprüften diese spezielle Frage bei 1531 Patienten. 830 Patienten aus dieser Gruppe hatten eine unauffällige Anamnese und einen normalen klinischen Untersuchungsbefund. Stellt man nun die Häufigkeit von der Norm abweichender Befunde in dieser Gruppe dem Gesamtkollektiv gegenüber (Tabelle 2), so zeigt sich, daß pathologische Abweichungen im EKG statt in 9,5% der Fälle im Gesamtkollektiv bei unauffälliger Anamnese und Klinik nur noch in unter 3% der Fälle nachweisbar waren. Bei den Röntgenbefunden sank der Anteil pathologischer Veränderungen sogar von 8,5% auf unter 1% ab. Von den Laborbefunden blieben die Ergebnisse bei der Gamma-GT und dem Hämatokrit nahezu unverändert. Bei allen übrigen Größen war in der Gruppe mit unauffälliger Anamnese und Klinik in keinem Fall mehr ein pathologischer Wert nachweisbar. Wir haben daraus für unseren Bereich den Schluß gezogen, daß unter der Voraussetzung einer sorgfältigen Anamneseerhebung und einer gründlichen klinischen Untersuchung der Umfang der weiteren diagnostischen Maßnahmen bei unauffälligen Patienten auf wenige Größen reduziert werden kann (Tabelle 3).

Im einzelnen sind dies ein EKG und laborchemisch der Hämatokrit, der Blutzucker, die GPT und das Kalium. Von diesen Größen wissen wir einerseits aus klinischer Erfahrung, daß eine Abweichung von der Norm durchaus auch ohne klinische Zeichen auftreten kann, andererseits eine klinisch relevante Störung eines der Werte sehr rasch negative Auswirkungen auf den Narkoseverlauf haben kann. Für gesunde Kinder von ambulanten Eingriffen reduzieren wir das Standardprogramm auf die Bestimmung des Hämatokrits (s.a. [8]). Eine Röntgenaufnahme der Lunge wird nicht routinemäß angeordnet [5, 10, 11].

Noch einmal sei betont, daß dieses Vorgehen eine sorgfältige Anamneseerhebung und eine ebenso sorgfältige klinische Untersuchung erfordert. Kann diese Voraussetzung nicht immer erfüllt werden, sollte das Screening-Verfahren ausgedehnt werden. Zu warnen ist allerdings vor dem Trugschluß, daß damit Klinik und Anamnese ersetzt werden könnten!

Ein Wort schließlich noch zur Risikoeinteilung nach dem ASA-Schema und nach Risiko-Checklisten. Bei kritischer Betrachtung der einzelnen Risikogruppen zugeordneten Befunde bzw. pathologischer Abweichungen wird rasch klar, daß ein Patient der Risikogruppe II in vielen Fällen keinesfalls mehr für eine ambulante Narkose geeignet ist. Das hier festgelegte Risiko ist definiert für klinische Belange mit der Möglichkeit einer bei Bedarf entsprechenden Ausweitung der perioperativen Diagnostik und Therapie. So wird ein Patient mit Asthma (welchen Ausmaßes?), mit einer Azidose (welchen Grades?), mit Ödemen trotz einer Einteilung ind Risikogruppe II nur in Ausnahmefällen ambulant zu operieren sein. Ähnliches gilt z. B. für die Mannheimer Risiko-Checkliste, wonach ein Patient mit alleinigen schweren Veränderungen der Nierenwerte 2 Punkte erhält und damit theoretisch noch der Risikogruppe 1 zuzuordnen ist [9]. Mit diesen Beispielen soll noch einmal klargemacht werden, daß strenge Schemata nützlich sind, daß sie aber gefährlich werden, wenn die Interpretation fehlt. Sie können unbegründet Entwarnung geben, sie können aber auch Gefahren vortäuschen, die klinisch irrelevant sind. In bezug auf den Umfang von Laboruntersuchungen muß gelten, daß Laborwerte eine Bestätigung einer klinischen oder anamnestischen Verdachtsdiagnose sein sollen und nicht dazu dienen, eine Krankheit zu entdecken.

Die Eignung eines Patienten für eine ambulante Narkose ist nur gegeben, wenn der Patient gesund ist. Was gesund in diesem Zusammenhang bedeutet, muß der Anästhesist aufgrund von Anamnese und klinischer Untersuchung für diesen Patienten festlegen. Hat er Zweifel, müssen apparative und laborchemische Verfahren gezielt eingesetzt werden. Screening-Verfahren und Punkte-Schemata sind im Rahmen ambulanter Narkose eher von geringerem Nutzen als im stationären Bereich.

Das Diktat einer umfassenden Aufklärung über anäshtesierelevante Komplikationen gilt natürlich auch für ambulante Narkosen. Speziell zu informieren ist der Patient oder seine Angehörigen über das Verhalten postoperativ, vor allem nach der Entlassung aus der ärztlichen Überwachung. Die Information sollte immer in schriftlicher Form erfolgen.

Zusammenfassung

1. Bei ambulanten Narkosen müssen die gleichen Voraussetzungen beachtet werden wie bei stationär durchgeführten Eingriffen in Narkose. Dies gilt gleichermaßen für die Voruntersuchungen, die apparative und medikamentöse Ausstattung wie für die postoperative Überwachung.
2. Risikopatienten dürften nicht ambulant operiert werden. Dies erfordert eine sorgfältige präoperative Abklärung.
3. Die postnarkotische häusliche Überwachung muß präoperativ abgeklärt und sichergestellt sein.

Literatur

1. Altemeyer K-H, Schultz M, Mehrkens H-H, Heinz E, Dick W (1984) Präoperative Befunderhebung durch eine Anästhesie-Ambulanz – Auswertung der Ergebnisse bei 2500 Patienten. Anästh Intensivmed 25:1
2. Ambulantes Operieren – eine kritische Betrachtung (1983) Arzt im Krankenhaus 3:128
3. Dawson B, Reed WA (1980) Anaesthesia for day-care surgery: a symposium (III): anaesthesia for adult surgical outpatient. Can Anaesth Soc J 27:409
4. Dick W (1981) Die ambulante Anästhesie. Anästh Intensivmed 22:176
5. Entschließung der Deutschen Gesellschaft für Anästhesiologie und Intensivmedizin zur anästhesiologischen Voruntersuchung (1982) Anästh Intensivther Notfallmed 17:354
6. Hoehle K (1979) Ambulante Operationen – Ein „Fünf-Milliarden-Ding". Dtsch Ärztebl 76:1915
7. Kronschwitz H (1982) Anästhesie in Ambulanz und Praxis. Thieme, Stuttgart New York
8. Lutz H (1980) Präoperative Risikoeinstufung nach objektiven Kriterien. Anästh Intensivther Notfallmed 15:287
9. Lutz H (1982) Risikofaktoren in der Anästhesie. In: Kronschwitz H (Hrsg) Anästhesie in Ambulanz und Praxis. INA, Bd 38, S 3. Thieme, Stuttgart New York
10. Opderbecke HW (1985) Anfragen aus der Praxis. Anästh Intensivther Notfallmed 20:44
11. Osswald PM, Hartung H-J, Mutz U, Dorn A (1987) Wert routinemäßig angefertigter Röntgenaufnahmen des Thorax in der präoperativen Diagnostik. Anästh Intensivmed 28:242

12. Simons F (1983) Untersuchungen und Vorbereitungen für die Anästhesie bei Säuglingen und Kleinkindern. Anästh Intensivmed 24:343
13. Steward DJ (1980) Anaesthesia for paediatric out-patient. Can Anaesth Soc J 27:412
14. Uter P (1985) Ambulanz-Narkose oder ambulante Narkose. In: Just OH, Wiedemann K (Hrsg) Die anästhesiologische Poliklinik. INA, Bd 53, S 167. Thieme, Stuttgart New York
15. Vereinbarung über die Zusammenarbeit bei der operativen Patientenversorgung (1982) Anästh Intensivmed 23:403
16. Voraussetzungen zur Durchführung ambulanter Anästhesieverfahren. Entschließung der Deutschen Gesellschaft für Anästhesiologie und Intensivmedizin (1983) Anästh Intensivther Notfallmed 18:322
17. Weissbauer W (1982) Ambulantes Operieren aus rechtlicher Sicht. Anästh Intensivmed 23:325

Zur Prämedikation des ambulanten Patienten

J. Hausdörfer

Vorbemerkung

Die medikamentöse Anästhesievorbereitung soll zur Reduktion des emotionalen präoperativen Stresses, der sich in Form von Angst, Depression und Asthenie ausdrückt, sowie zur Abschwächung der begleitenden physiologischen Auswirkungen beitragen (Tabelle 1).

Bei der präoperativen medikamentösen Ruhigstellung des ambulanten Patienten ergeben sich 2 Schwerpunkte. Einmal steht im Vordergrund die Auswahl der Medikamente und Prämedikationsmethoden für Patienten, die sich einem kleinen oder mittleren Eingriff in Vollnarkose oder auch Regionalanästhesie unterziehen müssen [4]. Zum zweiten muß dem Gesichtspunkt der guten Steuerbarkeit der eingesetzten Medikamente Rechnung getragen werden, da eine Entlassung am OP-Tag nur beim wachen und über sich selbst verfügenden Patienten möglich ist. Die Auswahl der ambulant zu operierenden und damit zu anästhesierenden Patienten muß darüber hinaus bestimmten Vorstellungen im Hinblick auf Patienteneignung, aber auch im Hinblick auf Größe, Intensität bzw. Invasivität des Eingriffes entsprechen.

Medikamente zur Anästhesievorbereitung

Wirkspektrum ruhigstellender Medikamente

Eine moderne Prämedikation verlangt vorrangig anxiolytisch und antidepressiv wirkende Medikamente, wobei die anterograde Amnesie und auch die Sedierung mehr oder weniger als Begleiteffekte auftreten. Historisch bedingt verwendet man darüber hinaus immer noch Kombinationen wie Morphin/Scopolamin oder DHB/Fentanyl, die neben Euphorie, Analgesie und Sedierung wesentlich unerwünschte Nebeneffekte zeigen [11]. Medikamentenbedingt führt dies möglicherweise präoperativ zur Störung vitaler Funktionen, aber auch noch postoperativ zu Atemdepression, Übelkeit, Schwindel, Orientierungsschwierigkeiten und langem Medikamentenüberhang [3]. Eine typische Kombination, wie sie vielfach und gerne verwendet wird, nämlich Pethidin/Promethazin, vertraut dabei dezidiert gesprochen, auf die Nebenwirkung der eingesetzten Präparate [16].

Ohne entsprechende Indikation sollte präoperativ kein Medikament zur Anwendung kommen, das erst während der eigentlichen Narkose Bedeutung er-

Tabelle 1. Sinn der Prämedikation

1. Abschwächung präoperativer Angst, Depression und Asthenie
2. Erleichterung der Anpassung an die Klinik besonders für ambulante Patienten
3. Vermeidung hormonaler und kardiozirkulatorischer Störungen (z. B. Arrhythmie, Blutdruck-anstieg) durch Absenken des Sympatikotonus
4. Verringerung des Medikamentenverbrauchs bei Einleitung der Narkose
5. Orale und gastrale Sekretionshemmung (Aspirationsgefährdung amb. Patienten > stat. Patienten)
6. Dämpfung der vagusstimulierenden Wirkung einiger Medikamente und Manipulationen

langt. So ist nicht einzusehen, warum jemand unbedingt schlafend in den OP gebracht werden muß, wenn es genügt, dem Patienten mit Medikamenten und natürlich auch dem notwendigen empatischen Arztgespräch die Angst vor dem Eingriff zu nehmen. Darüber hinaus besteht Einigkeit, daß von allen Medikamenten die Anxiolytika die unkomplizierteste Einleitung einer Narkose garantieren, wobei der Patient bis zuletzt kooperativ bleibt [3, 11, 12, 16]. Es ist auch die Frage, ob ein Patient, der keine Schmerzen hat, unbedingt präoperativ mit einem Analgetikum, das wohlmöglich zu Atemdepression, Übelkeit und zur Vermehrung der Restmagensaftmenge führt, versehen werden muß [9].

Einerseits gibt es durchaus die gleichmütigen älteren Patienten über 65 Jahre, die, vor die Wahl gestellt, keine Beruhigungsmedikamente wollen. Auf der anderen Seite sind ambulante Patienten vor dem Eingriff besonders unruhig, da sie keinerlei Möglichkeit hatten, sich auf den Klinikbetrieb einzustellen. Bei der Vielfalt der heute angebotenen Benzodiazepine ist es unter allen Umständen möglich, Anxiolyse und Streßminderung ohne schädigende Nebenwirkungen herbeizuführen. Eine gute ärztliche Patientenführung muß sicherstellen, daß für bedürftige Individuen der jeweils günstigste medikamentöse „Krückstock" bereitsteht, um diesen auf den Trip in den OP mitgeben zu können. Sollte dann ein Patient, wenn er sich bei guter Lagerung durchaus komfortabel fühlt, über den Narkosevorbereitungen einschlafen, so ist dagegen nichts einzuwenden und beweist lediglich, daß die Abschirmung in diesem Fall optimal gelungen ist.

Traditionelle Prämedikation in der Tagesklinik: In der Tagesklinik weniger zur Prämedikation geeignete Medikamente, hierher gehören heutzutage sicher die zentral-wirksamen Analgetika, sollten nur dann zur Anwendung gelangen, wenn der Patient sie bereits in der präoperativen Phase benötigt. Es kann der beim Patienten unter Regionalanästhesie durchgeführte Eingriff eine Lagerung erfordern, die derart unangenehm, ja schmerzhaft ist, daß hier mit einer ausreichenden Analgesie Abhilfe geschaffen werden muß. Auch die Anlage der Regionalanästhesie selbst kann den Einsatz von Opioiden rechtfertigen und erforderlich machen.

Die präoperative Anwendung der früher üblichen Barbiturate kann heute sicher auf eine Krampfprophylaxe beschränkt bleiben. Es handelt sich also um Fälle (z. B. zerebral Behinderte), die in der Tagesklinik bzw. bei den definitionsgemäß sonst gesunden ambulanten Patienten selten eine Rolle spielen. Für

Säuglinge genügt, sollte wirklich eine Prämedikation erforderlich sein, Chloral-
hydrat (75 mg/kg KG) in Rectiolenform. Hierbei tritt ein ausreichender Effekt
erst nach 30 min ein. Generell sollte das Abrufen der Kinder von den Stationen
der unterschiedlichen Anschlagzeit der angewandten Medikamente angepaßt
werden. Gerade bei der Verwendung von Chlorprothixen sollte man dies beachten, da nach oraler Gabe von 2 mg/kg KG eine Wirkung erst nach 2–4 h eintritt.

Anxiolytika zur Prämedikation: Das Benzodiazepin Midazolam eignet sich wegen seiner guten Steuerbarkeit und aufgrund seiner geringen Wirkung auf die
vitalen Funktionen sehr gut zur Anxiolyse. Midazolam hat als Einzelagens keinen analgetischen Effekt. In Kombination mit einem Opioid verstärkt es allerdings dessen atemdeprimierende Wirkung [12]. Das Medikament ist gut wasserlöslich, eine Gewebsreizung oder Venenschädigung ist, sollte es intramuskulär
oder intravenös angewendet werden, nicht zu befürchten [12]. Bei der angegebenen kurzen Eliminations-Halbwertszeit von 1½ h sind die meisten Patienten
nach dem Eingriff wach und ausreichend selbstverfügbar [12]. Diazepam zeigt in
äquipotenten Dosen demgegenüber einen ausgeprägten Überhang, der es für die
Tagesklinik weniger geeignet erscheinen läßt. Es ist zu bedenken, daß die Mut-
tersubstanz selbst durch eine kurze Halbwertszeit bestechen kann, der Patient
aber durch die entsprechenden aktiven Metaboliten wesentlich länger psychisch
beeinflußt wird, so daß er am OP-Tag möglicherweise nicht wie vorgesehen nach
Hause entlassen werden kann.

Die eigenen Untersuchungen zeigen bei je 40 Kindern und Erwachsenen eine
gute Wirkung des oral verabreichten Midazolam, wobei allerdings bei Kindern
eine schlechte Blutspiegelkorrelation besteht (Tabelle 2). Erwachsene Patienten
klagen nach kurzen Eingriffen subjektiv über Müdigkeit, während Kinder keinen eingeschränkten Eindruck machen.

Die Tabelle 3 zeigt die Einleitung nach kurz-, mittellang- und langwirkenden
Benzodiazepinen. Bei Midazolam ist die Halbwertszeit (t/2) besonders kurz, da
der aktive Metabolit α-Hydroxy-Methyl-Midazolam in der Wirkzeit unter 1 h
bleibt [4].

Mittellangwirkende Benzodiazepine sind das Oxazepam mit t/2 um 9 h und
das Lorazepam mit einer Halbwertszeit von etwa 13 h [3]. Erwähnt werden soll
noch das Bromazepam, das bereits eine Halbwertszeit von 18 h aufweist. Mit
dem Diazepam kommt man in den Bereich der langwirksamen Benzodiazepine,
da das t/2 des entsprechenden Nordiazepam mit 50–100 h eine Halbwertszeit

Tabelle 2. Eigene Untersuchungen zur oralen Midazolam-Prämedikation

	0,3 mg/kg (Kinder <3 Jahre → 0,4 mg/kg KG) + Geschmackskorrigens			
	Wirkungsoptimum <30 min	Korrelation Blutspiegel/Anxiolyse	Koma, Störung der Vitalfunktionen	Müdigkeit postop.
40 Erwachsene	+	+	−	+
40 Kinder	+	−	−	−

Tabelle 3. Orale Anxiolytika

Medikament	Dosis [mg/kg KG]	Ø Halbwertszeit [h]	Charakteristik
Kurzwirkend			
Midazolam	0,30 (0,40 bei Kindern <3 J.)	1,5	Prämed. 20′–30′ vor Einleitung, Amnesie ausgeprägt
Mittellangwirkend			
Oxazepam	0,40	9	Schlafmittel/OP-Vorabend
Lorazepam	0,10	13	Kurze Anschlagzeit, Prämed.
Bromazepam	0,10	18	Schlafmittel
Langwirkend			
Flunitrazepam	0,03	20	Kurze Anschlagzeit, Prämed., Amnesie ausgeprägt
Nitrazepam	0,10	30	Schlafmittel/OP-Vorabend
Diazepam	0,15	33	Kurze Anschlagzeit, Prämed., Amnesie

aktiver Metaboliten von 33 h realistisch erscheinen läßt. Für das Flunitrazepam, das sich ebenfalls durch eine kurze Anschlagzeit und eine ausgesprochene anterograde Amnesie auszeichnet, ist durch die lange Wirkzeit der Metaboliten eine Halbwertszeit von etwa 20 h anzusetzen.

Zur Auswahl der richtigen Medikamente ist man also auf die gute Steuerbarkeit einerseits und auf die gute Anxiolyse andererseits angewiesen und damit mehr oder weniger auf die kurz bis mittellang wirkenden Benzodiazepine festgelegt. Beim Midazolam ergibt sich insofern eine Schwierigkeit, als die Applikation des Medikamentes, auf welchem Wege auch immer, eine Narkoseeinleitung innerhalb von 30 min erfordert, da sonst die gewünchte Wirkung schon wieder nachläßt. Hieraus ergibt sich für die Tagesklinikstationen ein logistisches Problem, das mit langwirksamen Medikamenten wie Flunitrazepam oder Diazepam weniger gegeben ist. Mit letzteren kann man in den frühen Morgenstunden einbestellte Patienten prämedizieren und so bis zur evtl. auch verzögerten Einleitung der Narkose anxiolytisch versorgen [3]. Der Nachteil des Überhanges ist dabei in Kauf zu nehmen und bei den entsprechenden postoperativen Anordnungen zu berücksichtigen. Derartig behandelte Patienten dürfen innerhalb der nächsten 24 h weder Auto- noch Radfahren, gefährliche Maschinen bedienen noch sich sonst irgendwie in Gefahr begeben. Der Wortlaut auf den üblichen Einwilligungsformularen muß entsprechend einprägsam sein. Es muß ganz klar zum Ausdruck kommen, daß der Patient nach Beendigung der Anästhesie auch bei Einsatz der kurz wirksamen Medikamente auf keinen Fall straßenfähig ist, sondern von Angehörigen abgeholt oder im Taxi nach Hause gebracht werden muß, nachdem der verantwortliche Arzt ihn mit weiteren Anweisungen aus seiner Obhut entlassen hat. Anordnungen, die nach der Prämedikation ausgesprochen werden, unterliegen beim Patienten der anterograden Amnesie [12]. Der Einsatz eines Benzodiazepin-Antagonisten erscheint nicht opportun, da dessen Halbwertszeit relativ zu kurz ist [15].

Applikationsweise der Medikamente: Midazolam erweist sich, oral appliziert, wesentlich effektiver als nach i.v.-Gabe, da nach enteraler Aufnahme aktive Metaboliten wesentlich rascher zur Verfügung stehen [10]. Die Prämedikation ist in den vergangenen Jahren bei allen Altersgruppen auf allen möglichen Zugangswegen versucht worden. Während die rektale Anwendung von Medikamenten, sei es Methohexital oder auch Midazolam generell und zu Recht der Narkoseeinleitung zugerechnet werden und auch so überwacht werden sollten, ist die intravenöse Prämedikation immer auf Sonderfälle beschränkt geblieben. Letztendlich haben sich besonders in der Tagesklinik 2 Möglichkeiten herausgeschält. Neben der intramuskulären wird zunehmend die orale Medikation geübt, wobei erstere im wesentlichen dem Erwachsenenalter vorbehalten bleibt. Die orale Prämedikation ist heute, besonders in der Kinderanästhesie, aber auch in der Erwachsenenanästhesie, eine durchaus im Vormarsch begriffene Applikationsmethode. Midazolam führt bei Kindern in einer Dosierung zwischen 0,3 und 0,4 mg/kg KG oral nach kurzer Zeit komplikationslos zu guter Anxiolyse, so daß nicht einzusehen ist, warum nicht auch erwachsene Patienten die orale Einnahme zugestanden bekommen sollen. Die bittere Midazolamlösung wird von uns mit folgender Rezeptur genießbar gemacht (Tabelle 4). Das für Erwachsene erforderliche geringe Volumen erlaubt die „Spülung" mit einem Schluck Wasser, wonach bei einer Gesamttrinkmenge von höchsten 50 ml die Ösophagusperistaltik sicher in Gang gesetzt wird [1]. Bei Kindern empfiehlt es sich, die sehr geringe Flüssigkeitsmenge per Spritze in den Mund zu applizieren. In jungen Jahren sind schmerzhafte Injektionen bei der heutigen Medikamentenausstattung der Anästhesie nicht mehr gerechtfertigt [11]. Als Einschränkung muß

Tabelle 4. Midazolam-Mixtur für orale Applikation

Midazolam	150 mg (= 10 Ampullen)	
Stammlösung ad	90 ml	
0,6 ml Lösung		
(pH = 6,5 mind. 1 Woche haltbar) enthalten		
1 mg Midazolam		
Stammlösung:	Saccharin. Natrium	2,0 g
	Ol. Ment. Pip. 0,15 g in Spirit. Dil.	3,0 g
	Aqua ad	400,0 ml

Tabelle 5. Orale vs. intramuskuläre Prämedikation

	Vorteil	Nachteil
Oral	Kein Schmerz	„Viel Medikament"
	Rel. kostengünstig	Erratische Wirkung
	Wenig Aufwand	Durchbricht Nüchternheitsprinzip
i.m.	Sichere Wirkung	Schmerzhaft
	Kurze Anschlagzeit	Evtl. gewebsschädigend
		Größerer Aufwand

sicher hingenommen werden, daß mit der oralen Gabe der Anxiolytika eine psychologisch wichtige Barriere durchbrochen wird, die das absolute Nüchternheitsprinzip eine gewisse Aufweichung erfahren läßt (Tabelle 5).

Medikamente zur Minderung der Magensaftazidität und -menge

H$_2$-Rezeptor-Antagonisten: In der ambulanten Anästhesie ist der Frage der Nüchternheit und der erhöhten Restmagensaftmenge besondere Aufmerksamkeit zu widmen. Patienten der Tagesklinik kommen trotz absoluter Nüchternheit allein aufgrund ihrer psychischen Alteration gegenüber stationären Patienten mit doppelt so großem Magensaftvolumen in den OP [5]. Kinder sind aspirationsgefährdeter als Erwachsene und diese wiederum in größerer Gefahr aus dieser Richtung als alte Leute [7]. In der Tabelle 6 sind die besonderen Aspirationsgefährdungen aufgeführt. Hier auch in der Tagesklinik Abhilfe zu schaffen ist durch die Bereitstellung bestimmter Medikamente möglich geworden (Tabelle 7).

Tabelle 6. Besondere Aspirationsgefährdung

Bei zu kurzer Nahrungskarenz
Nach langer Nüchternheit (> 14 h)
Bei ambulanten Patienten
Bei erheblicher Angst
Bei Schmerzen
Nach Opiatgabe
Nach oraler Prämedikation
Bei Tendenz zum Erbrechen
Bei Maskenbeatmung
Bei Intubationsschwierigkeiten
Bei Kindern
Bei geistiger Behinderung des Patienten
Bei erheblichem Übergewicht

Tabelle 7. Medikamente gegen Aspiration und Emesis

H$_2$-Rezeptorantagonisten

Cimetidin	Anschlagzeit	↓
(10 mg/kg KG oral 90′ präop.)	Magensaftvolumen	↓
	Magensaft-pH	↑
	Wirkdauer	↓
	Nebenwirkungen	↑
Ranitidin	Anschlagzeit	↓
(5 mg/kg KG oral 60′–90′ präop.)	Magensaftvolumen	↓
	Magensaft-pH	↑
	Wirkdauer	↑
	Nebenwirkungen	↓

Das Cimetidin und auch das Ranitidin nehmen heute einen sicheren Platz in der Aspirationsprophylaxe ein [2, 6]. Bei Kindern haben wir in eigenen Untersuchungen die Wirksamkeit des hochdosierten Cimetidin (7,5–10 mg/kg KG) überprüft (Tabelle 8). Das Erreichen eines sicheren Magensaftvolumens und -säuregrades macht bei Oralverabreichung eine frühzeitige Gabe, d. h. 1,5–2 h vor dem eigentlichen Eingriff, notwendig [17]. Für Ranitidin in einer Dosierung von 3,5–5 mg/kg KG gelten kürzere Anschlagzeiten von etwa 1 h [2]. Im Grunde sollte eine orale Applikation in gleicher Dosierung am Vorabend die Bildung von Magensaft überhaupt verhindern. Die bei präoperativer Amotilität einmal im Magen befindliche Säuremenge kann durch H_2-Rezeptor-Antagonisten nicht mehr neutralisiert werden [6].

Antazida: Natriumzitrat kann in einer Dosierung von 0,5 ml/kg KG etwa 60 min vor Narkoseeinleitung oral appliziert den Magensaft-pH relativ schnell in einen sicheren Bereich heben [8]. Dieses Präparat verursacht im Gegensatz zu den altbekannten Magnesium-Aluminium-Hydroxiden bei Aspiration selbst keine Lungenschäden. In der Geburtshilfe resultierte in der Vergangenheit bei Aspiration der verwendeten pulvrigen und in Suspension gebrachten Antazida ein die Säureaspiration weit übertreffendes pulmonales Schädigungsbild.

Gastrokinetika und Antiemetika: Zur schnell wirksamen pulmonalen Abschirmung hat sich die Kombination Natrium citric./Acidum citric. zusammen mit

Tabelle 8. Wirkung von Cimetidin oral (10 mg/kg KG) auf intragastrales Volumen und pH-Wert in Relation zum Zeitpunkt nach der einmaligen Gabe

Nach	60–90 min	90–120 min	120–180 min	> 180 min
n	16	27	39	18
pH <2,5	50%	11%	0%	28%
Volumen >0,4 ml/kg KG	69%	37%	0%	22%
Kein Magensaft	0%	0%	17%	11%

Tabelle 9. Medikamente gegen Aspiration und Emesis

Antazida		
Na citric./Ac. citric.	Anschlagzeit	↓↓
(0,5 ml/kg KG oral 60′ präop.)	Magensaft-pH	↑
	Wirkdauer	↓
(Al/Mg-Hydroxid)	(Suspension, lungenschädigend)	
Gastrokinetika		
Metoclopramid	LOS	↑
(0,15 mg/kg i. v.)	Magensaftvolumen	↓
	Brechzentrum	↓
(Domperidon)	(LOS	↑
	Magensaftvolumen)	↓

dem Gastrokinetikum Metoclopramid besonders bewährt [8]. Letzteres wirkt nicht nur gastrokinetisch positiv, sondern verstärkt auch den Ösophagussphinktertonus, was gerade bei Maskennarkosen von Bedeutung sein kann, da alle Inhalationsanästhetika den unteren Ösophagussphinkter schwächen. Zusätzlich ist durch die Wirkung auf das zentrale Brechzentrum eine entsprechende Antiemesis mit dem intravenösen Einsatz dieses Präparates verbunden (Tabelle 9). Auch Domperidon kann die Schließmuskellähmung beheben und über eine Steigerung der Magenmotilität die Restmagensaftmenge vermindern. Mit einer präoperativ zu gebenden Vielzahl von Medikamenten besteht aber die Gefahr der Polypragmasie. Man muß sicher versuchen, des Guten nicht zuviel zu tun. Die Einhaltung der Nüchternanordnung erscheint in diesem Zusammenhang wichtiger als der Einsatz zahlloser Medikamente.

Anticholinergika zur ambulanten Narkose

Der Einsatz von Anticholinergika, wie Atropin, Glycopyrrolat bzw. Bellafolin, ist heute von speziellen Indikationen abhängig und auch medikolegal im Sinne einer sicheren Vagolyse nicht mehr zwingend erforderlich (Tabelle 10). Die subjektiv vom Patienten als unangenehme empfundene Salivationshemmung mit Mundtrockenheit sowie die auftretenden ungewohnten Palpitationen können vermieden werden, wenn die intravenöse Applikation von Atropin kurz vor Narkoseeinleitung im Einzelfall ausreicht. Bei Kindern sollte immer dann so vorgegangen werden, wenn Succinylcholin intravenös zum Einsatz kommt. Atropin wirkt i.v.-gegeben im Sinne einer Arrhythmieprophylaxe. Hypoxie, vagale Stimulation und zu hohe Konzentration des eingesetzten Inhalationsanästhetikums können sich dann allerdings nicht mehr frühzeitig durch eine warnende Bradykardie bemerkbar machen. Bei Kindern mit sehr irritablen Luftwegen (z.B. Asthma bronchiale) oder mit ausgesprochener Salivation (z.B. Spalt-Kinder) so-

Tabelle 10. Anticholinergika zur Prämedikation

	Dosis [mg/kg KG] oral i.m. i.v.			Vorteil	Nachteil
Atropin	0,04	0,02	0,01	Vagolyse (kardial) ↑↑ Salivation ↓	LOS ↓ zentralcholinerg. Wirkung ↑ Kurzzeitgedächtnis ↓ bei i.v./Salivation →
Glycopyrrolat	0,05	0,01	0,005	Salivation ↓↓ Vagolyse (kardial) ↑ zentralcholinerg. Wirkung →	bei i.v./Salivation → orale Wirkung ↓ LOS ↓
Belladonna Gesamtalkaloide	0,02 ml/kg KG oral			s. Atropin	s. Atropin

wie bei Anwendung von Ketamine sollte dem Glycopyrrolat in einer Dosis von 0,01 mg/kg KG intramuskulär zum Zeitpunkt der üblichen Prämedikation der Vorzug gegeben werden [14]. Es bietet sich dabei natürlich an, das Anxiolytikum gleichzeitig i. m. zu verabfolgen. Werden die Anticholinergika oral gegeben, muß beim Atropin die doppelte, beim Glycopyrrolat, das enteral sehr schlecht resorbiert wird, die 5fache Menge verabreicht werden. Alternativ können die Beladonnagesamtalkaloide in einer Dosierung von 0,02 ml/kg KG oral eingesetzt werden. Hingewiesen werden soll auf die zentralcholinergische Wirkung des Atropin. Im Gegensatz zu dem nicht die Bluthirnschranke überschreitenden quarternären Ammoniumderivat Glycopyrrolat, kann es mit Atropin postoperativ zur vorrübergehenden Einschränkung des Kurzzeitgedächtnisses kommen [13]. Es empfiehlt sich, bei allen Endoskopien, also auch Bronchoskopien, und bei allen zu erwartenden schwierigen Intubationen Anticholinergika, und hier besonders Glyocopyrrolat, in ausreichender Dosierung anzuwenden. Kurzfristig intravenös verabreicht hemmen die genannten Medikamente die Salivation nicht.

Schlußbemerkung

Abschließend soll noch einmal betont werden, daß die Prämedikation dazu dient, Angst zu mindern, orale und gastrale Sekretionen zu hemmen sowie vagusstimulierende Wirkungen einiger Medikamente und Manipulationen abzuschwächen. Von Kindern abgesehen sollte mit den Patienten durchaus diskutiert werden, ob eine medikamentöse Anxiolyse unbedingt nötig ist. Die aus dem empatischen Patienten-Gespräch resultierende Droge Arzt und deren Wirkung, die schonende aber ehrliche Aufklärung und eine gute präoperative Patientenführung sind einer medikamentösen Therapie durchaus ebenbürtig, wenn nicht sogar überlegen. Auf der anderen Seite sollte diese zusätzliche Hilfe gerade in der Tagesklinik nicht versagt werden.

Literatur

1. Brocks K, Jensen JS, Schmidt JF, Chræmmer Jørgensen B (1987) Gastric contents and pH after oral premedication. Acta Anaesthesiol Scand 31:448–449
2. Goudsouzian NG, Young ET (1987) The efficacy of ranitidine in children. Acta Anaesthesiol Scand 31:387–390
3. Hofstad B, Haavik PE, Wigkstrøm E, Steen PA (1987) Benzodiazepines as oral premedication. A comparison between oxazepam, flunitrazepam and placebo. Acta Anaesthesiol Scand 31:295–299
4. Lanz E, Schäfer M, Brünisholz V (1987) Midazolam (Dormicum) zur oralen Prämedikation vor Regionalanästhesie. Anaesthesist 36:197–202
5. Manchikanti L, Roush JR (1984a) Effect of preanesthetic glycopyrrolate and cimetidine on gastric fluid pH and volume in outpatients. Anesth Analg 63:40–46
6. Manchikanti L, Colliver JA, Marrero TC, Roush JR (1984b) Ranitidine and metoclopramide for prophylaxis of aspiration pneumonitis in elective surgery. Anesth Analg 63:1903–1910

7. Manchikanti L, Colliver JA, Marrero TC, Roush HR (1985a) Assessment of age-related acid aspiration risk factors in pediatric, adult and geriatric patients. Anesth Analg 64:11–17
8. Manchikanti L, Grow JB, Colliver JA, Hadley CH, Hohlbein LJ (1985b) Bicitra (Sodium citrate) and metoclopramide in outpatients anesthesia for prophylaxis against aspiration pneumonitis. Anesthesiology 63:378–384
9. Nimmo WS, Heading RC, Wilson I, Tothill P, Prescott LF (1975) Inhibition of gastric emptying and drug absorption by narcotic analgesics. Br J Clin Pharmacol 2:509–513
10. O'Boyle CA, Harris D, Barry H, McCreary C, Bewley A, Fox E (1987) Comparison of midazolam by mouth and diazepam i.v. outpatient oral surgery. Br J Anaesth 59:746–754
11. Ræder JC, Breivik H (1987) Premedication with midazolam in outpatient general anaesthesia. A comparison with morphine-scopolamine and placebo. Acta Anaesthesiol Scand 31:509–514
12. Reves JG, Fragen RJ, Vinik HR, Greenblatt DJ (1985) Midazolam: Pharmacology and Uses. Anesthesiology 63:310–324
13. Simpson KH, Smith RJ, Davies LF (1987) Comparison of the effects of atropine and glycopyrrolate on cognitive function following general anaesthesia. Br J Anaesth 59:966–969
14. Toft P, Rømer UD (1987) Glycopyrrolate compared with atropine in association with ketamine anaesthesia. Acta Anaesthesiol Scand 31:438–449
15. Tolksdorf W, Pirwith A, Bentzinger C, Pfeiffer J (1987a) Ro 15-1788 antagonisiert zuverlässig die Benzodiazepinwirkung nach Flunitrazepam-Kombinationsnarkosen. Anaesthesist 36:203–209
16. Tolksdorf W, Gerlach C, Hartung M, Hettenbach A (1987b) Midazolam und Pethidin/Promethazin zur intramuskulären Prämedikation. Anaesthesist 36:275–279
17. Yildiz F, Tryba M (1983) Cimetidin als Adjuvans zur Prämedikation. In: Kühn K, Hausdörfer J (Hrsg) Prämedikation im Kindesalter. Springer, Berlin Heidelberg New York Tokyo, S 54–57

Anästhesieverfahren beim ambulanten Patienten

W. Dick

Eine wesentliche Voraussetzung für die Effektivität eines Anästhesieverfahrens, das bei ambulanten Operationen oder diagnostischen Eingriffen in Praxis und Klinik eingesetzt werden soll, ist die Möglichkeit, den Patienten – in Obhut zwar – aber doch guten Gewissens nach Hause entlassen zu können. Ideale Anästhetika bzw. ideale Anästhesieverfahren sollten rasch und angenehm zur Bewußtlosigkeit führen, keine oder nur geringe kardiovaskuläre Veränderungen hervorrufen und von wesentlichen Nebenwirkungen frei sein. Das Verfahren muß außerdem für ausreichende Amnesie und Analgesie während der Ein- und Ausleitung wie während des op. Eingriffs Sorge tragen können. Schließlich ist für einige Interventionen Muskelrelaxation erforderlich.

Dem Wunsch nach einer frühen postoperativen Erholung steht die *Notwendigkeit* gegenüber, den Patienten so tief zu anästhesieren, daß er während der Operation nicht aufwacht bzw. in der postnarkotischen Phase über unangenehme Erinnerungen klagt [1].

Nach Schwilden [24] garantieren Medikamente mit steilen Konzentrations-Effekt-Beziehungen am ehesten eine kurze Aufwachphase. Weiterhin sollten solche Substanzen – zumindest in höherer Dosierung – eher vermieden werden, die eine ausgeprägte Diskrepanz zwischen Blutspiegelanstieg und Wirkungsbeginn aufweisen. Schließlich sollten die Substanzen eher durch Elimination als durch Umverteilung ihre Wirkung beendigen. Nicht zuletzt sollten nur so viele Dosen einer Substanz erforderlich sein, daß kein Eintritt in die steady state Phase möglich ist, mit anderen Worten möglichst wenig Nachinjektionen erfolgen müssen (Abb. 1).

Substanzen, die alle Anforderungen erfüllen würden, existieren bekanntlich nicht. Letzten Endes sind daher viele der gängigen Anästhesieverfahren mehr oder weniger gut geeignet.

Unter den Mitteln, die zur intravenösen Einleitung und ggf. zur Aufrechterhaltung der Anästhesie per Injektion oder Infusion verwendet werden, dominieren Thiopental, Brevimytal, Etomidat, jüngst Disoprivan; mit erheblichen Abstrichen folgen Ketamin oder Midazolam, das als kürzestwirksames Benzodiazepin immer noch länger wirkt als Brevimytal oder Etomidat.

Thiopental – sicherlich nach wie vor am weitesten verbreitet – läßt den Patienten ruhig einschlafen und aufwachen, verursacht aber häufig Hypotensionen während der Einleitung, die dann – etwa bei der Intubation – wegen ungenügender Narkosetiefe in eine Hypertension und Tachykardie umschlagen. Unter der Einleitung mit Brevimytal treten nicht selten Schluckauf, unbewußte Muskel-

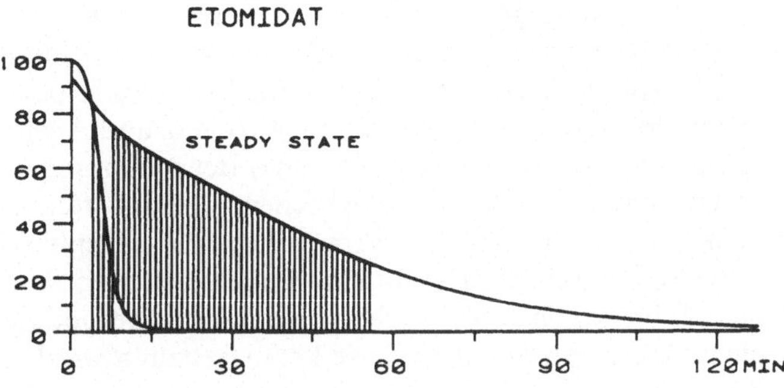

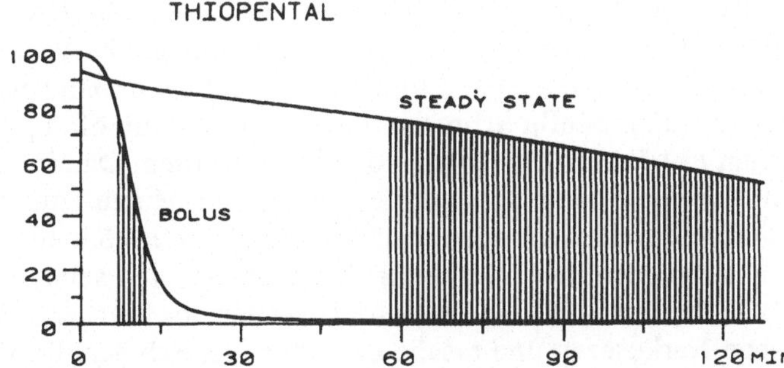

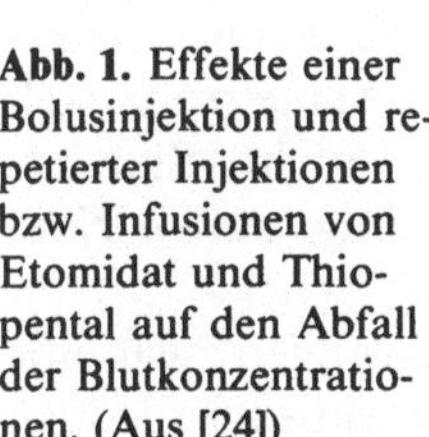

Abb. 1. Effekte einer Bolusinjektion und repetierter Injektionen bzw. Infusionen von Etomidat und Thiopental auf den Abfall der Blutkonzentrationen. (Aus [24])

bewegungen oder Unruhe auf, die das Einschlafen stören. Der Injektionsschmerz ist ausgeprägter als bei Thiopental. Die o. g. hämodynamischen Reaktionen nach Barbituraten sind für den Risikopatienten sicherlich bedenklich, wenn man aber davon ausgeht, daß zur ambulanten Anästhesie im wesentlichen ASA 1–2 Patienten kommen, so verlieren solche Nebenwirkungen an Gewicht.

Will man sie dennoch verhindern oder zumindesten abschwächen, so bleibt nur die Kombination mit einem potenten Analgetikum wie Fentanyl oder besser Alfentanil in niedriger Dosierung (0,05–0,1 bzw. 0,5–1 mg), [13, 18]. Im übrigen ist die Verkehrsfähigkeit nach Thiopental – wie Methohexitalnarkose gleichermaßen für 24 h eingeschränkt [19].

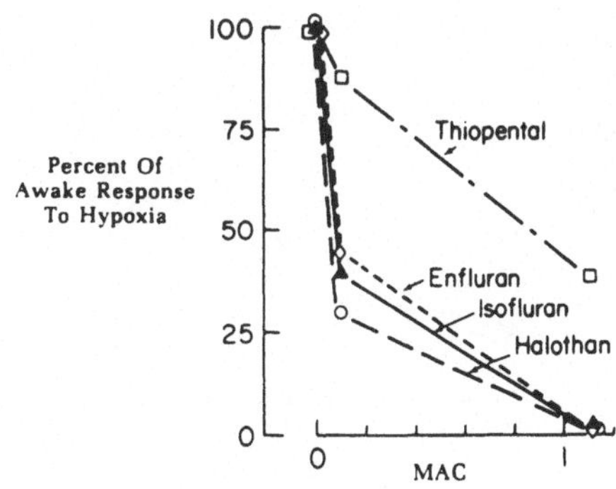

Abb. 2. Vergleichende Darstellung der Wachreaktionen auf eine Hypoxie unter Thiopental-, Enfluran-, Isofluran- und Halothan-Narkose. (Aus [76])

Eine eigenständige analgetische Wirkung besitzt Ketamin, betont wird auch die hämodynamische Stabilität und die besondere Eignung beim Asthmatiker; in der postnarkotischen Phase treten jedoch häufig psychomimetische Reaktionen auf; sie lassen sich zwar in ihrer Inzidenz und Ausprägung durch die vorherige oder gleichzeitige Applikation eines Benzodiazepinabkömmlings – wegen seiner dem Ketamin ähnlichen kinetischen Eigenschaften am ehesten Midazolam – mildern [4, 7]. Die ohnehin verzögerte Erholungsphase nach Ketamin alleine wird jedoch durch die Kombination noch weiter verlängert. Ketamin wie Ketaminkombinationen sollten daher – wenn nicht besondere Indikationen bestehen – eher aus der Ambulanznarkose herausgehalten werden.

Länger wirkende Benzodiazepine wie Diazepam oder Flunitrazepam haben m. E. überhaupt keinen Platz bei diesen Narkosemodalitäten, weil die Eliminationshalbwertzeiten der Substanzen selbst oder ihrer Metaboliten eine längere Aktivität im Organismus und damit eine unkalkulierbare postnarkotische Phase wahrscheinlich machen. Etomidat, wiewohl sehr kurz wirksam, verursacht bei der Injektion häufig Schmerzen und muß deshalb oft a priori mit einem Analgetikum in höherer Dosierung kombiniert werden. Damit werden seine prinzipiellen Vorteile eigentlich wieder eingeschränkt. Hinzu kommt, daß nicht selten unkoordinierte Bewegungen die Einleitung stören können. Allerdings sollen Nausea, Erbrechen und allergische Reaktionen selten sein.

Die Neuentwicklung Propofol garantiert nach unseren Erfahrungen zwar eine kurze Narkosezeit und rasche Erholung, der Schmerz bei der Injektion ist jedoch vergleichbar dem nach Etomidat, hinzu kommen eine ausgeprägte Atemdepression und Kreislaufreaktionen, die denen von Thiopental ähneln.

Unter den Analgetika, die zur Kombination verwendet werden, dominieren Fentanyl mit Einschränkungen und Alfentanil. Beide können als intermittierende Boli oder per infusionem verabreicht werden. Mit steigender Dosierung gehen jedoch die Vorteile der kurzen Wirkungsdauer verloren. Dem stehen kardiovaskuläre Stabilität und rasches Erwachen gegenüber. Postoperative Atemdepressionen sollen angeblich nicht häufiger als nach Halothan- oder Ethrannarkosen sein [6, 22], weil auch niedrige Konzentrationen dieser Inhalationsanästhetika die Reaktion auf Hyperkapnie und Hypoxämie ähnlich ausgeprägt dämpfen wie etwa Fentanyl [15–17]. Azar et al. [1, 2] haben beobachtet, daß auch die psy-

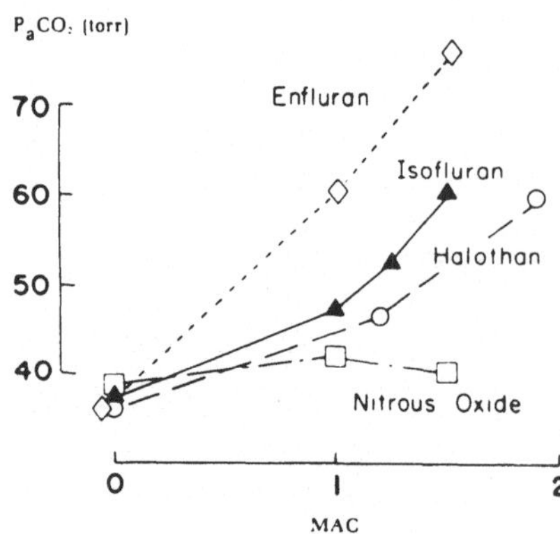

Abb. 3. paCO$_2$-Verhalten in Abhängigkeit vom MAK-Wert bei Lachgas, Halothan, Isofluran und Enfluran. (Aus [8])

Tabelle 1. Anschlags-, Wirkungs- und Erholungszeit unterschiedlicher Muskelrelaxanzien. (Aus [3])

Relaxans	ED 90 [mg/kg]	Anschlags- zeit [min]	Wirkungs- zeit [min]	Erho- lungs- zeit [min]
Pancuronium	0,065	5,0	73,0	32,0
Alcuronium	0,140	6,0	62,5	30,0
Vecuronium	0,060	4,5	22,5	8,5
Atracurium	0,200	6,5	32,0	12,0

chomotorischen Funktionen etwa nach Fentanyl, Enfluran oder Isofluran nur gering voneinander differieren. Korttila [19] berichtet allerdings über deutliche Differenzen in der postnarkotischen Leistungsfähigkeit abhängig vom Narkoseverfahren. Ungeachtet dessen sind schwere postoperative Zwischenfälle meist nach Fentanyl beobachtet worden.

Unter den gebräuchlichen Inhalationsanästhetika ist Lachgas besonders gut steuerbar, schon 1–2 h nach Beendigung der Narkose konnte Korrtila [19] keine Wirkungen auf psychomotorische Funktionen mehr nachweisen … Halothan ist hingegen nach Davison und Korttila [5, 19] von einer ungünstigeren Aufwachphase gekennzeichnet als Enfluran oder Isofluran. Isofluran läßt Eigenschaften erkennen, die von denen des Halothans bzw. Enflurans differieren und die Substanz geeigneter für ambulante Anästhesieformen macht [8, 23]. Unabhängig davon sollte man bei häufig sich wiederholenden Anästhesien, wie sie unter ambulanten Bedingungen nicht selten sind, von Halothan eher absehen, wohl auch für längerdauernde Ambulanznarkosen. Über postoperatives Erbrechen wird nach Halothan etwas häufiger berichtet, „Halothanzittern" kommt auch nach Enfluran vor.

Summiert man die zahlreichen Berichte über ambulante Anästhesieverfahren und stellt sie den Anforderungen an eine adäquate Anästhesie gegenüber, so sind einige Differenzierungen möglich.

In jedem Falle wird es sich nicht um eine Mono-, sondern um eine Kombinationsnarkose i. S. einer balanzierten Anästhesie handeln. Auch Ketamin ist – zumindest beim Erwachsenen – nicht zur Monoanästhesie geeignet. Zu differenzieren ist zwischen Maskennarkosen und solchen unter Intubation, damit Muskelrelaxation und künstlicher Beatmung.

Unter den Muskelrelaxanzien besitzt die kürzeste Anschlagzeit und die geringste Wirkungsdauer Succinycholin. Seine Anwendung sollte jedoch mit der Vorinjektion einer kleinen Dosis eines nichtdepolarisierenden Relaxans gekoppelt werden, da gerade nach der ambulanten Narkose kein Muskelkater auftreten sollte.

Will man ein nichtdepolarisierendes Relaxans einsetzen, so empfiehlt sich am ehesten das mit der kürzesten Latenz und der kürzesten Wirkdauer, Vecuronium [3]. Die Wirkung aller Muskelrelaxanzien wird durch Inhalationsanästhetika verstärkt.

Tabelle 2. Relaxansdosierung bei unterschiedlichen Anästhesieverfahren. (Aus [3])

Relaxans	N₂O/Opioid [mg/kg]	Halothan [mg/kg]	Enfluran [mg/kg]	Isofluran [mg/kg]
Pancuronium	0,065	0,045	0,025	0,040
Alcuronium	0,140	0,100	0,050	0,080
Vecuronium	0,060	0,040	0,020	0,030
Atracurium	0,200	0,135	0,065	0,100

Zahlreiche Kombinationen sind für die ambulante Anästhesie angegeben worden [20, 25].

Kombinationen von N₂O-Fentanyl und Relaxanzien ermöglichen schnelles Erwachen bei kardiovaskulärer Stabilität, wenig Arrhythmien und guter p. o. Analgesie.

Tabelle 3. Möglichkeiten von Substanzkombinationen zur ambulanten Narkose

Thiopental (3–4 mg/kg)	Methohexital (50–140 mg)
Fentanyl (0,1 mg)	Fentanyl (0,05–0,15)
Succinylcholin (1 mg/kg)	
N₂O-O₂-Succ.-Infusion	Methohexital-Infusion
(80 min) (Fishburne [10])	(2–12 min) (Groszeniuk [12])

Thiopental (4 mg/kg)

+	+	+
Thiopental	Fentanyl	Ketamin
20 mg/min	0,1 mg	50 mg
(–)	0,1 mg/kg/min	53 mg/kg/min
	(–)	(– –)
	(White [26])	

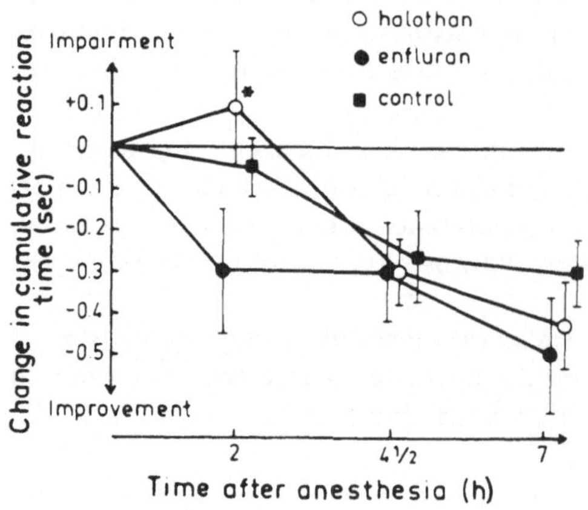

Abb. 4. Kumulative Reaktionszeit unter Halothan und Enfluran im Vergleich zu einer Kontrollgruppe in Abhängigkeit von der Zeit nach Beendigung der Anästhesie. Es bestehen deutliche Unterschiede innerhalb der ersten 3–4 h zwischen Halothan und Enfluran. (Aus [19])

Fishburne [10] hat die Mischung von Thiopental, Fentanyl, Succinylcholin, N_2O-O_2 und anschließender Succinylcholininfusion untersucht und für adäquat befunden. Die Zeit bis zur Straßenfähigkeit betrug im Mittel 80 min (Tabelle 3). Groszeniuk et al. [12] haben Methohexital und Fentanyl kombiniert und die Narkose mit einer Methohexitalinfusion aufrechterhalten (Anästhesiedauer 5–60 min). Die Aufwachzeit bis zur vollen Orientierung betrug 2–12 min. White [26] untersuchte 3 verschiedene Kombinationen von Thiopental zur Einleitung – eine mit einer anschließender Thiopentalinfusion, eine 2. mit Fentanyl und einer anschließenden Infusion und eine 3. schließlich mit einem Ketaminbolus, gefolgt von einer Ketamininfusion.

Die Kombination von Thiopental und Ketamin erwies sich als ungünstigste hinsichtlich der Aufwachzeit, die alleinige Thiopentalapplikation resultierte in den stärksten p. o. Schmerzen und der größten Müdigkeit, nach Fentanyl trat am häufigsten Erbrechen auf, nach Ketamin gehäuft unangenehme Träume und visuelle Störungen.

Hartung [13] hat bei Abrasiones Etomidat-Alfentanil mit Methohexithal-Halothan verglichen, nach der erstgenannten Kombination waren die Patienten innerhalb von 3,5 min wieder ansprechbar bzw. nach 4,5 min voll orientiert, nach der Barbiturat-Halothankombination erst innerhalb von 11,5 bzw. 15 min (Tabelle 4).

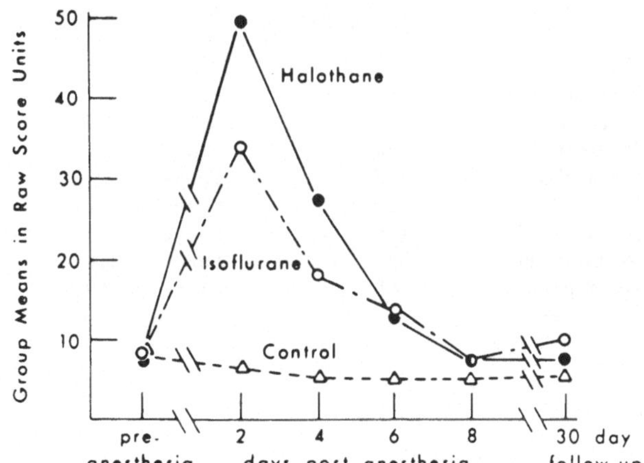

Abb. 5. Postoperative psychointellektuelle Leistungsfähigkeit nach Halothan und Isofluran. (Aus [5])

Tabelle 4. Möglichkeiten von Substanzkombinationen zur ambulanten Narkose

Etomidat (0,2 mg/kg)	Methohexital (1 mg/kg)
Alfentanil (70 µg/kg)	N_2O-O_2
N_2O-O_2	Halothan 0,5–2,0 Vol.-%
AWZ 3,5–4,5 min (Hartung [13])	AWZ 11,5–15 min
Thiopental	Thiopental
N_2O-O_2-Halothan	N_2O-O_2-Halothan
Spontanatmung (Herbert [14])	Beatmung
(+ −)	(+)

Von Bedeutung kann auch die Form der Atmung bzw. Beatmung bei einer Kombinationsnarkose sein. Herbert [14] hat Thiopental-Halothan, $N_2O\text{-}O_2$ unter kontrollierter Beatmung mit einer gleichen Kombination unter Spontanatmung verglichen und zeigen können, daß solche Patienten, die beatmet worden waren, über eine geringere Einschränkung ihrer Fähigkeiten – allerdings am 2. p. o. Tag – klagten als solche unter Spontanatmung.

Wenn auch nicht mit der gleichen Intensität wie im Kindesalter, so wird doch auch beim Erwachsenen die Frage diskutiert, ob die ambulante Anästhesie per se eine restriktivere Indikationsstellung zur endotrachealen Intubation erfordere als die Narkose unter stationären Bedingungen. Wenn Einmaltubenmaterial verwendet wird, so ist nach Epstein [9] kaum mit einer höheren Inzidenz postoperativer Heiserkeit oder gar bedrohlicher respiratorischer Störungen zu rechnen. Außerdem treten solche Störungen in der Regel innerhalb des postoperativen Überwachungszeitraums von 30–60 min auf. Nur aus Gründen der Ambulanznarkose sollte also die Intubation nicht unterbleiben.

Gerade für die ambulante Narkose wird die Applikation von Antagonisten favorisiert. Prinzipiell ist die Idee der Antagonisierung unter diesen Bedingun-

Tabelle 5. Halbwertszeiten einiger Anästhetika und Antagonisten. (Aus [21])

Substanz	HWZ/min	Autor
Etomidat	70	Schüttler (1980)
Methohexital	140	Lauven
Alfentanil	70	Schüttler (1982)
Naloxon	70	Ngai (1976)
Midazolam	150	Lauven (1982)
Ro 151788	30	Greenblatt (1983)
Ketamin	150	Lauven
Vecuronium	80	Fahey (1981)
Neostigmin	80	Cronelly (1979)

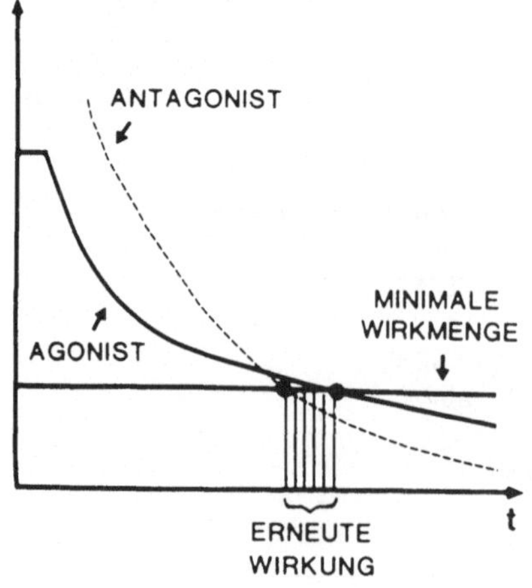

Abb. 6. Prinzipielles Verhalten der Wirkung eines Antagonisten mit kürzerer Halbwertszeit als der des Agonisten. (Aus [21])

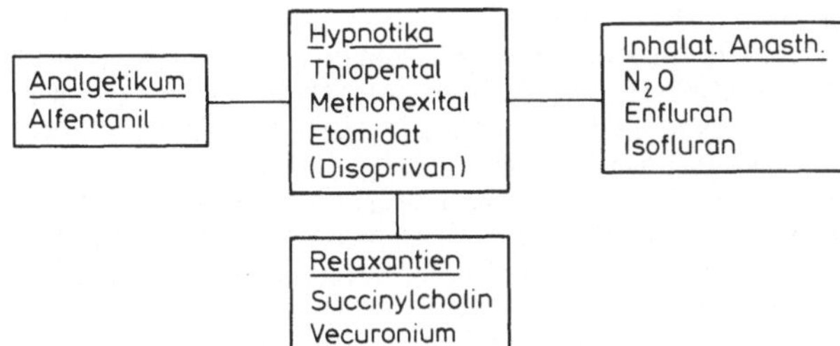

Abb. 7. Empfehlungen für ambulante Verfahren der balancierten Allgemeinanästhesie

gen bestechend, auf den 2. Blick jedoch eher fragwürdig. Zum einen addieren sich potentielle Nebenwirkungen der Antagonisten zu denen der Anästhetika und Adjuvanzien, auch wenn dies beim ambulanten Nichtrisikopatienten von minderer Bedeutung sein mag. Zum anderen sind die Wirkzeiten – zumindest einiger Antagonisten – gerade eben so lang oder gar kürzer als die potentiellen Nebenwirkungszeiten der Agonisten, so daß ggf. der Agonist – nach Ablauf der Effekte des Antagonisten – seine unerwünschten Wirkungen erneut entfalten kann [21]. Tabelle 5, Abb. 6). Prinzipiell möchte ich daher dafür plädieren, die Antagonisten aus der Ambulanznarkose herauszuhalten. Ist tatsächlich versehentlich zu hoch dosiert worden, so sollte nachbeatmet und die Ambulanznarkose eher in eine vorübergehend teilstationäre Narkose umgewandelt werden. Unter den Bedingungen einer kontinuierlichen Überwachung und denen eines prolongierten Aufenthaltes ist dann nichts gegen den Opiatantagonisten Naloxon oder die Cholinesterasehemmstoffe einzuwenden, wenn – wie Tammisto [25] formuliert – einmal nach 0,3–0,4 mg Fentanyl oder nach Applikation von Vecuronium die Spontanatmung nicht in der 1. Stunde suffizient zurückkehrt. Für andere Antagonisten besteht jedoch m. E. bei adäquater Narkoseführung kaum eine Indikation.

Zusammenfassend wird eine ambulante Anästhesie in der Regel eine Kombinationsnarkose mit oder ohne Intubation sein, die den Prinzipien der balancierten Anästhesieführung folgt. Wegen der dazu erforderlichen Eigenschaften kann man Thiopental, Methohexital, Hypnomidat (vielleicht zukünftig Disoprivan) zur Einleitung bevorzugen. Sie sollten – wenn erforderlich – mit Alfentanil als Analgetikum bzw. N₂O/O₂-Enfluran/Isofluran als Inhalationsanästhetika kombiniert werden. Ist Muskelrelaxation notwendig, so stehen alternativ Succinylcholin (nach einer kleinen Dosis eines nichtdepolarisierenden Relaxans) und Vecuronium zur Verfügung. Adäquates Monitoring und respiratorische Unterstützung unterscheiden sich in nichts von der Anästhesie unter stationären Bedingungen. Die Antagonisierung sollte die Ausnahme sein.

Literatur

1. Azar I, Lear E, Arismendy C (1982) Psychomotor function following balanced, enflurane and isoflurane anesthesia in ambulatory surgical patients. Anesthesiology 57:A340
2. Azar I, Karambelker MD, Lear E (1982) The arousal state and incidence of abnormal neurological signs during recovery from balanced anesthesia, enflurane, and isoflurane. Anesthesiology 57:A343

3. Booij LHDJ (1985) Muskelrelaxantien in der Ambulanznarkose? – Neue Aspekte INA, Bd 53, Die Anästhesiologische Poliklinik. Thieme, Stuttgart New York
4. Clyburn NH, Kay, McKenzie PJ (1986) Effects of diazepam and midazolam on recovery from anaesthesia in outpatients. Br J Anaesth 58:872–875
5. Davison LA, Steinhelber JC, Eger II EI, Stevens WC (1975) Psychological effects of halothane and isoflurane anesthesia. Anesthesiology 43:313
6. Dhamee MS, Gandhi SK, Callen KM, Kalbfleisch JH (1982) Morbidity after outpatient anesthesia – A comparison of different endotracheal anesthetic techniques for laparoscopy. Anesthesiology 57:A375
7. Dick W, Knoche E (1981) Untersuchungen zur Midazolam-Ketanest-Kombination für kurz- und längerdauernde Eingriffe. Ketanest- und Benzodiazepin-Kombination in der Anästhesie. Perimed, Erlangen, S 51
8. Eger EI II (1981) Isoflurane (Forane). Ohio Medical Products, Madison
9. Epstein MD, Burton S (1979) Anesthetic management for out-patient surgery. Annual Refresher course lectures, p 134
10. Fishburne John I Jr, Fulghum Mary Susan MD, Hulka MD, Jaroslav F, Mercer MD, Jack PMD (1974) General anesthesia for outpatient laparoscopy with an objective measure of recovery. Anesth Analg (Current Researches) 53, No 1
11. Forbes Robert BMD (1983) General anaesthesia for day care surgery patients. Can Anaesth Soc J 30:5
12. Groszeniuk T, Whitwam JG, Morgan M (1977) Use of methohexitone, fentanyl and nitrous oxide for short surgical procedures. Anaesthesia 32:209–211
13. Hartung E (1985) Alfentanil für diagnostische und ambulante Kurzeingriffe. Alfentanil – ein neues, ultrakurzwirkendes Opioid. Urban & Schwarzenberg, München Wien Baltimore, S 112
14. Herbert M, Healy TEJ, Bourke JB, Fletcher IR, Rose JM (1983) Profile of recovery after general anaesthesia. Br Med J 286:1539
15. Knill RL, Gelb AW (1978) Ventilatory responses to hypoxia and hypercapnia during halothane sedation and anesthesia in man. Anesthesiology 49:244
16. Knill RL, Manninen PH, Clement JL (1979) Ventilation and chemo-reflexes during endflurane sedation and anaesthesia in man. Can Anaesth Soc J 26:353–60
17. Knill RL, Clement JL (1982) Variable effects of anaesthetics on the ventilatory response to hypoxemia in man. Can Anaesth Soc J 29:93–9
18. Knoche E, Dick W (1985) Kurznarkosen in der Gynäkologie. In: Zindler, Hartung (Hrsg) Alfentanil. Urban & Schwarzenberg, München Wien Baltimore, S 103
19. Kortilla K (1985) Straßenfähigkeit nach Allgemeinanästhesie. INA. Thieme, Stuttgart New York, Bd 53, S 159
20. Landauer B (1985) Inhalationsanästhesie – die Ambulanznarkose? INA. Thieme, Stuttgart New York, Bd 53, S 82
21. Lauven PM, Stoeckel H (1985) Möglichkeiten der Antagonisierung von Anästhetikawirkungen. INA. Thieme, Stuttgart New York, Bd 53, S 106
22. Purdell-Lewes JG, Blair DM, McLeod CA (1981) Studies in fentanyl-supplemented anesthesia: Awareness and effect of naloxone on early postoperative recovery. Can Anaesth Soc J 28:57–61
23. Rising S, Dodgson MS, Steen PA (1985) Isoflurane v fentanyl for outpatient laparoscopy. Acta Anaesthesiol Scand 29:251–255
24. Schwilden H, Stoeckel H (1985) Pharmakologische Kriterien der intravenösen Kurznarkose. INA. Thieme, Stuttgart New York, Bd 53, S 75
25. Tammisto T (1985) Balancierte Anästhesie beim ambulanten Patienten. INA. Thieme, Stuttgart New York, Bd 53, S 114
26. White PF, Dworsky WA, Horai Y, Trevor AJ (1985) Comparison of continuous infusion fentanyl or ketamine versus Thiopental-determining the mean effective serum concentrations for outpatient surgery. Anesthesiology 59:564–569

Narkose in der ärztlichen Praxis

J. Povysil und H. Bergmann

Einleitung

Praxis-ambulantes Operieren und Anästhesieren kann nur dann von Erfolg begleitet sein, wenn alle baulichen, apparativen, organisatorischen und personell-fachlichen Voraussetzungen voll gegeben sind und dieselben Sorgfaltsregeln wie bei stationären Fällen gehandhabt werden [23, 31]. Daß eine solche Aussage in der ambulanten Praxis noch konsequenter und kompromißloser zu gelten hat als in der Spitalsambulanz mit allen Sicherheitsfaktoren eines Krankenhausumfeldes, liegt auf der Hand; die Begriffe „praxis-ambulant" und „klinisch-ambulant" werden dabei als bekannt vorausgesetzt [12].

Im folgenden soll – sozusagen als Nachweis eines sowohl medizinisch-organisatorisch als auch wirtschaftlich voll funktionsfähigen Modells einer „anästhesiologisch-operativen Poliklinik" in Österreich – ein Erfahrungsbericht über die „Tagesklinik Dr. Povysil" in Linz, einem Ambulatorium bzw. einer Krankenanstalt i.S. des oberösterreichischen Krankenanstaltengesetzes, über einen Berichtszeitraum von 10 Jahren (1976–1986) gegeben werden.

Methodik (Kriterien und Ablauf der Funktion)

Bauliche, apparative und personelle Gegebenheiten

Baulich befinden sich im 2. Obergeschoß des Hauses Linz, Starhembergstraße 12, 2 Operationsräume ($27\ m^2$, $36\ m^2$) mit dem Vorbereitungsareal ($14\ m^2$, $19\ m^2$) sowie insgesamt 14 Aufwachbetten (2×4 Betten à $24\ m^2$, 2×2 Betten à 8–$9\ m^2$, 2×1 Bett à $6\ m^2$). Die Einrichtung bzw. Ausrüstung entspricht den Vorschriften des Krankenanstaltengesetzes, was z.B. Keimfilterung in den Operationsräumen, Narkosegasabsaugung, Leitfähigkeit der Fußböden und Notstromversorgung bedeutet. Mit Abstellräumen, Vorräumen, Garderobe und sanitären Einheiten wird eine Fläche von insgesamt $280\ m^2$ erreicht. Im 1. Obergeschoß befinden sich zusätzlich als Warteraum, Aufnahme, Besprechungszimmer, Personalruheraum, Teeküche, Garderobe und Sanitäreinheiten $120\ m^2$. Insgesamt steht also eine Nutzfläche von $400\ m^2$ zur Verfügung.

Apparativ sind die Operationssäle mit Anästhesiegerät und EKG-Monitor, Saugpumpe und Wiederbelebungseinheit ausgerüstet; im Aufwachraum gibt es EKG-Monitoren, O_2-Versorgung und Sauggeräte. Das operative Instrumentarium wird z. T. mitgebracht, fix sind in der Einheit Video-Endoskopie, Kaltlicht und OP-Mikroskop vorhanden.

Das *Personal* setzt sich aus einem Arzt (Anästhesist), 4 Krankenschwestern, 2 OP-Gehilfinnen (San. Hilfsdienst), 2 Sekretärinnen und 2 Reinigungsfrauen zusammen.

Entwicklung der Tagesklinik

Die Gründung dieser Institution erfolgte 1976 als anästhesiologische Ordination eines niedergelassenen Facharztes. Von den damaligen Vorstellungen Tageschirurgie, Schmerztherapie, Akupunktur und physikalische Therapie konnte nur die Tageschirurgie realisiert werden. 1985 kam es zur Umwandlung in eine Krankenanstalt, im Sommer 1987 schließlich zur bereits beschriebenen Erweiterung von vorher 250 m^2, einem OP, 10 Aufwachbetten, einem Arzt, einer Schwester, einer OP-Gehilfin, einer Sekretärin und einer Reinigungsfrau auf nunmehr 400 m^2 mit den oben beschriebenen Kriterien.

Funktionsablauf

Der Anästhesist ist ärztlicher Leiter der Tagesklinik, operativ tätige Fachärzte kommen i. S. eines Belegarztsystems in seinen Ordinationsbereich. Der Operationstermin wird in Absprache mit dem Anästhesisten vom Operateur mit dem Patienten vereinbart, mehr und mehr greifen aber auch primäre Patientenmeldungen in der Tagesklinik Platz, was zur Empfehlung eines Operateurs durch den Anästhesisten führt.

Präoperative *Voruntersuchungen* werden nach gegebenem Schema vom Operateur veranlaßt, von diesem wird auch ein Merkblatt an die Patienten ausgehändigt. Im Regelfall sind praktisch nur ASA 1 Patienten betroffen, die durch Alter oder Medikamenteneinnahme als ASA 2 Einzustufenden nehmen vor dem Eingriff mit dem Anästhesisten Kontakt auf.

Generell wird als *Prämedikation* 0,5 mg Atropin i. v. am Tisch verabreicht. Über die Sinnhaftigkeit dieser Vorgangsweise läßt sich diskutieren [30]. Sedativa und Tranquilizer erübrigen sich nach unserer Erfahrung, wenn die präoperative Wartezeit kurz und so angenehm wie möglich gehalten wird und der Anästhesist sich Zeit nimmt, mit dem Patienten ein Gespräch zu führen, in dem vor allem auf die etwaigen Ängste des Patienten eingegangen werden kann. Regelmäßig eingenommene Medikamente sollen jedenfalls auch am Operationstag nicht abgesetzt werden.

Ergebnisse

Krankengut

Schlüsselt man die *Gesamttätigkeit* der Tagesklinik seit 1976 auf, so ergeben sich insgesamt 12657 Patienten. Die jährlichen Aktivitäten sind dabei von 490 am Beginn auf hochgerechnet an die 3000 für das Jahr 1987 um etwa das 6fache angestiegen (Abb. 1).

Die *Altersaufteilung* der Patienten, beispielhaft für 1757 Patienten des Jahres 1985 in Abbildung 2 dargestellt, ergibt etwa ⅓ Kinder bis zum 11. Lebensjahr

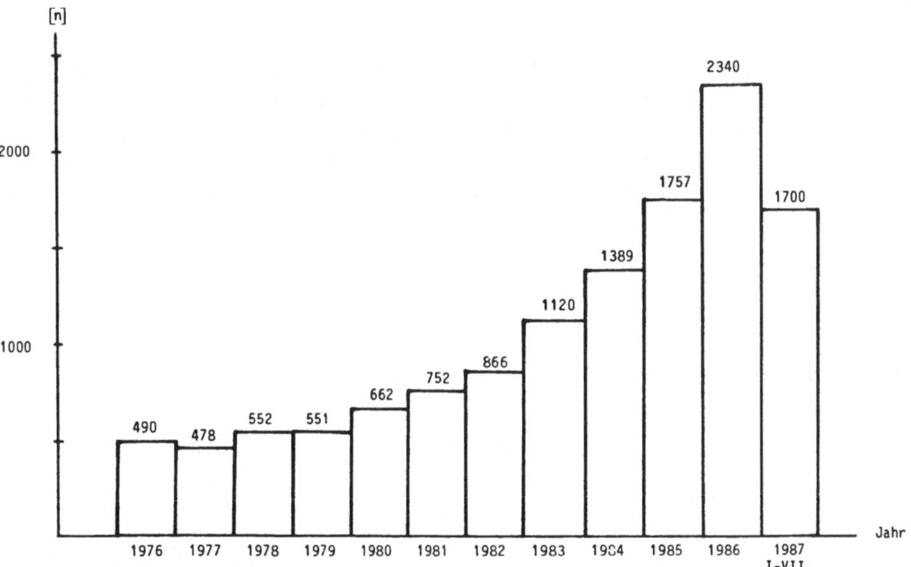

Abb. 1. Zahl der Patienten (n = 12657), jährliche Aufschlüsselung

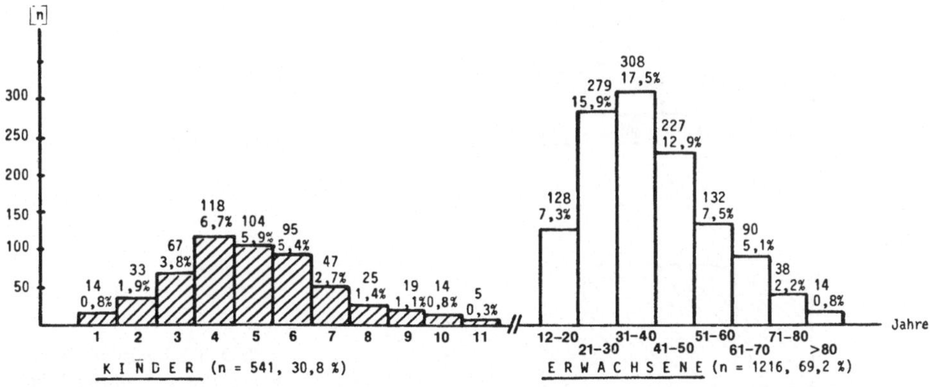

Abb. 2. Alter der Patienten (1985, n = 1757)

(Säuglinge sind inkludiert). Das Gros der Patienten liegt naturgemäß im 3.-5. Lebensjahrzehnt (ingesamt 46,3%), es sind aber auch über 80jährige keine Kontraindikation zur ambulanten Anästhesie.

Was nun die *operativen Fachrichtungen* betrifft, so läßt ein Vergleich 1976–1982 gegen 1986 einerseits den Einblick in deren Umfang, andererseits aber auch Hinweise auf den Entwicklungstrend der vergangenen Jahre zu (Abb. 3): War das Gros 1976–1982 mit über 50% der Eingriffe noch vom Gynäkologen bestimmt, der zusammen mit dem HNO-Spezialisten mehr als 80% aller Patienten betreut hat, so finden sich 1986 die Orthopädie und die HNO-Heilkunde an der Spitze, die Gynäkologie ist auf unter 20% abgesunken, Urologie und Chirurgie sind hingegen im Vergleich zum Vorwert deutlich angestiegen. Dies kommt bei Berücksichtigung der angestiegenen absoluten Jahreszahlen noch deutlicher zum Ausdruck.

Die *Größe der Eingriffe,* nach in Österreich gängigen Operationsgruppen aufgeschlüsselt, von insgesamt 65 Operateuren durchgeführt und zwischen 1976 und 1986 verglichen, weist auf weitere interessante Aspekte hin (Abb. 4): Selbstverständlich sind die kleinen Eingriffe die Domäne einer ambulanten Chirurgie. Unter entsprechender Berücksichtigung des psychischen und physischen Zustandes der Patienten und einer geeigneten Infrastruktur, als da sind Telefon,

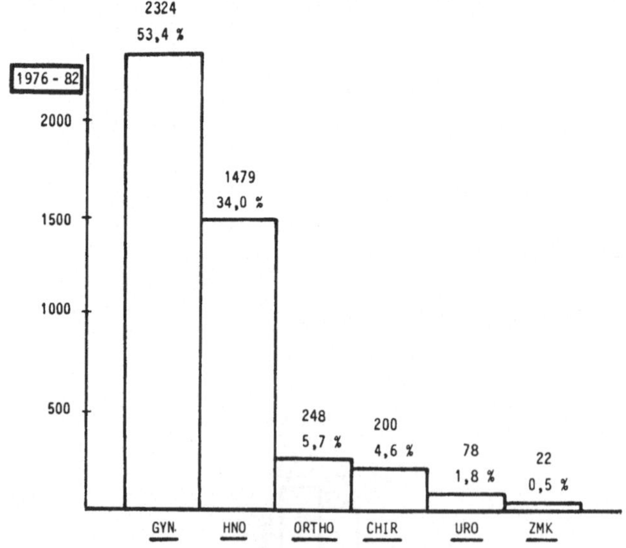

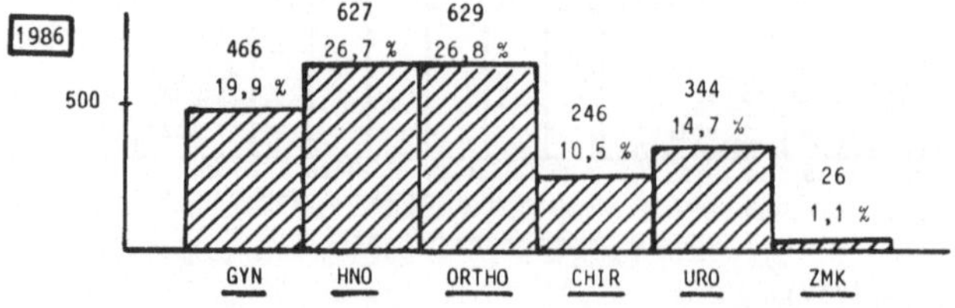

Abb. 3. Fachgebiete, Vergleich der Verteilung 1976–1982 gegen 1986

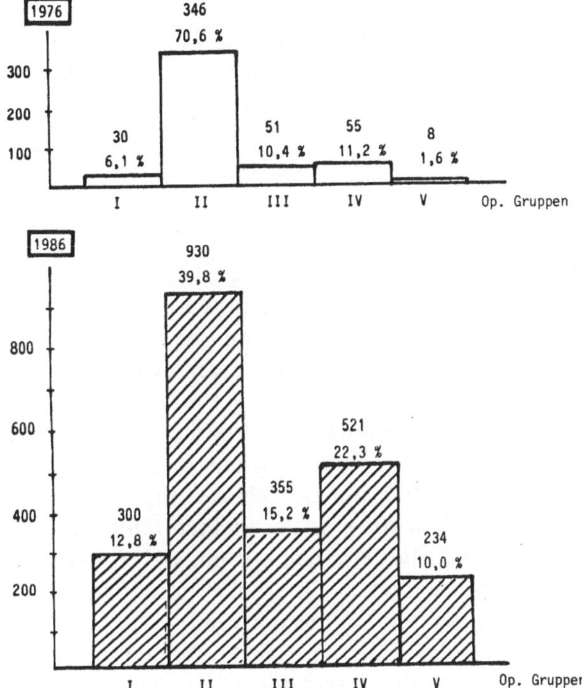

Abb. 4. Eingriffsgröße (OP-Gruppen), Vergleich 1976 und 1986 (65 Operateure)

nächstgelegenes Krankenhaus, geeignete Begleit- bzw. Pflegepersonen, sind allerdings auch erstaunlich große Eingriffe ambulant möglich. Dies kommt insbesondere in der Übersicht 1986 in den deutlich erhöhten Anteilen der Operations-

Tabelle 1. Art der Eingriffe (1976 – 30.6.1987), (n = 13912)

Adenotomien	3004	Urethrotomien	157
Curettagen (seit 1.1.85: 773)	2928	Andere urologische Operationen	125
Tonsillektomien	960	Varizenoperationen	123
Parazentesen und Röhrchen	916	Zahn-, Mund-, Kieferoperationen	107
Konisationen	654	Exostosen	74
Benigne Tumore aller Art	524	Frenulotomien	73
Hallux valgus Operationen	437	Hydrozelenoperationen	48
Andere orthop. Operationen	413	Andere chirurgische Operationen	42
Arthroskopische Operationen	410	Bandplastik (auch Kreuzband)	34
Vasektomien	406	Herniotomien	27
Andere gynäkologische Operationen	394	Siebbeinoperationen	24
Plastische Chirurgie	381	HNO-Nachblutungen	17
Handchirurgie	380	Kieferhöhlenoperationen	16
Hammerzehenoperation	380	Noduli hämorrhoidales	9
Zirkumzision	323	Augenoperationen	7
Andere HNO-Operationen	260	Appendektomien	6
Septumoperationen	177	Operation des Leistenhodens	1
Laparoskopien	174	Strumektomie	1

gruppen IV und V zum Ausdruck. Die Dominanz der kleinen Eingriffe läßt sich auch aus der Zusammenstellung über die Art von insgesamt 13 912 Operationen, die seit 1976 in der Tagesklinik durchgeführt worden sind, ablesen (Tabelle 1).

Anästhesie

In Abbildung 5 sind die bei uns verwendeten *Anästhesietechniken* am Beispiel des Jahres 1986 (n = 2340) dargestellt: 74,3% erhielten eine reine *Allgemeinanäs-thesie,* in 10,9 weiteren Prozent wurde mit einer Regionalanästhesie kombiniert. Insgesamt also 85,2% Narkosen, die vorzugsweise mit Thiopental, aber auch mit Methohexital, welches zwar kürzer wirkt, aber häufiger zu Singultus und Laryn-gospasmus führt, und auch mit Etomidat eingeleitet wurden. Ein Großteil unse-rer Patienten bevorzugt eine Vollnarkose. Intubationen werden nur aus medizi-nischer Indikation und nicht aus Bequemlichkeit durchgeführt, Kinder werden fast ausschließlich mit der Maske eingeleitet, wobei eine Begleitperson bis zum Verlust des Bewußtseins der kleinen Patienten anwesend ist. Zur Aufrechterhal-tung der Anästhesie haben wir uns dabei wegen Wirkdauer und Geruch für das Enfluran entschieden. Eine Verwendung von Relaxanzien ist mit Ausnahme der Intubation so gut wie nie notwendig.

In 25,7% der Fälle wurden Methoden der *Regionalanästhesie* eingesetzt, 42% davon waren mit einer Allgemeinanästhesie kombiniert. 60,7% der Regionalan-ästhesien waren Blockaden peripherer Nerven (Plexus axillaris, n. suprascapula-ris, n. femoralis, n. ulnaris, n. medianus, n. radialis usw.). Infiltrationen des Ope-rationsgebietes werden fallweise auch vom Operateur durchgeführt. Als Lokal-anästhetikum der Wahl wird im Regelfall Bupivacain mit der Vorstellung einge-

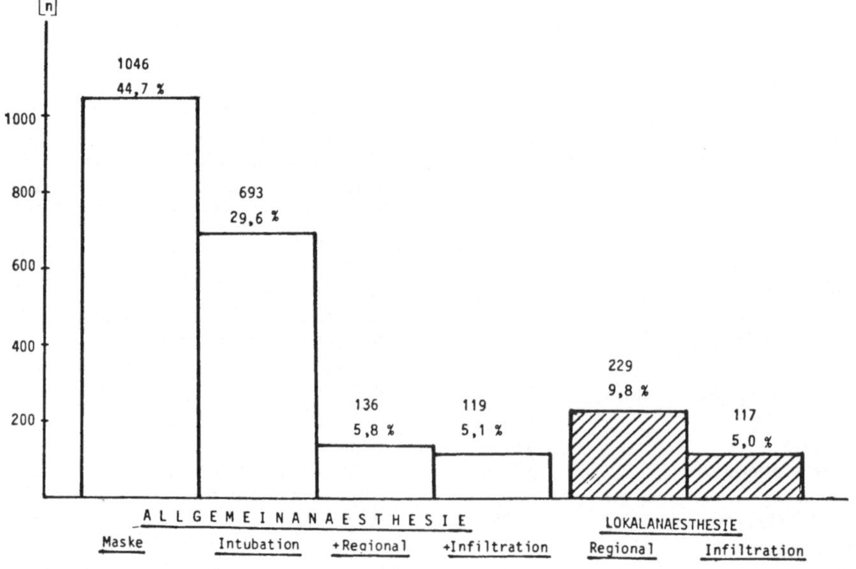

Abb. 5. Anästhesietechniken 1986 (n = 2340)

setzt, daß die Analgesie in die postoperative Phase hineinreichen soll und den Bedarf an Analgetika, von denen bei uns grundsätzlich nur peripher wirksame Antiprostaglandine zum Einsatz kommen, herabzusetzen imstande ist. Diesem Gedankengang folgend, versuchen wir so oft als möglich auch den Operateur dazu zu bringen, zusätzlich zur Allgemeinanästhesie örtliche Infiltrations- oder Leitungsanästhesien zu akzeptieren. Eine große Überredungskunst ist dazu bisweilen erforderlich.

Postoperative Phase

Postoperativ halten wir es für wichtig, auch bei kleinen Eingriffen für eine ausreichende Hydrierung der Patienten zu sorgen. Dazu muß nicht immer auf Infusionen zurückgegriffen werden, ein frühzeitiges Trinkangebot reicht in den meisten Fällen völlig aus.

Als nicht unwesentlichen Teilfaktor für eine kurzfristige Erholung und Straßenfähigkeit des Patienten sehen wir jedoch auch die positive Einstellung des Patienten an, zu der ihn das präoperative Gespräch hinführen soll.

Die *Komplikationsrate* der Tagesklinik (Tabelle 2) war bisher außerordentlich gering, die Letalität Null. Seit 1.9.1984 war lediglich in 16 von 6839 Fällen, d.s. 0,23%, eine Hospitalisierung erforderlich.

Patientenumfrage

Um unsere Tätigkeit schließlich einer kritischen Prüfung zuzuführen, haben wir im Jahre 1985 eine anonyme Umfrage an 500 Patienten durchgeführt. Sie bekamen 2 Fragebögen; Fragebogen 1 war am Operationstag zu beantworten, die Fragen lauteten: Waren Sie zufrieden? Waren Sie mit der Nachsorge zufrieden? Wurden Sie ausreichend aufgeklärt? 10 Tage später wollten wir wissen: Sind Sie noch immer zufrieden? Hat Ihnen etwas gar nicht gefallen? Haben Sie Verbesserungsvorschläge? Hat Ihnen etwas besonders gefallen?

Das positive Ergebnis ist der Tabelle 3 zu entnehmen. Kritik löste ausschließlich die Wartezeit aus. Hier ist die Erwartungshaltung offenbar zu groß.

Tabelle 2. Postoperative „Komplikationen" (seit 1.9.1984)

16 Fälle von Hospitalisierung (n = 6839: 0,23%)	
Nachblutung	7
Wundinfektion	3
Außerordentliche Kollapsneigung	2
Unklare Cyanose	1
Thrombose	1
Harnverhaltung nach Prostata PE	1
Starke Schmerzen nach Entlassung	1

Tabelle 3. Patientenumfrage (n = 500)

Unmittelbar postoperativ (n = 259/500)	[n]	[%]
Insgesamt zufrieden	259	100,0
Mit Nachsorge zufrieden	256	98,8
Vom Operateur ausreichend aufgeklärt	253	97,7
Vom Anästhesisten ausreichend aufgeklärt	254	98,1

10 Tage postoperativ (n = 164/259)	[n]	[%]
Insgesamt immer noch zufrieden	163	
– aber ● etwas hat nicht gefallen (Wartezeit präoperativ)	7	4,2
● Verbesserungsvorschläge (Wartezeit)	10	6,1
– Besonders gefallen hat etwas (Atmosphäre, individuelle Betreuung, Gespräch, beim Kind bleiben)	125	76,2
Würde nicht mehr kommen (ohne Angabe warum)	1	

Diskussion

Organisation

Mit der Darstellung unseres Modells glauben wir neuerlich – und nunmehr auch erstmalig in Österreich – unter Beweis gestellt zu haben, daß praxis-ambulantes Operieren und dazu auch erforderliches ambulantes Anästhesieren sicher und erfolgreich gehandhabt werden kann, wenn alle Vorausetzungen (s. auch [24, 32]) dazu gegeben sind.

2 Organisationsformen für praxis-ambulantes Operieren bieten sich dabei grundsätzlich an:

– Ein mobiler Anästhesist kommt in die Praxis des Operateurs: Dies ist wegen des aufwendigen Ausrüstungstransportes, einer ungenügenden bzw. fehlenden Nachbetreuung durch die Anästhesie und eines ebenso fehlenden adäquaten ökonomischen Äquivalentes abzulehnen. Außerdem stellt der damit verbundene Aufwand geradezu einen Störfaktor für die Praxis des Operateurs dar.
– Ein mobiler Operateur kommt in die Praxis des Anästhesisten: Diese Form ist zu bejahen, bietet sie doch eine optimale Ausrüstung, Organisation und postoperative Patientenbetreuung, ist die chirurgische Ausrüstung entweder vorhanden oder mitbringbar und liegt letztlich eine Organisation analog zu einem Belegspital vor. Paschen hat ein derartiges Konzept seinerzeit bereits realisiert und auch beschrieben [26].

Die allgemeinen Eignungsmerkmale für praxis-ambulante Anästhesien unterscheiden sich grundsätzlich nicht von den Forderungen für spital-ambulantes Operieren. Sie betreffen den risikoarmen Patienten selbst, den Operationssaal und Aufwachbereich, das gewählte Anästhetikum, die Anästhesietechnik, den intraoperativen Verlauf und die postoperative Phase. Bei all diesen Faktoren haben wir uns an die Grundsätze der DGAI [11] gehalten, unsere Ergebnisse sprechen für die Richtigkeit des eingeschlagenen Weges (s. auch [27]).

Anästhesie

Unsere Erfahrungen mit der Auswahl der Operationen und mit der Wahl der Anästhesiemethode stimmen mit bisherigen Erfahrungsberichten [26, 28] weitgehend überein. Domäne ist die Allgemeinanästhesie [22, 25, 29], aus dem komplexen Spektrum der Regionalanästhesie bieten sich vor allem die peripheren Nervenblockaden an [8, 19], auf unsere Tendenz, damit auch eine Schmerzfreiheit in den ersten postoperativen Stunden zu erzielen, sei nochmals hingewiesen. Rückenmarksnahe Regionalanästhesien spielen in unserem Repertoire praktisch keine Rolle [3]. Der über 30% liegende Anteil von Kindern in unserem Kranken gut entspricht ebenfalls anderweitigen Angaben [4, 6] und erklärt sich aus den besonderen Vorteilen, die man imstande ist, gerade Kindern durch ambulantes Operieren anzubieten (s. u.).

Berechtigung für ambulante Operationen (Anästhesien)

Als *Gründe* für ein praxis-ambulantes Operieren lassen sich ökonomische Aspekte, die Reduktion nosokomialer Infektionen und psychologische Überlegungen anführen.

- Zu den *ökonomischen Aspekten* ist zunächst eine Kostensenkung für den Gesundheitsdienst zu nennen. Dies gilt insbesondere für US-Verhältnisse, wird aber auch in Europa mit dem Schlagwortbegriff „Kostenexplosion" voll relevant. Als notwendige Konsequenz wäre allerdings eine nicht unwesentliche Reduktion von Akutbetten und Reform des gesamten Gesundheitswesens zu fordern, von der wir jedoch alle noch weit entfernt sind. Als Zweitfaktor sind die mit der Praxisambulanz gegebenen operativen Möglichkeiten für niedergelassene Fachärzte zu nennen. Dafür spricht, daß ein operatives Potential nach gehobener Fachausbildung sinnvoll weiterverwendet und der „eigene" Patient nicht nur voruntersucht und diagnostiziert, sondern auch operativ betreut werden kann, was im Unterschied zum spitalsambulanten Bereich als besondere Eigenheit des praxisambulanten Operierens zu werten ist.
  Welche von lokalen Gegebenheiten letztlich mitbestimmte Entwicklungen zur Praxisambulanz für Anästhesisten führen mögen, die Sicherheit des Patienten darf jedenfalls zugunsten wirtschaftlicher Erwägungen nie vernachlässigt werden. Ökonomische Aspekte zu sehr in den Vordergrund zu stellen, ist keinesfalls zu akzeptieren [18].
- Am besten zu belegen ist die *Reduktion der nosokomialen Infektionsraten* [7]. Die Inzidenz von Krankenhausinfektionen korreliert sowohl mit der präoperativen Liegezeit [21] als auch mit der Dauer des stationären Aufenthaltes [20].

Die durch Krankenhausinfektionen verursachten Kosten werden in der Bundesrepublik auf 500 Mio. DM jährlich geschätzt [2, 9, 10].

Banale Infekte der Luftwege und des Darmes werden bei Kindern um 70% reduziert, nach Untersuchungen der Universitätsklinik München treten Wundinfektionen bei 6,24% stationär operierter Kinder und bei nur 3,04% ambulant versorgter Kinder bei identem Krankengut auf [1]. Darüber hinaus läßt sich eine signifikante Reduktion thromboembolischer Komplikationen, bedingt durch die zwangsläufig raschere Mobilisierung der Patienten, und von Williamson bei 3000 Kataraktoperationen auch belegt, nachweisen [33].

- Eine Reihe *psychologischer Überlegungen* spricht schließlich ebenfalls *für* die Praxisambulanz: Jeder stationäre Aufenthalt kann ein psychisches Trauma sein [5], besonders gefährdet sind alte Patienten. Der Begriff einer „brauchbaren Einordnung in den Betrieb eines Krankenhauses" ist mitunter als Selbstaufgabe, Resignation und Depression zu werten. Es wird auch von einer „Entmündigung" des stationären Kranken durch soziale Isolierung, Reglementierung des Lebensrhythmus und Begrenzung der Information gesprochen [13–17]. Besonders positiv für die Praxisambulanz wirkt sich eine Vertiefung des Patient-Arzt-Verhältnisses infolge der kontinuierlichen Betreuung durch den Belegarzt aus.

Schlußfolgerungen und Zusammenfassung

Als Ziel unserer Tagesklinik Linz sehen wir es also an, jene Bereiche der operativen Medizin aus dem stationären Krankenhausbereich zu übernehmen, die ohne zusätzliches Risiko und ohne Qualitätsverlust für den Patienten möglich sind. Anästhesist und Operateur sind in der ärztlichen Praxis gemeinsam in der Lage, neben den Vorteilen, die sich durch die ambulante Behandlung per se ergeben, abgesehen von jedem ökonomischen Aspekt vor allem also Minderung des Infektionsrisikos und psychologische Momente, durch die individuelle, direkte und kontinuierliche persönliche Betreuung jedes Patienten die operative Behandlung medizinisch und menschlich gerade in der heutigen unpersönlichen Zeit zu optimieren.

Unsere mehr als 10jährige Erfahrung an über 12 000 Patienten hat uns in unserer Überzeugung bestärkt, daß unter entsprechenden räumlichen, apparativen und personellen Voraussetzungen die praxis-ambulante operative Behandlung eine echte und natürlich auch ökonomisch zu Buche schlagende Bereicherung des Gesundheitswesens bedeutet. Die Gestaltung solcher Tageskliniken stellt also aufgrund des Organisationskonzeptes, in dessen Mittelpunkt der Anästhesiologe steht, eine aktuelle Herausforderung gerade für unser Fachgebiet dar und sollte beim zunehmenden Trend zur „Tageschirurgie" nicht übersehen werden.

Literatur

1. Adam D (1979) Hygienische Gesichtspunkte zum ambulanten Operieren. Symposium „Ambulantes Operieren", Mainz, 26./27.1.1979, Schriftenreihe des Hartmannbundes, S 53
2. Adam R (1973) One-day surgery in den USA. Aktuelle Medizin. Beilage zur Münchn Med Wschr 115:1
3. Bergmann H (1987) Problematik der rückenmarksnahen Regionalanästhesie beim ambulanten Patienten. INA 53, 124
4. Berry FA (1982) Pediatric outpatient anesthesia. ASA Refresher Courses in Anesthesiology 10:17
5. Biermann G (1956) Kind und Operationstrauma. Anaesthesist 5:184
6. Büttner W, Herberhold D (1985) Untersuchung, Aufklärung und Auswahlkriterien zur Narkose. INA 51, 31
7. Burn JMB (1979) A blueprint for day surgery. Anaesthesia 34:790
8. Clauberg G (1982) Regionalanaesthesie in der Praxis. INA 38, 24
9. Daschner F (1979) Krankenhausinfektion (Abstr.). Medical Tribune 14:46
10. Daschner F (1982) Aktuelle Hospitalismusprobleme. Arzt im Krankenhaus 6:368
11. Deutsche Gesellschaft für Anaesthesiologie und Intensivmedizin (1983) Voraussetzungen zur Durchführung ambulanter Anästhesieverfahren. Anästh Intensivther Notfallmed 18:322
12. Deutsche Gesellschaft für Gynäkologie und Geburtshilfe (1981) Stellungnahme zum Thema: Ambulantes Operieren. Frauenarzt 22:75
13. Enke E (1970) Regressive Tendenzen im Krankenhaus. Praxis der Psychotherapie 15:210
14. Enke E: zit. bei [15]
15. Fritz K (1985) Ambulantes Operieren aus ärztlicher Sicht. In: Brug E, Fritz K (Hrsg) Ambulantes Operieren in der Chirurgie. D. Ärzte-Verlag, Köln, S 25ff
16. Hartmann F: zit. bei [15]
17. Heim E (1978) Der menschliche Umgang im Krankenhaus. Ther Gegenw 74:329
18. Hoehle K (1979) Ambulantes Operieren – Ein „Fünf-Milliarden-Ding". Dtsch Ärzteblatt 76:1915
19. Ilias W (1987) Ambulanter Eingriff – eine Domäne der Regionalanästhesie? INA 53, 130
20. Köpche W, Daschner F, Marget W, Van Eimer W (1976) Maßnahmen gegen Hospitalinfektionen. Med Klin 71:1057
21. Koslowski L: zit. bei [15]
22. Landauer B (1987) Inhalationsanästhesie – die Ambulanznarkose? INA 53, 82
23. Opderbecke HW (1982) Voraussetzungen und Grenzen des ambulanten Operierens aus anästhesiologischer Sicht. Anästh Intensivmed 23:186
24. Opderbecke HW (1987) Rechtliche und organisatorische Voraussetzungen für Ambulanznarkosen. INA 53, 175
25. Pack W-K, Kronschwitz H (1982) Allgemeinanästhesie in der Praxis. INA 38, 8
26. Paschen H (1982) Organisation eines Anästhesie-Zentrums für ambulante Operationen. INA 38, 51
27. Rügheimer E (1982) Voraussetzungen der ambulanten Anästhesie im Krankenhaus. INA 38, 40
28. Shah CP (1980) Day-case surgery in Canada: evolution, policy and experience of provinces. Can Anaesth Soc J 27:399
29. Tammisto T (1987) Balancierte Anästhesie beim ambulanten Patienten. INA 53, 114
30. Tolksdorf W (1987) Prämedikation beim ambulanten Patienten. INA 53, 150
31. Uter P (1987) Ambulanz-Narkose oder ambulante Narkose. INA 53, 167
32. Weissauer W (1982) Ambulantes Operieren aus rechtlicher Sicht. Anästh Intensivmed 23:325
33. Williamson DE (1977) The cataract patient: The postoperative regimen. In: Brockhurst RJ, Boruchoff SA, Hutchinson BI (eds) Controversy in ophthalmology. Saunders, Philadelphia, pp 125–136

Probleme der Verkehrssicherheit nach ambulanter Anästhesie

A. Doenicke

Die ständig zunehmende Straßenverkehrsdichte stellt an das Reaktions- und Konzentrationsvermögen aller Verkehrsteilnehmer immer höhere Anforderungen. Besonders bei Kraftfahrern kann schon eine kurzdauernde oder eine geringfügige Beeinträchtigung des seelischen oder körperlichen Gleichgewichts ein erhebliches Gefahrenmoment darstellen. Unter den äußeren Faktoren, die hierfür ursächlich in Betracht zu ziehen waren, spielte im Rahmen der bisher üblichen Vorstellungen allein der Alkohol die beherrschende Rolle. In welchem Umfang aber der Einfluß von Medikamenten die Straßenverkehrstüchtigkeit einschränken kann, wird nur zögernd zur Kenntnis genommen. Dennoch steht fest, daß unter dem Einfluß bestimmter Pharmaka kein einwandfreies Lenken eines Kraftfahrzeuges mehr möglich ist [4, 6].

So konnte Wagner [17] schon 1961 in 2600 Fällen nachweisen, daß 10,3 bis 12,6% aller erfaßten Unfallbeteiligten in den 24 h vor dem Unfallereignis ein Arzneimittel eingenommen hatten. Unter den Medikamenten dominierten mit über 50% die Analgetika, gefolgt von Sedativa und Hypnotika. Außerdem waren Psychopharmaka wie Ataraktika, Tranquilizer und Stimulanzien sowie Opiate und Appetitzügler beteiligt. Weibliche Verkehrsteilnehmer hatten etwa 2½mal häufiger unter Arzneimittelwirkung gestanden als männliche und ältere öfter als jüngere.

Wagner [18] konstatierte 26 Jahre später einen noch höheren Prozentsatz, denn bei 20% aller alkoholisierten Kraftfahrer kam noch ein Arzneimitteleinfluß hinzu, so daß eine weitere Leistungsminderung bei jedem 5. dieser Kraftfahrer mit zu berücksichtigen ist.

Über 2 für uns Anästhesisten interessante Fälle berichtet Osterhaus [15].

Fall 1: Eine junge Frau fuhr mit ihrem Auto zum Gynäkologen, von dem sie in Evipannarkose küritiert wurde. Nach einer halbstündigen Ruhe fühlte sie sich auf Befragen des Arztes in der Lage, in ihrem Wagen wieder nach Hause zu fahren. Beim Wenden des Fahrzeuges vor der Praxis verursachte sie einen Unfall mit einem Sachschaden von etwa DM 1000, beging Fahrerflucht und wurde 2 Stunden später zu Hause schlafend vorgefunden. Bei der Polizei gab sie zu Protokoll, daß sie zwar an der bezeichneten Unfallstelle vorbeigekommen sei, denn in ihrer Nähe liege die Praxis des Arztes, der sie kurz zuvor operiert habe, von einem Unfall habe sie jedoch nichts bemerkt. Vor Gericht bestätigte ihr Arzt diesen Sachverhalt. Zum Glück konnten aus einer Urinprobe Stoffwechselprodukte von Hexobarbital nachgewiesen werden. Der zugezogene Sachverständige schloß für den Unfallzeitpunkt § 51, Absatz 1 nicht aus, da die beschuldigte Frau nicht wissen konnte, daß sie sich in einem Zustand herabgesetzter Verkehrstüchtigkeit befand und sie blieb straffrei.

Fall 2: Ein Mann fährt wegen starker Schmerzen mit seinem Auto zum Arzt und erhält von ihm eine Ampulle Levorphanol als Injektion. Nach Abklingen der Beschwerden verläßt der Patient die Praxis und fährt nach Hause. Unterwegs wird er von einem Streifenwagen verfolgt, denn die Beamten hatten Schlangenlinien-Fahren festgestellt und eine Alkoholeinwirkung vermutet. Sie konnten keinen Alkoholgeruch bemerken, der Patient fand zunächst für sein Verhalten am Steuer keine Erklärung, doch dann erinnerte er sich an die Injektion. In der Verhandlung blieb der Beschuldigte straffrei, weil er vom Arzt über die möglichen Nachwirkungen des Medikamentes nicht belehrt worden war.

Auf die Probleme der Verkehrssicherheit nach ambulant durchgeführten Narkosen wurden wir gemeinsam mit Frey [5, 9, 10] vor fast 30 Jahren mehr von der Pharmaindustrie aufmerksam gemacht, als daß das Problem Alkohol am Steuer uns interessierte. Es wurde 1959/60 vom Hersteller des Thiobutabarbitals „Inactin" behauptet, das ultrakurzwirkende Thiobarbiturat sei nicht nur für die Ambulanzanästhesie gut geeignet, da kurz wirksam, sondern der Metabolismus in Form der Desulfurierung zu Butabarbital beim Menschen spiele keine Rolle [2, 3]. Im Gegensatz hierzu hatten wir in zahlreichen Untersuchungen in den 60er Jahren auf die Bedeutung der Desulfurierung hingewiesen und auf dem ZAK 1961 in Genf daher eine 24stündige Karenz im Straßenverkehr nach intravenösen Thiobarbituratnarkosen gefordert [5]. Dieses Statement, das erstmals von Soehring 1955 erhoben wurde [16], ist allgemein anerkannt und wurde später von anderen Kollegen vorbehaltlos übernommen. Dies gilt auch für Methohexital [14]. Somit sollte es im Hinblick auf die aktive Teilnahme am Straßenverkehr keine Probleme geben, wenn ambulant durchgeführte Narkosen mit Barbituraten eingeleitet werden. Die 24stündige Karenz vom aktiven Straßenverkehr ist festgelegt.

Wie sieht die Verkehrstüchtigkeit aber nach den Benzodiazepinen aus, die heute mehr und mehr als Adjuvans in der Anästhesie verwendet werden – nicht nur für die Allgemeinanästhesie, z.B. in der Kombination mit Etomidat-Einleitung, sondern auch in der Regionalanästhesie zur Anxiolyse und Sedierung? Beck [1] hat den Stellenwert der Benzodiazepine in der Regionalanästhesie nicht als „begleitend" bewertet, sondern Benzodiazepine sind Bestandteil der Regionalanästhesie. Da neben Midazolam nach wie vor häufig Diazepam zur Prämedikation und auch als Adjuvans zur Regionalanästhesie benützt wird, sind die lang anhaltenden Nachwirkungen des Diazepams einschließlich seiner Metabolite, die bis zu über 70 h nachzuweisen sind, mit zu berücksichtigen. Hier dürfte eine 24stündige Karenz vom aktiven Straßenverkehr nicht ausreichen wie nach Midazolam oder Lormetazepam.

Um so mehr muß man die Ergebnisse von Kortilla [11], (Tabelle 1), anzweifeln, der nach Diazepam 8 bzw. 10 h später eine Verkehrstüchtigkeit für möglich hält, während wir aufgrund eigener Ergebnisse nach Flunitrazepam eine 24stündige Karenz vorgeschlagen haben. Auch Landauer und Mayrhofer [14] sind für einen 24stündigen Ausschluß von der aktiven Straßenverkehrsteilnahme (Tabelle 2).

Tabelle 1. Klinische Symptome und Verkehrstüchtigkeit nach Benzodiazepinen. (Aus [11])

Substanz	Empfohlener Krankenhaus-aufenthalt [h]	Verkehrs-tüchtigkeit [h nach Applikation]
Diazepam i.v.	0,15 mg/kg	2	8
	0,30 mg/kg	2–3	10
	0,45 mg/kg	3–4	10
Flunitrazepam i.v.	0,01 mg/kg	2	8
	0,02–0,03 mg/kg	3–4	24
Lorazepam	2,50 mg/70 kg	4	12
	4,00 mg/70 kg	6	24
Lormetazepam	1,00 mg/70 kg	2–3	8
	2,00 mg/70 kg	3–4	12
Midazolam	0,15 mg/kg	3	6

Wie kommt es zu diesen Diskrepanzen?

Die von uns empfohlenen und seit vielen Jahren praktizierten Testmethoden einer Kombination von EEG mit psychodiagnostischen Testbatterien haben sich gut bei i.v. Hypnotika und nach Inhalationsanästhesie bewährt [7, 8, 13]. Kurze Reaktionstests sind von den Probanden oder Patienten jederzeit gut zu absolvieren. Diese Tests müssen jedoch bei den Benzodiazepinen unbedingt durch Prüfungen zur Gedächtnisleistung ergänzt werden, um eine eventuelle anterograde bzw. retrograde Amnesie zu erfassen. Nach Kubicki et al. [12] verhält sich die Reduktion der Gedächtnisleistungen unter Benzodiazepinwirkung (anterograde Amnesie) umgekehrt proportional zu der Abrufleistung von vor der Applikation gelerntem Material (retrograde Amnesie). Es besteht ein korrelativer Zusammenhang zwischen der Wirkstärke der Benzodiazepine einerseits und der anterograden amnestischen Potenz der Substanzen andererseits. Lormetazepam in der niedrigen Dosierung von 1 mg löst sehr schwache anterograde Gedächtnisbeeinträchtigungen und geringe „promnestische" Effekte aus. Lormetazepam 2 mg zeigt dagegen in beiden Wirkrichtungen wie auch unter Flunitrazepam deutliche Veränderungen.

Während amnestische Effekte bei der Prämedikation vor und nach Operationen bei stationären Patienten eine sehr willkommene Wirkkomponente der Benzodiazepine darstellen, erweisen sich diese Effekte für andere Bereiche der klinischen Praxis z.B. als Schlafmittel und in der Ambulanzanästhesie als nachteilig.

Zur retro- und anterograden Amnesie einige Beispiele aus unseren Untersuchungen.

Probanden hatten die Aufgabe, vor der intravenösen Applikation eines Benzodiazepins mit der Polaroidkamera im Klinikgelände ein feststehendes Motiv aufzunehmen und dieses genau 24 h nach der Benzodiazepinnarkose wieder zu photographieren. 3 von 16 Patienten waren nicht in der Lage, das Motiv wiederzufinden (retrograde Amnesie). Weitere 2 Probanden besaßen eine nachgewie-

Tabelle 2. Zusammenfassung der wesentlichsten Charakteristika intravenöser Narkotika unter besonderer Berücksichtigung ihrer Eignung für den kurzfristig wieder nach Hause zu entlassenden Patienten. (Aus [14])

Anästhetikum	Thiopental	Methohexital	Propanidid	Ketamin	Diazepam	Etomidat	Fentanyl
Präparate	*Trapanal Inactin-Byk*	*Brevimytal Natrium*	*Epontol*	*Ketanest*	*Valium Roche*	*Hypnomidat*	*Fentanyl-Janssen*
Durchschnittliche Dosierung	5 mg/kg i.v.	1–2 mg/kg i.v.	6–7 mg/kg i.v.	1–2 mg/kg i.v. 6–10 mg/kg i.m.	0,1–0,2 mg/kg i.v.	0,15–0,3 mg/kg i.v.	2–3 µg/kg
Straßenfähigkeit	ca. 2 h	ca. 1 h	ca. 1 h	ca. 2–3 h	ca. 2–3 h	ca. 1 h	ca. 2–3 h
Verkehrstüchtigkeit nach	ca. 24 h	ca. 24 h	ca. 12 h	ca. 24 h	ca. 24 h	ca. 24 h	ca. 24 h
Eignung zur ambulanten Narkose	Gut	Sehr gut	Problematisch wegen Nebenerscheinungen	Gering	Bedingt	Unsupplementiert ungeeignet, sonst gut	Wenn auf ein Opiat nicht verzichtet werden soll, gut

sene anterograde Amnesie. Der eine konnte sich nicht mehr an eine Verabredung, die er nach dem Benzodiazepin getroffen hatte, erinnern, der 2. wußte nicht, woher plötzlich DM 10 in seiner Tasche kamen. Diese hatte er als Entgelt für einen Nachhilfeunterricht 36 h nach 2 mg Flunitrazepam i. v. erhalten.

Die anterograde Amnesie eines Patienten unter der Wirkung von Benzodiazepinen kann für einen Arzt auch unangenehme Folgen haben. Ein Patient klagte gegen den Chefarzt, da dieser angeblich nicht täglich durchgeführte Visiten in Rechnung gestellt hatte und er diese nicht bezahlen wollte. Der Arzt konnte nachweisen, daß er nicht nur täglich die Visiten gemacht, sondern auch mit dem Patienten Gespräche geführt hatte. Der Patient hatte jeden Abend als Schlafmittel Diazepam erhalten.

Wir sollten, wie die letzten Beispiele zeigten, nicht nur den Verlust der Reaktionsfähigkeit unter Medikamenteneinwirkung berücksichtigen, sondern auch eine mögliche Beeinflussung der Erinnerung und Gedächtnisleistung ins Kalkül ziehen.

Mit diesen Beispielen möchte ich schließen und damit kundtun, daß unsere Pharmaka nicht nur die aktive Teilnahme des Patienten am Straßenverkehr auszuschließen vermögen, sondern auch in der Lage sind, die Geschäftsfähigkeit einzuschränken.

Entschließt man sich, den Patienten nach einem ambulant geplanten Kurzeingriff nach Hause zu entlassen, so hat der Arzt vor der evtl. erforderlichen Prämedikation den Patienten aufzuklären und einen Revers unterschreiben zu lassen, daß er nicht aktiv am Straßenverkehr teilnehmen darf.

Literatur

1. Beck H (1986) Benzodiazepine als Begleitmedikation in der Regionalanästhesie. In: Schulte am Esch J (Hrsg) Benzodiazepine in Anaesthesie und Intensivmedizin. Editiones „Roche", Basel, S 211
2. Block W, Ebigt J (1960) Zum Stoffwechsel radioaktiv markierter Barbiturate und Thiobarbiturate. IV. Mitteilung. Verteilung in den Organen. Arzneimittelforsch 10:949
3. Block W, Ebigt J (1961) Zum Stoffwechsel radioaktiv markierter Barbiturate und Thiobarbiturate. V. Mitteilung. Beruht die kurze Narkosewirkung der Thiobarbiturate auf ihrer bevorzugten Speicherung im Körperfett. Arzneimittelforsch 11:59
4. Doenicke A (1962) Beeinträchtigung der Verkehrssicherheit durch Barbiturat-Medikation und durch die Kombination Barbiturat/Alkohol. Arzneimittelforsch 12:1050
5. Doenicke A, Frey HH (1962) Beitrag zur Frage der Verkehrsfähigkeit nach ambulant durchgeführten i. v. Kurznarkosen. Anaesthesist 11:107
6. Doenicke A, Kleinert H (1967) Arzneimittel, Alkohol und Verkehrstüchtigkeit. Med Klin 62:835
7. Doenicke A, Kugler J, Laub M (1967) Evaluation of recovery and „street fitness" by EEG and psychodiagnostic tests after anaesthesia. Can Anaesth Soc J 14:567
8. Doenicke A, Post H (1966) Über den Wert kombinierter psychodiagnostischer Tests zur Erfassung einer Leistungsminderung nach Gaben verschiedener Arzneimittel (Librium, Bellergal, Omca). Aktuelle Probleme der Verkehrsmedizin. Enke, Stuttgart, 3:83
9. Frey HH (1959) Vergleichende Untersuchungen zum Stoffwechsel i. v. Kurznarkosen. Arch Int Pharmacodyn 118:12
10. Frey HH, Doenicke A (1961) Quantitative Bedeutung der Desulfurierung im Stoffwechsel von Thiobarbituraten. Naunyn-Schmiedeberg's Arch, Exp Path Pharmacol 241:19

11. Kortilla K (1976) Minor outpatient anaesthesia and driving. Mod Probl Pharmacopsychiat 11:91
12. Kubicki St, Ott H, Rohloff A, Fichte K (1986) Vigilanz und Amnesie nach Benzodiazepingabe: Neurophysiologische und pharmakopsychologische Aspekte. In: Schulte am Esch J (Hrsg) Benzodiazepine in Anaesthesie und Intensivmedizin. Editiones „Roche", Basel, S 57
13. Kugler J, Doenicke A, Suttmann H, Laub M, Speth M, Woeller L (1980) Ein Vergleich des hypnotischen Effektes von Flunitrazepam und Lormetazepam. In: Doenicke A, Ott H (Hrsg) Lormetazepam/Noctamid. Springer, Berlin Heidelberg New York (Anaesthesiologie und Intensivmedizin, Bd 133, 7.1)
14. Landauer B, Meierhofer JN (1982) Kriterien für die Stationsfähigkeit, Straßenfähigkeit und Verkehrstüchtigkeit. In: Ahnefeld et al (Hrsg) Aufwachraum - Aufwachphase. Springer, Berlin Heidelberg New York (Klin. Anaesthesiologie und Intensivtherapie, Bd 24, S 266)
15. Osterhaus E (1962) Zur Frage des chemischen Nachweises einer durch Medikamente bedingten Fahrunsicherheit für die Forensische Beurteilung und zum Schuldvorwurf. Arzneimittelforsch 12:1079
16. Soehring K (1955) Intravenöse Kurznarkosen in der Praxis. Med Klin 39:1671
17. Wagner H-J (1961) Die Bedeutung der Untersuchung von Blut- bzw. Harnproben auf Arzneimittel nach Verkehrsunfällen auf Grund der Überprüfung von 2060 Personen. Arzneimittelforsch 11:992
18. Wagner H-J (1987) Neue verkehrsmedizinische Aufgaben und Problemstellungen. Arzt und Auto 63:4

Rechtliche Aspekte bei ambulanter Anästhesie

W. Weißauer

Die Infiltrations- und Leitungsanästhesien kleiner Bezirke macht der Operateur bei ambulanten Eingriffen nach wie vor selbst. Den Anästhesisten zieht er zu, um sein ambulantes Operationsprogramm auf Eingriffe auszudehnen, die in Narkose oder Regionalanästhesie ausgeführt werden oder die erhöhte Anforderungen an die Überwachung und Aufrechterhaltung der Vitalfunktionen stellen. Der Anästhesist wird also benötigt, um im Balanceakt zwischen dem „soviel ambulant wie möglich und soviel stationär wie nötig" die Gewichte in Richtung des kostengünstigeren ambulanten Operierens zu verschieben.

Aus rechtlicher Sicht geht es um die Frage, wo die Grenzen liegen, bei deren Überschreitung sich das medizinische Risiko in einem nicht mehr vertretbaren Maße erhöht. Von der Art der speziellen Eingriffe her, die ambulant durchgeführt werden sollen, läßt sich eine präzise Grenzlinie nicht ziehen. Es gibt Eingriffe, die seit jeher routinemäßig ambulant durchgeführt werden und ebenso Operationen, die sich nur für die stationäre Durchführung eignen. Dazwischen liegt eine breite Zone, die für beide Formen des Operierens offen ist. Die strikte Anbindung an Operationskataloge wäre ohnehin verfehlt, weil Schwierigkeit und Risiken der Anästhesie weniger von der Art des Eingriffs als vom Allgemeinzustand des Patienten und etwaigen Begleitkrankheiten abhängen.

Verwirrung bei der Diskussion um das ambulante Operieren entsteht oft dadurch, daß die beiden Grundformen, nämlich das krankenhausambulante und das praxisambulante Operieren, nicht klar voneinander unterschieden werden.

In der Ambulanz des Krankenhauses kann die Anästhesie unter den gleichen äußeren Bedingungen und mit der quantitativ wie qualitativ gleich guten personellen Besetzung durchgeführt werden wie bei der stationären Operation. Bei Komplikationen stehen die gesamten personellen und sachlichen Mittel des Hauses zur Verfügung; an die ambulante Operation kann sich jederzeit die stationäre Behandlung, auch in einer Intensiveinheit, anschließen. Für den Bereich der intraoperativen Phase ist deshalb die krankenhausambulante Anästhesie bei richtiger Organisation nicht risikoreicher als die stationäre.

Wenden wir uns den rechtlichen Rahmenbedingungen zu, so kann krankenhausambulantes Operieren Teil der Dienstaufgaben im Rahmen der Institutsleistungen des Krankenhausträgers sein, die dieser im eigenen Namen und auf eigene Rechnung erbringt (so zunehmend in der Notfallambulanz). In der Regel gehört das ambulante Operieren - jedenfalls heute noch -, aber zur Nebentätigkeit der Chefärzte. Anders als im Bereich der Dienstaufgaben, in dem der Operateur aufgrund der Gliederung des Krankenhauses in Fachabteilungen und der dadurch indizierten Arbeitsteilung verpflichtet ist, den Anästhesisten zuzuziehen, ist er regelmäßig im Rahmen seiner Nebentätigkeit insoweit prinzipiell frei.

Für den leitenden Krankenhausanästhesisten spielt die ambulante Nebentätigkeit meist keine große Rolle. Wegen der Überschneidung ambulanter Operationen mit den Dienstaufgaben, insbesondere dem stationären Operationsbetrieb, könnte der leitende Anästhesist ein umfangreiches Programm auch kaum bewältigen.

Im Kassenarztrecht gilt der Grundsatz der persönlichen Leistungspflicht, der von den Kassenärztlichen Vereinigungen immer strikter durchgesetzt wird. In einem Schriftwechsel habe ich einer Kassenärztlichen Vereinigung vergeblich dargelegt, daß die Vertretung durch einen Mitarbeiter jedenfalls in den Fällen zugelassen werden müßte, in denen der leitende Anästhesist für eine andere Operation benötigt wird. Zur Begründung habe ich angeführt, daß der Anästhesist die Operationstermine anders als der Operateur nicht selbst bestimmen könne, daß Überschneidungen deshalb nicht auszuschließen seien. Die Kassenärztliche Vereinigung meinte, die Ambulanz müsse dann zur Institutsleistung des Krankenhausträgers umfunktioniert werden.

Nach den gegenwärtigen Trends ist damit zu rechnen, daß das krankenhausambulante Operieren an Bedeutung verlieren wird, weil mit jeder Niederlassung eines operativ tätigen Fachkollegen die Beteiligungen und Ermächtigungen der Chefärzte der operativen Fächer weiter eingeschränkt oder gänzlich aufgehoben werden. Es wird zugleich den Trend geben, das praxisambulante Operieren zu Lasten des stationären auszuweiten. In gleichem Maße wird das Bedürfnis nach niedergelassenen Anästhesisten wachsen.

Jeder Versuch, dieses Bedürfnis großflächig zu decken, scheiterte in der Bundesrepublik bisher an der historisch bedingten Unterbewertung der anästhesiologischen Leistungen, die noch vom Leitbild der Schwesternarkose geprägt war. Der neue einheitliche Bewertungsmaßstab, der für Kassen- und Ersatzkassenpatienten gilt, bedeutet hier einen Durchbruch. Bei guter Organisation, wozu in erster Linie auch das Ausloten des richtigen Standorts gehört, wird der Anästhesist in der Niederlassung nun eine wirtschaftliche Existenzmöglichkeit finden.

Erwähnen darf ich in diesem Zusammenhang die Zuschläge für die ambulanten Anästhesien in den Praxen niedergelassener Ärzte sowie spezielle Gebührennummern für ambulante Anästhesien, die z. T. deutliche Höherbewertung der Anästhesieleistungen und Verbesserungen im Bereich der Schmerztherapie.

Überschlägt man die Kosten für die Operationsräume, Material und das vorzuhaltende Personal, so läßt sich praxisambulantes Operieren wohl nur dann finanzieren, wenn die niedergelassenen Ärzte das Spektrum der ambulanten Eingriffe möglichst weitgehend ausschöpfen und mehrere Operateure eine Operationseinrichtung gemeinsam nutzen.

Eine solche zentrale Einrichtung kann durchaus auch ein niedergelassener Anästhesist betreiben, ja diese Lösung bietet sich geradezu an; sie wird an mehreren Stellen bereits erfolgreich praktiziert.

Wer ambulante Anästhesien in den Praxen niedergelassener Ärzte durchführen will, muß sich vergewissern, daß ihm die Mindestausstattung an Geräten, Medikamenten und an Personal am jeweiligen Einsatzort zur Verfügung steht.

Gibt es hier Defizite, so muß der Anästhesist die Geräte in die fremde Praxis mitbringen.

Sind die nach den Leistungs- und Sorgfaltsstandards des Fachgebiets erforderlichen äußeren Voraussetzungen einschließlich der Möglichkeit der Überwachung, Aufrechterhaltung und Wiederherstellung der Vitalfunktionen nicht gegeben, so bedeutet die Durchführung der ambulanten Anästhesie eine rechtlich nicht vertretbare Erhöhung des Risikos. Kommt es wegen dieser Mängel zu einem folgenschweren Zwischenfall, so haftet der Anästhesist zivilrechtlich auf Schadensersatz und er muß auch mit einer strafrechtlichen Verurteilung rechnen.

Die Rechtsprechung stellt strenge Anforderungen an die ärztliche Sorgfalt, sie verlangt jedoch nicht die Wahrung jeder erdenklichen Sorgfalt. Allenfalls ließe sich aus forensischer Sicht gegen das praxisambulante Operieren einwenden, daß bei schwerwiegenden Komplikationen die Voraussetzungen für die akute Zwischenfalltherapie doch in manchem ungünstiger sind als bei der Operation im Krankenhaus. Dem stehen jedoch medizinische Vorteile des ambulanten Operierens gegenüber, die in den Fachreferaten näher erörtert werden. Auch wirtschaftliche Aspekte können, wie der Bundesgerichtshof im „Halsrippen-Urteil" anerkannt hat, den Anforderungen an die ärztliche Vorsicht Grenzen setzen.

Das Problem der Voruntersuchung

Eines der schwierigsten praktischen Probleme ist beim krankenhausambulanten wie auch beim praxisambulanten Operieren die ausreichende Voruntersuchung des Patienten. Sie ist von um so größerer Bedeutung, als aufgrund ihrer Ergebnisse zunächst einmal zu entscheiden ist, ob der Eingriff überhaupt ambulant durchgeführt werden kann. Daß die Einstufung der Anästhesie in höhere Risikoklassen dem entgegensteht, wurde bereits näher ausgeführt.

Die Politik der Kassenärztlichen Vereinigungen, bei den Voruntersuchungen die Zuständigkeit der operativen Fächer und der Anästhesie unter Berufung auf angebliche Fachgebietsgrenzen möglichst einzuengen, ist eine sehr ernsthafte Behinderung des ambulanten Operierens. So hat z. B. die Kassenärztliche Vereinigung Bayerns für Anästhesisten zunächst die Honorierung aller Laborleistungen schlechthin abgelehnt mit der Begründung, sie gehörten nicht zum Fachgebiet. Wenig später hat sie eine ähnliche Anordnung für alle präanästhesiologischen Untersuchungen getroffen. Im sog. Laborpapier wurde die erstere Einschränkung deutlich revidiert, und im 2. Punkt hat selbst die Bundesärztekammer auf die Intervention des Fachgebietes hin keinen Zweifel gelassen, daß Operateuren und Anästhesisten die fachliche Zuständigkeit für die Untersuchung auf Operations- und Anästhesiefähigkeit nicht bestritten werden könne.

So sehr es zu wünschen wäre, daß der Patient, der zur ambulanten Operation kommt, vom überweisenden Hausarzt gründlich untersucht ist, so wenig können Operateur und Anästhesist sich darauf verlassen. Vor kurzem ist ein Anästhesist wegen fahrlässiger Tötung in der 1. Instanz zunächst zu 9 Monaten Freiheitsstrafe und in der Berufungsinstanz zu einer Geldstrafe von 150 Tagessätzen zu je

DM 160,— verurteilt worden, weil er es unterlassen hatte, vor der Operation eine aufgrund der körperlichen Untersuchung allerdings naheliegende Laboruntersuchung durchführen zu lassen. In den Urteilen wird auch nicht mit einem einzigen Wort darauf eingegangen, daß diese naheliegenden Untersuchungen schon der Hausarzt hätte durchführen müssen, bevor er den Patienten zur Appendektomie in das Krankenhaus einwies.

Gleichgültig, welche Voruntersuchungen vorliegen und wer sie veranlaßt oder durchgeführt hat, muß die Entscheidung über die Anästhesiefähigkeit stets der Anästhesist treffen. Er trägt die volle ärztliche und rechtliche Verantwortung, wenn er risikoerhöhende Faktoren übersieht, die gegen die ambulante Durchführung des Eingriffs sprechen.

Gerade weil die Zeit zwischen dem ersten Kontakt mit dem Patienten und der ambulanten Operation oft sehr knapp ist, muß der Anästhesist die Möglichkeit haben, ergänzende Voruntersuchungen selbst durchzuführen.

Es erscheint mir im Interesse der ordnungsgemäßen Patientenversorgung unerläßlich, daß die ärztlichen Berufsvertretungen sich von dem Gedanken lösen, der in den Weiterbildungsordnungen festgelegte Inhalt der Weiterbildung bezeichne zugleich die äußersten Grenzen des Fachgebietes. Die Weiterbildung bis zur Facharztreife ist das eine, der Erwerb von Kenntnissen und Erfahrungen, die für die Ausübung des Berufes am konkreten Arbeitsplatz benötigt werden, das andere. Der Anästhesist, der sich in freier Praxis niederläßt, muß die Möglichkeit haben, sich in den Bereichen fortzubilden, die er für diese Tätigkeit braucht, und er muß damit rechnen können, daß diese Leistungen honoriert werden. Damit will ich keineswegs einer uferlosen Ausweitung der Anästhesiologie das Wort reden, sondern lediglich einer sinnvollen Abrundung und Ergänzung anhand der praktischen Bedürfnisse des konkreten Arbeitsplatzes.

Einwilligung und Aufklärung

Bei der Einholung der Einwilligung des Patienten und bei der Eingriffsaufklärung gibt es keine signifikanten Unterschiede gegenüber dem stationären Operieren. Zwar darf davon ausgegangen werden, daß der Patient, der sich mit einer Operation einverstanden erklärt, stillschweigend auch darin einwilligt, daß der Eingriff in Anästhesie durchgeführt wird. Gerade beim ambulanten Operieren kann aber zweifelhaft sein, ob er sich stets zutreffende Vorstellungen über das Betäubungsverfahren macht, also etwa mit einer Narkose oder einer Regionalanästhesie rechnet. Der Patient muß deshalb darüber aufgeklärt werden, welches Betäubungsverfahren zur Anwendung kommt und er muß, von Notfällen abgesehen, über seine typischen Risiken informiert werden. Dabei ist ein individuell erhöhtes Risiko, das sich etwa aus Vor- und Begleiterkrankungen ergibt, zu berücksichtigen. In dem vom Berufsverband empfohlenen Aufklärungs- und Anamnesebogen sind die Fragen zur Anästhesiefähigkeit deshalb zugleich als Risikohinweise ausgestaltet. Wir kennen bisher keinen Fall, in dem diese Aufklärung nicht ausgereicht hätte. Dabei ist darauf zu achten, daß die schriftliche Aufklärung nur die Basis gibt; der Patient muß Gelegenheit haben, im Aufklärungsgespräch zusätzliche Fragen zu stellen.

Schwierig ist es beim ambulanten Operieren, die von der Rechtsprechung geforderte Überlegungsfrist zu wahren. Die Probleme liegen hier aber eher bei der Einwilligung in die Operation als bei der Einwilligung in die Anästhesie, weil mit ihr der Patient von vorneherein rechnet. Jeder verständige Patient weiß heute auch, daß die Anästhesie nicht ohne jedes Risiko ist.

Die postoperative Überwachung

Wie beim stationären Eingriff bedarf der Patient nach Beendigung des Betäubungsverfahrens der ständigen und unmittelbaren Überwachung, bis die Wirkungen der Anästhesie abgeklungen sind, also die Reflexe wieder auslösbar sind und der Patient voll ansprechbar ist. Auch beim praxisambulanten Operieren muß deshalb ein Ruheraum zur Verfügung stehen, in dem der Patient bis zu seiner Entlassung überwacht werden kann. Die Überwachung ist, wenn mit dem Operateur nichts anderes vereinbart wird, Aufgabe des Anästhesisten.

Schon vor dem Eingriff sollte der Patient darüber aufgeklärt werden, daß seine Straßenverkehrsfähigkeit beeinträchtigt ist. Entsprechende Hinweise finden sich auch in den vom Berufsverband empfohlenen Aufklärungs- und Anamnesebögen.

Die Frage liegt nahe, ob denn der hier skizzierte Aufwand an Vorsicht bei der ambulanten Anästhesie nötig sei. Legen wir die Maxime zugrunde, daß die ambulante Anästhesie das Risiko für den Patienten gegenüber der stationären nicht in unvertretbarem Maße erhöhen darf, so ist gerade hier ein hohes Maß an Sorgfalt geboten. Jedenfalls ist das forensische Risiko, wenn es zu einem folgenschweren Zwischenfall kommt, um so höher zu veranschlagen, je kleiner der Eingriff und je besser der Allgemeinzustand war, in dem der Patient sich befand.